W0262401

DIE

NEUROLOGIE DES AUGES.

EIN HANDBUCH

FÜR

NERVEN- UND AUGENÄRZTE

VON

DR. H. WILBRAND UND **DR. A. SAENGER**
AUGENARZT NERVENARZT
AM ALLGEMEINEN KRANKENHAUSE ST. GEORG IN HAMBURG.

VIERTER BAND. ERSTE HÄLFTE.

DIE PATHOLOGIE DER NETZHAUT.

MIT ZAHLREICHEN TEXTABBILDUNGEN.

Springer-Verlag Berlin Heidelberg GmbH

1909.

DIE PATHOLOGIE

DER

NETZHAUT.

EIN HANDBUCH

FÜR

AUGEN- UND NERVENÄRZTE

VON

DR. H. WILBRAND UND **DR. A. SAENGER**
AUGENARZT   NERVENARZT
AM ALLGEMEINEN KRANKENHAUSE ST. GEORG IN HAMBURG.

MIT ZAHLREICHEN TEXTABBILDUNGEN.

VIERTER BAND, ERSTE HÄLFTE DER „NEUROLOGIE DES AUGES".

Springer-Verlag Berlin Heidelberg GmbH

1909.

ISBN 978-3-642-88918-9   ISBN 978-3-642-90773-9 (eBook)
DOI 10.1007/978-3-642-90773-9

Softcover reprint of the hardcover 1st edition 1909

Vorwort zum IV. Bande.

Manchem dürfte es wohl überraschend erscheinen, dass wir der Pathologie der Netzhaut überhaupt einen so grossen Platz in unserem Werke eingeräumt haben. War man doch gewohnt, nur immer die Veränderungen der Papille in den Kreis neurologischer Betrachtungen zu ziehen. Nach unserer Ansicht aber verdient die Netzhaut, als vorgeschobener Posten des Gehirns auch vom neurologischen Standpunkte aus, einer eingehenderen Berücksichtigung. So zeigt z. B. die erst in neuerer Zeit eifrig studierte familiäre amaurotische Idiotie eine bemerkenswerte Übereinstimmung der Veränderungen in der Netzhaut und im Centralorgane, wobei als erstes pathognomisches Zeichen in der Regel Alterationen in der Retina und vornehmlich in der Macula gefunden werden. Auf die wichtige Stellung, welche die Pigmentatrophie der Retina in neurologischer Beziehung einnimmt, braucht hier nur hingewiesen zu werden.

Da die äusseren Netzhautschichten in der Choriocapillaris ihr eigenes Ernährungsgebiet besitzen, die inneren aber von der Arteria centralis retinae ernährt werden, so mussten wir auch der verschiedenen Chorioretinitisformen hier gedenken und haben dabei auch zugleich die differentialdiagnostischen Momente hervorgehoben, durch welche sich die Erkrankungen der äusseren Netzhautschichten von denen der inneren prinzipiell zu unterscheiden pflegen. Hierbei haben wir der Besprechung der pathologischen Gesichtsfeldformen einen besonderen Raum gegeben, weil es auch für den Neurologen durchaus erwünscht erscheint, die charakteristischen Symptome kennen zu lernen, durch welche sich die Gesichtsfelddefekte retinalen Ursprungs von denen der übrigen optischen Leitung prinzipiell unterscheiden. Auch bietet die Betrachtung der retinalen Gefässveränderungen dem Neurologen ein ebenso grosses Interesse wie dem Ophthalmologen. Denn wir können im Augenhintergrunde direkt die feinsten Gefässalterationen mit besonderer Deutlichkeit beobachten und aus dem dort gewonnenen Befunde uns ein Bild von analogen Vorgängen im Gehirne entwerfen. Aus diesem Grunde haben wir das Kapitel der Thrombose und Embolie der Arteria centralis retinae mit besonderer Sorgfalt behandelt. Wirft doch die Erklärung der plötzlichen Erblindung bei dem Verschlusse der Arteria centralis retinae Licht auf die apoplektiform eintretenden klinischen Erscheinungen bei der Thrombose der Gehirnarterien. Ebenso weisen die einer Apoplexia cerebri so häufig vorausgehenden Netzhautblutungen darauf hin, wie wichtig für einen Neurologen die Kenntnis der Pathologie der Netzhaut ist.

Hinsichtlich der Prognose der Gefässveränderungen am Auge musste auch dem Glaukom, sowie den an der Papille hervortretenden Schwellungs-Erscheinungen die entsprechende Berücksichtigung zuteil werden, ein Umstand, der in differentialdiagnostischer Hinsicht von der grössten Bedeutung ist. Denn durch lokale Erkrankung der Gefässe in der Papille kann sehr leicht eine Neuritis optica, ja selbst eine Stauungspapille hervorgerufen werden. Letztere könnte dann ohne diese Kenntnis zu falschen diagnostischen Schlüssen Veranlassung geben.

Ferner bedarf es noch einer besonderen Rechtfertigung, dass wir bei der Schilderung der verschiedenen Retinitisformen an Stelle der alten Nomenklatur uns der Bezeichnung Angiopathia retinae bedient haben, bei welcher das hinzugesetzte Eigenschaftswort albuminurica, diabetica etc. auf die dabei besonders hervortretenden Symptome des Allgemeinleidens den genügenden Hinweis gibt. Haben doch neuere anatomische Untersuchungen klargelegt, dass die verschiedenen sogen. Retinitisformen weder die Bezeichnung einer Retinitis verdienen, noch dass sie für die einzelnen Grundkrankheiten in sich geschlossene, charakteristische Augenspiegelbilder liefern, sondern dass sie sämtlich auf pathologische Veränderungen der Retinalgefässe zurückgeführt werden müssen. Ein derartiger, schliesslich notwendig gewordener Bruch mit traditionellen Gepflogenheiten setzt aber voraus, dass zur Rechtfertigung seiner Notwendigkeit eine reichhaltige Kasuistik herangezogen werde. Dadurch ist der Umfang dieses Bandes grösser geworden, als dies ursprünglich in unserer Absicht lag. Wollten wir aber dem im ersten Vorwort zu unserem Werke ausgesprochenen Programme, eine Darstellung der physiologischen und pathologischen Verhältnisse der einzelnen Abschnitte des optischen Nervenapparates geben zu wollen, treu bleiben, so mussten wir dann auch die Pathologie der Netzhaut in einem Umfange bearbeiten, der harmonisch sich den übrigen Teilen unseres Werkes einfügt.

Hamburg, im Dezember 1908.

Die Verfasser.

Inhalts-Verzeichnis zum IV. Bande.

Kapitel XIX.

Seite

Die Pathologie der Netzhaut . . . . —1

Anatomisches . . . . 1—8

Einleitung, § 1 1

Die Bestandteile der Netzhaut, § 2 1

Die Nervenfaserschicht, § 2 2

Das Pigmentepithel, § 3 3

Die Macula lutea, § 4 5

Die Arteria centralis retinae, § 5 5

Die Choriocapillaris, § 7 8

Der Abfluss der Lymphe, § 8 8

Einteilung der Netzhauterkrankungen, § 9 . . . .

A. Die Krankheitszustände vornehmlich der äusseren Retinalschichten . 9—117

Die pathologische Pigmententwickelung in der Retina, § 11 . . . 10

Als angeborener Zustand, § 11 10

Als Folge entzündlicher Vorgänge, § 12 11

Als Residuum von Netzhautblutungen, § 13 12

Die Pigmententwickelung bei Chorioretinitis kann auch eine hämatogene sein,
§ 14 12

Die Erkrankung der Pigment- und Neuroepithelschicht 13

Einteilung der einschlägigen Krankheitszustände, § 15 13

1. Die Chorioiditis (Chorioretinitis) specifica Förster, § 16 13

2. Die eigentliche Chorioretinitis, § 17 19

Das Krankheitsbild, § 17 19

Auftreten derselben, § 18 20

Mikroskopischer Befund bei derselben, § 19 21

Die Ätiologie der Chorioretinitis, § 20 21

Die Chorioretinitis nach Syphilis, § 21 22

Die Chorioretinitis aequatorialis syphilitica, § 22 23

Die Chorioretinitis macularis syphilitica, § 23 23

Die hereditär syphilitischen Augenhintergrundsveränderungen, § 24 24

Die Chorioretinitis nach Intermittens, § 27 27

„   „   „   Lepra, § 28 27

„   „   „   Masern, § 29 28

Seite

Die Chorioretinitis bei sympathischer Ophthalmie, § 30 . . . 28
„   „   „ progressiver Myopie, § 31 28
Die Funktionsstörungen bei der Chorioretinitis, § 32 28

Die spezielle Symptomatologie der Erkrankung der äusseren Netz-
hautschichten 29
Die Verschiedenheit der Funktionsstörungen der äusseren Netzhautschichten im
Vergleiche mit denen der inneren, § 33 29
Die **Metamorphopsie** und retinale Mikropsie, § 34 31
Die **Mikrographie**, § 35 32
Die **Gesichtsfelddefekte** bei den Erkrankungen der äusseren Netzhautschichten
§ 36 34
Das **Ringskotom**, § 38 36
Die Lage desselben, § 39 36
Die Entwickelung desselben, § 40 39
Die Erklärung desselben, § 41 40
Das **Flimmern**, § 44 43
Die **Hemeralopie** . . . . 45—71
Die angeborene Hemeralopie, § 46 45
Die erworbene Hemeralopie, § 47 47
Epidemisches Auftreten der Hemeralopie . . . . 48—50
Geographische Verbreitung der Hemeralopie, § 51 50
Auftreten der Hemeralopie bei Skorbut, § 52 51
„   „   „   „ Anämie und Schwächezuständen, § 53 . . . 51
„   „   „   „ Intoxikationen, § 54 52
„   „   „   „ Infektionen, § 60 55
Sonstige Augensymptome bei der Hemeralopie, § 61 56
Der ophthalmoskopische Befund bei Hemeralopie, § 62 57
Die Sehschärfe bei der essentiellen Hemeralopie, § 63 57
Das Verhalten des Farbensinnes bei Hemeralopie, § 64 58
Das Gesichtsfeld bei der Hemeralopie, § 65 58
Das Verhalten der Pupillen bei Hemeralopie, § 66 59
Das Wesen der Hemeralopie, § 67 59
Die Bedeutung der Stäbchen und Zapfen nach der v. Kriesschen Theorie, § 68 63
Die makuläre Hemeralopie, § 69 65
Das Verhältnis der Hemeralopie zur nervösen Asthenopie, § 70 66
Das Blendungsgefühl bei Hemeralopie, § 71 67
Die Neigung zu Rezidiven bei der Hemeralopie, § 72 67
Die Hemeralopie bei Chorioretinitis und ähnlichen Erkrankungen, § 73 . . . 68
Über eine eigentümliche mit Hemeralopie einhergehende Erkrankung der Netz-
haut, § 74 68
Abweichende Auffassungen über das Wesen der Hemeralopie, § 75 70
Die **angeborene Amaurose durch Retinalatrophie**, § 77 p. 71 u. § 127 111
Die **Pigmentatrophie der Retina** (**Retinitis pigmentosa**) . . . . . 71—117
Die Häufigkeit derselben, § 79 72
Das Krankheitsbild derselben, § 80 72
Das Auftreten von Photopsien bei derselben, § 81 73
„   „   „ Blendung bei derselben, § 82 73
Das Verhalten der centralen Sehschärfe bei derselben, § 83 73
Das Gesichtsfeld bei derselben . . . . 74—82
Das Ringskotom, § 84 74

Seite

Die Entwickelung des Ringskotoms, § 85 80
Das centrale Skotom, § 85 a 81
Das Verhältnis des Augenspiegelbefundes zum Gesichtsfelddefekt, § 86 . . . 82
Der Farbensinn, § 87 83
Der Augenspiegelbefund, § 88 84
Die Retinitis pigmentosa sine pigmento, § 89 85
Das Vorkommen weisser Flecken im Augenhintergrund, § 90 86
Erkrankung der Aderhautgefässe, § 91 88
Drusen der Glaslamelle, § 92 88
Einseitiges Auftreten der Retinitis pigmentosa, § 93 88
Der Einfluss des Geschlechtes auf das Entstehen der Retinitis pigmentosa, § 94 89
Die Ätiologie der Retinitis pigmentosa, § 95 90
    Die Blutsverwandtschaft der Eltern, § 95 90
    Der Verwandtschaftsgrad der Eltern, § 96 91
    Die direkte Vererbung der Retinitis pigmentosa, § 97 92
Die erworbene Retinitis pigmentosa, § 98 94
    Bei Syphilis, § 99 95
    Bei anderen Infektionskrankheiten, § 100 96
    Retinitis pigmentosa bei durch äussere Ursache erblindeten Augen, § 104 97
    Kein ätiologisches Moment nachweisbar, § 105 97
Begleiterscheinungen der Retinitis pigmentosa . . . . 97—101
    Taubstummheit, § 106 97
    Schwerhörigkeit, § 107 98
    Defekt der intellektuellen Fähigkeiten und Idiotie, § 108 98
    Affektion des Nervensystems im allgemeinen, § 109 99
    Kongenitale Bildungsfehler, § 110 100
    Cataracta polaris post. . . . . § 112, p. 100, § 125, p. 109 u. 115
    Nystagmus, § 113 100
    Anderweitige Befunde am Auge, § 114 101
Der pathologisch-anatomische Befund . . . . 101—108
    Die Miterkrankung der Chorioidea, § 115 101
    Die Veränderungen im Netzhautgewebe, § 117 103
    Die Veränderungen des Pigmentepithels, § 118 104
    Herkunft und Lage des in die Netzhaut eingewanderten Pigmentes, § 119 105
    Der Zustand der Retinalgefässe, § 120 106
    Kalkbildungen in der Netzhaut, § 121 107
    Das Verhalten der Papille und des Opticusstammes, § 122 108
    Die zonuläre Ausbreitung des Krankheitsprozesses auf der Retina, § 123 . 108
    Das Verhalten des Glaskörpers, § 124 109
    Zusammenfassung des Krankheitsbildes, § 126 109
Die Diagnose und Differentialdiagnose, § 127 110
Der Verlauf der Retinitis pigmentosa, § 128 115
Das Glaukom nach Retinitis pigmentosa 115

B. Die krankhaften Zustände der inneren Netzhautschichten . . . . 117—389
Einleitung, § 129 117
Anordnung der Gefässe in der Netzhaut, § 130 117
Neubildung von Netzhautgefässen, § 131 119
Die Farbe des Blutes in den Gefässen, § 132 119
    Bei Lipämie, § 132 119
    Bei Anämie, Chlorose und Leukämie, § 133 120
    Bei gewissen Vergiftungen, § 134 121

Seite

Die Sichtbarkeit der Blutbewegung, § 135   122
   Die diskontinuierliche Blutsäule, § 135   122
   Das Verhalten der Reflexstreifen an den Netzhautgefässen, § 136   124
   Die Pulsationserscheinungen an den Netzhautgefässen, § 137   124
   Der Venenpuls, § 138   125
   Die Pulsation der Netzhautarterien, § 139   129
      a) Der Druckpuls, § 140   130
      b) Der wirkliche Arterienpuls, § 141   131
         Bei Aorteninsuffizienz, § 141   131
         Bei Aneurysma aortae, § 142   132
         Bei Morbus Basedowii, § 143   133
         Bei Chlorose, § 144   133
         Bei Hemikranie, § 145   134
         Bei Arteriosklerose, § 146   135
      Der Kapillarpuls, § 147   135
Die Gefässfüllung   136
   Der Krampf der Netzhautarterie, § 194   137
      Bei Migräne, § 144   137
      Bei Helminthiasis   137
      Unklare Ätiologie   137
      Nach Kontusion des Augapfels   138
      Bei Infektionen   138
      Bei Intoxikationen   138
      Bei Arteriosklerose   138
   Die Netzhautanämie, § 150   140
   Die Netzhautischämie, § 151   144
   Die Hyperämie der Netzhaut, § 152   148
      a) Die aktive Hyperämie, § 153   148
      b) Die Zyanose der Netzhaut, § 154   150
Der Verlauf der Netzhautgefässe: abnorme Schlängelung, § 155 . . .   154
   Die Erweiterung und Schlängelung der Netzhautvenen bei anämischen Zu-
      ständen, § 155   154
   Die Erweiterung der Netzhautvenen bei Polycythämie, § 156   156
   Ausdehnung und Schlängelung von Netzhautvenen als pathologische Anasto-
      mosenbildung bei Endophlebitis und Perivaskulitis, § 157   159
   Die Schlängelung der Netzhautgefässe bei der Arteriosklerose, § 158 . . .   160
   Die Verminderung der Elastizität der Arterien bei allgemeinen Ernährungs-
      störungen, § 159   164
   Gefässschlingen der Arteriae centralis retinae, § 160   165
   Angeborene Schlängelung der Netzhautgefässe:
      a) Bei hypermetropischem Bau des Auges, § 161   165
      b) Bei Naevus vasculosus, § 162 . . . .   166 ·
      c) Bei Kolobom der Aderhaut und Netzhaut, § 163   166
   Kaliberveränderungen der Netzhautgefässe, Phlebektasien und Aneurysmen
      derselben   167
      a) Phlebektasien, § 164   167
      b) Aneurysmen. Miliare Aneurysmen, § 165   169
         Aneurysma fusiforme, § 166   171
         Kugelförmige Aneurysmen, § 167   172
         Aneurysma dissecans, § 168   173

Seite

c) Verengerungen der Blutsäule, § 170 175

Die Neubildung von Netzhautgefässen, § 171 177

Die Netzhautblutungen . . . . 179—230

Allgemeines, § 172 179

Netzhautblutungen bei Chorioiditis, § 173 179

Arterielle und venöse Blutungen, § 174 180

Die Form der Netzhautblutungen, § 175 181

Der lokale Sitz der Blutungen, § 176 181

Die präretinalen oder subhyaloiden Blutungen, § 178 183

Die Ursachen der präretinalen Blutungen, § 179 184

Die Entstehungsweise der Retinalblutungen im allgemeinen (Kontinuitätstrennung, Rhexis, Diapedesis), § 180 185

Die Ätiologie der Netzhautblutungen im allgemeinen 187

a) Die angeborene Disposition zu Netzhautblutungen (Hämophilie), § 181 . 187

b) Die erworbenen Ursachen 188

Netzhautblutungen nach Traumen, § 182 188

„ nach allgemeiner venöser Stauung, § 183 189

„ bei Neugeborenen, § 185 190

„ zufolge lokaler venöser Stauung, § 186 191

„ bei Angiosklerose, § 187 191

„ bei Intoxikationen, § 188 191

a) Bei Phosphorvergiftung 192

b) Bei Schwefelsäurevergiftung 192

c) Bei Alkoholvergiftung 192

d) Bei chronischer Bleivergiftung 192

e) Vergiftung mit Extract. filic. maris. 193

Anderweitige Vergiftungen mit Zyanose der Netzhaut, § 189 193

Netzhautblutungen bei Infektionen, § 190 193

a) Bei Malaria, § 191 194

b) Bei Schwarzwasserfieber, § 192 197

c) Bei Influenza, § 193 197

d) Bei Typhus, § 194 197

e) Bei Miliartuberkulose, § 195 197

f) Bei Syphilis, § 196 198

g) Bei Sepsis, § 197 199

h) Bei Weilscher Krankheit, § 198 199

Netzhautblutungen bei den hämorrhagischen Diathesen 199

a) Bei Purpura, § 199 199

b) Bei Peliosis rheumatica, § 200 200

c) Bei Morbus maculosus Werlhofii, § 201 200

d) Bei Barlowscher Krankheit, § 202 200

e) Bei Skorbut, § 203 201

Die Netzhautblutungen bei anämischen und kachektischen Zuständen . . . 202

a) Netzhautblutungen nach Blutverlust, § 204 202

b) Netzhautblutungen bei Chlorose, § 205 204

c) Bei perniziöser Anämie, § 208 206

d) Bei Anchylostoma-Anämie, § 214 210

e) Bei Botriocephalus latus, § 215 210

f) Bei Leukämie, § 216 211

g) Bei chronischer Anämie infolge von malignen Tumoren, § 217 212

Seite

Netzhautblutungen bei Leberkrankheiten, § 218 213

Netzhautblutungen bei Hämoglobinurie nach Hautverbrennungen, § 219 . . . 214

Die rezidivierenden Glaskörperblutungen jugendlicher Individuen, § 220 . . . 215

Das Auftreten und Wiederverschwinden der Retinalblutungen im allgemeinen,
§ 238 225

 Die Diagnose der Netzhautblutungen, § 239 226

 Die Sehstörungen bei Netzhautblutungen, § 240 226

 Die vitale Prognose bei Netzhautblutungen, § 241 227

Weitere Folgezustände bei Netzhautblutungen 228

 Die Retinitis proliferans, § 242 228

 Auftreten derselben bei verschiedenen Krankheitszuständen, § 244 . . . 230

Die Strukturveränderungen der Netzhautgefässe . . . . . . 234—373

Die entzündlichen Vorgänge, § 245 234

Die degenerativen Vorgänge 234

 a) Die fettige Degeneration 234

 b) Die hyaline Degeneration 235

 c) Die amyloide Degeneration 235

Vorkommen des ophthalmoskopischen Bildes der sog. Retinitis albuminurica
bei verschiedenen Krankheitszuständen, § 245 235

Das opthalmoskopische Bild der Stauungspapille bei Arteriosklerose, § 247 . 237

   „   „   „ „   „ Nephritis 237

Die Arteriosklerose der Netzhautgefässe . . . . 238—293

Wesen derselben, § 248 238

Über das Verhältnis der Arteriosklerose der Netzhautgefässe zur allgemeinen
Arteriosklerose, § 251 242

Die Ätiologie der Arteriosklerose, § 252 245

Ophthalmoskopisch sichtbare Veränderungen an den Retinalgefässen bei Arteriosklerose, § 253 248

 I. Veränderungen an den Arterien, § 254 249

  1. Schlängelung und Verdünnung 249

  2. Weisse Berandung der Arterien 249

  3. Verwandlung der Gefässe in weisse Streifen 251

  4. Herdweisse Einengung der Netzhautarterien oder Wandverdickungen
   an umschriebenen Stellen des Gefässverlaufes 252

  5. Glitzernde weisse Punkte zufolge von Kalkablagerung 253

  6. Aneurysmen der Centralarterien 254

 II. Veränderungen an den Venen bei Phlebosklerose, § 255 254

  1a. Schlängelungen und Verbreiterungen der Venen 254

  2a. Weisse Berandung der Venen 255

  3a. Umwandlung der Venen in weisse Streifen 255

  4a. Verengerung der Venen an lokal umschriebenen Stellen und Endophlebitis nodosa 256

  5a. Venenektasien 256

Die Funktionsstörungen des Auges bei Arteriosklerose der Netzhautgefässe,
§ 256 256

Die partiellen Erblindungen, § 257 257

Die wechselnden doppelseitigen Sehstörungen, § 258 263

Die wechselnden einseitigen Sehstörungen, § 259 265

Seite

Die Folgezustände bei Arteriosklerose resp. Angiosklerose der
Netzhaut . . . . 266—321
  A. Die Netzhautblutungen bei Arteriosklerose, § 260 266
  Der sogen. hämorrhagische Infarkt der Netzhaut, § 261 267
  Die Blutungen bei dem Verschluss der Vena centralis, sogen. Retinitis
    haemorrhagica, § 262 269
  Präretinale Blutungen, § 264 272
  Netzhautblutungen als Prodrom der Gehirnblutung, § 265 272
  B. Die Phlebektasien und Aneurysmen, § 266 272
  C. Der Verschluss der Centralgefässe und ihrer Äste . . . . 273—298
    Erkrankung der Arteria centralis retinae . . . . 273—292
      1. Die Embolie des Stammes der Centralarterie, § 267 273
      Verschluss der Arterie durch Kalkkonkremente, § 269 275
      2. Die Thrombose des Stammes der Centralarterie, § 270 276
  Über die prodromalen Erblindungen bei der Arteriosklerose und ihre differen-
    tialdiagnostische Bedeutung, § 272 281
  Weitere differentialdiagnostische Momente zwischen Embolie und Thrombose
    der Centralarterie, § 276 285
  Erkrankung der Äste der Arteria centralis retinae, § 283 289
    Freibleiben cilioretinaler Gefässe, § 285 292
  Verschluss der Vena centralis retinae . . . . 294—296
    Die Thrombose der Vena centralis retinae 294
    Die Thrombose der Äste der Vena centralis retinae, § 290 296
  Der Verschluss beider Centralgefässe oder ihrer Äste auf dem gleichen
    Auge, § 292 298

Das Ödem der Netzhaut . . . . 300—306
  Differentialdiagnose, § 294 300
  Das schneeweise Ödem, § 295 302
  Ödem bei Verschluss einzelner Retinaläste, § 296 304
  Das Netzhautödem nach stumpf einwirkender Gewalt auf den Bulbus, § 297 . 304

Die weissen Flecke in der Netzhaut . . . . 306—326
  1. Die variköse Hypertrophie der Sehnervenfasern, § 301 309
  2. Die lymphoiden Zellenhaufen 311
  3. Die fettige Degeneration der Retinalelemente 311
  4. Die geronnenen fibrinösen Exsudate 312
  5. Die bei Sepsis auftretenden weissen Flecke 313
  6. Verkalkungen 313

Die Vielseitigkeit des Vorkommens der weissen Netzhautflecke, § 302 313

Die Form der weissen Flecke, § 303 315
  Die Sternfigur der Macula 316
  Auftreten der Sternfigur bei anderen Krankheiten als Nephritis, § 305 . . . 318
  Störung der Funktion durch die varikösen Sehnervenfasern, § 306 320
  Rückbildung der weissen Flecke, § 307 320
  Differentialdiagnose, § 308 321

Die markhaltigen Fasern in der Netzhaut, § 309 322
  Häufigkeit des Vorkommens derselben, § 311 324
  Funktionelle Störungen bei denselben, § 312 325
  Differentialdiagnose derselben, § 313 326

Seite

Die einzelnen sogen. Retinitisformen bei Erkrankung der inneren Netzhautschichten . . . . 327—373

Die Angiopathia retinalis albuminurica (Retinitis albuminurica) 327
Das Augenspiegelbild bei derselben, § 317 328
Die Netzhautblutungen bei derselben, § 319 329
Gleichzeitiges Vorkommen von Gehirnapoplexien, § 320 330
Prognosis quoad vitam bei derselben, § 321 330
Die Funktionsstörungen bei derselben, § 322 330
Pathogenese und pathologischer Befund, § 323 332
Die Retinitis albuminurica gravidarum, § 325 336
Die Angiopathia retinalis diabetica (Retinitis diabetica) . . . . . . 337—340
Veränderungen des Augenhintergrundes, § 326 337
Die Pathogenese, § 327 339
Die Funktionsstörung, § 328 339
Die Prognosis quoad vitam, § 329 339
Die Angiopathia retinalis leucaemica (Retinitis leucaemica) 340
Die Veränderungen des Augengrundes, § 330 340
Vorkommen von Lymphomen in der Netzhaut und im Gehirn, § 331 . . 341
Veränderungen an den Gefässwandungen, § 332 343
Ödem der Netzhaut, § 333 344
Die Funktionsstörung, § 334 345
Die Angiopathia retinalis syphilitica . . . . 346—353
Die sogen. Retinitis syphilitica simplex Jakobson, § 335 346
Anatomischer Befund an den Gefässen der Netzhaut, § 336 349
Der pathologische Augenspiegelbefund, § 337 350
Die Gefässveränderungen der Netzhaut bei hereditärer Lues, § 338 . . . 351
Das Bild der Retinitis albuminurica bei luetischer Erkrankung der Nieren,
§ 339 352
Glaukom bei Angiopathia retinalis luetica, § 342 353
Die Angiopathia retinalis septica und Retinitis metastatica, § 344 . . 354
Die Differentialdiagnose bei der sogen. Retinitis septica, § 347 361
Die Veränderungen der Netzhautgefässe im Gefolge von Erysipel, § 350 364
Die sogen. Retinitis punctata albescens, § 352 366
Die sogen. Retinitis circinata, § 353 366
Die sogen. Retinitis atroficans centralis, § 354 369
Die sogen. Retinitis striata. Striae retinae, § 355 369
Entstehungsweise, § 356 372
Differentialdiagnose, § 357 373
Weitere Folgezustände der Gefässsklerose am Auge: Das Glaukom . . . . 374—385.
Ätiologische Bedeutung der Arteriosklerose für das Glaukom, § 358 . . . 374
Das Glaukom als direkte Folge der Netzhautblutungen, § 359 374
Die Thrombose der Vena centralis als Ursache des Glaukoms, § 360 . . 375
Der Verschluss der Arteria centralis als Ursache des Glaukoms, § 361 . 376
Der Verschluss beider Centralgefässe als Ursache des Glaukoms, § 362 . 376
Das Glaukom als Folge rezidivierender juveniler Glaskörperblutungen, § 363 378
Über das zeitliche Auftreten des Glaukoms nach Netzhautblutungen, § 365 378
Das Glaukom bei den verschiedenen sogen. Retinitisformen . . . . 380—382
„   „   bei der Angiopathia retinalis albuminurica, § 366 380
„   „   „   „   „   „   diabetica, § 367 381
„   „   „   „   „   „   leucaemica, § 368 381

Seite

Das Glaukom bei der Angiopathia retinalis syphilitica, § 369 382
  „   „   „   „   „   „ pigmentosa, § 370 382
Glaukom nach Stauungspapille, § 371 382
Die Entstehung des Glaukoms bei der Angiosklerose, § 372 382
Die Prognose des Glaukoms bei Arteriosklerose, § 373 385
Das Verhalten der Papille bei den Gefässveränderungen der
    inneren Netzhaut-schichten 386 394
Entwickelung der Atrophie der Papille, § 374 386
Aufsteigende Degeneration im Opticus, § 375 386
Primäre Atrophie der Papille bei Gefässveränderungen innerhalb der-
    selben, § 376 388
Entwickelung der Neuroretinitis und Stauungspapille bei Erkrankung der
    Gefässe der Papille, § 377 389
Deszendierende Atrophie der inneren Netzhautschichten, § 379 393
    Bei Opticusdurchschneidung 393
    Bei Tabes 393
Primäre Degeneration der nervösen Elemente der Netzhaut, § 380 . . . 394
Die familiäre amaurotische Idiotie . . . . 396—406
Das Krankheitsbild, § 381 396
Die Ätiologie, § 382 398
Die pathologische Anatomie, § 383 398
Die Pathogenese, § 384 403
Die Differentialdiagnose, § 385 405
Tabelle der bis jetzt beobachteten Fälle 406

Figuren-Verzeichnis.

Fig. 1 pag. 2: Ausstrahlung der Sehnervenfasern in die Netzhaut.

„ 2 „ 3: Pigmentepithel der menschlichen Retina.

„ 3 „ 3: Pigmentepithel der menschlichen Retina.

„ 4 „ 4: Augenhintergrundsbild, sichtbare Aderhautgefässe.

„ 5 „ 4: Das normale Augenhintergrundsbild.

„ 6 „ 6: Die Anastomosen des Sinus cavernosus mit den intrakraniellen Venen.

„ 7 „ 13: Gesichtsfeld: centrales Skotom bei Chorioretinitis specifica Förster.

„ 8 „ 14: } Gesichtsfeld: Ringskotom bei Chorioretinitis specifica Förster.

„ 9 „ 15:

„ 10 „ 16: Gesichtsfeld: Rückbildung des Ringskotoms bei Chorioretinitis specifica

„ 11 „ 16: Förster.

„ 12 „ 17:

„ 13 „ 18: Gesichtsfeld bei Chorioretinitis specifica Förster.

„ 14 „ 19: Augenhintergrundsbild bei der eigentlichen Chorioretinitis.

„ 15 „ 20: Augenhintergrund bei der Chorioretinitis. Erkrankte Aderhautgefässe.

„ 16 „ 28: Gesichtsfeld bei Chorioretinitis.

„ 17a u. b pag. 33: Schriftproben bei Mikrographie.

„ 18 pag. 35: } Gesichtsfeld: positive und absolute Skotome bei Chorioretinitis.

„ 19 „ 35:

„ 20 „ 36: Gesichtsfeld: Ringskotom bei Retinitis pigmentosa.

„ 21 „ 37:

„ 22 „ 37:

„ 23 „ 38: } Gesichtsfeld: Ringskotom bei Retinitis pigmentosa.

„ 24 „ 38:

„ 25 „ 39:

„ 26 „ 43: Gesichtsfeld bei Chorioretinitis.

„ 27 „ 52: Gesichtsfeld bei essentieller Hemeralopie.

„ 28 „ 69: Gesichtsfeld bei Chorioretinitis latens resp. bei primärer Atrophie der Netzhaut

„ 29 „ 75:

„ 30 „ 76:

„ 31 „ 76:

„ 32 „ 77:

„ 33 „ 77: } Gesichtsfeld: Entwickelungsformen des Ringskotoms bei Retinitis pigmentosa.

„ 34 „ 78:

„ 35 „ 78:

„ 36 „ 79:

„ 37 „ 79:

Fig. 38 pag. 81: Gesichtsfeld: Ungleichmässige konzentrische Einschränkung bei Retinitis pigmentosa.

„ 39 „ 82: Gesichtsfeld: Centrales Skotom bei Retinitis pigmentosa.

„ 40 „ 84: Augenspiegelbild bei Retinitis pigmentosa.

„ 41 „ 87: Gesichtsfeld bei Retinitis pigmentosa sine pigmento.

„ 42 „ 88: Drusen der Glaslamelle bei Retinitis pigmentosa.

„ 43 „ 89: Gesichtsfeld bei einseitiger Retinitis pigmentosa.

„ 44 „ 95: Gesichtsfeld bei spät entstandener Retinitis pigmentosa.

„ 45 „ 113: Gesichtsfeld bei Chorioretinitis.

„ 46 „ 118: Augenhintergrund bei Maceration des Stratum pigmentosum.

„ 47 „ 118: Das normale Augenhintergrundsbild.

„ 48 „ 119: Augenhintergrund bei Lipaemia retinalis.

„ 49 „ 123: Augenhintergrund bei partiellem Verschluss der Art. centralis retinae.

„ 50 „ 139: Augenhintergrund bei Chininintoxikation.

„ 51 „ 144: ⎫
„ 52 „ 145: ⎬ Eintritt der Centralgefässe in den Nervus opticus.
„ 53 „ 145: ⎭

„ 54 „ 151: Augenhintergrund bei Thrombose der Vena centralis retinae.

„ 55 „ 152: Die Anastomosen des Sinus cavernosus mit intrakraniellen Venen.

„ 56 „ 156: Augenhintergrund bei Leukämie.

„ 57 „ 157: Augenhintergrund bei Polycythämie.

„ 58 „ 158: Zyanose des Gesichts bei Polycythämie.

„ 59 „ 159: Augenhintergrund bei Polycythämie.

„ 60 „ 165: ⎫
⎬ Angeborene Gefässschlingen auf der Papille.
„ 61 „ 165: ⎭

„ 62 „ 166: Phlebektasien und geschlängelte Venen bei Coloboma chorioideae.

„ 63 a u. b pag. 168: Variköse Venen der Netzhaut.

„ 64 pag. 168: Venenektasien.

„ 65 „ 171: Miliare Aneurysmen der Netzhaut

„ 66 „ 171: Aneurysma fusiforme der Netzhautarterie.

„ 67 „ 175: Geschlängelte Venen und teilweise verengte Blutgefässe mit Sternfigur an der Macula.

„ 68 „ 176: Knötchenförmige Einlagerungen in die Venenwandungen und knorriger Verlauf der Venen.

„ 69 „ 178: Neugebildete Netzhautgefässe.

„ 70 „ 180: Thrombose der Vena temporalis superior mit Blutungen.

„ 71 „ 180: ⎫
„ 72 „ 181: ⎬ Hämorrhagien in die Netzhaut bei Sepsis. Mikroskopischer Befund.
„ 73 „ 182: ⎭

„ 74 „ 241: ⎫
⎬ Arteriosklerose. Mikroskopischer Schnitt durch veränderte Gefässe.
„ 75 „ 241: ⎭

„ 76 „ 249: Degenerative Veränderung sämtlicher Netzhautarterien.

„ 77 „ 250: Verstopfung der Centralarterie bei Sklerose der Arterien und Periarteriitis.

„ 78 „ 251: Umwandlung der Netzhautarterien in weisse Stränge.

„ 79 „ 253: Augenspiegelbefund bei Arteriosklerose.

„ 80 „ 256: Knötchenförmige Einlagerungen in die Gefässwände der Venen, und knorriger Verlauf derselben bei Lues cerebralis.

„ 81 „ 259: Centrales Farbenskotom bei Arteriosklerose.

„ 82 „ 260: Schlängelung der Venen bei Arteriosklerose.

„ 83 „ 260: Gesichtsfeld zu Fig. 82.

„ 84 „ 260: Paracentrales Skotom bei Arteriosklerose.

„ 85 „ 261: Augenspiegelbefund zu Fig. 84. Netzhautveränderungen bei Arteriosklerose.

„ 86 „ 261: Gesichtsfeldveränderungen bei Arteriosklerose.

Fig. 87 pag. 262: Augenspiegelbefund zu Fig. 86. Netzhautveränderungen bei Arteriosklerose.

„ 88 „ 262: Augenspiegelbefund zu Fig. 86. Netzhautveränderungen bei Arteriosklerose.

„ 89 „ 263: Gesichtsfeldveränderungen bei luetischer Erkrankung der Netzhautgefässe.

„ 90 „ 263: Augenspiegelbild zu Fig. 89.

„ 91 „ 264: Homonyme rechtsseitige Hemianopsie kompliziert durch Gesichtsfelddefekte bei Arteriosklerose der Netzhautgefässe.

„ 92 „ 265: Homonyme linksseitige Hemianopsie kompliziert durch Gesichtsfelddefekte bei Arteriosklerose der Netzhautgefässe.

„ 93 „ 267: Thrombose der Vena temporal. sup. retinae. Augenspiegelbild.

„ 94 „ 269: Augenspiegelbild bei Thrombose der Vena centralis.

„ 95 „ 273: Augenspiegelbild der Embolie der Centralarterie.

„ 96 „ 287: Verstopfung der Centralarterie bei Sklerose der Arterien und Periarteriitis.

„ 97 „ 293: Partielle Verstopfung der Centralarterie. Freibleiben der makulären Felder.

„ 98 „ 296: Thrombose der Vena temporal. sup. retinae.

„ 99 „ 303: Netzhautödem bei Leukämie.

„ 100 „ 306: Netzhautödem nach Einwirkung stumpfer Gewalt.

„ 101 „ 306: Netzhautödem nach Einwirkung stumpfer Gewalt.

„ 102 „ 307: Ophthalmoskopisches Bild der Retinitis albuminurica.

„ 103 „ 308: Ophthalmoskopisches Bild der Retinitis leukaemica. Weisse Flecken.

„ 104 „ 310: Nest sklerotischer Sehnervenfasern in der Netzhaut.

„ 105 „ 312: Weisse Flecken auf der Netzhaut bei Arteriosklerose.

„ 106 „ 316: ⎫

„ 107 „ 316: ⎪ Sternfigur an der Macula.

„ 108 „ 317: ⎬

„ 109 „ 318: ⎭

„ 110 „ 323: Markhaltige Nervenfasern in der Netzhaut.

„ 111 „ 329: Retinitis albuminurica. Ophthalmoskopisches Bild.

„ 112 „ 340: Augenhintergrund eines Falles von akuter Leukämie.

„ 113 „ 344: Netzhautödem in der Umgebung der Papille bei Leukämie.

„ 114 „ 347: Ödem, Schlängelung und Kaliberveränderungen der Netzhautgefässe bei Syphilis.

„ 115 „ 347: Gesichtsfeld zu Fig. 114.

„ 116 „ 348: Augenhintergrund: Neuroretinitis luetica.

„ 117 „ 348: Gefässerkrankung bei Syphilis. Augenhintergrund.

„ 118 „ 349: Neuroretinitis luetica. Augenhintergrund.

„ 119 „ 355: Retinitis septica. Augenspiegelbild.

„ 120 „ 358: ⎫ Mikroskopischer Schnitt durch einen Herd von Retinitis septica.

„ 121 „ 358: ⎭

„ 122 „ 360: ⎫ Mikroskopischer Schnitt durch einen Herd von Retinitis metastatica.

„ 123 „ 361: ⎭

„ 124 „ 397: Augenhintergrund bei familiärer amaurotischer Idiotie.

Kapitel XIX.

Die Pathologie der Netzhaut.

Anatomisches.

§ 1. Während der vordere Abschnitt des Augapfels mit seinen nicht aus Nervenmasse bestehenden Gebilden den Zweck hat, von den Gegenständen im Raume ein umgekehrtes, verkleinertes Bild auf der Netzhaut zu entwerfen, die Sklera dem Augapfel die Form und schützende Hülle gibt, und die Aderhaut der Ernährung des Auges vorsteht, beginnen mit der Netzhaut die aus Nervenmasse bestehenden Elemente des optischen Sinnesapparates. Die Funktion der Netzhaut im allgemeinen zeigt sich in dem Vermögen, die auf sie treffenden Ätherschwingungen in Erregungen des Sehnerven umzusetzen und zugleich im Verein mit dem Rindenzentrum die vor unser Bewusstsein tretenden Gesichtsempfindungen nach bestimmten Gesetzen wieder in den Raum hinauszuprojizieren. Dabei scheinen neuere Untersuchungen darauf hinzuweisen, dass die Zapfen der Netzhaut einen farbenempfindlichen Hellapparat darstellen, welcher mehr dem centralen Sehen dient, die Stäbchen aber einen farbenblinden Dunkelapparat, dessen hervorragendste Eigenschaft auf einem sehr deutlichen Unterscheidungsvermögen für hell und dunkel beruht. Ausser diesen beiden grundsätzlich voneinander verschiedenen Vorrichtungen besitzt auch die Netzhaut in dem Adaptationsmechanismus einen dritten Apparat, welcher dazu bestimmt ist, die Lichtempfindlichkeit in jeglicher Stelle der Netzhaut auf der grösstmöglichsten Höhe zu erhalten.

§ 2. Die Netzhaut liegt in ihren hinteren Partien der Chorioidea nur auf, ohne mit ihr verwachsen zu sein, nur an der Papille und der Ora serrata hängt sie mit ihrer Unterlage zusammen. Morphologisch besteht die Retina aus Stützgewebe, Nervengewebe und Blutgefässen. Die Hauptbestandteile der Stützfasern sind die Radiärfasern, auch Müllersche Stützfasern genannt. Es sind langgestreckte Zellen, welche von der Innenfläche der Netzhaut durch sämtliche Schichten bis zu den Stäbchen und Zapfen reichen, und welche das ausserordentlich zarte Netzhautgewebe in seiner regelmässigen Anordnung erhalten sollen.

Breitet man die Netzhaut auf einem Objektträger aus, so zeigt die Macula eine leicht gelbliche Färbung. Auf einer dunklen Unterlage tritt die hellgelbe Eigenfarbe der Macula nicht hervor, sondern gibt dieser Unterlage nur einen etwas dunkleren Farbenton. So erklärt sich die dunklere Färbung der Macula, wenn sie auf der Chorioidea in situ bleibt. Im ophthalmoskopischen Bilde erscheint sie daher in etwas dunklerer Färbung als die übrige Netzhaut. In der Mitte der Macula befindet sich ein kleines Grübchen: die Fovea centralis. Dieses Grübchen rührt von einer Verdünnung der Netzhaut her, weil hier die inneren Schichten derselben vollständig fehlen. Die Neuroepithelschicht der Fovea besteht nur aus Zapfen. Die Stäbchen beginnen erst am Rande der Macula und werden gegen die Ora serrata hin immer zahlreicher. Weil die Fovea lediglich aus Zapfen besteht, soll sie daher ganz besonders für die Erkennung kleinster disparater Punkte, also für die Sehschärfe und für das Farbenempfindungsvermögen disponiert sein, während schon bald neben der Fovea, je mehr die Stäbchen an Zahl zunehmen, die Sehschärfe und das Farbenunterscheidungsvermögen rasch abnehmen. Darum tasten wir, wenn wir einen Gegenstand deutlich sehen wollen, denselben gewissermassen mit der Fovea ab.

Die Nervenfaserschicht besteht aus Bündeln nackter Achsencylinder, welche mit flachen Gliazellen versehen sind und unter spitzen Winkeln sich plexusartig verbinden. Der Verlauf der aus den Sehnerven in die Netzhaut ausstrahlenden Bündel (vergl. Fig. 1) ist ein derartiger, dass das zunächst oben und unten verlaufende anfänglich eine radiäre, dann allmählich eine bogenförmig die Macula umkreisende Richtung einnimmt, während diejenigen Bündel, welche die mediale Hälfte der Netzhaut versorgen, nur einen radiären Verlauf zeigen. Die nach oben und unten ziehenden sind die dicksten und sind am dichtesten gelagert.

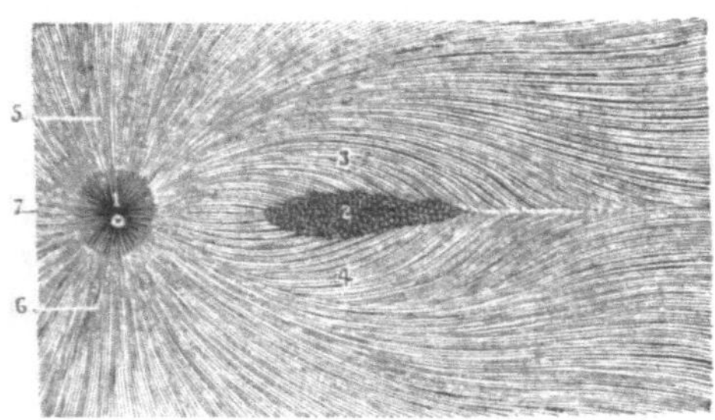

Fig. 1.
(Nach Koelliker, die Gewebelehre.

Ausstrahlung der Nervenfasern in die Netzhaut.
1 = Papille. *2* = Macula lutea. *3* u. *4* = makuläres Bündel. *5* = oberes Netzhautbündel. *6* = unteres Netzhautbündel. *7* = nasales Bündel.

Die Netzhaut ist im lebenden Auge vollkommen durchsichtig, und man sieht von ihr mit dem Augenspiegel weiter nichts als die Blutsäulen ihrer Gefässe. Wegen dieser Durchsichtigkeit reflektiert sie auch wenig Licht, und es macht sich daher nur an denjenigen Stellen ein leicht grauer Reflex bemerkbar, wo eine stärkere Dicke der Netzhaut, wie rings um die Eintrittsstelle des Sehnerven, anatomisch vorhanden ist. Dieser graue Reflex tritt stärker auf, wenn das Pigmentepithel der Netzhaut eine dichtere und dunklere Pigmentierung aufzuweisen hat. Je weniger dicht und dunkel dieselbe ist, desto mehr kommt die Färbung der die Aderhaut zusammensetzenden anatomischen Teile zur Geltung. Die wesentlichen Färbungen der Aderhaut werden durch ihre Pigmentierung und die Farbe des in den Gefässen der Aderhaut vorhandenen Blutes hervorgebracht.

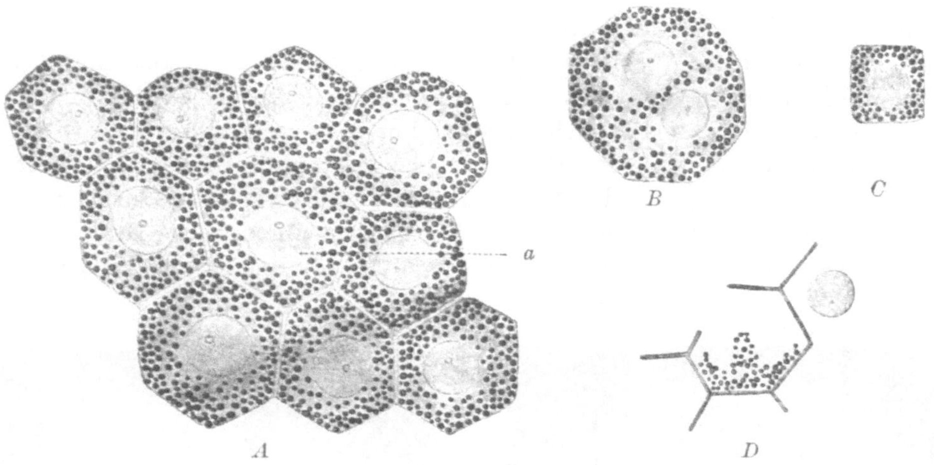

Fig. 2. Nach Greeff (l. c.).

A Pigmentepithel der menschlichen Retina, Flächenansicht. Vergr. 1000 . 1. Unregelmässige Anordnung um eine grosse, siebeneckige Zelle (*a*). *B* Grosse, achteckige Pigmentzelle mit zwei Kernen, welche durch pigmenthaltiges Protoplasma getrennt sind (aus derselben Retina). *C* Kleine viereckige Pigmentzelle (aus derselben Retina). *D* Isolierte Neurokeratinbalken. Die Epithelzellen sind zum grössten Teile ausgefallen; rechts ein Kern.

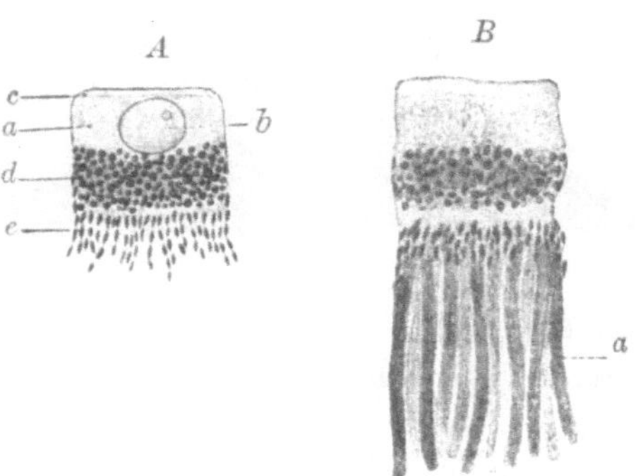

Fig. 3. Nach Greeff (l. c.).

Pigmentepithel der menschlichen Retina (Seitenansicht).

A (schematisch), die Kuppe (*a*) enthält den Kern (*b*), dagegen gar kein Pigment; sie wird überzogen von einer dünnen Neurokeratinschicht (*c*). In der Basis der Zelle (*d*) sieht man vorwiegend körniges, zum Teil kristallinisches Pigment; die kurzen Zellfortsätze (*e*) enthalten nur kristallinische Pigmentkörper. *B* (nach der Natur). Man sieht zahlreiche Aussenglieder von Stäbchen (*a*), die von den Sehzellen abgebrochen und zwischen den Fortsätzen der Pigmentzelle haften geblieben sind.

§ 3. Das Pigmentepithel besteht aus einer einfachen Lage sechsseitiger Zellen (vergl. Fig. 2), welche an ihrer äusseren, der Aderhaut zugewendeten Seite, wo auch der Kern der Zellen liegt (vergl. Fig. 3) pigmentfrei

sind, während der innere Abschnitt zahlreiche stabförmige Pigmentkörperchen
enthält.

Die Verbindung zwischen Netzhaut und Pigmentepithel besteht darin,
dass die Zellen des letzteren feine wimperartige Ausläufer zwischen die Stäbchen
und Zapfen hineinschicken. In diesen Ausläufern liegen die feinen Kristalle
des braunen retinalen Pigmentes. Dieses Pigmentepithel der Retina und dasjenige der Aderhaut haben den grössten Einfluss auf die Färbung des Augenhintergrundes. Dazu mischt sich noch das Rot der Choriokapillaris. Wie wir
später sehen werden, ist das Stratum pigmentosum retinae von der hervor-
ragendsten Bedeutung für die Adaptationsvorgänge in der Netzhaut.

Ist die Aderhaut wenig oder gar nicht pigmentiert, so ist sie in mehr
oder weniger hohem Grade durchsichtig (vergl. Fig. 4), und entsprechend ihrer

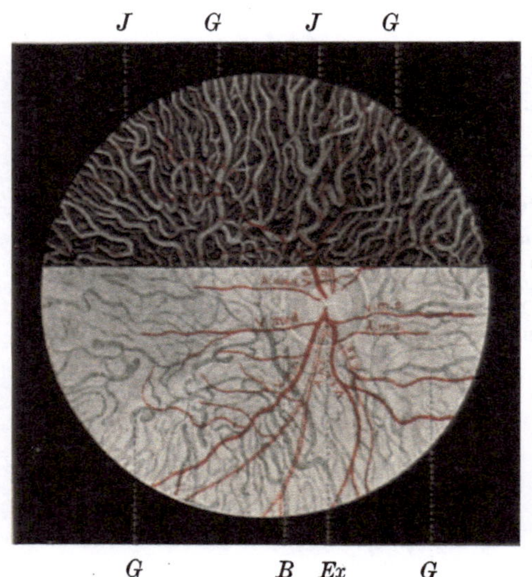

Fig. 4. (Umgekehrtes Bild.)   Fig. 5. (Umgekehrtes Bild.)
Nach Michel, Lehrbuch der Augenheilkunde. II. Aufl.

Durchsichtigkeit findet sich die helle Farbe der [Lederhaut derjenigen des
Augenhintergrundes beigemischt. In der oberen Hälfte dieser Abbildung entspricht den heller rotgefärbten Stellen der Verlauf der Gefässverzweigungen
der Aderhaut G, den dunkleren in der oberen Hälfte die Pigmentierung des
zwischen den Gefässverzweigungen befindlichen Aderhautgewebes, die sogenannten
Intervaskularräume J. Die Pigmentierung der Netzhaut ist in diesem
Bilde also eine weniger dichte.

An der Papille unterscheiden wir einen Pigment- oder Chorioidealring und einen Bindegewebs- oder Skleralring.

Die Pigment- oder Chorioidealgrenze (vergl. Fig. 5 P) zeigt sich hier in der
Form eines dicht oder mehr oder weniger gelockert aussehenden schwarzen
Streifens von verschiedener Breite. Geht der Pigmentstreifen nicht bis an

die Grenze des Sehnerven heran, so erscheint der Skleralring in der Form eines schmalen, leicht glänzenden Streifens, bald nur an einer Stelle, bald ringförmig (B).

§ 4. Die Macula lutea ist gefässlos und zeigt eine stärkere Pigmentierung als ihre Umgebung und einen leicht graulichen Schimmer. Bei Augen mit einem sog. stark reflektierenden Hintergrunde, welcher sich kund gibt in glänzenden Lichtreflexen, ähnlich gefaltetem Flittergold- oder Silberpapier, welche namentlich entlang den Gefässen ausgeprägt sind, sowie bei leichten Bewegungen des Augenspiegels wandern, findet sich die Begrenzung der Macula durch eine hellglänzende Linie (Fig. 5 R) bezeichnet, während an der Macula selbst das Spiegeln fehlt. Diese hellglänzende Linie dürfte wohl als Ausdruck der Grenzlinie der die Macula umkreisenden dichten Lage dicker Nervenfaserbündel gegenüber den spärlichen und äusserst dünnen Nervenfasern der Macula selbst zu betrachten sein (Michel, Lehrbuch der Augenheilkunde, II. Aufl. pag. 103). Die Fovea centralis ist in der Mitte der Macula bald als ein roter, wie ein Blutfleck aussehender, oder als dunkelbraunroter, rundlicher Fleck, bald als ein kleines helles Pünktchen, umgeben von einem mehr rostfarbenen Hofe sichtbar (Fig. 5 F).

§ 5. Da die Arteria centralis retinae ein Zweig der Arteria ophthalmica ist, und diese wieder aus der Art. carotis interna entspringt, gehören die Netzhautarterien zum Verbreitungsgebiet der Gehirngefässe. Weil die Retinalvenen einen Teil ihres Blutes durch die Vena ophthalmica in den Sinus cavernosus abführen, so hatte man nach Erfindung des Augenspiegels in dieses Verhalten die übertriebene Hoffnung gesetzt, aus dem Zustande der Retinalgefässe auch auf den Grad der Blutfülle im Gehirn schliessen zu können. Hier muss aber daran erinnert werden, dass die Orbital- und Gesichtsvenen mit der Vena ophthalmica Anastomosen bilden (vergl. Fig. 6), und dass die intraokulare Zirkulation in einem kleinen starrwandigen Raum eingeschlossen ist, in welchem sie stets durch einen bestimmten Grad von Druck (intraokularer Druck) beeinflusst wird. Über die Beziehungen zwischen der intraokularen und intrakraniellen Blutzirkulation hatten wir uns bereits Band III, pag. 21, § 18 genauer verbreitet.

Die Vena und Arteria centralis zerfallen im Sehnervenkopf in ihre Zweige. Die Äste der Art. centralis retinae liegen sämtlich in der Opticusfaserschicht der Netzhaut, die grösseren nach Becker (1) nur von wenigen Nervenfasern umsponnen, oder direkt unter der Limitans, so dass sie gegen den Glaskörper prominieren. Am lebenden Auge kann man unter geeigneten Bedingungen die letztere Tatsache verfolgen, indem in dem Spiegelreflex der Limitans interna feine dichotom sich ausbreitende Hervorragungen dem Laufe der Netzhautgefässe entsprechen. Die weitere Begrenzung der Gefässe ist nur zum Teil mit dem Augenspiegel zu verfolgen. Die kleineren und kapillaren Gefässe erreichen bei ihrem weiteren Vordringen die Zwischenkörnerschicht. Die Fovea centralis ist vollständig gefässlos. Am Rande der Macula endigen die feinen Gefässe mit einem Kranze von kapillaren Schlingen,

damit die mosaikartige Aneinanderlagerung der lichtpercipierenden Elemente
ganz ungestört bleibe, was der Sehschärfe nur zugute kommen kann. Die
geringe Dicke der Macula und ihre geringe Flächenausdehnung muss ihre
Ernährung eben sichern.

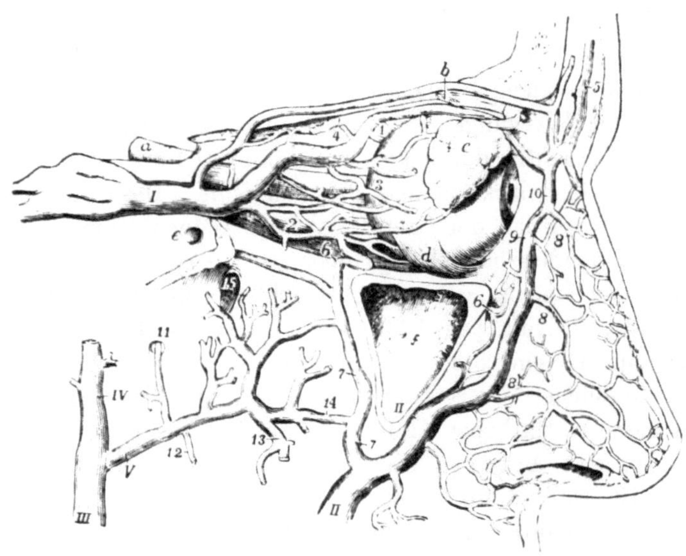

Fig. 6.

Die Anastomosen des Sinus cavernosus mit intrakraniellen Venen nach Raubers Lehrbuch der
Anatomie, 2. Band S. 196.
(4. Aufl. von Quain-Hoffmanns Anatomie.) 1893. Leipzig (Bezold).

a Nervus opticus. *b* M. obliquus oculi superior. *c* Glandula lacrymalis. *d* M. obliquus oculi
inferior. *e* Foramen rotundum. *f* Antrum Highmori. *I* Sinus ophthalmicus. *1* Vena supraorbitalis. *2* Vena ophthalmica inferior. *3* Venae musculares et vena lacrymalis. *4* Vena ophthalmica sup. mit der Vena ethmoidalis. *5* Vena frontalis. *6* Vena infraorbitalis. *II* Vena
facialis anterior. *7* Vena facialis profunda. *8, 8* Venae nasales externae. *9* Vena angularis.
10 Anastomose zwischen der Vena frontalis und angularis. *III* Vena facialis post. *IV* Vena
temporalis. *V* Vena maxillaris interna. *11* Vena meningea. *12* Vena dentalis inferior. *13* Venae
musculares. *14* Anastomose. *15* Vena nasalis posterior.

Nach Johannides (2) versorgen drei Arterien den gelben Fleck: eine
mittlere, die an der Papille von der Centralarterie abgeht, eine obere und
eine untere. Letztere umschlingen die Macula an ihrem lateralen Umfange;
das kleine mittlere Gefäss zieht direkt zu der medialen Seite derselben.

Die Teilung der Arterien und Venen ist eine dichotomische. Der Durchmesser der Arterien zu dem der Venen verhält sich nach Langenbacher (3)
wie 2:3. Die Zweige verästeln sich in der Netzhaut bis zur Ora serrata hin,
ohne untereinander zu anastomosieren. Nur an der Papille bestehen feine Kom-
munikationen zwischen dem Netzhaut- und Ciliargefässystem durch den sog.
Zinnschen Gefässkranz (vergl. Band III, pag. 20). Es treten nämlich kleine
Stämmchen der kurzen hinteren Ciliararterien in der Nähe des Sehnerven zur
Lederhaut und bilden mit ihren Ästen diesen ringsgeschlossenen Gefässkranz,
welcher den Sehnerven in geringem Abstande umgibt. Von diesem gehen

zahlreiche Äste sowohl zur Lederhaut, als auch nach innen zum Sehnerven und dessen Duralscheide. Eine unmittelbare Verbindung vollzieht sich durch zahlreiche kleine Gefässe, sowohl Venen als Arterien, welche vom Lederhautrande in die Sehnervenpapille eintreten; auch setzt sich das feine Kapillarnetz der Lederhaut in das weitmaschigere, die Nervenbündel umstrickende Gefässnetz der Eintrittsstelle des Sehnerven fort.

Kuhnt (4) hat folgende drei Arten von Anomalien im Ursprung und Verlauf der retinalen Gefässe beobachtet.

1. Es kann ein skleraler Ast aus den hinteren Ciliargefässen, zumeist eine Vene in den Sehnerven während seines Durchtrittes in das Innere des Bulbus eindringen. Derselbe kann die Stärke grosser Centralvenenäste besitzen. Kuhnt hat ihn in einem Falle bis in die Nervenfaserschicht der Retina eindringen gesehen.

2. Am Ende des markhaltigen Teils des Sehnerven zweigt sich maculawärts ein Ast der Centralvene ab, welcher schräg die Sklera durchsetzt und Verbindungen mit den Lederhautgefässen eingeht.

3. Die Centralgefässe verästeln sich noch im markhaltigen Teil oder doch im Beginn der Lamina cribrosa. Einer der Zweige verlässt den Nerven, durchsetzt Sklera und Chorioidea, um in der Netzhaut wieder aufzutauchen.

Über cilioretinale Venen am Äquator vergleiche Axenfeld (5).

§ 6. Da die Verzweigungen der Centralarterie nach dem Durchtritt durch die Lamina cribrosa sowohl von den anderen Gefässen des Auges, als auch unter sich vollkommen getrennt verlaufen, so ist die Netzhautarterie selbst, sowie jeder ihrer Äste, von ihrem Eintritt in die Retina ab als Endarterie anzusehen, also als ein Gefäss, welches vor seinem Übergang in Kapillaren keine Verbindung mit anderen eingeht. Demzufolge können auch Zirkulationsstörungen darin nicht auf dem Wege des Kollateralkreislaufes ausgeglichen werden. Die Folgezustände der Embolie der Centralarterie unterscheiden sich aber nicht unwesentlich von denen, welche nach Embolie anderer Gefässgebiete zur Betrachtung kommen, und müssen die Ursachen dieser Verschiedenheit in den besonderen Eigentümlichkeiten des Gefässystems der Netzhaut gesucht werden. Ausgang in vollständige Nekrose der Netzhaut findet dabei nicht statt, wenn es auch zu bleibender Atrophie und Vernichtung ihrer Funktion kommt, wohl aus dem Grunde, weil sich bei der Ernährung der Retina auch noch die so dicht anliegende Choriocapillaris beteiligt. Als Beweis für letzteren Umstand führt H. Müller an, dass bei gewissen Tierklassen die Netzhautgefässe ganz oder teilweise fehlen. Ausser dieser Einwirkung von der Choriocapillaris her ist es nicht unwahrscheinlich, dass die Kommunikation durch den Zinnschen Gefässkranz an der Eintrittsstelle des Sehnerven ausreichen möchte, um nach und nach wieder eine geringe Menge Blut in die Centralgefässe hinein gelangen zu lassen, so dass sich dadurch wieder eine langsame und unvollständige Zirkulation entwickelt. Dieselbe braucht aber keineswegs ausreichend zu sein, um der Netzhaut die Wiederaufnahme ihrer Funktion zu gestatten, denn diese hängt nicht allein von dem absoluten Füllungsgrade der Gefässe ab, sondern weit mehr noch von der arteriellen Beschaffenheit des Blutes und dem Bestehen einer normalen Zirkulationsgeschwindigkeit.

§ 7. Während also die inneren Schichten der Netzhaut hauptsächlich zum Ernährungsgebiete der Arteria centralis retinae gehören, werden die äusseren Schichten derselben vornehmlich von der Choriocapillaris der Chorioidea ernährt. Nuel (6) glaubt, dass die Chorioidea das äussere distale Neuron ernähre, die Netzhautgefässe das mittlere, die inneren Körner und ihre Fortsetzungen und das innere proximale: die Nervenzellen und Fasern. Daher erkrankten bei Aderhautentzündungen die Stäbchen und Zapfen, während sie bei Embolie der Centralarterie unversehrt blieben. Letzteres Leiden bringe zuerst die Nervenzellen und Fasern, später auch die inneren Körner zum Schwinden.

Die Choriocapillaris bildet die innerste Gefässschicht der Chorioidea und ist von dem Pigmentepithel der Retina durch die Membrana limitans externa getrennt. Das Kapillarschlingennetz dieser Choriocapillaris ist im Bereiche der Macula, also an derjenigen Stelle der Netzhaut, an welcher dieselbe ihre intensivste Funktion entfaltet, am dichtesten. Die Choriocapillaris muss auch das Material für die beständige Wiedererzeugung des verbrauchten Sehpurpurs sowie der übrigen Sehsubstanzen in den Stäbchen und Zapfen der Netzhaut herbeischaffen.

§ 8. Der Abfluss der Lymphe aus der Netzhaut geschieht durch Lymphscheiden, welche die Gefässe umgeben. Sämtliche Venen und Arterien sind von adventitiellen Scheiden umgeben, und wird hierdurch ein sog. perivaskulärer Raum zwischen denselben und der Gefässwand gebildet. Diese Räume zeigen eine Füllung bei Einspritzung von gefärbten Flüssigkeiten unter die Pialscheide.

§ 9. Wiewohl sich die Netzhaut aus dem inneren Blatte der sekundären Augenblase entwickelt, und aus dem äusseren Blatte derselben das Pigmentepithel entsteht, so bewährt sie sich doch nicht als Index der im Gehirn wirkenden pathologischen Zustände. Während diese letztere Eigenschaft vielmehr dem Sehnerven und der Papille zufällt, und die Netzhaut durch das Augenspiegelbild der sog. Neuroretinitis nur sekundär von der Papille aus mitbeteiligt wird, so gibt die Retina uns dagegen sehr oft und frühzeitig Aufschlüsse über allgemeine Ernährungsstörungen im Organismus. Sie reagiert um so häufiger und intensiver auf die verschiedenartigsten Krankheitszustände des übrigen Organismus, weil ihr feines, mit ungewöhnlich engen Kapillaren versehenes Gefässnetz, sehr leicht von Zirkulationsstörungen beeinflusst wird, und ihre zarte, leicht zerstörbare Substanz durch alle möglichen Anomalien der Blut- und Säftemischung des Körpers oft weit früher als jeder andere Körperteil von erheblichen Veränderungen befallen wird. Daher sind die Krankheiten der inneren Netzhautschichten nur ausnahmsweise idiopathisch, sondern meist Folgen von Gefässdegenerationen in Begleitung anderer und konstitutioneller Erkrankungen.

Bei Retinitis greift die Veränderung häufig auf den Sehnervenkopf selbst über, sowie umgekehrt eine Entzündung des letzteren sich weit in die Netzhaut hinein erstrecken kann. In beiden Fällen spricht man dann von Neuroretinitis.

Da die Choriocapillaris die innerste Gefässschicht der Chorioidea bildet, aber zugleich dem Ernährungsvorgange der äusseren Retinalschichten vorsteht, kann sich eine Erkrankung der Chorioidea leicht auf die Netzhaut verbreiten, welchen Zustand man dann mit Chorioretinitis bezeichnet.

Die Netzhaut setzt sich aus zweierlei Gewebe zusammen, aus Nervengewebe und Stützgewebe. Das Verhältnis dieser beiden ändert sich bei der Entzündung der Retina, besonders aber bei der Atrophie derselben in der Weise, dass die nervösen Elemente zugrunde gehen, während sich das Stützgewebe vermehrt, so dass endlich die Netzhaut ausschliesslich aus dem letzteren besteht.

Die Krankheiten der Netzhaut zerfallen je nach dem Krankheitszustand des Ernährungsgebietes derselben in zwei Hauptgruppen:

A. in die Erkrankung der äusseren Netzhautschichten, insofern das Chorioidealgefässystem und speziell die Choriocapillaris befallen ist, und

B. in die Erkrankung der inneren Netzhautschichten durch Erkrankung des Verzweigungsgebietes der Arteria und Vena centralis retinae.

Beide Ernährungsgebiete können je für sich allein erkranken; häufig aber sind beide Ernährungsgebiete ergriffen, jedoch in der Weise, dass hauptsächlich entweder die Choriocapillaris oder das Gebiet der Centralgefässe die Hauptveränderungen aufweist. Die Differentialdiagnose zwischen Erkrankung der inneren und der äusseren Netzhautschichten bereitet keine besonderen Schwierigkeiten, einesteils wegen des direkten Einblicks durch den Augenspiegel, andererseits aber wegen des Umstandes, dass die Symptomatologie bei der Erkrankung dieser beiden Schichten eine verschiedene ist.

A. Krankheitszustände vornehmlich der äusseren Retinalschichten.

§ 10. Unter den äusseren Retinalschichten verstehen wir: Das Stratum pigmentosum retinae und die Stäbchen- und Zapfenschicht.

Der Reichtum des Strat. pigment. retinae an Pigment ist individuell ein sehr wechselnder, ohne dass dadurch der Grad der Sehschärfe in messbarer Weise beeinträchtigt würde. Im Alter schwindet gewöhnlich das Pigment. Wie eingangs erwähnt, verdeckt die Pigmentschicht gewöhnlich den Einblick in das Gefüge der Chorioidea. Ist jedoch dieses Stratum pigmentosum schwach entwickelt oder atrophisch, dann können wir mit dem Augenspiegel den Zustand der Chorioidea erkennen. Das Pigmentepithel der Retina stellt sich bekanntlich als eine Art körnigen Schleiers auf rotem Grunde dar, und ist die Chorioidea an den rautenförmigen Pigmentlagunen zwischen den Gefässen erkennbar. Danach ergeben sich nach Guaita (7) im allgemeinen vier ophthalmoskopische Typen:

1. Pigment reichlich in Retina und Chorioidea: Fundus gleichmässig dunkelrot, Chorioidea vielleicht an einzelnen Stellen, besonders am Äquator, durchscheinend, Retinaschleier wenig ausgesprochen.
2. Beide Pigmente spärlich: Chorioidea deutlich, Retinaschleier weniger deutlich.
3. Chorioidea stark, Retina wenig pigmentiert: Chorioidea sehr deutlich.
4. Umgekehrt wie 3: Chorioidea undeutlich, Retinaschleier sehr ausgesprochen.

Bei der innigen Aneinanderlage von Retina und Chorioidea ist die Möglichkeit gegeben, dass das Pigmentepithel durch einen entzündlichen Prozess ebensowohl von der einen, wie von der anderen Membran aus ergriffen und zur Atrophie oder Wucherung veranlasst wird. Es bildet daher bei einer Reihe von Erkrankungen der Aderhaut die Veränderung der Pigmentepithelschicht der Retina ophthalmoskopisch die auffälligste Erscheinung. Hand in Hand mit den chorioiditischen Veränderungen tritt dann eine Entfärbung des Pigmentepithels der Netzhaut ein, und geht dieselbe oft den ophthalmoskopisch wahrnehmbaren Veränderungen der Chorioidea voraus. Es gibt Fälle, wo die Affektion nur das Pigmentepithel betrifft und einen Schwund desselben veranlasst. Dann liegt das Stroma der Aderhaut mit seinen Gefässen und den pigmentierten Intervaskulärräumen bloss, und es entsteht das Bild des getäfelten Augenhintergrundes, wie solches auch physiologischerweise vorkommt. Je nachdem nun der Krankheitsprozess extensiv und intensiv auf die Stäbchen- und Zapfenschicht der Netzhaut übergreift, gewinnen auch dann die funktionellen Störungen an Bedeutung. Weil die Netzhaut durchsichtig ist, können wir das Mitergriffensein der Stäbchen und Zapfen ophthalmoskopisch nicht wahrnehmen, sondern diagnostizieren diesen Umstand eben aus dem Auftreten der funktionellen Störungen. Erstrecken sich die Krankheitsherde schliesslich auch auf die inneren Netzhautschichten, so sind wir imstande dieselben auch mit dem Augenspiegel dann zu diagnostizieren, wenn neben Trübung der Netzhaut Pigmentflecken die Retinalgefässe überdecken.

Die pathologische Pigmententwickelung in der Retina.

§ 11. Das Vorhandensein von Pigment in der Netzhaut an Stellen, wo es normalmässig nicht gefunden wird, beobachten wir

1. als angeborenen Zustand,

So erzählt Juler (8) einen Fall von angeborener Retinalpigmentierung auf beiden Augen eines 21 jährigen Mannes, der normales Sehvermögen besass. Es fanden sich mehr weniger grosse dunkelbraune bis tiefschwarze Herde entlang den Gefässen, teils mehr nach der Papille, teils nach der Peripherie der Netzhaut zu gelegen.

Von Allgemeinerscheinungen fand sich nur eine leichte Anämie.

    2. als Folge entzündlicher Vorgänge in der Retina und
       Choroidea,
    3. als Residuen von Netzhautblutungen.

§ 12. Gayet und Aurand (9) beschrieben Degenerationserscheinungen des Pigmentepithels der Netzhaut bei verschiedenen Krankheitszuständen des Auges. Zunächst hypertrophiere die Zelle und verliere Pigmentkörnchen, die sich in den, dem Degenerationsherd benachbarten Pigmentzellen anhäuften. Handele es sich um atrophische Herde der Aderhaut, so nähmen die benachbarten Pigmentzellen der Netzhaut sowohl retinales, als chorioideales Pigment auf. Die Pigmentwanderung gehe vorwiegend in der Netzhaut vor sich, und zwar meist auf dem Wege der perivaskulären Lymphscheiden. Ein Eindringen des Pigments in die Gefässe sei selten.

Nach C. Hirsch (10) wird das Pigmentepithel von der Choriocapillaris ernährt, und jede Zirkulationsstörung in derselben führe zu Ernährungsstörungen des Pigmentepithels. Trete diese Zirkulationsstörung plötzlich auf, so degeneriere das Pigmentepithel vollständig, und ergreife die Degeneration nacheinander alle übrigen Schichten der Netzhaut, nach innen zu, an Intensität abnehmend, bis zur Nervenfaserschicht. Die Derivate der untergegangenen Pigmentepithelzellen drängen dann in die Maschen der degenerierten Netzhaut und verbreiteten sich entlang den Gefässen. Als Paradigma in dieser Hinsicht sei die Durchschneidung der hinteren Ciliararterien anzusehen. Bekanntlich hatte Berlin (11) experimentell gefunden, dass nach Durchschneidung des Sehnerven und der Ciliargefässe bei Tieren nach einiger Zeit eine Pigmenteinwanderung von der Epithelschicht aus in die vorher getrübte und atrophierte Netzhaut erfolgte, deren Entstehung höchstwahrscheinlich von der unterbrochenen Blutzufuhr zur Netzhaut herzuleiten war.

Bei langsam zunehmender Behinderung der Blutzufuhr tritt nach Hirsch ebenfalls Degeneration der Pigmentzellen ein. Ein Beispiel dieser Vorgänge sei die senile Aderhautsklerose. Zirkulationsstörungen in den Netzhautgefässen, wie Embolie der Centralarterie, sei ohne Einfluss auf das Pigmentepithel. Bei plötzlich eintretender, dauernd bleibender und vollständiger Blutleere in einem Gefässe könne sich die Degeneration über die gefässhaltigen Schichten der Netzhaut hinaus auf die ganze Retina einschliesslich des Pigmentepithels erstrecken. Für die typische Retinitis pigmentosa sei die Annahme einer gleichzeitigen ähnlichen Erkrankung der Choriocapillaris und der Netzhautgefässe erforderlich. Gehe die Erkrankung der beiden Gefässysteme nicht parallel, so komme es zu den anomalen Formen des typischen Krankheitsbildes. Das Pigmentepithel könne bei ungestörter Aderhautzirkulation durch Abhebung von der ernährenden Unterlage, durch chemische Einwirkungen und endlich durch direkte traumatische Schädigung alteriert werden.

In Beziehung auf letzteren Umstand berichtet Hess (12) über einen Fall, bei welchem er beobachtete, dass ein durch Lidkarzinom verursachter Druck auf das Auge, entsprechend dieser Stelle, eine ausgedehnte Degeneration des Pigmentepithels, Verdickung der Lamina vitrea und Verdünnung der Aderhaut hervorgerufen hatte.

Studer (13) sieht die grossen Pigmentklumpen in der Netzhaut, welche nach Resectio optico ciliaris auftreten, als vergrösserte phagozytische Pigmentepithelien an, die die zerfallenen, degenerierten Pigmentzellen in sich aufgenommen hätten.

§ 13. Eine weitere Ursache pathologischer Pigmentierung der Netzhaut ist in der Umwandlung von Blutungen zu suchen. Diese hämatogene Pigmentierung der Netzhaut, wobei das Pigment an Ort und Stelle als Residuum einer Blutung entsteht, ist viel seltener, als diejenige bei der Chorioretinitis resp. bei der Pigmentdegeneration der Retina. Nur höchst selten, sagt Leber (14), sieht man ophthalmoskopisch Blutungen sich in Pigmentflecke umwandeln. Nur bei sehr massenhaften und häufig rezidivierenden Hämorrhagien kann es auch zur Entstehung von hämatogenem, braunschwarzem Pigment in der Retina kommen, während man bei mikroskopischer Untersuchung oft genug einzelne Pigmentzellen und Gruppen von solchen antrifft, die aber zu klein sind, um mit dem Augenspiegel gesehen zu werden.

§ 14. Hinsichtlich der Pigmententwickelung bei der Chorioretinitis verdient hervorgehoben zu werden, dass die anomale Pigmententwickelung auch zugleich eine hämatogene sein kann. Namentlich wenn die Pigmentflecke eine Zeitlang eine ungewöhnlich kupferbraune Farbe haben, die später unter Verkleinerung der Flecke in die gewöhnliche schwarze übergeht.

So berichten über das Vorkommen von Netzhautblutungen bei Chorioretinitis folgende Autoren.

Jackson (15) sah einen Fall von Chcrioiditis mit Blutungen. Der Patient, welcher früher immer gut gesehen hatte, litt an einem kleinen centralen Skotom, Metamorphopsie, Herabsetzung der Sehschärfe, und einige Tage später trat plötzlich Erblindung ein. Es fanden sich Netzhautblutungen mit einer leichten Verfärbung der Aderhaut in der Macula. Dann trat plötzlich in der Peripherie derselben ein gelblichweisser Herd auf von der Grösse eines Drittels der Papille mit schwarzem, aber nicht deutlich pigmentiertem Rande. Der Fleck wurde zunehmend dunkler, und nach einem Monat war er so dunkel wie der umgebende Fundus, aber fein pigmentiert. Die retinalen Blutungen waren verschwunden, das Sehvermögen auf $^4/_5$ gestiegen.

Plange (16): 38jährige, sonst gesunde Frau zeigt auf dem rechten Auge von der Papille ausgehend, sternförmige Gebilde von mattbrauner Farbe in radiärer Richtung. Diese Gebilde sind eingebettet in breiten hellen Streifen von eigentümlich weissem Glanze, ähnlich dem der Retina eines kindlich kurzsichtigen Auges. In der Gegend der Macula findet sich ein grosser Fleck von weisser Farbe ohne jeglichen Glanz. Finger werden in 3 m exzentrisch gezählt; centrales absolutes Skotom. Das linke Auge (Funktion ziemlich normal) zeigt ophthalmoskopisch ähnliche, doch bisweilen weniger hochgradige Veränderungen. Die Pulskurve der Radialis weist den ausgesprochenen Charakter eines Pulsus durus auf, sonst ist nirgends etwas Abnormes festzustellen. Die Pigmentstreifen waren aus reihenweise nacheinander auftretenden Blutungen entstanden, die anfallsweise mit heftigen Kopfschmerzen sich zeigten.

De Schweinitz (17) berichtet über zwei Fälle von „Gefässstreifen" in der Netzhaut. Man sah, dass sie von Blutaustritten herrührten und konnte ihre Entwickelung bis zu wirklichen Pigmentstreifen verfolgen. (Knapp hat letzteren Namen eingeführt und konnte ebenfalls die Umwandlung des ausgetretenen Blutes in Pigmentstreifen wirklich verfolgen.)

Vergleiche auch die unter dem Kapitel „Netzhautblutungen bei Chorioretinitis" angeführten Fälle von Lister, Benning, Korsobulski, Purtscher, sowie Chevallereau und Chaillous (18).

Die Erkrankung der Pigment- und Neuroepithelschicht.

§ 15. Bei den nun folgenden Krankheitszuständen ist neben dem Stratum pigmentosum auch die Stäbchen- und Zapfenschicht in Mitleidenschaft gezogen.

Bezüglich der chorioretinitischen Erkrankungen führen wir zur Erleichterung des Überblickes die hier in Betracht kommenden Affektionen in folgender Reihenfolge an:

1. Die Chorioiditis specifica Förster mit Endausgang in die eigentliche Chorioretinitis.
2. Die eigentliche Chorioretinitis mit fliessenden Übergängen in das Bild der Pigmentdegeneration der Netzhaut.
3. Die Pigmentdegeneration der Netzhaut als typische Retinitis pigmentosa mit ihren atypischen Formen.

1. Die Chorioiditis (besser Chorioretinitis) specifica Förster.

§ 16. Förster (19) beschreibt eine wohlcharakterisierte Form von Chorioretinitis, bei welcher der Schwerpunkt der Erkrankung, wenigstens in den Anfangsstadien, in die Chorioidea zu verlegen ist, und zu welcher erst sehr spät, und vor allen Dingen bei Mangel einer richtigen Therapie, schwere

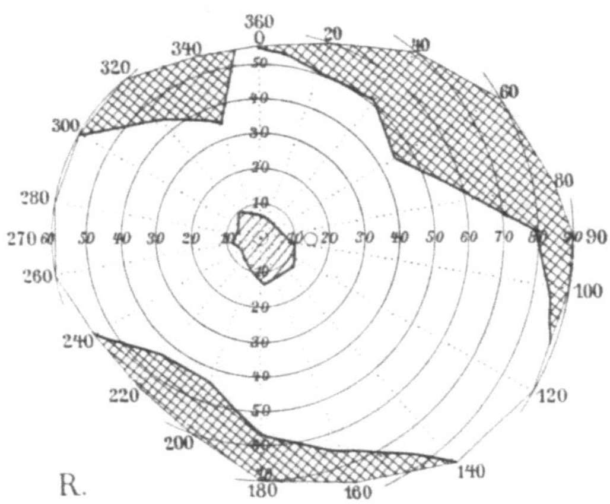

Fig. 7.

Centrales Skotom bei Chorioretinitis specifica Förster.   Eigene Beobachtung.

Retinaveränderungen mit Netzhautpigmentierung hinzutreten. Die Affektion sei charakterisiert durch die syphilitische Basis und durch die fast konstant nachweisbaren staubförmigen, feinen Trübungen in der hinteren Partie des Glaskörpers. Diese bewirkten, dass die Grenzen der Papille undeutlich

und im centralen Teile der Netzhaut leicht verschleiert erschienen, wobei
nicht ausgeschlossen wäre, dass nicht auch die Netzhautsubstanz selbst getrübt sein könnte. Die Netzhautgefässe zeigten in der Regel nur geringfügige
Alterationen. In einem Drittel der Fälle seien circumskripte Veränderungen
des Augenhintergrundes vorhanden, welche in der Pigmentschicht und den
hinteren Schichten der Retina ihren Sitz hätten. Es seien meist gruppen-
weise gestellte hellrote und weissliche, oft nur schwer erkennbare Flecken in
der Gegend der Macula lutea. Erst in einer späteren Periode komme es zur
Bildung von grösseren schwarzen Pigmentflecken. Unter den krankhaften
Symptomen seien folgende hervorzuheben. Zunächst eine zu der Geringfügig-
keit des ophthalmoskopischen Befundes in beträchtlichem Missverhältnisse
stehende Amblyopie, die meist von Defekten im zentralen Teile des Gesichtsfeldes abhänge, wie wir dies im folgenden Falle bestätigen konnten,
siehe Fig. 7.

Frau St., 41 Jahre, Mann luetisch. Am Körper ausgebreitete Pigmentnarben. An den
Unterschenkeln zahlreiche, kupferrote Papeln, schwache Psoriasis plantaris sinistra, frische
Schleimpapeln am linken Gaumenbogen. Kondylome am After und den Labien. Allgemeine
indolente Drüsen. Sieht Finger auf 2,5 m. Zentrales Skotom für Rot, und zonuläre Gesichtsfelddefekte. Ophthalmoskopisch staubförmige Glaskörpertrübungen. Sonst nichts Pathologisches im Augenhintergrunde. Lichtsinn hochgradig herabgesetzt. Klagt über zitternde
Photopsien. Links S = $^{20}/_{40}$.

Meist pflegen jedoch bei dieser Form der Chorioretinitis die Gesichtsfelddefekte die Eigentümlichkeit zu haben, dass gerade am Fixierpunkt noch eine
mehr oder weniger scharfe Perzeption geblieben ist, die bei heller Beleuchtung

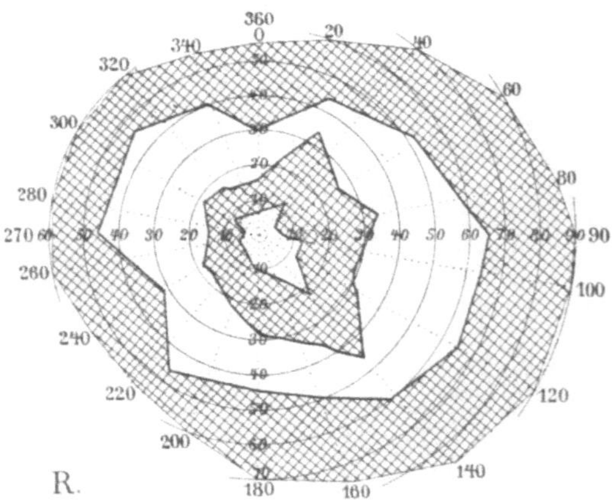

Fig. 8.

Ringskotom bei Chorioretinitis specifica Förster. Eigene Beobachtung.

steigt, bei Minderung des Lichtes aber sehr erheblich sinkt. Es sind alsdann
ringförmige Defekte vorhanden, die gerade bei dieser Erkrankung besonders häufig vorkommen, wie z. B. in unserem folgenden Falle:

Anna Maria K., Dienstmädchen. 1896 syphilitisch infiziert. 1897 luetische Aus-
schläge an den verschiedensten Körperstellen. 3 mal Schmierkuren (März, August, November).

1898. Seit Januar Schmerzen in den Augenlidern und Lichtscheu.

23. IV. 98. Seit 8 Tagen auf dem rechten Auge schlechteres Sehen. Ophthalmoskopisch rechter Opticus gerötet. Opticusgrenzen verwischt. Netzhaut in einem gewissen Umkreise um die Papille getrübt. Periphere Netzhaut normal. Keine Blutungen. Staubförmige Glaskörpertrübungen.

S = links normal, rechts $^6/_9 - ^6/_{12}$. Das Gesichtsfeld links normal, rechts leichte periphere Einschränkung, für Farben ebenfalls. Nach innen unten einspringender Defekt für Farben bis beinahe an den Fixierpunkt.

28. III. 99. In der letzten Zeit beiderseits deutliches Herabhängen der Oberlider, beginnende Ptosis. Patientin hat in der Zwischenzeit einige Wochen Doppeltsehen gehabt. Dabei viel Kopfschmerzen und Schmerzen in den Augen. Ophthalmoskopisch: Rechts Neuritis optica mit staubförmigen und grösseren Glaskörpertrübungen. RS = $^6/_{12}$ unsicher LS = normal (s. Fig. 8).

Gesichtsfeld rechts R i n g s k o t o m, links normal.

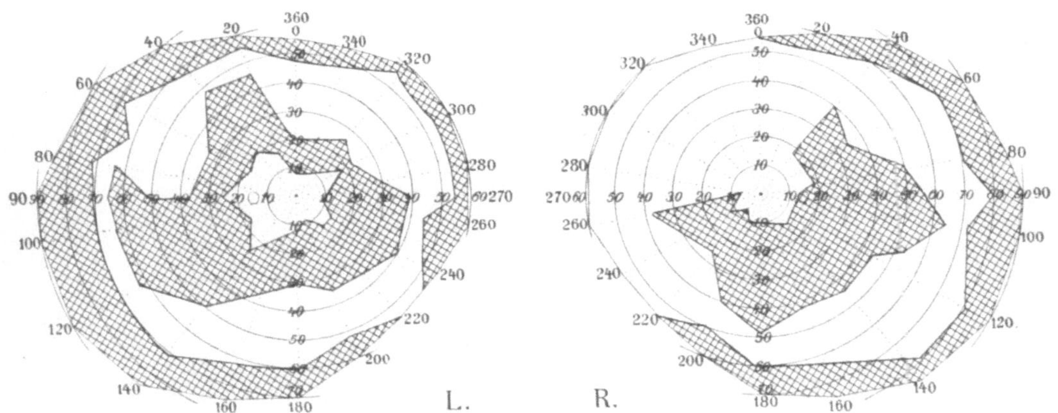

Fig. 9.

Chorioretinitis specifica Förster.
Links geschlossenes Ringskotom, rechts noch nicht geschlossenes Ringskotom.

29. VII. 99. Rechts Glaskörpertrübungen. Leichte Verschwommenheit der Papille. Ophthalmoskopische Veränderungen. Häufig nachts Kopfschmerzen.

9. IX. 99. Rechtes Gesichtsfeld: k e i n Ringskotom mehr. Leichte periphere Einschränkung.

27. XII. 1901. S rechts fast $^6/_6$,
links = $^6/_6$.

Ophthalmoskopisch: Rechts typische Chorioretinitis, grössere Glaskörperflocken. Nach rechts hin auf dem rechten Auge subjektiv Schleier.

Unsere folgende Beobachtung zeigt auf dem einen Auge ein geschlossenes Ringskotom, auf dem anderen ein unvollkommen geschlossenes. Zugleich zeigen die folgenden Figuren die Rückbildung des Skotoms nach eingeleiteter Schmierkur.

A. M. S c h r., 20 jährige Näherin. 19. XI. 90 infiziert.

20. X. 91. Rechte Pupille weiter als die linke. Reaktion gut.
LS = $^{20}/_{200}$,
R = Finger in 9 Fuss.

Hemeralopische Beschwerden, flackernde Photopsien.

Ophthalmoskopisch: Staubförmige Trübungen im hinteren Abschnitte des Glaskörpers. Rechts eine grössere Glaskörperflocke. Frische kleine chorioiditische Herde im ganzen Augenhintergrund, rechts auch in der Nähe der Macula.

Gesichtsfeld: Links geschlossenes Ringskotom, zugleich mit geringer peripherer Einschränkung,

rechts unvollkommen geschlossenes Ringskotom (vergl. Fig. 9). Schmierkuren.

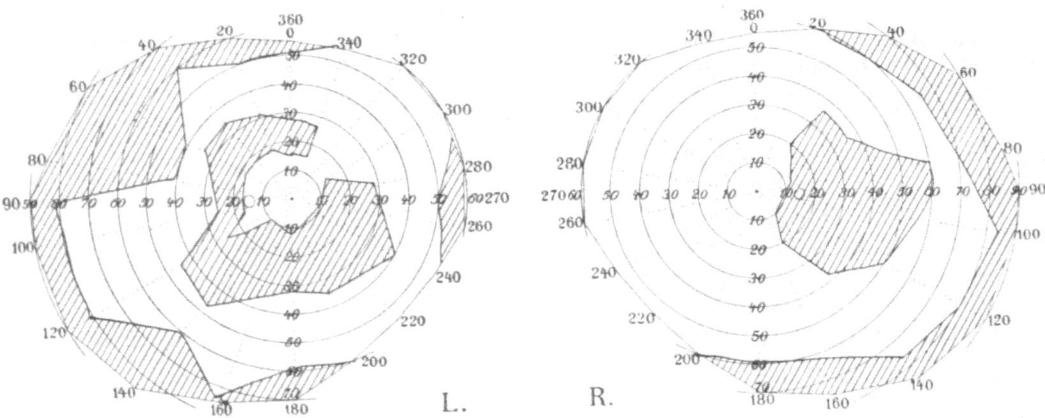

L.   R.

Fig. 10.

Chorioretinitis specifica Förster.   Die Defekte aus Figur 9 in Rückbildung.

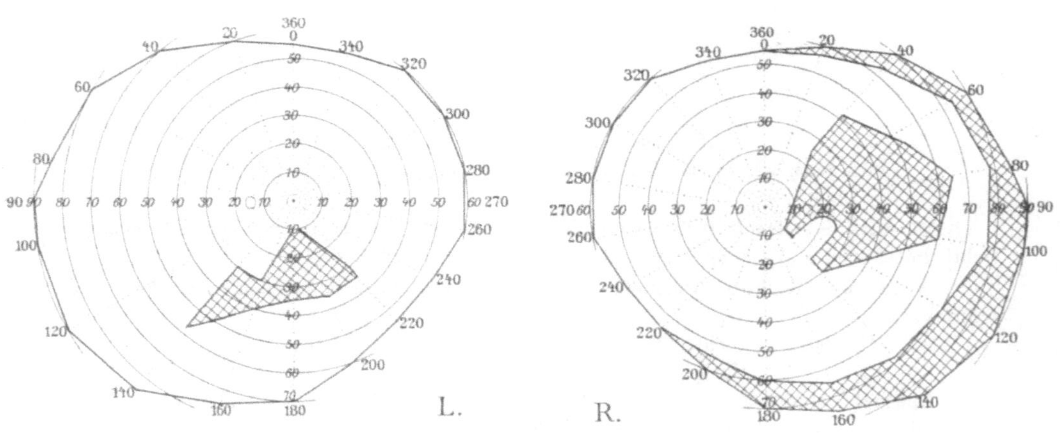

L.   R.

Fig. 11.

Inselförmige Gesichtsfelddefekte bei Chorioiditis luetica (Förster).

4. XII. 91. R. Pupille noch weiter als links.

$$SL = {}^{20}/{100},$$
$$SR = {}^{20}/{100}.$$

Ophthalmoskopisch: Status idem.

Gesichtsfeld in der Besserung (vergl. Fig. 10).

18. XII. 91. $SL = {}^{20}/{100}$,
$$SR = {}^{20}/{200}.$$

Keine Photopsien mehr. Die Hemeralopie lässt nach.

Ophthalmoskopisch: Glaskörper viel heller, die chorioiditischen Herde sind deutlich sichtbar und heller geworden.

Linkes Gesichtsfeld sehr viel besser (s. Fig. 11).

30. XII. 91. SL $= {}^{20}/_{100}$, mit $- {}^1/_{30} = {}^{20}/_{50}$.

$\qquad$ SR $= {}^{20}/_{100}$.

Keine Photopsien mehr. Rechte Pupille noch weiter, als die linke. Reaktion prompt. Glaskörper beiderseits sehr viel heller, nur ist die Gegend der Papille noch verschleiert. Gesichtsfelddefekt, fast völlig geschwunden (s. Fig. 12).

Häufig zeigt jedoch hier das Gesichtsfeld keinen überall ziemlich gleich breiten regelmässigen Ring, der in einiger Entfernung konzentrisch den Fixierpunkt umgibt, sondern es ist in den betreffenden Fällen eine grosse intermediäre oder centralgelegene Partie des Gesichtsfeldes defekt, während mehr peripher gelegene Partien noch funktionieren, wie z. B. in dem folgenden Falle (vergl. Fig. 13).

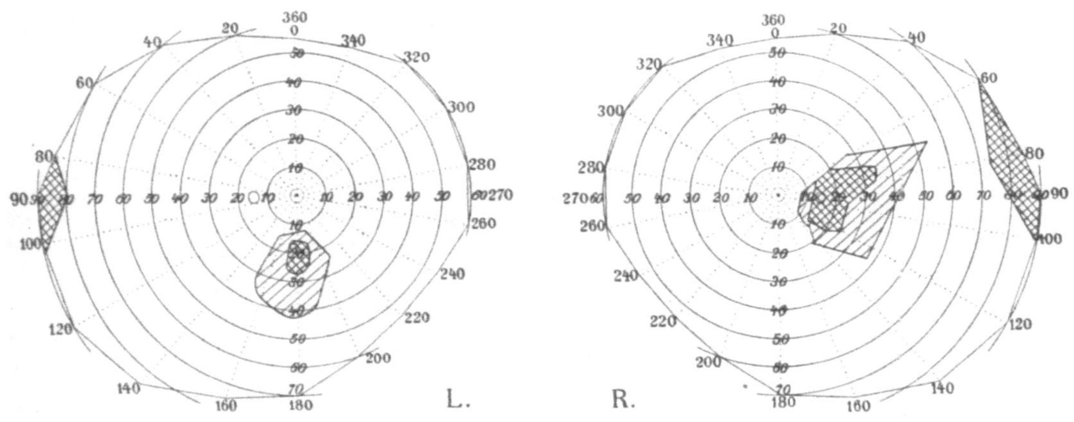

L.   R.

Fig. 12.

Chorioretinitis specifica Förster. Die Defekte aus Figur 9 in zunehmender Rückbildung. Die einfach schraffierte Partie stellt die Grösse des Defekts bei der Untersuchung bei herabgelassenen Vorhängen dar.

Patient J. M. hatte vor 10 Jahren ein Ulcus durum, ist seit 36 Jahren kinderlos verheiratet. Seit 4 Jahren schlechteres Sehen besonders auf dem rechten Auge. Hochgradig hemeralopisch. Klagt über zitternde Photopsien. Staubförmige Glaskörpertrübungen, sonst ophthalmoskopisch nichts besonderes. Auf dem rechten Auge zeitweise Mikropsie. Nach mehrfachen Schmierkuren Sehschärfe rechts $= {}^6/_{18}$, später $= {}^6/_{12}$. Der Defekt im Gesichtsfelde wesentlich kleiner geworden.

Bisweilen reicht der centrale Defekt in der einen, oder in mehreren Richtungen bis an die Grenze des Gesichtsfeldes, bisweilen bildet die defekte Partie einen unregelmässigen Halbring um das Zentrum desselben. Hat im weiteren Verlaufe der Krankheit der centrale Defekt mit mehreren Ausläufern die Peripherie des Gesichtsfeldes erreicht, und verkleinern sich die mehr peripherisch gelegenen funktionierenden Partien, so entstehen aus der peripheren Zone die inselförmig zerstreuten sehfähigen Stellen, die gerade bei den Endausgängen dieser Krankheit häufiger, als bei irgend einer anderen

vorkommen. In diesem Falle kann man dann von einem Visus reticulatus sprechen.

Im ersten Stadium dieser Förster schen Chorioretinitis luetica werden
auch isolierte peripher gelegene kleinere Defekte beobachtet. Letztere
können sich in wenigen Tagen ausbilden, vergrössern und wieder verkleinern,
den Ort ändern, oder auch längere Zeit bestehen bleiben.

Ein weiteres, sehr prägnantes Symptom bei dieser Form ist die bedeutende Herabsetzung des Lichtsinnes (Hemeralopie), bei welcher
der Wert von L zu $1/200$, ja sogar bis $1/625$ sinken kann. In einzelnen Fällen
betrifft die Verminderung des Lichtsinnes nur einzelne Teile des Gesichtsfeldes. Dies tritt um so prägnanter hervor, wenn man am Perimeter unter
verminderter Beleuchtung, also bei herabgelassenen Vorhängen, die Aufnahme
des Gesichtsfeldes vornimmt (vergl. Fig. 12, die doppelt und einfach schraffierte
Partie). —

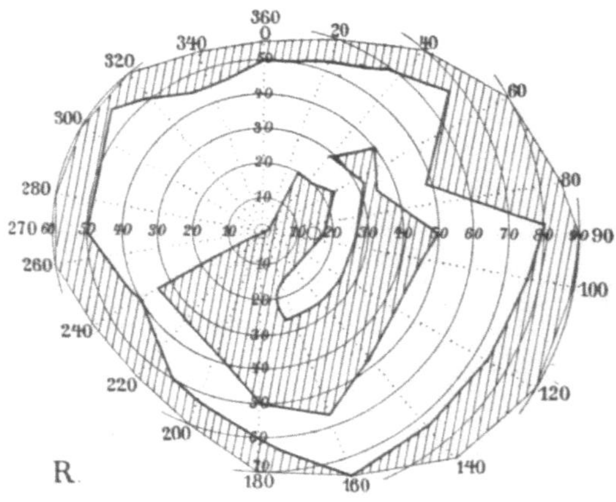

Fig. 13.

Chorioretinitis specifica Förster.   Eigene Beobachtung.

Ferner werden sehr häufig Photopsien in verschiedener Form beobachtet (helle, durchsichtige Scheiben und Flecken, zuweilen eine Art von
Flimmern, jedoch niemals glänzende Funken oder leuchtende Flammen). Sie
sind wahrscheinlich durch Zirkulationsveränderungen in der Chorioidea oder
Retina bedingt. Ausserdem werden noch andere Störungen der Funktion und
zwar Mikropsie, Metamorphopsie und Veränderungen der Akkommodationsbreite gefunden. Die Krankheit kompliziert sich in etwa
$1/6$ der Fälle mit Iritis.

Der Verlauf ist ein sehr chronischer und zeichnet sich durch grosse
Neigung zu Rezidiven aus. Die Affektion zeigt sich verhältnismässig
häufig im reiferen Alter (nach 30—40 Jahren). Der Primäraffekt geht gewöhnlich mehrere Jahre voraus. Der Ausgang kann völlige Heilung sein,
doch gibt es auch rebellische Fälle, welche zur Atrophie der Chorioidea und
Retina führen.

Bei dieser **Försterschen Chorioiditis luetica** werden die äusseren Schichten der Retina stets und schon im Anfange in ausgedehnte Mitleidenschaft gezogen, so dass man die Krankheit ebenso gut mit **Chorioretinitis** bezeichnen kann.

Die von v. **Graefe** (20) beschriebene: **Retinitis centralis recidiva** scheint mit der **Försterschen** Chorioiditis luetica identisch zu sein, sich aber dadurch bemerkbar zu machen, dass die Skotome vorzugsweise im Bereiche der Macula auftreten (vergl. Fig. 7). Jedenfalls ist diese Form von späteren Autoren nicht mehr beobachtet worden.

2. Die eigentliche Chorioretinitis.

§ 17. Bei der ursprünglichen **Chorioiditis** kommt es zu Exsudationen und Gewebsveränderungen. Das ophthalmoskopische Bild derselben (vergl. Fig. 14) charakterisiert sich dadurch, dass das gleichmässige Rot des Augenhintergrundes durch andersartige Flecken unterbrochen wird. Bei frischen Fällen sind dieselben **gelblichrot**, ohne scharfe Ränder, bei älteren Herden sind sie **weiss** und oft von pigmentierten Rändern umsäumt. Das Gelbe ist das Exsudat, welches das Rot des normalen Augenhintergrundes deckt. Wenn das Exsudat durch Resorption schwindet, tritt alsdann die veränderte Aderhaut zutage, indem sie, ihres Pigments beraubt, in Narbengewebe umgewandelt ist, welches die weisse Sklera durchscheinen lässt. Durch Wucherung des Stromapigments sehen wir diese weissen Flecken schwarz umsäumt und gefleckt. Die Netzhautgefässe ziehen frei über diese erkrankten

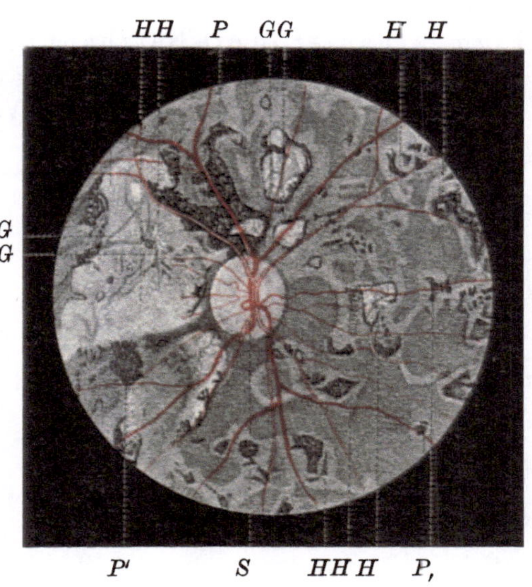

Fig. 14.

Nach **Michel**, Lehrbuch der Augenheilkunde.

Stellen der Aderhaut hin. Zu bemerken ist noch, dass das Exsudat bei Chorioiditis nicht bloss in die darüberliegende Netzhaut hinein, sondern auch durch dieselbe hindurch in den Glaskörper gelangt. Die dadurch entstehenden **Glaskörpertrübungen** sind daher fast ständige Begleiter der Chorioiditis.

Die **Chorioretinitis** ergreift in ungleich in- und extensiverer Weise die Retina, als die eigentliche **Chorioiditis**. Wenn auch bei der letzteren auf der Höhe der Erkrankung das Sehvermögen durch die Krankheitsherde sowohl, wie durch die nebenhergesetzten Glaskörpertrübungen, hochgradig herabgesetzt ist, so kann dasselbe sich doch schliesslich bis zur Norm wieder restituieren. Die eigentliche **Chorioretinitis** dagegen stellt ein **progres-**

sives Leiden dar, welches schliesslich mit totaler Netzhautatrophie und Erblindung endigt.

Obgleich, wie wir erwähnt hatten, jede Chorioiditis die Retina mitaffiziert, indem zunächst über den einzelnen chorioiditischen Herden das zur Netzhaut gehörige Stratum pigmentosum atrophisch wird, und ferner wieder andere chorioiditische Affektionen auch die Neuroepithelschicht der Netzhaut intensiv miterkranken lassen, so tut man doch gut, den Namen Chorioretinitis für diejenige Erkrankungsform zu reservieren, bei welcher die ganze Netzhaut, sowohl was ihre Flächenausdehnung, als auch sämtliche Schichten derselben anbelangt, in Mitleidenschaft gezogen wird. Daraus ergibt sich, dass diese Form der Chorioretinitis eine viel schlechtere Prognose als die einfache Chorioiditis bietet, da sie im Laufe der Zeit zur völligen Atrophie der Netzhaut und zur sog. retinalen Atrophie der Papille zu führen pflegt. Im allgemeinen zeigt diese Form der Chorioretinitis das Bild der Chorioiditis diffusa, nur dass hier die tiefschwarzen Pigmenthaufen in die Netzhaut gelangen und ophthalmoskopisch die Netzhautgefässe zum Teil verdecken (vergl. Fig. 15 P). Häufig erscheint auch das ophthalmoskopische Verhalten der Aderhautgefässe als

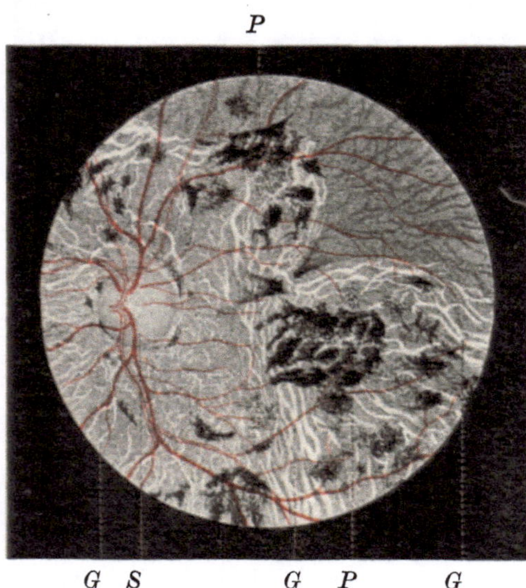

Fig. 15.

Nach Michel, Lehrb. der Augenheilkde. 2. Aufl.

ein verändertes, indem dieselben als weisse und weissgelblich gefärbte Stränge erscheinen (vergl. Fig. 15 G), in welchen das Rot der Blutsäule noch etwas durchschimmert oder ganz verschwunden ist. Das retinale Pigment erscheint auf grossen Flächen ganz verschwunden, an dieser und jener Stelle in einzelnen Haufen zusammengeschoben, oder mehr netzförmig angeordnet.

§ 18. Was das Auftreten der Chorioretinitis anbelangt, so geschieht dies meistens in getrennt stehenden Herden. Daher unterscheiden wir eine Chorioretinitis disseminata, wenn diese einzelnen Herde über den ganzen Augenhintergrund zerstreut liegen. Ist die Gegend des Äquators hauptsächlich betroffen, dann sprechen wir von einer Chorioretinitis aequatorialis. Nicht selten tritt auch eine Chorioretinitis centralis auf, d. h. umschriebene chorioretinitische Herde in der Macula und ihrer nächsten Umgebung.

Hutchinson (21) beschreibt eine Form von centraler Chorioretinitis, welche bei älteren Leuten symmetrisch auf beiden Augen vorkomme und sich dadurch charakterisiere, dass in dem hinteren Abschnitte des Fundus, in der Umgebung der Papille und der Macula kleine, runde, nicht mit Pigment umsäumte, gelblichweisse Flecken aufträten. Papille, Netzhautgefässe und die Peripherie der Netzhaut seien normal, konstitutionelle Ursachen in der Regel nicht vorhanden. Von 10 Kranken dieser Art waren 6 über 60 Jahre.

Speiser (22) bespricht die Beobachtungen über 154 Fälle von Chorioretinitis ad maculam. Die grösste Zahl derselben betraf das Alter zwischen 40 und 50 Jahren. Doch nehme in Wirklichkeit die Krankheit mit zunehmendem Alter bedeutend zu. Die grösste Disposition zur Erkrankung der Macula bedinge hochgradige Myopie = 124 Fälle. Als Ursachen wurden ferner in 25 Fällen Anämie und Chlorose gefunden. Lues einmal.

§ 19. Was den mikroskopischen Befund bei der Chorioretinitis anbelangt, so untersuchten

Despagnet und Carra (23) ein Auge, das während des Lebens bei normalen Verhältnissen des vorderen Bulbusabschnittes eine ausgedehnte Chorio-Retinitis, wahrscheinlich kongenital entstanden, dargeboten hatte.

Es fand sich eine hochgradige bindegewebige Verdickung der Aderhaut mit Entwickelung einer ausgebildeten Schicht von Bindegewebe zwischen Netz- und Aderhaut und einer teilweisen Verknöcherung. An einer Stelle war die Retina abgelöst und zystisch degeneriert.

Bednarski (24) beobachtete bei einer 23 jährigen Patientin beiderseits, rechts ausgesprochener als links, eine beginnende Atrophie der Papillen und der Netzhaut mit funktioneller Hemeralopie, Verminderung des centralen und peripheren Sehens sowie des Lichtsinns und Farbenblindheit, verbunden mit einer Sklerose der Aderhaut, die rings um die Papille am stärksten war und zur totalen Atrophie der Chorioidea geführt hatte. Weiter peripher im Umfange eines Ringes von 2—3 PD zeigte sich eine mehr oder weniger starke Obliteration der Aderhautgefässe. Ausserdem bestand ein Schwund des Retinalpigmentepithels. B. bezeichnet das Bild als Atrophia gyrata chorioideae et retinae mit Sklerose der Aderhaut.

Baas (25) fand bei einem Falle von Chorioretinitis mit Ringskotom, dass um den Opticuseintritt in den Bulbus auf der einen, in der Nähe des vorderen Retinalrandes auf der anderen Seite, ein Teil der Stäbchen und Zapfen erhalten war, während in der dazwischen liegenden Partie die äusseren Retinalschichten durch Verwachsung mit der Chorioidea und durch Pigmentinfiltration vernichtet waren. Die Opticusfaserlage hingegen zog im wesentlichen unverändert darüber hinweg.

§ 20. Was die Ätiologie der Chorioretinitis anbelangt, so bilden die chronischen Infektionskrankheiten, namentlich Syphilis und nach Michel (27) auch Tuberkulose die häufigste Ursache.

Prümm (28) fand unter 14 500 stationär in der Giessener Augenklinik behandelten Fällen nur 100 = 0,69 % an Chorioretinitis disseminata Leidende.

Ätiologisch fand sich in 7 Fällen bestimmt Lues, in 10 mit Wahrscheinlichkeit, in 2 Gravidität, in 14 Chlorose, in 16 Menstruationsanomalien, in 2 Puerperium, in 1 Lactatio nimia, in 12 Skrofulose, in 10 Scharlach und Masern, in 1 Typhus abdominalis, in 4 Gelenkrheumatismus, in 2 starke Blendung. Bei 26 Kranken war ätiologisch gar nichts zu ermitteln.

Die Chorioretinitis nach Infektionskrankheiten.

§ 21. Der Nachweis chorioretinitischer Veränderungen ist für die Allgemeindiagnose sehr wichtig, weil denselben sehr häufig **Syphilis** zugrunde liegt.

Schenkl (31) untersuchte 123 Syphilitische und fand darunter 4 mal Chorioretinitis, 1 mal diffuse Retinitis und 25 mal Netzhautreizung.

Stein (29) untersuchte einen Fall von Chorioretinitis syphilitica mikroskopisch. Im Falle I handelte es sich um eine abgelaufene herdförmige Chorioretinitis syphilitica. Die Aderhaut war hochgradig verschmälert mit herdförmiger bindegewebiger Entartung, die Choriocapillaris zugrunde gegangen; die grösseren Gefässe infolge von Sklerosierung stark verengt. Die Netzhaut zeigte eine Vermehrung und Auswanderung des Pigmentepithels, Verlust der Stäbchen und Zapfen, Zusammenfliessen der Körnerschichten und stark verdickte Arterien.

Nagel (26) veröffentlicht den anatomischen Befund seiner Fälle von abgelaufener syphilitischer Chorioretinitis.

Fall I. Ophthalmoskopisch rechtsseitige Retinitis pigmentosa ähnliche Chorioretinitis, Gefässe peripher pigmentiert und eingescheidet; keine eigentlichen atrophischen Chorioidealherde, dagegen zahlreiche periphere kleine Pigmentherde der Retina. Anatomisch fand sich eine herdförmige Verwachsung zwischen Aderhaut und Netzhaut. Sklerose und Pigmentierung der Netzhautarterien.

Fall II. 15 jähriger Knabe. Lues hereditaria. Erblindung. Papille nicht atrophisch verfärbt. Bild eigentlicher vollständiger Choriodealatrophie mit mächtiger Pigmentierung über den ganzen Augenhintergrund. Mikroskopisch erscheint der Sehnerv nicht verändert, am meisten die Pigmentepithelschicht, die oft völlig fehlt, oder an vielen Orten klumpenförmig in die Aderhaut hineinwächst. Letzteres findet sich in der Nachbarschaft und inmitten von Stellen ausgesprochener Infiltration und Verdickung, in denen Netz- und Aderhaut so miteinander verwachsen sind, dass man weder von jener die äusseren Lagen, noch bei dieser irgend etwas von den Gefässlagen unterscheiden kann. Die Choriocapillaris erscheint überall einfach verschwunden.

Über einen grossartigen therapeutischen Erfolg bei einer syphilitischen Chorioretinitis berichtet Malé Farré (30).

Hinsichtlich der Ätiologie schleichender Entzündungen weist Goldzieher (32) der ererbten Syphilis eine Hauptrolle zu, und in der Tat sind die in der Literatur erwähnten Fälle von Chorioretinitis auf kongenitalluetischer Basis am häufigsten.

Goldzieher (l. c.) beobachtete bei einem 18jährigen, seit seinem 5. Jahre in der Blindenanstalt erzogenen Mädchen folgenden Spiegelbefund. Massenhafte Pigmentflecken und Plaques ohne charakteristische Anordnung. Papillen stark gerötet, ihre Grenzen nicht scharf markiert. Retinalgefässe dünn, von breiten, weissen, sehnigen Streifen begleitet, von welchen ähnliche feine Fäden und Bänder gegen den Rand und den Hilus der Papille ausstrahlen. An dem inneren Rande der Papille eine weisse, bogenförmig verlaufende Falte, die nach oben und unten weit in die Retina hineinzieht und mit dem Hilus der Papille und den erwähnten Gefässstreifen durch feine Querstreifen in Verbindung steht.

In 5 Beobachtungen von Barret (33) war die Chorioretinitis mit Keratitis parenchymatosa vergesellschaftet.

n der Beobachtung Candrons (34) bestand bei einem 17 jährigen Mädchen eine einseitige parenchymatöse Keratitis, kombiniert mit einer diffusen Chorioretinitis und mit Taubheit. Der Vater hatte sich vor der Verheiratung infiziert.

In den folgenden Beobachtungen finden wir neben der Chorioretinitis noch Symptome einer luetischen Erkrankung des Nervensystems.

Dreyer-Dufour (35) beobachtete bei einem 14 jährigen Kinde Erscheinungen, die denen bei der Friedreichschen Krankheit vollkommen glichen und höchstwahrscheinlich durch eine cerebrospinale hereditäre Syphilis bedingt waren. Von okularen Veränderungen waren Chorioretinitis und Atrophie des Sehnerven mit bedeutender Verringerung des Kalibers der Netzhautgefässe und weissen Streifen an denselben vorhanden. Die Sehschärfe war bedeutend herabgesetzt. Ferner bestand Lähmung des rechten M. rectus internus, der Akkommodation und der Konvergenz.

Gamble (37) fand bei einem hereditär syphilitischen 11 jährigen Knaben an dem einen Auge die Zeichen der abgelaufenen Iritis, an dem anderen diejenigen einer Chorioretinitis, an beiden Augen aber eine Atrophie der Sehnerven als Folgezustand einer Erkrankung der Wandungen der Netzhautgefässe, die als Periarteriitis bezeichnet wird.

Kalischer (36) führt folgende zwei Fälle von hereditär syphilitischer Chorioretinitis, zugleich mit syphilitischen Erkrankungen des Nervensystems an:

Fall I. 6 jähriger Knabe. Reflekt. Pupillenstarre, graue Atrophie der Sehnervenpapille, peripherische Chorioretinitis specifica, Mangel der Patellarreflexe, Schwachsinn.

Fall II. Mutter luetisch. Reflektor. Pupillenstarre, Mangel der Patellarreflexe. Ihre 7 jährige Tochter progressiv dement, beide Papillen atrophisch, beiderseitige Chorioretinitis pigmentosa. Links feine Glaskörpertrübungen, Pupillen weit, L. > als R. und völlig starr. Verlust bezw. Herabsetzung der Patellarreflexe. Blasenstörungen.

Eigene Beobachtung. A. K., 47 Jahr. Rechtsseitige Hemiparese infolge von luetischer Endarteriitis cerebralis. Sehr alte hintere Synechie infolge von Iritis luetica. Ausgedehnte Chorioretinitis; der Augenhintergrund ist durch Pigmentanhäufungen und Chorioidealatrophie stark verändert. Sehnervengrenzen nicht sehr scharf.

R. $S = {}^6/_{24}$.

L. $S = {}^6/_{12}$.

Patientin sieht in der Dämmerung sehr schlecht, das Gesichtsfeld beiderseits ungleichmässig konzentrisch verengt.

§ 22. Eine auffallende Pigmentierung der Netzhautperipherie, worauf früher schon Nettleship (38) bei der kongenitalen Lues aufmerksam gemacht hatte, konstatierte de Schweinitz (39), vergleiche auch Fall I von Kalischer (siehe oben).

Bekannt ist, dass Hutchinson (40) diese Form der Chorioretinitis aequatorialis hauptsächlich bei hereditärer Lues beobachtet hat. Er meint, dass die Erkrankung ungefähr zu gleicher Zeit mit der Keratitis parenchymatosa entstünde. Dreimal fand er sie indessen auch bei akquirierter Syphilis.

§ 23. In den folgenden Beobachtungen trat die Chorioretinitis nur an der Macula auf.

So berichtet Lawford (41) über einen Fall von Chorioretinitis auf der Basis hereditärer Syphilis, bei welchem sich in der ganzen Peripherie des Fundus chorioiditische Herde ohne irgend welches Pigment fanden. In der Mitte dagegen war ein weissliches Gewebe nachweisbar, das rings den Sehnerv umgab und die Macula bedeckte. Die Oberfläche dieses Gewebes war unregelmässig, zerklüftet und zeigte die Netzhautgefässe. Keine Blutungen; sekundäre Netzhautpigmentierung. Das erkrankte Auge war nahezu erblindet.

Rochon-Duvigneaud (42) beobachtete bei einem 2 Jahre alten Mädchen, das unter den Erscheinungen der hereditären Syphilis gestorben war, in der Macula des linken Auges die Erscheinungen einer Chorioretinitis, Verwachsung der Aderhaut mit der Netzhaut und um diese veränderte und etwas eingesunkene Stelle eine seichte partielle Ablösung der Netzhaut.

Musakami (43) fand bei der mikroskopischen Untersuchung von Bulbis, die mit Chorioretinitis luetica behaftet waren, in der Maculagegend eine Bildung von Hohlräumen im Bereich der inneren und der Zwischenkörnerschicht.

Entsprechend der Fovea centralis war ein Loch in der Netzhaut vorhanden, dessen Rand stark unterminiert war, und dessen Grösse horizontal und vertikal nahezu $^3/_4$ mm betrug. Die Limitans interna, welche am Rande des Loches, an dem sie festgewachsen war, aufhörte, zeigte auf ihrer Innenfläche eine Auflagerung von endothelialen Zellen. Die Aderhaut war im ganzen Bereiche der Hohlräumebildung atrophisch, und es fand sich an ihrer Stelle ein spärliches kernreiches Bindegewebe mit vereinzelten Resten von Gefässen. Die Lamina vitrea lag direkt der hinteren Wand des Hohlraumes an.

§ 24. Da die hereditär syphilitischen Augenhintergrundsveränderungen sich besonders in der hier besprochenen Richtung abspielen, halten wir es für zweckmässig bei der grossen Bedeutung, die der Augenspiegelbefund in dem oben angegebenen Sinne für die Allgemeindiagnose und für die Klarstellung der Diagnose von Erkrankungen des Nervensystems hat, auf die hereditär syphilitischen Augenhintergrundsveränderungen hier einzugehen.

Herbourt (44) teilt die sog. rudimentären ophthalmoskopischen Zeichen einer hereditären Lues in zwei Kategorien:

1. in solche, die nichts anderes wären als einfache Abweichungen des Pigmentepithels der Netzhaut, ähnlich wie auch die Haut bei einzelnen Individuen verschieden pigmentiert sei (Leukoderm). Er meint, dass sie ein Zeichen der Degeneration sein könnten, wobei in diesem oder jenem Falle auch die hereditäre Lues in Betracht käme.
2. In solche, die durch eine Neuritis optica hervorgerufen wurden. Die Papille erscheine blassgrau, es seien dabei die deutlichen Merkmale einer Chorioretinitis vorhanden. Hier komme die hereditäre Lues in Betracht, die aber keine rudimentäre, sondern sehr deutlich ausgesprochene ophthalmoskopische Veränderungen hervorrufe.

Sidler-Huguenin (45) erörtert nach Mitteilung der einschlägigen Literatur in ausführlicher Weise die Krankengeschichte von 125 Fällen, in denen hereditär syphilitische Augenhintergrundsveränderungen vorhanden waren und unterscheidet 4 Typen:

Der I. Typus äussert sich in einer verschiedengradigen feinfleckigen gelblich-rötlichen bis graulichen Sprenkelung mit Pigmenttüpfelung; der primäre Sitz ist vielleicht in die Choriocapillaris zu verlegen.

Der II. Typus besteht in meistens peripher auftretenden runden oder ovalen, einzelstehenden oder in Gruppen oder in Konglomeraten beisammenliegenden Pigmentherden. Die einzelnen, freistehenden Herde sind gewöhnlich $^{1}/_{2}$—$^{1}/_{4}$—$^{1}/_{8}$ Papillen gross; durch Zusammenschmelzung solcher Fleckchen können ausgedehnte, viele papillengrosse Pigmentplaques entstehen. Der primäre Sitz ist sehr wahrscheinlich in einer Aderhauterkrankung zu suchen. Neben den Pigmentherden sind gelbliche oder gelblich-rötliche Herde vorhanden, die ebenfalls fast ausschliesslich rund sind. Die dunklen wie die hellen Herde können sich auch nach und nach gegen den Äquator und den hinteren Pol verschieben. Der Glaskörper ist nur im Anfang affiziert, höchstens bleiben minimale, nicht störende Trübungen zurück. Der Lichtsinn und das Gesichtsfeld sind im allgemeinen wenig verändert.

Beim Typus III ist ein Anfangs- und Endstadium zu unterscheiden. Im Beginn der Erkrankung finden sich in der äussersten Peripherie in kleiner und grösserer Anzahl anfangs kleine gelbrötliche, dann aber rasch immer heller werdende runde Herde. Oft kann man diese hellen Herde nach vielen Jahren ganz unverändert wieder finden; andere Male fängt nach einigen Monaten eine Pigmentierung dieser hellen Herde an. Gegenüber einer Chorioiditis disseminata erkennt man diesen Typus im Anfangsstadium sehr leicht an den peripheren, eigentümlichen fast weissen, resp. hellgrau-weissen runden Herden. Die am meisten in der Peripherie gelegenen Herde sind die ältesten und hellsten, gegen den hinteren Pol nimmt die Zahl und daher auch die Neigung zur Konfluenz bedeutend ab. Der Lichtsinn ist ausnahmslos normal. Die Gesichtsfeldeinengung ist meistens nur eine periphere und hängt von den mehr oder weniger gegen den hinteren Pol vorgerückten Fundusveränderungen ab.

Beim Typus IV findet sich einerseits eine Überpigmentierung, andererseits ein Schwund des Pigmentepithels; beide Prozesse können nebeneinander verlaufen. Die peripapilläre Zone und der hintere Pol scheinen hingegen zu einer stärkeren Pigmentierung geneigt zu sein, während man in den peripheren Teilen des Augenhintergrundes eher pigmentärmere Partieen antrifft. Auf dem so veränderten Augenhintergrund sieht man dann einen Pigmentwucherung in Flecken, welche alle möglichen Formen aufweisen, meistens runde und ovale, seltener vieleckige, sternförmige oder knochenkörperchenähnliche. Ausser diesen Pigmentveränderungen kommen noch gelblich-rötliche chorioretinitische und halbchorioiditische Herde vor, die meist rundlich sind. Die Optici sind bei scharfer Begrenzung mehr oder weniger abgeblasst, und die Retinalgefässe entsprechend schmal. Netzhautgefässerkrankungen kommen hier häufiger vor, als bei Typus II und III. Hand in Hand mit diesen ophthalmoskopisch sichtbaren Veränderungen gehen die funktionellen Störungen, nämlich Herabsetzung der Sehschärfe, Verminderung des Lichtsinns und Gesichtsfeldeinschränkung.

Zuweilen bestehen verschiedene Typen nebeneinander. Atypische Fälle, wie reine Neuritis, Opticusatrophie oder Gefässerkrankungen existierten nur 5 unter den 125 Patienten. Primäre Neuritis wird bei hereditär Lue-

tischen relativ selten beobachtet; ophthalmoskopisch sichtbare Netzhautgefässerkrankungen kommen häufiger vor. Typus I, II, III und IV treten als selbständige Funduserkrankungen auf. Vor oder nach denselben kann eine Keratitis interstitialis sich einstellen.

§ 25. Neben den typischen Augenhintergrundserkrankungen kamen bei
den 125 hereditär Luetischen noch folgende Erkrankungen vor:

       Keratitis interstitialis diffusa 74 mal,

       Hutchinson sche Zähne 55 mal,

       schlechtes Gehör 20 mal,

       Nystagmus 13 mal,

       Strabismus 18 mal,

       Gelenkergüsse 8 mal,

       syphilit. Exantheme 12 mal,

       Rhagaden an den Mundwinkeln, Haut- und Schleimhautnarben 20 mal,

       Knochenauftreibungen 18 mal,

       Sattelnase und Ozaena 17 mal,

       Dakryosteose 6 mal,

       verminderte oder fehlende Pupillenreflexe 15 mal,

       mangelhafte oder fehlende Patellarreflexe 13 mal,

       Akkommodationslähmung 1 mal.

Von Bildungsfehlern kamen vor:

       Mikrophthalmus 2 mal,

       Iriskolobom 2 mal,

       kong. Katarakt 3 mal,

       Aderhautkolobom 1 mal,

       Ectopia lentis cong. 3 mal,

       Wolfsrachen 1 mal,

       Polydactilie 1 mal,

       Herzfehler 3 mal,

       die Hutchinson sche Trias war bei 11 Kranken zu konstatieren,

       von den 125 hereditär Luetischen wiesen 41 Kranke rachitische
          Erscheinungen auf, 38 waren skrofulös, 3 tuberkulös,

       ferner litten 3 Kranke an Epilepsie,

       1 Kranker an paralytischen Anfällen,

       10 Kinder waren geistesschwach resp. geistig schlecht entwickelt,

       3 Kranke hatten Chorea.

In den 125 Ehen kam es zu 361 Schwangerschaften, von denen 103 mit
Abort oder Fehlgeburten endeten. 73 Kinder wurden ausgetragen, starben
aber bald nach der Geburt. 185 blieben leben.

Die antisyphilitische Behandlung hatte nicht immer den gewünschten
Erfolg.

---

1) Nach M i c h e l (Lehrb. der Augenheilkunde, II. Aufl. pag. 232) liegt bei Keratitis
interstitialis luetica eine Perivasculitis sowohl des perikornealen Randschlingengefässystems,
als auch der neugebildeten Hornhautgefässe vor.

Gegenüber diesen Beobachtungen, die mit unseren Erfahrungen vollkommen übereinstimmen, namentlich was auch die so häufig bei Lues von uns beobachteten kleinen runden chorioiditischen Herdchen mit einem kleinen schwarzen Punkt in der Mitte anbelangt, äussert sich Best (46) über eine gleiche in 9 Fällen von ihm beobachtete, nicht luetische Form von angeborener Chorioretinitis.

Vielleicht gehört auch hierher der von Magers (47) als hereditär bezeichnete Fall von Chorioretinitis. Dieselbe kam bei zwei Brüdern zur Beobachtung. Es fand sich um die Papille eine entfärbte Zone von auffallend symmetrischer Form mit sklerotischen Gefässen und von einer Ausdehnung, die über die Macula hinausging. In letzterer lagen hauptsächlich die Pigmentanhäufungen.

§ 27. Als ätiologisches Moment der Chorioretinitis unter den Infektionskrankheiten steht jedenfalls in zweiter Linie **Intermittens.**

Poncet (48) gibt an, dass während er ophthalmoskopisch höchstens in 10% der Fälle von Cachexia palustris Veränderungen erkennen konnte, er mikroskopisch in der Regel nur Chorioretinitis fand.

Peunoff (49) fand bei Intermittenskachexie manchmal Pigmentablagerungen in der Netzhaut und um die Papille.

Antonelli Pascale (50) beschreibt einen Fall, bei dem es infolge von Malaria zur Atrophie des Sehnerven und zu Chorioretinitis mit einer den bei der typischen Retinitis pigmentosa vorkommenden Pigmentflecken identischen Pigmentierung kam.

Die Malariainfektion könne also ein der hereditären Lues analoges Krankheitsbild hervorrufen.

§ 28. Weiter ist unter den Infektionskrankheiten als ätiologisch von Bedeutung auf **Lepra** hinzuweisen.

Trantas (51) hat eine Anzahl Leprakranker ophthalmoskopisch untersucht und chorioretinische Herde besonders in den peripheren Partien des Augenhintergrundes gefunden. Ebenso hat Bistis (52) bei der ophthalmoskopischen Untersuchung dreier Fälle von Lepra das Vorhandensein von Chorioretinitis konstatiert.

Bei einem Beobachtungsmateriale von 202 Leprakranken waren nach den Untersuchungen von Rubert (53) Erkrankungen des Augenhintergrundes in 23% vorhanden. Die tuberöse Form der Lepra bewirke diese Erscheinungen häufiger als die fleckige. Die intraokularen Erkrankungen äusserten sich hauptsächlich als Chorioiditis disseminata in der äussersten Peripherie des Augenhintergrundes und in atypischer Retinitis pigmentosa, sowie im Auftreten zahlreicher, sehr kleiner Pünktchen in der Netzhaut. Ferner fänden sich manchmal Erkrankungen der Netzhautgefässe in der Form von Endarteriitis und Endophlebitis, kompliziert mit Trübungen der Netzhaut und Blutungen.

v. Düring und Trantas (54) veröffentlichen eine Reihe von Augenbefunden bei Leprösen, wobei insbesondere auf das Vorkommen von chorioretinitischen Erkrankungen hingewiesen wird, die zugleich ein differentialdiagnostisches Moment zwischen Lepra und Syringomyelie abgeben könnten.

§ 29. de Schweinitz (55) berichtet über Perivaskulitis und sekundäre Atrophie der Papille mit ganz ungewöhnlicher Pigmentierung der peripheren Blutgefässe bei einem sonst gesunden Kinde. Die Erkrankung soll vor 8 Jahren nach **Masern** aufgetreten sein.

§ 30. Schliesslich haben noch Haab (56), Hirschberg, Casper, Eversbusch und E. v. Hippel bei **sympathischer Ophthalmie** das Auftreten chorioretinitischer Herde beobachtet. Auch Coppez (57) berichtet über den gleichen Befund. —

§ 31. Ein weiteres ätiologisches Moment für die Retinalveränderungen am hinteren Pole des Auges bildet die **progressive Myopie** mit der Scleroticochorioiditis posterior und der Chorioretinitis ad maculam.

§ 32. Was die Funktionsstörungen bei der Chorioretinitis betrifft, so bestehen dieselben im allgemeinen in Flimmern, Photopsien, Verminderung

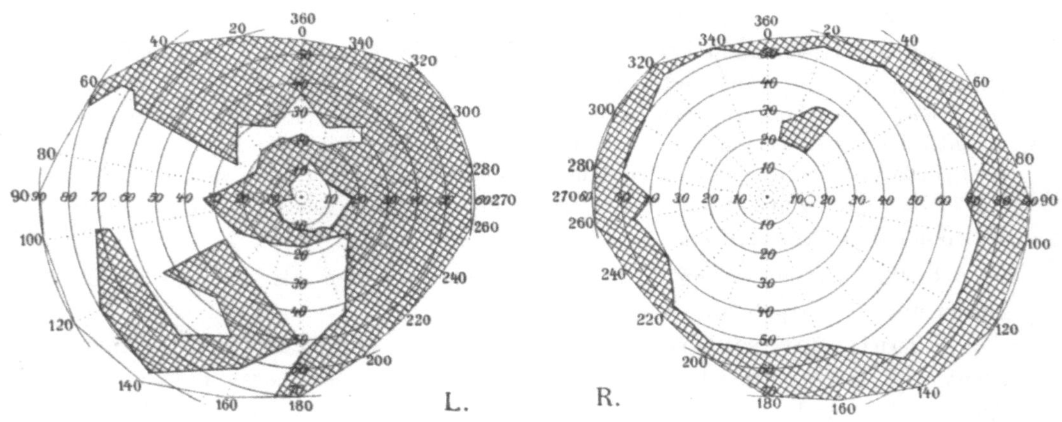

Fig. 16.
Gesichtsfeld von Chorioretinitis diffusa.   Eigene Beobachtung.

der Sehschärfe, hemeralopischen Beschwerden und Gesichtsfelddefekten, sowie, wenn die Macula ergriffen ist, in Metamorphopsie. Der Einfluss, den die Skotome dabei auf das Sehen im allgemeinen ausüben, hängt vor allem von der Stelle ab, welche sie am Augengrunde einnehmen. Die Chorioretinitis aequatorialis bewirkt konzentrische Gesichtsfeldeinschränkung mit unregelmässigen Aussengrenzen, die Chorioretinitis centralis macht ein centrales Skotom, die Chorioretinitis disseminata zerstreute zonuläre Gesichtsfelddefekte und das Ringskotom. Das centrale Skotom beginnt meist mit Metamorphopsie, dann entwickelt sich ein relatives Skotom, das bei weiterem Fortschreiten der Krankheit in ein absolutes übergeht. Ebenso gehen an den verschiedenen Stellen des Gesichtsfeldes bei der Chorioretinitis diffusa resp. disseminata die anfänglich relativen Skotome, durch welche hauptsächlich die hemeralopischen Beschwerden verursacht werden, in absolute Skotome über. Nach einer Reihe von Jahren kann es schliesslich zu einer völligen Erblindung kommen, nachdem auch der Sehnerv sekundär atrophisch geworden ist. Der Lichtsinn ist stets erheblich herabgesetzt.

Die Krankheit kann einseitig und mit verschiedener und gleicher Intensität auf beiden Augen hervortreten. Nochmals muss hier betont werden, dass die Gesichtsfelddefekte sich nicht mit den ophthalmoskopisch zu konstatierenden Krankheitsherden decken. So können Partien des Augenhintergrundes, die wir ophthalmoskopisch für normal halten, bereits funktionelle Störungen im Gesichtsfelde zeigen, und andererseits Partien, welche wir ophthalmoskopisch für hochgradig affiziert erachten, noch normal funktionieren, ein Umstand, welcher, wie früher erwähnt, davon abhängt, ob der pathologische Prozess an den betreffenden Partien lediglich die Aderhaut getroffen, oder ob derselbe auch schon auf die äusseren Netzhautschichten übergegriffen hat. So zeigte auch Fig. 16 bei einer beiderseits mit Chorioretinitis behafteten Dame, welche ausserdem an Lungenspitzenkatarrh litt, das linke Auge bereits hochgradige Gesichtsfelddefekte, während bei sonst gleichem ophthalmoskopischen Befunde auf dem rechten Auge die Funktion im Gesichtsfelde nur relativ unbedeutend gestört erschien.

Die spezielle Symptomatologie der Erkrankung der äusseren Netzhautschichten.

a) Die Verschiedenheit der Funktionsstörungen der äusseren Netzhautschichten im Vergleich mit denen der inneren.

§ 33. Während im allgemeinen die isolierten Erkrankungen der inneren Netzhautschichten sich den Hauptsymptomen der Erkrankung der optischen Leitung zwischen Bulbus und Chiasma anschliessen und dabei nur einen gewissen Grad von Amblyopie ohne charakteristische Gesichtsfelddefekte erkennen lassen, sind die funktionellen Störungen der äusseren Netzhautschichten aus dem Grunde von so grosser diagnostischer Bedeutung, weil sie eine Reihe höchst charakteristischer, nur ihnen eigener Krankheitssymptome liefern.

Der Übersichtlichkeit halber mag es angezeigt erscheinen die allgemeine Symptomatologie der Erkrankungen des Sehnerven resp. der Papilla optica und der inneren Netzhautschichten (Nervenfaser- und Ganglienzellenschicht der Retina) den Erkrankungen der äusseren Netzhautschichten (Neuroepithel- und Pigmentschicht) resp. der Chorioretinitis hier gegenüberzustellen.

Allgemeine Symptomatologie der Erkrankungen

des Nervus opticus, der Papille und der inneren Retinalschichten.	der äusseren Retinalschichten resp. der Chorioidea (Retino-chorioiditis).

Lichtsinn.

Um schwarze Objekte sich von einem weissen Punkte abheben zu	Hemeralopische Erscheinungen. (Torpor der Retina.)

sehen, verhalten sich derartige Patienten wie normale, oder brauchen nur sehr wenig Licht mehr.

Gesichtsfeld bei herabgesetzter Beleuchtung.

Bei herabgesetzter Beleuchtung analoges Verhalten wie das des normalen Auges. Es zeigt die gleichen Defekte wie bei Tagesbeleuchtung.

Bei herabgesetzter Beleuchtung konzentrisch verengt, oder Auftreten von zonulären Defekten, wo bei der perimetrischen Untersuchung bei vollem Tageslicht keine gefunden werden, resp. es erscheinen kleinere, bei vollem Tageslicht konstatierte, zonuläre Defekte sehr viel grösser und intensiver.

Form der Gesichtsfelddefekte.

Meist konzentrische Einschränkung mit sektorenförmig einspringenden Winkeln. Reduktion der Farbengrenzen von der Grenze für Weiss. Centrale Skotome. Einschränkung des Gesichtsfeldes von einer Seite her.

Grosse unregelmässige defekte Zonen und Inseln (Visus reticulatus). Ringskotom. Landkartenartige Skotome.

Wesen der Skotome.

Die centralen wie peripheren sind negativ, d. h. die Kranken nehmen ihr Skotom als solches nicht wahr, sie sehen nur die Gegenstände innerhalb derselben verwischt, vorausgesetzt dass das Skotom nicht durch eine vor der Macula sitzende Blutung, oder ein dort sitzendes Exsudat hervorgerufen wurde.

Die centralen wie peripheren sind aufänglich positiv, d. h. die Kranken nehmen ihr Skotom als dunklen Fleck wahr, zufolge der beträchtlichen Herabsetzung des Lichtsinns innerhalb desselben gegenüber seiner Umgebung.

Centrale Sehschärfe.

Bei herabgesetzter Beleuchtung meist besser; es besteht Nyctalopie.

Bei herabgesetzter Beleuchtung meist schlechter; es besteht Hemeralopie in verschiedenen Abstufungen.

Farbensinn.

Typisches Verschwinden der Farben aus dem Gesichtsfelde. Grün zuerst, dann rot, zuletzt blau. Stumpf empfindende (farbenblinde) Übergangszone zum absoluten Defekt.

In den erkrankten Partien erscheinen bei voller Tagesbeleuchtung die Farbentöne ähnlich wie bei dem gesunden Auge bei herabgesetzter Beleuchtung. Es erscheint im Bereich

der erkrankten Gesichtsfeldpartien
grün = blau
gelb = rot
violett = farblos grau.

Metamorphopsie (retinale).

Kommt nicht vor. (Die Mikropsie bei funktionell nervösen Sehstörungen erklärt sich aus anderen als retinalen Ursachen.)	Sehr häufig, weil über dem Entzündungsherd in der Chorioidea die Netzhaut emporgedrängt und ihre Elemente aus der normalen Lage gebracht werden. (Oder durch Flottieren der Netzhaut bei Sublatio retinae.)

§ 34. **Die Metamorphopsie und retinale Mikropsie.** Wir hatten oben gesehen, dass fast jede Entzündung der Aderhaut das Streben hat, wenigstens das Stratum pigmentosum retinae in Mitleidenschaft zu ziehen. Bei guter Sehschärfe und freiem Gesichtsfelde werden daher die Veränderungen vorzugsweise im Pigmentepithel verlaufen und die benachbarte Neuroepithelschicht intakt lassen, während das Auftreten von Sehstörungen dabei immer auf eine mehr oder weniger erhebliche Affektion der Neuroepithelschicht schliessen lässt. So dürfte den ersten Veränderungen der Neuroepithelschicht im Bereiche der Macula lutea das Symptom der Metamorphopsie entsprechen. Da, wie es in der Bezeichnung Metamorphopsie zum Ausdruck kommt, bei dieser Affektion die Gestalt der empfundenen Netzhautbilder eine bis dahin ungewohnte Verzerrung erleidet, wir aber die Form der Gegenstände uns nur nach den von der Macula aufgenommenen Eindrücken konstruieren, so wird dieses Symptom von uns nur dann bemerkt, wenn die Neuroepithelschicht der makulären Region erkrankt. Und zwar entsteht dann die Metamorphopsie, wenn über dem Entzündungsherd die Netzhaut emporgedrängt und ihre Elemente aus der normalen Lage gebracht sind.

Bei der **Metamorphopsie** erscheinen Liniensysteme in der Gegend des Fixierpunktes sanft eingebogen und verlaufen unregelmässig. Beim Lesen nehmen die Buchstaben eine schiefe Richtung an, manche fallen ganz oder teilweise aus, oder sind von ihrer Stelle gerückt.

Die **retinale Mikropsie** [vergl. v. Graefe (58), Förster (60), Mooren (59)], ist eine besondere Form der Metamorphopsie. Bei einzelnen Kranken erscheinen die Buchstaben auf $^1/_2$ oder $^1/_3$ ihrer ursprünglichen Dimension dabei reduziert. Diese Verkleinerung wird durch Konvexgläser nicht beseitigt; sie nimmt, wie dies bei retinalem Ursprung der Fall sein muss, bei Entfernung vom Auge zu. Die Verkleinerung erklärt sich einfach durch die Annahme, dass die lichtempfindlichen Elemente der Zapfenschicht weiter auseinander gerückt sind, so dass das Bild des Gegenstandes jetzt eine kleinere Zahl sensibler Elemente deckt, als früher. Die Grenze des Bildes muss nunmehr, da die Elemente weiter auseinander gerückt sind, auf Elemente fallen, die früher näher beieinander gestanden haben. Die Stelle des Raums nämlich, in welchem das Bild eines bestimmten Netzhautelementes im Verhältnis zu den übrigen Bildern derselben Netzhaut projiziert wird, ist aber abhängig von der spezifischen Funktion des Elements, von dem ihm anhaftenden Lokalzeichen, welches durch den Wechsel der Lage nicht geändert wird. Es muss also auch bei den neuen Lageverhältnissen das Bild, welches auf gewisse Netzhautelemente fällt, nach derselben Stelle des Raumes hinprojiziert werden, wie früher. Da die Grenzen des Bildes jetzt aber auf Elemente fallen, die in der Norm näher beieinander stehen, so folgt daraus mit Notwendigkeit, dass der Gegenstand kleiner gesehen werden muss. (Leber, Graefe-Saemisch I. Auflage, V, pag. 614.)

Das Auseinanderrücken der Stäbchen und Zapfen erklärt sich wohl am einfachsten als Folge von Dehnung durch ein umschriebenes subretinales Exsudat. Umgekehrt kann im andern Fall eine Schrumpfung der Netzhaut, wie Förster gezeigt hat, zu der entgegengesetzten Art der Verzerrung, zur Metamorphopsie mit Grössersehen der Gegenstände führen.

Dass diese retinale Mikropsie nicht mit der bei Akkommodationslähmung und bei nervöser Asthenopie auftretenden Mikropsie verwechselt werden darf, hatten wir bereits Band III, pag. 225 und 498 auseinandergesetzt.

§ 35. Ferner darf diese retinale Mikropsie nicht mit der eigentümlichen Erscheinung der Mikrographie verwechselt werden, über welche wir uns hier kurz verbreiten wollen.

Ob bei solchen, die an Mikropsie leiden, auch beobachtet worden ist, dass die Schriftzüge derselben kleiner geworden sind, scheint bisher noch nicht untersucht worden zu sein. Umgekehrt findet man bei jenen, die das Symptom der Mikrographie dargeboten haben, niemals Mikropsie.

Bekanntlich wurde schon seit langer Zeit beobachtet, dass eine Änderung der Handschrift bei Geisteskranken in der Form von Mikrographie auftrat. Von A. Pick (61) wurde zuerst darauf hingewiesen, dass die Mikrographie infolge zerebraler organischer Erkrankung auftreten kann, also nicht rein psychisch bedingt war: Pick beobachtete zwei einschlägige Fälle organischer Hirnerkrankung multipler Natur; im ersten Falle wahrscheinlich, im zweiten wohl sicher syphilitischer Ätiologie. Die Schrift war deutlich viel kleiner, als in gesunden Tagen der Patienten. Beim zweiten Falle trat dies besonders hervor, da mit fortschreitender Besserung die Schriftzüge auch allmählich wieder ihre normale Grösse annahmen.

Löwy (62) beschrieb einen Kranken, der das Bild von Hysterie und Arteriosklerose bot und im Anschluss an eine rechtsseitige Hemiplegie organischer Natur das Symptom der Mikrographie ohne agraphische und paragraphische Erscheinungen zeigte. In charakteristischer Weise verkleinerte sich die Schrift während des Schreibens. Der Patient musste erst wieder wie ein Kind schreiben lernen. Die Hand war in ihrer Kraft nicht herabgesetzt, zeigte wohl aber eine schwere und mangelhafte Beweglichkeit. Beim Schreiben traten Spannungen auf, die bei Fortsetzung des Schreibens zunahmen. Nach

Ansicht des Verf. handelte es sich um einen leichten Spasmus bei der bestimmten Koordinationsfähigkeit des Schreibens. Löwy behauptet, dass in den Fällen von Mikrographie es sich meistens um einen Rigor handele, der sich auf die isolierte Koordination des Schreibens beschränke. Vermutlich sei die Nachbarschaft der Willkürbahnen, vielleicht insbesondere der Streifenhügel, eine Region der Tonusregulierung im Sinne einer Alteration des Tonus. Bei Läsionen in dieser Gegend könne es zu Rigor kommen.

Pick (63) hat neuerdings einen Fall von Mikrographie beschrieben, in welchem die Schreibstörung vorübergehend und funktionell bei einer Hysterie auftrat. Eine gleichzeitig vorhandene Makropsie konnte die Mikrographie nicht vollkommen, aber doch zum Teil begründen. Die Störung der Unterschätzung der Bewegung war hier lediglich auf das Schreiben beschränkt.

Wir selbst haben folgenden Fall von Mikrographie beobachtet, bei welchem wir eine eingehende Prüfung der uns interessierenden Momente angestellt haben.

Es handelte sich um einen 37jährigen Büreaugehilfen G., welcher nach einem Ausflug, auf welchem er sich übermässig angestrengt hatte, plötzlich schwindlig geworden war. Darnach soll er das rechte Bein nachgeschleift haben.

Die objektive Untersuchung ergab eine leichte Herabsetzung der groben Kraft in der rechten oberen und unteren Extremität. Die Motilität war durchaus erhalten. Dynamometer links 75, rechts 70. Die Sensibilität war intakt. Der rechte Patellarreflex gesteigert, der linke lebhaft; der rechte Achillesreflex lebhafter als links. Der rechte Abdominalreflex schwächer, als der linke. Die Hirnnerven zeigten keine Abweichung von der Norm. Die Sehschärfe war normal; Pupillen auffallend weit, reagierten gut; Augenhintergrund, Gesichtsfeld normal.

Die Sprache war schwerfällig und erschien artikulatorisch etwas gehemmt. Die Zunge wurde zitternd und etwas mühsam hervorgeschoben.

<table>
<tr><td align="center">Fig. 17 a.
Geschrieben ohne Benutzung von
Konvexgläsern.</td><td align="center">Fig. 17 b.
Schriftprobe bei Mikrographie
geschrieben mit Benutzung von
Konvexgläsern.</td></tr>
</table>

Die Gesichtsmuskeln wurden beiderseits gleich innerviert und zitterten etwas beim Sprechen.

Psychisch schien Pat. besonders darin verändert, dass er, sowie man von seinem Leiden und speziell von seiner gleich zu schildernden Schreibstörung sprach, zu weinen anfing.

Die Schreibstörung bestand darin, dass Patient, wie die beiliegende Schriftprobe Fig. 17 a ergibt, ausserordentlich klein schrieb und zwar so, dass es kaum zu lesen war. Die Verkleinerung betraf die grossen sowohl, wie die kleinen Buchstaben. Manchmal fing er an grösser zu schreiben, allmählich aber verkleinerten sich die Buchstaben immer mehr, bis sie ganz unleserlich wurden. Wir liessen dann den Patienten systematische

Schreibübungen machen und zwar in einem liniierten Schreibheft. Hier gelang es, namentlich wenn man ihn beim Schreiben kontrollierte und ihn stets daran erinnerte, dass er die Buchstaben bis zu einer gewissen Höhe ausführen musste, von dem Patient grössere Buchstaben zu erzielen. Allmählich aber wurden trotzdem die Buchstaben wieder kleiner. Mit geschlossenen Augen hörte er sehr bald zu schreiben auf. Nach Ausweis von Fig. 17 b hatte auch die Benutzung von Konvexgläsern keinen Einfluss auf die Grösse der Schrift.

Die Beweglichkeit und Kraft der Finger erschien während des Schreibens ungestört. Eine abnorme Spannung (Rigor) war in den Fingern nicht zu konstatieren.

Die Gesichtsfelddefekte bei den Erkrankungen der äusseren Netzhautschichten.

§ 36. Bei fortschreitender Erkrankung der Macularregion geht allmählich die Erscheinung der Metamorphopsie resp. der retinalen Mikropsie in ein positives zentrales Skotom über. Wie wir direkt am Dunkelperimeter nachweisen können, erscheint der Adaptationsvorgang (vergl. III, 318 und pag. 571) im Bereiche von Affektionen der äusseren Netzhautschichten sehr verzögert im Gegensatze zu den noch gesunden Netzhautpartien. Während nämlich die letzteren nach relativ kurzem Aufenthalte im Dunkeln einen sehr hohen Grad von Lichtempfindlichkeit wieder erlangen, ist für die gleich grosse Lichtstärke des gleich grossen Untersuchungsobjekts in den erkrankten Retinalregionen alsdann noch keine Spur von Lichtempfindlichkeit nachzuweisen. Es bedarf daher, unter der Voraussetzung, dass die betreffenden Netzhautelemente noch nicht gänzlich zerstört, sondern in ihrer Funktion einstweilen nur gehemmt sind, einer sehr viel kürzeren Zeit der Erholung im Dunkeln, bis eben für die gleiche Lichtstärke des Untersuchungsobjekts die Lichtempfindlichkeit hier bemerkbar wird. Wenn daher im diffusen Tageslicht die Aussenwelt, soweit sie sich auf dem gesund gebliebenen Teile unserer Netzhaut abbildet, in der gewohnten Helligkeit erscheint, werden die erkrankten Stellen als weniger intensiv beleuchtet empfunden und machen sich demnach als mehr oder weniger dunkele Flecke (positive Skotome) im Gesichtsfelde bemerkbar. Lässt die objektive Beleuchtung, und damit auch die Intensität des Lichtreizes nach, dann gewinnen aus naheliegenden Gründen diese im zentralen oder peripheren Gesichtsfelde gelegenen Skotome einen grösseren Umfang, oder es treten Skotome an Stellen hervor, welche bei der Perimetrierung im diffusen Tageslichte noch nicht zu diagnostizieren waren. Daher ist es rätlich bei den Krankheitszuständen der äusseren Netzhautschichten auch stets eine Gesichtsfeldaufnahme bei verminderter objektiver Beleuchtung (bei herabgelassenen Vorhängen) vorzunehmen. Vornehmlich werden die Kranken hierbei durch das positive centrale Skotom bezüglich ihrer Sehschärfe belästigt, während bei der Orientierung im Raum das positive oder absolut gewordene periphere Skotom behindernd einwirkt, und dies um so intensiver und extensiver, je mehr die objektive Beleuchtung nachlässt. Daher tritt die Erscheinung der Hemeralopie oder Nachtblindheit in dem Dämmerlichte oder in dunkeln Räumen, sowie beim plötzlichen Wechsel der äusseren Beleuchtung um so störender hervor.

Im weiteren Verlaufe der Krankheit wandeln sich nachher, entsprechend dem völligen Untergange der affizierten Neuroepithelschicht, die positiven Skotome in absolute um, innerhalb deren eben jede Spur von Lichtempfindung verloren gegangen ist, während bekanntlich an anderen Stellen die Skotome noch den Charakter der positiven an sich tragen und zwar in verschiedenen Abstufungen hinsichtlich der noch vorhandenen Lichtempfindlichkeit (vergl. Figur 18).

§ 37. Was die Form der Gesichtsfelddefekte anbelangt, so beobachten wir eine Vergrösserung des blinden Fleckes bei der Scleroticochorio iditis posterior des myopischen Auges, ein centrales Skotom bei der Chorioretinitis ad maculam, sowie bei vereinzelten Fällen der Försterschen Chorioretinitis, sowie der eigentlichen Chorioretinitis.

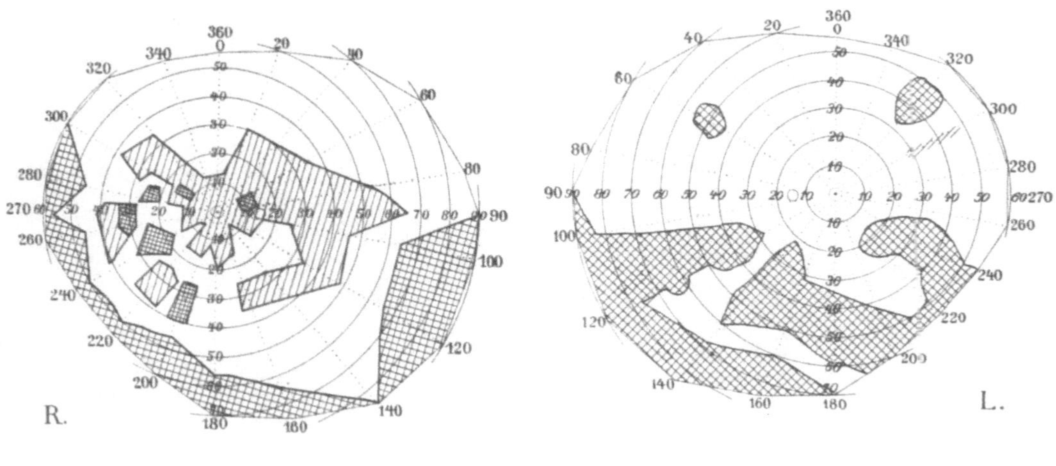

<table>
<tr><td>Fig. 18.</td><td>Fig. 19.</td></tr>
<tr><td>Positive und absolute Skotome bei Chorioretinitis.</td><td>Absolute Skotome bei alter Chorioretinitis.</td></tr>
</table>

Ferner wäre hier das unregelmässige, eingeschränkte, mit landkartenähnlichen Skotomen behaftete Gesichtsfeld anzuführen, wie Figg. 16, 18 u. 19. Hier treten, je nachdem herdweise die Stäbchen- und Zapfenschicht ganz zugrunde gerichtet ist, absolute Skotome auf, zunächst inselförmig, dann konfluierend und die verschiedenartigsten landkartenförmigen Figuren bildend. Dazwischen liegen dann wieder Gebiete, in welchen die Funktion nur herabgesetzt ist, welche also als relative Skotome sich klinisch bemerkbar machen. Je mehr relative Skotome vorhanden sind, umsomehr tritt selbstverständlich das Symptom der Hemeralopie bei diesen Fällen in den Vordergrund. Überwiegt jedoch die Zahl der absoluten Skotome, dann tritt die Erscheinung der Hemeralopie mehr zurück, es machen sich aber im diffusen Tageslichte die Orientierungsstörungen im Raume unangenehm bemerkbar wie bei Figur 19.

3*

§ 38. Als eine weitere charakteristische Form der Erkrankung der äusseren Netzhautschichten ist das Ringskotom hier anzuführen. Mit der einzigen und seltenen Ausnahme bei multipler Sklerose (vergl. Bd. III, 499, ferner III, pag. 582, Nr. 7) wird dasselbe nur bei Chorioretinitis resp. bei Retinitis pigmentosa, die ja sehr viel Ähnlichkeit mit den vorgeschrittenen Formen der eigentlichen Chorioretinitis zeigt, beobachtet.

Unter Ringskotom verstehen wir einen um die erhaltene centrale Gesichtsfeldpartie in Gestalt eines geschlossenen (vergl. Figur 20 linkes Gesichtsfeld), oder offenen (vergl. Figur 20 rechtes Gesichtsfeld) Ringes auftretenden Gesichtsfelddefekt, welcher nach aussen wieder von einer Zone erhalten gebliebenen Gesichtsfeldes umgeben ist. Auf diese letzterwähnte Zone kann nun wiederum ein Defekt der äussersten Gesichtsfeldperipherie folgen, wie

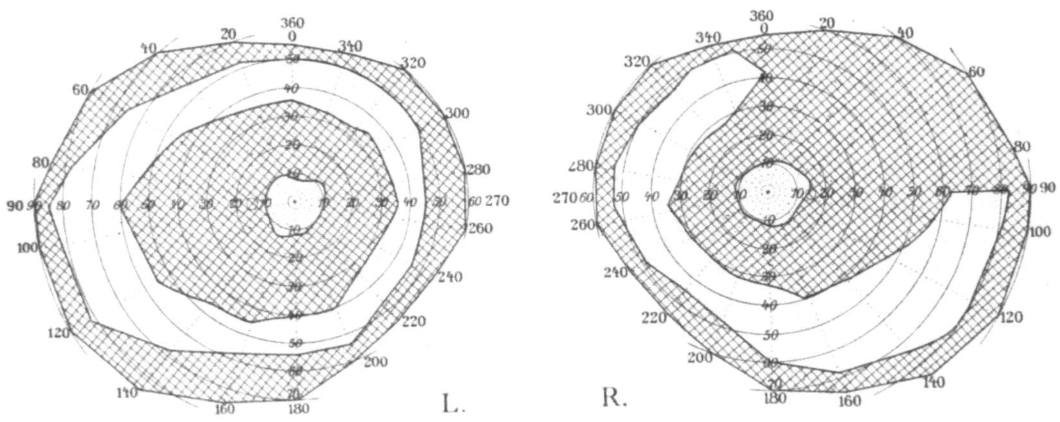

Fig. 20.

Ringskotom bei Chorioretinitis.

Figur 20, oder das Gesichtsfeld kann wie in Figur 21 linkes Auge bis zu einem grossen Teile der Peripherie von normaler Begrenzung bleiben.

Eine ganz besondere und aussergewöhnlich seltene Form des Ringskotoms, die auch wir einmal bei einem sonst ganz gesunden Auge zu beobachten Gelegenheit hatten, beschreibt Galezowski (64):

Ein 20 jähriger junger Mensch bemerkte seit seinem 10. Lebensjahre Beschwerden beim Sehen, die seitdem allmählich zugenommen haben sollen. Hemeralopie ist und war nicht zugegen. Der Kranke hatte Hyperopie $^{1}/_{8}$ und las mit + $^{1}/_{5}$ Nr. 2. Am Fixierpunkt war ein 5—6 mm breites ringförmiges Skotom. Jenseits desselben erschien das Gesichtsfeld bis zur Peripherie frei, die Papille gerötet, die Gefässe gefüllt und geschlängelt. An der Gegend der Macula eine sehr feine miliare, an den die Macula umgebenden Gefässen sich begrenzende Pigmentierung.

§ 39. Was die Lage des Ringskotomes anbelangt, so ist dieselbe eine sehr inkonstante. Das Skotom kann, wie in dem oben geschilderten Falle von Galezowski, an der Grenze der makulären Region liegen, es kann, wie Bull derartige Fälle beobachtet hat, sich flügelförmig vom blinden Fleck aus ausbreiten, es kann als breiter Ring eine kleine erhalten gebliebene centrale Gesichtsfeldpartie umgeben, oder es kann, wie in Figur 22, die centrale Gesichtspartie einen grösseren Umfang haben, und das Ringskotom nur eine ganz geringe Breite besitzen. Jedenfalls ist die Entfernung des Ringskotoms von dem Fixierpunkte sehr inkonstant. S c h ö n (65) wollte seinerzeit als durchschnittlichen Abstand einen solchen von 30—35 Grad vom

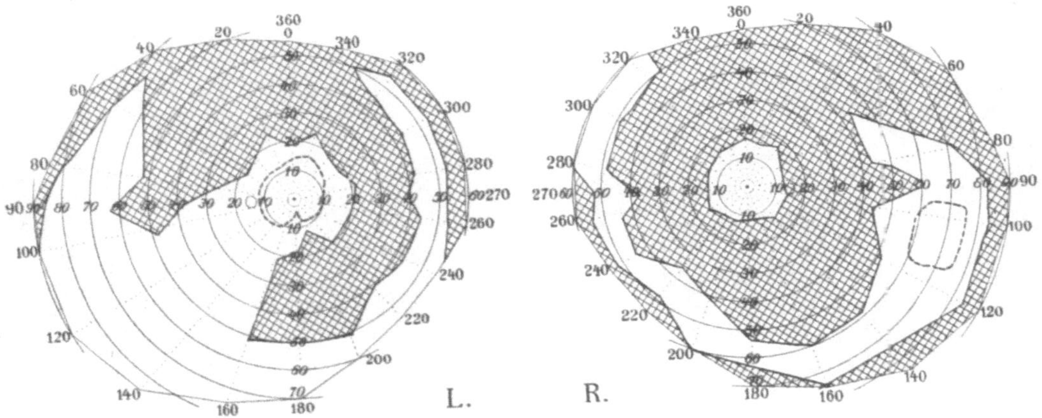

Fig. 21.

Ringskotom bei Retinitis pigmentosa.

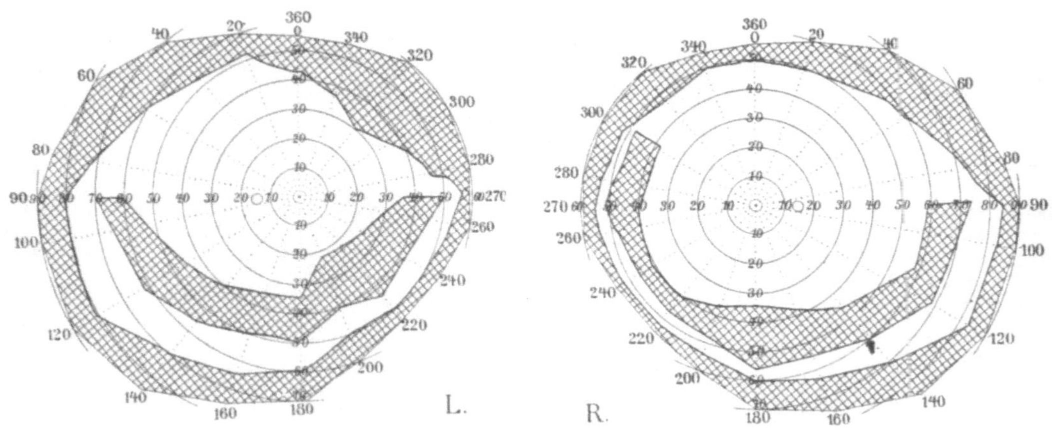

Fig 22.

Ringskotom bei Retinitis pigmentosa.

blinden Fleck aus aufstellen, welche Lage er mit gewissen anatomischen Verhältnissen der Chorioidea in Verbindung brachte. Die Mitte des Ringes, welche hauptsächlich Sitz der Affektion sein solle, entspreche einem Kreise, der durch die Vasa vorticosa gelegt werde. Schön glaubt, dass diese Zone durch ihren Blutreichtum, die Nähe der grossen venösen Abflusswege und eines Teiles der austretenden Lymphbahnen, in ähnlicher Weise zu Erkrankungen disponiert sei, wie die der Macula anliegende Chorioidea durch ihre eigentümliche Gefässverteilung.

Das Skotom kann je nach seinem Alter positiv oder absolut sein (vergl. Bd. III, pag. 321). Es kann ferner doppelseitig auftreten, wie in den seither angeführten Fällen, oder einseitig wie in der folgenden Beobachtung von Burnett (66).

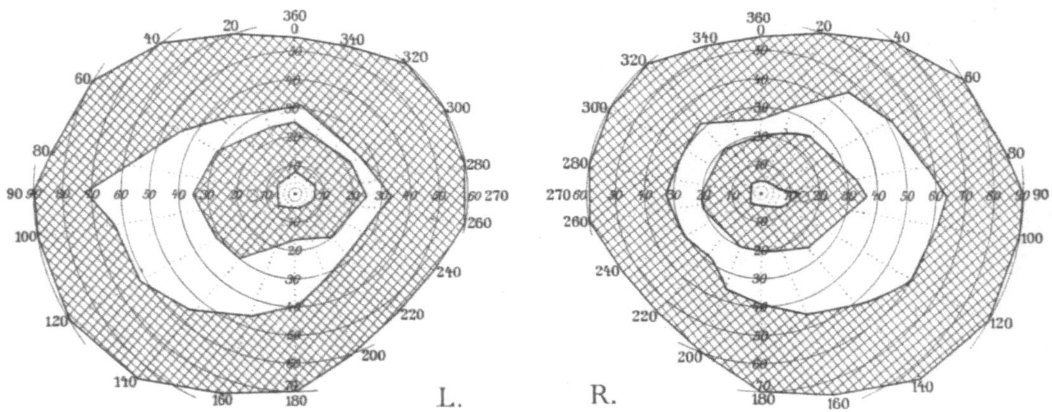

Fig. 23.
Ringskotom bei Retinitis pigmentosa.

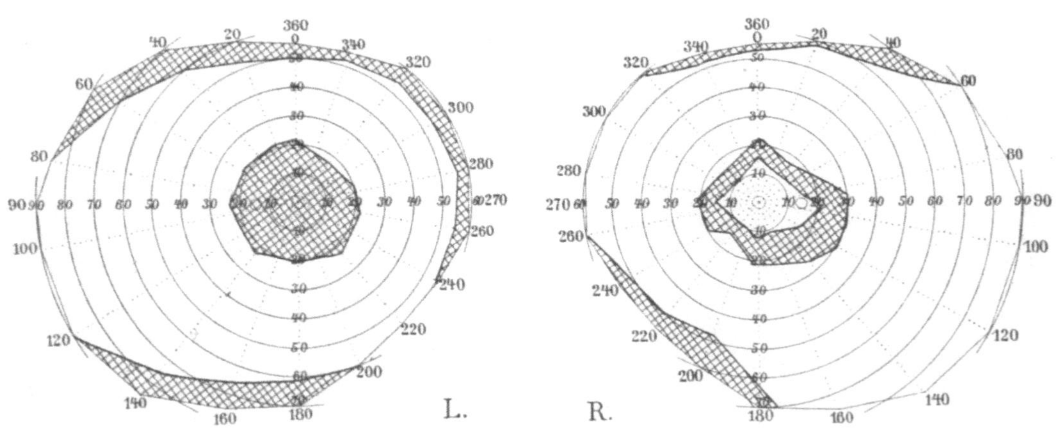

Fig. 24.
Unsymmetrisches Ringskotom bei Chorioretinitis.

Ringskotom, zwei Fälle, in einem bestand Syphilis. In beiden Erkrankung der Netzhaut und Trübung des Glasköpers. In einem Falle nur ein Auge beteiligt, in dem andern beide. In einem Falle begann die Erkrankung mit nur rechtsseitiger Hemianopsie und einem linksseitigen Ringskotom.

Das Ringskotom kann in ganz symmetrischer Weise auf beiden Augen vorhanden sein wie in Figur 23, oder es kann in ungleichmässiger Weise auf beiden Seiten hervortreten, wie z. B. in der folgenden Beobachtung Figur 24.

G. S. 46 Jahre alter Mann. Lues. Rechts $S = {}^6/_9$. Links Finger in 1 Meter excentrisch. Beiderseits Chorioretinitis mit starker Pigmententwickelung in der Netzhaut. Letztere ist in toto übersät mit schwarzen Pigmentflecken, die meist grössere Flächen bilden mit netzförmigen Ausläufern, analog den Knochenkörperchenfiguren bei Retinitis pigmentosa. Die Gefässe waren vielfach überdeckt. Die Papille des linken Auges zeigte temporalwärts leichte Abblassung. Hemeralopische Beschwerden. Stark verlangsamte Adaptation.

In einer Beobachtung Imres (67) war bei der Chorioretinitis syphilitica das rechte Gesichtsfeld nur auf eine schmale excentrische, nach innen gelegene Spalte reduziert, während das linke ausser einer Beschränkung an der Peripherie einen ca. 20° breiten, ringförmig die Macula lutea umgebenden Defekt darbot, dessen äussere Grenze in 30—35° lag. Die Sublimatbehandlung war von gutem Erfolg. Rechts wurde das centrale Sehen wieder hergestellt, links verschwand das Skotom total.

Das Ringskotom kann auch mit Hemianopsie kompliziert sein, wie in dem oben erwähnten Falle von Burnett (66).

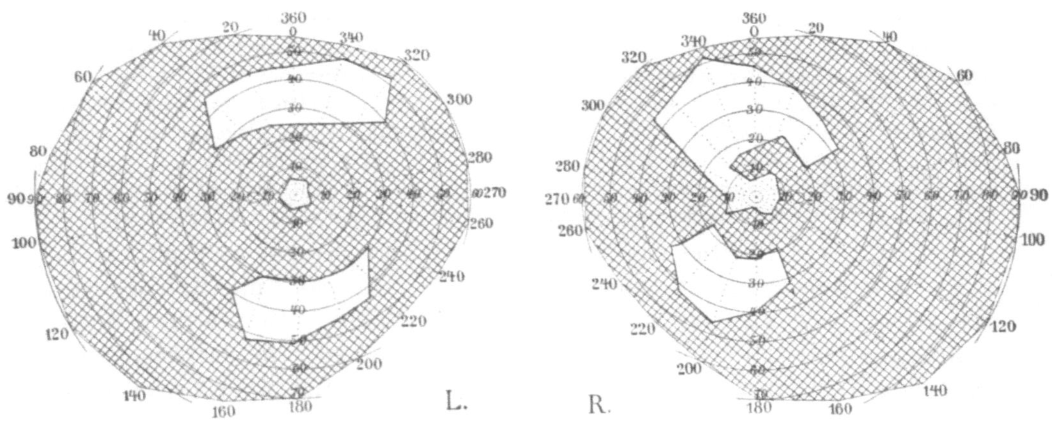

Fig. 25.
Ringskotomreste bei Chorioretinitis pigmentosa.

§ 40. Was die Entwickelung des Ringskotoms anbelangt, vergl. § 84, bei Beschreibung der Retinitis pigmentosa.

Bull (70) hat als Grundform, aus der sich das Ringskotom entwickeln soll, flügel- und halbmondförmige Defekte angegeben, welche sich an den blinden Fleck anschlössen, also von dem blinden Fleck aus ihre Entwickelung nehmen würden. Dies trifft jedoch nur für einen Teil der Fälle zu.

In späteren Krankheitsstadien schwindet mehr und mehr die intermediäre ringförmig erhaltene Gesichtsfeldpartie, wie in der folgenden Beobachtung Figur 25 bei einer 72 jährigen Frau mit Chorioretinitis syphilitica.

Im allgemeinen richtet sich die Weiterentwickelung des Ringskotoms nach dem ätiologischen Momente. Ist Retinitis pigmentosa die Ursache, so schwindet der nach aussen vom Ringskotom gelegene Ring erhalten geblie- benen Gesichtsfeldes mehr und mehr, und es bleibt schliesslich nur noch ein minimales centrales Gesichtsfeld übrig, bis auch dieses untergeht, und der Patient der Erblindung verfällt.

Bei der uetischen Chorioretinitis können jedoch die Ringskotome unter zweckmässiger Therapie wieder vollständig verschwinden (vergl. die Figg. 9, 10, 11 u. 12 wie auch im Falle Imre pag. 39). Wieder bei andern Fällen, namentlich bei der Chorioretinitis luetica Förster zeigen sie einen rezidivierenden Charakter. Besonders interessant ist hierbei die folgende Beobachtung von Alexander (73).

32jährige Frau, seit einigen Monaten infiziert.

R. S fast = 1.

L. S.　　= $^{14}/_{30}$.

Rechts besteht ein Ringskotom. Sehr feine graue Trübung, am Opticusrand beginnend, aber die Macula nicht erreichend.

Links Trübung mehr gleichmässig sich um die Papille konzentrierend.

8 Tage nach Beginn der Inunktionskur erreichte der Defekt den Fixierpunkt, Handbewegungen kaum erkannt. Retinatrübung intensiver, die Macula einnehmend, den Opticus nun freilassend.

Links Sehschärfe auf $^{14}/_{50}$ gesunken ohne Änderung des Spiegelbefundes.

In wenigen Wochen Sehschärfe wieder beiderseits normal, Gesichtsfelddefekt verschwunden. Aber es folgten zahlreiche Rezidive, rechts immer in Form des zonulären Defektes beginnend, der sich nach ca. einer Woche zum vollständigen centralen Skotom umwandelte. Schliesslich R. S = $^{14}/_{30}$, L. = $^{14}/_{70}$. Die Trübungen sowohl in der Gegend der Macula rechts, als in jener des Opticuseintritts links, scheinen immer mehr stationär geworden zu sein. Die Hauptklage der Patientin während der Rezidive bezieht sich auf das gestörte Orientierungsvermögen, wodurch sie, besonders abends, auf der Strasse fast hilflos wird.

§ 41. Die Erklärung des Ringskotoms bereitet auch jetzt noch grosse Schwierigkeiten. Betrachtet man die allmähliche Entwickelung desselben, so finden wir eine gewisse Widerstandsfähigkeit der centralen Netzhautregion im weiteren Sinne und sehen, dass entweder in der äussersten Peripherie des Gesichtsfeldes oder in den mittleren Partien desselben gelegene inselförmige Skotome die Tendenz zeigen, sich ringförmig auszubreiten (vergl. die Figg. 11, 16, 18, 21, 22), so dass ein mehr oder weniger regelmässiger zonulärer Defekt der äussersten Gesichtsfeldperipherie auftritt (vergl. die Figg. 8, 9, 10, 13, 16, 18, 20, 21, 22, 23, 24, 25), dann ein geschlossener oder nicht geschlossener Ring erhaltenen Gesichtsfeldes bestehen bleibt (vergl. die Figg. 8, 9, 10, 13, 20, 21, 22, 23, 25), darauf wieder ein ringförmiger geschlossener oder nicht geschlossener, die erhaltene centrale Gesichtsfeldpartie umschliessender Defekt folgt.

Worin die Ursache dieser ringförmig um die centrale Netzhautpartie sich ausbreitender Tendenz der Krankheitsherde begründet ist, wissen wir noch nicht.

Hersing (68) hat die Meinung aufgestellt, dass die zonuläre Form der Defekte mit dem Verlaufe der den hinteren Pol des Bulbus umkreisenden Netzhautgefässstämme zusammenhänge. Es solle eine entzündliche Infiltration in der Umgebung jener beginnen und später zu Veränderungen der Retina führen, deren klinischer Ausdruck in dem Funktionsausfall, dem ringförmigen Skotom, zutage treten. Es komme dabei zu einer schliesslichen Zerstörung der äusseren Retinalschichten mit den Endelementen.

Imre (67) ist geneigt, eine Veränderung bestimmter, zu den betreffenden Retinalteilen in Beziehung stehender Nervenfasern anzunehmen.

Burnett (66) meint, dass die funktionellen Störungen durch einen Druck, oder eine partielle Entzündung der Nervenfasern in ihrem retinalen und mittleren Verlaufe hervorgebracht würden, weil sich die Gesichtsfelddefekte mit der Lage der ophthalmoskopisch sichtbaren Veränderungen nicht deckten.

Nach der Auffassung von Gallus (69) stellen die Ringskotome die Folgen eines Vorganges dar, der den Sehnerven am intrakraniellen Ende des Foramen opticum, oder im Canalis opticus sekundär ergreife.

Bull (70) unterscheidet eine Ringform und eine Flügelform der Defekte. Während nun die Relation der Ringform zu den Chorioidealgefässen eine mehr als zweifelhafte sei, könnten auf der anderen Seite über die Beziehung der Flügelform zu den Retinalgefässen keine geteilten Meinungen herrschen. Betrachte man die Lage der Skotome, wie sie von der oberen und unteren Seite des Opticus ausgingen, wie sie sich von da aus in die Breite ausdehnten, wie sie bis zur Region um 20° und 30° anstiegen und dann, wenn sie diese überschritten, sich hinunterbögen, so werde es einleuchtend, dass sie den Verlauf der grossen Retinalgefässe wiedergäben.

Der Versuch dieser Autoren den anatomischen Grund für das Ringskotom in einer Erkrankung der Nervenfasern resp. der Netzhautgefässe sehen zu wollen, ist schon a priori sehr unwahrscheinlich, wenn wir die Symptomatologie der Erkrankungen der inneren Netzhautschichten, die ja hauptsächlich durch die Erkrankung der Netzhautgefässe bedingt werden, zu Rate ziehen. Nirgends ist aber hier von einem Ringskotom die Rede.

Wie bekannt, hatte H. Müller (71) das Auftreten des Ringskotoms in der Weise erklärt, dass der Ausgang der Erkrankung in die Chorioidea zu zu verlegen sei. Von da aus würden die äusseren Schichten der Retina ergriffen, bei einem bleibenden Skotom schliesslich zerstört, während die inneren Lagen verschont blieben, insbesondere die Opticusfasern intakt darüber hinwegzögen. Auf diese Weise sei es möglich, dass von peripher gelegenen, nicht zugrunde gegangenen Partien der Stäbchen und Zapfen die Lichtreize in normaler Stärke und Art weiter geleitet würden. Auch Schön (65) hat sich diesen Erwägungen angeschlossen.

Handmann (72) bringt 2 Fälle von Ringskotom. In dem einen handelte es sich um eine ausgebreitete luetische Chorioretinitis, wobei rechts ein geschlossenes Ringskotom, links ein Halbringskotom bestand, in dem anderen ein Glaukom. Die Entstehung des ringförmigen Defektes wird so erklärt, dass die Stäbchen- und Zapfenschicht der Netzhaut in einem Ringbezirk, der in seiner Lage ungefähr dem ophthalmoskopisch sichtbaren ringförmigen Herde entsprach, durch eine von der Aderhaut vorspringende Entzündung zerstört wurde, während die in den innersten Netzhautschichten zur Peripherie ziehenden Nervenfasern intakt geblieben waren.

Baas (74) sucht die anatomische Grundlage des Ringskotoms in einer Netzhautdegeneration, welche von aussen her die percipierenden Elemente zerstört, aber noch zulässt, dass über die funktionsunfähigen Partien die in einer sehtüchtigen peripheren Zone gewonnenen Eindrücke hinübergeleitet werden. Die Schicht der grossen Gefässstämme sei daher von vornherein unbeteiligt, wie überhaupt das ganze retinale Gefässystem nur in sekundärer Weise an der mit der Degeneration einhergehenden Pigmentierung beteiligt sei. Nicht die Retina, sondern die Chorioidea sei der Sitz der Grunderkrankung.

Baas war in der Lage, durch einen mikroskopischen Befund diese Ansicht zu erhärten. In den mittleren Chorioidealschichten fand sich dabei eine teils diffuse, teils herdförmige leukozytäre Infiltration; vielfach war die Chorioidea durch ihre ganze Dicke sklerotisch degeneriert. Von den Gefässen der mittleren Schichten zeigten vorzugsweise die Arterien entzündliche Veränderungen. Stärker waren die Kapillaren verändert, indem teils eine Vermehrung der Endothelkerne, teils eine dichte sklerotische Bindegewebsmasse das Lumen derselben völlig komprimiert und aufgehoben hatte. Das Pigmentepithel war teils gewuchert, entsprechend der stärksten Infiltration der Aderhaut, teils mangelte dasselbe, teils war es in die Netzhaut eingedrungen. Die Stäbchen- und Zapfenschicht war zugrunde gegangen. An das hypertrophische Pigmentepithel stiess der Rest der äusseren granulierten oder die innere Körnerschicht. Die Ganglienzellen liessen eine gewisse Atrophie erkennen, wie auch die Opticusfaserschicht sklerotische Veränderungen aufwies. Das Präparat stammte von einem 18jährigen, syphilitisch infizierten weiblichen Individuum, das an Lungen- und Darmtuberkulose, sowie Amyloid der Leber, Milz und Nieren gestorben war. Der letzte okulare Befund zeigte beiderseits Retinitis parenchymatosa, Beschläge auf der Hinterwand der Hornhaut, im Ciliarteile der Iris Knötchen, ophthalmoskopisch zerstreut weisse und grünliche Flecken in der Aderhaut, ausgedehnte Pigmentinfiltration der Netzhaut, neuritische Atrophie des Sehnerven, funktionelle Herabsetzung der Sehschärfe und Ringskotom.

§ 42. Was die Ätiologie des Ringskotoms anbelangt, so wird dieselbe bei Chorioretinitis durch progressive Myopie beobachtet.

Wettendorfer (75) hat bei allen myopischen Augen mit mehr als 6 D und bei vielen mit geringerer Myopie eine konzentrisch zum Fixationspunkt verlaufende ringförmige Gesichtsfeldzone mit wesentlich herabgesetzter Empfindlichkeit für Weiss und Rot gefunden. Der Grad wechselte von blosser Verdunkelung bis zum Skotom. Einmal handelte es sich um eine an den blinden Fleck anschliessende Zone, anderseits um eine solche in der äusseren Gesichtsfeldperipherie. Letztere passte sich der äusseren Form des Gesichtsfeldes an. Zahl und Ausdehnung standen nicht im Verhältnis zum Grade der Kurzsichtigkeit, und waren die beiden an dem Gürtel des blinden Fleckes gelegenen erhalten. Ophthalm. Veränderungen fehlten.

Auch Baas (76) bildet einen Fall von geschlossenem Ringskotom auf dem einen und nichtgeschlossenem auf dem anderen Auge bei Myopie ab.

Hersing (68) sah ein Ringskotom nach einem Typhus exanthematicus sich entwickeln. Hier hatte die Infektion offenbar eine Erkrankung der Aderhautgefässe bewirkt.

Bei Syphilis wurde Ringskotom von Förster (77), Baas (76), Bull (70), Imre (67), Burnett (66), Handmann (72), Alexander (73) und uns in den Fällen Figuren 8, 9, 24, 26 beobachtet.

Ganz besonders häufig wird das Ringskotom bei der Retinitis pigmentosa gefunden, vergl. jenen Abschnitt.

§ 43. Wenn das Ringskotom mehr auf eine eigentümliche flächenhafte Erkrankung der Choriocapillaris und, davon abhängig, der darüber liegenden

Neuroepithelschicht der Netzhaut zurückzuführen ist, so repräsentieren die in
Figg. 18 u. 19 pag. 35 dargestellten Gesichtsfelddefekte mehr den Typus derjenigen Form von Chorioretinitis, welche als endlicher Ausgang einer ursprünglichen intensiven Chorioiditis disseminata anzusehen ist, bei welcher aber die
Tendenz hervortrat, an einzelnen Stellen auch die äusseren Netzhautschichten
in den Bereich einzelner disseminierter Aderhautherde hineinzuziehen. Von dieser
Form landkartenartiger Gesichtsfelddefekte, die im allgemeinen eine bessere

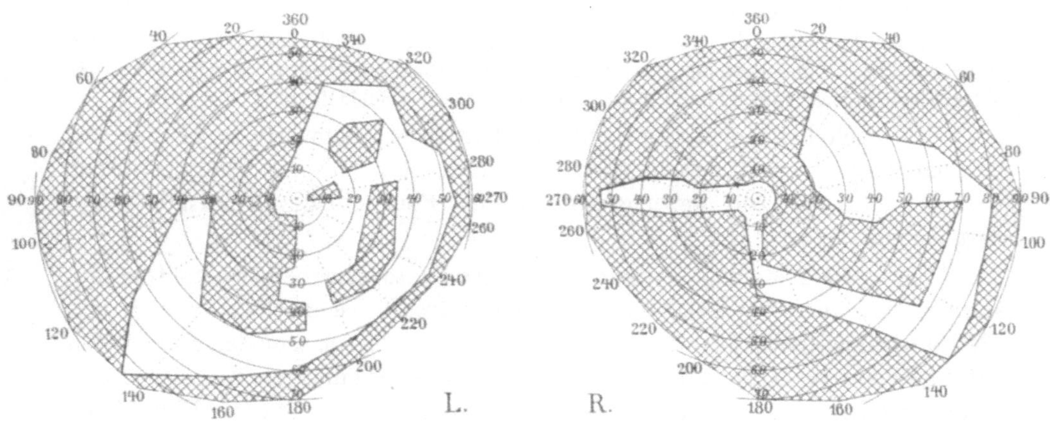

Fig. 26.

Prognose liefert, weil sie zum Stillstande kommen kann, oder wenigstens lang-
dauernde Stillstände dabei beobachtet werden, gibt es zahlreiche fliessende
Übergänge, wie z. B. in Fig. 26 zu der typischen Form des Ringskotoms.

Das Flimmern.

§ 44. Ein anderes Symptom bei Erkrankung der äusseren Netzhautschichten bei Chorioretinitis ist das Flimmern.

Hier in Hamburg wird mit dem Ausdrucke „Flimmern" vom Volke jegliche Sehstörung bezeichnet, während wir im medizinischen Sinne darunter
subjektive Lichtempfindungen verstehen, welche eine flackernde oder zitternde
Bewegung zeigen. Diese subjektiven Lichterscheinungen treffen wir ganz besonders häufig bei der von Förster beschriebenen Form von Chorioretinitis
luetica diffusa. Diese Photopsien bestehen aus durchsichtigen Flecken,
Scheiben, Ringen oder ovalen Figuren meist wenig zahlreich, die sich mit
zitternder Geschwindigkeit pendelnd oder rotierend bewegen. Sie stehen zu
den Defekten im Gesichtsfelde in einer gewissen Beziehung, insofern sie in
dem Gebiete der Gesichtsfelddefekte auftreten, doch breitet sich die Licht-
erscheinung nicht über die ganze defekte Partie aus, so dass sie mit ihr
kongruierte. Die Photopsien vermindern sich und verschwinden, wenn die
Kranken unter geeigneter Medikation sich einige Wochen im Finstern aufge-

halten haben. Jeder Umstand aber, der die Herzaktion im geringsten anregt, ruft sie wieder hervor.

So beschreibt Hersing (68) einen Fall von doppelseitigem, ringförmigem Gesichtsfelddefekt, der nach einem Typhus exanthematicus mit schweren Gehörerscheinungen zurückgeblieben war.

Unmittelbar nachher bestand bei Tage ein ausgesprochener Torpor der Retina und noch lange Zeit hochgradige Hemeralopie, die sich seitdem allmählich gebessert hat. Centrale Sehschärfe jetzt normal.

Nach raschen Körperbewegungen etc. tritt ein flimmernder Ring im Gesichtsfelde auf, der dem Gesichtsfelddefekt entspricht. Noch starker Torpor retinae in der Peripherie.

In der Peripherie des Augengrundes feine Chorioidealveränderungen, aber nur wenig Pigment. Papille und Retinalgefässe normal. Die Veränderungen des Augenhintergrundes entsprechen in ihrer Ausdehnung nicht genau dem Gesichtsfelddefekte.

Hiernach kann man das Symptom derartiger Photopsien wohl nur auf zirkulatorische Verhältnisse in der Chorioidea resp. in der Choriocapillaris beziehen und nicht auf Reizung der nervösen Elemente durch Exsudate und dergleichen.

Ein zweites Moment, welches derartige Photopsien bei krankhaften Zuständen der äusseren Netzhautschichten hervorruft, ist nach Förster (77) die Einwirkung hellen Lichtes. Wenn der Kranke sich im Dunklen aufgehalten hat und dann ins Helle kommt, treten die Lichterscheinungen von neuem auf, und sie werden besonders stark bemerklich, wenn er nach längerer Einwirkung von hellem Tageslichte sich wieder in einen dunkleren Raum begibt. Sie sind dann anfangs sehr lebhaft und verlieren nach und nach an Intensität. Diese Form der Photopsien beruht auf den lokalen Adaptationsstörungen, wie sie durch lokale Entzündung der äusseren Netzhautschichten bedingt werden (vergleiche Band III, pag. 239 und pag. 241 über sukzessive und simultane Lichtinduktion, sowie pag. 324).

Diese Photopsien sind oft sehr hartnäckig und treten oft nach langer Zeit auf, auch wenn die eigentliche Krankheit prompt erloschen, und die Sehschärfe gebessert ist.

So nahm ein Kranker Försters (77) mit Chorioretinitis luetica diese Photopsien noch einige Jahre wahr, wenn er des Morgens seinen Fensterladen geöffnet hatte und dann ins Zimmer zurücksah. Am Tage bemerkte er sie damals für gewöhnlich nicht. Bei diesem Kranken waren aber Gesichtsfelddefekte zurückgeblieben.

Ein drittes Moment, durch welches die Erscheinung des Flimmerns, der Unruhe in einem Teile des Gesichtsfeldes und des Flackerns hervorgerufen werden kann, lässt sich durch die vorhandenen kleinen positiven und absoluten Skotome bei der Chorioretinitis ad maculam erklären. Da wir beim Sehen mit dem Fixierpunkte gewissermassen die zu besehenden Gegenstände „abtasten", so wechseln, was namentlich beim Lesen auffällig wird, klare Bilder mit unklaren und ausgefallenen Stellen ab, was dann von dem Kranken subjektiv als Unruhe oder Flackern etc. gedeutet wird.

Hinsichtlich des Auftretens von Photopsien bei Affektionen der Sehstrahlungen vergl. Bd. III, pag. 354, 359 und 404; bei elektrischen Reizen

Bd. III, pag. 292, 293 und 315, bei mechanischer Reizung des N. epticus
Bd. III, pag. 314. — Flimmerskotom Bd. III, 968.

Die Hemeralopie.

§ 45. Ein sehr konstantes Symptom bei der Chorioretinitis ist die
Hemeralopie, d. h. die Herabsetzung der Empfindlichkeit der Retina für geringe Lichtintensitäten. Besonders deutlich kommt dem Kranken diese Hemeralopie zum Bewusstsein, wenn nur das eine Auge erkrankt ist, und er veranlasst wird, in geeignet verdunkelten Räumen Vergleiche zwischen dem Sehen
des gesunden und des kranken Auges anzustellen. Die Retina ist bei der
Chorioretinitis aber nicht bloss für schwache Lichteindrücke unempfindlich,
sondern sie wird durch Einwirkung hellerer Beleuchtung auch bedeutend mehr,
als eine gesunde Retina abgestumpft und adaptiert sich dann langsamer als
eine gesunde Retina für schwächere Lichteindrücke, die noch im Bereiche
ihres Empfindungsvermögens liegen.

Wir hatten Bd. III, pag. 259 und 294—299 auf das Wesen der Adaptationsvorgänge unter normalen Verhältnissen und Bd. III, pag. 318—321 uns
über die Adaptationsvorgänge unter pathologischen Bedingungen verbreitet und
ihre diagnostische Bedeutung hervorgehoben. Es erübrigt nur noch, auf die
klinischen Erscheinungen und Symptome der Adaptationsstörungen, auf die
Hemeralopie, aus dem Grunde etwas näher einzugehen, weil dieselbe, wie oben
erwähnt, das konstanteste Symptom der Erkrankungen der äusseren Netzhautschichten darstellt. Es muss aber nochmals betont werden, dass die
Hemeralopie nur als ein Krankheitssymptom und nicht als eine Krankheit
sui generis zu betrachten ist. Man hatte früher die sogen. kongenitale
Hemeralopie als ein für sich bestehendes funktionelles Netzhautleiden aufgefasst. Von dieser sogen. kongenitalen Hemeralopie können wir aber mit
Bestimmtheit nicht einmal wissen, ob sie wirklich auch als ein angeborenes,
oder nur als ein in sehr früher Kindheit erworbenes Leiden zu betrachten
ist, da ja dieselbe überhaupt erst nur bei einem gewissen Grade von Intelligenz
des Kindes objektiv für uns konstatierbar wird.

§ 46. Die angeborene sogen. chronische Hemeralopie ohne ophthalmoskopische Erscheinungen ist ein unheilbares, das ganze Leben bestehendes
und zeitweise exacerbierendes Leiden. Dasselbe äussert sich in auffallend
verminderter Lichtempfindlichkeit bei herabgesetzter Beleuchtung und beruht
sehr wahrscheinlich auf einer langsam zunehmenden Sklerose der Choriocapillaris mit konsekutiven Ernährungsstörungen der äusseren Netzhautschichten.
Wiewohl es Fälle von angeborener Hemeralopie gibt, wie z. B. der folgende:

H. B. 47 Jahre, angeborene Hemeralopie. Sehschärfe beiderseits im diffusen Tageslichte normal, ophthalmoskopischer Befund normal. Gesichtsfeld bei Tagesbeleuchtung von
normalen peripheren Grenzen, nur die Farbengesichtsfelder konzentrisch verengt,
bei denen ausser der Hemeralopie alle anderen Verhältnisse am Auge bis
zu vorgeschrittenen Jahren normal geblieben sind, so ist es doch in hohem
Grade wahrscheinlich, dass diese Form der sogen. kongenitalen Hemeralopie

nur einen auffallend protrahiert verlaufenden Typus einer Krankheit darstellt, die wir mit Pigmentatrophie der Retina (Retinitis pigmentosa) zu bezeichnen pflegen, denn sie ist wie diese erblich, und es liegen bei ihr die gleichen hereditären Momente vor, wie bei der letzteren.

Über die hereditäre familiäre Anlage dieser kongenitalen Hemeralopie berichten folgende Autoren:

H. Koenig (78) beschreibt einen Fall angeborener Nachtblindheit bei einem 20-jährigen Manne. Der Augenspiegel zeigte im Fundus eine so geringe Entwickelung der Aderhaut, deren Choriocapillaris nur an der Macula lutea vorhanden war, dass ein roter Reflex nur an dieser Stelle erhalten wurde, sonst aber bot der Augenhintergrund eine weisse mit einigen Pigmentflecken besetzte Fläche dar, über welche die Netzhautgefässe unverändert hinliefen, während darin einige grössere Chorioidealgefässe auftauchten. Die Papille selbst war hellrötlich gefärbt und scharf begrenzt. Die Missbildung betraf die beiden Augen ziemlich gleichmässig. Es fand sich auch Hemeralopie bei einem Bruder des Patienten, während sieben andere Geschwister, sowie die Eltern und Grosseltern normale Augen besassen.

Pagenstecher (79) bringt den Stammbaum einer Familie, in welcher Hemeralopie erblich ist. Das genannte Übel betraf mit Überspringen einer Generation nur die männlichen Glieder.

Sedan (80). Bei einem Offizier bestand ausgesprochene Hemeralopie ohne ophthalmoskopischen Befund und ohne Gesichtsfeldeinschränkung. In der Familie eine Reihe von Hemeralopen, wie es scheint mit dem Gesetze des Alternierens.

Swanzy (81) beobachtete angeborene Hemeralopie in einer Familie bei sechs Geschwistern, während andere fünf Geschwister davon frei waren. Die ophthalmoskopische Untersuchung ergab keinerlei Abnormität, und besonders kein Pigment in der Retina. Er führt einen Fall von Richter an, wo angeborene Nachtblindheit bei drei unter neun Kindern vorgekommen war.

Tillinghast Atwool (82) teilt einen Fall von Nachtblindheit bei einem jungen Manne mit, in welchem ausserdem der Vater und Grossvater, sowie zwei Schwestern und zwei Tanten von der gleichen Affektion befallen waren. Die Funktionen waren sonst normal.

Guaita (83) beobachtete einen 9jährigen Knaben mit vorausgegangener Neuroretinitis, welcher seit seinem 4. Lebensjahre des Abends schlecht zu sehen angab. In der Retina war kein Pigment nachzuweisen, dagegen der Sehnerv blass, Retinalarterien dünn. Stratum pigmentosum retinae, besonders gegen den Äquator, rarefiziert. Von fünf Geschwistern litten zwei Schwestern an derselben Sehstörung.

Colman Cutler (84) veröffentlicht einen Stammbaum einer Familie, in welcher sich die Nachtblindheit auf fünf Generationen, jedoch nur auf die männlichen Mitglieder vererbt hatte.

Dumao (85) berichtet über das Vorkommen von Hemeralopie in zwei Familien, wonach die hereditäre Disposition in der Descendenz allmählich verschwand und im allgemeinen bei männlichen Individuen stärker ausgeprägt war, als bei weiblichen.

Snell (86) fand in einer Familie Vater und Mutter frei von Hemeralopie (keine Verwandtenehe). Von acht Kindern (sieben Söhne und eine Tochter) waren aber sechs Söhne befallen.

Bednarski (87). Zwei Brüder litten an Verminderung der centralen Sehschärfe, Ringskotom und Hemeralopie. Es bestand mässige Myopie, Chorioidealatrophie (Pigmentflecken in der Chorioidea, die Gefässe blass), Schwund des Pigmentepithels der Retina, Schwund der äusseren Netzhautschichten. In einem Falle war ausserdem eine ausgeprägte Sklerose der Chorioidealgefässe zu sehen.

Fitzgerald (88) berichtet über einen Fall von angeborener Hemeralopie. Die Eltern des Patienten waren nicht blutsverwandt. Seine Mutter hatte 14 Kinder, von denen zwei todgeboren, und die meisten anderen in der ersten Kindheit an Hydrocephalus gestorben waren. Drei Schwestern leben noch, eine von diesen leidet ebenfalls an Hemeralopie seit der Geburt.

Rodsewitsch (89). Ein Patient litt seit Kindheit an Hemeralopie Rechts $S = {}^5/_{200}$, Links $S = {}^2/_{200}$. Gesichtsfeld fast bis zum Fixationspunkt eingeschränkt. Papille blass, Gefässe stark verengt, nirgends Pigmentflecken. Die Mutter des Patienten vollkommen erblindet, ein Bruder und eine Schwester schwachsichtig.

Nach Mooren kann die kongenitale Hemeralopie in einer Generation der Retinitis pigmentosa vorangehen, in einer anderen der letzteren folgen.

Krienes (90) berichtet, dass dieselbe Ursache bei dem einen Patienten akute Hemeralopie, bei einem anderen chronische Hemeralopie mit oder ohne nachweisbarem Aderhautleiden hervorrufen könne, und ferner, dass man in einzelnen Fällen aus einer anfänglich akut auftretenden Nachtblindheit mit anscheinend normalem Augenspiegelbefunde sich später allmählich Chorioiditis disseminata resp. Retinitis pigmentosa atypica entwickeln sehen könne. In dieser Hinsicht teilt Deriges (vergl. Krienes [90] pag. 129) folgenden Fall mit:

Ein bis dahin gesunder Patient machte im Alter von 19 Jahren ein schweres Nervenfieber durch. In der Rekonvalescenz trat Hemeralopie auf. 15 Jahre später wurde beim Patienten Retinitis pigmentosa konstatiert.

Mauthner (l. c.) berichtet: Bei einem Soldaten, der zwei Jahre unter der glühenden Sonne Mexikos zugebracht hatte und vorher stets gesund gewesen war, wurde der charakteristische ophthalmoskopische Befund einer Retinitis pigmentosa verbunden mit erheblicher Abnahme der Sehschärfe festgestellt. Patient gab an, dass er, sowohl wie eine Anzahl Kameraden zuerst n u r ü b e r N a c h t b l i n d h e i t z u k l a g e n g e h a b t h ä t t e n, dass alsdann aber auch das Sehvermögen bei Tage nach und nach schlechter geworden sei.

Peltesohn beschreibt einen Fall von Hemeralopie ohne Pigmentdegeneration, bei dem erst 3 Jahre später der charakteristische Befund der Retinitis pigmentosa konstatiert wurde. Zwei jüngere Geschwister des 24jährigen Patienten begannen über die gleichen Symptome zu klagen, wie sie sich am Patienten anfangs gezeigt hatten.

Diesen Beobachtungen und Erfahrungen zufolge und im Hinblick auf die praktische Tatsache, dass es uns wohl kaum gelingen möchte, bei protrahiert verlaufenden Fällen von angeborener Hemeralopie den gleichen Patienten durch sein ganzes Leben hindurch beobachten und den Krankheitsverlauf verfolgen zu können, dürfen wir wohl die angeborene Hemeralopie als eine in frühester Kindheit entstandene Erkrankung der äusseren Netzhautschichten betrachten, die in einer Reihe von Fällen einen äusserst protrahierten Verlauf zeigt, in anderen Fällen schliesslich zur Retinitis pigmentosa führt. Ganz abgesehen davon, dass einzelne Fälle auch ganz die gleichen Begleitkrankheiten darbieten, wie wir sie so häufig bei der Retinitis pigmentosa beobachten.

So z. B. beschreibt Featherstonhough (91) einen Fall von· angeborener Hemeralopie, wo der junge 21jährige Mann an kongenitaler Hemeralopie ohne Einschränkung des Gesichtsfeldes und ohne ophthalmoskopische Veränderungen litt, welcher aber s o m n a m b u l und ausserdem t a u b war.

Die erworbene Hemeralopie.

§ 47. Die Gleichheit der Symptome der erworbenen Hemeralopie mit denjenigen der angeborenen beweist uns, dass es sich bei beiden Zuständen um einen auf gleicher anatomischer Grundlage beruhenden Krankheitsprozess handelt. Derselbe ist zunächst auf das Pigmentepithel und die Aderhaut lokalisiert.

Krienes (90, pag. 130) fasst die Beziehungen zwischen der kongenitalen und der erworbenen Hemeralopie in folgende Sätze zusammen:

a) Akute Hemeralopie ist das Anfangsglied in der Kette derjenigen Degenerationsformen, in welcher die sogen. angeborene Hemeralopia sine pigmento ein Zwischenglied und die Retinitis pigmentosa ein Endglied bildet.

b) Akute Hemeralopie ist das Symptom einer akuten diffusen Affektion der äusseren Netzhautschicht resp. der Aderhaut und demnach der chorioidealen Erkrankungen zuzurechnen = Chorioretinitis resp. Retinitis externa diffusa acuta.

Ein Kardinalunterschied zwischen der angeborenen resp. chronischen Hemeralopie und der akuten besteht ferner darin, dass erstere unheilbar ist, die letztere aber geheilt oder gebessert werden kann.

§ 48. Wir werden uns nun mit der Ätiologie und dem Auftreten der erworbenen Hemeralopie beschäftigen und zunächst dem sogen. epidemischen Auftreten derselben unsere Aufmerksamkeit zuwenden.

In Russland wird die Hemeralopie alljährlich zur Zeit der grossen Fasten beobachtet.

Kubli (92) konstatierte unter 19 588 Augenkranken in 320 Fällen Hemeralopie und zwar hauptsächlich an orthodoxen Russen, welche die grossen Fasten strenge inne hielten.

Ssaweljef (Krienes pag. 105) sah im Frühjahr 1892 unter den Bauern des Kreises Zemljansk eine Epidemie von Nachtblindheit, welche ca. 1200 Personen betraf. Die Epidemie begann in der vierten Fastenwoche. Die Patienten setzten sich meist aus Familien zusammen, wo schon Missernte und bedeutender Mangel an Roggen, Kartoffeln, besonders aber an Hanföl, welches in der Fastenzeit das Fett in der Speise ersetzt, eingetreten war.

Epidemisches Auftreten der Hemeralopie in Kasernen.

Schtschepotiew (93) sah im Frühjahr 1890 und 1891 im 17. russischen Schützenregiment ca. 12,9 % der gesamten Mannschaft an Hemeralopie erkranken.

Leszenko (94) erlebte dies im Mai 1892 bei 7,3 % von den Soldaten zweier Regimenter.

Sanitätsbericht über die Kgl. Preussische Armee für 1. 10. 04 — 30. 9. 05. Berlin 1907. pag. 142.

Nachtblindheit wurde in vereinzelten Fällen in Torgau und auf dem Truppenübungsplatze Neuhammer, in Form einer Epidemie in Brieg und Lamsdorf beobachtet.

Beim 4. Schles. Inf.-Regt. Nr. 157 (Brieg) erkrankte zuerst am 4. März und 3. April 1905 je 1 Mann, vom 15. bis 19. Mai weitere 5, 1 bekam einen Rückfall. Vom 20. Mai bis 15. Juli erkrankten weitere 43 Mann. Doppelte Fleischportion und Lebertran führten zur Heilung in 12—14 Tagen. 4mal wurde eine Xerose der Bindehaut gefunden. Der Lichtsinn erschien am Photometer nicht erheblich herabgesetzt. Die Ursache liess sich nicht auffinden. Alle wurden dienstfähig. — Eine ähnliche Epidemie kam auf dem Truppenübungsplatze Lamsdorf (Schlesien) vom 30. Mai bis 29. Juni 1905 beim Inf.-Regt. Nr. 23

vor; sie war auf das 1. Bat. (22 Fälle) beschränkt. Auch hier konnte eine Ursache nicht ermittelt werden[1]).

Charitonow (95) sah im Frühjahr 1893 im 18. Schützenregiment im ganzen 384 Fälle von Hemeralopie.

Poncet (96) beobachtete ein epidemisches Auftreten von Hemeralopie unter der Garnison Strassburgs; ebenso Netter (97) ebendaselbst.

Krakow (98) erlebte eine epidemische Hemeralopie unter den Soldaten, bedingt durch ungenügenden Fettgehalt der Nahrung. Als dieser Mangel an Fett in der Soldatenkost beseitigt wurde, kamen auch keine Fälle von Nachtblindheit mehr vor.

Krienes (90, pag. 112) konstatierte Hemeralopie bei 27 Soldaten, darunter befanden sich 16 Rekruten.

Selitzky (99) beobachtete bei Soldaten im Moskauer Lager ein häufiges Auftreten von Hemeralopie. Bei den erkrankten Soldaten konnte ausser der Nachtblindheit schwacher kleiner Puls (bei sonst kräftigen Individuen), Erweiterung der Pupillen und schwache Reaktion derselben auf Licht konstatiert werden.

Bumke (100) beschrieb eine Epidemie von Hemeralopie unter den französischen Kriegsgefangenen in Lingen.

Tkatschenko (101) beobachtete unter russischen Regimentern 30—50 % von Hemeralopie-Ergriffenen.

Hand (102) konstatierte bei einem Landwehrinfanterieregiment im Monat Mai eine grössere Anzahl von Erkrankungen an Hemeralopie verbunden mit Bindehautxerose.

Falk (115) hebt hervor, dass bei vielen Militärepidemien ausdrücklich erwähnt werde, dass die Offiziere und Unteroffiziere, welche dem Sonnenlichte beim Manövrieren nicht weniger ausgesetzt waren, ganz geringe oder gar keine Erkrankungsziffern erkennen liessen, weil sie besser verpflegt waren.

Epidemisches Auftreten von Hemeralopie in Gefängnissen und Arbeitshäusern.

Die Zahl der Nachtblinden in den Gefangenenanstalten von Ludwigsburg mit 500 bis 800 Männern und Markgröningen mit 300 Weibern betrug nach Cless (103) im Jahre

1855/56 = 851		1858/59 = 171
1856/57 = 700		1859/60 = 469
1857/58 = 270		1860/61 = 79.

Michel (104) fand unter den Insassen des Arbeitszwangshauses Rebdorf = 7,82 % Hemeralopen.

Epidemisches Auftreten von Hemeralopie in Waisenhäusern und Pensionaten.

Adler (107) fand unter 100 Taubstummen des Wiener Taubstummeninstituts 23, die mit idiopathischer Hemeralopie behaftet waren (ausserdem 3 mit Retinitis pigmentosa). Die Hemeralopie herrschte im Institut seit 1½ Jahren. Sie trat angeblich nur im Sommer auf.

Grosoli (105) beobachtete eine Epidemie von Hemeralopie jedesmal zur Zeit der Fasten in einem bestimmten Pensionate.

Nach Basso (106) war in einem Waisenhause ein Drittel aller Insassen von Hemeralopie befallen.

Veith (90 pag. 115) beobachtete eine Epidemie akuter Nachtblindheit bei 20 Fällen, die er in den Monaten April bis Mai 1893 in der von Forster schen Augenheilanstalt in Nürnberg beobachtete.

---

[1]) Jedes Bataillon hat stets seine Küche für sich.

Auftreten von Hemeralopie auf Schiffen.

Ein grosser Teil von Epidemien tritt auf Schiffen auf, namentlich in der Nähe des Äquators in allen Meeren. Gewöhnlich verschwinden die Schiffsepidemien bei Rückkehr in europäische Gewässer. Die Ursache liegt häufig in der Einwirkung der grellen tropischen Sonnenstrahlen.

Besonders häufig wurde die Krankheit bei Skorbut beobachtet. Weiss (108).

Vaucelle (109) beobachtete an Bord eines Kreuzers während der Fahrt im stillen Ozean, dass 8 Monate nach der Abreise aus Frankreich, als frisches Fleisch seltener wurde und die frischen Gemüse mangelten, acht Mann der Mannschaft von Hemeralopie ergriffen wurden. Diese verschwand bei innerlichem Gebrauch von Lebertran. Sie trat wieder von neuem auf, als frische Nahrungsmittel fehlten. In drei Fällen fanden sich auch skorbutische Erscheinungen.

Das epidemische Auftreten von Hemeralopie zu bestimmten Jahreszeiten.

§ 49. Generopitomzew (110) bringt die Tatsache, dass zu gewissen Jahreszeiten die Fälle von Nachtblindheit zahlreich sind, in Verbindung mit der Einförmigkeit der Nahrung der Landbewohner und mit dem Verdorbensein der Nahrungsprodukte am Ende des Winters wegen der unrationellen Konservierung.

Nach Schiele (111) ist im Gouvernement Kursk die Hemeralopie epidemisch; besonders tritt sie zahlreich im Frühjahr nach schlechten Ernten und während der Fasten auf. Häufig finden sich dabei Xerose der Konjunktiva und Keratomalacie.

Sameljew (112) hat im Woroneshschen Gouvernement unter den Bauern 1200 Fälle von Hemeralopie beobachtet. Die Epidemie fiel mit einer Missernte von Hanf (Hanföl), Kartoffeln und Roggen zusammen.

Nach Kubli (114) tritt in den Staaten mit griechisch-katholischer Bevölkerung die Hemeralopie besonders häufig zur Zeit der grossen 7 wöchentlichen österlichen Fasten unter dem Landvolke auf.

Das Auftreten von Hemeralopie hauptsächlich bei Kindern.

§ 50. Nach Kolsky (113) sollen Kinder von 10—15 Jahren unter seinen Patienten in Russland die grösste Mehrzahl der Fälle gebildet haben.

Die geographische Verbreitung der Hemeralopie.

§ 51. Die idiopathische Hemeralopie ist hauptsächlich eine Erkrankung der ärmeren Volksklassen, bei denen sie zur Zeit einer Hungersnot epidemisch grassieren kann.

Falk (115) hat über das Vorkommen von Hemeralopie in den einzelnen Ländern der Erde eine sehr übersichtliche Zusammenstellung gebracht, die auch von national-ökonomischem Werte ist. Das mehr oder minder häufige Auftreten von Nachtblindheit steht demnach im proportionalen Verhältnisse zu dem nationalen Wohlstande des betreffenden Landes. Während z. B. in England akute Hemeralopie ein sehr seltener Gast ist, tritt sie in

Irland sehr zahlreich auf. Dasselbe Verhältnis besteht zwischen den nordamerikanischen und südamerikanischen Staaten. Sie ist in Indien, China, den Donauländern, Russland etc. so häufig, dass sie den Anschein einer Epidemie gewinnt. Im Innern von Brasilien sollen gerade die Sklaven besonders zu Hemeralopie neigen, und in Indien wurde dem ausschliesslichen oder vorwiegenden Reisgenusse immer eine hohe ätiologische Bedeutung beigemessen.

Epidemisches Auftreten der Hemeralopie zugleich mit Skorbut.

§ 52. Dorrdoff (90, pag. 106) sah unter 200 Skorbutkranken 4 Fälle von Hemeralopie.

Cless (90, pag. 106) beobachtete in den Zivil-Strafanstalten Württembergs oft das gleichzeitige Auftreten von Skorbut und Hemeralopie.

Michel (104) berichtet, dass von 27 Hemeralopen 11 an skorbutischen Erscheinungen des Zahnfleisches und 2 an allgemein skorbutischen Erscheinungen litten.

Belawsky (117) fand unter 100 schweren Skorbutkranken im Petersburger Militärhospitale in 23 Fällen Hemeralopie und in 52 Fällen Xerosis conjunctivae.

Auf Schiffen wird Skorbut und Hemeralopie so oft gleichzeitig gefunden, dass Schwarz (90, pag. 106) die Hemeralopie eine getreue Begleiterin des Skorbuts nennt und beide als spezielle Seemannskrankheiten bezeichnet.

In dem russisch-japanischen Kriege herrschte in der Mandschurei viel Skorbut und Hemeralopie. Kreindel (127) führt die Entstehung dieser Erkrankungen hauptsächlich auf Fettmangel zurück, d. h. tierisches Fett. Sonst spielten natürlich auch Unterernährung und körperliche zu grosse Strapazen eine grosse Rolle.

Das Auftreten von Hemeralopie bei Anämie und Schwächezuständen.

§ 53. Michel (104) beobachtete das Auftreten von Hemeralopie im Gefolge schwerer Anämieen bei Individuen, welche ein unregelmässiges kärgliches Leben bei zeitweise reichlichem Genuss von Alkohol führten (Flössern).

Krienes (90, pag. 111) sah Hemeralopie bei einer 13jährigen anämischen Waisen, ferner bei 3 anämischen Soldaten und 2 anämischen Zivilisten.

Fontan (118) bringt die Hemeralopie in Beziehung zur Anämie im allgemeinen und zur Malaria im besonderen.

Panas (119) beobachtete Hemeralopie bei einem Menschen mit Albuminurie, ebenso Teillais (120).

Förster (90, pag. 107) konstatierte bei einem Manne, der wegen diffuser Nephritis monatelang im Bette zugebracht hatte, Hemeralopie.

Cohn (90, pag. 108) sah Hemeralopie bei Marasmus.

Rampoldi (121) hält für den Ausbruch der Hemeralopie im allgemeinen organische Schwäche als notwendige prädisponierende Ursache, während ein starker Lichtreflex in den meisten Fällen die Gelegenheitsursache abgebe. Er beobachtete 19 Fälle von Hemeralopie, von denen 6 schwangere Frauen betrafen.

Leber (90, pag. 108) beobachtete Hemeralopie bei Schwächezuständen zufolge zu lange fortgesetzter Laktation.

Ancke (122) sah einen Fall von Nachtblindheit nach Blutverlust bei einer Schwangeren.

Wir hatten Gelegenheit folgenden Fall zu beobachten:

A. N., eine 40jährige, früher gesund gewesene Frau hatte neun Kinder zur Welt gebracht. Seit Anfang des Jahres klagt sie über hemeralopische Beschwerden. Sie habe damals infolge von Aufregungen und starker Arbeit wochenlang nachts nicht recht geschlafen. Die Beschwerden wurden immer schlimmer und bestanden darin, dass sie durch Licht geblendet wurde und bei schwindendem Lichte auffallend schlecht sah. Schlecht genährtes anämisches Weib. Sehschärfe beiderseits normal. Gesichtsfeld für Weiss und Farben konzentrisch verengt. Augenspiegelbefund normal. Lichtsinn am Photometer gemessen herabgesetzt.

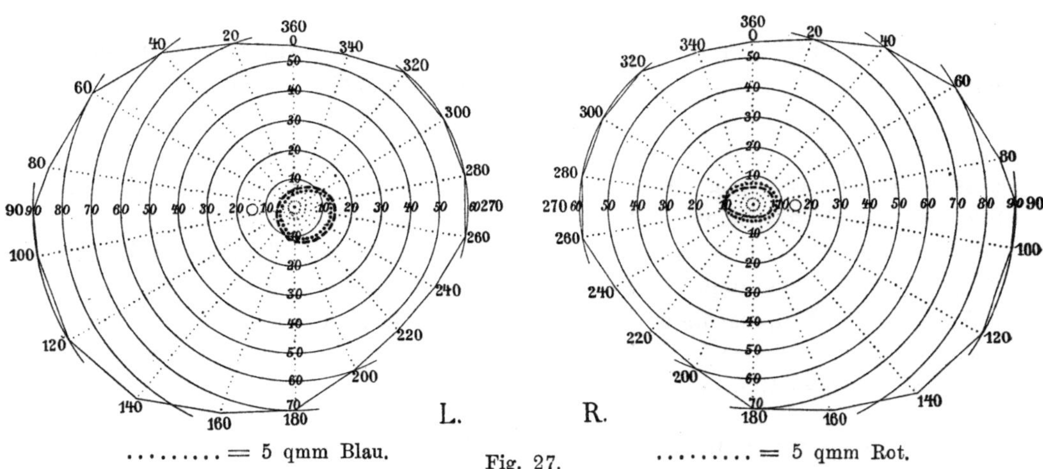

Ferner ist Hemeralopie nicht selten eine Begleitung des Nystagmus der Bergleute, der ja ebenfalls eine Erschöpfungsneurose darstellt, vergl. Nieden (123).

Dransart (124) beobachtete in 9 Fällen von Hemeralopie 8 mit Nystagmus der Bergleute.

Die Hemeralopie bei Intoxikationen.

§ 54. Bei Ikterus. Besonders häufig wird die Hemeralopie in Begleitung der Leberkrankheiten beobachtet, und zwar hauptsächlich bei Leberzirrhose im hypertrophischen und atrophischen Stadium, auf luetischer oder nicht luetischer Basis.

Hennig (126) berichtet über 2 Fälle von Hemeralopie bei ikterischem Gelbsehen. Mit dem Verschwinden des Ikterus traten die Erscheinungen von Nachtblindheit völlig zurück.

Spassky (128) beobachtete einen 42jährigen Patienten mit starker Gallenstauung. Er litt wiederholt an Anfällen von Gallensteinkoliken. Die gestaute Galle rief starken Ikterus hervor, und beim dritten Anfalle gesellten sich folgende subjektive Augensymptome dazu: Hemeralopie, Einengung des Gesichtsfeldes, auch für Farben und besonders für Grün, Verwechselung von Blau und Grün, Herabsetzung des Sehvermögens und Xanthopsie.

Romary (129) sah eine grosse Anzahl von Erkrankungen an Hemeralopie in der Sahara, sowohl bei Eingeborenen, als bei den Legionären, in einzelnen Fällen in Verbindung mit Icterus catarrhalis.

Fälle von Ikterus mit Hemeralopie beobachteten ferner noch Kohn (130), Parinaud (131), Cornillon (132), Litten (133), Levi (134), Trantas (135), Strzeminski (139).

Wir hatten Gelegenheit folgenden Fall zu beobachten:

F. B., 50jähriger Arbeiter. Allgemeindiagnose: Ikterus bei chronischer Peritonitis. Patient leidet seit 5 Jahren an Gelbsucht, die in letzter Zeit zugenommen haben soll. Seit etwa 10 Wochen hemeralopische Beschwerden. Letztere nahmen allmählich an Intensität zu und sind nun so stark, dass er bei Dunkelheit geführt werden muss. Durch helles Licht wird er nicht geblendet. Hochgradige Adaptationsstörung. Die Sehschärfe beiderseits = $^6/_6$. Das Gesichtsfeld vergl. Fig. 27, für Weiss normal, für Farben hochgradig verengt. Später Gesichtsfeld für Weiss im diffusen Tageslicht ebenfalls konzentrisch verengt, die Farbenfelder noch mehr eingeengt.

Nach Fumagalli (125) störe die durch die Lebererkrankung hervorgerufene Cholämie die Ernährung der Gewebe; sie bewirke eine Verlangsamung des Kreislaufes, als deren Folge die auch in der Netzhaut sichtbare venöse Stase, arterielle Ischämie und seröse Exsudation sich entwickele. Der in das Blut übergegangene Gallenfarbstoff lagere sich zum Teil im Netzhautpigmentepithel ab. Die gestörte Ernährung der Stäbchen und Zapfen sei schuld, dass zu ihrer Erregung ein starker Lichtreiz notwendig werde.

Monuro (136) führt die Hemeralopie bei Ikterus auf die Veränderung des Sehpurpurs durch Gallenfarbstoff zurück.

Baas (137) beobachtete den mikroskopischen Befund bei einem 15jährigen Patienten mit Leberzirrhose, Ikterus und Hemeralopie. Der Krankheitsprozess wird im allgemeinen als ein interstitieller entzündlicher Zustand mit dem Endausgang in Atrophie = Cirrhosis chorioideae bezeichnet.

Auch bei dem von Hori (138) untersuchten Falle von Cirrhosis hepatis mit Ikterus und Hemeralopie soll die mikroskopische Untersuchung des Bulbus das Bild einer chronischen Entzündung der Uvea dargeboten haben, welche die übrigen Augenhäute in Mitleidenschaft gezogen hatte.

In dem Falle Volbrecht (140) von Leberzirrhose mit Ikterus und Hemeralopie zeigte der mikroskopische Befund der Bulbi, dass die Blutgefässe vollgepropft waren von massenhaft postmortal gewucherten Streptokokken bei einer ödematösen Schwellung der Papille. Volbrecht spricht die Meinung aus, dass die okularen Veränderungen bei Lebererkrankungen mit schwerem Ikterus nicht eine Folge des durch die Gallenbeimischung veränderten Bulbus, sondern der progressiven Kachexie sei.

Alfieri (141) fand bei Kaninchen, die er subkutan mit frischer Ochsengalle vergiftet hatte, ausgesprochene Veränderungen am Pigmentepithel der Retina und an den Stäbchen. Teils zeigte sich das Pigment im äusseren Teile der Zellen angehäuft, teils waren die Zellen mitsamt den Stäbchen von der Lamina vitrea abgelöst und faltig emporgehoben, oder sie waren geplatzt und das Pigment in Haufen an der Vitrea, oder in Körnchen zwischen den Stäbchenaussengliedern verstreut, die Stäbchen oft vom Epithel abgehoben und Stäbchen und Zapfen von mehr homogenem Ansehen, wie bei beginnender Koagulationsnekrose. Entsprechend der Unregelmässigkeit am Pigmentepithel zeigte die äussere Körnerschicht einen ähnlichen welligen Verlauf. An den anderen Retinaschichten bestand keine Abnormität, auch ophthalmoskopisch war keine wesentliche Veränderung zu finden. Diese Untersuchungen lassen eine unmittelbare und spezifische Wirkung der Gallenbestandteile auf einzelne Netzhautelemente erkennen, wie schon Fumagalli 1873 eine solche für die Pathogenese der Hemeralopie bei Leberkrankheiten angenommen hatte. Eine unmittelbare Einwirkung werde um so wahrscheinlicher, als die bei Leberkrankheiten sonst in Betracht kommenden Faktoren, wie Ernährungsstörung, allgemeiner Verfall, chronische Dyskrasie, hier ausgeschlossen waren. Der Zusammenhang von Leberkrankheiten und Sehstörungen werde hierdurch jedenfalls verständlicher.

Tornabene (142) hat nach subkutaner Einspritzung von Galle bei Fröschen und Kröten die Retina auf Azidität, Sehpurpur und Pigmentbewegung untersucht. Sowohl beim Übergange von Hell zu Dunkel, als auch umgekehrt, ergab sich in der grösseren Mehrzahl geringere Azidität, also geringere Energie der chemischen Prozesse in der Retina bei ihrer Tätigkeit. Auch die Bildung des Sehpurpurs im Dunkeln war durch die Galle gehemmt, und am Lichte erfolgte die Bleichung desselben schneller. Am wichtigsten waren die Beobachtungen am Retinalpigment. Die Galle hinderte das Herabsteigen im Lichte nicht — dasselbe erfolgte ungefähr in normaler Weise —, dagegen das Wiederaufsteigen in die Dunkelstellung, wenn die belichteten Tiere nach der Einspritzung ins Dunkle gebracht wurden. Die Stäbchen blieben bis ungefähr zwei Drittel ihrer Länge mit Pigment bedeckt, während es bei Kontrolltieren zurückgegangen war. Aber auch bei Tieren, die vor und nach der Einspritzung im Dunkel gehalten waren, fand sich das Pigment stark und zugleich unregelmässig herabgestiegen.

Wenn Hemeralopie auf Störung der Adaptation und diese wieder auf Veränderung des Pigmentepithels beruhe, so könnte die Hemeralopie des Ikterus wohl als Hemmung in der Zurückbewegung des Retinapigmentes aufgefasst werden.

Macé und Nicati (143) glaubten dagegen, dass die Hemeralopie bei Ikterus im allgemeinen als Blaublindheit zu betrachten sei.

Nach Hirschberg (144) hängt die Nachtblindheit bei Ikterus unmittelbar mit dem Gelbsehen, d. h. mit der Blaublindheit zusammen, indem in der Abenddämmerung zuerst die gelben Strahlen schwänden und zunächst die blauen Strahlen blieben, welche den Ikterischen ganz dunkelblau erschienen.

§ 55. Bei Chininintoxikation (vergl. auch die Fälle Bd. III, pag. 957). —

Nach de Bono lähmt das Chinin die Erregungen des Pigmentepithels der Stäbchen und Zapfen.

§ 56. Einwirkung des Eisens. E. v. Hippel (145) fand, dass bei aseptischen Verletzungen des Bulbus durch eingedrungene Eisensplitter die Hemeralopie ein Frühsymptom sei, und dass durch chemische Wirkung des Eisens eine Netzhautdegeneration bewirkt werde.

§ 57. Schwefelkohlenstoff. Knies (90 pag. 110) macht auf das Vorkommen von Hemeralopie bei Schwefelwasserstoffvergiftungen aufmerksam.

§ 58. Pellagra. Pellagra wird nach Lombroso durch den Genuss von verdorbenem Mais hervorgerufen und sei als eine chronische Ptomainvergiftung anzusehen. Pellagra gehe mit hochgradigen Ernährungsstörungen einher. Hemeralopie werde bei ihr so oft gesehen, dass sie als ein charakteristisches Symptom der Pellagra gelte.

Fälle von Hemeralopie bei Pellagra beschreiben Rampoldi (146) und Neusser (147). —

Riva (90, pag. 108) fand bei Pellagrösen eine Atrophie der Chorioidea, des retinalen Pigmentepithels und Pigmentschwund, beruhend auf Anämie der Chorioidea.

§ 59. Alkoholismus. Uthoff (90, pag. 108) führt den Alkoholismus als Ursache der Hemeralopie an. Er fand unter 1500 von ihm im Laufe eines Jahres untersuchten geisteskranken Männern in 10 Fällen Hemeralopie. Es handelte sich bei diesen Hemeralopen fast ausschliesslich um solche Patienten, die an chronischem Alkoholismus litten.

Das Auftreten von Hemeralopie bei Infektionen.

§ 60. Malaria. Zimmermann (148) berichtet, dass in einer Familie, während der Vater plötzlich am Typhus erkrankte, die 4 Kinder von einem mit Hemeralopie einhergehenden Intermittensanfall befallen wurden.

Auch unter den oben erwähnten Fällen von Rampoldi (146) litt einer an Malaria.

Auf Grund dessen, dass hauptsächlich Erdarbeiter, Gärtner, Sappeure an Hemeralopie erkrankten, und dass nach den Beobachtungen von Fr. Rusanow in einem Dorfe, welches in einer sumpfigen Gegend gelegen war, Arme und Reiche, ohne Ausnahme jeden Frühling an Hemeralopie, die im Sommer wieder verging, litten, kommt Adamück (149) zu dem Schlusse, dass für die Hemeralopie als ursächliches Moment eine besondere Infektion angenommen werden müsse, die der Malaria-Infektion nahe stehe, aber doch von ihr verschieden sei.

Surow (150) ist geneigt, die Ursache der Hemeralopie in einem in der Erde befindlichen Infektionsstoffe zu suchen. Einen wahrscheinlichen Zusammenhang mit Malaria sieht er in dem günstigen Effekt der Chininbehandlung.

Mendoza (151) bezieht die bei Malaria auftretende Hemeralopie, ebenso wie auch Trantas (135), auf eine ungenügende Funktion der Leber bei dieser Erkrankung.

Sulzer (90, pag. 106) sah während seines Aufenthaltes in Java, besonders bei chronischer Malaria und Malariakachexie ausser anderen Sehstörungen auch eine Reihe von Hemeralopiefällen.

Krassowsky (90, pag. 107) beobachtete in einer Sumpffiebergegend drei Fälle von Hemeralopie, welche mit Chinin heilten.

Nossadowic (90, pag. 116) gibt an, dass bei vielen Einwohnern in gewissen sumpfigen, von Malaria durchseuchten Bezirken Ungarns und der unteren Donau, in denen Hemeralopie ein häufiger Gast sei, sich die ersten Anzeigen von Malaria oft dadurch zeigten, dass man bei der Obduktion Milz und Leber stark vergrössert fände, ohne dass die Befallenen zu Lebzeiten wesentlich an Malaria gelitten zu haben schienen.

Venemann (90, pag. 115) sah 42 Fälle akuter Hemeralopie, besonders Kinder betreffend, bei denen meist 2—3 Tage lang vor Ausbruch derselben Fieber und Kopfschmerz bestand. Einige Patienten litten an Photophobie, die meisten auch an Konjunktivalkatarrh.

Die übrigen Augensymptome bei der Hemeralopie.

§ 61. Als konstante Symptome der Hemeralopie führt Krienes (90) folgende an:

a) Mässige Lichtscheu bei höheren Helligkeitsgraden.

b) Abnorme Pupillenweite im Dunkeln.

c) Herabsetzung des centralen quantitativen Farbensinnes, besonders des Blausinnes, bei Tageslicht.

d) Disproportionales Sinken der Sehschärfe bei herabgesetzter Beleuchtung und Erhöhung der unteren Reizschwelle am Försterschen Photometer.

e) Erhöhung der unteren Reizschwelle für Farben, besonders Blau. Blau verschwindet vor Rot.

f) Einengung der Farbengrenzen bei Tageslicht, besonders der Blaugrenzen des Gesichtsfeldes.

g) Abnorme Einengung der Gesichtsfeldgrenzen für Weiss und Farben bei zunehmender Dunkelheit. Blau verschwindet bei einem gewissen Dunkelheitsgrade aus dem Gesichtsfelde, wenn Rot noch empfunden wird.

Weniger konstante Symptome:

h) Herabsetzung der Sehschärfe bei Tageslicht.

i) Einengung der Gesichtsfeldgrenzen für Weiss bei Tageslicht.

k) Ermüdungssymptome: Försterscher Verschiebungstypus, oszillierendes Gesichtsfeld, paracentrale Skotome.

l) Akkommodationsspasmus (selten).

m) Konjunktivitis.

n) Xerosis conjunctivae.

o) Erythropsie, Xanthopsie.

§ 62. Hinsichtlich des ophthalmoskopischen Befundes hebt Krienes (90) hervor, dass bei allen von ihm untersuchten Fällen der Mangel resp. die schwache Entwickelung des retinalen Pigmentes das vorstechendste aller ophthalmoskopischen Symptome gewesen sei. Wenn auch von den meisten Autoren der Augenspiegelbefund dabei als „normal" bezeichnet werde, so hebt er jedoch mit Recht hervor, dass es zwar allgemein gebräuchlich sei, einen Augenhintergrund noch als „normal" zu bezeichnen, bei dem wegen Mangel oder Fehlen des retinalen Pigmentes die Aderhautgefässverzweigungen etc. deutlich sichtbar sind. Wenn man sich aber über die physiologische Bedeutung des retinalen Pigments klar werde, müsse man zugeben, dass es auch nicht ganz gleichgültig sei, ob dasselbe schwach oder stark entwickelt ist. Rechne man den albinotischen Zustand nicht mehr zu dem normalen, so müsse man auch weiter zugeben, dass es zwischen diesem und dem normalen Auge Übergangszustände geben müsse. Solche fand, wie eben erwähnt, Krienes bei allen Fällen akuter Hemeralopie, die von ihm untersucht worden waren. Das hervorstechendste Symptom war: Der Mangel resp. die schwache Entwickelung des retinalen Pigmentes. Die Aderhautgefässverzweigungen waren nicht nur in der Peripherie, sondern auch am hinteren Pole mit Ausnahme der Maculagefässe sichtbar.

Ausser diesem Hintergrundsbilde wurde von verschiedenen Autoren, sowie auch von Krienes ein peripapilläres Retinalödem konstatiert. In einigen Fällen waren zugleich die Netzhautvenen stärker gefüllt und geschlängelt.

Netter (152) führt an, dass nach den Untersuchungen von Quaglino, Mastialis, Poncet und Galezowski sich die epidemische Hemeralopie durch 3 Phänomene: Verengerung der peripapillären Arterien, Erweiterung der Netzhautvenen und umschriebenes peripapilläres Ödem der Netzhaut charakterisiere.

Nach Fumagalli (125) hat die Netzhaut einen graulichen Reflex, ist ödematös infiltriert, Arterien enge, Venen erweitert, Epithelpigmentschicht stärker pigmentiert.

Strzeminski (139) fand bei Ikterus catarrhalis mit Hemeralopie leichte Ödeme der Sehnervenpapille.

Spassky (128) konstatierte bei Ikterus mit Hemeralopie: Trübungen in der Retina, der Chorioidea, dem Sehnervenkopf und der Macula lutea. Die Trübung im Augenhintergrund war nicht gleichartig, teilweise ragten stärker getrübte Netzhautpartien im Glaskörper vor. Bei Besserung des Allgemeinzustandes nahmen die Augenveränderungen ebenfalls ab.

§ 63. Was die Sehschärfe bei der essentiellen (akuten) Hemeralopie betrifft, so fand Krienes, dem wir die sorgfältigsten Untersuchungen in dieser Hinsicht verdanken, bei fast allen eine Verminderung derselben bei Tageslicht, welche allerdings in keinem Falle einen sehr hohen Grad erreichte. Die Untersuchung der Sehschärfe bei herabgesetzter Beleuchtung ergab im allgemeinen ein disproportionales Sinken derselben in der Dunkelheit.

Nach eingetretener Heilung der essentiellen Hemeralopie konnte Krienes konstatieren, dass die Sehschärfe des früher hemeralopisch gewesenen Auges nur eine bedeutend geringere Herabsetzung bei Verminderung der objektiven Helligkeit erleidet, und beim Ausgleich mit einem emmetropischen Auge ungefähr auf die gleiche Stufe sank resp. besser wurde.

§ 64. Bezüglich des centralen Farbensinns gelangte Krienes zu dem Ergebnis:

a) dass bei Hemeralopie der centrale quantitative Farbensinn bei Tagesbeleuchtung verhältnismässig stark herabgesetzt sei. Blau nnd Rot wurden durchweg erst bei grösserem Gesichtswinkel erkannt, als nach der Heilung; und

b) dass die centrale Blauempfindung durchschnittlich stärker litt, als die Rotempfindung, da es zur Erkenntnis des Blau meist einen noch grösseren Gesichtswinkel bedurfte, als für Rot.

Nach der Genesung hingegen wurden beide in gleicher Entfernung erkannt, in einzelnen Fällen Blau sogar in einer grösseren als Rot.

Nach Aubert (153) macht nämlich blaues Licht im adaptierten Auge einen stärkeren Eindruck als rotes. Dementsprechend wird vom gesunden Auge das blaue Objekt bei einem gewissen Grade von Verdunkelung noch als schwach-blau wahrgenommen, wenn das gleich grosse rote Objekt nicht mehr als Rot, sondern als tiefes Braun gesehen wird. Bei weiterer Verdunkelung bemerkt man an Stelle des blauen Objektes noch einen schwachen hellgrauen Schein, während das rote völlig unsichtbar bleibt. Im Gegensatze zu dieser Erscheinung kann der Hemeralope bei einem mässigen Grade von Dunkelheit, bei welchem das gesunde emmetropische oder myopische Auge Rot und Blau noch gut empfindet, diese von dem schwarzen Grunde nicht mehr unterscheiden, und zwar verschwindet das Blau früher als das Rot.

§ 65. Die Gesichtsfeldgrenzen für Weiss (5 qmm) zeigten sich in fast allen Fällen von essentieller Hemeralopie, welche Krienes beobachtete, kaum eingeengt. Der Unterschied der Grenzen vor und nach der Heilung betrug in einzelnen Fällen allerdings ca. 5—8°. Derselbe ist jedoch zu gering, als dass man ihn nicht ebensogut als einen unvermeidlichen Untersuchungs- resp. Beobachtungsfehler des Patienten betrachten könnte. Bei mässiger Verdunkelung schränkte sich das Gesichtsfeld für Weiss nur mässig — besonders temporal — ein. Erst bei weiterer Zunahme der Dunkelheit engte sich dasselbe disproportional dem normalen Gesichtsfelde ein, und zwar in den Fällen mit intensiver Hemeralopie bis auf durchschnittlich 10 bis 20°.

Bezüglich der Farbengesichtsfelder bestand in allen Fällen bei Tagesbeleuchtung eine Einschränkung der Grenzen für Blau, Rot und Grün, und zwar waren die Blaugrenzen verhältnismässig am bedeutendsten eingeengt.

Bei geringer Verdunkelung tritt noch eine weitergehende Einengung der Farbengrenzen auf. Es schränkt sich dabei das Blau verhältnismässig noch stärker ein als das Rot, so dass die Grenzen für Blau enger werden können, als die für Rot. Bei noch stärkerer Verdunkelung verschwindet Blau ganz aus dem Gesichtsfelde, während Weiss und Rot noch empfunden werden.

§ 66. Das Verhalten der Pupillen. Bei der idiopathischen (essentiellen, akuten) Hemeralopie erweitern sich die Pupillen im Dunklen bedeutend stärker, als dies beim gesunden Vergleichsauge der Fall ist. Bei chronischer Hemeralopie findet man meist schon bei Tagesbeleuchtung eine auffallende Erweiterung der Pupillen (schwächere Erregung der Pupillenfasern).

Das Wesen der Hemeralopie.

§ 67. Das Symptom der Hemeralopie ist der klinische Ausdruck für eine Störung im Stoffwechsel der Retina und in specie ein verlangsamter Wiederersatz der in der Neuroepithelschicht enthaltenen „Sehsubstanzen", ein Vorgang, den man physiologisch als Verlangsamung der Adaptation zu bezeichnen pflegt. Bezüglich dieses Verhaltens müssen wir auf Bd. III, pag. 238, § 173 und auf Bd. III, 259, 294 und 318 verweisen. Die Hemeralopie im allgemeinen äussert sich sowohl als partielle als auch als über die ganze Netzhaut verbreitete Erscheinung und ist abhängig entweder von Störungen des Aderhautgefässystems in specie der Choriocapillaris mit konsekutiver Erkrankung der äusseren Netzhautschichten, oder von Blendung bei Obwalten von allgemeinen Ernährungsstörungen resp. veränderter Blutbeschaffenheit. Der partiellen Hemeralopie begegnen wir als Nachtblindheit im Gefolge von chorioretinalen Erkrankungen, zu welchen auch wie wir gesehen haben, pag. 47 die chronische (kongenitale) Hemeralopie zu zählen ist; die über die ganze Netzhaut verbreitete Hemeralopie findet ihren Ausdruck in der essentiellen, resp. idiopathischen resp. akuten Hemeralopie. Wiewohl bei der zweiten Form die ganze Netzhautfläche mitbeteiligt ist, so schliesst dies doch nicht aus, dass bestimmte Zonen, z. B. die makuläre dabei noch intensiver ergriffen sind.

Krienes (90) ist nach sorgfältiger Beobachtung und Zusammenfassung aller einschlägigen Verhältnisse zur Überzeugung gelangt, dass zum Zustandekommen der essentiellen Hemeralopie eine gewisse Disposition der Retina resp. Chorioidea vorhanden sein müsse, welche auf einer mangelhaften Entwickelung des retinalen Pigments = Status hemeralopicus beruhe. Die Pigmentarmut könne angeboren sein = Status hemeralopicus congenitus, sie könne aber auch im Gefolge lokaler resp. allgemeiner Erkrankungen erworben werden = Status hemeralopicus acquisitus. Zur Entstehung des Symptoms der Hemeralopie bedürfe es dann gewisser Gelegenheitsursachen als: Einwirkung hellen Lichtes bei unzureichender oder qualitativ ungenügender Nahrung (sogen. epidemisches Auftreten der Hemeralopie in Kasernen, Waisenhäusern etc.), daher auch in Begleitung des Skorbuts, ferner bei anämischen Zuständen und Kachexien, wie Malaria, Pellagra und bei chronischer Intoxikation.

Wir hatten früher gesehen, dass der lichtleitende Apparat der Netzhaut (die inneren Netzhautschichten, bestehend aus Nervenfasern- und Ganglienzellenschicht) in Erregung versetzt wird durch einen Reiz, der in der äusseren Netzhautschicht zustande kommt und hierselbst auf die Neuroepithelschicht d. h. die Endorgane der Nervenfasern einwirkt. Dieser Reiz kommt nach Kühne und Steiner zustande durch gewisse photo-elektrische Vorgänge im Protoplasma der Innenglieder der Sehzellen, und diese Vorgänge sind wiederum die Folge des photo-chemischen Prozesses der Sehpurpurbleiche. Die Funktion des lichtleitenden Apparates ist demnach durchaus abhängig von den Vorgängen in der äusseren Netzhautschicht. Die an letzterer sich abspielenden **physikalischen** Veränderungen bestehen nach den Untersuchungen von Engelmann, Czerny, Angelucci, Kühne, Exner, van Genderen-Stoort, Fick, Gradenigo u. a. (vgl. Bd. III, pag. 284—290) im wesentlichen in Bewegungserscheinungen des im Pigmentepithel liegenden Pigments (vgl. Fig. 5, pag. 6, Bd. III), sowie der Stäbchen und Zapfen. In der Dunkelheit, d. h. im Ruhezustande liegen die Pigmentkörner im hintersten Teil der Zellen nächst dem Kern (Aussenstellung des Pigments), so dass die Endflächen der Stäbchen etc. unbedeckt bleiben. Bei Belichtung der Netzhaut, d. h. im Erregungszustande rücken die Pigmentkörner nach vorne in die wimperartigen Fortsätze des Pigmentepithels, die sich zwischen die Stäbchen und Zapfen erstrecken, zum Teil auch zwischen die Innenglieder (Innenstellung des Pigments). Zugleich ziehen sich infolge desselben Reizes die Stäbchen und Zapfen zusammen und verkürzen sich. Infolgedessen werden dieselben, da sie nunmehr, fester zusammengedrängt, zwischen den gefüllten Pigmentfortsätzen liegen, von dem Pigment mit einer Hülle umgeben.

Der **chemische** Einfluss des Lichtes auf die Netzhaut besteht in einer Bleichung des in den Stäbchen = Aussengliedern abgelagerten, von Boll entdeckten Sehrots. Dasselbe wird nach Kühne zunächst in Sehgelb und in Sehweiss übergeführt und erst bei weiterer Belichtung farblos Im Dunkeln stellt sich das Sehrot wieder her. Es ist von grosser Wichtigkeit, ob die Stäbchen nur angebleicht sind, d. h. noch Sehgelb und Sehweiss enthalten, oder ob sie völlig ausgebleicht — farblos — sind, also keinen der obigen Stoffe mehr enthalten. Ist nämlich noch Sehgelb oder Sehweiss vorhanden, so können sich dieselben wieder in Sehrot umwandeln, und zwar geschieht diese Umwandlung durch Abgabe eines aus dem Pigmentepithel kommenden Stoffes (Rhodophyllin) = Rhodophyllaxe. Dagegen wird bei der Regeneration ganz gebleichten Purpurs das Sehrot direkt als solches vom Epithel an die Stäbchen abgegeben = Rhodogenese. Ferner erfolgt nach Kühne die Herstellung des Sehpurpurs schneller und ausgiebiger, wenn die Bleichung nur bis zur Bildung von Sehgelb und Sehweiss vorgeschritten ist (Anbleichung), als wenn eine völlige Bleichung bis zur Farblosigkeit (Ausbleichung) stattgefunden hat. Im letzteren Fall gehört eine unverhältnismässig längere Zeit dazu, bis die Färbung der Stäbchen wieder hergestellt ist.

Sowohl die Bildung des Sehrots, als auch die Bildung des Pigments im Pigmentepithel steht in engster Beziehung zu den Vorgängen des Stoffwechsels und des Blutkreislaufes. Der hämatogene Ursprung des Pigments ist durch Scherls Untersuchungen über das Auftreten des Pigments beim Embryo nachgewiesen.

Was die Bildung des Sehrots betrifft, so ist dasselbe wohl als ein Sekretionsprodukt des Pigmentepithels der Retina zu betrachten, und wird als solches an die Aussenglieder der Stäbchen etc. abgegeben. Es ist gewissermassen das Sekret einer Drüse, welche von dem Pigmentepithel und dem Aderhautgefässnetz dargestellt wird. In dem Sehrot haben wir entschieden einen Träger des Lichtsinnes zu erblicken. Ausser demselben bestehen jedoch in der Retina als Stoffwechselprodukte sehr wahrscheinlich noch andere Substanzen, über deren Anzahl und Sitz bisher noch ziemlich vage Darstellungen herrschen.

Die Aussenstellung des Pigments hat den Erfolg, dass das Licht durch die Achse der unbedeckten Endfläche der Stäbchen nach aussen hindurch gehen kann, während bei der Innenstellung desselben Stäbchen und Zapfen mit einer lichtverschluckenden Hülle umgeben werden. Hierdurch hindert das Pigment bei zunehmender Lichtintensität durch Lichtabsorption eine Ausbleichung des Sehpurpurs, während es bei mindergradiger Lichteinwirkung eine Bleichung desselben ermöglicht. Das Pigment vermittelt demnach eine gleichmässige Umbildung des Sehrots und spielt andererseits die Rolle eines Schutzorgans gegen Blendung. Diese Schutzvorrichtung und diese Regulierung der chemischen Umsetzung des Sehrotes, welche hauptsächlich in Kraft tritt bei Einwirkung höherer Lichtreize, erscheint durchaus zweckmässig und notwendig, wenn man sich vergegenwärtigt, dass die Neubildung des verbrauchten Sehrotes durch den Nahrungsstrom naturgemäss viel langsamer erfolgt, als eine Zersetzung desselben unter dem Einflusse des Lichts.

Wie vorhin erwähnt, besteht das Wesen der essentiellen Hemeralopie in einer Verlangsamung des Wiederersatzes der verbrauchten Sehsubstanz resp. des Sehrots, also in einer Störung der Adaptation. Indem dabei die Menge der lichtempfindlichen Sehsubstanz vermindert ist, ist auch dementsprechend die Lichtempfindlichkeit des Auges vermindert, und werden je nach dem Grade dieser Unterwertigkeit der Sehsubstanz geringe objektive Lichtunterschiede als solche entweder schwächer, als im normalen Auge, oder gar nicht mehr (also gleichmässig oder fast gleichmässig dunkel) empfunden.

Soll dagegen der Adaptionsmechanismus ungestört vor sich gehen, dann muss

    1. eine zweckmässige Vorrichtung vorhanden sein, welche dem Auge den notwendigen Schutz gegen eine zu starke photochemische Zersetzung des Sehrots gewährt und welche bewirke,

2. dass die Zufuhr des verbrauchten Materiales unbehindert vor sich gehe, d. h. dass die Sekretionsfähigkeit des Pigmentepithels keine Einbusse erleide und imstande bleibe, die auf photochemischem Wege enstandenen Verluste des Sehrots zu decken.

Zwischen dem normalen Verhalten der Adaptation und den maximalen Störungen derselben existieren aber naturgemäss viele Übergänge.

Eine Disposition zur Entstehung von Hemeralopie begünstigen daher alle diejenigen Momente, welche eine starke Blendung des Auges bewirken, d. h. starker objektiver Lichtreiz bei retinaler Pigmentarmut und ausserdem Ernährungsstörungen lokaler und allgemeiner Natur, welche die Sekretionsfähigkeit des Pigmentepithels beeinflussen. Dieselbe kann erworben werden entweder durch entzündliche Herde in den äusseren Netzhaut- resp. inneren Chorioidealschichten und Gefässerkrankungen der Choriocapillaris, oder dieselbe kann angeboren sein durch angeborenen Pigmentmangel des Auges. So. erklärt sich einerseits das anscheinend epidemische Auftreten der Hemeralopie bei mangelhafter oder qualitativ schlechter Ernährung unter gleichmässigen äusseren Verhältnissen lebender Individuen und andererseits der Umstand, dass je nach der angeborenen oder erworbenen individuellen Anlage einzelne Individuen unter den gleichen äusseren schädlichen Einflüssen gar nicht, andere nur leicht, andere bei der gleichen sogen. Epidemie schwer an Symptomen von Hemeralopie erkranken.

Zum Zustandekommen der Hemeralopie gehört daher nicht nur, dass durch relativ zu starke Dissimilierung ein Defekt im Sehvorrat geschaffen wird, sondern auch dass derselbe infolge mangelhaften Nachersatzes nur langsam und unter gewissen begünstigenden Umständen ausgeglichen werden kann.

Für den Ausbruch der essentiellen Hemeralopie hält Rampoldi (154) eine allgemeine organische Schwäche als notwendige prädisponierende Ursache, während starker Lichtreflex die Gelegenheitsursache abgebe. Unter 19 Fällen seiner Beobachtung waren 6 schwangere Frauen, 6 senile Katarakte, 1 Malariafall, 4 schwere Hirnhautleiden, 2 Glaukome. Einen äusserst lehrreichen Fall akut entstandener Hemeralopie infolge mangelhafter Ernährung teilt Uthoff (155) mit:

Ein 18jähriger Gymnasiast, der bei starken körperlichen Übungen als Vegetarianer nur von Obst und Gemüsen gelebt hatte, erkrankte an Hemeralopie und Xerosis epithelialis. Mit Änderung der Diät (Eier und Milchgenuss) trat Besserung ein. Nach 4 Wochen war die wochenlang bestehende Hemeralopie geheilt.

Kolsky (156) beobachtete 96 Fälle von Hemeralopie. Als Ursache derselben nimmt er ungenügende Ernährung an, wobei schwere Arbeit bei ungenügender Ruhe und Wirkung der blendenden Strahlen der Sonne im Mai eine nicht unbedeutende Rolle spielen. Als bestes Mittel wird Lebertran empfohlen.

Nach Guaita (157) ist das Sehrot ein Träger des Lichtsinnes und hat die Bestimmung, das Sehen bei schwacher Beleuchtung zu erleichtern. Hemeralopie ist Mangel oder Störung in der Bereitung des Sehrotes durch die Erkrankung des Retinaepithels. Das Pigment des Retinaepithels sei jedoch nicht die Quelle des Sehrotes, da dieses sich auch in albinotischen Augen finde, die an sich nicht hemeralopisch wären, und wenn Neger selten an Hemeralopie litten, so wäre bei ihnen nicht die Bereitung von Sehrot grösser, sondern der Verbrauch geringer wegen stärkerer Lichtabsorption durch das stärkere Pigment. Daher bilden die Individuen, die bei depotenzierenden Allgemeinzuständen andauerndem Sonnenlicht ausgesetzt sind, das Hauptkontingent für die Hemeralopie.

Bei der idiopathischen, oft heilenden Hemeralopie fänden sich zweifellos auch anatomische Veränderungen, die nur nicht immer mit dem Augenspiegel nachweisbar wären. Hier habe man es mit dem Anfangsstadium der Prozesse zu tun, die in der Retinitis pigmentosa sich als abgeschlossener Zustand fänden. Das Primäre sei hier die centripetal fortschreitende Sklerose der peripheren Kapillaren.

Was die Mazeration des retinalen Pigmentes betrifft, so konstatierte Guaita (158) eine solche bei allen dyskrasischen etc. und kachektischen Zuständen, bei Herz- und Leberleiden etc. Nach Guaita verfällt auch das retinale Pigment in erster Linie der senilen Involution. Bei allgemeinen Ernährungsstörungen kommt es naturgemäss zu einer Beeinträchtigung der Sekretionsfähigkeit des Pigmentepithels qualitativ und quantitativ entweder auf Grund des Darniederliegens des gesamten Stoffwechsels und der Lymphströmung, oder infolge konsekutiv entstandener Degenerationsprozesse in der Aderhaut (vergl. das Kapitel über die Arteriosklerose der Netzhautgefässe).

Akute Hemeralopie entsteht daher folgendermassen. Durch einen intensiven Lichtreiz wird eine grössere Menge Sehrot photochemisch ausgesetzt; dabei wird aber der geschaffene Defekt an Sehrot durch die schwache Assimilierung nur teilweise gedeckt. Jeder folgende, wenn auch schwächere Lichtreiz, verbraucht stets von neuem Sehrot. Die Dissimilierung bleibt aber stets grösser als die Assimilierung. Mit allmählichem Sinken der Helligkeit wird schliesslich eine Stufe erreicht werden, wo der noch vorhandene geringe Vorrat an Sehrot nicht mehr ausreicht, um Erregungen von einem solchen Reize auszulösen, dass objektive Lichtdifferenzen als voneinander unterschieden noch empfunden werden könnten. Das Auftreten von Hemeralopie steht dabei in engster Beziehung zur individuellen Disposition. Derselbe Lichtreiz, der ein gesundes Auge ganz unbeschädigt lässt, erzeugt bei einem anderen pigmentarmen, aber gut ernährten Auge Lichtscheu, bei einem dritten pigmentarmen, weniger gut ernährten Auge bewirkt er ausser der Lichtscheu geringe vorübergehende Hemeralopie. Bei einem vierten führt er hochgradige Hemeralopie herbei und bei einem fünften schliesslich, welches schon an Hemeralopie leidet, erfährt diese eine Steigerung etc.

§ 68. Was nun die centrale Sehschärfe und das Gesichtsfeld im diffusen Tageslichte bei den Fällen von essentieller Hemeralopie anbelangt, so zeigt sich die erstere (abgesehen von Refraktionsanomalien) nur wenig herabgesetzt, vergl. pag. 57 § 63 und das letztere weist bei einer grossen Anzahl von Fällen keine oder nur eine geringe Einschränkung im diffusen Tageslichte auf. Die Erklärung dieser Erscheinungen lässt sich leicht mit der v. Kriesschen Theorie in Einklang bringen.

Nach den Arbeiten von v. Kries (vergl. Bd. III, p. 184) sind die Zapfen der Netzhaut ein Hellapparat, der von schwachen Lichtreizen nur in geringer Weise angesprochen wird und der somit nachtblind ist, dafür aber eine gute Sehschärfe und einen guten Farbensinn im Hellen hat. Deshalb wird die Fovea centralis, welche nur aus Zapfen besteht, zum centralen Sehen und zur Unterscheidung der Farben benutzt. Denn die Grösse der Sehschärfe, sowie der Farbensinn nehmen sehr rasch nach der Peripherie der Netzhaut hin ab. Am Tage und bei heller Beleuchtung fixieren wir den Punkt, den wir ins Auge fassen wollen und tasten gewissermassen alle grösseren Gegenstände, die wir sehen wollen, mit der einen kleinen Stelle unseres deutlichen Sehens, der Fovea centralis, ab.

Die Stäbchen der Netzhaut stellten dagegen einen Dunkelapparat dar, denn die Stäbchen besässen vermöge ihres Netzhautpurpurs eine äusserst feine Empfindlichkeit für die schwächsten Lichtreize. Dafür hätten sie aber eine schlechte Sehschärfe und keinen Farbensinn, ja für langwelliges Licht seien die Stäbchen überhaupt unempfindlich. So wenig wir nun am Tage davon merken, dass die eine Stelle des deutlichsten Sehens vor der übrigen Netzhaut durch besondere Sehschärfe ausgezeichnet ist, so wenig fällt uns ihre Blindheit auf, wenn die Beleuchtung schwach ist. Ja es fällt uns dann nicht einmal auf, dass wir dann farbenblind sind.

Wir sehen also, dass unser Auge mit zwei grundsätzlich voneinander verschiedenen Apparaten ausgerüstet ist: einem farbenempfindlichen Hellapparat (Zapfenfunktion) und einem farbenblinden Dunkelapparat (Stäbchenfunktion). Da man nun seit Boll weiss, dass der Netzhautpurpur im Tageslicht schnell verbleicht, so darf man annehmen, dass die Verminderung der Empfindlichkeit des Auges im Hellen auf dem Verbleichen des Purpurs beruht, die Zunahme der Empfindlichkeit im Dunkeln auf Wiederherstellung des Purpurs, und dass nachtblind ein Auge ist, das die Fähigkeit der Wiederherstellung des verbrauchten Purpurs ganz oder teilweise eingebüsst hat. Im Lichte dieses Satzes, sagt Fick (159), werden nun manche am Kranken gemachte Beobachtungen überhaupt verständlich. Sehr leicht zu verstehen sei der Einfluss eines schlechten Ernährungszustandes. Wir wissen durch Kühne, dass der Netzhautpurpur nicht etwa von den Stäbchen selber, sondern von den Zellen des Pigmentepithels erzeugt wird. Anderseits zeige uns die Gefässverteilung in der Aderhaut, dass das Pigmentepithel der Netzhaut sozusagen in strömendem Blute gebadet sein müsse, um seiner Aufgabe gerecht zu werden. Da sei dann kein grosser Gedankensprung zur Annahme, dass eine Verschlechterung der Blutmischung sich sofort in einer verminderten Leistungsfähigkeit des Pigmentepithels kundgeben werde.

Ferner wäre ohne weiteres verständlich, dass die Sehschärfe und der Farbensinn des Auges bei Tage, d. h. bei guter Beleuchtung nicht vermindert sei. Bei guter Beleuchtung sähe man eben mit Hülfe der Zapfen, die keinen Purpur hätten und wohl deshalb von dem Pigmentepithel und überhaupt von der Blutspeisung nicht so ganz abhängig wären, wie die Stäbchen. Prüfe man nun die Sehschärfe bei sinkender Beleuchtung, so zeige es sich, dass dieselbe bei dem Nachtblinden nicht schneller abnehme, als bei dem Gesunden [vergl. auch Michel (104) und Parinaud (160)], weil eben die Zapfen an der Erholung nicht beteiligt wären. Fahre man nun fort die Probebuchstaben schwächer und schwächer zu beleuchten, so komme ein Augenblick, wo allerdings der Nachtblinde und der Gesunde sich von einander unterschieden. Der Gesunde erkenne nämlich trotz der Dunkelheit noch immer die grossen Buchstaben, weil deren Bild über den nur zapfenhaltigen gelben Fleck hinübergriffe und von den mittlererweile purpurgeladenen Stäbchen empfunden werde. Dem Nachtblinden fehle aber dagegen die Möglichkeit, durch Vergrösserung des Gesichtswinkels Ersatz für den Mangel an Helligkeit zu schaffen: er sähe jetzt gar nichts mehr.

Ganz ebenso wäre eine Erscheinung zu deuten, die Comme beobachtet habe. Wenn man einem Nachtblinden in der Abenddämmerung eine Hand auf 40 cm Abstand vorhalte, so sehe er sie nicht, und wenn man ihm versichere, es sei etwas da, so suche er unter Hin- und Herdrehen des Kopfes, finde aber meistens die Hand nicht. Wenn man jetzt die Hand in grösserem Abstand zeige, so finde er sie ganz plötzlich und sehe sie nunmehr so genau, dass er sogar die Finger zählen könne. Offenbar sei die Hand aus der Nähe nicht zu erkennen, weil ihr Bild über den gelben Fleck hinübergreife und grösstenteils auf stäbchenhaltige Netzhaut falle. Entferne man die Hand so weit, dass ihr Bild sich auf den nur zapfenhaltigen gelben Fleck beschränke, so werde sie mit Hülfe der hier dicht gedrängten Zapfen erkannt. Weiter nach der Peripherie fehle es ja freilich nicht an Zapfen, da sie aber hier dünn gesät wären, so sei die Sehschärfe für Fingerzählen im Dämmerlichte zu klein.

Wenn in dieser Darstellung die Nachtblindheit als eine reine Stäbchenkrankheit erscheine, so sei dies nicht allzu ausschliesslich aufzufassen. Es wäre wunderbar, wenn bei sehr hohen Graden der Krankheit nicht auch die Zapfen leiden sollten.

§ 69. In Hinsicht auf obige Beobachtung Commes muss nun hervorgehoben werden, dass bei der idiopathischen Hemeralopie ein Vergleich der centralen und peripheren Funktion oft kein gleichmässiges Verhalten in der Weise ergibt, dass einer starken Herabsetzung der Sehschärfe etc. eine verhältnismässig gleich stärkere Einengung des Gesichtsfeldes entspricht. Wir sehen im Gegenteil einesteils Fälle, bei denen die Sehschärfe nicht oder nur minimal herabgesetzt ist, während das Gesichtsfeld für Farben eine bedeutende Einengung erfahren hat; bei andern hat die centrale Sehschärfe eine starke Herabsetzung erfahren, während das periphere Gesichtsfeld für Farben nur mässig eingeschränkt erscheint. Hieraus geht hervor, dass Netzhautzentrum und Peripherie ungleich affiziert werden können. Ausserdem ergibt aber der weitere Vergleich, dass die centralen Funktionen sich langsamer regenerieren, als die peripheren. Der Grund liegt darin, dass die centralen Partien der Macula intensiver affiziert werden durch Licht, als die seitlich gelegenen. Die Basis der Strahlenkegel, welche nach der Retina hin konvergieren, ist bei ersteren ein viel grösserer. Förster (161) hatte schon früh auf diese Erscheinung besonders aufmerksam gemacht und durch Beobachtungen erhärtet, dass bei einzelnen Fällen das Centrum des Gesichtsfelds befallen wird, und von hier aus sich die Affektion nach der Peripherie der Netzhaut hin verbreitet. So sah ein Patient Försters am hellen Tage gut. Wenn derselbe aber in der Dämmerung in den Stall gehen wollte, sah er exzentrisch besser. Ebenso war dies bei 6 anderen Patienten Försters der Fall.

Swanzy (162) berichtet, dass das Centrum bei seinen Patienten mit Hemeralopie bei schlechter Beleuchtung in ganz unverhältnismässigem Grade an Empfindlichkeit Einbusse erlitten habe; z. B. blickte der Patient, um ein Licht anzuzünden, oberhalb an demselben vorbei.

Krienes (90, pag. 59) bezeichnet diese Form der Gesichtsfeldstörung als Hemeralopia macularis.

Diese klinische Erscheinung würde sich nach der v. Kriesschen Theorie folgendermassen erklären lassen. Die Fovea ist überhaupt für lichtschwache Reize nicht eingerichtet, also an und für sich nachtblind. Den intensivsten Lichtreiz hat aber am Tage die makuläre Region der Netzhaut auszuhalten. Da die Basis der Strahlenkegel, welche nach der Retina hin konvergieren, bei Bildern, welche auf die makuläre Region fallen, viel grösser ist, als bei Bildern, welche auf die Netzhautperipherie fallen, so sind auch die letzteren viel lichtschwächer, als die ersteren. Indem so die periphere Netzhautzone weniger geblendet wird, kann sie sich während der Dunkelheit der Nacht nahezu zur Norm wieder erholen, während die makuläre Zone zufolge der stärkeren Blendung sich nicht völlig erholt und durch die stärkere Lichteinwirkung am folgenden Tage alsdann eine noch tiefer absteigende Änderung in ihrer Lichtempfindlichkeit erfahren wird. Im Falle der vollen Erholung der Retinalperipherie wird das Gesichtsfeld am Tage auch keine periphere Einschränkung zeigen; im Falle einer übrig gebliebenen geringen Unterwertigkeit der Netzhautperipherie wird dann die Einschränkung nach dem sog. Ermüdungstypus auftreten. Bei höheren Graden von Hemeralopie kann aber auch die Unterwertigkeit der peripheren Netzhautzone eine so hochgradige werden, dass wir konzentrische Gesichtsfeldeinschränkung im diffusen Tageslichte schliesslich erhalten.

§ 70. Da wir so häufig (Krienes l. c. pag. 14, 74 u. 126) die Symptome der nervösen Asthenopie (verminderte centrale Sehschärfe, Ermüdungserscheinungen im Gesichtsfelde, allgemeine gleichmässige konzentr. Einschränkung des Gesichtsfeldes, oszillierendes Gesichtfeld) gleichfalls als Ausdruck einer allgemeinen Ernährungsstörung im Verein mit Hemeralopie auf-

treten sehen, so hat man bezüglich der Erklärung der konzentr. Gesichtsfeld-
einschränkung im diffusen Tageslichte auf diesen Schwestersymptomenkomplex
zu achten. Im Hinblick auf die v. Kriessche Theorie wären dann diese
Begleiterscheinungen ein Ausdruck der Adaptationsstörung der retinalen
Zapfen (vergl. Wilbrand, Die Erholungsausdehnung des Gesichtsfeldes,
Wiesbaden 1896; ferner vergl. Band III, pag. 322 u. 581).

Hinsichtlich der konzentrischen Gesichtsfeldeinschränkung ist auch noch
auf die Tatsache hinzuweisen, dass nach Butz (163) bei Erregung des Netzhautcentrums durch grosse Helligkeiten eine Einengung des Gesichtsfeldes
erfolgt (die Erklärung dieser Erscheinung siehe Wilbrand l. c. pag. 47).

§ 71. Es erübrigt nun noch auf ein anscheinend paradoxes Begleit-
symptom der Hemeralopie aufmerksam zu machen: Das ausgeprägte Blendungsgefühl der Hemeralopen. Die unverhältnismässig stärkere chemische
Umbildung des Sehrotes hat zur Folge, dass auf die sensiblen Teile ein abnorm starker Reiz ausgeübt wird. Es entsteht ein Zustand, den wir Blendung bezeichnen, (vergl. Bd. III, pag. 254 u. ff.) und welcher sich einesteils
zusammensetzt aus dem Blendungsgefühl und anderseits aus der Störung
des Gleichgewichts zwischen Dissimilierung und Assimilierung der Sehsubstanzen.
Pigmentarme, d. h. Arme an Retinalpigment sind aus dem oben angeführten
Grunde zu Blendungserscheinungen ganz besonders disponiert. Dazu kommt
noch, dass wir bei nervöser Asthenopie gleichfalls so häufig über Blendung Klage führen hören. So kann es vorkommen, dass zwei dem Namen nach
anscheinend entgegengesetzte Symptome: Nyktalopie und Hemeralopie bei
einem und demselben Patienten beobachtet werden. Einesteils ist derselbe
empfindlich gegen helles Licht (vergl. Bd. III, pag. 322—324), andernteils machen
sich mit zunehmender Verminderung der Helligkeit bei ihm hemeralopische
Beschwerden geltend. Hierbei dürfte an folgende Beobachtung Michels (164)
erinnert werden. Die Hemeralopen im Arbeitshause Rebdorf zeigten die Eigentümlichkeit, beim Gebrauche von bestimmt nuancierten Rauchgläsern, wobei
in Fällen von Retinitis pigmentosa mit Hemeralopie eine Herabsetzung der
Sehschärfe auf $^1/_{20}$ und bei normalem Auge eine solche auf $^1/_3$ der Normalen
stattfand, entweder wie ein normales Auge sich zu verhalten, oder eine Nicht-
veränderung, oder sogar Verbesserung der Sehschärfe zu erfahren.

Das normale Auge ist infolge der stärkeren Entwickelung des retinalen
Pigments mehr gegen Blendung geschützt. Blendung tritt daher bei demselben
nur ein:

1. bei Einwirkung grosser Helligkeitsgrade für kurze Zeit, bis infolge
   vollendeter Veränderung des Pigments das Sehrot vor weiterer maxi-
   maler Dissimilierung geschützt wird, und
2. wenn die einwirkenden Lichtreize so intensiv sind, dass das Pigment
   keinen genügenden Schutz mehr bilden kann, z. B. bei direkter Sonnen-
   blendung.

§ 72. Schliesslich wäre noch als Effekt der Blendungsdisposition auf
die Neigung zu Rezidiven der essentiellen Hemeralopie hinzuweisen.

Einen Hauptbeweis für einen dispositionellen Zustand der Hemeralopie liefert die Beobachtung, dass es eine grosse Reihe von Fällen gibt, welche wiederholt für kürzere oder längere Zeit an akuter Hemeralopie, also an Hemeralopia recidiva erkranken. Diese Neigung zu Rezidiven bei Hemeralopie ist auch neuerdings von Walter (165) hervorgehoben worden. Die Zahl der zum ersten Male an Hemeralopie Leidenden betrug unter 151 von ihm darauf examinierten Fällen 21,2%, die der Rezidivisten 78,8%.

Chauvel (166) fand unter 35 Fällen bei 6 Rezidiven.

§ 73. Um die gleichen pathologischen Vorgänge wie bei der idiopathischen Form der Hemeralopie handelt es sich bei der sogen. symptomatischen Form, wie wir sie bei Chorioretinitis, bei Myopie, Seneszens usw. finden.

Schirmer (167) stellte Untersuchungen an symptomatischen Hemeralopen an, sie erstreckten sich auf 50 Fälle von Chorioiditis disseminata, Chorioretinitis centralis ex Myopia, Chorioretinitis specifica, Retinitis pigmentosa, Glaucoma chronicum. Bei allen diesen Zuständen ist die Ernährungsstörung der äusseren Retinalschichten durch Erkrankungen der Choriocapillaris, meist sklerotischer Natur, bedingt.

Über einen interessanten Fall von akuter Entwickelung hochgradiger Myopie mit anatomischen Veränderungen im Augenhintergrunde unter dem Bilde der Hemeralopie berichtet Schoeler (168). Über einen analogen Fall berichtet Ewers (169), in welchem es sich um einen Emmetropen mit voller Sehschärfe handelte, bei dem unter den Symptomen der Hemeralopie höchstgradige Myopie im Verlaufe von 8 Wochen sich entwickelt hatte.

Daher kann es auch kommen, dass Hemeralopie nur auf einem Auge beobachtet wird.

Magnus (170) beobachtete während sehr heller Tage einen Fall einseitiger Hemeralopie, welcher eine tabische Frau betraf. Die 48jährige Patientin war nach 4 Wochen unter Dunkelkur und roborierender Diät geheilt.

Bei der symptomatischen Hemeralopie tritt das Symptom der Nachtblindheit örtlich an den pathologisch veränderten und dadurch in ihrer Ernährung gestörten Partien der äusseren Netzhautschichten auf. Daher die positiven Skotome im Gesichtsfelde und die hochgradige Hemeralopie der peripheren Netzhautzone bei der Retinitis pigmentosa.

§ 74. Bei dieser Gelegenheit möchten wir noch einmal auf eine Reihe von Beobachtungen zurückkommen, die wir Bd. III, pag. 496 als Chorioretinitis latens bezeichnet hatten, für welche aber vielleicht wohl besser primäre Atrophie der Netzhaut passen möchte. Dieselben ordnen sich nicht den bis jetzt bekannten Krankheitsbildern unter und betreffen Patienten, die von den namhaftesten Augenärzten schon untersucht worden und von dem einen für eine eigentümliche Form von Glaukom, von anderen für ein primäres Sehnervenleiden gehalten worden waren, während wieder

andere sich der Abgabe einer genauen Diagnose enthielten. Sämtliche Fälle
betrafen hochgradige Myopen. Der Augenspiegelbefund zeigte eine auffällige
Mazeration des Stratum pigmentosum retinae ohne Retinaltrübung, und eine
mehr oder weniger tiefe glaukomatöse Exkavation mit eigentümlich blauer Verfärbung der Tiefe der Papille. Dabei bestand ein ausgesprochener hemera-
lopischer Zustand mit zonulären und unregelmässigen Gesichtsfelddefekten,
wie die folgende Figur 28 darstellt. Bei der Untersuchung des Gesichtsfeldes
bei herabgelassenen Vorhängen nahmen die Defekte beträchtlich an Umfang
zu. Das Leiden befällt beide Augen, es erstreckt sich progressiv über mehrere
Jahre und führt allmählich zur Erblindung. Zu dem Krankheitsbilde der primären Opticusatrophie passen die hemeralopischen Symptome mit den anfänglich positiven Skotomen im Gesichtsfelde nicht und ebensowenig die
Defektformen des Gesichtsfeldes, welche den Typus der Chorioretinitis zeigen.

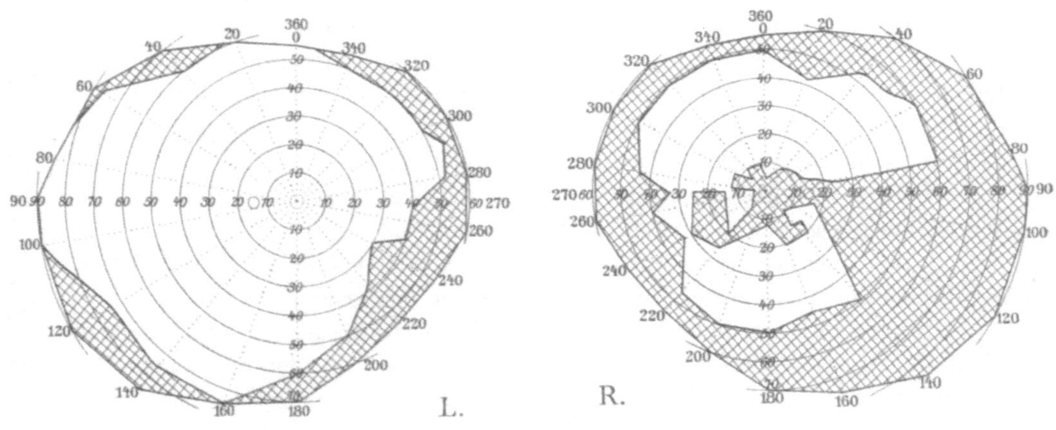

Fig. 28.

Gesichtsfelddefekt bei Chorioretinitis latens.

    Zur Diagnose des Glaukoms fehlen sämtliche übrigen Erscheinungen eines
Glaukoms, ausser der Exkavation.

    Das Zustandekommen der tiefen glaukomähnlichen Exkavation der Pa-
pille bei diesen Fällen denken wir uns folgendermassen. Es etabliert sich aus
noch unbekannten Gründen ein primärer Degenerationsvorgang in den äusseren
Netzhautschichten, weil einesteils ophthalmoskopisch Mazeration des Stratum
pigmentosum (jedoch ohne Pigmenteinwanderung in die Retina) und andernteils
hemeralopische Symptome dabei beobachtet werden. Dieser Degenerationsvorgang pflanzt sich auf die inneren Netzhautschichten fort und bewirkt eine
atrophische Exkavation der Papille. Da wir es aber mit hochgradigen Myopen
zu tun haben, und dieselben bei zunehmender Sehschwäche gezwungen sind,
die Augen sehr nahe an das Buch zu bringen (es waren seither meist Patienten,
welche dem Gelehrtenstande angehörten), so wächst durch die starke Konvergenz beim Lesen der Druck, welchen die äusseren Augenmuskeln dabei
auf den Bulbus ausüben. Durch diesen gesteigerten Druck, welcher auf dem

Bulbus tagsüber lastet, werden einerseits durch erschwerte Blutzufuhr und davon abhängiger Verlangsamung der Assimilierung die hemeralopischen Symptome gesteigert, anderseits wirkt dieser Druck auch auf die atrophische Papille und bewirkt dort allmählich eine der glaukomatösen ähnliche Exkavation. Die bläuliche Färbung des Papillengrundes wird nach Krückmann dabei durch gewucherte Gliamassen hervorgerufen.

Nach Sulzer (171) ist die glaukomatöse Exkavation nicht das rein mechanisch entstandene Produkt der Drucksteigerung. Sie entstehe in erster Linie infolge eines Zerfalls der markhaltigen Fasern an der Papille. Dieser Zerfall hänge ab von Veränderungen der entsprechenden peripheren Netzhautpartien, sowie von Zirkulationsstörungen, die eine ungenügende Ernährung zur Folge hätten. Erst sekundär könne dann die Exkavation durch die Drucksteigerung vergrössert werden. Vielleicht gehört obiges Krankheitsbild auch unter diejenigen Erscheinungen, auf welche Knies (172) aufmerksam gemacht hat. Letzterem war nämlich aufgefallen, dass das typische Glaucoma simplex häufig bei Myopen beobachtet wurde. Ohne Prodromalerscheinungen, ohne Erscheinungen von Druckerhöhung, bei normaler und normal beweglicher Pupille trat unter Gesichtsfeldeinschränkung und Entwickelung typischer Exkavation sehr allmählich Verlust des Sehvermögens ein.

Vielleicht ist aber diese Erkrankung auch als atypische acquirierte Form der Retinitis pigmentosa sine pigmento aufzufassen.

§ 75. Zum Schlusse wäre noch auf die von dem hier gegebenen Wesen der Hemeralopie abweichenden Auffassungen aufmerksam zu machen.

Basso (173) betrachtet die physiologische Anpassung an verschiedene Lichtstärken als einen mechanischen Vorgang, der auf der amöboiden Bewegung des Retinalpigments beruhe. Dasselbe ziehe sich bei schwachem Lichte zurück und lasse somit eine grössere Oberfläche der Sehsubstanz für den photochemischen Sehprozess frei, der dadurch auch bei schwachem Lichte möglich werde. Die Hemeralopie wäre demnach ein Zustand, bei dem das Pigment in der Stellung, die es bei starkem Lichte hat, unbeweglich verharre und die Wirkung schwacher Lichtmengen auf die Sehsubstanz hindere. Diese beständige Anpassung an die Helle lasse daher auch beim Übergang in die Helle keine Blendung empfinden. Auf Mangel von Sehpurpur könne Hemeralopie nicht beruhen, weil die Beschwerden gerade da aufträten, wo der Verbrauch am geringsten, und fehlten, wo derselbe am stärksten sein müsste. Auch sei es verständlich, dass bei geschwächtem Körper anhaltendes starkes Licht das Beharren des Pigments in der Lichtstellung herbeiführen könne.

Die russischen Ärzte Adamück, Schtschepotiew, Walter, Romannow u. a. vertreten die Ansicht, dass die idiopathische Hemeralopie eine parasitäre Krankheit sei, veranlasst durch Mikroben, deren Spezies Adamück im Blute zwar noch nicht nachweisen konnte, welche aber den Malariaplasmodien ähnlich wären.

Diese Ansicht scheint durch Vennemann (174) eine Stütze zu finden. Derselbe beobachtete in der Umgebung von Lüttich eine Epidemie von

Hemeralopie. Alle Individuen sollen von einer fieberhaften Affektion von kurzer Dauer dabei befallen gewesen sein, wobei sich in der Rekonvaleszenz die hemeralopischen Beschwerden bemerkbar gemacht hätten. Diese Fälle lassen sich jedoch leicht von dem Standpunkte der hemeralopischen Disposition und der durch jene Infektion gesetzten Ernährungsstörung erklären.

Die Atrophie der Retina.

§ 76. Atrophie der Netzhaut ist entweder die Folge lange dauernder Entzündungen derselben, oder sie entsteht nach Unterbrechung der Ernährung durch Verschluss der Art. centralis. Retinalatrophie als Folge chronischer Entzündungen zeigt ophthalmoskopisch meist das Bild der retinitischen Atrophie der Papille. Dieselbe ist alsdann von schmutzig gelblich blasser Färbung und undeutlich begrenzt. Die Gefässe sind sehr eng oder völlig geschwunden, die Netzhaut mehr oder weniger schmutzig verfärbt. Die anatomischen Veränderungen bestehen in den Erscheinungen, welche wir in den folgenden Abschnitten besprechen werden. Bei der Netzhautatrophie nach Chorioretinitis finden wir auch meist Pigmentablagerungen in der Netzhaut. Die nach längeren Entzündungen atrophisch gewordene Netzhaut besteht dann aus einem aus dem Stützgewebe hervorgegangenen und pigmenthaltigen Netzwerk, aus welchem die nervösen Elemente spurlos verschwunden sind.

Nach Verschluss der Centralarterie entwickelt sich die Atrophie der Netzhaut sehr rasch. Dieselbe behält aber ihre Durchsichtigkeit. Die Papille zeigt das Aussehen der einfachen Atrophie. Die Gefässe sind eng.

Die angeborene Amaurose durch Retinalatrophie.

§ 77. Diese von Mooren (175) und von Leber (176) angegebene Form angeborener Blindheit zeigt an der Retina in der ersten Hälfte des ersten Lebensjahres keine Veränderungen. Die wegen Unruhe des kleinen Kindes schon an und für sich vorhandene Schwierigkeit der Untersuchung wird dabei noch erhöht durch den Nystagmus. In der zweiten Hälfte des ersten Lebensjahres beginnt die Rarefikation des Pigmentepithels und die Pigmentierung der Netzhaut in Gestalt von feinsten dunkeln und hellen Fleckchen, auch sind die Netzhautgefässe meist schon etwas verengt, aber die Papille noch wenig verändert. Später tritt retinitische Atrophie der Papille auf und Pigmentflecke der Netzhaut an den Gefässen wie bei Retinitis pigmentosa. Die Pupillarreaktion ist auch bei anscheinend fehlendem Lichtschein nicht immer völlig aufgehoben.

Die Pigmentatrophie der Netzhaut.
(Retinitis pigmentosa).

§ 78. Schon bei der Beschreibung der Chorioretinitis hatten wir darauf aufmerksam gemacht, dass der Ausgang jener chronischen Prozesse zur Pigmentierung der Netzhaut mit vollständiger Atrophie dieses Organs führen könne, ein anatomischer Befund, der alsdann schwer oder gar nicht von der typischen Form der retinalen Pigmentatrophie, der sog. Retinitis pigmentosa zu unterscheiden ist.

Mit Pigmentdegeneration der Netzhaut sive Retinitis pigmentosa bezeichnet man nach Leber eine chronische interstitielle Bindehautwucherung sämtlicher Schichten der Netzhaut mit Atrophie der nervösen Elemente und Einwanderung von Pigment, welches von einer Wucherung des Pigmentepithels abstammt und sich besonders längs den Netzhautgefässen anhäuft.

Wenn auch die Pigmentdegeneration der Netzhaut als Ausgang von Chorioretinitis pathologisch - anatomisch dieselben Veränderungen zeigt, wie die typische Retinitis pigmentosa, so müssen wir doch klinisch einen Unterschied machen, denn die Chorioretinitis kann unter Umständen zum Stillstand gelangen, während die letztere stetig fortschreitend jeder Therapie trotzt und unabweislich nach kürzerer oder längerer Zeit zur Erblindung führt. Denti (177) unterscheidet in seiner Arbeit über Retinitis pigmentosa eine angeborene primäre Pigmentation der Netzhaut und eine erworbene sekundäre Form, die nach verschiedenen retino-chorioiditischen Affektionen entstünde.

§ 79. Was die Häufigkeit der Retinitis pigmentosa anbelangt, so kommen nach Rosenbaum (178) auf 1000 Augenkranke 1,5 % an Retinitis pigmentosa Leidende. Unter den von Magnus (179) zusammengestellten 2528 Fällen von doppelseitiger Blindheit kamen auf Retinitis pigmentosa 0,75 %.

§ 80. Das Krankheitsbild. Die Krankheit beginnt mit dem Symptome der Hemeralopie, die schon in jungen Jahren bei herabgesetzter Beleuchtung und zumal des Abends sich bemerkbar macht. Dieser Zustand nimmt mit den Jahren zu, und es treten neue Beschränkungen im peripheren Gesichtsfeld auf, wodurch allmählich die Orientierung im Raume eine Behinderung erfährt. Im Beginn der Erkrankung erweist sich das Gesichtsfeld bei guter Beleuchtung noch normal oder annähernd normal, bei verminderter Beleuchtung zeigt es dann aber schon eine bedeutende Einschränkung. So berichtete Hirschberg (180) über einen gewöhnlichen Fall von Retinitis pigmentosa, bei welchem das Gesichtsfeld unter stark herabgesetzter Beleuchtung, wo der Arzt noch eben sein normales Gesichtsfeld beibehielt, auf 3 ^{0} zusammenschrumpfte. Es gibt übrigens, wenn auch selten, Fälle, bei welchen im allgemeinen über Nachtblindheit nicht geklagt wurde.

So berichtet Ancke (181) über sechs Fälle von Retinitis pigmentosa. Nur in einem Falle war Klage über Nachtblindheit geführt worden, die übrigen hielten sich nicht für augenkrank trotz der Einengung des Gesichtsfeldes und der Herabsetzung der Sehschärfe bei abnehmender Beleuchtung.

Dujardin (182) fand bei Zwillingsbrüdern, abstammend von Eltern, die Geschwisterkinder waren, Pigmentflecken in den centralen Partien, aber keine Hemeralopie.

Die centrale Sehschärfe kann noch normal sein, selbst wenn das Gesichtsfeld bei Tageslicht schon eine bedeutende Einschränkung zeigt. Im Verlauf der Jahre schränkt sich das Gesichtsfeld mehr und mehr ein, bis schliesslich das centrale Sehen verloren geht und Erblindung eintritt. Dies erfolgt aber gewöhnlich erst spät in den Fünfzigern oder jenseits derselben.

Das erste Symptom ist, wie gesagt, die Hemeralopie, die sehr lange bestehen kann, bevor die Gesichtsfeldeinschränkung auffällig und störend wird. Aus dem Umstande, dass sich anfänglich bei guter Beleuchtung das Gesichtsfeld normal erweitert, während es bei verminderter Beleuchtung konzentrische Einschränkung aufweist, darf man schliessen, dass die peripheren Teile der Netzhaut unterempfindlich sind und dass bei der typischen Form die Krankheit in der Peripherie der Netzhaut und zwar in den äusseren Netzhautschichten ihren Anfang nimmt. Auch treten die ophthalmoskopisch sichtbaren Veränderungen anfänglich meist in der äussersten Peripherie des Augenhintergrundes auf.

§ 81. Photopsien sind selten. Leber hat unter 54 Fällen nur einen notiert, in welchem ausgesprochenes Funkensehen und Flimmern, besonders bei schwacher Beleuchtung wahrgenommen wurde, und einen andern, der im Anfang des Leidens über Flimmern geklagt hatte.

. Auch Poncet (183) berichtet über einen aus blutsverwandter Ehe entsprossenen Patienten, der bei Nacht vollkommen blind war. Bei Tage hatte er zeitweilig subjektive Phänomene. Rechts war die S $= {}^{12}/_{40}$, links $= {}^{3}/_{40}$, das Gesichtsfeld sehr eingeengt.

§ 82. Häufig tritt auch hier, wie bei der essentiellen Hemeralopie bei Tage Blendung auf. So berichtet Haase (184) über einen solchen Fall, und Wecker (185) hat einen ganz ähnlichen gesehen. Eine Patientin Badals (186) fühlte sich bei Nacht in ihrem Zimmer besser bei Mondschein, als bei Lampenlicht. Mauthner bemerkt zu diesem Falle: „Die Tatsache, dass an Retinitis pigmentosa Leidende sich nicht allzuselten bei bedecktem Himmel am besten befinden, während sie einerseits nachtblind, anderseits aber bei Sonnenlicht so geblendet sind, dass sie selbst die Möglichkeit der Alleinführung verlieren, scheint noch nicht hinlänglich bekannt und gewürdigt zu sein."

Wir selbst beobachteten einen aus blutsverwandter Ehe entsprossenen 40 jährigen, an typischer Retinitis pigmentosa leidenden Kaufmann mit hochgradig konzentrisch verengtem Gesichtsfelde, aber noch normaler Sehschärfe, welcher an sonnigen Tagen sehr unter Blendung zu leiden hatte und nach seinem Weg zum Kontor erst längere Zeit die Augen geschlossen halten musste, bis er wieder genügend sah, um seinen schriftlichen Arbeiten obliegen zu können.

§ 83. Die centrale Sehschärfe bleibt durch viele Jahre gut erhalten. Die Patienten können bei guter Tagesbeleuchtung feinste Schrift lesen und ihren Geschäften nachgehen, wiewohl die Orientierung im Raum durch die hochgradige Gesichtsfeldeinschränkung schon stark beeinträchtigt ist.

Ein von uns beobachteter Patient hatte auf dem rechten Auge noch eine normale Sehschärfe bei einer konzentrischen Einschränkung bis zum 7. Parallelkreis bei Tagesbeleuchtung. Leber hat unter 50 Fällen mehrmals eine Sehschärfe zwischen $^{2}/_{3}$ und 1 konstatiert.

Im allgemeinen gehört es aber zu den Seltenheiten, dass sich bei hochgradiger konzentrischer Gesichtsfeldeinschränkung das Sehvermögen noch so gut erhält. Nähert sich die Gesichtsfeldgrenze dem 15. Parallelkreise, dann ist auch meist schon eine namhafte Verminderung derselben vorhanden.

§ 84. Was das Gesichtsfeld anbelangt, so ist entgegengesetzt der früheren Annahme, dass das Ringskotom bei der Retinitis pigmentosa selten sei, nach neueren Untersuchungen dasselbe als die typische Form der Gesichtsfeldveränderung bei der Retinitis pigmentosa anzusehen. von Graefe 187) war der erste, welcher diese Erscheinung bei der Pigmentdegeneration der Netzhaut konstatierte.

Gonin (188) behauptet, dass bei der Pigmentdegeneration ein Ringskotom in der Regel vorhanden sei, und erst später die bekannte hochgradige konzentrische Gesichtsfeldeinschränkung eintrete, und führt zum Beweise sechs Beobachtungen an.

1. 36jähriger Mann, seit dem 25. Lebensjahre Hemeralopie. Ophthalmoskopisch-typisches Bild der Retinitis pigmentosa.
2. 17jähriger Taubstummer, ophthalmoskopisch gelbliche pigmentlose Herde in der Peripherie. Hie und da im Centrum Pigmentanhäufungen, ebenso entlang den Gefässen.
3. 14jähriges Mädchen mit Nystagmus. Vor 2 Jahren nach einem Typhus Herabsetzung der Sehschärfe und Hemeralopie. An der Macula des rechten Auges mehrere pigmentlose gelbe Herde, sonst zahlreiche Pigmentanhäufungen in der mittleren Zone der nasalen und unteren Partie.
4. 35jähriger Mann, seit Kindheit Hemeralopie. Typische Retinitis pigmentosa.
5. 17jähriges Mädchen, seit Kindheit Hemeralopie. Typische Retinitis pigmentosa.
6. 46jähriger Mann, seit 20 Jahren Hemeralopie. Cataracta polaris post. Entsprechend der äusseren Grenze des Gesichtsfeldes werden noch Handbewegungen wahrgenommen.

Koellner (189) untersuchte 18 Fälle von typischer Pigmentdegeneration der Netzhaut, die fast durchweg schon weit vorgeschritten waren, insbesondere hinsichtlich des Gesichtsfeldes. Koellner hat gefunden, dass sich fast stets auch in hochgradig vorgeschrittenen Fällen noch ein Ringskotom, wenn auch nur unter Benutzung einer starken Lichtquelle, nachweisen liess.

Die verschiedenen Typen der Gesichtsfeldstörung, die von diesem Autor bei der Erkrankung beobachtet worden sind, liessen stets eine ringförmige Zone zwischen 20° und 70° vom Fixierpunkt entfernt als ausgefallen erkennen, wobei Breite und Lage der Zone innerhalb dieser Grenzen wechselte. Man müsse daher den ringförmigen Gesichtsfeldausfall als typisch betrachten.

Im Einklang damit stehe das ophthalmoskopische Bild, das in den beobachteten Fällen stets nach der Peripherie hin eine Abnahme bezw. ein Aufhören der sichtbaren Pigmentherde erkennen liess, wobei ein gewisser Parallelismus zwischen Grösse der Gesichtsfeldstörung und Ausdehnung der Pigmentzone im Bilde bestand.

Die anatomischen Untersuchungen haben bei der typischen Pigmentdegeneration ausser den degenerativen Veränderungen eine Sklerose der Netz- und Aderhautgefässe in den meisten Fällen ergeben. Da nach Leber die hinteren Ciliararterien nur am hinteren Augenpol und im vorderen Teile der Aderhaut Anastomosen eingehen, während sie in der dazwischen liegenden ringförmigen Zone nur durch ihre Kapillaren zusammenhängen, so erkläre sich nach diesem Autor die Ringform im Auftreten der Pigmentdegeneration und die der Gesichtsfeldstörung leicht aus diesem anatomischen Verhalten der Aderhautgefässe.

Auf Grund der bisherigen Veröffentlichungen und Beobachtungen werden folgende Haupttypen der Gesichtsfeldstörung zusammengestellt:

1. die konzentrische Einengung,
2. die unregelmässige periphere Einengung,
3. Ringskotome,
4. konzentrische Einengung bei gleichzeitiger Erhaltung peripherer Gesichtsfeldbezirke,
5. exzentrisch erhaltenes Gesichtsfeld,
6. centrale Skotome,
7. normales Gesichtsfeld.

Diesen Angaben K o e l l n e r s bezüglich des Ringskotoms bei Retinitis pigmentosa schliessen wir uns nach unseren Erfahrungen voll und ganz an (vergl. pag. 36 § 38).

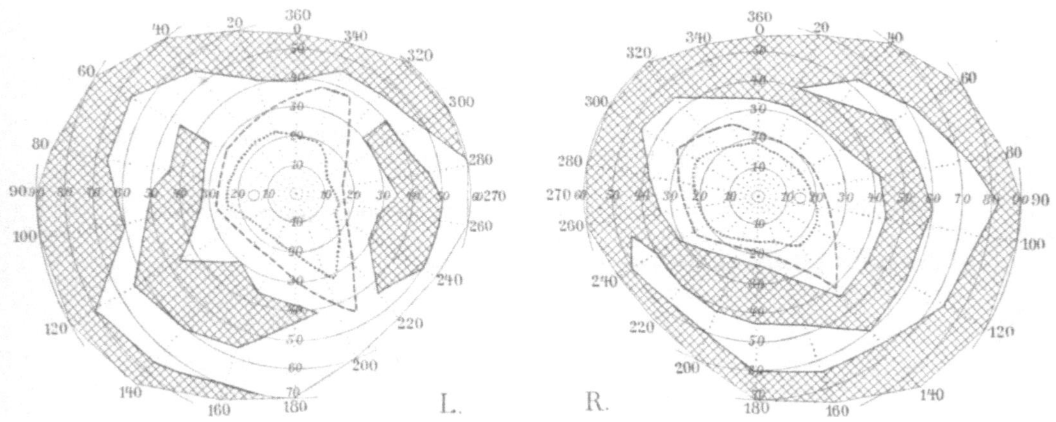

Fig. 29.

Eigene Beobachtung. Dora K. Ringskotom bei Retinitis pigmentosa. Links unvollständig, rechts nach oben innen durchgebrochen.

So hatten w i r Gelegenheit folgende Fälle zu beobachten:

D o r a K., 20 jähr. Schneiderin. 3. II. 93. G e s i c h t s f e l d s i e h e F i g. 29. Eltern gesund, nicht blutsverwandt. Patientin ist von Kindheit an augenleidend. Von ihrem 9. Lebensjahre ab Klagen über hemeralopische Beschwerden. Patientin ist seit längerer Zeit bleichsüchtig, hat Herzklopfen, häufig dicke Füsse, Fliegen in den Händen, Schwindelgefühl. Menses alle 14 Tage. Patientin hat einen auffallend grossen Unterkiefer und sehr blasse graue Gesichtsfarbe.

14. 4. 96. S t a t u s. Ausgesprochener Tremor manuum. Leichte Struma. Puls 72. Kein v. G r a e f e sches Symptom. Leichte Insuffizienz der Interni. Klage über trockene Hitze. Am Rücken oben, am unteren Rand der Schulterblätter und an der Aussenseite des Oberarms, sowie am Gesicht hochgradige Herabsetzung der Schmerzempfindlichkeit. Bei Druck auf die Ovarien Schmerzempfindung. Vorderarm- und Trizepsreflex beiderseits vorhanden. Patellarreflex beiderseits gesteigert. Achillesreflex lebhaft. Plantarreflex lebhaft. An den unteren Extremitäten, an der Aussenseite der Unterschenkel hypal-

gische Punkte. Kein Romberg. In der letzten Zeit Abnahme des Gedächtnisses. Geruch, Geschmack, Gehör intakt.

Ophthalmoskopisch beiderseits in der oberen Hälfte typische Retinitis pigmentosa, während die untere Hälfte viel weniger verändert ist.

Zunehmende Hemeralopie. Dieselbe ist im neunten Lebensjahre aufgetreten und hat immer noch zugenommen.

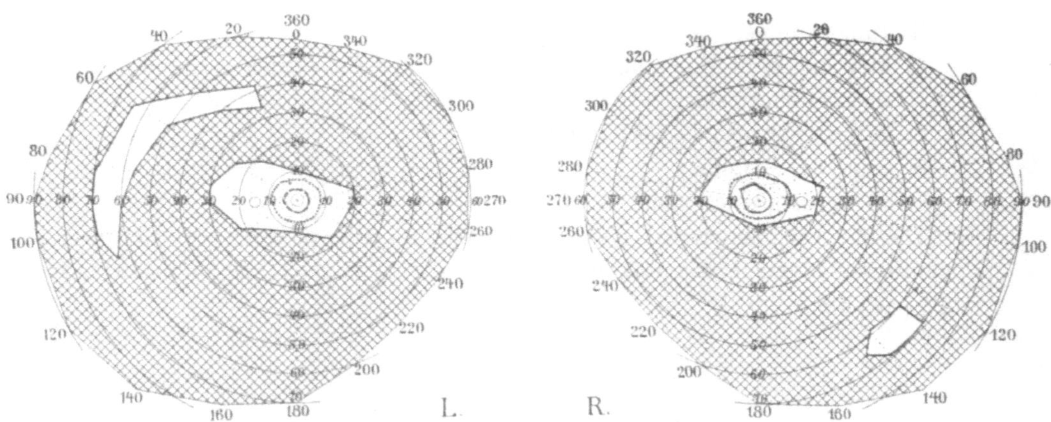

Fig. 30.

Dora K. Das Gesichtsfeld von Fig. 29 3 Jahre später. Eigene Beobachtung. Reste eines Ringskotoms bei Retinitis pigmentosa.

Sehschärfe. Emmetropie S = $^6/_{12}$ links. Verschlechterung gegen 12. IV. 96.
— 1,25 S = $^6/_{18}$ rechts.
Zustand des Gesichtsfeldes am 26. IV. 96 siehe Fig. 30.

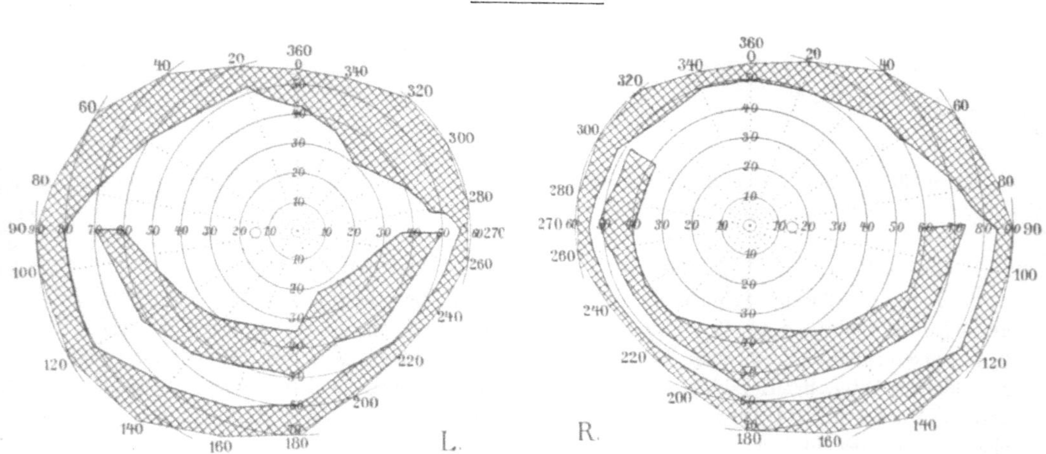

Fig. 31.

Bertha K., Schwester von Dora K., Fig. 30. Eigene Beobachtung. Ringskotom bei Retinitis pigmentosa.

Bertha K., 16 Jahre, Dienstmädchen. Schwester von D. K., dem eben beschriebenen Falle. Beiderseits typische Retinitis pigmentosa, siehe Fig. 31.

Anna K, 24 Jahre alt. Schwester der beiden vorhergehend beschriebenen Fälle. Gesichtsfeld siehe Fig. 32.

Herr S., 40jähriger Kaufmann. Gesichtsfeld siehe Fig. 33. Eltern Geschwisterkinder. Sehr nervöser Mann, hochgradig hemeralopisch. Klagt über Blendung. Nach geschäftlichen Aufregungen sieht er sehr viel schlechter. Sonst gesund. Ophthalmoskopisch:

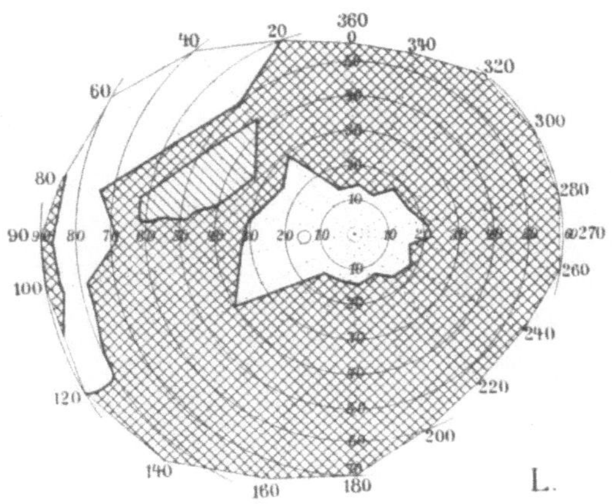

Fig. 32.

Anna K., Schwester von Dora K., Fig. 29 u. 30 und Bertha K., Fig 31.
Eigene Beobachtung. Retinitis pigmentosa. Rest eines Ringskotoms.

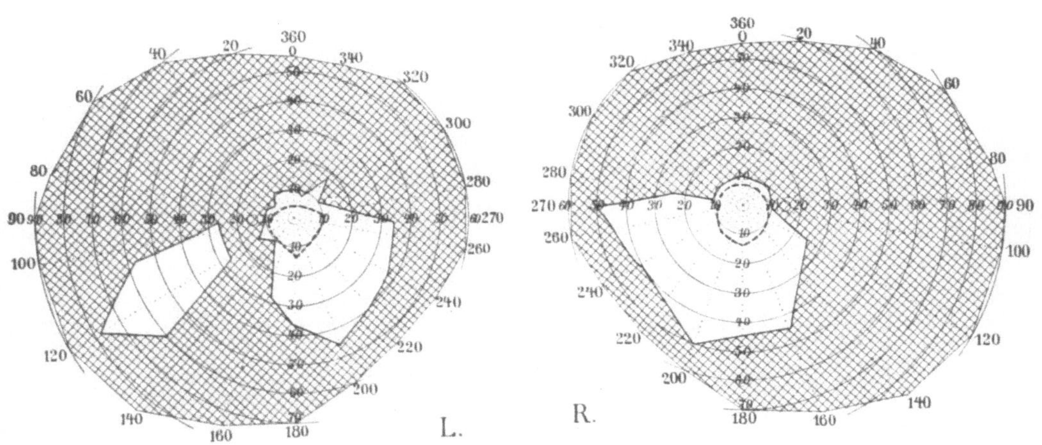

Fig. 33.

Herr S. Gesichtsfeld von Retinitis pigmentosa. Links Rest eines Ringskotoms.
Eigene Beobachtung.

typische Retinitis pigmentosa. Retinitische Atrophie der Papille. Sehschärfe am 25. I. 96 beiderseits noch normal. 10 Jahre später war das Gesichtsfeld für Weiss bei diffusem Tageslicht, auf die Fig. 33 unterbrochene Linie, die Sehschärfe auf $^{20}/_{40}$ beschränkt. 1906. Das Gesichtsfeld auf den 5. Parallelkreis eingeengt. Rechts Sehschärfe nicht $^{6}/_{60}$, links noch $^{20}/_{40}$. 1907 beiderseits Glaukom, rascher Verfall der Sehschärfe.

R. S., 23jähr. Arbeiter. 28. XI. 1907. Eltern nicht blutsverwandt, der Vater
Potator strenuus, die älteste Schwester, 34 Jahre alt, kann ebenfalls schlecht sehen und
hören. Die übrigen acht Geschwister können gut sehen; zwei jüngere Schwestern sind
epileptisch. Patient soll von Geburt an schlecht sehen und hören. Kein Schwindel. Nie
geschlechtskrank. War mit Landarbeit beschäftigt.

Grobe Kraft normal. Hirnnerven frei, ausser dem Acusticus.

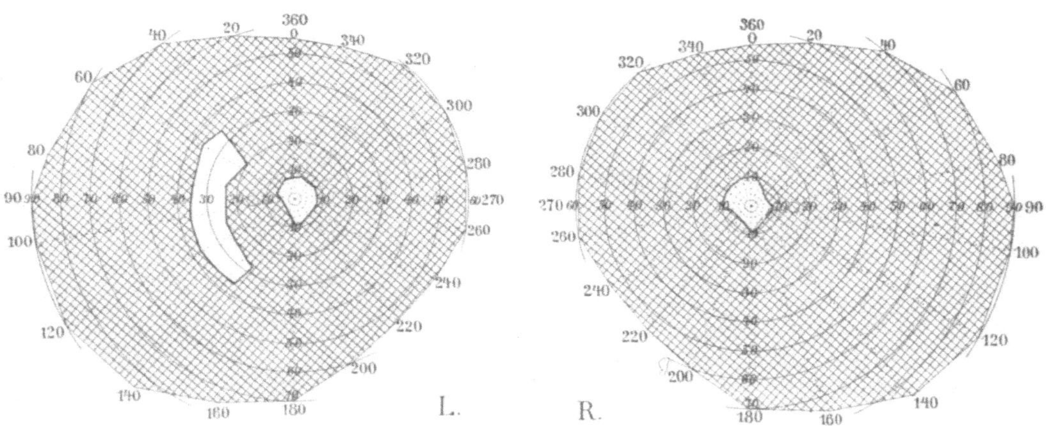

Fig. 34.

R. S. Retinitis pigmentosa. L. Rest eines Ringskotoms. Eigene Beobachtung.

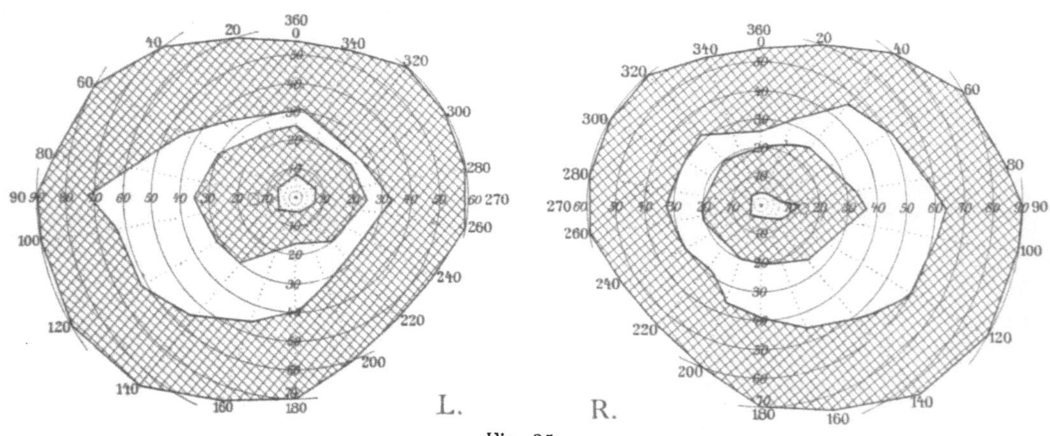

Fig. 35.

H. K. Retinitis pigmentosa. Beiderseits geschlossenes Ringskotom zugleich mit peripherer
Gesichtsfeldeinschränkung. Eigene Beobachtung.

Augenbewegungen frei. Nystagmus in den Endstellungen.

Sehschärfe = beiderseits $^6/_{18}$.

Ophthalmoskopisch typische Retinitis pigmentosa. Pupillen beide gleich weit. Deutliche Reaktion auf Licht. Sensorium: etwas verlangsamte Leitung und herabgesetzte Intelligenz (Delibilitas animi). Reflexe vorhanden. Babinski nicht vorhanden. Rachenreflex
herabgesetzt. Kornealreflex beiderseits herabgesetzt.

Keine Ataxie. Sensibilität intakt.

Gesichtsfeld siehe Fig. 34. Aufnahme für 5 qmm Weiss im diffusen Tageslichte. Bei einer Okjektgrösse von 20 qmm Weiss zeigt das Gesichtsfeld des rechten Auges eine konzentrische Einschränkung bis zum 40. Parallelkreis, das des linken bis zum 30. Parallelkreise.

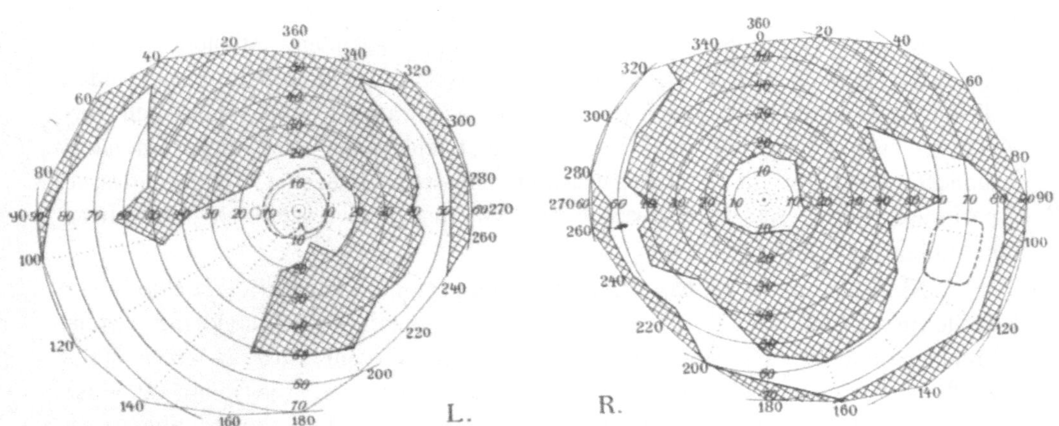

Fig. 36.

H. E. Retinitis pigmentosa. L. unvollständiges Ringskotom nach oben durchgebrochen. R. vollständiges Ringskotom nach oben durchgebrochen. Eigene Beobachtung.

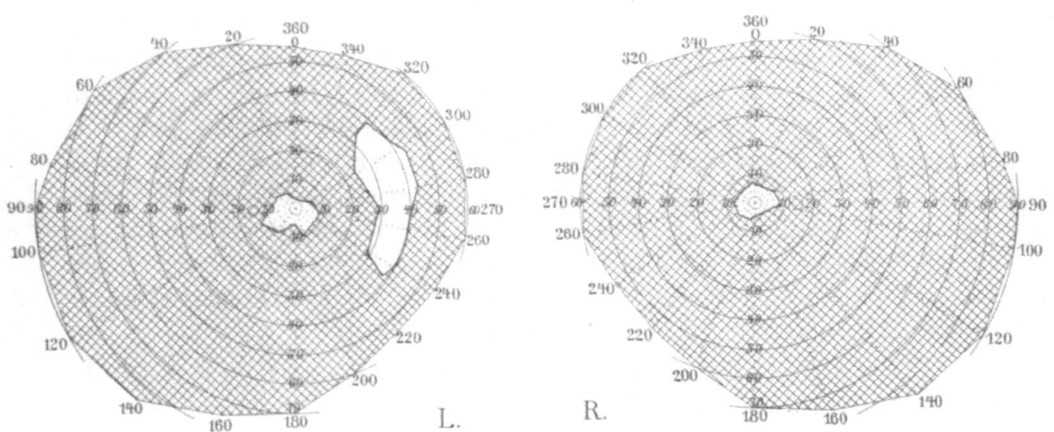

Fig. 37.

S. W. Retinitis pigmentosa. L. Reste eines Ringskotoms. Eigene Beobachtung.

H. K., 30 Jahre alt. Typische Retinitis pigmentosa, vergl. Fig. 35.

H. E. Typische Retinitis pigmentosa. R. S $= {}^6/_{60}$, L. S $= {}^6/_6$. Vergl. Fig. 36.

S. W., 42 Jahre. Die Mutter soll am schwarzen Staar erblindet, die Eltern nicht blutsverwandt sein. Keine Nierenkrankheiten in der Familie. Schon wegen schlechten Sehens vom Militär frei gekommen. Seit 6 Jahren bemerkt er besonders eine Abnahme des Sehvermögens; hemeralopische Beschwerden. Sprache seit der Jugend schleppend. Intelligenz mangelhaft. Rachenreflex fehlt. Patellarreflex gesteigert, ebenso Achillesreflex. Tremor der Hände. Zunge zittert ebenfalls. Sensibilität intakt. Vasomotorische Erregbarkeit erhöht. Typische Retinitis pigmentosa. Gesichtsfeld siehe Fig. 37.

§ 85. Was die Entwickelung des Ringskotoms (vergl. auch § 40, pag. 39) bei der Retinitis pigmentosa anbelangt, so sehen wir dasselbe entweder aus zwei mit ihrer Konkavität sich gegenüberstehenden halbmondförmigen Defekten sich in der Weise entwickeln, dass von beiden Seiten die Enden dieser halbmondförmigen Defekte sich entgegenwachsen und schliesslich vereinigen, wie in Fig. 29, pag. 75, L. Gesichtsfeld, oder es besteht ein halbmondförmiger um die centrale Gesichtsfeldpartie gelegener Defekt, dessen periphere Enden weiter und weiter wachsen, bis sie sich schliesslich zum Ring vereinigen, vergl. Fig. 22, pag. 37.

Nimmt nun die gleichzeitig bestehende periphere Einschränkung an einer Stelle mehr und mehr zu, dann wird der schmale Gesichtsfeldring durchbrochen, und das ursprünglich geschlossene Ringskotom wird an einer Stelle geöffnet, wie in Fig. 21, pag. 37 und Fig. 20 R., pag. 36. Dies kann zu einer Zeit erfolgen, wo ursprünglich ein Ringskotom bestanden hatte, aber auch schon zu einer Zeit, wo, wie in Fig. 21, pag. 37 linkes Gesichtsfeld, ein geschlossenes Ringskotom noch gar nicht zustande gekommen war.

Im weiteren Verlaufe schränkt sich die centrale Gesichtsfeldpartie mehr und mehr ein, und der Ring wird, wie in Fig. 25, pag. 39, an zwei Stellen durchbrochen. Schliesslich verschwindet auch der eine von den beiden restierenden Ringsplittern, und es bleibt nur noch ein Rest des ehemaligen Ringes bestehen, wie in den Figg. 30 pag 76, Fig. 32 pag. 77, Fig. 34 L pag. 78 und Fig. 37 L pag. 79, bis auch dieser mehr und mehr schwindet und noch ein inselförmiger Rest übrig bleibt, wie in Fig. 30 R, pag. 76. Schliesslich, wenn anscheinend nur noch das centrale Gesichtsfeld erhalten ist, kann man, wie in Fig. 37 R, pag. 79, doch noch entweder einen geschlossenen, oder durchbrochenen Ring oder Ringsplitter im Gesichtsfelde nachweisen, sofern man mit grossen lichtstarken Untersuchungsobjekten die Gesichtsfeldbestimmung am Perimeter im diffusen Tageslichte vornimmt.

Etwas ungewöhnliche Reste eines ursprünglichen Ringskotoms zeigen die Figg. 32 und 33 pag. 77. Über das Vorkommen von Ringskotom bei der Retinitis pigmentosa berichten ferner noch folgende Autoren.

Windsor (190) fand bei Retinitis pigmentosa ein Ringskotom, und entsprechend diesem Defekt zeigte sich in der Netzhaut eine ringförmige Zone von graurötlichem Aussehen mit zahlreichen sternförmigen Pigmentflecken.

Pauli (191) beobachtete bei einem 27 jährigen Gärtner mit Retinitis pigmentosa ein Ringskotom, und bei einem 56 jährigen Manne mit Chorioretinitis ein ebensolches, das jedoch auf dem einen Auge nicht so deutlich war, wie auf dem andern.

Sichel (192) sah bei Retinitis pigmentosa auf beiden Augen Ringskotome. Rings um die Macula bestand eine Zone grauschwarzer Pigmentanhäufungen.

Bürstenbinder (194) sah ebenfalls bei Retinitis pigmentosa ein beiderseitiges Ringskotom.

Schmidt (193) beobachtete zwei derartige Fälle. Im einen Falle war auf beiden Augen ein Ringskotom, in dem andern Falle war dasselbe nur auf einem Auge vorhanden.

Scimemi (195) sah bei Retinitis pigmentosa vom oberen und unteren Rande der Papille ausgehend eine pigmentierte Zone sich längs der Centralvene rings um die Macula erstrecken. In einem anderen Falle fand sich eine zweite Pigmentierung auch auf der andern Seite der Papille. Im Gesichtsfeld bestanden entsprechende ringförmige Skotome. Das periphere Gesichtsfeld war normal, die Nervenfasern an der pigmentierten Zone also auch normal.

Der Grund, weshalb man früher so selten Ringskotome bei der Retinitis pigmentosa gefunden hat, liegt wohl in dem Umstande, dass man beim Perimetrieren der Peripherie des Gesichtsfeldes zu wenig Aufmerksamkeit geschenkt hatte, was um so leichter geschehen konnte, als der Patient selbst auf die schmale, ringförmig erhaltene Gesichtsfeldpartie nicht aufmerksam zu machen pflegt. Man darf also bei Retinitis pigmentosa nicht vom Fixierpunkte aus perimetrierend das Gesichtsfeld aufnehmen, sondern muss von der Peripherie ausgehend in der Richtung nach dem Centrum Meridian für Meridian der ganzen Länge nach untersuchen.

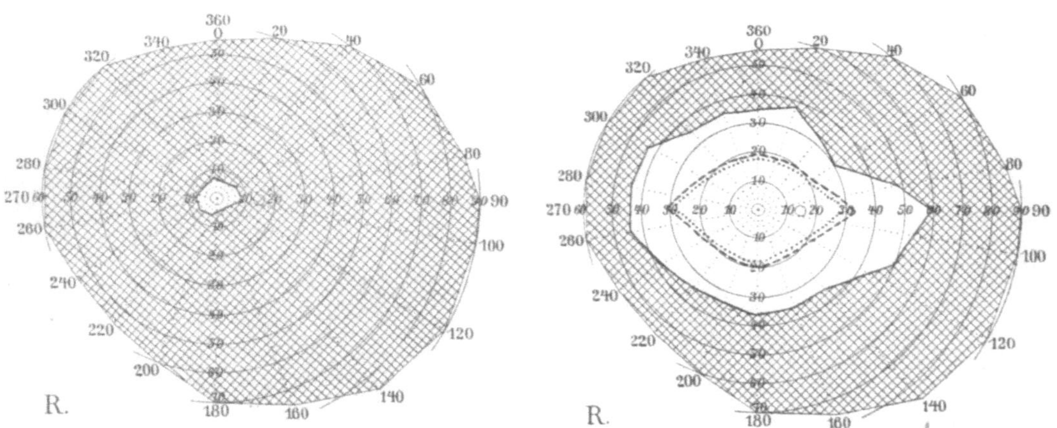

Fig. 38.

Frau B. Retinitis pigmentosa. Ungleichmässige konzentrische Gesichtsfeldeinschränkung. Eigene Beobachtung.

Dass jedoch bei einer Reihe von Fällen a priori auch die konzentrische Einschränkung ohne Ringskotom zur Beobachtung kommt, soll damit nicht bestritten werden.

Als Beweis dafür gelte der folgende Fall, bei welchem trotz der sorgfältigsten Untersuchung von einem Ringskotom keine Spur zu finden war.

Eigene Beobachtung. Frau B. 73 Jahre, klagt über hemeralopische Beschwerden und Orientierungsstörungen. Typisches Bild der Retinitis pigmentosa mit netzförmig angeordnetem Pigment in der Peripherie beider Augen. Gesichtsfeld vergl. Fig. 38.

§ 86. Fälle von centralem Skotom bei Retinitis pigmentosa sind sehr selten.

So berichtet Knapp (196) über eine eigentümliche Form von Retinitis pigmentosa ohne Einengung des Sehfelds und Hemeralopie, dagegen mit centralem Skotom. Dementsprechend war die Pigmentierung des Augengrundes in der Peripherie normal bis zu einer Kreislinie, deren Mittelpunkt zwischen Papille und gelbem Fleck gelegen war. Die Gegend des gelben Fleckes weisslich trüb mit knochenkörperchen-ähnlichen Pigmentflecken; weisse diffuse Flecken zwischen den schwarzen eingestreut.

Auch die folgende Beobachtung wird hierher zu zählen sein.

Schmidt (193) berichtet über zwei Fälle (Zwillinge) mit Retinitis pigmentosa, bei denen das erhaltene Gesichtsfeld exzentrisch lag.

Ob jedoch das centrale Skotom hierbei nicht auf andere, nebenhergehende krankhafte Prozesse zu beziehen sei, bleibt vorderhand dahingestellt.

Der folgende Fall aus unserer Beobachtung, vergl. Fig. 39, mit dem Augenspiegelbilde der Retinitis pigmentosa bei einem 60 jährigen Manne gibt in dieser Hinsicht zu denken, indem bei dem Patienten hochgradige allgemeine Arteriosklerose zu konstatieren war, und das central auf dem linken Auge bereits durchgebrochene, am rechten, dem Durchbruch nahe centrale

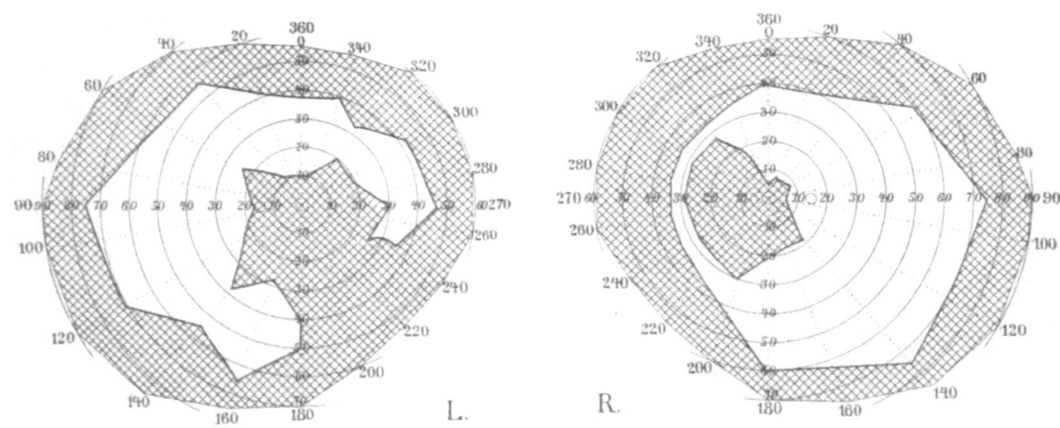

Fig. 39.

Eigene Beobachtung.   Ophthalmoskopisch: Retinitis pigmentosa mit centralem Skotom.

Skotom auf Ernährungsstörungen in den Sehnerven (vielleicht an der Gehirnbasis) durch Arteriosklerose zu beziehen sein möchte.

Bei der Seltenheit des Vorkommens eines centralen Skotoms bei Retinitis pigmentosa, und dem sonst so typischen Verlaufe der Krankheit, neigen wir mehr der Ansicht zu, dass derartige Fälle entweder der Chorioretinitis unterstellt werden müssen, oder dass andere Komplikationen vorliegen.

§ 87. Da die Einwanderung des Pigments in die inneren Retinaschichten eine sekundäre Erscheinung ist, kann im allgemeinen die Lage des Pigments als solche für die Form der Gesichtsfeldeinschränkung bei der Retinitis pigmentosa nicht verantwortlich gemacht werden. Als Beweis dafür möge die folgende Beobachtung Mellingers (197) dienen, bei welcher die äusserst seltene Erscheinung einer normalen Gesichtsfeldausdehnung bei dieser Krankheit konstatiert worden war.

Mellinger beobachtete nämlich einen Fall von typischer ausgedehnter Retinitis pigmentosa ohne Gesichtsfeldeinschränkung. Links S = ²/₃. Rechts bestand Glaukom mit Erblindung. Die 53jährige Frau will erst seit 5 Jahren bei herabgesetzter Beleuchtung schlechter gesehen haben. Gleichzeitig trat eine Abnahme des Sehvermögens auf dem rechten Auge ein, und soll der Patient dann innerhalb Jahresfrist erblindet sein. Seit jener Zeit nahmen die hemeralopischen Erscheinungen auf dem linken Auge konstant zu, so dass Patientin sich des Abends führen lassen musste. Links typischer ophthalmoskopischer Befund. Rechts analoger ophthalmoskopischer Befund. Es verdient hervorgehoben zu werden, dass sich weder rechts noch links etwas findet, was an das Bild der Chorioiditis disseminata erinnern möchte. Der Lichtsinn, am Photometer gemessen, hochgradig herabgesetzt. Die Papille ist nur wenig verändert.

Epikritisch bemerkt dazu Mellinger folgendes: An Stelle ganz oder teilweise obliterierter Gefässe, sahen wir dieselben hier noch ziemlich gut erhalten und konnten sie noch weit peripherisch, wenn auch dort als schwarze sich verzweigende Linien, verfolgen. Diesem Zustande der Gefässe ist wohl hauptsächlich die Erhaltung des Gesichtsfeldes zuzuschreiben. Dagegen schien das Pigment den übrigen Erscheinungen in seiner Entwickelung vorausgeeilt zu sein. In wie weit die Bindegewebshypertrophie des Stützgewebes entwickelt war, liess sich ophthalmoskopisch nicht feststellen. Dass wir aber dieser Veränderung hauptsächlich die Gesichtsfeldeinengung zuzuschreiben haben, dafür spricht der Befund bei den Fällen aus der Baseler Klinik (Schiess-Gemuseus: Retinitis pigmentosa, Besserung der centralen Sehschärfe und des Gesichtsfeldes, Klin. Monatsbl. f. prakt. Augenheilk. 1875), welcher des therapeutischen Befundes wegen veröffentlicht wurde. Trotz bedeutender Erweiterung des Gesichtsfeldes nach Schwitzkur konnte ophthalmoskopisch niemals eine Besserung, weder der Zirkulation, noch der Pigmentierung nachgewiesen werden. Es sei daher sehr wahrscheinlich, dass es diese ophthalmoskopisch unsichtbaren Veränderungen der Retina wären, welche therapeutisch beeinflusst werden könnten und schon an Stellen eine Gesichtsfeldeinengung bedingten, an welchen die Obliteration der Gefässe noch nicht so weit vorgeschritten sei, um dem Gesichtsfeld bleibend engere Grenzen zu ziehen.

Pierd'houy (198) erwähnt zwei Fälle, in welchen das Pigment in der Form der für Retinitis pigmentosa charakteristischen Pigmentklümpchen sich in der nächsten Nähe des Sehnervengewebes befand; zugleich war an den betroffenen Stellen eine atrophische Verfärbung der Chorioidea vorhanden. Keine Gesichtsfeldbeschränkung oder Farbensinnstörung.

§ 88. Der Farbensinn zeigt kein konstantes Verhalten. Bei den typischen Fällen ist er meist intakt, jedoch zeigen die Farbengesichtsfelder bei der Prüfung im Tageslichte oft schon hochgradige Einschränkung, wenn auch das Gesichtsfeld für Weiss noch relativ weit erscheint. Wieder bei anderen stehen die Farbengrenzen im gewöhnlichen Verhältnis zu der Einschränkung für Weiss.

§ 89. Der Augenspiegelbefund. Bei der sogen. typischen Retinitis pigmentosa sehen wir die Peripherie des Augenhintergrundes bedeckt von einem Netzwerk zierlicher, sternförmiger oder knochenkörperchenähnlicher Pigmentflecken, welche hauptsächlich längs der Gefässe angeordnet sind. Das Netzwerk wird in der Richtung auf die Papille zu dünner und dünner und verschwindet allmählich, vergl. Fig. 40. An einzelnen Stellen zieht sich das Pigment über die Gefässe hin und verdeckt dieselben ein Beweis, dass das Pigment in die inneren Partien der retinalen Nervenfaserschicht eingedrungen ist. Die Netzhaut zeigt sich meist etwas getrübt und wie mit einem zarten Schleier überzogen, der in der Umgebung der Papille meist dichter ist, wie z. B. in einem Falle von Poncet (183) mit Sektionsbefund: „um die Papille eine Infiltrationszone von drei Papillendurchmessern. Ausserhalb dieser Zone die Retina transparent. Die Papille selbst ist schmutzig gelblichgrau verfärbt, ihre Grenzen sind leicht verwischt, ebenso ihre normale Zeichnung. Die Gefässe sind dünn, an Zahl geringer und verlieren sich bald nach der Peripherie hin." Oft können wir an der charakteristischen Bildung des Pigments den früheren Verlauf der Gefässe erkennen.

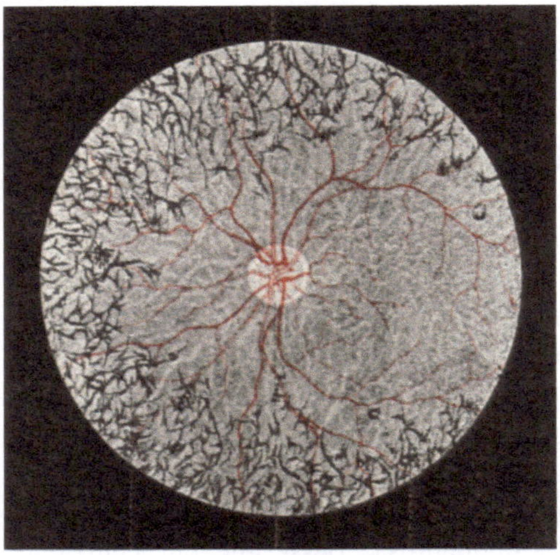

P

P   S   P

Fig. 40.
Augenspiegelbefund von Retinitis pigmentosa.
Nach Michel, Lehrb. der Augenheilkde. 2. Aufl.

Über einen Fall von exzessiver Erkrankung der Gefässe berichtet Knapp (196).

Retinitis pigmentosa. Exzessive Gefässatrophie bei kongenitaler Amaurose. Nur drei centrale Gefässe sind als äusserst dünne rote Linien sichtbar, während eine grosse Zahl ganz weisser dünner Streifen von dem gewöhnlichen Verlaufe der Netzhautgefässe von der Peripherie ausgehen.

Das Tapetum ist im Bereiche der pigmentierten Abschnitte der Netzhaut konstant verändert und zwar atrophisch. Diese pathologische Verfärbung ist eine ungleichmässige. Glaskörperopacitäten sind sehr selten, Ancke (181).

Da das Leiden meist in früher Kindheit beginnt und allmählich zunimmt, zeigt der Augenspiegelbefund auch in den späteren Stadien der Krankheit ein anderes Bild. Im allgemeinen nehmen die Veränderungen der Papille (retinitische Atrophie), sowie die Pigmententwickelung mit der Dauer der Krankheit zu.

Während im allgemeinen nach der Peripherie des Augenhintergrundes hin zuerst das Pigment auftritt und allmählich in der Richtung nach der Papille zu sich weiter ausbreitet, kommen auch Fälle vor, wie in dem pag. 81 von Scimemi (195) beschriebenen, wo das Pigment von der Papille ausging und ringförmig, der Centralvene folgend, die Macula umzog, ebenso in den Fällen Sichel pag. 80 und Knapp pag. 81, sowie Dujardin pag. 72.

Die Menge des Pigments ist nicht allein während des Verlaufs der Krankheit bei demselben Falle, sondern auch bei den verschiedenen Fällen eine sehr verschiedene.

Leber (199) konnte das Auftreten von zarten und wenig zahlreichen Pigmentflecken an den Netzhautgefässen in 2 Fällen im 10. und 12. Lebensjahre verfolgen. In einem Falle, der zur Sektion gelangte, wurde das 20. Lebensjahr als Altersgrenze festgestellt, von der ab das Pigment sich erst entwickelte.

Peltesohn (200) konnte vom 21. Lebensjahre ab bei einem Manne mit den Symptomen der Retinitis pigmentosa die Entwickelung des Pigments verfolgen.

Das Vorhandensein von Pigment hat eine lediglich akzidentelle Bedeutung. Überhaupt besteht kein Verhältnis zwischen der Menge des Pigments und dem Grade der Netzhautatrophie. Ja es kann derselbe Prozess mit allen seinen wesentlichen Attributen ablaufen, ohne von einer Pigmentbildung begleitet zu sein.

Das Pigment wird häufig nicht entdeckt, weil die ophthalmoskopische Vergrösserung zu schwach ist in Fällen, bei welchen das Vorhandensein desselben durch den mikroskopischen Befund nachgewiesen werden konnte, wie z. B. in einem Falle von Poncet (183).

§ 90. Bekannt ist das Vorkommen von Retinitis pigmentosa sine pigmento. Der gleiche Symptomenkomplex wie bei der Retinitis pigmentosa: Nachtblindheit, zunehmende Einschränkung des Gesichtsfeldes bei relativ gut erhaltenem Sehen kommt ohne jede Pigmentbildung vor. Die Beschaffenheit der Sehnerven ist bei beiden Formen die gleiche. Die beiden Arten mit und ohne Pigment haben die gleiche Form der Erblichkeit und kommen in einer Familie nebeneinander vor, so dass man beide als wesentlich gleichartige Erkrankungen ansprechen muss. Das Wesen der Krankheit besteht nicht in der Pigmentbildung, sondern in einer Sklerose der Netzhaut. Hier wird eben die Diagnose aus den anderen Anzeichen des Augenspiegelbefundes und dem familiären Vorkommen dieser Krankheit gestellt.

Über derartige Beobachtungen berichten folgende Autoren:

Machek (204). Von 7 lebenden Kindern eines blutsverwandten Ehepaares waren 2 gesund und 5 mit Retinitis pigmentosa behaftet. Die Kinder von 2 gesund gebliebenen Töchtern hatten normale Augen. Das jüngste Kind, ein Knabe, erblindete schon im 18. Jahre vollkommen; die andern (Töchter) im 20. Nur in 2 Fällen waren charakteristische Pigmentablagerungen nachzuweisen, in 3 Fällen fehlten sie.

Huidiez (203) fand bei einem 8jährigen Mädchen akquirierte Hemeralopie, kein Pigment in der Retina, leichte Infiltration der Retina rings um die Papille und in der Peripherie. Die Grosseltern des Kindes waren Geschwisterkinder und eine Base der Grossmutter hemeralopisch.

Guaita (201). Ein 9jähriger Knabe gab an, seit seinem 4. Jahre abends schlecht zu sehen. In der Retina war kein Pigment nachzuweisen, dagegen der Sehnerv blass, die Retinalarterien dünn, das Stratum pigmentosum, besonders gegen den Äquator, rarefiziert. Von fünf Geschwistern litten zwei Schwestern (24 und 20 Jahre alt) seit der Kindheit nach Aussage des Vaters an derselben Sehstörung. Das Sehvermögen der Eltern war gut.

Rodsewitsch (202). Patient litt seit Kindheit an Hemeralopie. R. S = $^5/_{200}$. L. S = $^2/_{200}$. Gesichtsfeld fast bis zum Fixationspunkt eingeengt. Papille matt blass, Gefässe stark verengt, nirgends Pigmentflecken. Die Mutter des Patienten vollkommen erblindet, ein Bruder und eine Schwester schwachsichtig.

Ferner berichten über Fälle von Retinitis pigmentosa sine pigmento:

Mooren (207). Unter fünf Fällen von Retinitis pigmentosa führt Mooren einen typischen an, in welchem die Pigmentierung nur einseitig bei gleichzeitiger Amaurose dieses Auges gefunden wurde, während auf dem andern Auge einerseits Atrophie des Opticus und ausserordentlich dünne Netzhautgefässe, konzentrische Gesichtsfeldeinschränkung und Hemeralopie seit frühester Zeit bestanden hatte, anderseits aber der gänzliche Mangel jeglicher Netzhautpigmentierung zu konstatieren war.

Darrier (209). In einem Falle war eine sogen. Retinitis pigmentosa sine pigmento, dagegen mit stark ausgesprochener Atrophie des Sehnerven vorhanden, in einem andern waren nur 2—3 Pigmentflecken in der Netzhaut sichtbar.

Winselmann (208). Fall von Retinitis pigmentosa sine pigmento. 16jähriges Mädchen. Hemeralopie vorhanden ohne den Befund einer Retinitis pigmentosa. Zugleich Gesichtsfeldstörungen.

In der Dissertation von Bayer (205) fehlte in einzelnen Fällen von Retinitis pigmentosa die Pigmententwickelung, in zweien war sie sehr gering.

Hoor (206). Nachtblindheit. Konzentrische Gesichtsfeldeinschränkung, hinterer Kapselstar, eigentümliche Verfärbung des Sehnervenkopfes, sowie Verdünnung der Netzhautgefässe und Verminderung ihrer Zahl.

Eigene Beobachtung. A. T., 30 Jahre alt. R. S = $^6/_{12}$. L. S = $^6/_{18}$.

Hat seit ca. 10 Jahren hemeralopische Beschwerden, welche in der letzteren Zeit wesentlich schlimmer geworden sein sollen. Über Blutsverwandtschaft der Eltern kann er keine Auskunft geben. Ophthalmoskopischer Befund: Papillen etwas blass, jedoch in toto noch überall rötlich, so dass man dieselben nicht eigentlich als atrophisch bezeichnen kann. Um die Papille eine atrophische Chorioidealpartie: Die Gefässe sind sehr dünn, besonders die Arterien und wenig zahlreich, namentlich in der Peripherie. Abnorme Pigmentbildung in der Netzhaut nicht vorhanden, im Gegenteil ist im ganzen das Pigment rarefiziert. Die Chorioidealgefässe treten sehr deutlich hervor. Man sieht in der ganzen Peripherie geringfügige Pigmentveränderungen, welche stellenweise im Verschwinden des Pigments und stellenweise im Erhaltensein desselben bestehen. Gesichtsfeld vergl. Fig. 41. Die Netzhaut ist sehr leicht ermüdbar.

§ 91. Bei Anderen finden wir statt des Pigments weisse Flecken im Augenhintergrund, wie in den folgenden Fällen:

Scimemi (210) beschreibt sechs nicht gewöhnliche Fälle von Retinitis pigmentosa, welche teils ringförmige Pigmentierung, teils weisse Punkte, Striche und Flecken auf marmoriertem Grunde zeigten. Er betont, dass die Diagnose nicht auf absolut typischen Symptomen beruhe, dass die syphilitische Retinitis congenita, die Chorioiditis atrophicans und die Retinitis pigmentosa die gleichen weissen Flecken zeigen könnten.

Gayet (211) fand in den Augen eines von frühester Kindheit an schwachsichtigen jungen Mannes, dessen Funktionsstörungen eine Retinitis pigmentosa vermuten liessen, statt der erwarteten Netzhautveränderungen kleine weisse Flecken in grosser Zahl über den Fundus verstreut. Dieselben umgaben auch die Macula und lagen überall hinter den Netzhautgefässen, welche ausser einer gewissen Feinheit keine Abnormitäten zeigen, auch die Papille war ziemlich normal. Die innere Verwandtschaft dieses Falles mit der Retinitis pigmentosa sieht der Verfasser ausser durch die subjektiven Symptome — Hemeralopie, Gesichtsfeldbeschränkung — durch die Tatsache bestätigt, dass eine jüngere Schwester des Patienten im Fundus ausser einer kleinen Anzahl jener weissen Flecke auch einige schwarze, dreieckig gestaltete besass. Die subjektiven Symptome waren denen ihrer Brüder ähnlich, besonders die Gesichtsfeldbeschränkung. Beide Geschwister hatten auch den Mangel eines musikalischen Gehörs miteinander gemein, sowie auffallend weite Pupillen. Die Eltern der Geschwister waren Geschwisterkinder. Sie waren gesund und hatten noch drei andere normalsichtige Kinder.

Nettleship (212) beschreibt vier Fälle mit seit langer Zeit bestehender Hemeralopie in zwei Familien. Es fanden sich kleine weisse Flecke auf dem Augengrunde, aber keine gewöhnliche Retinitis pigmentosa, sondern nur Veränderungen im Pigment von etwas anderer Art gegen die Peripherie hin [1]).

Seggel (213) erwähnt einen Fall von Retinitis pigmentosa. Der verstorbene Grossvater mütterlicherseits war damit behaftet gewesen, sowie ein jüngerer Bruder und ein Knabe

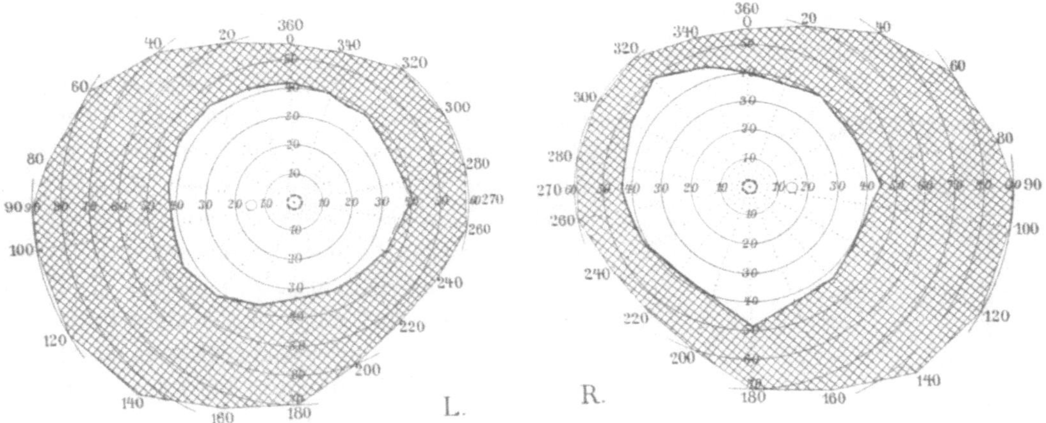

Fig. 41.

A. T. Gesichtsfeld von Retinitis pigmentosa sine pigmento. Eigene Beobachtung.
...... Gesichtsfeld für Rot.

seiner Schwester. Bei beiden Brüdern fanden sich dünne Netzhautarterien, eine stärker ausgesprochene Tüpfelung des Augenhintergrundes, sowie Schwund des Chorioidealpigments gegen den Äquator bulbi hin.

Wir hatten Gelegenheit, bei den Kindern blutsverwandter Eltern den einen Sohn mit typischer Retinitis pigmentosa zu beobachten, die Tochter litt an Hemeralopie mit konzentrischer Gesichtsfeldeinschränkung, retinitischer Atrophie der Papille, sehr dünnen Gefässen und weissen Flecken in der Netzhautperipherie. Es waren aber keine Pigmentablagerungen in der Netzhaut zu sehen. Ein anderer Sohn war taub.

Über einen aussergewöhnlichen Augenspiegelbefund bei Retinitis pigmentosa berichtet:

Spengler (214). Derselbe beschrieb kongenitale Ader-Netzhautveränderungen bei vier Geschwistern: drei Mädchen im Alter von 12—16 Jahren und einen 13jährigen Jungen, deren Eltern im dritten Grade blutsverwandt waren. Ausser den Fundusveränderungen bestand bei allen vier Fällen geringe Herabsetzung der Sehschärfe, keine Gesichtsfeldanomalie, normaler Farbensinn und andeutungsweise vorhandene Hemeralopie, Augenmuskel-

---

[1]) Diese beiden Fälle: von Gayet und Nettleship werden in der Literatur zu den Fällen von Retinitis punctata gerechnet, siehe daselbst.

störungen, falsch gekrümmte Hornhaut und absonderliche Unregelmässigkeiten in der Pigmentverteilung der Iris. Auf dem mehr oder weniger stark ausgesprochen albinotischen Augenhintergrunde fanden sich ausserdem Netz- und Aderhautveränderungen, die teilweise an Retinitis pigmentosa, teilweise an Retinitis punctata albescens erinnerten.

§ 92. Von anderen Autoren wird auch ein Ergriffensein der Aderhaut hervorgehoben.

Schön (216) betont, dass in den typischen Fällen von Retinitis pigmentosa immer Aderhautherde vorhanden seien, wenn öfters auch nur im vordersten Teile des Auges.

Das Atypische in dem von Jakobsohn (217) mitgeteilten Falle von Retinitis pigmentosa bei einem in der geistigen Entwickelung zurückgebliebenen männlichen Individuum von 20 Jahren wird darin gesucht, dass sich eine blendendweisse Zone vorfand, in welcher die Aderhaut völlig geschwunden war, aber zahlreiche charakteristische Pigmentanhäufungen bestanden. Der Vater des Patienten zeigte die typischen Erscheinungen der Retinitis pigmentosa.

Bei diesen beiden Fällen waren auch die Aderhautgefässe degeneriert

Aubineau (218) beobachtete ebenfalls Degeneration der Aderhautgefässe bei Retinitis pigmentosa.

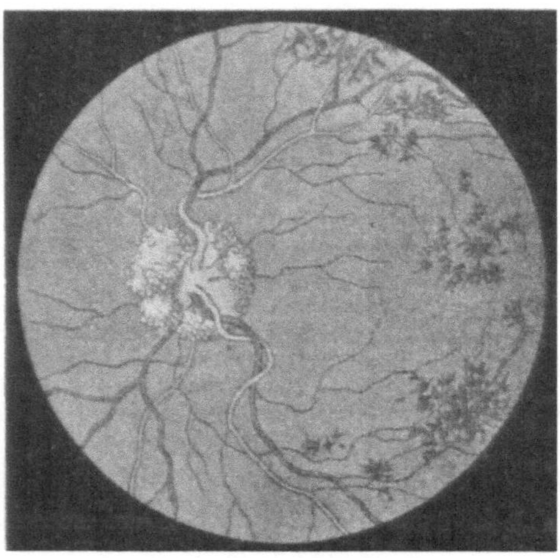

Fig. 42.

Drusen der Glaslamelle an der Papille bei
Retinitis pigmentosa nach Nieden.

§ 93. Drusen der Glaslamelle beobachtete Ancke (219) bei fünf von sechs Fällen von Retinitis pigmentosa am Rande der Papille. Ebenso Nieden vergl. Fig. 42.

§ 94. Die Retinitis pigmentosa tritt fast immer doppelseitig auf. Die Augen sind meist in gleichem Grade efallen, oder weisen doch wenigstens nur unbedeutende Unterschiede in der Intensität des Leidens auf. Dagegen ist aber auch ein einseitiges Vorkommen, und zwar nicht syphilitischen Ursprungs, mit Sicherheit nachzuweisen.

So beschreibt Baumeister (220) einen Fall von Retinitis pigmentosa des linken Auges und Taubheit des linken Ohres. Das rechte Auge war vollkommen gesund. Am rechten Ohre war die Gehörschärfe etwas vermindert.

Auch Pedraglia (221) hat einen derartigen Fall beschrieben.

Ancke (219), sowie Günsburg (223) berichten ebenfalls je über einen Fall von Retinitis pigmentosa unilateralis.

Schmidt (193) fand unter 43 Fällen von Retinitis pigmentosa aus dem Materiale von Saemisch eine einseitige Retinitis pigmentosa, und Neuffer (224) unter 35 Fällen des Strassburger Materials ebenfalls nur einen Fall.

Eigene Beobachtung. A. S., 46 Jahre alt. Linkes Auge ophthalmoskopisch normal, S = $^6/_9$. Rechtes Auge: Cataracta corticalis posterior. Ophthalmoskopisch Retinitis pigmentosa, die Netzhaut um den Opticus noch nicht verändert. S = Finger in 2,5 m.

Im Alter von 14 Jahren bemerkte Patient zufällig, dass er auf dem rechten Auge sehr schlecht sah. Im wesentlichen ist das Sehen seit jener Zeit dasselbe geblieben, jedoch hat er speziell nicht darauf geachtet. Seit einem Jahre will er in der Dämmerung nach rechts hin schlecht sehen, so dass er an Bäume und Menschen anrennt. Er ist seit 21 Jahren verheiratet. Eltern nicht blutsverwandt. Eine Schwester, 51 Jahre alt, kann fast gar nichts sehen. Dieselbe hört auch schlecht. Angeblich nie luetisch infiziert.

Am Försterschen Photometer werden nach 10 Minuten Dunkelaufenthalt die Striche bei einer Öffnung von 2 mm vom linken Auge gesehen, vom rechten Auge dagegen erst nach 32 Minuten bei einer Öffnung von 22 mm.

Das Gesichtsfeld vergl. Fig. 43.

Deutschmann (225) hatte Gelegenheit, einen Fall von einseitiger Retinitis pigmentosa mikroskopisch zu untersuchen. Der betreffende Fall war von Pedraglia (221) früher mitgeteilt worden. Die Stäbchen und Zapfen fehlten, die nervösen Elemente waren hochgradig atrophiert; am wenigsten hatte die Faserschicht gelitten. Das Pigmentepithel war teils atrophisch, teils gewuchert. In der Netzhaut hielt sich dasselbe meistens an die

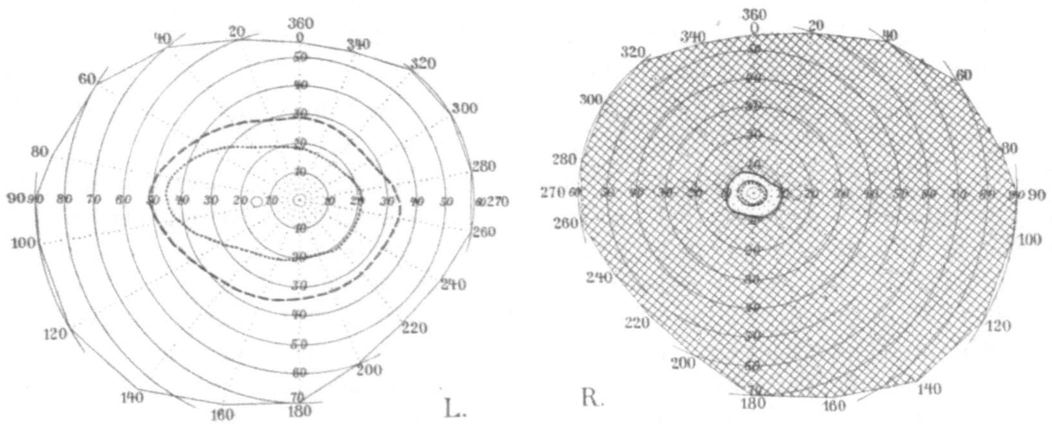

Fig. 43.

Eigene Beobachtung. A. S. Einseitige Retinitis pigmentosa.

Scheiden der durchgehends stark sklerotischen Gefässe. Die Papille zeigte Faseratrophie bei Wucherung des Stützgewebes. Der Opticusstamm liess nur sehr wenig von Atrophie seiner Faserelemente erkennen.

§ 95. Der Einfluss des Geschlechts auf das Entstehen der Retinitis pigmentosa. Das männliche Geschlecht scheint zu der Krankheit entschieden mehr disponiert zu sein, als das weibliche.

So fand Leber (226) unter 54 Fällen von Pigmentdegeneration 47 Männer und 7 Weiber und mit Einschluss der nach der Anamnese sonst noch ergriffenen Familienmitglieder unter 70 Fällen 56 Männer und 14 Weiber.

Maes (227)   sah unter 32 Fällen 17 Männer und 15 Weiber.

Hocquard (228)	„	„	17	„	15	„	„	2	„
Bayer (205)	„	„	33	„	23	„	„	10	„
Derigs (215)	„	„	27	„	19	„	„	8	„
Ayres (229)	„	„	20	„	13	„	„	7	„
Davidson (230)	„	„	5	„	3	„	„	2	„
Guaita (234)	„	„	3	„	1	„	„	2	„

Neuffer (224) und Snell (232) fanden Männer und Weiber zu gleichen Teilen erkrankt.

Herrlinger (231) fand unter 92 Fällen das Verhältnis der Männer zu den Weibern = 3 : 2.

Stutzin (233) sah unter 46 Fällen 71,74 % Männer und 28,26 % Weiber.

§ 96. Ätiologie. Die Pigmentdegeneration der Netzhaut kommt angeboren und erworben vor.

Für das angeborene Vorkommen der Retinitis pigmentosa ist in dem folgenden Falle der mikroskopische Beweis geliefert.

Suchannek (235) fand mikroskopisch in den Augen eines ziemlich jungen Embryos eine Retinitis pigmentosa mit einer mächtigen Glaskörperblutung, welche wahrscheinlich aus der Arteria hyaloidea stammte. Über die Ätiologie war nichts bekannt. Die Retina war sehr verdickt, war in Falten gelegt und zeigte eine deutliche Limitans externa, zum Teil unordentlich gelagerte Körnerschichten, jedoch keine Ganglienzellen und Nervenfasern. Das retinale Pigmentepithel war stark gewuchert, die Retina infolgedessen in allen Schichten von schwarzem Pigment durchsetzt.

Eine Hauptrolle in ätiologischer Hinsicht spielt die Blutsverwandtschaft der Eltern und die Heredität.

Wiewohl jedem erfahrenen Augenarzte die Häufigkeit des Vorkommens der Retinitis pigmentosa bei Kindern blutsverwandter Eltern auffällig werden muss, wird doch von anderer Seite der Einfluss der Konsanguinität der Eltern hinsichtlich der Ätiologie der Retinitis pigmentosa stark diskreditiert. So führt Macnamara (236) zur Widerlegung der Theorie, nach welcher Retinitis pigmentosa hauptsächlich unter Personen, deren Eltern blutsverwandt waren, vorkomme, die Tatsache an, dass sich diese Krankheit ungemein häufig bei den Hindus vorfände, während ihre Religion das Heiraten unter Verwandten strengstens verbiete.

Quaglino (237) zieht auf Grund von 15 mitgeteilten Krankengeschichten über Retinitis pigmentosa folgende Schlüsse: Die Krankheit könne ererbt, angeboren, oder erworben sein. Einen Einfluss der Blutsverwandtschaft der Eltern auf die Entwickelung der Krankheit habe er jedoch nicht bemerken können.

Unter den von Magnus (238) zusammengestellten 2528 Fällen von doppelseitiger Blindheit war die Retinitis pigmentosa mit 0,75 % vertreten. Die Wirkung der Blutsverwandtschaft der Eltern in bezug auf die Retinitis pigmentosa war dabei untersucht und ein Einfluss dieses Verhältnisses durch die zugrunde gelegten Zahlen als zweifelhaft von ihm erklärt worden. Es sei auch eine kongenitale Belastung ohne Vererbung anzuerkennen.

Bei weitem die Mehrzahl aller Autoren hebt jedoch die Blutsverwandtschaft der Eltern als ganz besonders bemerkenswertes ätiologisches Moment hervor.

So fand Liebreich (239) nahezu die Hälfte seiner Patienten mit Retinitis pigmentosa blutsverwandten Ehen entsprossen.

Mooren (240) fand unter 34 Fällen 9 = 26,5 % mit Blutsverwandtschaft der Eltern und

Stutzin (233) unter 46 Fällen 21,74 %, welche sicher aus blutsverwandten Ehen entsprossen waren.

Nach Herrlinger (231) entfallen von 92 Fällen auf Konsanguinität der Eltern 30 Fälle.

Rampoldi (250) sah vier Brüder mit Retinitis pigmentosa, bei welchen die Eltern blutsverwandt waren.

Bayer (205) fand unter 19 Fällen viermal Blutsverwandtschaft der Eltern.

Hirschberg (241) hebt hinsichtlich der Ätiologie der Retinitis pigmentosa hervor, dass in ca. 25 % aller Fälle eine Konsanguinität der Eltern nachzuweisen sei.

Nolden (242) fand unter 33 Fällen 8 = 24,2 % mit Blutsverwandtschaft der Eltern.

Scimemi (195) führt zwei Patienten mit Retinitis pigmentosa an, deren Eltern blutsverwandt waren.

Unter den drei Fällen Badals (243) von Retinitis pigmentosa bestand Taubstummheit und Blutsverwandtschaft der Eltern.

Webster (244) konnte unter 22 Fällen mit Retinitis pigmentosa in drei Fällen Konsanguinität der Eltern nachweisen, ebenso Deriges (215) unter 27 Fällen mit Retinitis pigmentosa siebenmal.

Ulrich (245) sah in drei Fällen von Retinitis pigmentosa Blutsverwandtschaft der Eltern und Art. hyaloidea persistens.

Ayres (229) berichtet über 25 Fälle von Retinitis pigmentosa in 15 Familien. In 24 Fällen bestand Blutsverwandtschaft der Eltern.

Höring (246) fand dagegen unter 31 Fällen von Retinitis pigmentosa nur einmal Blutsverwandtschaft der Eltern.

S. Wells (249) beobachtete zwei Brüder mit Retinitis pigmentosa und Nystagmus. Die Eltern waren blutsverwandt.

Dujardin (182) sah Retinitis pigmentosa bei zwei Zwillingsbrüdern, abstammend von einem blutsverwandten Ehepaar.

Neuffer (224) teilt 35 Fälle aus der Strassburger Klinik von Retinitis pigmentosa mit, bei welchen Heredität oder Blutsverwandtschaft nachgewiesen werden konnte.

Wir beobachteten in vier Familien mit Kindern, welche an Retinitis pigmentosa erkrankt waren, Blutsverwandtschaft der Eltern. In der einen Familie war nur ein Sohn von Retinitis pigmentosa befallen, in der zweiten Familie zwei Schwestern und ein Bruder, in der dritten Familie litten zwei Kinder an Retinitis pigmentosa, zwei andere waren schwerhörig. In der vierten Familie war wiederum nur ein Kind an Retinitis pigmentosa erkrankt.

§ 97. Von den folgenden Autoren wird uns über den Verwandtschaftsgrad berichtet, in welchem die Eltern der mit Retinitis pigmentosa behafteten Kinder zueinander gestanden hatten.

Von 41 Fällen Widers (247) war in 14 Blutsverwandtschaft der Eltern vorhanden und zwar bei fünf solche im 2. Grade gleicher Linie, bei drei im 3. Grade gleicher Linie, und bei sechs im 3. Grade ungleicher Linie.

Huidiez (203) fand bei einem 8jährigen Mädchen akquirierte Hemeralopie, kein Pigment in der Retina, leichte Infiltration der Retina rings um die Papille und in der Peripherie. Die Grosseltern des Kindes waren Geschwisterkinder, und eine Base der Grossmutter hemeralopisch.

Bayer (205) berichtet über je einen Fall von Retinitis pigmentosa, in welchem die Eltern im 3. und 4. Grade miteinander verwandt waren (Urenkel und Ururenkel).

Ancke (219). Blutsverwandtschaft in zwei Familien. In der einen stammte die Konsanguinität aus dem 2. Gliede (die Grossmütter waren Schwestern), in der andern aus dem 3. Gliede (die Urgrossväter waren Brüder). In beiden Familien mit je fünf Kindern erkrankten je drei.

Gayet (211). Bei zwei Geschwistern mit Retinitis pigmentosa waren die Eltern Geschwisterkinder. Drei andere Kinder desselben Ehepaares hatten normale Augen.

Aubineau (218) sah einen Bruder und zwei Schwestern mit Retinitis pigmentosa aus derselben Ehe, deren Eltern Geschwisterkinder waren.

Colman Cutler (251) beschreibt Retinochorioidealatrophie bei drei Schwestern aus der gleichen Ehe, deren Eltern Geschwisterkinder waren.

Vergleiche auch die Tabelle von Leber (Graefe-Sämisch, V. 1. Aufl. pag. 654).

Über gleichzeitiges Vorkommen von Konsanguinität der Eltern und Erblichkeit der Retinitis pigmentosa berichtet Herrlinger (231). Unter 92 Fällen der Tübinger Augenklinik waren Heredität und Konsanguinität der Eltern 10 mal gleichzeitig vorhanden.

§ 98. Hinsichtlich der Heredität der Retinitis pigmentosa wird die direkte Vererbung als selten aufgeführt. So kamen

von 92 Fällen Herrlingers (231) in 10 direkte oder indirekte Heredität in Betracht:

direkte	{ gleichartige	5 Fälle	=	5,44 %
	variierte	11 „	=	11,95 %
indirekte	{ gleichartige	10 „	=	10,85 %
	variierte	6 „	=	6,5 %
kollaterale		13 „	=	14,1 %

Für Heredität zusammen 45 Fälle.

Poncet (183). Patient über 50 Jahre alt, seit Geburt hemeralopisch; Onkel, 47 Jahre alt, und ein Grossonkel, 79 Jahre alt, leiden gleichfalls an angeborener Nachtblindheit. Sein Sohn Retinitis pigmentosa.

Ransohoff (252). Drei Kinder einer mit Retinitis pigmentosa behafteten Frau zeigten teilweise ebenfalls die Erscheinungen einer solchen, (eine Tochter und zwei Söhne); zwei waren gesund.

Tillinghast Atwool (257) teilt einen Fall von Nachtblindheit bei einem jungen Manne mit, in welchem ausserdem der Vater und Grossvater, sowie zwei Schwestern und zwei Tanten von der gleichen Affektion befallen waren. Die Funktionen der Augen waren fast normal.

Daguillon (253). Der Vater des Kranken litt an Retinitis pigmentosa. Von den Söhnen des Kranken waren zwei (11- und 7 jähriger Knabe) damit behaftet.

Snell (232). Retinitis pigmentosa in fünf Generationen. Der männliche und weibliche Teil der Familie war in gleichem Masse beteiligt.

Colman Cutler (251) veröffentlicht den Stammbaum einer Familie, in welcher sich die Nachtblindheit auf fünf Generationon vererbt hatte, jedoch nur auf die männlichen Mitglieder.

Ayres (229). In zwei Fällen von Retinitis pigmentosa war die Mutter ebenfalls mit Retinitis pigmentosa behaftet.

Hutchinson (254). In einem Falle dieses Autors trat das Leiden bei Vater und Tochter erst im 18. Lebensjahre auf.

Jacobsohn (255). Direkte Vererbung von Vater auf Sohn.

Unter den 41 Fällen von Wider (247) kam ein Fall von direkter Vererbung vor.

Wir beobachteten Retinitis pigmentosa in einer Familie bei Mutter und Sohn.

Es werden auch Fälle von Vererbung beobachtet, bei welchen die Eltern oder ältere Geschwister schwachsichtig oder erblindet waren, und bei den späteren Kindern erst Retinitis pigmentosa sich einstellte, oder umgekehrt.

Rodsewitsch (202). Patient litt seit Kindheit an Hemeralopie und Retinitis pigmentosa sine pigmento. Die Mutter des Patienten war vollkommen erblindet, ein Bruder und eine Schwester schwachsichtig.

Jacobsohn (255). Der Vater zeigte typische Erscheinungen der Retinitis pigmentosa. Bei dem 20jährigen Sohne fand sich eine blendendweisse Zone vor, in welcher die Aderhaut völlig geschwunden war, aber zahlreiche charakteristische Pigmentanhäufungen bestanden.

Davidson (256) beobachtete in vier Familien angeborene Blindheit mit Opticusatrophie und Retinitis pigmentosa:

in der ersten Familie (6) waren 3 Jungen und 2 Mädchen blind,

in der zweiten (Eltern Geschwisterkinder) war ein Glied mit Retinitis pigmentosa behaftet,

in der dritten Familie (6) 3 zugleich mit Taubstummheit,

in der vierten 2 zugleich mit Taubstummheit.

Syphilis war in zwei Familien zu mutmassen.

Schmidt (258). Ein 55jähriger Vater hatte seit Kindheit rechts Sehnervenatrophie. Die älteste Tochter zeigte Strabismus concomitans mit voller Sehschärfe und normalem Gesichtsfeld. Keine Hemeralopie. Die Sehnervenpapillen waren jedoch eigentümlich verfärbt, grün mit äusserst kleinen weissen Pünktchen, Papillengrenzen sehr undeutlich, Gefässe ungewöhnlich eng. Die beiden folgenden Kinder zeigten typische Pigmententartung der Netzhaut.

Über Erblichkeit der Retinitis pigmentosa im allgemeinen berichten:

Seggel (213). Zwei Brüder mit Retinitis pigmentosa. Auch der verstorbene Grossvater mütterlicherseits sei damit behaftet gewesen, sowie ein jüngerer Bruder und ein Knabe seiner Schwester. Bei beiden Brüdern fanden sich dünne Netzhautarterien, eine stärker ausgesprochene Tüpfelung des Augengrundes, sowie Schwund des Chorioidealpigments gegen den Aequator bulbi hin.

Schmidt (193). 43 Fälle. 30mal ergab sich Belastung der Geschwister mit angeborenen Gebrechen.

Einmal waren 11 Geschwister ergriffen, einmal 8, zweimal 2, dreimal 1.

Ferner waren je einmal 10, 3, 5 und 4 Geschwister normal.

Einmal wurde von 7 und einmal von 17 Geschwistern 1 ergriffen.

Atypische Formen fanden sich elf, und nur einmal einseitige Erkrankung.

Webster (244). Von 22 Fällen von Retinitis pigmentosa war in sieben Heredität nachweisbar, insofern als drei Brüder, Schwestern oder Vettern dieselbe Affektion hatten.

Guaita (264) sah einen Knaben und zwei Schwestern derselben Familie mit Retinitis pigmentosa. Die Eltern waren gesund.

Blessig (261). Bei einer aus neun Geschwistern bestehenden Familie hatten drei Retinitis pigmentosa.

Mooren (260) sah Retinitis pigmentosa bei drei Brüdern.

Derigs (215). Unter 27 Fällen von Retinitis pigmentosa waren in neun Fällen die Geschwister der betreffenden Individuen befallen.

Aubineau (218) konnte an drei Gliedern derselben Familie Retinitis pigmentosa beobachten.

Nettleship (212) beschreibt vier Fälle von Retinitis pigmentosa aus einer Familie.

Schmidthäusser (262) beobachtete einen Bruder und eine Schwester mit Retinitis pigmentosa.

Wurst (259) untersuchte einen 25jährigen Menschen mit Retinitis pigmentosa, von dessen Geschwistern nur alle Brüder seit Kindheit amblyopisch waren.

Peltesohn (263) berichtet über drei Brüder mit Retinitis pigmentosa.

Colman Cutler (251) sah drei Fälle von Retinitis pigmentosa bei drei Schwestern.

Ayres (229) beobachtete 25 Fälle von Retinitis pigmentosa in 19 Familien.

Rampoldi (250) sah vier Brüder mit Retinitis pigmentosa behaftet.

S. Wells (249) berichtet über zwei Brüder mit Retinitis pigmentosa.

Gayet (211) beobachtete Retinitis pigmentosa bei zwei Geschwistern.

Dujardin (182) sah Retinitis pigmentosa bei zwei Zwillingsbrüdern.

Aubineau (218) untersuchte drei Geschwister mit Retinitis pigmentosa.

Machek (204) berichtet, dass von sieben Geschwistern fünf mit Retinitis pigmentosa behaftet waren.

Wir sahen bei drei Schwestern einer Familie Retinitis pigmentosa.

Ferner bei zwei Brüdern einer Familie angeborene Hemeralopie mit konzentrisch verengtem Gesichtsfeld.

Ferner in einer Familie zwei Geschwister mit Retinitis pigmentosa und zwei Geschwister mit Schwerhörigkeit. Die Eltern waren blutsverwandt.

In einer andern Familie ebenfalls von blutsverwandten Eltern (Geschwisterkinder) war ein Sohn und eine Tochter mit Retinitis pigmentosa behaftet.

Ferner zeigte in einer Familie die 13jährige Tochter typische Retinitis pigmentosa, bei derselben waren die Reflexe gesteigert und eine auffallende Herabsetzung der Schmerzempfindlichkeit vorhanden. Beide Conjunctivae bulbi unempfindlich. Bei dem 12jährigen Sohne typische Retinitis pigmentosa. Einige hypalgische Punkte an der Aussenseite der Oberschenkel. Bei dem 10jährigen Sohne typische Retinitis pigmentosa ohne sonstigen Befund am Nervensystem. Bei der 7jährigen Tochter typische Retinitis pigmentosa, Herabsetzung der Schmerzempfindlichkeit an verschiedenen Körperstellen. Gesteigerte Reflexe.

§ 99. Die erworbene Retinitis pigmentosa.

Wenn, wie aus diesen Angaben hervorgeht, die Erblichkeit und Blutsverwandtschaft der Eltern bei der Ätiologie der Retinitis pigmentosa eine grosse Rolle spielt, und wenn wir auch in dem Falle Suchannek (vergl. pag. 90) einen anatomischen Beweis für das angeborene Vorkommen der Retinitis pigmentosa angeführt haben, so scheint dieselbe doch nach bestimmten Angaben einzelner Patienten erst mehr oder weniger lange Zeit nach der Geburt sich klinisch bemerkbar zu machen und den betreffenden Patienten relativ spät erst subjektive Beschwerden zu bereiten. So lassen die folgenden Beobachtungen die Annahme gerechtfertigt erscheinen, dass die Retinitis pigmentosa auch im späteren Lebensalter zur Entwickelung kommen kann.

Bellarminoff (265). Ein nicht aus blutsverwandter Ehe stammender 40jähriger Patient will in der Jugend nicht an Hemeralopie gelitten und gut gesehen haben. Erst seit einem halben Jahre will er plötzlich auf dem rechten Auge schlecht gesehen haben, während das linke erst seit $\frac{1}{2}$ Jahre geschwächt ist. Auf dem rechten Auge ist die Lichtempfindung kaum erhalten, auf dem linken S = $\frac{1}{2}$. Das Gesichtsfeld ist bis zum Fixierpunkt verengt. Ophthalmoskopisch zeigt sich das Bild der Retinitis pigmentosa mit Glaukom. Rechts sind beide Prozesse schwächer ausgeprägt, als auf dem linken Auge.

Mellinger (197). 52jähriger Patient mit Retinitis pigmentosa. Derselbe bemerkte erst vor 5 Jahren, als er vorübergehende Schmerzen hatte, in den Augen, dass er bei schwacher Beleuchtung viel schlechter sah.

In einem Falle von Hutchinson (254) trat das Leiden bei Vater und Tochter erst im 18. Lebensjahre auf.

Huidiez (203) fand bei einem 8jährigen Mädchen akquirierte Hemeralopie. In der Retina kein Pigment. Trübung der Netzhaut; die Grosseltern des Kindes waren Geschwisterkinder, und eine Base hemeralopisch.

Peltesohn (263) konnte bei einem jungen Manne, dessen 30jähriger Vetter ebenfalls an Retinitis pigmentosa litt, das Auftreten des Pigments erst nach dem 21. Lebensjahre nachweisen. Seit 2 Jahren begannen nun auch zwei jüngere Geschwister über Nachtblindheit zu klagen. Sie befanden sich zurzeit ungefähr in demselben Alter wie der Patient, als ihm die eigene Nachtblindheit zuerst aufgefallen war.

Machek (204) beobachtete fünf Kinder eines blutsverwandten Elternpaares mit Retinitis pigmentosa. Dieselben hatten in ihrem 10. Lebensjahre die ersten Erscheinungen von Hemeralopie an sich beobachtet.

Mooren (260) berichtet über folgenden Fall: Bei drei Geschwistern mit dem charakteristischen Bilde der Retinitis pigmentosa erklärte der älteste Bruder, ein Mann von 45 Jahren, ausdrücklich, erst seit ein paar Jahren von Hemeralopie befallen zu sein.

Gonin (188) berichtet über folgende Fälle:

Fall I. 36jähriger Mann mit typischer Retinitis pigmentosa. Seit dem 25. Lebensjahr erst Klagen über Hemeralopie.

Fall III. 14jähriges Mädchen mit Nystagmus. Vor zwei Jahren nach einem Typhus Herabsetzung der Sehschärfe und Hemeralopie. An der Macula des rechten Auges mehrere pigmentlose gelbe Herde, sonst zahlreiche Pigmentanhäufungen in der mittleren Zone der nasalen und unteren Partie.

Fall VI. 46jähriger Mann mit Retinitis pigmentosa und Cataracta polaris post. Seit dem 26. Lebensjahre Klagen über Hemeralopie. Entsprechend der äusseren Grenze des Gesichtsfeldes werden noch Handbewegungen wahrgenommen.

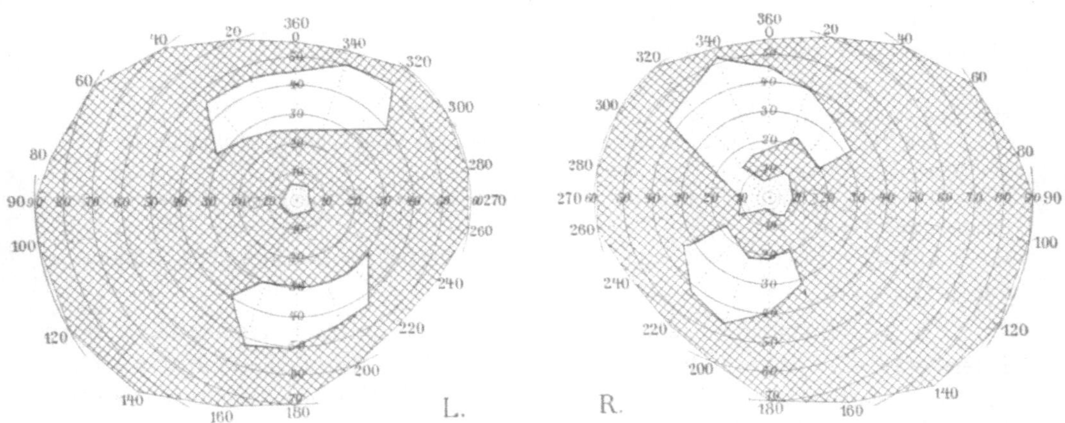

Fig. 44.

Eigene Beobachtung. Gesichtsfeld bei spät entstandener Retinitis pigmentosa.

Derigs (215). Ein bis dahin gesunder Patient machte im Alter von 19 Jahren ein schweres Nervenfieber durch. In der Rekonvaleszenz trat Hemeralopie auf. 15 Jahre später wurde bei dem Patienten Retinitis pigmentosa konstatiert.

Wir selbst beobachteten folgenden Fall. Eine 75jährige Patientin zeigte das typische Bild der Retinitis pigmentosa. Beiderseits Cataracta incipiens. Gesichtsfeld siehe Fig. 44. Erst seit einem Jahre sollen hemeralopische Beschwerden aufgetreten sein.

§ 100. Die Syphilis als ätiologisches Moment der Retinitis pigmentosa.

Macnamara (236) neigt der Meinung zu, dass Retinitis pigmentosa öfters von hereditärer Lues abhänge.

Unter den 92 Fällen Herrlingers (231) wurden zwei auf Syphilis bezogen.

Bei den Fällen Davidsons (256) war in zwei Familien Syphilis zu mutmassen.

Webster (244) sah einen Fall von Retinitis pigmentosa mit den Erscheinungen der hereditären Lues.

Guaita (234) legt als ursächliches Moment bei der Retinitis pigmentosa der Syphilis die grösste Bedeutung bei.

Maget (267) teilt mit, dass er bei einem 35jährigen syphilitischen Manne das gleiche Krankheitsbild der Retinitis pigmentosa gefunden habe, wie bei der kongenitalen Lues.

Steffan (222) konstatierte das charakteristische ophthalmoskopische Bild einer einseitigen Retinitis pigmentosa mit konzentrischer Gesichtsfeldeinschränkung bei klaren Medien und ohne Zeichen eines Entzündungsprozesses in einem Falle, den er 8 Jahre vorher an syphilitischer Iridochorioiditis mit diffusen Glaskörpertrübungen behandelt hatte.

Bocchi (266) ist der Ansicht, dass die typische Retinitis pigmentosa häufig und vielleicht immer auf hereditärer Syphilis, selbst von zwei bis drei Generationen zurück, beruhe. In fünf von ihm beobachteten Fällen war dies teils wahrscheinlich, teils zu vermuten. Bemerkenswert sind die Erfolge, die in zwei derselben mit antiluetischer Behandlung erzielt wurden.

Demgegenüber konnte von Wider (247) Syphilis nie als ätiologisches Moment nachgewiesen werden.

Bei allen hier angeführten Fällen ist der Einwurf nicht von der Hand zu weisen, dass eine erworbene Chorioretinitis luetica hier unter einem ähnlichen Bilde, wie die Retinitis pigmentosa, aufgetreten sei.

§ 101. Andere Infektionskrankheiten als ätiologisches Moment der Retinitis pigmentosa.

Herrlinger (231) bezieht drei Fälle von Retinitis pigmentosa = 3,2 % auf überstandene Infektionskrankheiten.

Von Derigs (215) werden unter 27 Fällen drei auf Infektionskrankheiten (Scharlach und Typhus) zurückgeführt. Vergl. pag. 95.

Gonin (188) Fall III vergl. pag. 95, bezieht ebenso einen Fall von Retinitis pigmentosa auf Typhus.

Auch Pellagra wird von einzelnen Autoren als ätiologisches Moment angeführt.

So sah Rampoldi (250) vier Brüder mit Retinitis pigmentosa, die Eltern waren blutsverwandt. Bei einem der Brüder wurde Pellagra konstatiert, und nach dessen Aussage waren die anderen drei Brüder mit derselben Krankheit behaftet, und die Mutter an derselben gestorben. Er zählt die bei Pellagra am häufigsten beobachteten Augenkrankheiten auf und, ohne für ein direktes Abhängigkeitsverhältnis zu plädieren, machte er doch speziell für die bei Pellagrösen beobachtete angeborene und erworbene Retinitis pigmentosa auf die Analogie der Abhängigkeit mancher Augenkrankheiten von Syphilis aufmerksam, sowie auf die von Bareggi bei 6 Pellagrösen nachgewiesene Pigmentdegeneration der Spinalganglien. Zu den mit Pellagra in Zusammenhang stehenden Augenerkrankungen des nervösen Apparates gehörten: Hemeralopie, Retinitis pigmentosa, Sehnervenatrophie und Schwund des Chorioidealpigments.

§ 102. Schön (268) fand unter 7 Fällen von Retinitis pigmentosa viermal die Patienten mit Rachitis behaftet. —

§ 103. Ikterus als ätiologisches Moment der Retinitis pigmentosa.

In zwei Fällen von atrophischer Leberzirrhose hatte Litten (269) gleichzeitig Pigmentdegeneration der Netzhaut beobachtet. Hemeralopie ohne Befund (vergl. § 54, pag. 52) entwickele sich zuweilen während des Bestehens einer hyper- oder atrophischen Leberzirrhose. Er führt die Pigmentdegeneration der Netzhaut hierbei auf die Herabsetzung der Ernährung zurück.

Levi (270) führt als okulare Äusserung der Cholämie Hemeralopie mit und ohne Retinitis pigmentosa auf.

Von den beiden mikroskopisch untersuchten Fällen Landolts (271) war einer an den Folgen von Leberzirrhose, der andere an chronischer interstitieller Nephritis gestorben. Landolt hält diesen Umstand für mehr als zufällig.

§ 104. Anhangsweise muss hier noch hervorgehoben werden, dass die Retinitis pigmentosa nicht selten auch als sekundäres Leiden an Augen vorkommt, welche durch andere tiefgreifende Prozesse vorher erblindet waren, so z. B. Brailey (272) bei Augen, die durch Verletzungen erblindeten.

§ 105. Hervorzuheben ist noch, dass bei einem ziemlichen Prozentsatze überhaupt keine ätiologischen Anhaltspunkte für das Auftreten von Retinitis pigmentosa gewonnen werden konnten, wie dies in der Mehrzahl der Fälle der Zusammenstellung von Wider (247) der Fall war. Unter 92 Fällen Herrlingers (231) fehlte bei 13 jeder Hinweis auf ein ätiologisches Moment.

Webster (244) konnte unter 22 Fällen bei sechs keine Ursache für die Erkrankung herausfinden.

Die Begleiterscheinungen der Retinitis pigmentosa.

Die Tatsache, dass so häufig angeborene Defekte des Nervensystems, Missbildungen des Auges und der Glieder mit der Retinitis pigmentosa vergesellschaftet vorkommen, weist darauf hin, dass auch die Erkrankung der Retina hierbei in den meisten Fällen eine kongenitale ist.

§ 106. Relativ häufig finden wir Taubstummheit bei Retinitis pigmentosa:

Liebreich (239) fand unter 38 Fällen von Retinitis pigmentosa 14 Taubstumme.
Derigs (215) „ „ 27 „ „ „ „ 1 „
Webster (244) „ „ 22 „ „ „ „ 2 „
Neuffer (224) „ „ 35 „ „ „ „ 5 „
(2 Männer, 3 Weiber).
Herrlinger (231) „ „ 92 „ „ „ „ 3 „

Davidson (256) beobachtete in einer Familie sechs Fälle von Retinitis pigmentosa, unter denen drei Taubstumme waren. In einer anderen Familie waren drei Taubstumme mit Retinitis pigmentosa behaftet.

Lee (273) fand bei der Untersuchung von 110 taubstummen Kindern sechs Fälle von Retinitis pigmentosa.

Gonin (188). 17 jähriger Taubstummer. Ophthalmoskopisch gelbliche, pigmentlose Herde in der Peripherie. Hie und da im Centrum Pigmentanhäufungen, ebenso entlang den Gefässen.

Adler (274) fand unter 100 Taubstummen der Wiener Anstalt 23, die mit idiopathischer Hemeralopie behaftet waren, darunter drei mit Retinitis pigmentosa.

Badal (243). Unter den von Badal untersuchten weiblichen Zöglingen der Taubstummenanstalt zu Bordeaux fanden sich 75 mit Sehstörungen, welche in ²/₃ der Fälle beide

Augen betrafen. In 22 Fällen fand sich Astigmatismus, in 16 Atrophie der Sehnerven, in 7 Retinitis pigmentosa. In 3 war Blutsverwandtschaft der Eltern vorhanden.

Liebreich (239) fand unter 241 Taubstummen in Berlin 14 mit Retinitis pigmentosa.

Hocquard (228) konstatierte unter 200 Taubstummen in Paris 5 mit Retinitis pigmentosa.

Mulder (275) fand unter 383 Taubstummen 11 mal Retinitis pigmentosa, nicht allein aus dem ophthalmoskopischen Befunde diagnostiziert, sondern auch aus der gleichzeitigen Hemeralopie und konzentrischen Gesichtsfeldeinschränkung.

Mulder betrachtet die Taubstummheit und Retinitis pigmentosa als Äusserungen ein und derselben Krankheit des Nervensystems, welche auch für die Schwerhörigkeit und Idiotie verantwortlich gemacht werden soll, die man öfters in Familien mit Retinitis pigmentosa finde. Ebenso müsse auch die kongenitale Amaurose oder Amblyopie mit Atrophie der Netzhaut dazu gerechnet werden.

§ 107. Schwerhörigkeit im Verein mit Retinitis pigmentosa.

Wider (247) fand unter 41 Fällen von Retinitis pigmentosa 10 mal Schwerhörigkeit.

Derigs (215)   „   „   27   „   „   „   „   2   „   „

Neuffer (224)   „   „   35   „   „   „   „   2   „   „

Baumeister (220) beschreibt einen Fall von Retinitis pigmentosa des linken Auges und Taubheit des linken Ohres. Das rechte Auge war vollkommen gesund. Am rechten Ohre war die Gehörschärfe vermindert.

Hoor (206) berichtet ebenfalls über einen Fall von Retinitis pigmentosa mit Schwerhörigkeit.

Blessig (261). Bei einer aus neun Geschwistern bestehenden Familie zeigten drei Kinder Retinitis pigmentosa mit Schwerhörigkeit, und eins Glaucoma simplex mit Schwerhörigkeit.

Noischewsky (276) fand öfters Retinitis pigmentosa mit Schwerhörigkeit vergesellschaftet.

Wir beobachteten eine Familie mit blutsverwandten Eltern, in welcher zwei Kinder an Retinitis pigmentosa litten, während die beiden andern schwerhörig waren. Ferner den Fall R. S pag. 78, ferner den Fall A. S. pag. 88.

§ 108. Defekte der intellektuellen Fähigkeiten und Idiotie.

Liebreich (239) fand unter 38 Fällen von Retinitis pigmentosa 3 Idioten.

Höring (277)   „   „   31   „   „   „   „   4   „   (darunter einen aus blutsverwandter Ehe).

Wider (247)   fand unter 41   „   „   „   „   12   „

Herrlinger (231)   „   „   92   „   „   „   „   10   „

Jakobsohn (255) beobachtete einen Fall, bei welchem der Vater an Retinitis pigmentosa litt. Der 20 jährige Sohn hatte eine atypische Form von Retinitis pigmentosa und war ein in der geistigen Entwickelung zurückgebliebenes Individuum.

Vergleiche auch unseren Fall R. S. pag. 78 mit Schwachsinn. Zwei Schwestern des Patienten sind epileptisch.

de Wecker (284) fand angeborenen Schwachsinn besonders bei den Fällen mit frühzeitiger und hochgradiger Abnahme der Sehschärfe.

Mikrocephalus gepaart mit Retinitis pigmentosa fanden je in einem Falle Wider (247), Bayer (205) und Schmidt (193).

Ferner wären hierher auch zu zählen die Fälle von Hutchinson (254) von angeborener Amaurose mit atrophischen Herden im Pigmentepithel bei Mikrocephalie.

Noischewsky (276) fand unter 46 Fällen mit Retinitis pigmentosa 32 mit mehr oder weniger ausgesprochener Gedächtnisschwäche, die sich dadurch kundgab, dass einzelne Buchstaben nicht ausgesprochen oder nicht geschrieben werden konnten.

Wildermuth (279) fand unter 156 Idioten nur zweimal Retinitis pigmentosa.

Die beiden von Rowikowitsch (278) beobachteten mikrocephalischen Idioten waren Schwestern. Die ältere 3jährige hatte Nystagmus, Ptosis, Schichtstar, Pigmentdegeneration der Netzhäute mit Atrophie der Optici. Die zweite 5 Monate alte: Schichtstar und schwache Pigmentierung des Fundus.

Batten (280) fand bei zwei Kindern einer Familie (das dritte war im Alter von $2^{1}/_{2}$ Jahren an Konvulsionen gestorben) mit den Zeichen einer zunehmenden Verblödung ophthalmoskopisch Pigmentveränderungen in der ganzen Netzhaut, Schmalheit der Netzhautgefässe, in der Macula einen rötlich schwarzen Fleck, sowie eine blasse Verfärbung der Sehnerven. Syphilis war bei den Eltern nicht vorhanden.

Mühlberger (282) beschrieb zwei Kinder derselben Familie mit familiärer amaurotischer Idiotie. Der Augenspiegelbefund wich von dem gewöhnlichen Befunde bei dieser Krankheit ab, indem mit einer Sehnervenatrophie eine chorioretinitische Veränderung der Macula beim Knaben, entsprechend dem inneren unteren Quadranten, und beim Mädchen eine partielle Pigmentierung der Netzhaut in der Form von fünf parallel verlaufenden Pigmentringen auf dem linken Auge verbunden war. Der Knabe, $3^{1}/_{2}$ Jahre alt, zeigte ausgeprägte Idiotie, das $1^{1}/_{4}$jährige Mädchen deutliche Erscheinungen der Degeneration.

Stock (283) hat bei den vier von Spielmeyer (281) beschriebenen Geschwistern mit familiärer amaurotischer Idiotie drei mit dem Augenspiegel untersucht. Bei den zwei ältesten fand sich typische Retinitis pigmentosa, bei dem dritten eine Erblindung ohne ophthalmoskopische Veränderungen.

Herrlinger (231) beobachtete unter 92 Fällen von Retinitis pigmentosa einmal Hydrocephalus.

§ 109. Affektionen des Nervensystems im allgemeinen bei Retinitis pigmentosa sah Webster (244) unter 22 Fällen zweimal, ausserdem zweimal Taubstummheit.

Über Epilepsie bei Retinitis pigmentosa berichten:

Derigs (215), welcher unter 27 Fällen von Retinitis pigmentosa einen Epileptischen fand. Herrlinger (231) sah unter 92 Fällen von Retinitis pigmentosa ebenfalls einen Epileptischen.

Bei dem von uns pag. 78 beschriebenen schwachsinnigen Patienten mit Retinitis pigmentosa waren zwei Schwestern desselben epileptisch, der Vater ein Säufer.

Derigs (215) sah unter 27 Fällen einmal Zurückgebliebensein der körperlichen Entwickelung.

Bei dem grössten Teile der von uns beobachteten Fälle von Retinitis pigmentosa war ein ausgesprochener Status nervosus vorhanden.

Häufig sind auch bei einzelnen Mitgliedern einer Familie Affektionen des Nervensystems vorhanden, während andere an Retinitis pigmentosa leiden.

So beobachtete Nettleship (285) drei Fälle von Retinitis pigmentosa, bei welchen Verwandtenehen keine Rolle spielten, dagegen Erkrankungen des Nervensystems in den Familien vorhanden waren. Der erste Kranke hatte zwei epileptische und zwei geisteskranke Vettern, der zweite Kranke einen geisteskranken Grossvater und eine ebensolche Tante, eine andere Tante war halb blödsinnig und ein Bruder paralytisch. Bei dem dritten Kranken war die Mutter epileptisch und litt wahrscheinlich auch an Retinitis pigmentosa.

Wir beobachteten einen 18jährigen Landwirt mit typischer Retinitis pigmentosa, der selbst sehr nervös und von anämischem Aussehen war, dessen Mutter aber an Enuresis nocturna gelitten und bereits mehrmals wegen Melancholie im Irrenhause geweilt hatte.

Stottern begegnete Wider (247) unter 41 Fällen zweimal.

Ferner ist Pigmentdegeneration der Netzhaut auch in Verbindung mit infantiler Lähmung Hutchinson (286) oder mit Verkümmerung einer Extremität, vielleicht durch dieselbe Ursache bedingt, beobachtet worden, Mauthner (287).

§ 110. Nicht selten werden kongenitale Bildungsfehler im Verein mit Retinitis pigmentosa gefunden, namentlich mit kongenitalen Bildungsfehlern des Auges.

So sah Herrlinger (231) unter 92 Fällen einmal Mikrophthalmus.

Keratokonus konstatierten Herrlinger (231) und Neuffer (224) einmal.

Strabismus beobachtete Herrlinger (231) unter 92 Fällen 11 mal, Neuffer sah Strabismus als seltene Erscheinung.

Relativ häufig ist hochgradige Myopie: Hierüber liegen Beobachtungen vor von Machek (204).

Natanson (289), Heinersdorff (290) und Alvardo (288). Letzterer sah unter 9 Fällen von Retinitis pigmentosa 4 mit Myopie.

Arteria hyaloidea persistens beobachtete Neuffer (224) als seltenere Erscheinung. Ulrich (245) sah einen Fall bei Retinitis pigmentosa aus blutsverwandter Ehe.

Linsenluxationen finden wir erwähnt bei Herrlinger unter 92 Fällen einmal. Ebenso von Lindner (291).

§ 111. Anderweitige kongenitale Bildungsfehler.

Polydaktylie fand Wider (247) unter 41 Fällen 2 mal bei 2 Geschwistern. Herrlinger (231) in 92 Fällen 2 mal. Höring (277) sah bei 2 Geschwistern mit Retinitis pigmentosa überzählige Finger und Zehen. Darier (293) sah einen 12jährigen Knaben mit atypischer Retinitis pigmentosa. Derselbe besass je 6 Finger und Zehen.

Pes varus und Hasenscharte beobachtete Herrlinger unter 92 Fällen je einmal.

§ 112. Bekannt ist das Auftreten von Cataracta polaris post. bei Retinitis pigmentosa.

So fand Bayer (205)   unter 19 Fällen dieselbe 6 mal
      Alvardo (288,   „   9   „   „   6 „
      Derigs (215)   „   27   „   „   13 „
      Herrlinger (231)   „   92   „   „   14 „
      Neuffer (224)   „   35   „   „   15 „ (9 Männer, 6 Weiber).

Die Kortikalkatarakt bleibt meistens stationär und führt nur selten zu Totalkatarakt. Mooren fand sie unter 82 Fällen 20 mal, 2 mal einseitig und nur in einem Falle reife Katarrakt.

§ 113. Auch Nystagmus wird sehr häufig beobachtet.

In einem Falle von Wells (249) hatte sich bei zwei Brüdern der Nystagmus erst seit 2 Jahren entwickelt. Aubineau (218) sah ebenfalls zwei Geschwister mit Retinitis pigmentosa und Nystagmus. Ferner berichten über derartige Fälle Machek (204) und Lindner (291).

Neuffer (224) beobachtete unter 35 Fällen von Retinitis pigmentosa 12mal Nystagmus und zwar bei 6 Männer und 6 Weibern.

Herrlinger (231) sah unter 92 Fällen von Retinitis pigmentosa 2mal Nystagmus
Gonin (188)   „   „   6   „   „   „   „   1 „   „
Alvardo (288)   „   „   9   „   „   „   „   3 „   „

§ 114. Als anderweitige Befunde an den Augen bei Retinitis pigmentosa, vielleicht in Zusammenhang mit Syphilis stehend, werden folgende angeführt:

Keratitis parenchymatosa: Herrlinger (231) unter 92 Fällen 1mal.

Glaskörpertrübungen: Herrlinger (231) unter 92 Fällen 2mal.

Ancke (219) fand bei einigen Glaskörpertrübungen.

Wir bei einem Kinde, wo Syphilis der Eltern mit Bestimmtheit auszuschliessen war.

Iritis: Herrlinger (231) unter 92 Fällen 2mal.

Irisschlottern: Herrlinger (231) unter 92 Fällen 1mal.

Der pathologisch-anatomische Befund.

Die Miterkrankung der Chorioidea.

§ 115. Wenn Baas (295) schreibt, es werde durch die neuen mikroskopischen Befunde in hohem Grade wahrscheinlich gemacht, dass die als Retinitis pigmentosa seither bezeichnete Krankheit unter die Leiden der Chorioidea zu rechnen sei, welche die Retina von ihren äussersten Schichten aus in Mitleidenschaft ziehe, so passt dieser Ausspruch nicht für alle Fälle. Wir haben demnach zunächst zu untersuchen, inwieweit nach dem bis jetzt vorliegenden pathologisch-anatomischen Materiale bei den Fällen von typischer Retinitis pigmentosa die Chorioidea in Mitleidenschaft gezogen war.

In dem von Hosch (296) mikroskopisch untersuchten Falle war die Aderhaut überall normal. In dem Falle von Stock (283) waren die Veränderungen der Aderhaut nur sehr gering.

Ewetzky (297) konnte in seinem Falle ausser einer Verdickung der Wandungen einzelner grösserer Chorioidealgefässe sonst nichts Pathologisches in der Chorioidea entdecken.

Wagenmann (294) fand in der Chorioidea die kleineren und grösseren Aderhautgefässe verdickt.

In den zwei Beobachtungen Landolts (300) war die Chorioidea nur wenig verändert, jedoch fand sich im ersten Atrophie der Choriocapillaris im zweiten Verdickung der Wand an den gröberen Aderhautgefässen und Pigmentierung derselben. Die Glaslamelle zeigte abweichend von den früheren Fällen nur leichte Verdickung und keine drusigen Exkreszenzen.

In den folgenden Beobachtungen zeigte sich die Chorioidea mehr oder weniger stark in Mitleidenschaft gezogen.

Colman Cutler (251) beschreibt 3 Fälle von Retino-Chorioidaldegeneration bei 3 Schwestern. Die Eltern waren blutsverwandt. Gemeinsam waren denselben: Linsentrübung am hinteren Pol, Nachtblindheit und Atrophie der Aderhaut an der Peripherie mit einem mehr oder weniger dichten Netzwerk von schwarzem Pigment und gegen die Papille zu von einem gelappten Rande des normalen Augenhintergrundes begrenzt.

Bürstenbinder (302) fand entsprechend den erkrankten Stellen der Netzhaut Verbreiterung der Aderhaut mit stellenweiser Verengerung der Gefässe derselben, ferner Fehlen der Choriocapillaris und Verdickungen der Gefässwandungen, diffuse mässige Durchsetzung mit Leukozyten neben massenhaften, kleinen entzündlichen Anschoppungen.

Ginsberg (303) sah in der Aderhaut mässige herdförmige Infiltration mit Rund- und spärlichen epitheloiden Zellen in der Nachbarschaft der Papille.

Aubineau (218) fand die Choriocapillaris atrophiert.

In einem Falle von Lister (301) zeigte sich die Aderhaut atrophiert, und die Choriocapillaris verschwunden.

Stein (299) fand starke Verdickung der Gefässwandungen und Bindegewebswucherung, besonders in der Choriocapillaris. Die letztere war grösstenteils bindegewebig degeneriert.

In der Beobachtung von Bednarski (87) litten zwei Brüder an Verminderung der centralen Sehschärfe, Ringskotom und Hemeralopie. Es bestand mässige Myopie, Chorioidealatrophie (Pigmentflecken in der Chorioidea, die Gefäße blaß) Schwund des Pigmentepithels der Retina, Schwund der äusseren Netzhautschichten. In einem Falle war ausserdem eine ausgeprägte Sklerose der Aderhautgefäße zu sehen.

Den von Mauthner (287) als Chorioideremie beschriebene Fall, der übrigens Nachtblindheit und die übrigen Symptome der Pigmentdegeneration und auch Pigmentflecke in der Netzhaut darbot, und bei welchem ein Bruder an ähnlichen Symptomen litt, fasst Leber (Gr.-Saem. V., 1. Auflage 642) als eine Komplikation einer pigmentierten Netzhautatrophie mit hochgradiger Atrophie der Chorioidea auf. Vergleiche auch den Fall Jacobsohn pag. 88.

Ophthalmoskopisch finden wir häufig eine auffallend dunkle Pigmentierung der Intervaskulärräume der Chorioidea.

§ 116. Verklebungen zwischen Netzhaut und Aderhaut und Drusen der Glaslamelle.

Hosch (296) fand an einzelnen Stellen die Aderhaut mit der Netzhaut verklebt. Diese Verklebung war übrigens an den meisten Stellen nur eine lose. Die Aderhaut lag der Netzhaut ohne verbindende Zwischenmasse an, oder es fanden sich Anhäufungen von Körnchenzellen zwischen beiden Membranen. Die stärksten Adhärenzen fanden sich an beiden Augen in der Gegend der Ora serrata und waren durch solide Bindegewebsstränge gebildet worden, die zwischen der Retina und der überall noch erhaltenen Glasmembran der Aderhaut hinzogen, während das Pigmentepithel an solchen Stellen vollständig fehlte.

In **Wagenmanns** (294) Beobachtung erschien die Netzhaut an vielen Stellen mit der Aderhaut innig **verklebt**. Die Wände der kleinen und grösseren Aderhautgefässe waren hyalin gequollen und verdickt. Fast in allen Fällen wurden zahlreiche drusige Verdickungen der Glaslamelle der Aderhaut beobachtet.

Die Veränderungen in dem Netzhautgewebe.

§ 117. Nach den übereinstimmenden Berichten aller Autoren begegnen wir den stärksten Veränderungen **in den äusseren Schichten der Retina**.

Von **Ginsberg** (303) wird als primäre Affektion bei der Retinitis pigmentosa eine **Veränderung der Neuroepithelschicht** angesehen. Die Stäbchen- und Zapfenschicht fehlt oft schon ganz, während die inneren Netzhautschichten noch gut erhalten sind. So fand:

Bürstenbinder (302) teilweise Atrophie, teilweise Hypertrophie des Pigmentepithels, Schwund der Stäbchen und Zapfen. Von der äusseren Körnerschicht waren nur noch kleine Reste nachweisbar, während die innere Körner- und die Nervenfaserschicht noch relativ gut erhalten war. Überall bestand reichliche Bindegewebswucherung.

Lister (301) untersuchte 2 Augen, an denen während des Lebens ausgedehnte Retinitis pigmentosa mit einem Polar- und Kortikalkatarakt beobachtet worden war. Die Retinaelemente waren grösstenteils geschwunden. Es fehlte auch insbesondere die Körner- und Zapfenschicht. Das Bindegewebe war gewuchert.

Deutschmann (225). Die Stäbchen und Zapfen fehlten. Die nervösen Elemente waren hochgradig atrophiert. Am wenigsten hatte die Nervenfaserschicht gelitten.

Hosch (296) fand ein vollständiges Fehlen der Stäbchen- und Zapfenschicht, dabei bedeutende Atrophie sämtlicher nervöser Elemente und Hypertrophie der Bindegewebselemente.

Stock (283) fand Fehlen der Stäbchen- und Zapfenschicht, ebenso grösstenteils der äusseren Körnerschicht. Nervenfaserschicht und innere Körnerschicht waren gut erhalten.

In **Landolts** (300) beiden Fällen zeigte die Retina einen fast vollständigen Schwund ihrer nervösen Elemente mit hochgradiger Hyperplasie und Wucherung ihres Bindegewebes und Verdickung der Gefässwandungen, am wenigsten in den inneren, am stärksten in den äusseren Retinaschichten.

Aubineau (218) fand die inneren Netzhautschichten intakt, abgesehen von einer Sklerose der Netzhautgefässe und einer Einwanderung von Pigment in dieselben. Die äusseren Schichten waren teilweise oder ganz geschwunden, auch in der Macula. Das Pigment des Pigmentepithels war bis zu den inneren Schichten vorgedrungen und besonders um die Gefässe angehäuft.

Alt (305) fand bei makroskopisch schon sichtbarer Retinitis pigmentosa die Retina ungemein verdünnt dadurch, dass sämtliche Schichten, mit Ausnahme der Nervenfasern- und Ganglienzellenschicht, in einer einzigen Schicht vereint zu sein schienen.

Ewetzky (297). Die Nervenfasern waren gut erhalten und zeigten partielle Verdickungen wie bei der Retinitis albuminurica. Die Ganglienzellen, das Neurospongium und die innere Körnerschicht zeigte keine Abweichung von der Norm. Die übrigen Schichten der Netzhaut wurden durch eine an verschiedenen Stellen verschieden dicke Bindegewebslage ersetzt, welche sich bei stärkerer Vergrösserung als aus dünnen, sich untereinander verbindenden Lamellen bestehend erwies, zwischen denen Hohlräume von verschiedener Grösse lagen. Die Müller schen Fasern verliefen in radiärer Richtung und gingen teils, indem sie sich etwas verdickten, in die Membrana limitans externa über, teils aber zerfielen sie in zarte, glasartige Lamellen, die sich mit ähnlichen Bildungen anderer Fasern verbanden und ein Maschenwerk bildeten. Die äussere Molekularschicht, die äussere Körner- und Stäbchenschicht fehlten vollständig.

In Ginsbergs (303) Falle zeigte sich im ganzen Umfange der Netzhaut die innere Körnerschicht verschmälert und aufgelockert und die ganzen äusseren Netzhautschichten von der inneren Körnerschicht an in ein massiges, mit unregelmässigen, meist sehr grossen Kernen durchsetztes Gliagewebe verwandelt. Gliafasern waren vielfach über die Limitans externa hinausgewandert. Die inneren Netzhautschichten waren ziemlich normal, die Gefässe aber stark verändert.

In Wagenmanns (294) Falle erschien die Retina in ihrer ganzen Ausdehnung verdickt, hochgradig bindegewebig degeneriert. Auf der inneren Oberfläche der Netzhaut sah man in grosser Ausdehnung Auflagerungen von gewuchertem Stützgewebe mit Hohlräumen, die eine amorphe Eiweisssubstanz enthielten.

Die Veränderungen des Pigmentepithels.

§ 118. Das Pigmentepithel zeigt allseitig die stärksten Veränderungen.

Nach Hosch (296) ist es nur an ganz umschriebenen Stellen in annähernd normaler Weise erhalten. An anderen Stellen scheint es plötzlich ganz aufzuhören, doch lässt sich da zumeist erkennen, dass nur das Pigment fehlt, während die pigmentfreien, kernhaltigen Zellen noch vorhanden sind. Wieder an anderen Stellen ist das Pigmentepithel zu dichten, unregelmässig in die äusseren Schichten der Retina vordringenden, oft Ringe und Halbmondform zeigenden Massen angehäuft.

In Wagenmanns Falle (294) fehlte teilweise das Pigment, teilweise lag es auf grosse Strecken in regelmässiger, einschichtiger Anordnung, bald pigmentiert, bald pigmentlos.

Ewetzky (297) fand das Pigmentepithel stark verändert. Die Zellen enthielten entweder gar kein Pigment, oder nur sehr wenig, die Form der Zellen war teils gut erhalten, teils aber auch bedeutend verändert. Viel Pigment lag frei zwischen den Zellen und stellenweise in solcher Menge, dass diese Anhäufungen mit blossem Auge an der Innenfläche der Gefässhaut zu sehen waren.

Stein (299), Bürstenbinder (302), sowie Deutschmann (225) fanden das Pigmentepithel teils atrophisch, teils in Wucherung. Das Pigment in der Netzhaut hielt sich meistens an die Gefässscheiden der durchgehends stark sklerotischen Gefässe.

Nach Alt (305) bestand der der Chorioidea anhaftende Teil des Pigmentepithels aus sehr unregelmässig gestalteten, runden und eckigen Zellen, die gleichsam ohne jegliche Anordnung auf die Lamina vitrea aufgestreut erschienen.

Herkunft und Lage des in die Netzhaut eingewanderten Pigments.

§ 119. Was die Pigmentproliferation in die Netzhaut anbelangt, so bestätigen die Untersuchungen Landolts (300) vollkommen die Angaben von Maes (306) und Leber (307), nach welchen die Pigmentierung der Netzhaut von der Pigmentepithelschicht ausgeht. Auch Bayer (205) schloss sich dieser Annahme an, die seither von allen Autoren angenommen wurde, dass also das Pigment der Epithelschicht entstamme und durch Wucherung und Wanderung in die innersten Netzhautschichten und in die Nachbarschaft der Gefässe gelange. Nach Gonin (308) erleichtern die durch die perivaskulären Räume und die Netzhautatrophie geschaffenen Hohlräume diese Einwanderung. Nach ihm könnten die Pigmentzellen infolge ihrer Eigenbewegungen selbständig wandern und zwar bis in den Glaskörperraum.

Nach Hosch (296) finde sich das durchweg feinkörnige Pigment in allen Schichten der Retina, doch in den innersten Schichten und an den Gefässen nur dort, wo die Adhärenz zwischen Netzhaut und Aderhaut am stärksten, und das Pigmentepithel am meisten verändert sei. Ist das Pigment bis zu den Gefässen vorgedrungen, so folge es dann in seiner weiteren Verbreitung vorzugsweise deren Wandungen. An Querschnitten könne man oft die direkte Verbindung des Pigmentepithels mit der den Gefässdurchschnitt umgebenden Pigmentierung sehen. Diese Verbindungen würden durch einen Bindegewebsstrang von verschiedener Stärke, längs welchem das Pigment weiterwandert, vermittelt.

Was die Verteilung des Pigments anbelangt, so lauten die Befunde der einzelnen Autoren verschieden.

Nach Wagenmann (294) ist die Pigmentierung der Netzhaut eine ziemlich reiche, und enthalten die Wände der Netzhautgefässe viel Pigment. Auch in Deutschmanns Falle (225) hielt sich das Pigment meistens an die Scheiden der Gefässe, dagegen fand Alt (305) nur selten ein von Pigment umgebenes Gefäss.

In Ewetzkys (297) Falle erschien die Netzhaut überhaupt nur mässig pigmentiert. Die Pigmentkörner lagen meistens frei, nicht in Zellen und waren über alle Schichten verbreitet, vorzüglich aber in der Nervenfaserschicht, wo sie sich hauptsächlich um die Blutgefässe angehäuft fanden.

In der Beobachtung Poncets (183) erkannte man auf Flächenpräparaten, dass die ganze äquatoriale Partie der Retina mit Pigment durchsetzt war. Es bildete unregelmässige Flecken, zwischen denen noch eine sehr feine allgemeine Pigmentierung der Netzhaut bestand. Nirgends fand sich jedoch eine Anordnung des Pigments in Sternform oder als Knochenkörperchenfigur. Hier lag auch das Pigment nicht längs der Gefässe, sondern in der äusseren Körnerschicht.

Bei der Besprechung der Pigmentierung der Retina liegt es nahe, an den gleichen Vorgang zu erinnern, wie er bei der Durchschneidung der Opticusgefässe sich vollzieht. So berichtet Capauner (309): Die Pigmentepithelien könnten amöboide Bewegungen ausführen. Die Pigmentierung der Netzhaut nach Durchschneidung der wuchernden Gefässe erfolge im wesentlichen durch aktive Lokomotion der Pigmentepithelien in die degenerierende Netzhaut. Es könne unter Umständen in überraschend kurzer Zeit zu einer erheblichen Retinapigmentierung kommen ohne Beteiligung des Pigmentepithels der Retina. Diese Pigmentierung gehe aus wuchernden Pigmentepithelien der Ziliarfortsätze hervor und erfolge von innen nach aussen, selbst an normal aussehenden Netzhautpartien. Es bestehe jedenfalls unter pathologischen Bedingungen ein Flüssigkeitsstrom, welcher von den Ziliarfortsätzen und an der Innenfläche der Retina entlang nach hinten und von den verschiedenen Punkten dieser Bahn aus seitlich durch die Retina gehe.

Litten (269) führt die Pigmentdegeneration der Retina auf eine Herabsetzung der Ernährung zurück und vergleicht sie experimentell mit den Resultaten der Durchschneidung oder Unterbindung des Sehnervs hinter dem Auge. Wie Berlin (310), so sah auch Litten nach letzterer Manipulation Untergang der Körnerschichten, der Stäbchen und Zapfen, teilweisen Schwund des Pigmentepithels, und Einwanderung desselben in die innersten Partien der Netzhaut.

Der Zustand der Retinalgefässe.

§ 120. Die Retinalgefässe werden durchgängig stark sklerosiert gefunden. Die Durchsichtigkeit der Wand leidet dabei in der Regel nur wenig, wovon man sich durch die ophthalmoskopische Untersuchung überzeugen kann. Das Lumen der Gefässe ist sehr verengt und kann teilweise ganz verschwinden. So konnte Poncet (183) an mehreren Gefässverzweigungen Sklerose der Wandungen konstatieren, charakterisiert durch abnorme Dicke des Bindegewebes, so zwar, dass ein einziges Blutkörperchen von 4 oder 5 μ Durchmesser vollständig das Kaliber des Gefässes erfüllte, dessen Durchmesser, die Wandung einbegriffen, 25—30 μ erreichte. Die Gefässwand enthielt keine Muskelfasern mehr, aber ein fibrilläres, stark lichtbrechendes Bindegewebe.

Guaita (234) sah Sklerose der Gefässwandungen vorzugsweise an den Gefässen mittleren und kleineren Kalibers bei gleichzeitiger Neubildung kleinster Gefässe mit sklerosierender Tendenz, so dass das ganze Gefässnetz in ein dichtes Netz fibröser Stränge umgewandelt erschien, von welchem bloss noch die grösseren Gefässe ein enges wegsames Lumen zurückbehielten.

In Ewetzkys (297) Falle waren die Blutgefässe der Netzhaut in der Äquatorialgegend sehr spärlich und befanden sich ausschliesslich in der Nervenfaserschicht. Die Wandungen der Blutgefässe waren stark verdickt, das Lumen war verengt oder ganz obliteriert. Die Gefässdegeneration war stärker in der Peripherie ausgesprochen und verminderte sich zum Centrum hin, konnte aber auch hier in der Nähe der Sehnervenpapille noch konstatiert werden. Viele Gefässe erschienen in Bindegewebsstränge umgewandelt, in deren Centrum man stellenweise Reste von roten Blutkörperchen sehen konnte.

Stein (299) berichtet über Erscheinungen von Sklerose, Verlegung des Lumens der Gefässe durch hyaline Massen und hyaline Degeneration der Wandungen.

Deutschmann (225) fand die Gefässe durchgehends stark sklerotisch.

In Listers (301) Fall zeigten die Blutgefässe verdickte und pigmentierte Wandungen. Dieselben waren hier und da hyalin degeneriert und ihr Lumen verschlossen.

Die folgenden Autoren geben neben der Sklerose der Wandungen auch eine Pigmentierung derselben an. So zeigte sich bei Landolt (300) das Lumen der Gefässe infolge Verdickung ihrer Wandungen erheblich verengt, selbst völlig geschwunden, in der Wand massenhaftes in Zellen eingeschlossenes und freies Pigment. Ginsberg (303) sah Homogenisierung und Pigmentierung der Gefässwandungen. Stock (283) fand die Retinagefässe endarteriitisch verengt oder obliteriert und in den Scheiden Pigment.

Hirschberg (311) fand die Wandungen fast aller gröberen Blutgefässe, sowie ihre freien Verästelungen von Pigmentzellen infiltriert. Die Netzhaut war vollständig entartet.

Wagenmann (294) sah die Wände der kleineren und grösseren Aderhautgefässe hyalin verdickt und gequollen. Die Wände der Netzhautgefässe enthielten viel Pigment. Die Irisgefässe zeigten Erscheinungen einer ausgesprochenen Endarteriitis.

§ 121. Kalkbildungen in der Netzhaut wurden von Wagenmann (294) konstatiert. Derselbe fand am hinteren Augenpol einen Streifen knochenähnlichen Gewebes.

Nach einem Berichte von Bock (312) war es nach einer Retinochorioiditis zu einer Pigmentwucherung in der Netzhaut gekommen, der Form nach wie bei typischer Pigmententartung der Netzhaut; in dem einen Falle befand sich Pigment und feinkörniger Kalk in den Scheiden und durchgängigen Gefässen der Retina, in dem anderen war die Kalkansammlung an den ganz obliterierten Gefässen eine so massige, dass die Gefässe förmlich in Kalkstränge umgewandelt zu sein schienen.

Das Verhalten der Papille und des Opticusstammes.

§ 122. Was die Papille anbelangt, so war in Ewetzkys (297) Fall eine Vermehrung der zwischen den Nervenfasern gelegenen Zellen zu bemerken. Deutschmann (225) sah in der Papille Faseratrophie bei Wucherung des Stützgewebes.

Der Opticusstamm erschien bei Hosch (296) beiderseits normal; bei Deutschmann (225) liess er nur wenig von Atrophie seiner Faserelemente erkennen.

In Wagenmanns (294) Fall waren die Kapillaren des Sehnerven hyalin gequollen und verdickt, die intrafascikulären Balken des Sehnervs stark verdickt, die Nervenfaserbündel teilweise atrophisch, teilweise gut erhalten.

Bei Landolt (300) zeigten sich die Sehnerven stark verdünnt und von auffallend weisser Farbe bis in die Traktus, auch der Thalamus abgeflacht. Die Nervenfasern waren fast ganz geschwunden, dafür aber eine enorme Hypertrophie des interstitiellen Bindegewebes, der Gefässwandungen und der inneren Scheide.

Die zonuläre Ausbreitung des Krankheitsprozesses auf der Retina.

§ 123. Gonin (308) hebt hervor, dass die Atrophie der percipierenden Elemente der Netzhaut sich in erster Linie in den mittleren Teilen lokalisiere und funktionell mit dem Auftreten eines zonulären Skotoms im Beginne der Entwickelung zusammenfalle. Die Ursache dieser Veränderung liege in einer langsam fortschreitenden Atrophie der Choriocapillaris. Mit einer Sklerose des Gefässystems der Aderhaut koinzidiere eine solche der Netzhautgefässe, wodurch eine Atrophie der inneren Schichten bedingt werde.

Ginsberg (303) fand die Macula normal, bis auf das Neuroepithel, das nur aus einer einzigen Reihe dicht an der Limitans externa gelegener Körner mit plumpen Zapfen bestand.

Landolt (300) sah in der Nähe der Papille die Nervenfaserschicht und die zunächst darauf folgenden Schichten als solche noch erhalten, aber die äussere Körnerschicht in ein dichtes retikuläres Bindegewebe mit Kernen umgewandelt, die Stäbchenschicht überall völlig zerstört. Weiter nach der Peripherie war selbst die Anordnung der Schichten verloren, und die Retina auch bedeutend verdünnt und geschrumpft.

Nach Hosch (296) schien der Prozess an der Ora serrata seinen Anfang genommen zu haben; ebenso fand Guaita (234) die Veränderungen in der Äquatorialgegend der Retina am ausgesprochensten.

Nach Ewetzky (297) erschien die Netzhaut in der zwischen Papille und Äquator liegenden Zone stärker pigmentiert. In der Nähe der Papille und in den der Papille anliegenden Teilen war von Pigment mit unbewaffnetem Auge nichts zu sehen.

Das Verhalten des Glaskörpers.

§ 124. In der ersten Beobachtung Landolts (300) war der an die Retina stossende Teil des Glaskörpers stark verdichtet und reich mit Zellen durchsetzt. Derselbe haftete der Netzhaut fest an. In der zweiten Beobachtung war dies weniger ausgesprochen. Ein grosser Teil des Glaskörpers war verflüssigt.

Bei Ewetzky (297) dagegen war der Glaskörper nicht verflüssigt. Er enthielt aber in seinen hintersten Abschnitten etwas freies körniges Pigment und einzelne vakuolenhaltige Zellen.

Hosch (296) fand im Glaskörper Rundzellen.

Ophthalmoskopisch beobachtete Ernest Clarke (313) bei einem 53jähr. Menschen mit Retinitis pigmentosa, der Potator und syphilitisch infiziert war, ebenfalls Glaskörpertrübungen.

Wir konnten sie bei einem 7jährigen Jungen mit auffallend vorgeschrittener Retinitis pigmentosa beobachten.

Auftreten der Cataracta polaris posterior.

§ 125. Wagenmann (294). Die anatomischen Veränderungen bei der Cataracta polaris posterior bestanden darin, dass das Kapselepithel abnorm weit nach hinten reichte, die hintere Corticalis mehrfach Spalten zeigte, und nach vorne am Linsenäquator umschriebene Wucherungen im Linsenepithel sich vorfanden.

Zusammenfassung des Krankheitsbildes.

§ 126. Fassen wir die seitherigen Darstellungen zusammen, so bestehen die Veränderungen bei der Pigmentdegeneration der Netzhaut resp. Retinitis pigmentosa:

1. in einer hochgradigen Hyperplasie des Bindegewebsgerüstes der Netzhaut,
2. in Sklerosierung der Gefässwandungen mit Verengerung des Lumens,
3. in Veränderungen des Pigmentepithels: teils Wucherung, teils Atrophie,
4. Wanderung der Pigmentzellen in die Netzhaut und in die Wandungen der Netzhautgefässe,
5. Atrophie der nervösen Elemente.

Nach Landolt stellt sich der Prozess dar als eine chronische Bindegewebswucherung, welche man als von den Gefässwänden ausgehend und in der Netzhautperipherie beginnend, auffassen könne. Derselbe habe Ähnlichkeit mit der interstitiellen Bindegewebswucherung bei der Leberzirrhose, oder bei Nierenschrumpfung.

Nach Hosch habe aus irgend einer nicht mehr nachweisbaren Ursache ein Prozess zwischen Chorioidea und Retina stattgefunden, der an einigen Stellen zur Bildung einer bindegewebigen Schwarte Veranlassung gegeben, an anderen aber nur zur Zerstörung der Stäbchen- und Zapfenschicht geführt habe. Die Epithelzellen würden zerstört, das freigewordene Pigment werde durch den Flüssigkeitsstrom in die Retina und längs der Gefässe derselben fortgeschwemmt, und es entwickele sich eine chronische Entzündung (?) mit Zerstörung der nervösen und Hypertrophie der bindegewebigen Teile.

Guaita fasst den ganzen Prozess als eine peripherische, centripetal progressive Gefässsklerose der Netzhaut auf, wobei die Veränderungen in der Äquatorialgegend der Retina am stärksten ausgesprochen wären.

Nach Ewetzky ist die Retinitis pigmentosa ein rein retinaler Prozess, dessen Hauptcharakteristikum die Degeneration der Netzhaut bildet. Diese Degeneration sei die Folge der bedeutenden Blutzirkulationsstörung, welche ihrerseits durch die erwähnten Gefässveränderungen hervorgerufen werde. Nur in den späteren Stadien erst geselle sich Bindegewebshypertrophie hinzu.

Nach Leber scheint der Prozess von den äusseren Netzhautschichten auszugehen, da die Stäbchenschicht gewöhnlich vollständig fehle und die Veränderungen in der Reihenfolge der Schichten von aussen nach innen abnähmen.

Die Bezeichnung „Retinitis pigmentosa" passe, wie Leber (Graefe-Saemisch V, 634, erste Auflage) treffend bemerkt, viel eher für die Endausgänge der Chorioretinitis pigmentosa, da sich diese Fälle eine Zeitlang mit deutlich nachweisbaren Entzündungserscheinungen paarten, mit Hyperämie der sichtbaren Gefässe und Glaskörpertrübungen, während das, was typische Retinitis pigmentosa genannt werde, ohne alle klinischen Symptome der Entzündung, namentlich ohne Hyperämie, im Gegenteil mit Verengerung der Netzhautgefässe, in viele Jahre stetig fortschreitendem Verlaufe sich vollziehe, so dass dafür mehr der Name einer Degeneration, als einer Entzündung passend erscheine. Jedoch sei zwischen beiden nicht immer eine scharfe Grenze zu ziehen.

Die Diagnose.

§ 127. Die Diagnose der typischen Pigmentatrophie ist leicht. Hemeralopie, Ringskotom, resp. konzentrische Gesichtsfeldeinschränkung, das typische Augenspiegelbild, die Doppelseitigkeit der Affektion, das Auftreten in der Kindheit bei den so häufig vorliegenden hereditären Momenten, sowie der langsame progressive Verlauf geben genaue und sichere Hinweise auf das Bestehen der Retinitis pigmentosa. Über die atypische Form, die sog. Retinitis pigmentosa sine pigmento, haben wir bereits pag. 85, § 89, das Notwendige gesagt, vergl. auch den Abschnitt über Retinitis circinata.

Hinsichtlich der Differentialdiagnose wäre zunächst hier hervorzuheben, dass, wenn auch sehr selten, Fälle von angeborener Retinalpigmentation ohne Schädigung des Sehvermögens beobachtet werden.

So führt Juler (314) einen Fall mit angeborener Retinalpigmentation auf beiden Augen eines 21jährigen Mannes an, der normales Sehvermögen besass. Es fanden sich mehr weniger grosse dunkelbraune bis tiefschwarze Herde entlang den Gefässen, teils mehr nach der Papille, teils nach der Peripherie der Netzhaut zu gelegen. Von Allgemeinerscheinungen fand sich nur eine leichte Anämie.

Auch wir haben einen analogen Fall beobachtet, der vollständig stationäres Verhalten zeigte.

Mehr Schwierigkeiten machen die „ungewöhnlichen" Fälle von Retinitis pigmentosa, vor allem diejenigen Beobachtungen von angeborener Hemeralopie, welche keine, resp. nur geringfügige ophthalm. Veränderungen zeigen, und bei welchen die Funktion im diffusen Tageslichte normal erscheint (vergleiche pag. 46, § 46 die Fälle von Tillinghart-Atwool, Swanzy und Sedan). Es fragt sich, ob hier die Erkrankung bis zu einem gewissen Grade sich entwickelt hat und dann zum Stillstand gekommen ist und sich seitdem auch ruhig verhalten hat, oder ob der Krankheitsprozess hier nur äusserst langsam fortschreitet, und ferner, ob diese Fälle nicht als ein angeborener Fehler in dem Mechanismus des Adaptationsapparates aufgefasst werden müssen.

So berichtet Feathertonhaugh (315) über einen 21 jährigen Mann, der von jeher hemeralopisch gewesen war, keine ophthalmoskopische Veränderungen zeigte, keine Einschränkung des Gesichtsfeldes. Der junge Mann war aber somnambul und ausserdem taub.

In diesem Falle weist das Verhalten des Nervensystems und die Taubheit auf eine Retinitis pigmentosa hin.

Spengler (316) beschreibt kongenitale Aderhautveränderungen bei 4 Geschwistern: 3 Mädchen und 1 Junge im Alter von 12—16 Jahren. Außer den Fundusveränderungen bestand bei allen 4 Fällen geringe Herabsetzung der Sehschärfe, keine Gesichtsfeldanomalien, normaler Farbensinn, nur andeutungsweise vorhandene Hemeralopie, Augenmuskelstörungen, falsch gekrümmte Hornhaut und absonderliche Unregelmäßigkeiten in der Pigmentierung der Iris. Anf dem mehr oder weniger stark ausgesprochenen albinotischen Augenhintergrund fanden sich ausserdem Netz- und Aderhautveränderungen, die teilweise an Retinitis pigmentosa, teilweis an Retinitis punctata albescens erinnerten.

(Vergleiche auch die Fälle von Be.dnarski pag. 102 § 115 und Mauthner pag. 102 § 115).

Scimemi beschreibt 6 nicht gewöhnliche Fälle von Retinitis pigmentosa, welche teils ringförmige Pigmentierung, teils weisse Punkte, Striche und Flecken auf marmoriertem Grunde zeigten.

Er betont, dass die Diagnose nicht auf absolut typischen Symptomen beruhe, dass die syphilitische Retinitis congenita, die Chorioiditis atrophicans und die Retinitis pigmentosa die gleichen weißen Flecke zeigen könnten, und dass gewiss manche Fälle der letzteren auf Syphilis beruhten. Bei derartigem Verdacht hält Scimemi eine jahrelang fortgesetzte Hg-Behandlung für angezeigt.

Levinsohn (318). Bei einem 60 jährigen Manne mit guter Sehschärfe und stark eingeengtem Gesichtsfeld bot sich ein Bild ähnlich der Retinitis pigmentosa, dabei starke Atrophie der Aderhaut, die sich in Bildung grosser weisser Felder hinter den Netzhautgefässen zeigte. Besonders auffallend war das helle Aussehen der stark hervortretenden, weiss eingescheideten Aderhautgefässe. Durch die sichtbaren Veränderungen der letzteren und durch die Art der Entstehung unterscheide sich das Krankheitsbild von der sonst ähnlichen Fuchsschen Atrophia gyrata chor. et ret.

Auch bei der der Retinitis pigmentosa sehr verwandten angeborenen Amaurose (vergl. pag. 71) kommt es wie bei der angeborenen Retinitis pigmentosa erst allmählich zur Entwickelung von Pigment, so dass bei diesen

Fällen anfänglich das Augenspiegelbild noch relativ geringe Veränderungen aufweist, während dann nach einigen Jahren die ophthalmoskopischen Erscheinungen der Pigmentdegeneration deutlich hervortreten. Bei diesen Fällen ist selbst bei fehlendem Lichtschein oft die Pupillenreaktion nicht völlig aufgehoben. Die Untersuchung solcher Patienten wird durch die Unruhe der Lider und den Nystagmus sehr erschwert.

Knapp (319) beschreibt einen Fall von angeborener Amaurose mit Netzhautpigmentierung. Bei einem 22jährigen Mädchen, waren nur drei äusserst feine Gefässchen zu sehen und ausserdem eine grössere Anzahl anderer, die wegen starker Sklerose der Wandungen sich als weisse Linien darstellten.

Sehr schwierig gestaltet sich oft die Differentialdiagnose zwischen Retinitis pigmentosa und einzelnen Fällen von Chorioretinitis mit sekundärer Pigmentdegeneration der Netzhaut. Bezüglich der disseminierten Chorioretinitis sagt Leber (Graefe-Saemisch V, pag. 652): Der opthalmoskopische Befund bei Retinitis pigmentosa kann mit der disseminierten Chorioretinitis kaum verwechselt werden. Die Veränderungen treten hier in umschriebenen areolären Herden auf, die neben schwarzen Pigmentflecken immer auch Entfärbung des Augenhintergrundes aufweisen. Die Gestalt der Herde ist rundlich, oder, durch Konfluieren mehrerer, unregelmässig, landkartenartig. Die Pigmentflecken sind teils rundlich, ringförmig oder netzförmig areolär, liegen hinter den Netzhautgefässen und folgen nicht ihrem Verlauf. Tritt zu diesen im Pigmentepithel und den äusseren Netzhautschichten liegenden Herden eine Pigmentierung der inneren Schicht hinzu, so zeigt dieselbe zwar oft ganz das Bild der wahren Pigmentdegeneration, die gleichzeitig vorhandenen disseminierten Herde lassen aber trotzdem erkennen, dass es sich um eine Chorioditis (oder Retinitis) disseminata mit sekundärer Netzhautpigmentierung handelt. Oft ist auch in solchen Fällen nur ein Teil der Netzhaut von der sekundären Pigmentierung befallen, und es verhält sich dementsprechend das Gesichtsfeld. (Vergl. Fig. 16, pag. 28, Fig. 18 und Fig. 19, pag. 35).

In der folgenden Beobachtung weisen die Myopie, der Augenspiegelbefund mit seinen chorioiditischen Veränderungen in der Nähe der Papille und das Gesichtsfeld mehr auf eine Chorioretinitis disseminata hin, während die Pigmentflecken und die familiäre Hemeralopie mehr für die Retinitis pigmentosa sprechen.

Eigene Beobachtung: Frau M. 40 Jahre. Beiderseits Cataracta incipiens. Chorioditische Veränderungen in der Nähe der Papille. Beiderseits Myopie — 4 bis 5 D. Rechts S = Finger in $^1/_2$ m; lmks S = Finger in $1^1/_2$ m. Gesichtsfeld vgl. Fig. 45.

Es besteht keine Blutsverwandtschaft der Eltern. Ein junger Bruder sieht ebenfalls schlecht und ist hemeralopisch. Zwei Kinder von einer Tante haben dieselben Erscheinungen. Die Kinder ihrer Schwester klagen über ähnliche Erscheinungen.

Die Patientin selbst hat keine Kinder (keine Fehlgebnrten) und klagt sehr über Kopfschmerzen.

Nicht selten drängt sich uns die Frage auf, ob bei einem gegebenen Falle Retinitis pigmentosa, oder der Ausgang einer Chorioretinitis diffusa syphilitica vorliege. So teilt z. B. Maget (320) mit, dass er bei einem 35jähr.

syphilitischen Manne das gleiche Krankheitsbild der Retinitis pigmentosa gefunden habe, wie bei einer kongenitalen Lues. Nicht selten (sagt Förster 321) entwickelt sich bei der Chorioretinitis syphilitica eine der typischen Retinitis pigmentosa ähnliche, aber doch von ihr zu unterscheidende Retinitis. Gemeinsam haben beide Formen: die Hemeralopie, das kleine Gesichtsfeld, die gelbe Atrophie der Papille mit den auffallend dünnen Retinalgefässen und die Pigmententwickelung, die besonders in den peripheren Teilen des Hintergrundes statt hat. Unterscheidend sind für die syphilitische, nicht typische Form, die zerstreuten, noch funktionierenden Partien in den peripheren Teilen des Gesichtsfeldes, die sogar vorhanden sein können, wenn die Gegend des Fixationspunktes erblindet ist, sowie die grossen Veränderungen in dem Pigmentblatt und in dem Strumapigment der Chorioidea, die hier nie fehlen. Endlich ist die

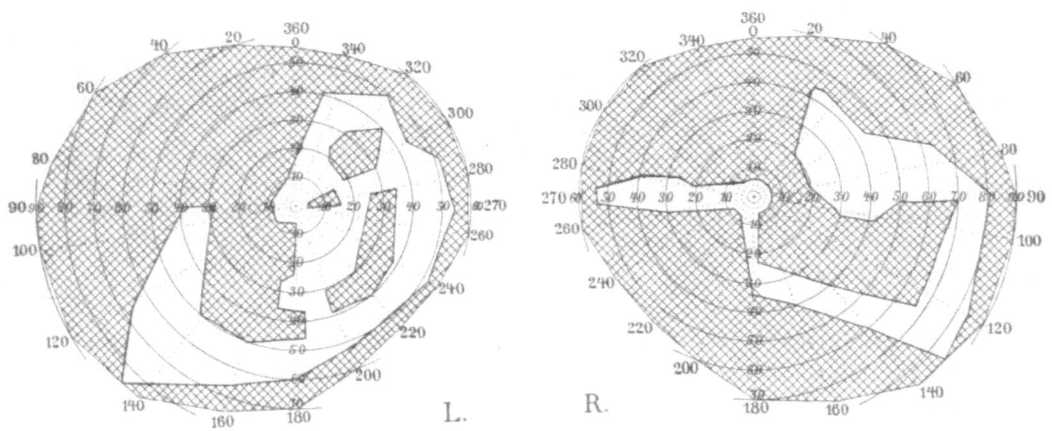

Fig. 45.

Eigene Beobachtung. Frau M. Gesichtsfeld von Chorioretinitis.

Art der Pigmentzeichnung unterscheidend, die bei der syphilitischen Form nie eine so feine, dicht netzförmige Anordnung darbietet, und bei der nur sehr ausnahmsweise Pigmentlinien den Verlauf der Gefässe darstellen. Die Glaskörpertrübungen können bei der syphilitischen Form so dicht werden, dass sie schliesslich jede Erkennung des Hintergrundes unmöglich machen.

Millet (322) bringt sieben Beobachtungen von erworbener syphilitischer Retinitis pigmentosa. Gegenüber der angeborenen wird das plötzliche Auftreten, der rasche Verlauf und eine unregelmäßige Form der Gesichtsfeldeinschränkung hervorgehoben.

Stein (299) untersuchte vier Fälle von Chorioretinitis syphilitica bezw. Retinitis pigmentosa. Im Falle I handelte es sich um eine abgelaufene herdförmige Chorioretinitis syphilitica. Die Aderhaut war hochgradig verschmälert mit herdförmiger bindegewebiger Entartung, die Choriocapillaris zugrunde gegangen, die gröberen Gefässe infolge von Sklerosierung stark verengt. Die Netzhaut zeigte eine Vermehrung und Auswanderung des Pigmentepithels, Verlust der Stäbchen und Zapfen, Zusammenfließen der Körnerschichten und stark verdickte Arterien.

Im Falle II und III war das pathologisch-anatomische Bild der Retinitis pigmentosa ausgeprägt: es bestand ausgedehnte bindegewebige Entartung der Netzhaut, starke Pigmentwanderung und Wucherung der Pigmentepithelzellen. Die Gefässe zeigten die Erscheinungen der Sklerose und Verlegung des Lumens durch hyaline Massen, oder hyaline Degeneration der Wandungen. Die Aderhaut zeigte ebenfalls starke Verdickung der Gefässwandungen und Bindegewebswucherung besonders der Choriocapillaris, die grösstenteils degeneriert war.

Im Falle IV (abgelaufene Keratitis parenchymatosa, Hemeralopie) wurde das linke Auge wegen subkonjunktivaler Bulbusruptur enukleiert. In der Netzhaut Proliferation der Gefässe, herdförmige Pigmentwucherung, im Sehnerven Wucherung des Stützgewebes, in der Aderhaut Gefässsklerose, Bindegewebswucherung des Parenchyms und Degeneration der Choriocapillaris.

Nagel (323) berichtet über den anatomischen Befund zweier Fälle von abgelaufener Chorioretinitis syphilitica.

Fall I: Ophthalm. rechtsseitige, der Retinitis pigmentosa ähnliche Chorioretinitis. Gefässe peripher pigmentiert und eingescheidet, keine eigentlichen atrophischen Chorioidealherde, dagegen zahlreiche kleine Pigmentherde in der Netzhaut. Anatomisch fand sich eine herdförmige Verwachsung zwischen Aderhaut und Retina, Sklerose und Pigmentierung der Netzhautarterien.

Fall II: 12jähriger Knabe, Lues hereditaria, Erblindung, Papille nicht atrophisch verfärbt. Bild eigentlicher Chorioidealatrophie mit mächtiger Pigmentierung des Augenhintergrundes. Mikroskopisch erschien der Sehnerv nicht verändert, am meisten die Pigmentepithelschicht, die oft völlig fehlte, oder an vielen Orten klumpenförmig in die Aderhaut hineinwucherte. Letzteres fand sich in der Nachbarschaft und inmitten von Stellen ausgesprochener Infiltration und Verdickung, in denen Netz- und Aderhaut so miteinander verwachsen waren, dass man weder von jenen die äusseren Lagen, noch bei diesen irgend etwas von den Gefässlagen unterscheiden konnte. Die Choriocapillaris erschien überall einfach geschwunden.

Nach Hutchinson (324) wies im Falle I von Nagel (323) das einseitige Vorkommen der Retinitis pigmentosa überhaupt auf eine syphilitische Grundlage hin. Jedoch kommen auch mit Sicherheit Fälle von einseitiger Retinitis pigmentosa vor (vergl. pag. 88, § 93), ohne dass Syphilis als ätiologisches Moment anzuschuldigen wäre.

Steffan (222) konstatierte das ophthalmoskopische Bild einer einseitigen Retinitis pigmentosa mit konzentrischer Gesichtsfeldeinschränkung bei klaren Medien und ohne Zeichen eines Entzündungsprozesses in einem Falle, den er 8 Jahre vorher an syphilitischer Iridochorioiditis mit diffuser Glaskörpertrübung behandelt hatte.

Der Ausgang der nicht syphilitischen Chorioretinitis diffusa ist häufig Pigmentierung und Atrophie der inneren Netzhautschichten, ebenfalls unter dem ophthalmoskopischen Bilde der Retinitis pigmentosa. Zu den schon vorher bestehenden disseminierten Herden und Pigmentflecken in der Epithelschicht und den äusseren Netzhautschichten kommen dann noch Pigmentflecke an den Netzhautgefässen hinzu. Mitunter haben sie ganz die typische sternförmige oder netzartig verzweigte Gestalt, wie bei der eigentlichen Retinitis pigmentosa, häufiger aber bleiben sie unregelmässig, areolär gestaltet und decken nur hier und da die Gefässe. Auch zeigt das Gesichtsfeld hier mehr die in § 37 pag. 35 geschilderte und in den Figuren 18 und 19 pag. 35, und 26 pag. 43 wiedergegebene Landkartenform der Defekte resp. der noch funktionsfähig gebliebenen Retinalpartien.

Der Verlauf der Retinitis pigmentosa.

§ 128. Bei den sogenannten typischen Fällen von Retinitis pigmentosa gesellt sich zu der anfänglichen Hemeralopie meist das allmähliche Hervortreten eines Ringskotoms, und aus diesem entwickelt sich dann nach der pag. 80 u. ff. gegebenen Weise eine hochgradig konzentrische Gesichtsfeldeinschränkung, bei welcher die centrale Sehschärfe und der centrale Farbensinn oft noch lange Zeit, wenigstens im diffusen Tageslichte, gut erhalten bleiben können. Charakteristisch ist daher für dieses Leiden, dass bei relativ guter Sehschärfe die Kranken in ihrer Orientierung im Raume mehr und mehr gestört werden, und dies um so mehr, weil in der überwiegenden Mehrzahl der Fälle das Leiden doppelseitig und meist gleichwertig auf beiden Augen sich entwickelt und fortschreitet. Das Sehen derartiger Kranker gleicht bei vorgeschrittenem Leiden dem eines Menschen, welcher mit jedem Auge durch eine Röhre sieht. Mehr und mehr schränkt sich nun das Gesichtsfeld ein, die Sehschärfe nimmt langsam ab, bis dann gegen die 50er Jahre oft plötzliche Verschlechterung und schliesslich Erblindung eintritt.

Es kann aber auch Fälle geben, bei denen die Erkrankung sehr rasche Fortschritte macht, und die Patienten im 18.—20. Jahre schon vollständig erblindet sind,· wie z. B. bei den von Machek pag. 85 angeführten Fällen.

Sehr selten macht das Leiden vorübergehende Stillstände, und kann sich selbst der Behandlung zugänglich erweisen, wie in dem Falle von Schiess-Gemuseus, vergl. pag. 83 und in der Beobachtung von Groisz (325).

Unter vier Fällen von Retinitis pigmentosa typica, die Groisz mit Strychnineinspritzungen, Jodkali und Inhalationen von Amylnitrit behandelt hatte, zeigte ein Patient (20jähriger Mann) nach 26tägiger Behandlung eine auffallende Besserung. S war von $^6/_{36}$ rechts und $^6/_{18}$ links auf $^6/_{12}$ gestiegen, das Gesichtsfeld um 7—10° erweitert.

Bei einer Reihe von Fällen treten auch Komplikationen von seiten der Linse auf. Es entwickelt sich wie bereits pag. 100 erwähnt Cataracta polaris posterior. Dieselbe ist wohl auf die von der Sklerose des Gefässsystems abhängigen Veränderungen der Ernährungsverhältnisse zurückzuführen.

In neuerer Zeit mehren sich auch die Beobachtungen, bei welchen zur Retinitis pigmentosa noch Glaukom hinzugetreten war.

Über einschlägige Fälle berichten folgende Autoren:

Bellarminoff (265). Der 40jährige Patient will in der Jugend nicht an Hemeralopie gelitten und gut gesehen haben. Erst seit einem Jahre soll er plötzlich mit dem rechten Auge schlechter gesehen haben, während das linke Auge seit $^1/_2$ Jahr geschwächt war. Auf dem R. Auge war die Lichtempfindung kaum erhalten, auf dem L. Auge S = $^1/_2$. Das Gesichtsfeld war bis zum F. verengt. Ophtalm. zeigte sich das Bild einer Retinitis pigmentosa zugleich mit dem Bilde des Glaukoms. Rechts waren beide Prozesse schwächer ausgeprägt, als am linken Auge.

Blessig (261) beobachtete eine aus 9 Geschwistern bestehende Familie, in welcher Glaukom und Retinitis vorkamen. Der Grossvater soll blind gewesen sein, während die Eltern gesunde Augen hatten. 3 Geschwister litten an Retinitis pigmentosa, 2 an Glaucoma simplex und zwar in folgender Reihenfolge:

I. Kind Glaucoma simplex und Cataracta inc.,

II. Retinitis pigmentosa und Schwerhörigkeit,

III.
IV. } gesund,

V. Glaucoma simplex und Schwerhörigkeit,

VI. Retinitis pigmentosa und Schwerhörigkeit,

VII.
VIII. } gesund,

IX. Retinitis pigmentosa und Schwerhörigkeit.

Blessig macht Gefässveränderungen für die Retinitis pigmentosa und das Glaukom verantwortlich. Eine Stütze dieser Ansicht sieht er in dem Umstand, dass die beiden kranken Brüder Nr. II und VI an Herzruptur starben.

Maslenikow (329) 17jähriges, nicht luetisches Mädchen mit Glaukom und Pigmentdegeneration der Netzhaut. Das rechte iridektomierte Auge konnte noch Handbewegungen erkennen. Ausserdem bestanden Pigmentierung der Retina, tiefe randständige Exkavation und Atrophie des Opticus. Das linke Auge besass nur noch ungenaue Projektion.

Heimersdorff (326). Der 22 Jahre alte Patient litt seit frühester Kindheit an Nachtblindheit und schlechter Sehschärfe in die Ferne. Seit 4 Monaten bemerkte derselbe, dass bei der Nahearbeit sich ein Nebelstreif vor seine Augen legte, und er farbige Ringe um das Licht sah. Beiderseits Myopie von 6 D. Ophthalmoskopisch wurde beiderseits glaukomatöse Sehnervenexkavation, sowie Retinitis pigmentosa festgestellt. Eine Schwester dieses Patienten litt ebenfalls an Retinitis pigmentosa und hoher Myopie.

Mellinger (197) beschreibt einen Fall von typischer ausgedehnter Retinitis pigmentosa. Links war S = ²/₃. Rechts bestand Glaukom mit Erblindung.

Goldzieher (328). Die 30jährige Patientin zeigte beiderseits typische Retinitis pigmentosa und Glaukom.

Natanson (327) beschreibt 2 Fälle von Glaucoma simplex bei gleichzeitiger Retinitis pigmentosa und Myopie. Er hält das Auftreten von Glaukom bei existierender Retinitis pigmentosa für nicht selten, da die eine Erkrankung die andere keineswegs ausschliesse.

Wir beobachteten einen 45jährigen Herrn mit typischer Retinitis pigmentosa, höchstgradig konzentrisch eingeschränktem Gesichtsfeld, Myopie von zwei Dioptrien und Glaukom.

Vergleiche auch Fall Handmann (72) mit luetischer Chorioretinitis und Ringskotom mit Glaukom.

In der Zusammenstellung von Wider (247) wurde unter 41 Fällen von Retinitis pigmentosa in 2 Fällen beiderseits Glaukom beobachtet.

Herrlinger (231) konnte in seiner Zusammenstellung von 92 Fällen von Retinitis pigmentosa 1 Fall mit Glaukom konstatieren.

E. Weiss (330) kommt, ausgehend von den bisher veröffentlichten 17 Fällen des Zusammentreffens beider Erkrankungen nebst einer eigenen Beobachtung, zu dem Schlusse, dass dies Zusammentreffen kein zufälliges sei, und dass die gemeinsame Basis Gefässveränderungen abgebe.

Schmidthäusser (331) bringt neben einer vollständigen Literaturangabe sechs neue klinische Beobachtungen über Retinitis pigmentosa und Glaukom. Derselbe hat berechnet, dass unter den bisher bekannten Fällen 63% Männer und 37% Weiber waren. 37% der mit dieser Komplikation behafteten Patienten erkrankten an Glaukom vor dem

41. Lebensjahre, die anderen später. Im ganzen fanden sich unter der Gesamtzahl der an Retinitis pigmentosa Leidenden des Tübinger Materials 2.78 % Glaukomatöse (nämlich 5 von 180). Es handelt sich je zweimal um Glaucoma simplex, Glaucoma inflammator. chronicum und Glaucom inflamm. Die letzten beiden Patienten waren Geschwister; ihre sämtlichen anderen Geschwister litten an einer komplizierten Retinitis pigmentosa.

Bezüglich der Entstehungsweise des Glaukoms muss auf das verwiesen werden, was wir hinsichtlich des Auftretens desselben bei der Arteriosklerose späterhin (siehe daselbst) anführen werden.

Über einen dahingehenden mikroskopischen Befund berichtet Henderson (332).

Derselbe untersuchte zwei wegen Glaukom enukleierte Augen, die die Erscheinungen einer Retinitis pigmentosa dargeboten hatten.

In beiden Fällen bestand eine Atrophie der Aderhaut mit Verschwundensein der Choriocapillaris und hyaliner Verdickung bezw. Proliferation der gröberen Gefässe der Retina. Die Netzhaut war in ihrer Struktur hochgradig verändert, die nervösen Elemente geschwunden, das Netzhautgewebe gewuchert, und die Gefässe in ihren Wandungen hyalin verdickt und teilweise obliteriert. Das Pigmentepithel fehlte, oder hatte sein Pigment verloren und war gewuchert.

Man beachte auch ferner die pag. 101 erwähnten Gefässerkrankungen der Aderhaut im Gefolge von Retinitis pigmentosa.

B. Die krankhaften Zustände der inneren Netzhautschichten.

§ 129. Da die inneren Netzhautschichten fast nur vom Stromgebiete der Arteria centralis retinae ernährt werden, die Erkrankungen derselben aber vornehmlich auf endarteriitischer, endophlebitischer und degenerativer Veränderung der Centralgefässe beruhen, so darf es nicht wundernehmen, wenn die unter den üblichen Bezeichnungen: Retinitis albuminurica, Retinitis diabetica etc. etc. bekannten Krankheitsbilder klinisch wie pathologisch kaum nennenswerte Unterschiede zeigen. Diese verschiedenen klinischen Bezeichnungen der gleichen pathologisch-anatomischen Veränderungen stammen noch aus der Zeit kurz nach Erfindung des Augenspiegels und haben nur insofern eine gewisse Berechtigung, als sie die ätiologischen Hinweise abgeben, für das jeweilige Grundleiden, unter dessen Einwirkung die ophthalmoskopisch konstatierbaren Erkrankungen der Retinalgefässe mit ihren Folgezuständen aufgetreten sind. Die Bezeichnung Retinitis ist dabei vom pathologisch-anatomischen Standpunkte aus anfechtbar, insofern die meisten Befunde degenerativer Natur sind, gemischt allerdings mit endophlebitischen und endarteriitischen Veränderungen.

Die Anordnung der Gefässe in der Netzhaut.

§ 130. Bevor wir zur Besprechung der pathologischen Zustände übergehen, müssen wir noch mit wenigen Worten der Anordnung der Gefässe in der Retina gedenken.

Die Hauptverzweigungen der Gefässe, sowohl der arteriellen, wie der venösen, finden sich in senkrechter Richtung und sind in der Regel acht, welche als Arteria und Vena temporalis und nasalis superior, temporalis und nasalis inferior (vergl. Figur 46 und 47, Ats, Vts, Ans, Vns, Ati, Vti, Ani, Veni) bezeichnet werden.

In wagrechter Richtung ist eine bedeutend schärfere Gefässverteilung sichtbar, nämlich eine Arterie und Vene nach innen: Arteria und Vena mediana (vergl. Figur 46 und 47 A. med. i. V. med.)

In der gleichen Richtung verlaufen Arteria und Vena macularis superior und inferior.

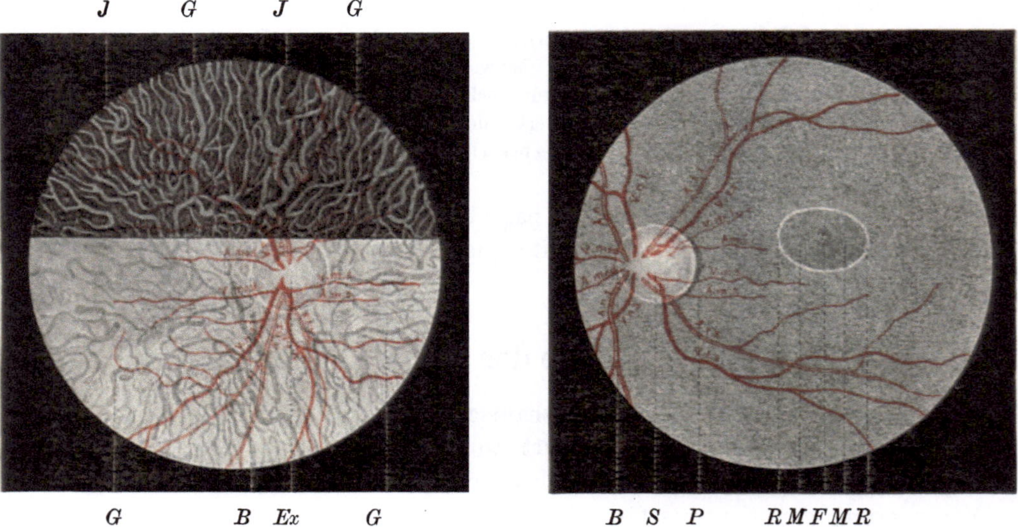

Fig. 46. (Umgekehrtes Bild.)   Fig. 47. (Umgekehrtes Bild.)
Nach Michel, Lehrbuch der Augenheilkunde. II. Aufl.

Die Art und Weise der Verteilung und Ausbreitung der Hauptverzweigungen ist individuell sehr verschieden und medizinisch von keiner wesentlichen Bedeutung. Auch kommen angeborene Eigentümlichkeiten vor, wie z. B. in der folgenden Beobachtung von Kipp (333).

Derselbe beschreibt den Augenbefund eines 16jähr. Patienten, bei dem sich auf dem rechten Auge eine übermässige, auf dem linken aber eine mangelhafte Entwickelung des retinalen Arteriensystems fand, wobei sowohl Funktion wie Refraktion normal waren. Auf der rechten Papille teilte sich der untere Stamm der Centralarterie in zwei ungleiche Äste. Der schwächere temporalwärts ziehende Ast war ohne Besonderheiten, dagegen sprang der stärkere nasale zunächst ungefähr 2 mm in grader Linie gegen den Glaskörper vor, bog dann scharf um und lief, sich viermal um den vorspringenden Schenkel herumschlingend, bis dicht zur Papille zurück, um von hier über deren unteren inneren Quadranten zur Netzhaut zu ziehen. Bei Bewegungen des Auges änderte er seine Lage nicht, zeigte aber bei Druck auf den Bulbus Arterienpuls.

Kipp hält diese Anomalie im Gegensatz zu anderen Autoren, wie v. Hippel und O. Schulze, nicht für einen persistierenden Rest der Glaskörperarterie, sondern glaubt, dass sie lediglich einen übermässigen Grad von Schleifenbildung darstelle, wie sie öfters in der Retina beobachtet werde.

Auf dem linken Auge des Patienten fehlte dagegen die Centralarterie auf der Papille, indem die einzelnen Arterienäste an ihrer Peripherie zum Vorschein kamen, um sich dann unten in der Retina zu verzweigen. Von den Venen liefen die unteren in normaler Weise bis zur Mitte der Papille, während die oberen bereits an ihrer Peripherie in die Tiefe abbogen.

Neubildung von Netzhautgefässen.

§ 131. Neubildung von Netzhautgefässen besonders kapillarer Natur kommt bei entzündlichen Zuständen der Netzhaut und namentlich an der Papille nicht selten vor.

Manchmal wird die Entscheidung, ob wirklich eine Neubildung von Gefässen vorliegt, oder der Zustand angeboren ist, schwierig, wie z. B. in den folgenden Beobachtungen.

So berichtet Jakobi (334) über das rechte Auge einer 43 jähr. Frau, welches M $^1/_4$, S $^1/_{10}$ und freies Gesichtsfeld darbot. An der äusseren Hälfte der Papille ging, ohne dass ein deutlicher Zusammenhang mit den Centralgefässen sichtbar wurde, eine Anzahl von Gefässen in den an dieser Stelle getrübten Glaskörper hinein. Das Bild änderte sich während einer Beobachtungszeit von 3 Monaten nicht.

Einen ähnlichen Fall beschreiben Samelsohn (335) und Hutchinson (336).

Die Farbe des Blutes in den Gefässen.

§ 132. Eine auffallend helle Beschaffenheit des Blutes, wobei die Blutgefässe in ganz helle Bänder und Streifen verwandelt erscheinen, beobachten wir bei der Lipämie.

Vor einiger Zeit hat Heine (337) zwei derartige Fälle beschrieben und deren Augenspiegelbefund abgebildet (vergl. Figur 48). Es handelte sich um jugendliche Diabetiker, die unter dem Zeichen des Coma diabeticum zugrunde gegangen waren.

Warum nun die retinalen Gefässe die abnorme Färbung zeigen, während die Farbe des Fundus nicht, oder sicher nicht in ähnlichem Maasse pathologisch verändert ist, bleibt schwer zu beantworten.

Von Uhthoff ist der Gedanke ausgesprochen worden, das spezifisch leichtere Fett könne vielleicht der Gefässwand entlang schwimmen,

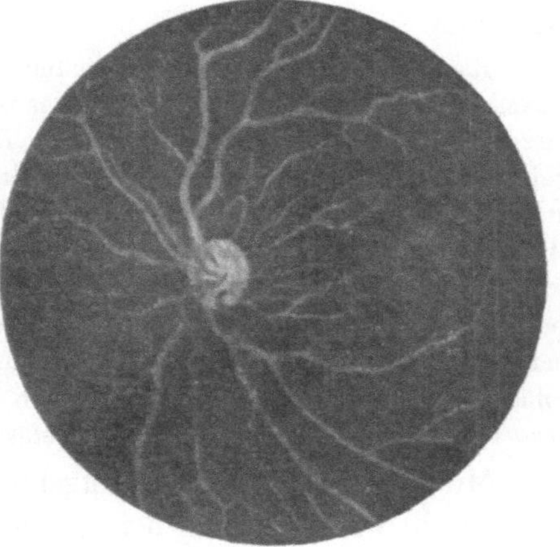

Fig. 48.

Nach Heine. Lipaemia retinalis und Hypotonia bulbi im Coma diabeticum.

(Klin. Monatsbl. f. A. XLIV. II. Bd.)

während die schwereren roten Blutkörperchen in der Mitte des Gefässes den Axialstrom ausmachten. Zu beachten sei, dass selbst hochgradige Lipämie keine Sehstörungen bedinge.

Differenziell-diagnostisch komme hier zweierlei in Frage: 1. Anämie oder Chlorose und 2. Gefässwandveränderung.

Was erstere Ursachen betreffe, so sei bei den genannten Anomalien die Blutbeschaffenheit und der Fundus selbst stets blass, besonders der Opticuseintritt sehe oft geradezu atrophisch aus. Auf der Papillenscheibe erschienen die Blutgefässe „durchscheinend“, sie „brächen an der Papillengrenze scheinbar ab“. Die Retina sei leicht getrübt; häufig seien kleine Blutaustritte vorhanden. Alles dies fehle hier.

Auch die zweite Möglichkeit, das eigenartige Bild als eine diffuse Gefässsklerose oder Gefässamyloid aufzufassen, habe wenig für sich, wenigstens sei von einer so gleichmässig diffusen Veränderung der Retinalgefässe bisher nichts bekannt, und was den Ausschlag gäbe, die anatomische Untersuchung habe die Gefässwände als normal erwiesen.

Heine glaubt, dass bei 4—5% Fettgehalt des Blutes die Diagnose der Lipämie mit dem Augenspiegel möglich würde, während die Veränderungen bei 8% schon sehr ausgesprochen seien.

Heyl (338) hat offenbar diese Veränderungen bei Lipämie zuerst gesehen. Er nennt die Blutfarbe in den Gefässen „lachsartig“. Venen- und Arterienblut sei nicht zu unterscheiden. Das Kaliber der Gefässe sei verdoppelt gewesen. Sein Patient litt ebenfalls an Diabetes mellitus.

White (340) berichtet über folgenden Fall. Bei einem 26jähr. Diabetiker waren ophthalmoskopisch die Erscheinungen einer Lipämie vorhanden. Im Blute wurden Cholestearin und Fettsäuren gefunden.

Auch von Fraser (341) ist ein derartiger Fall im Gefolge von Diabetes mellitus beschrieben.

Reis (339) sah bei der ophthalmoskopischen Untersuchung eines Diabetikers das gesamte Gefässsystem der Netzhaut in ganz helle Bänder oder Streifen verwandelt. Nach kürzerem Stehenlassen von entnommenem Blute setzte sich eine hohe Schicht einer gelbweissen, milchrahmähnlichen Masse (fetthaltiges Serum) ab, die sich bei Schütteln mit Äther zu einer klaren Flüssigkeit auflöste. Die abgesetzte Masse bestand also aus Fett, und die Blutveränderung war sonach eine Lipämie. Der Exitus letalis erfolgte im tiefen Coma. Er wurde neben sonstigen Veränderungen eine ausgedehnte Erkrankung des Pankreas, speziell der Langerhansschen Inseln, gefunden. Die untersuchten Bulbi zeigten mit Sudan III eine nur ganz elektive Rotfärbung, die sich ausschliesslich auf das Lumen der Gefässe beschränkte, während alle übrigen Gewebsteile ungefärbt blieben. Gebunden war diese Rotfärbung an feine, runde, die Gefässlumina erfüllende Tröpfchen oder Kügelchen.

Mit diesem lipämischen Augenhintergrunde darf ophthalmoskopisch nicht verwechselt werden, dass bei degenerativen Zuständen der Gefässwände die Gefässe in vollkommen weisse Bänder umgewandelt werden können, in welchen eine Blutsäule gänzlich fehlt.

§ 133. Eine mehr hellrote und orangefarbene Blutsäule sehen wir bei der chronischen Anämie und namentlich bei der Leukämie.

Nach Zumft (342) hängt die ophthalmoskopisch nachweisbare Durchsichtigkeit der Netzhautgefässe bei der chronischen Anämie und Chlorose vorzugsweise von dem verminderten Hämoglobingehalte des Blutes ab. Unterstützt werde das Zustandekommen dieses Phänomens, wenn gleichzeitig auch der Trockenrückstand des Blutes vermindert sei.

Schmall (343) fand bei 80 % aller Chlorotischen blassere Färbung des arteriellen und venösen Blutes. v. Noorden beobachtete bei 37 % der Chlorotischen eine ungewöhnliche Blässe der Netzhaut und durchscheinende Gefässe.

Rählmann (344) untersuchte 86 Fälle von allgemeiner Anämie und fand den Reflexteil der Gefässe gewöhnlich auffallend stark hervortretend, und die Farbe des Venenblutes nicht so dunkel, wie in der Norm.

Durch Uhthoff wurde Groenouw (345) auf ein Symptom hingewiesen, das er öfter konstatieren konnte. Bei stärkerer Anämie erschienen nämlich die Gefässe, besonders die Venen, soweit sie auf der Sehnervenpapille lagen, auffallend heller gefärbt, als in ihrem übrigen Verlaufe. Sei die Erscheinung {deutlich ausgesprochen, dann könne man auf eine Verminderung des Hämoglobingehaltes des Blutes schliessen.

Ulrich (346) teilte vier Fälle von Netzhautblutungen bei Anämie mit. Die Arterien waren schwach gefüllt, die Venen ausserhalb der Papille dunkel, geschlängelt und verbreitert, auf der Papille dagegen hellrot, wie die Arterien.

Auch wir konnten dies Uhthoffsche Zeichen häufig konstatieren.

Bei Fällen von hochgradig entwickelter Leukämie kommt im Augenspiegelbilde die durch die grosse Zahl von weissen Blutkörperchen bedingte Farbe der Blutsäule zur Geltung. Die Arterien sind hellorange oder blassgelb, die Venen haben ebenfalls eine blässere Färbung, und indem auch die Aderhautgefässe die gleiche Farbe erkennen lassen, gewinnt der Augenhintergrund ein ungewöhnlich blasses, orangegelbes Aussehen. Oft sind auch die sichtbaren Aderhautgefässe tonartig gefärbt, wie dies besonders von Liebreich (347) hervorgehoben worden ist.

Litten (348) demonstrierte eine Patientin von 25 Jahren mit gemischter Leukämie, die sich in wenigen Wochen ohne nachweisbare Ursache rasch entwickelt hatte. Die Netzhaut sah orangefarben aus, das Blut in den Gefässen erschien schokoladefarben.

§ 134. Eine auffallend **dunkle** Färbung der Blutsäule, und zwar der Venen, finden wir bei der von Michel beschriebenen Thrombose der Vena centralis. Hier sind die Venen ungemein verbreitert und von fast schwarzroter Färbung.

Leber (349) fand in einem solchen Falle die Venen aufs 2—3fache verdickt und dieselben von auffallend dunkler, fast schwarzer Färbung.

Ferner tritt bei gewissen Vergiftungen eine charakteristische Veränderung der Blutfarbe in den Netzhautgefässen hervor. So erscheint die Farbe der Blutsäule bei Nitrobenzolvergiftung dunkelviolett, und es finden sich vereinzelte Blutungen.

Bondi (350) erwähnt bei Nitrobenzolvergiftung eine Abblassung der Papillen mit Verbreiterung der Netzhautgefässe, besonders der Venen, sowie abnorm dunkle Färbung der Venen und Arterien, so dass beide Gefässgebiete schwer voneinander zu differenzieren und nur durch die Grösse des Lumens voneinander zu unterscheiden waren.

In einer Beobachtung Littens (351) bei einer Vergiftung durch mit Anilin verunreinigtem Nitrobenzol zeigten sich die Pupillen sehr verengt, aber etwas reaktionsfähig, die Konjunktiva von violettem Farbenton, teilweise an den Übergangsfalten Hämorrhagien, der Augenhintergrund intensiv violett (Retina und Sehnerv), die Gefässe (arterielle und venöse) wie mit Tinte gefüllt, hin und wieder Blutungen. Keine Sehstörung.

Die Sichtbarkeit der Blutbewegung.

§ 135. Da die Netzhaut sowohl, wie die Gefässwände durchsichtig sind, sieht man ophthalmoskopisch eigentlich nur die Blutsäule in den Gefässen. Indem aber der Blutstrom für gewöhnlich ein kontinuierlicher ist, kann man unter normalen Verhältnissen den Blutlauf beim Menschen und den Säugetieren nicht beobachten, es sei denn, dass man ihn entoptisch zur Beobachtung bringe (vergl. Helmholtz, Physiol. Optik, pag. 382). Cuignet (352) ist es allerdings gelungen, in einzelnen besonderen Fällen im menschlichen Auge die Zirkulation wahrzunehmen. Es geschah dies bei dem Versuche, durch allmählich wachsenden Druck auf das Auge die Pulsation der Centralarterie hervorzurufen. In dem Momente, wo die Pulsation begann, bemerkte Cuignet in dem unteren Aste der Centralvene bis zu ihrer ersten Teilung einen gegen die Austrittsstelle gerichteten, äusserst raschen Strom kleinster weisser Körperchen. Anfangs seien nur im Centrum der Vene die Körperchen sichtbar, während die Ränder rot erschienen, dann bei etwas verstärktem Drucke würden die Ränder schmäler und heller, die Blutkörperchen verlangsamten ihren Lauf und würden auch an den Rändern der Gefässe sichtbar.

Unter pathologischen Verhältnissen können wir den Blutlauf beobachten, wenn bei gewissen krankhaften Zuständen die Blutsäule diskontinuierlich wird, sog. Agglutinationserscheinungen. Beginnt z. B. nach der Embolie der Arteria centralis retinae die Cirkulation sich wieder herzustellen, dann findet man die Blutsäule in einer oder mehreren Venen, seltener auch in den Arterien (vergl. Fig. 49) in einzelne, durch anscheinend leere Zwischenräume getrennte Abschnitte von verschiedener Länge zerfallen. Dieselben bewegen sich in der Richtung des Blutstroms langsam vorwärts, stehen nach Lebers treffender Schilderung (Graefe-Saemisch V, 539) häufig eine Weile still, um darauf wieder in fortschreitende Bewegung überzugehen. Auch ein Zurückweichen in dem Blutstrom entgegengesetzter Richtung, oder eine bald vorwärts, bald rückwärts pendelnde Bewegung kommt zuweilen zur Wahrnehmung (vergl. auch Fall Harms, pag. 140).

Diese Erscheinung des gestörten Blutumlaufs kommt übrigens nicht allein bei Embolie der Centralarterie vor, sondern wurde auch im asphyktischen Stadium der Cholera von v. Graefe beobachtet, ferner bei Sterbenden von A. Weber (353), bei Tieren nach Durchschneidung des Sehnervs von Leber (354). Es scheint demnach, als ob dieselbe als ein Zeichen äusserster Abschwächung der Cirkulation zu betrachten sei.

Grunert (355) sah bei einem Falle von Leukämie bei genauer Beobachtung im aufrechten Bilde an den dickeren Venenstämmen deutlich eine Blutströmung, ein feines Rieseln, wie wenn Sand in durchsichtig roten Glasröhrchen sich schnell fortbewegen würde. Die Blutströmung fand naturgemäss in zentripetaler Richtung statt nach der Gefässpforte in der Papille zu. An den feineren Venen und Arterien liess sich keinerlei Strömung wahrnehmen. Pulsationserscheinungen fehlten.

Grunert schreibt dieses Sichtbarwerden der Blutbewegung im aufrechten Bilde vor allem der Verlangsamung der Blutbewegung zu, die ihrerseits in diesem Falle durch eine Stauungspapille und die abnorme Erweiterung der Venen hervorgerufen worden wäre. Als zweite Ursache wird das Verhältnis

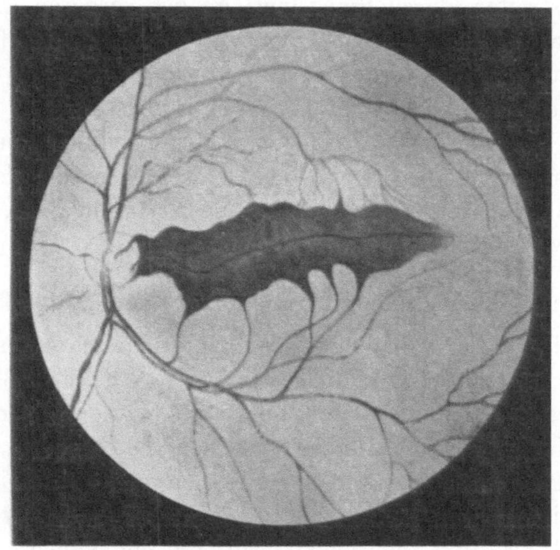

Fig. 49.

Eigene Beobachtung: Unterbrochene Blutsäulen nach partieller Netzhautembolie.

der Leukozyten zu den Erythrozyten hervorgehoben, da dieselben in diesem Falle ganz bedeutend vermehrt waren und in den Gefässen einen dreimal so grossen Raum einnahmen, wie die Erythrozyten. Die physiologische Beobachtung habe nämlich gelehrt, dass in engen Gefässröhren, wie den Retinalgefässen, sich zwei Arten von Blutströmen bildeten: ein schmaler Achsenstrom und ein langsamerer Strom an der Gefässwandung. Die Erythrozyten, als die spezifisch schwereren, bewegten sich nur im Achsenstrom, die Leukozyten, als die spezifisch leichteren, im Wandungsstrom. Je grösser die weissen Blutkörperchen seien, je grösser also ihr Reibungswiderstand wäre, um so mehr würden sie an die Gefässwand gedrängt, und um so langsamer würden sie sich fortbewegen. Gelänge es bei Leukämie die Blutbewegung zu sehen, so liege es demnach daran, dass eine dicke Schicht dichtgedrängter grosser Leukozyten sich langsam an der Gefässwand bewege. Dafür böten die Venen, besonders wenn sie durch Stauung erweitert würden, günstigere Bedingungen, weshalb die Erscheinung im vorliegenden Falle nur an ihnen, und nicht an den Arterien sichtbar geworden sei.

Verhalten des Reflexstreifens an den Netzhautgefässen.

§ 136. Der Reflexstreifen auf den Netzhautarterien ist breiter als auf den Venen. Während er bei ersteren etwa den vierten Teil der Wandung einnimmt, beträgt seine Breite bei den letzteren nur etwa den zwölften Teil derselben. An den Arterien hat er eine hellrote Farbe, und ist hier häufig unterbrochen, bei jenen nicht. Durch die Gefässwandung wird der Reflexstreifen, der nur einfach ist, nicht hervorgerufen. An den Venen entsteht der Reflexstreifen durch Spiegelung an der vorderen Fläche der Blutsäule. Die hellen Streifen auf den Arterien der menschlichen Netzhaut sind der Ausdruck des Achsenstroms.

Die Netzhautgefässe liegen in Rinnen des Glaskörpers. An den Seiten derselben bildet der Glaskörper nach vorn konkavcylindrische Krümmungen. Von diesen rühren die Reflexe längs den Gefässen her. Bei Unterbrechung der Cirkulation hört der Reflexstreifen auf, bei verstärkter Cirkulation wird er breiter. Dimmer (448).

Die Pulsationserscheinungen an den Netzhautgefässen.

§ 137. Bei der Beurteilung der ophthalmoskopisch wahrnehmbaren Erscheinungen des Netzhautpulses hat man nach Thoma (356) eine Reihe offenbar sehr wichtiger Faktoren in gebührender Weise zu berücksichtigen:

1. Die Höhe der vom Herzen ausgehenden Pulswelle,
2. den Innervationszustand der Arterienwand,
3. die eigenartigen Bedingungen des intraokularen Druckes,
4. die Druck- und Lichtungsverhältnisse der Venen,
5. die Beschaffenheit des Blutes selbst.

Bei Durchmusterung der Literatur bemerkt man, dass gleichzeitig mit den genannten Pulsbewegungen sehr häufig auch eine andere pathologische Veränderung an den Netzhautgefässen vorkommt, es ist das die stärkere Verästelung der Venen und Arterien der Netzhaut.

In solch kleinen Arterien, wie die des Augenhintergrundes, wird die Pulswelle in der Regel so schwach, [dass eine sichtbare Pulsation nicht mehr vorhanden ist. Ausserdem wird die normale Pulsation noch durch den normalen Druck im Augeninneren dadurch beeinträchtigt, dass derselbe die Ausdehnungsfähigkeit der Gefässe vermindert. Der intraokulare Druck dient somit als Regulator für die Netzhautzirkulation, indem er raschen Schwankungen im Füllungszustande der Gefässe entgegenwirkt, oder sie verhindert. Wenn nun aber der Blutstrom durch ein Missverhältnis zwischen dem andauernden Fluss und der intermittierenden Welle weniger gleichmässig wird, so kann man zuweilen doch eine arterielle Pulsation wahrnehmen.

Die ophthalmoskopisch sichtbare Pulsbewegung stellt sich entweder als Venenpuls, oder als Arterienpuls, oder als Kapillarpuls dar.

Der Venenpuls.

§ 138. Der Venenpuls der Netzhaut ist nach Donders (357) nur uneigentlich so zu nennen, da es sich bei ihm weder um ein Fortschreiten der Pulswelle durch die Kapillaren hindurch, noch um ein Regurgitieren des Blutes, wie beim mangelnden Schluss der Tricuspidalklappe, handelt. Das rhythmische Anschwellen der Venen hängt von der Pulsation der Arterien und deren Übertragung durch den Glaskörperdruck ab. Ein Zurückstauen des Venenblutes ist dabei deutlich sichtbar.

Der Venenpuls ist daher im allgemeinen nicht als pathologische Erscheinung zu betrachten. Er zeigt sich besonders an den grossen Ästen auf der Papille, meist dort, wo sich die Venen an der Seite der Exkavation nach unten krümmen.

Lang und Barelt (358) fanden bei 73,8 % der von ihnen untersuchten Augen einen Venenpuls.

In den meisten Fällen lässt sich der Venenpuls, wenn er nicht schon spontan vorhanden ist, durch leichten Fingerdruck hervorrufen. Bei Steigerung des Druckes tritt Arterienpuls auf, und endlich werden Arterien sowohl als Venen vollständig blass.

Nach Donders (357) erklärt sich der Venenpuls folgendermassen. Mit der Herzsystole werde das Blut in verstärkter Menge in die Arterien geworfen, es komme mehr Blut in das Auge, und die somit stärker gefüllten Arterien erhöhten die intraokulare Tension. Es laste somit ein verstärkter Druck vom Glaskörper her auf den leichter zu komprimierenden Netzhautvenen, und zwar namentlich auf dem Hauptstamme derselben, welcher als dem Herzen verhältnismässig am nächsten, den geringsten Seitendruck habe. Dazu komme noch, dass auch oft durch das Umbiegen aus der vertikalen Ebene der Papille in den nahezu horizontal verlaufenden Sehnerven eine Art Knickung entstehe, welche die Kompression dieser Stelle erleichtere. Die Folge des Abschlusses sei ein Zurückstauen des Blutes. Inzwischen sei die Herzsystole vorüber, es fliesse kein neues Blut den Arterien zu, der intraokulare Druck sinke; gleichzeitig sei das Blut durch das Kapillarsystem bis zu den Venen gekommen, habe den Seitendruck in ihnen erhöht, dehne sie aus und fülle wieder den komprimierten Hauptstamm, durch welchen es das Auge verlasse.

Die eben dargelegte Theorie hat verschiedene Anfechtungen erfahren, die sich besonders darauf beziehen, dass die Erhöhung des intraokularen Drucks durch die Herzsystole zu gering sei, um eine Kompression herbeizuführen, und dass ferner in manchen Fällen von Glaukom ein deutlicher Arterienpuls bestünde, während doch keine Venenpulsation sichtbar sei. Man hat deshalb pulsatorische Schwankungen im Sinus cavernosus, wohin die Vena centralis retinae ihr Blut zum Teil entleert, angenommen [Helfreich (359]: Bei der Systole der Hirnarterien (Diastole des Herzens) trete unter gewissen Verhältnissen der retinalen Gefässwandung durch die Herabsetzung des Druckes im Sinus eine Art Aspiration des Blutes und somit Volumenverminderung der Netzhautvenen ein. Auch wird zum Beweise für diese Abhängigkeit folgendes Experiment herangezogen: Komprimiere man die Vena jugularis externa, so schwellten die Venenenden auf der Papille meist an und der Puls verschwinde, während andererseits öfter Arterienpuls eintrete [Rählmann (360)]. Die Blutstauung, welche durch die Kompression im Sinus bedingt sei, erschwere eben den Abfluss aus den Venen des Auges und hebe die Aspiration auf.

Gegen diese Anschauung lässt sich jedoch einwenden [Schmidt-Rimpler (361)], dass die Venae ophthalmicae nicht nur in den Sinus cavernosus ihr Blut entleeren, sondern auch mit den Facialvenen in Kommunikation stehen: Darnach erscheine es doch etwas gewagt, die Schwankungen des Drucks im Sinus allein für die Venenpulsation im Auge verantwortlich zu machen. Vielleicht dürften beide Momente (systolische Druckzunahme im Bulbus selbst und im Gehirn) zusammenwirken. Das oben erwähnte Verschwinden des Venenpulses bei Kompression der Halsvene erkläre sich einfach durch die hierdurch veranlasste übermässige Füllung der Venen im Auge, welche einen pulsatorischen Zusammenfall durch die intraokuläre Drucksteigerung hindere.

Gegen die Theorie Helfreichs wandten sich Lamhofer (366) und Eppeler (367).

Jakobis (362) Erklärung des Venenpulses beruht auf der Annahme, dass die Eintrittsstelle des Sehnerven nachgiebiger sei, als der übrige Teil der Augenkapsel, und der leichtesten Erhöhung des Glaskörperdrucks nachgebe. Bei jeder Diastole der Arterien werde die Oberfläche der Papille ein wenig exkaviert; dabei würden, als den geringsten Widerstand leistend, die Venen komprimiert und erlitten, besonders an der Stelle der Umbiegung in die Achsenrichtung des Sehnerven, eine starke Verengerung ihres Lumens. Von der Knickungsstelle an müsste dann das centrale Ende der Vene kollabieren. Gleich nach der Diastole der Arterien stelle die Elastizität der Sehnerven den früheren Zustand wieder her.

Bei Insuffizienz der Aortenklappen könne nach Becker (363), auf die nächste Nachbarschaft der Papille beschränkt, ein Venenpuls neben dem Arterienpuls auftreten. Die Entleerung der Vene falle mit der Füllung der Arterie zusammen.

von der Osten-Sacken (364) entscheidet sich hinsichtlich der Erklärung des progressiven, peripheren Venenpulses der Netzhaut für die von Helfreich vertretene Ansicht.

Beobachtungen wurden an 25 Fällen von verschiedenen Herzfehlern, an 30 Fällen von Arteriosklerose und an Fällen von Chlorose und Anämie angestellt. Er kam zu folgenden Ergebnissen:

1. Der physiologische Venenpuls beruhe auf dem Unterschied im Drucke, unter welchem die Augenvene vor und hinter der Lamina cribrosa stehe.
2. Das Zustandekommen des physiologischen Venenpulses werde unterstützt durch die Blutschwankungen im Sinus cavernosus.

3. Bei Aorteninsuffizienz werde ein gewisser progressiver Venenpuls in der Netzhaut beobachtet.

4. Bei anderen Herzklappenfehlern, speziell bei Mitralinsuffizienz, sei der pathologische Venenpuls gar nicht, oder nur spurweise anzunehmen.

5. In den 30 % von allgemeiner Arteriosklerose lasse sich der periphere progressive Venenpuls in der Netzhaut sicher nachweisen.

6. In sieben Fällen von Anämie und Chlorose wurde der pathologische Venenpuls nachgewiesen.

7. Der peripher progressive Venenpuls beruhe im wesentlichen darauf, dass die Pulswelle weiter als normal reiche und aus den Arterien durch die Kapillaren hindurch in die Venen übergehe.

8. Der periphere Venenpuls sei um so deutlicher entwickelt, je stärker die Schwankungen des Druckes in den kleinsten Arterien und kleinsten Venen ausgesprochen wären.

9. Die herzdiastolische Herabsetzung des Druckes im Sinus cavernosus befördere bei diesem Pulse die Entleerung der Netzhautvenen, welche unmittelbar vorher durch die vis a tergo ausgedehnt worden seien.

Türck (365) fasst seine Untersuchungen über den opthalmoskopisch sichtbaren physiologischen Venenpuls folgendermassen zusammen:

1. Der physiologische Netzhautvenenpuls entstehe durch Fortpflanzung der Pulswelle aus den Arterien auf dem Wege durch die Kapillaren. Er sei ein progressiver Venenpuls, bei welchem die pulsatorische Erweiterung, wie an den Arterien, durch die Herzsystole entstehe.

2. Diese ungewöhnliche Verbreitung der Pulswellen werde durch den (physiologischen) hohen extravaskulären Druck ermöglicht.

3. An den papillären Enden komme er erst zum Vorschein, weil an verengten Stellen der Strombahn ein gleicher pulsatorischer Zuwachs merkbare Ausdehnung verursachen müsse.

4. Die Verengerung der Venen an den Zwischenräumen sei der durch ihre Dünnwandigkeit dem Glaskörperdruck gegenüber bedingte Gleichgewichtszustand.

Holz (368) unterscheidet an der Vena centralis retinae einen normalen negativen Venenpuls (herzsystolischer Venenkollaps) und einen pathologischen positiven Venenpuls (herzdiastolischer Venenkollaps), wie er ebenso auch an der Vena jugularis, bei Trikuspidalinsuffizienz, auftreten könne, und einen aufsteigenden centripetalen Venenpuls (postherzsystolische Venenfüllung). Letztere sei die Folge einer venösen Stauung im Augeninnern, möge dieselbe allein im Gefolge mechanischer oder pathologischer intra- oder extraokularer Drucksteigerung (Rückstauung) auftreten, oder mit einer arteriellen vis a tergo. Letztere finde sich bei präagonaler Überfüllung des Venensystems und energischer Herztätigkeit, bei Arteriosklerose und bei Insuffizienz der Aortenklappen mit Hypertrophie des linken Ventrikels. Erstere, die rein venöse Stauung, finde sich bei Druckexkavation im Auge (Glaukom) und bei mechanischer Kompression des Augapfels. Beim Glaukom werde die Vena centralis retinae an der Umschlagstelle in den Sehnerven, bei der mechanischen Kompression, sei es durch den Finger, sei es durch Geschwülste der Orbita, wider die Vena ophthalmica gedrückt; es finde eine Rückstauung des Venenblutes durch die Vena centralis und das Kapillarsystem der Netzhaut bis in die Arteria centralis retinae und weiter hinauf statt, und durch die Erweiterung der kleinen Gefässe, sowie durch den Ausgleich der Druckdifferenz zwischen Venen und Arterien werde der Herzpuls in die sonst pulslose Arteria centralis retinae und durch die Netzhautkapillaren hindurchgetrieben. Je nach der Grösse der Herzkraft fänden wir dann einen Arterienpuls allein, oder in Verbindung mit dem Venenpuls resp. Kapillarpuls.

Nach Rählmann (369) erscheint eine Venenerweiterung in ungefähr der Hälfte der Fälle von Arteriosklerose der Netzhaut. Eine der konstantesten Erscheinungen bei Gefässklerose sei die Pulsation der Gefässe, und werde der progressive Venenpuls als Ausdruck einer von der Blutbewegung abnorm weit getragenen pulsatorischen Druckschwankung im Gefässysteme selten vermisst.

Ewetzky (370) hat bei zwei jungen Mädchen den Venenpuls und zwar teilweise in vorübergehender Weise auch auf einer Gefässstrecke wahrgenommen, welche bereits der Netzhaut angehörte. Das eine der Mädchen litt an Chlorose und Amenorrhoe.

Meyer (371) untersuchte den Augenhintergrund bei einigen Epileptikern.

Im Falle I ergab sich eine regelmässige Koincidenz der epileptischen Anfälle mit dem Erscheinen eines Venenpulses. Der Stärke des letzteren entsprach sogar die Intensität der Anfälle.

Im Falle II fand sich keine Venenpulsation, aber beträchtliche Hyperämie, die mit den Anfällen zusammenfiel.

Im Falle III und IV war immer Venenpuls vorhanden.

Im Falle III liess er nach, wenn die Anfälle seltener wurden. In den übrigen Fällen hatte die Untersuchung ein negatives Ergebnis.

Für die Diagnose eines unvollständigen Verschlusses der Centralarterie sind baldige Gefässfüllung, spontaner Venenpuls, bei Druck auf das Auge, leicht hervorzurufender Arterienpuls, und rasche Füllung der Arterie bei Nachlass desselben zu erwähnen.

Über Venenpuls bei Krampf der Netzhautarterien vergl. Fall Faravelli, § 149, pag. 137.

Raynaud (372) beobachtete eine eigentümliche Sehstörung bei einer Krankheit, welche er lokale Asphyxie der Extremitäten (durch Arterienkrampf) nannte. Dieselbe gäbe sich dadurch kund, dass periodisch beide Hände und Füsse kalt würden, während die Haut der Finger oder Zehen unter schmerzhaften Empfindungen eine zyanotische Färbung annehme, und zwar ganz in symmetrischer Weise an beiden Seiten des Körpers.

In einem ausführlich mitgeteilten Falle solcher Art traten intermittierende Sehstörungen hinzu. Während der Anfälle war das Sehen in beiden Augen gut, in der Zwischenzeit jedoch, wo die Finger die normale Färbung wieder gewannen, wurde, besonders links, das Sehen trüb und undeutlich, um sich erst mit dem neuen Anfall wieder zu bessern.

Ophthalmoskopisch zeigten im linken Auge in der anfallsfreien Zeit die Netzhautarterien sehr scharfe Kontouren; an ihrem Ursprung auf der Papille waren sie enger als in

der Peripherie; von Zeit zu Zeit nahm man teilweise Einschnürungen wahr. Die Papille
war von sehr heller Farbe. Die Venen **zeigten äusserst auffallende Pulsationen,
und zwar sah man, abweichend von der physiologischen, durch Druck
hervorzurufenden, auf die Austrittsstelle beschränkten Pulsation, sie in
ganz ungewohnter Intensität und Ausdehnung, bis zu den letzten Rami-
fikationen der Vene.** Sie schleppten dem Radialpuls etwas nach. Bei jeder Pulsation
sah man die Centralvene breiter und dunkler werden und sich stark verlängern, „so dass
sie eine Art von Aneurysma zu bilden schien". Die Pulsation erstreckte sich weit über
die Grenzen der Papillen hinaus, man konnte sie an wenigstens drei Gefässen zugleich konstatieren und „an fast allen venösen Kapillaren".

Das rechte von weniger Sehstörung betroffene Auge zeigte geringere Enge der Arterien,
aber ebenso starke Venenpulsationen, jedoch keine Spur von Kapillarpulsation.

Während der Anfälle von Zyanose der Extremitäten dauerte die Venenpulsation
fort, jedoch im linken Auge weniger ausgesprochen als im rechten. Die Arterien nahmen
nicht in ihrer ganzen Ausdehnung das normale Kaliber an; sie zeigten partielle Einschnürungen, welche sie stellenweise fadenförmig machten. Zuweilen bildeten sich solche unter
den Augen des Beobachters und verschwanden, um in einem anderen Gefässe aufzutreten.

In einem anderen, einen 22jährigen Mann betreffenden Falle, welcher an sehr starkem
Heisshunger und Polydipsie litt und periodische, namentlich unter dem Einflusse der Kälte
entstehende Zyanose der Hände zeigte, bestanden gleichfalls Sehstörungen, doch fiel die
Verdunkelung des Sehens jedesmal genau mit dem zyanotischen Anfalle zusammen, begann
und endigte mit demselben. Der Augenspiegel zeigte im Anfall Enge der Arterien. Die
Venen waren gefüllt, zeigten aber keine Pulsation.

Um die Venenpulsation im ersten Falle zu erklären, stellte Raynaud
eine neue Theorie des normalen Pulses der Centralvene der Netzhaut auf,
indem er die Dondersche Theorie für unrichtig erklärte. Durch die Pulsation
der Carotis interna müsse dem Blute des von ihr durchsetzten Sinus cavernosus
ein Stoss mitgeteilt werden, welcher sich wegen der starren Wandungen des
Sinus auf die in ihn einmündenden Venen fortpflanze. Der rhythmische
Rückstoss des venösen Blutes gelange durch die Vena ophtalmica in die
Vena centralis retinae und gebe sich in letzterer an der Stelle kund, wo sie
beim Eintritt in den Bulbus scharf umbiege. Im Normalzustande treibe
die vis a tergo von den Arterien her den Veneninhalt so stark vorwärts,
dass die Rückstauung vom Sinus cavernosus nur in ganz geringem Maasse
wirksam werden könne. Wenn jedoch infolge des Arterienkrampfes der
arterielle Blutstrom der Retina auf ein Minimum herabgesetzt sei, gelange
die das Blut zurücktreibende Kraft zu voller Wirksamkeit, und es entständen
rhythmische Erweiterungen der Venen bis in die Kapillaren hinein.

Die Pulsation der Netzhautarterien.

§ 139. Der Arterienpuls ist eine pathologische Erscheinung. Man
beobachtet ihn im aufrechten Bilde an den Arterien im Bereiche der Papille
oder nahe derselben, namentlich an der Gabelung im Gefässe, oder an der
S-förmigen Krümmungsstelle.

Hier sind zwei Formen zu unterscheiden.

Rählmann (373) macht wiederholt auf den grossen Unterschied zwischen
Druckpuls (besser als intermittierende Einströmung bezeichnet) und den

wirklichen Arterienpuls aufmerksam. Im letzteren Falle seien die beiden Phänomene: Kaliberschwankungen und Lokomotion der Arterie physikalisch betrachtet nichts anderes, als das untrügliche Zeichen einer abnorm weit peripher reichenden Wellenbewegung des arteriellen Blutes.

Für die pulsatorischen Kaliberschwankungen sind nach Thoma (356) zwei Momente von entscheidender Bedeutung: 1. die Höhe der Pulswelle und 2. das Verhalten der Gefässwand.

Die Höhe der Pulswelle werde beeinflusst durch die Grösse und Frequenz der Herzaktion, durch die Lichtungsverhältnisse des Karotidenkreislaufes, durch den intraokularen Druck und durch die Beschaffenheit des Blutes.

a) Der Druckpuls.

§ 140. Auf diese Form des Arterienpulses hat Ed. Jaeger zuerst aufmerksam gemacht. Derselbe besteht in einem intermittierenden Einströmen des Blutes in die Netzhautgefässe synchron mit dem Herzschlage. Durch den erhöhten Druck im Augeninnern ist das Blut nur während der Systole des Herzens imstande, in die Gefässe der Netzhaut einzudringen, während der Diastole aber, wo der Druck in den Arterien etwas sinkt, werden diese durch den Augendruck komprimiert. Daher finden wir den Druckpuls beim Glaukom, aber auch hervorgerufen durch Fingerdruck auf den Bulbus. Die hier eintretende Arterienpulsation entsteht dadurch, dass bei höherer intraokularer Spannung nur mit der Herzsystole Blut in die sonst komprimierten Arterien geworfen werden kann. Der Augendruck wird aber dort am ehesten das Lumen verschliessen, wo das Gefäss, wie auf der Papille, schon an und für sich eine Biegung oder Knickung macht, um in den nach hinten ziehenden Sehnervenstamm einzudringen.

Sehr selten sieht man beim Glaukom die Pulsation bis in die Netzhaut sich fortsetzen. Sie zeigt sich im Blass- und Wiederrotwerden der Arterien.

Nach Mauthner kann diese Form des Arterienpulses aber auch durch verminderte Triebkraft des Herzens bei normal bleibendem intraokularen Druck hervorgebracht werden, so z. B. bei Ohnmacht.

v. Graefe fand bei Cholera im Stadium des Kollapses und der Zyanose ein augenscheinliches Aufhören der Zirkulation in den kleinen und selbst in den mittleren Arterien. Wenn die Herzschwäche mässig war, trat bei leisem Druck auf den Bulbus schon Arterienpuls auf, während derselbe bei kräftiger Herzaktion nicht so leicht hervorzurufen war.

Schmall (374) konstatierte auch eine schwache Arterienpulsation bei einzelnen fiebernden Typhuskranken.

Bei diesem lange dauernden, den Ernährungszustand stark beeinträchtigenden Allgemeinleiden wurde neben Verengerung der Arterien häufig eine Erweiterung der Venen beobachtet, welch letztere Schmall auf eine Verringerung des intraokularen Druckes zurückführt, als Folge einer durch das Fieber veranlassten Sekretionsstörung.

b) Der wirkliche Arterienpuls.

§ 141. Tritt die Pulswelle verstärkt und plötzlich auf, so kann sie in den Arterien der Retina sichtbar werden.

Diese Verstärkung tritt zuweilen bei Aorteninsuffizienz ein.

Quincke (375), und unabhängig davon, O. Becker (376) fanden bei einer Aortenklappeninsuffizienz Pulsation der Netzhautarterien.

Die Pulsation ist verschieden von dem bei Glaukom beobachteten Arterienpulse. Während hier ein intermittierendes Einströmen des Blutes in die Arterien im Bereiche der Papille oder wenig darüber hinaus sichtbar ist, gewahrt man bei Aorteninsuffizienz rhythmische Verbreiterung der Arterien, besonders an Teilungsstellen, und Verlängerung resp. starke Schlängelung des Rohres. Auch soll bei gewisser Gefässanordnung der Arterienstamm gegen den Glaskörper hin vortreten.

Der Grund für die Sichtbarkeit des Arterienpulses bei Insuffizienz der Aortenklappen ergibt sich aus dem bekannten Einflusse dieses Krankheitszustandes auf den Blutlauf und die Qualitäten des Pulses. Da das durch gesteigerte Herzaktion in die Arterien geworfene Blut während der Diastole des Herzens in den linken Ventrikel regurgitiert, ist die Differenz im Durchmesser der Arterie zur Zeit der Systole und Diastole vergrössert; auch tritt der Wechsel mit grösserer Plötzlichkeit in die Erscheinung als bei schliessenden Klappen. Durch beide Umstände wird die Wahrnehmbarkeit begünstigt. Hypertrophie des linken Ventrikels muss sie ebenso begünstigen, wie vorübergehend gesteigerte Herzaktion.

Meist erscheint der Arterienpuls als ein Anschwellen der Arterien mit Breiterwerden des centralen Reflexes auf der Papille oder neben ihr. Bei den etwas entfernteren, kleineren Gefässen, besonders an den Verästelungen, zeigen sich nur kleine, rhythmisch auftretende Schlängelungen. Auch hier entspricht die stärkere Gefässfüllung der Herzsystole, sie folgt ihr wie der Radialpuls kurze Zeit nach.

Nach Becker erstreckt sich die Pulsation oft 4—5 Papillendurchmesser weit in die Netzhaut hinein und ist selbst an Arterienästen dritter Ordnung wahrnehmbar. In manchen Fällen lässt sich die Pulsation bis in die feinsten Verzweigungen der Arterie verfolgen. Das Anschwellen ist isochron mit dem Radialpulse, geschieht ziemlich rasch und hält plötzlich inne. Das Abschwellen geht weniger schnell vor sich und dauert länger. An einem Patienten wurde ein vollständiges Erblassen der Arterie während der Diastole beobachtet.

Geringes Pulsieren gibt sich am besten durch Verbreiterung des hellen Reflexstreifens auf der Arterie zu erkennen, wobei auch die seitlichen roten Streifen breiter, jedenfalls nicht schmäler werden. Die Dickenzunahme der Arterien ist am leichtesten auf oder unter der Papille, unmittelbar vor einer Teilung wahrzunehmen und um so leichter, je grösser der Winkel ist, unter dem der Ast abgeht. Die Zunahme der Schlängelung fällt besser an den kleinen Arterien der Peripherie ins Auge.

Fitzgerald (377) fand gleichfalls Arterienpulsation in einem Falle von Insuffizienz der Aortenklappen, doch war sie nur in einem Auge, und auch hier nur in einem einzigen Arterienaste sichtbar.

Schmall (374) fand unter 38 Fällen von Herzfehlern 11 mal Pulsation der Netzhautarterie. Bei sämtlichen 8 beobachteten Erkrankungen der arteriellen Klappe bestand Netzhautarterienpuls, während sich derselbe unter 22 Fällen von Erkrankungen der Mitralklappe zweimal, und bei einer totalen Synechia pericardii mit Dilatation beider Herzhälften 1 mal fand.

§ 142. Ob die Arterienpulsation in der Netzhaut auch bei Aneurysmen der Aorta vorkommt, blieb Becker, der sie in 2 Fällen sah, zweifelhaft, da die klinische Diagnose nicht durch die Sektion gesichert wurde. Ein derartiger Fall ist aber durch Hale (378) beobachtet worden.

Derselbe sah bei einem 42 jährigen Mechaniker mit Aneurysma Aortae ascend. et Art. innominatae am rechten Auge die Venen etwas dunkler und grösser als gewöhnlich, aber nicht geschlängelt, die Arterien normal, die der Papille während der Herzdiastole ganz von den Venen bedeckt. Während der Systole aber, dem Radialpuls einen Augenblick nachfolgend, sah man an der Macularseite der Papille einen deutlichen Arterienpuls. Es machte den Eindruck, als ob die Strecke der Arterie, welche während der Diastole unsichtbar hinter den Venen lag, hier eine plötzliche Knickung oder Umbiegung erlitt.

Auch Helfreich (379) hat Arterienpuls bei Aneurysma der Aorta beobachtet.

Zur Beantwortung der Frage, warum bei verschiedenen Klappenfehlern des Herzens nur einmal trotz hochgradiger Insuffizienz und bedeutender Dilatation und Hypertrophie des linken Ventrikels zuweilen wenig oder gar kein Netzhautpuls gefunden wurde, in anderen Fällen bei geringeren Graden des Klappenfehlers und entsprechend weniger ausgesprochener Dilatation und Hypertrophie des linken Ventrikels, deutliche Pulserscheinungen in der Netzhaut, muss man nach Thoma (356) die Arteriosklerose in Betracht ziehen (vergl. § 141). Denn bei Aorteninsuffizienz und bei vielen anderen Klappenfehlern des Herzens bestehen wohl immer geringere oder höhere Grade der Arteriosklerose. Bei den geringeren und geringsten Graden dürfte die Schlängelung und Pulsation der Netzhautarterien niemals fehlen, bei den höheren Graden aber könne man neben der Schlängelung nur wenig Pulsbewegung erwarten, oder diese könne vollständig fehlen.

In der Regel ist, wenn Arterienpulsation vorhanden ist, auch die Venenpulsation deutlich. Sie kann sich alsdann noch weit in die Netzhaut forterstrecken, wie man es besonders bei Aorteninsuffizienz beobachtet. v. d. Osten-Sacken (364) fand in 12 Fällen von Aorteninsuffizienz, dass die Kaliberschwankungen der Venen 9 mal in ausgesprochener Deutlichkeit bis weit in die Peripherie, 2 mal wenigstens 1¹/₂—2 Papillendurchmesser von der Papille reichten, und nur 1 mal spurenweise die Papillengrenzen überschritten.

Bei 13 anderen Herzfehlern, vor allem Mitralinsuffizienzen, war die Pulsation kaum dicht am Papillenrande wahrnehmbar, nur einmal, wo aber gleichzeitig Arteriosklerose bestand, ging sie etwas weiter.

§ 143. **Der Arterienpuls bei Morbus Basedowii.**

Auf das Vorkommen des Pulses der Retinalarterien bei M. Basedowii hat zunächst O. Becker (380) hingewiesen. Diese Erscheinung bildet jedoch kein konstantes Symptom unter dem Komplexe der Basedowschen Erscheinungen. Becker fand unter 7 Fällen 6 mal Arterienpuls. Wir haben denselben ebenfalls häufig bei M. Basedowii gesehen, aber ebenso häufig auch vermisst.

Bei einem Falle von einseitigem Exophthalmus konnte Becker die Pulsationserscheinungen nur auf diesem Auge sehen. Bei in Rückbildung begriffenen Fällen hatte er den Netzhautpuls nur so lange konstatieren können, als die Herzpalpitationen und Gefässymptome noch bestanden, ihn aber vermisst, wenn die stürmische Aktion des Herzens sich beruhigt hatte, und der Puls zur Norm zurückgekehrt war.

Becker erklärt das Zustandekommen des Pulses durch Lähmung der Gefässnerven. Unter dem Einflusse derselben werde zunächst das Lumen der Arterie ein weiteres; ihre Wände würden aber auch nachgiebiger, und weil sie der andringenden Blutwelle einen geringeren Widerstand entgegensetzten, erlitte das Gefäss durch dieselbe eine sichtbare Ausdehnung, sowohl in der Länge als in der Breite. Die Zusammenziehung erfolge lediglich durch die Elastizität des Gewebes. Der Umstand, dass die Erscheinung nicht bei allen untersuchten Kranken gefunden würde, spreche in keiner Weise gegen die Gefässlähmung, da der Grad derselben bei verschiedenen Kranken ein sehr verschiedener sein könne.

Demgegenüber konnte Fuchs (381) in 2 typischen Fällen reiner Sympathikuslähmung am Halse, und Ogle (382) in einem exquisiten Falle von Lähmung des Halsteils des Sympathikus in der Netzhautzirkulation keine Veränderung konstatieren.

Bekanntlich gehören die Netzhautarterien zum Stromgebiete der Carotis interna, und ist die Erweiterung und starke Pulsation der Karotiden bei den ausgeprägten Formen des Morbus Basedowii ein nie fehlendes Symptom, wenn auch in den kleinen Hals- und Kopfarterien eine verstärkte Pulsbewegung in der Regel nicht mehr bemerkbar ist.

§ 144. **Arterienpuls bei Chlorose.**

Becker (l. c.) hat den spontanen Arterienpuls auch wiederholt bei chlorotischen Mädchen gesehen, bei welchen, wie bekannt, auch anderwärts nicht selten Erscheinungen lokaler und vorübergehender Gefässlähmung zu konstatieren sind. Ferner hat er bei einer 48 jährigen Dame, welche seit 18 Jahren an Menstruationsstörungen und mannigfaltigen nervösen Erscheinungen litt, aber keinen Herzfehler hatte und auch nicht über Herzpalpitationen klagte, bei der aber zeitweise an verschiedenen Stellen der Körperoberfläche mehr oder minder ausgebreitete rote Flecken als Ausdruck vorübergehender lokaler Gefässlähmung auftraten, die interessante Beobachtung gemacht, dass bei mehrmaligen, um einige Tage auseinanderliegenden Untersuchungen, bald spontaner Arterienpuls angetroffen wurde, bald wieder nicht, einmal nur auf einem Auge, ein andermal auf beiden.

Schmall (374) hat die Pulsation der Netzhautarterien bei Chlorosis häufig beobachtet. Er betrachtet sie als die Folge eines bestimmten Grades von Herzkontraktion, kombiniert mit plötzlicher Erschlaffung der Herzmuskulatur, wie sie bei Zuständen von niedriger Arterienspannung vorkomme.

Rählmann (383) macht bezüglich der Entstehung des Arterienpulses bei Anämie und Chlorose folgende Angaben. Auf Grund von Blutuntersuchungen von Anämischen und Chlorotischen (Abnahme und Kleinheit der korpuskulären Elemente, Mangel des Hämoglobins) wird zur Erklärung des Arterienpulses angenommen, dass die Blutspirale selbst wegen Abnahme der Reibung ihrer Teile untereinander und an der Gefässwand durch die bewegende Kraft des Herzens leicht verschoben werden könne; es würde also eine schwächere Herzkraft zur Auslösung verhältnismässig grosser Effekte der Bewegung ausreichen können und bei normaler oder verstärkter Herzaktion, wie sie bei Anämie, namentlich bei Chlorose, häufig anzutreffen sei, würde die Pulswelle mit dem Blutstrom abnorm weit getragen und könne in den kleinen Arterien noch erhalten sein.

Danach ist bei der eigentlich chlorotischen, wie bei der nach periodischen, heftigen Blutungen entstehenden chronischen Anämie eine hydrämische Blutbeschaffenheit gegeben.

Bei einem Falle von unzweifelhafter Chlorose waren nicht allein ausgesprochene Hyperämie der Netzhautgefässe und deutlicher Arterienpuls, sondern auch Netzhautblutungen vorhanden. Mit der Heilung der Chlorose verschwanden auch diese ophthalmoskopischen Erscheinungen.

Nach Thoma (356) erklären sich die Befunde von Netzhauthyperämie, Schlängelung der Arterien und Venen und Pulsation, wie sie Rählmann (383) und Friedrichson (384) bei chronischer Anämie und Chlorose gefunden haben, hauptsächlich aus der Abnahme der Elastizität der Gefässwandungen. Beschränke sie sich nur auf die elastischen Elemente, so könne Schlängelung und Pulsation auch bei normalem oder subnormalem Kaliber vorkommen. Als nebensächliches Moment komme noch hinzu, dass bei Druckschwankungen zwischen 10 und 16 cm Hg regere Pulsphänomene beobachtet würden, als z. B. zwischen 13 und 19.

Schlängelung und Pulsation bei engem Kaliber komme auch bei Neurasthenikern vor. Für die Venen, an welchen bei obigen Zuständen beinahe regelmässig Pulsationserscheinungen den Arterienpuls begleiteten, sollen im wesentlichen dieselben Faktoren zutreffend sein.

§ 145. Arterienpuls bei Hemikranie.

Hilbert (385) beobachtete folgenden Fall:

Ein 37jähriger gesunder Mann litt seit seiner Jugend an Anfällen von Hemikranie und zwar der sympathico-tonischen Form mit Flimmerskotom. Bei einem derartigen Anfalle, bei welchem er mit dem linken Auge so gut wie gar nicht sehen konnte, da alles von flimmernden Gesichtserscheinungen bedeckt war, erschien Patient blass mit ängstlichem Gesichtsausdruck und fröstelte. Die linke Pupille war erweitert, die sichtbaren Schleimhäute, Konjunktiva, Mundschleimhaut und Zahnfleisch waren blutleer und blass, die Schläfenarterien fühlten sich rigide an. Puls hart, 68 Schläge in der Minute. Die sofort vorgenommene ophthalmoskopische Untersuchung ergab bei sonstigem normalem Augenbefunde das Vorhandensein eines sichtbaren Pulses in den Hauptästen der Art. centralis retinae, der noch etwas über die Papille hinaus zu verfolgen war. Das Herz war dabei vollständig und in jeder Beziehung normal. Nach Inhalation von Amylnitrit schwand das Flimmerskotom, und der Arterienpuls der Netzhaut war nicht mehr sichtbar.

Pulsation der Netzhautarterien bei Arteriosklerose.

§ 146. Für die Anfangsstadien der Arteriosklerose wird von Thoma (386) eine stärkere Schlängelung der Netzhautgefässe, eventuell verbunden mit pulsatorischer Lokomotion, als die wichtigste Erscheinung namhaft gemacht.

Es sind hierbei zu unterscheiden: die Kaliberschwankungen der Gefässe, und die pulsatorischen Lokomotionen derselben.

Für die Kaliberschwankungen sind von Bedeutung: Die Höhe der Pulswelle und das Verhalten der Gefässwand. Verminderte Elastizität der Gefässwand muss sie begünstigen. Dies ergibt sich schon aus folgendem Versuch. Dünnwandige, also dehnbare Gummischläuche zeigten viel stärkere Kaliberschwankungen als dickwandige, festere, wenn man eine Pulsation ihres Inhaltes hervorrufe. Überblicke man die vorhandenen Beobachtungen, so gewinne man den Eindruck, dass die Kaliberschwankungen der Netzhautarterien nur bei schweren Störungen der Elastizität gross genug seien, um ophthalmoskopisch nachweisbar zu werden. Viel häufiger mache sich die pulsatorische Lokomotion der Gefässbögen bemerkbar. Der von Rählmann als Ursache angenommene Anprall des beschleunigten Blutstroms an die Konvexität der Arterienkrümmungen sei gewiss nicht zu bestreiten, doch komme auch sehr in Betracht: die Dehnung des Gefässes, zumal bei veränderter Elastizität.

Ein krankes Gefäss werde in der Längsrichtung, wie sich Thoma experimentell überzeugte, mit dem pulsatorischen Ansteigen des Druckes viel mehr gedehnt und lege sich in einen stärkeren Bogen. Die Frage, ob pulsatorische Lokomotion der Netzhautarterien immer auf verminderte Elastizität allein zurückzuführen sei, stosse auf dieselben Schwierigkeiten, wie die Deutung bei den Kaliberschwankungen. Sichtbare Pulsation ohne stärkere Schlängelung sei nicht nur auf verminderte Elastizität zu beziehen, wohl aber vermehrte Schlängelung ohne Pulsation. Sklerotische Arterien behielten auch nach Festigung des Gefässrohres ihre Krümmung und Schlängelung noch bei. Sicherlich würden pulsatorische Lokomotionen durch eine Verminderung der Elastizität in hohem Grade begünstigt.

Der Kapillarpuls.

§ 147. Bei exquisiten Fällen von Insuffizienz der Aortenklappen sieht man neben dem Arterienpuls auch ein der Herzaktion synchronisches Erröten und Erblassen der Sehnervenpapille, wie bei der analogen Erscheinung am Fingernagel, Quincke (375). Auch Becker (363) hat diesen von Quincke beobachteten Kapillarpuls bei Insuffizienz der Aortenklappen, nachdem er ihn lange vergeblich gesucht, bei einem sehr hochgradigen Falle gefunden und zwar nur bei Untersuchung im aufrechten Bilde. Auch Jacobi (362) konnte bei einem 16jährigen Knaben mit ausgesprochener Insuffizienz der Aortenklappen einen deutlichen Kapillarpuls auf der Papille beobachten. Helfreich (379) vermochte denselben trotz aller Aufmerksamkeit nur an 2 Augen nachzuweisen bei einer systematischen Untersuchung Herzkranker. Deshalb erscheine derselbe für diagnostische Zwecke nicht weiter verwendbar. Nach Thoma (356) könne man bei dem einfachen Bau der Kapillarwand sich die Vorstellung bilden, dass der Kapillarpuls in der Netzhaut sich in allen denjenigen Fällen bemerkbar mache, in welchen der Puls in den grösseren Gefässen der Netzhaut in besonders hohem Grade verstärkt sei. Er habe daher mehr die Bedeutung eines Gradmessers für die Schwere der übrigen Zirkulationsstörungen.

Die Gefässfüllung.

§ 148. Hinsichtlich der Beziehungen zwischen der intraokularen und intrakranialen Blutzirkulation verweisen wir auf Bd. III, pag. 21.

Durch den intraokularen Druck wird die Füllung der Netzhautgefässe, wie erwähnt, in einem unabhängigen Verhältnisse erhalten von plötzlichen Störungen im allgemeinen Kreislauf. Diese Unabhängigkeit wird noch begünstigt durch Anastomosen beider Karotiden und Vertebralarterien im Circulus arteriosus Willisii, durch welche leicht Störungen von einzelnen dieser Gefässe ausgeglichen werden.

Die normale Exspiration ist gewöhnlich ohne Einfluss auf die Netzhautzirkulation. Dagegen bewirkt nach van Trigt und Donders verstärkter Exspirationsdruck nach vorhergehendem tiefem Einatmen, eine starke Ausdehnung der Venen auf der Sehnervenpapille, besonders derjenigen Stellen, wo sonst Venenpuls besteht. Bei darauf folgender tiefer Inspiration fällt die Vene plötzlich zusammen und zeigt dann, noch in verengertem Zustande, bald wieder Pulsation.

Die Netzhautarterien stehen unter der Wirkung des Halssympathikus (vergl. Bd. I, pag. 543).

Leber (387) hat bei Reizung desselben deutliche Verengerung der Netzhautarterien beobachtet, ebenso Schöler. Kussmaul (406) beobachtete ein Erbleichen des Augenhintergrundes bei galvanischer Reizung des Halssympathikus.

Es gibt keine ganz genaue Methode, um die absolute Füllungsweise der Gefässe festzustellen. Die relative Ausdehnung der Arterien zu den Venen verhält sich meist so, dass die Weite der Arterien meist etwa $^2/_3$ oder $^3/_4$ von derjenigen der Venen beträgt. Dies Verhältnis kann sich dadurch ändern, dass entweder die Weite der Arterien, oder die der Venen eine bedeutendere wird, insofern unsere Erfahrung beim Augenspiegeln uns besagt, dass entweder die Venen enger sind als normal, oder die Venen weiter. Sind Arterie und Vene gleich weit, so hat dies meist seinen Grund in einer Dilatation der ersteren. Ist die relative Weite der Arterien geringer als $^2/_3$ oder $^3/_4$, so ist nach Gowers (388) gewöhnlich eine der drei folgenden Ursachen im Spiel:

1. allgemeine oder lokale venöse Dilatation,
2. unvollkommene Füllung atonischer Venen, infolgedessen sie im rechten Winkel zur Beobachtungslinie abgeplattet erscheinen,
3. Kontraktion der Arterien infolge von allgemeiner Anämie (in diesem Falle sind die Venen weit und atonisch), oder von primärer arterieller Kontraktion, oder infolge von lokaler Verstopfung, die den Bluteintritt beschränkt.

Der Krampf der Netzhautarterien.

§ 149. Über Krampfzustände der Netzhautarterien liegen folgende Beobachtungen vor.

a) bei Migräne.

Parisotti (390) hatte in einem Falle von Migraene ophthalmique die Gelegenheit während eines Anfalles zu ophthalmoskopieren.

Bei Ausfall der unteren Gesichtsfeldhälfte sollten die Arterien der oberen Retinalhälfte stark verengt, die der unteren normal gewesen sein. Nach Aufhören des Anfalls wäre der Gefässkrampf verschwunden.

Quaglino (391). Ein 34jähriger Gelehrter, der als Kind an skrofulösen Keratitiden, später an asthenopischen Beschwerden gelitten hatte, bekam Anfälle von Fimmerskotom, besonders wenn die Mahlzeiten zu lange verschoben wurden. Die Anfälle steigerten sich manchmal zu 5—15 Minuten dauernder transitorischer Erblindung, während welcher elliptische Lichtfiguren mit einem Strahlenkranze nach oben auftraten. In den Anfällen sollen die Netzhautarterien verengt gewesen sein.

In Siegrists (392) Falle ergab eine zweimalige Untersuchung während des Anfalles eine auffallende Verengerung der Nethautarterien entsprechend der Seite der Hemikramie.

b) bei Helminthiasis.

Faravelli (393) berichtet von einem 30jährigen gesunden Bäcker, welcher bei der Arbeit von Funkensehen mit darauffolgendem Verschleiertsein des rechten Auges befallen wurde. Durch eine Woche wiederholte sich das Phänomen jede Nacht 2—3mal, dann Ruhe durch einige Monate, um im verstärkten Maasse — bis zu momentaner Erblindung des rechten Auges und Mitergriffensein des linken — aufzutreten. Nach fünf Minuten war jedesmal der Anfall vorüber. Ophthalmoskopisch: Anämie der Retinalarterien, Kongestion der pulsierenden Venen, rechts stärker als links. In der Zwischenzeit normales Sehvermögen. Nach Abtreibung eines Bandwurmes (ohne Kopf) blieb Patient durch 2 Monate frei von den Umnebelungen, bis mit dem Wiedererscheinen der Proglottiden auch die Augenstörungen sich wieder einstellten. Mit Entfernung des Kopfes bei einer zweiten Bandwurmkur blieben auch die Umnebelungen vollständig aus.

c) unklare Ätiologie.

Alexander (394). Ein 19jähriges Mädchen klagte seit 8 Tagen über zunehmende Schwäche rechterseits. $S = {}^{18}/_{200}$. Gesichtsfeld konzentrisch eingeengt, Farbensehen normal, die Pupille reagierte träge, ophthalmoskopischer Befund normal. Diagnose: retrobulbäre Neuritis. Ableitende Behandlung.

Nach 14 Tagen S = $^3/_{200}$. Die Netzhautgefässe waren viel dünner geworden, Arterien haardünn, kaum von den Venen zu unterscheiden, Arterienpuls bei geringem Druck, Macula intakt. Keine Embolie, vielmehr vasomotorischer Krampf der Gefässwände. Amylnitrit zweimal pro die je zu 4 Tropfen. Nach 4 Wochen wieder Gefässe normal, S = 1.

Raynaud (372) will einen Krampf der Retinalgefässe zum Teil als Kontraktion kleiner, isolierter Gefässabschnitte ophthalmoskopisch gesehen haben, was aber von Panas (395) in Abrede gestellt wurde.

d) Nach Kontusion des Augapfels.

Hirschberg (396) zeigte, dass die zuweilen nach Kontusion des Bulbus auftretende Erblindung, die mehrere Minuten anhalten könne, auf einer Ischämie der Gefässe beruhe.

Pearse (397) fand, dass bei einer nach Kontusion der Hornhaut eingetretenen Erblindung ein Krampf der Netzhautarterien vorhanden gewesen sei. Heilung.

Bäck (398) bewirkte an Augen junger Kaninchen Kontusionen mittelst eines Apparates, welcher eine Dosierung der angewandten Gewalt gestattete.

Die ophthalmoskopische Untersuchung wurde zunächst durch feine sternförmige Trübungen der Linse, und eine wolkige Masse in der vorderen Kammer erschwert, doch erkannte man, dass sogleich nach dem Trauma die Netzhautgefässe blutleer waren, und dass gegenüber der Einwirkungsstelle der Kontusion die Netzhaut sich unabhängig vom Verlaufe der Gefässe weiss verfärbte.

e) bei Infektionen.

Zwei bemerkenswerte Fälle von Ramorino (399) sprechen dafür, dass Spasmus der Netzhautgefässe eine Folge von Malaria sein kann. Das Hauptsymptom war periodische Amblyopie, und während eines Anfalles waren die Papillen blass, die Netzhautarterien fadenförmig und fast blutleer, die Venen kaum wahrnehmbar. Gleichzeitig bestand starke Hyperämie des Gesichts und der Ohren sowie ein Gefühl von Schwere im Kopf. Jeder Anfall war mit einer Sensation von farbigen Kreisen verbunden, welche sich von der Peripherie zum Centrum des Gesichtsfeldes bewegten. In den Intervallen zwischen den Paroxysmen war das Aussehen des Augenhintergrundes normal. Heilung durch Chinin.

f) bei Intoxikationen.

Antifebrin. Hilbert (400) beobachtete auf drei im Katzenjammer genommene Dosen von 1,0 g Antifebrin eine Amblyopie mit bedeutender Einengung des Gesichtsfeldes und ophthalmoskopisch sichtbarer Verengerung der Netzhautgefässe. Die Erscheinungen gingen unter Behandlung mit Amylnitrit rasch zurück und verschwanden in 24 Stunden.

Bromkalium. Rübel (401). Einer 23jährigen Geisteskranken, welche an epileptischen Anfällen litt, wurden täglich (10—15 g) Bromkali verabfolgt. Eines Tages wurde beobachtet, dass die Patientin blind sei. Ophthalmoskopisch fand sich beträchtliche Blässe der Papille, sowie starke Verengerung der Retinalarterien. Bromkali wurde beiseite gelassen; die epileptischen Anfälle zessierten mehrere Tage, und das Sehvermögen kehrte nach Ablauf von 5 Wochen anscheinend wieder. Kleine Dosen von Bromkali brachten wieder eine Verschlimmerung hervor.

Chinin. Am prägnantesten tritt der Gefässkrampf bei der Chininvergiftung hervor (vergl. Fig. 50), und verweisen wir hier auf die Bd. III, pag. 947, § 710 angeführte grosse Zahl von Fällen.

Bleivergiftung. Einen arteriellen Gefässkrampf mit Verdunkelungen des Sehvermögens bei chronischer Bleivergiftung beschreibt Elschnig. Bd. III. pag. 938 ist die Krankengeschichte dieses Falles ausführlich mitgeteilt.

g) bei Arteriosklerose.

Wagenmann (402) beschreibt folgenden Fall: Ein 69jähriger Mann bemerkte seit etwa 2 Monaten anfallsweise Verdunkelungen des rechten Auges. Die Anfälle traten fast täglich auf, manchmal mit Intervallen von 2—4 Tagen, und in letzter Zeit auch mehrmals

am Tage. Sie bestanden in ziemlich schnell auftretenden Verdunkelungen des rechten
Auges, die meist von einer Seite, oft von der unteren, begannen und manchmal zu vollständiger Erblindung führten. Leichtere Anfälle wechselten mit schweren ab. Gewöhnlich
stellte sich das Sehvermögen nach kurzer Zeit von selbst wieder her, und je nach der
Schwere des Anfalles erholte sich das Auge innerhalb von Minuten bis längstens nach
einigen Stunden. Bei allen schweren Anfällen erschienen die Gegenstände nach Wiederherstellung des Sehens eine Zeitlang tief blau. Bei einer derartig aufgetretenen Erblindung wurde die konsensuelle Reaktion der linken Pupille von der rechten aus aufgehoben, umgekehrt erhalten gefunden. Augendruck nicht erhöht, ophthalmoskopisch: die
rechte Papille gleichmässig weissgelblich verfärbt, die Arterien waren in feine, glänzende,
gelbliche Stränge verwandelt und liessen keine Blutsäule erkennen. Die Venen erschienen
als fadenförmige rote Stränge. Die Arterien liessen sich nur eine Strecke weit in der Netzhaut verfolgen, dann wurden sie unkenntlich. Durch Druck auf das Auge liess sich kein

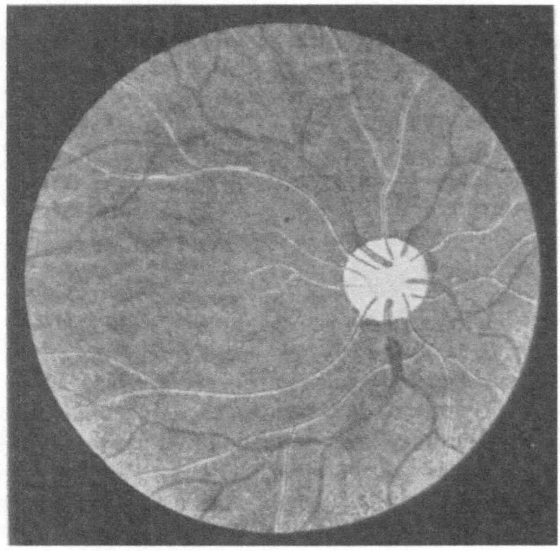

Fig. 50.

Ischaemia retinae bei Chininintoxikation. Papille weiss, Arterien sehr verengt mit Undurch-
sichtigkeit der Wandungen nach Parker in Traité des maladies du nerf optique von
Dufour und Gonin.

Arterienpuls erzeugen. In der Umgebung der Papille schien die Netzhaut eine Spur
getrübt, die Fovea liess sich als rötlicher und runder Fleck abgrenzen, der aber nicht so
intensiv rot, wie bei Embolie hervortrat. Etwa 10 Minuten nach Beginn des Anfalls trat
wieder eine feine rote Linie in den Arterien auf, unmittelbar darauf dehnten sich die
Venen etwas aus. Innerhalb weniger Minuten nahm das Sehvermögen zu, das Gesichtsfeld wurde andauernd weiter, und das centrale Sehen kehrte zurück.

Allgemeinbefund: Arteriosklerose, das Herz intakt, Urin frei von Eiweiss und Zucker.
Es wurde eine Iridektomie ausgeführt. Nach einem halben Jahre trat wieder ein Anfall auf,
der mit Erblindung endigte. Die einzelnen Anfälle werden durch Ischämie, bedingt durch
einen Gefässkrampf, erklärt, wobei sklerotische Wandveränderungen einen Reiz zur
Auslösung desselben abgegeben haben sollen. Die schliessliche Erblindung wird durch eine
nach einem erneuten Gefässkrampf aufgetretene Thrombose der Centralarterie erklärt. —

In den seither beschriebenen Fällen betraf der Gefässkrampf das ganze
Gebiet der Arteria centralis retinae. In der folgenden Beobachtung äusserte

sich derselbe in der Form peristaltisch fortschreitender ringförmiger Einschnürungen des Gefässrohrs.

So führt Sachs (403) das ophthalmoskopische Bild der Embolie der Arteria centralis retinae des linken Auges bei einem 54jährigen Mann verbunden mit plötzlicher Erblindung bezw. Herabsetzung des Sehvermögens auf Lichtempfindung in 2 mm und nur nach oben erhaltener Projektion, auf Netzhautarterienkrämpfe zurück, da an einer nach unten verlaufenden Hauptarterie ringförmige Einschnürungen sichtbar waren, die sich wie eine peristaltische Welle langsam in distaler Richtung verschoben und an der Gabelungsstelle verschwanden.

Reiner (404) meint, dass derartige wurmförmige Kontraktionen der Gefässe, wie sie früher z. B. von Liebreich beschrieben worden seien, auf falscher Deutung der ophthalmoskopischen Bilder beruhen möchten, und dass dieselbe vielleicht auf „körnige Strömung" (vergl. pag. 123, § 135, Fall Grunert) zurückzuführen seien.

Ungleichmässige, nur kurze Strecken betreffende, lange Zeit bestehen bleibende Einschnürungen der Arterie sind jedenfalls nicht auf Gefässkrampf zu beziehen, sondern beruhen vielmehr auf Wanderkrankung der Gefässe.

Harms (405) berichtete auf der Heidelberger Versammlung über ein 40jähriges Fräulein mit Stauungspapille bei chronischer Herzmuskelinsuffizienz und Nephritis mit reichlichem Eiweissgehalt im Urin.

Er konnte während eines Anfalls einseitiger Verdunkelung eine Augenspiegeluntersuchung im aufrechten Bilde vornehmen und fand, dass alle vom Opticus ausgehenden Arterienzweige in dünne, gelbweisse Stränge ohne jeden Blutgehalt verwandelt waren, während die Venen ihre unverändert starke Blutfüllung aufwiesen. Dieser Zustand dauerte 1—2 Minuten. Sehr bald waren einzelne Gefässe wieder mit Blut gefüllt, aber die Blutsäule war keine kontinuierliche, denn sie war in einzelne Abschnitte mit leeren Zwischenräumen zerfallen und wies eine deutliche Blutbewegung auf. An einzelnen Stellen zeigte sich eine ampullenartige, mit Blut gefüllte Erweiterung des Gefässlumens, welche, eine leere Gefässstrecke vor sich herschiebend, sich langsam vom Centrum gegen die Peripherie bewegte, so dass man glaubte eine Welle über dem leeren Gefässschlauch hinlaufen zu sehen. Nach 5—7 Minuten war wieder eine kontinuierliche Blutsäule ohne Bewegung in den Arterien vorhanden und die Weite der Arterien wie vorher. Ebenso war die Funktion des Auges unverändert gegen früher. Harms nimmt als Ursache dieser vorübergehenden plötzlichen Erblindungsanfälle des linken Auges eine arterielle Zirkulationsstörung an, die ihrerseits durch eine krampfartige Kontraktion der Arterienwand hervorgerufen zu sein scheine.

Wir unsererseits schliessen uns in der Beurteilung dieses Falles der Ansicht von Michel an (l. c. pag. 259), welcher die Papillitis in diesem Fall für bedingt hält durch eine Endarteriitis proliferans der Art. centralis retinae, rechts stärker wie links, mit zeitweiser Unterbrechung der Blutzirkulation, wahrscheinlich verbunden mit einer Myokarditis und einer arteriossklerotischen Schrumpfniere. —

Die Netzhautanämie.

§ 150. Die Anämie der Netzhaut ist aus ihrem Farbenton nicht sicher zu diagnostizieren. Helle Blutfarbe, enge Gefässlumina und eine blasse Papille machen sie wahrscheinlich. Sie kann eine Teilerscheinung von allgemeiner Anämie sein, oder Folge von lokalem Druck auf die Arteria centralis retinae, oder von Verengerung des Lumens der Letzteren durch Arteriosklerose resp.

Endarteriitis. Ausserdem tritt auch, wie in den vorhergehenden Paragraphen ausgeführt, eine von den vasomotorischen Nerven abhängige Anämie ein.

Die allgemeine Anämie des Körpers muss schon einen bedeutenden Grad erreichen, um eine auffallende Verengerung der Netzhautgefässe und eine blasse Papille hervorzurufen, weil bekanntlich der intraokulare Druck als Regulator des Blutgehaltes der Netzhaut dient. Auch der Blutverlust bewirkt nur eine geringe Veränderung in den Gefässen der Retina, abgesehen von einer Steigerung des Misverhältnisses zwischen Arterien und Venen. Letzteres beruht zum Teil auf der Kontraktion der Arterien wegen Verminderung der Blutmenge im allgemeinen und auf einer Abplattung der weniger gefüllten Vene durch den intraokularen Druck. Dieser Effekt des Blutverlustes auf die Ausdehnung der Gefässe verschwindet aber bald, weil die Blutmenge schnell wieder reproduziert wird. Bei Ligatur oder Kompression der Arteria carotis communis tritt im Momente der Unterbrechung des Kreislaufs eine Leere der Netzhautarterien auf der entsprechenden Seite auf.

Michel (407), welcher in physiologischer Hinsicht den engen Zusammen-hang der arteriellen Gefässgebiete des Auges mit dem Zirkulationsgebiete der Karotis besondert betont, führt eine Reihe von Fällen an, in welchen intra-okulare Störungen bei krankhaften Prozessen der Karotis bestanden.

So zeigte bei einem 15jährigen Mädchen mit Herabsetzung des Sehvermögens und normalem Verhalten des Gesichtsfeldes die ophthalmoskopische Untersuchung eine tief dunkelrote und verbreiterte Blutsäule in den Venen, schwache Füllung der Arterien. Die Retina stark grau reflektierend und an einer Stelle ein intensiv grauweisslicher Reflex, ähnlich wie bei einer Netzhautablösung. Die allgemeine Untersuchung ergab ge-ringe Struma aller drei Lappen, beiderseits aneurysmatische Erweiterung der Karotis und hochgradige Anämie. Die Veränderungen der Retina wurden als Ödem gedeutet.

Bezüglich der arteriellen Anämie bei Herzfehlern und Chlorose vergl. auch Schmall (374) und Rählmann (360).

Knapp (411) beschrieb einen Fall von einseitiger Erblindung bei einem sehr blut-armen Mädchen. Eines Morgens wurde beobachtet, dass die obere Sehfeldhälfte vollständig verdunkelt war, vier Tage später erschienen die unteren Sehnervenscheiben krankhaft blass, die Arterien pulsierten bei Druck auf das Auge. Allmähliche vollständige Wiederher-stellung des Sehvermögens nach 6 Wochen.

Knapp (412) berichtet noch über einen anderen Fall. Ein 3jähriger Knabe, der seit 6 Wochen an Keuchhusten litt, war seit 2 Tagen erblindet. Die Pupillen reagierten auf Lichtreiz. Beide Sehnervenscheiben weisslich. Von den Netzhautarterien waren linkerseits nur die Hauptäste zu sehen, und diese waren fadendünn; rechterseits konnten gar keine Arterien unterschieden werden. Venen spärlicher und dünner besonders rechts. Nach Parazentese der vorderen Kammer Besserung. Patient erkannte wieder Gegenstände und griff richtig darnach. Nach 6 Wochen Tod an lobulärer Pneumonie. Wahrscheinlich war die Sehschwäche durch verminderte Triebkraft des Herzens bedingt.

Im Ohnmachtsanfalle erscheinen die Netzhautarterien auffallend dünn, die Netzhautvenen im Verhältnis stark gefüllt, oder beide Gefässysteme verschmälert und blasser.

Bei den höchsten Graden der Anämie, wie sie im asphyktischen Stadium der Cholera vorkommen, sah v. Graefe zwar eine sehr starke Verengerung der Arterien, er konnte aber immer noch das Fortbestehen einer kontinuierlichen Zirkulation nachweisen, da bei Druck auf das Auge entweder Arterienpuls auftrat, oder wenigstens die Arterien sich während des Druckes entleerten. Mitunter fand sich auch wie bereits erwähnt, spontaner Arterienpuls, als Folge der abgeschwächten Triebkraft des Herzens. Die Venen waren dabei ungewöhnlich dunkel und boten keine Verengerung dar. Das Sehvermögen blieb sogar bei diesen höchsten Graden der Anämie ganz ungestört, offenbar, wie Leber (Graefe-Saemisch V, 533) annimmt, weil es für die Funktion der Netzhaut viel weniger auf den Füllungszustand der Gefässe an und für sich, als auf das Erhaltenbleiben der Zirkulation ankomme.

Demgegenüber berichtet Keller (410) über eine plötzlich entstandene doppelseitige Amaurosis absoluta bei einem 23 jährigen Individuum weiblichen Geschlechts mit arteriellem Blutmangel der Netzhaut infolge ungenügender Herztätigkeit. Nach 8 tägiger Dauer der Erblindung kehrte unter Atropin und tonisierender Behandlung das Sehvermögen sehr rasch wieder und war 10 Tage später, wie auch der ophthalmoskopische Befund, völlig normal. Genaueres über den Zustand des Herzens, des Urins etc. wird nicht mitgeteilt.

Ob hier nicht doch wohl eine hysterische Amaurose (vergl. III, pag. 1030) oder eine urämische Amaurose (vergl. III, pag. 881) vorgelegen hatte, lassen wir dahingestellt, da Ischämie der Netzhaut, wie wir dies sehen werden, stets eine bleibende Erblindung des Auges zur Folge hat.

Dünne Arterien und breite und geschlängelte Venen finden sich auch in den späteren Stadien der Arteriosklerose und zwar als Folge der Sklerosierung der Wandungen, die in den Arterien die Blutsäule schmäler werden lässt, durch Verengerung des Lumens jedoch, namentlich nach der Papille zu, Stauungen in den Venen hervorruft. Bezüglich der Erklärung dieses Verhaltens vergl. § 146, pag. 135. So berichtet

Bankwitz (408) über eine 72 jährige Frau, deren rechtes Auge unter den Erscheinungen der Retinitis haemorrhagica erblindet war. Ophthalmoskopisch waren überall ausgedehnte massenhafte Blutungen der Netzhaut vorhanden, die Arterien auffallend eng und fadenförmig, die Venen mässig ausgedehnt und geschlängelt. Zuletzt waren glaukomatöse Erscheinungen aufgetreten. Die mikroskopische Untersuchung ergab: innerhalb des Opticus hochgradige Verengerung des Lumens der Centralarterie durch Auflagerung auf die Innenwand des Gefässes. Die Centralarterie erschien frei bis zur Lamina. Unmittelbar vor und innerhalb derselben fand sich ein fast vollständiger Verschluss der Vene durch eine Thrombose. Die Netzhautarterien waren hochgradig verengt, teilweise obliteriert, die Venen reich an Thromben, vollkommen von Zellmasse erfüllt, ebenso wie die Arterien. Die kleinen Venen waren ausgedehnt. Die inneren Schichten der Netzhaut waren bis zur äusseren Körnerschicht stark blutig infarziert, besonders in der Papillen- und Maculagegend An einzelnen Stellen fanden sich nekrotische Herde, ferner zwischen den beiden Körnerschichten Fibrinklumpen, stellenweise bedeutender Zerfall der ursprünglichen Elemente.

Baquis (409) beobachtete bei einem 60 jährigen Manne die Erscheinungen einer rechtsseitigen Apoplexia retinae mit Umwandlung der Netzhautarterien in feine Stränge und hochgradige Schlängelung der Netzhautvenen bei dunkelroter Färbung der Blutsäule. Ein sich entwickelndes Glaukom machte eine Enukleation erforderlich. Aus dem pathologisch-anatomischen Befunde ist hervorzuheben eine hochgradige Sklerosierung der Hauptäste der Art. centralis retinae mit fast völliger Verschliessung, und im Niveau der Lamina cribrosa eine Thrombose der Centralvene mit kleinzelliger Infiltration um dieselbe, sowie eine hyaline Degeneration der Wände von zwei Hauptvenen.

In Wagenmanns (606) Falle zeigten sämtliche Netzhautarterien eine starke Verengerung des Lumens, vornehmlich auch beträchtliche Wucherung des Endothels; aber auch die übrige Gefässwand erschien weiter verdickt und vielfach hyalin degeneriert. Einzelne kleine Äste vollständig obliteriert. Die Venen ebenfalls verändert.

In der Centralarterie dicht hinter der Lamina cribrosa fand sich ein kurzer, aber ziemlich dicker Pfropf, der das Gefäss fast vollkommen verschloss.

Hirschberg (634) untersuchte ophthalmoskopisch 50 Leute im Alter von 60—80 Jahren. In $2\,\%$ der Fälle fand er die Arterien im ganzen sehr eng.

Ferner erscheinen bei unvollständigem Verschluss der Centralarterie oder ihrer Äste die Arterien sehr dünn, wie in der folgenden Beobachtung.

In einem Falle von Gradle (1013) von unvollständigem Verschluss der Centralarterie wurden Finger in einem kleinen Bereiche der temporalen Hälfte erkannt. Die Arterien waren nirgends unterbrochen, aber sehr schwach gefüllt. Die Netzhaut zwischen Papille und Macula erschien ödematös.

Bei der vollständigen Verstopfung der Arteria centralis retinae (Embolie, Thrombose, primäre Intimawucherung) erscheinen im Augenspiegelbilde die arteriellen Gefässe mit einer fadenförmigen Blutsäule gefüllt, die venösen ebenfalls verschmälert, doch weniger als die Arterien und gegen die Peripherie hin eher etwas gestaut.

Hochgradige Verengerung der Netzhautgefässe findet man sehr oft als Ausgang chronischer Entzündung der Netzhaut und der Sehnerven, so z. B. bei neuritischer Opticusatrophie, und namentlich bei Retinitis pigmentosa (vergl. pag. 106, § 120). Hier findet sich hauptsächlich eine gleichmässige Kaliberveränderung der Gefässe, und verschwinden die äusserst dünnen Arterien und Venen oft nur kurze Strecken vor der Papille.

Der Druck entzündlicher Produkte in der Papille, und speziell ihre narbige Zusammenziehung kann zu einer Verengerung der Arterien führen mit Herabsetzung der Grösse ihrer Äste. Die Arterien sind dann abnorm schmal. Ob die Venen ausgedehnt sind oder nicht, hängt dabei von der Schnelligkeit oder Langsamkeit ab, mit der sich die Kompression gebildet hat. Man kann diesen Zustand konstant während der Kontraktion des entzündlichen Gewebes in der Papille bei der neuritischen Atrophie beobachten. Ob ein Erguss in die Opticusscheide den arteriellen Blutzufluss beschränken kann, ist zweifelhaft.

Auf die hochgradige Netzhautanämie bei Chininintoxikation hatten wir bereits auf pag. 138, § 149 hingewiesen. Dass zur Erklärung der dauernden Sehstörung hierbei nicht der Mangel arterieller Blutzufuhr angeschuldigt werden darf, sondern dass dieselbe wohl auf eine primäre Erkrankung der nervösen Elemente und als primäre Gefässerkrankung aufgefasst werden muss, hatten wir Bd. III, pag. 956, § 712 näher ausgeführt.

Die Netzhautischämie.

§ 151. Unter Netzhautischämie verstehen wir den vollkommenen Abschluss der Zufuhr arteriellen Blutes nach der Retina.

Häufig findet man in ophthalmoskopischen Berichten den Ausdruck „die Gefässe sind ganz oder streckenweise leer", wobei es sich doch nur um Kollaps, Kontraktion, krankhafte Verdickung der Gefässwandungen oder Anfüllung des Lumens mit Plasma handeln könnte. Von einem wirklichen Leersein der Gefässe darf man dann nur reden, wenn ihr physiologischer Inhalt entfernt ist. Dies ist praktisch aber nur möglich durch Kollaps der Wandungen. Sind die letzteren gesund, so verschwinden die Arterien völlig aus dem Augenspiegelbilde. Sind jedoch die Gefässwände erkrankt und in eine das Licht mehr oder minder stark reflektierende Substanz verwandelt, dann erscheinen die Blutgefässe als helle Streifen.

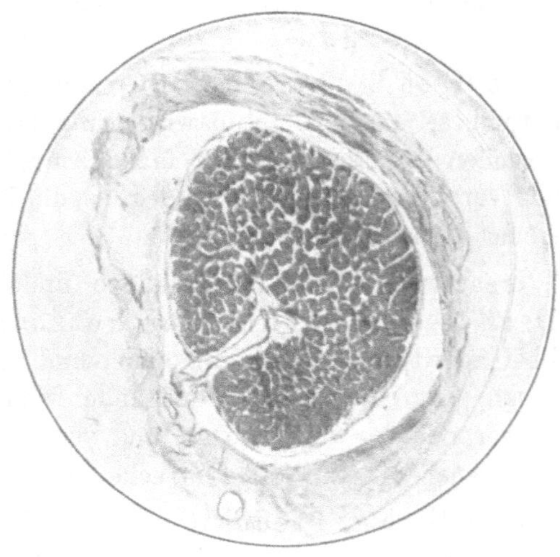

Fig. 51.

Eintritt der Centralgefässe in den Nervus opticus.

Die wirkliche Ischämie der Netzhaut hat stets Erblindung des betreffenden Auges zur Folge, da über eine gewisse Dauer das zarte Gewebe der Netzhaut des arteriellen Blutzuflusses nicht entbehren kann.

Die häufigste Ursache der Ischämia retinae mit nachfolgender Ernährungsstörung der gesamten Netzhaut ist die Embolie resp. der Verschluss der Arteria centralis retinae. Wir werden später noch genauer uns mit dem Bilde der Embolie der Arteria centralis retinae zu beschäftigen haben.

Ferner kann die Ischämia retinae entstehen durch Druck auf die Centralgefässe im Opticusstamm. Hierbei besteht meist Kompression der Vene, die neben der Arterie verläuft (vergl. Figur 51).

Wirkt die Unterbrechung der arteriellen Blutzufuhr nur vorübergehend, so kann sich ein Teil des Sehvermögens wieder herstellen, wie z. B. in der folgenden Beobachtung von Schweigger (413).

Derselbe berichtet über einen Fall von einseitiger retrobulbärer Neuritis, der mit plötzlicher Erblindung anfänglich ganz das ophthalmoskopische Bild der Embolie der Centralarterie dargeboten hatte. Schon am Abend desselben Tages war aber das Sehvermögen wieder besser geworden (Finger exzentrisch in 2 Fuss, verschiedene Defekte im Gesichtsfelde, darunter auch ein centrales Skotom), die Arterien wieder normal gefüllt. In den nächsten Tagen nahm die Retinaltrübung in der Gegend der Macula noch zu, ging aber bald völlig zurück, während sich jetzt an der Papille das Bild der Neuritis entwickelte. Nach einigen Monaten entstand sehnig weisse Atrophie; centrales Skotom bei normaler Gesichtsfeldperipherie.

Quaglino (414). Ein 25jähriges Mädchen wurde, während es stark schwitzte, linkerseits von einem starken Luftstrom getroffen. Plötzliche Erblindung des linken Auges und linksseitige periorbitale Schmerzen: leichte Ptosis und Mydriasis. Papille leicht weisslich verfärbt, sehr dünne Retinalarterien. Die Amaurose blieb.

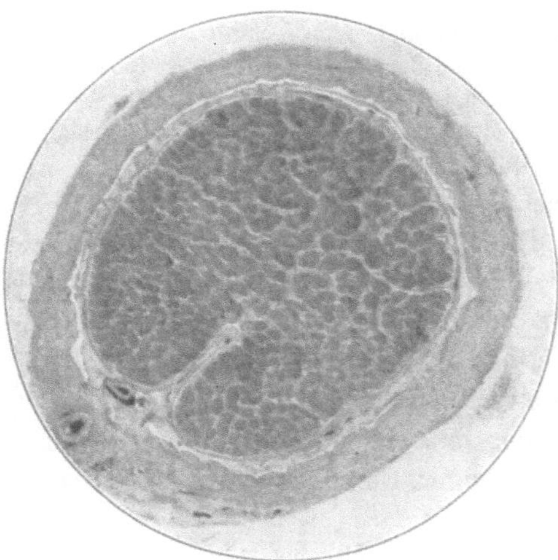

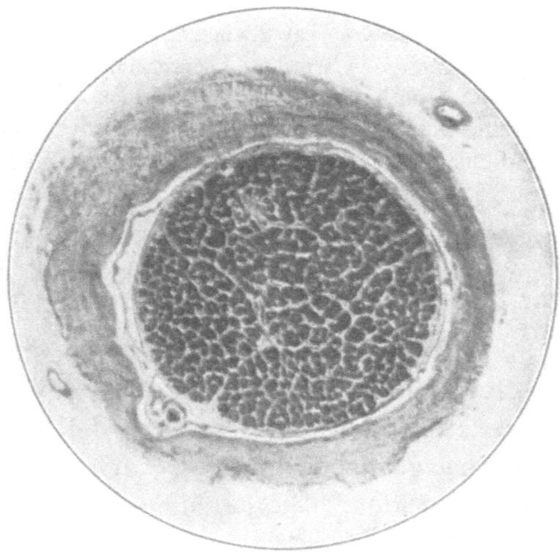

<table>
<tr><td align="center">Fig. 52.</td><td align="center">Fig. 53.</td></tr>
<tr><td align="center">Eintritt der Centralgefässe in den N. opticus.</td><td align="center">Eintritt der Centralgefässe in den N. opticus.</td></tr>
</table>

Bei diesen Fällen muss die Stelle im Sehnerven, auf welche der Druck eingewirkt hatte, zwischen dem Eintritt der Centralarterie und Vene gelegen gewesen sein, von denen bekanntlich die letztere näher dem Auge sich zum Sehnerv begibt (vergl. Figur 52 und 53).

Vielfach tritt hier neben der Ischämie der Arterien Stauungshyperämie der Venen durch Kompression der letzteren auf.

So beobachtete Seggel (415) einen 49jährigen heruntergekommenen Soldaten, der an einer Geschwürsbildung der Wangenschleimhaut behandelt worden war und plötzlich linksseitig erblindete. Im Fundus oculi fand sich undeutliche Begrenzung der Papille, weisslich graue Trübung der umgebenden Retina, am stärksten an der Macula mit Freibleiben der Fovea centralis, die als querovaler, kirschroter Fleck erschien. Die Arterien waren

kaum sichtbar; die Venen gefüllter als normal. Am äussersten
Rande der Papille einige fleck- und streifenförmige Extravasate. Anfangs
wurden noch Finger in einem kleinen exzentrischen Gesichtsfelde gezählt;
nach einigen Tagen war nur schwache, quantitative Lichtempfindung vorhanden. Exitus bald darauf an Pneumonie. Bei der Autopsie fand sich
hinter dem Sehnerveneintritt eine feste Verwachsung der Opticusscheide mit
dem Sehnervenstamm, und entsprechend dieser Stelle im Opticus eine kleine,
zirka $^2/_3$ Durchmesser betragende, beim Durchschneiden knirschende Geschwulst,
die sich als ein Gliosarkom herausstellte. Nach der Härtung fand sich der
der Papille zunächst liegende Teil der Centralgefässe auffallend verengt.

Bei Traumen erfahren wir durch das ophthalmoskopische Bild der Netzhautischämie, ob die Kontinuitätstrennung des Opticus zwischen Eintritt der
Retinalgefässe und der Lamina cribrosa, oder weiter hinten im Orbitaltrichter
stattgefunden hatte.

So berichtet Neuburger (1121) über folgenden Fall:

Ein Stock war zwischen der nasalen Orbitalwand und dem rechten Auge in die
Orbita gestossen worden. Zerreissung des äusseren Lides, der Karunkel und der Internus-
sehne. Ophthalmoskopisch fand sich am Tage nach der Verletzung starke Trübung der
Retina und des Sehnerven, fast völliges Verschwinden der Arterie und unregelmässige
Füllung der Venen. Amaurose. (Vergl. pag. 717 Bd. III.)

Auch bei den Schussverletzungen des Opticus finden wir das ophthalmoskopische Bild der Ischaemia retinae, wenn der Opticus am Eintritt der Centralgefässe oder zwischen diesen und der Papille durchschossen worden ist
vergl. Bd. III, pag. 844).

Ob in dem folgenden Falle von Michel (407) eine Thrombose in der
Arteria centralis retinae vorhanden gewesen, aber resorbiert worden
war, oder ob die Hemmung der Blutzufuhr in der Carotis communis und
interna genügend gewesen war, um das Bild einer Embolia centralis retinae
hervorzurufen, bleibt dahingestellt.

Bei einem 49 jährigen männlichen Individuum machte sich eine rasch auftretende
Abnahme des Sehvermögens des rechten Auges geltend; ophthalmoskopisch: Papille leicht
trübe, ebenso die Retina in ihrer Umgebung. Die prägnanteste Erscheinung bildete eine für
wenige Sekunden auftretende vollkommene Leerheit des ganzen sowohl arteriellen, als venösen Gefässystems der Netzhaut, an die sich sofort der Zustand einer relativ venösen
Hyperämie anschloss, während zugleich die Blutsäule in den arteriellen Gefässen ungemein
schwach erschien.

Resultat der allgemeinen Untersuchung: Geringe Hypertrophie des rechten Ventrikels,
nahezu vollständige Thrombose der rechten Karotis. Nach Verlauf von wenigen Tagen
wurde zu gleicher Zeit mit der Konstatierung der totalen Pulslosigkeit und des Unfühlbar-
werdens der Karotis das ophthalmoskopische Bild einer Embolie der Art. central. gefunden.
Später machte sich eine Atrophie des Sehnerven, von Allgemeinerscheinungen eine Hemiparese und Hemianästhesie, sowie eine konjugierte Deviation der Augen nach rechts geltend.

Die Sektion ergab folgendes: Die rechte Karotis bildete einen vollständigen, soliden,
derb anzufühlenden Strang, ebenso das Anfangsstück der Carotis interna, während das
Lumen der Carotis externa frei war. Im weiteren Verlauf erschien die rechte Carotis
interna ganz schmal, und in derselben fand sich ein das Lumen nicht vollständig ausfüllender, mit der Wand einseitig verwachsener Thrombus, in der rechten Hirnhemisphäre ein
grosser Erweichungsherd.

Im Opticus fand sich eine Ansammlung lymphoider Elemente, Erweiterung der Zwischenräume der Retina durch seröse Flüssigkeit, Herde in der Chorioidea. Ein Thrombus wurde nicht gefunden.

Ischämie der Netzhaut kann auch auftreten bei Thrombose der Arterie durch Entzündung der Gefässwand bei Neuritis optica. Man muss besonders dann an eine solche Entstehung denken, wenn die plötzliche Erblindung einseitig aufgetreten ist. In solchem Falle ist sie der Ausgang einer chronischen Entzündung des Sehnerven und der Netzhaut. Die Verengerung geht dann mit fortschreitender Verdickung der Gefässwand einher und kann zuletzt zu fast vollständigem Verschwinden der Gefässe führen. Ist die Gefässwand getrübt, so zeigt sich dann das blutleere Gefäss noch als dünner weisslicher Streifen. Oft ist aber die Durchsichtigkeit der Wandung so wenig gestört, dass die Gefässe kaum über die Papille hinüber in die Netzhaut zu verfolgen sind.

So kam uns ein Kind mit hereditärer Lues zur Beobachtung, das auf beiden Augen völlig erblindet war. Es bestand beiderseits eine regressive Papillitis. Von Gefässen war nichts zu sehen ausser gelblich weissen, dem Verlaufe der grösseren Gefässstämme analogen Streifen, welche eine Strecke weit von der Papille in der Netzhaut allmählich verschwanden.

Vergleiche auch die Beobachtung Bitsch pag. 155.

Auch die Fälle, wo bei angeborener Sehnervenatrophie, längere Zeit nach der Geburt die Netzhautgefässe vollständig vermisst werden [vergl. v. Graefe (416), Mooren (417)] sind nach Leber (418) wohl eher durch vollständigen Schwund dieser Gefässe, als durch angeborenen Mangel derselben zu erklären.

Die Annahme, dass durch Scheidenhämatom eine Ischämia retinae hervorgerufen werden könnte, ist von Uthoff (vergl. dieses Werk, Bd. III, pag. 786) überzeugend zurückgewiesen worden.

Nach Michel (419) ist die nähere Ursache für die Erblindung nach starkem Blutverluste in der aus der allgemeinen Blutleere sich ergebenden Anämie oder Ischämie der Netzhaut und des Sehnerven zu suchen, und wäre die sichtbare atrophische Verfärbung des letzteren, die auch in Fällen beobachtet werden kann, in denen das Sehvermögen teilweise noch erhalten ist, als ischämische Degeneration aufzufassen. Hierbei dürfte noch eine vasomotorische Gefässkontraktion eine Rolle spielen (vergl. Bd. III, pag. 921, § 688, Fall Ziegler). Die dabei beobachtete zeitweilige Unterbrechung des arteriellen Blutstroms (vergl. Bd. III, pag. 916, § 681, Fall Jaeger) deutet darauf hin, dass eben durch diese Unterbrechungen Veränderungen der Gefässwandungen bezw. der Intima hervorgerufen worden sein müssen (vergl. Bd. III, pag. 921, § 688, Fall Rählmann), welche zur Endarteriitis obliterans gerechnet werden können.

Über einen Fall von Ischämie der Netzhaut nach Herzschwäche berichtet Valude (420).

Derselbe beobachtete eine doppelseitige Ischämie der Netzhaut mit darauffolgender Sehnervenatrophie, ähnlich dem ophthalmoskopischen Bilde nach akuten Blutverlusten, bei einem 36 jährigen Manne, der einen Stoss auf die Herzgegend erhalten hatte. Der

Patient war mehrere Stunden lang bewusstlos und zeigte dabei eine hochgradige **Herzschwäche.**

Eine **partielle Ischämie** der Netzhaut beobachten wir bei Patienten mit arteriosklerotischer Veränderung der Netzhautgefässe und speziell bei Verengerung des Gefässlumens einzelner Zweige durch Verdickung der Intima neben vorhandenen Ernährungsstörungen des Herzens. Tritt hier im **stenokardischen Anfalle** Herzschwäche auf, dann kann es zu einer dauernden oder vorübergehenden Ischämie im Bereiche dieser erkrankten Arterienäste kommen, welche dann dauernde Gesichtsfelddefekte zur Folge haben. Wir werden noch später bei der Schilderung der Arteriosklerose auf diese Fälle zurückkommen.

Die Hyperämie der Netzhaut.

§ 152. Da zwischen normaler Füllung der Netzhautgefässe und der Hyperämie derselben alle Übergänge zur Beobachtung kommen, ist die Frage, ob Netzhauthyperämie vorhanden sei oder nicht, oft sehr schwierig zu beantworten.

Die Hyperämie der Netzhaut gibt sich im allgemeinen zu erkennen durch eine Zunahme der gewöhnlich sichtbaren Netzhautgefässe nach ihrer Längsrichtung und Dicke, wobei auch kleinere, für gewönlich nicht sichtbare Gefässe injiziert erscheinen. Man tut daher gut, die Pupillen durch ein Mydriatikum zu erweitern, um in einem möglichst grossen Gesichtsfelde möglichst weit nach der Peripherie hin das injizierte Gefässystem mit einem Blicke überschauen zu können. Als natürliche Folge der Längenzunahme der Gefässe, vermehrt sich dabei die Schlängelung derselben und zwar sowohl hinsichtlich ihrer Verlaufsrichtung **in der Ebene der Netzhaut,** als auch noch mehr **in der Richtung der Dicke der Netzhaut.**

Als Ausdruck einer **Kapillarhyperämie** sehen wir die Papille stark gerötet, so dass sie von ihrer Umgebung oft kaum noch zu differenzieren ist.

Die Hyperämie der Netzhaut hat, wenn keine sonstigen pathologischen Zustände vorliegen, auf die Ausdehnung des Gesichtsfeldes und die centrale Sehschärfe weiter keinen Einfluss.

Wir unterscheiden eine **aktive Hyperämie** und eine **Stauungshyperämie** der Netzhaut.

a) Die aktive Netzhauthyperämie.

§ 153. Leichteren Graden von Hyperämie der Netzhaut begegnen wir bei bulbären Ursachen: wie Myopie, Asthenopie, sowie nach allen Umständen, welche eine vermehrte Anstrengung des Auges zur Folge haben.

Nach **Exstirpation des Ganglion cervicale superius** soll Erweiterung der Netzhautarterien auftreten, was aber durchaus nicht immer der Fall ist.

Nach Einatmung von **Amylnitrit** ist eine deutliche Erweiterung der Netzhautgefässe zu beobachten.

Bei einer ziemlich grossen Zahl Syphilitischer wird eine stärkere Füllung der Retinalgefässe insbesondere eine stärkere Rötung der Eintrittsstelle des Sehnervs beobachtet. Dies ist wohl mit der Tatsache in Verbindung zu bringen, dass Syphilitische überhaupt eine grosse Reizbarkeit ihres Gefässystems aufzuweisen haben, wie ja auch auf leichte Reize hin rasch eine Rötung der äusseren Haut und der Schleimhäute bei denselben eintritt (vergl. auch Wilbrand und Staelin: Über die Augenerkrankungen in der Frühperiode der Syphilis pag. 40, 1897, Leopold Voss, Hamburg).

Möllendorf (421) hat bei einer Hemikranie ausser der bekannten stärkeren Injektion der Episkleralgefässe bei einer Patientin während des Schmerzanfalles eine im Verhältnis zur gesunden Seite lebhaftere hellere Rötung des Augenhintergrundes, stärkere Injektion der Arteria und Vena centralis gefunden. Die Gefässe waren breiter, die Venen knotig, sehr geschlängelt und von viel dunklerer Farbe als sonst.

Ebenso will Gepner (422) leichte Hyperämie der Retina und des Sehnerven bei Migräneanfällen konstatiert haben und bezeichnet diese Form als Hemicrania angio-paralytica.

Auch die Dilatation der Arterien, wenn sie bei Morbus Basedowii vorkommt, kann eine aktive Hyperämie der Netzhaut verursachen. So fanden A. v. Graefe (423) und Emmert (424) Erweiterung und vermehrte Schlängelung der Netzhautvenen, und Fenwick (425) gibt an, pulsierende Venen und eine Erweiterung der Netzhautgefässe dabei gesehen zu haben.

Nach Gowers (388, pag. 218) nähmen die Arterien der Netzhaut an der allgemeinen Dilatation der Arterien teil, die bei diesem Leiden gleichmässig zu beobachten sei und auf eine Lähmung der vasomotorischen Fasern des Sympathikus zurückzuführen wäre. Die Arterien seien weiter als normal, und wo ihr Verlauf ein derartiger sei, dass sie gut mit den Venen verglichen werden könnten, sähe man, dass beide nahezu gleich wären und zwar infolge der arteriellen Dilatation.

Über einen eigentümlichen Fall allgemeiner Erweiterung und Hypertrophie des gesamten Gefässystems, wie er durch die Sektion festgestellt wurde, berichtet Knapp (426).

Es bestand eine nicht entzündliche, exzessive Hyperämie beider Netzhäute bei Herzerweiterung ohne Klappenfehler, allgemeine Zyanose, aneurysmatisches Geräusch an verschiedenen Körperstellen. Die Netzhäute waren so gefässreich, dass zahllose dicke und gewundene Arterien und Venen aus der Papille entsprangen und gegen die Peripherie sich verzweigten, wie ein Caput Medusae. Die Sehnervenscheibe und ihre Ränder waren gänzlich verborgen, der gelbe Fleck deutlich erkennbar, zahlreiche Arterien- und Venenzweige reichten bis zur Fovea, das Netzhautgewebe, die brechenden Medien, Sehschärfe und das Gesichtsfeld waren normal. Die Sektion ergab allgemeine Erweiterung und Hypertrophie des gesamten Gefässystems.

Ferner wird bei allen intraokularen entzündlichen Zuständen eine aktive Hyperämie der Netzhaut beobachtet.

Ausserdem kann eine gesteigerte Blutzufuhr zur Netzhaut bei allen den Ursachen eintreten, welche eine Überfüllung des ganzen, oder eines Teils des

Arteriensystems bedingen. Die wichtigste dieser Ursachen ist eine Verstärkung der Herzaktion.

Die Stauungshyperämie (Zyanose) der Netzhaut.

§ 154. Die Stauungshyperämie der Netzhaut charakterisiert sich durch gleichzeitige Ausdehnung der Venen und Normalbleiben oder Verengerung der Arterien. Dabei sind die Venen in ihrem Verlaufe mehr oder weniger stark geschlängelt, und die kleinen, für gewöhnlich unsichtbaren Äste können deutlich sichtbar werden. Die Farbe des Blutes ist dabei dunkelrot. Die Papille erscheint stark gerötet.

Die ursächlichen Momente für das Auftreten von Stauungshyperämie der Netzhaut sind entweder intraokulare oder in der Papille, oder extraokular gelegene.

Bei den intraokularen Ursachen ist der Rückfluss des Blutes nach der Centralvene hin erschwert. Wir unterscheiden hier eine partielle und eine allgemeine Zyanose.

Die partielle Zyanose tritt namentlich auf bei Verengerung oder Verschluss des Lumens einzelner Venenäste durch Erkrankung ihrer Wandungen in der Nähe der Papille.

So beschreibt z. B. Scheffels (449) einen Fall von Perivasculitis beider Augen, welche als erste Äusserung kongenitaler Lues bei einem kräftigen 18jährigen Manne auftrat, die Arterien völlig verschonte, dafür aber das ganze Venengebiet mit Ausnahme der linksseitigen V. temp. sup. befiel und zu partiellem Gefässverschluss, enormer Verbreiterung und Schlängelung der Venenendigungen, sowie zu starken Blutungen führte, und nach einer Inunktionskur schnell heilte. Die perivaskulitischen Herde wurden vollständig resorbiert, die Venenschlängelung blieb aber, während der ganzen Beobachtungsdauer (2 Jahre) bestehen.

Bei der Arteriosklerose erscheinen in der Regel die Venen im Verhältnis zu den Arterien verbreitert. So erscheint nach Rählmann (369) eine Venenerweiterung in ungefähr der Hälfte der Fälle von Arteriosklerose der Netzhaut. Sie finden sich meist peripher von Verengerungen unmittelbar vor letzteren.

In dem Falle von Lunn (427) waren oberhalb der Macula ausgedehnte Netzhautblutungen, und in deren Mitte weissliche Flecke vorhanden. An manchen Stellen waren die Netzhautvenen durch die sie kreuzenden sklerotisch verdickten Arterien komprimiert, insbesondere die Vena macularis superior.

Einer allgemeinen Zyanose der Netzhautvenen, zufolge intraokularer Ursachen, begegnen wir beim Glaukom, insofern die nachgiebigeren Venen durch den vermehrten intraokularen Druck an ihrer Umbiegungsstelle gegen den Rand der Exkavation gepresst werden.

Eine sehr wirksame Ursache für die Ausdehnung der Venen ist ferner ihre Kompression innerhalb der Papille durch entzündliche Produkte, wie bei der Neuritis optica und der Stauungspapille. Hierher gehören auch die Verbreiterung und Schlängelung der Venen, welche bei Meningitiden beobachtet wird.

So hatte Randolph (453) 35 Fälle von Meningitis cerebrospinalis beobachtet und dabei 19 mal Schlängelung und Stauung in den Venen gesehen.

v. Ziemssen (454) fand bei drei Fällen von Meningitis cerebrospinalis folgenden Befund:

In dem einen Falle wurde auf der linken Seite ein leichtes Verwischtsein der Konturen der Eintrittsstelle des Sehnerven und eine Überfüllung der Venen konstatiert; in dem dritten Falle waren ausserdem die Pupillen beiderseits weit, von träger Reaktion, der Augenhintergrund blass mit stark verbreiterten und geschlängelten Venen, sowie verengten Arterien und Hämorrhagien am Rande der Papille. Später trat eine grosse Anzahl weisslicher Flecke im Angenhintergrunde auf, dann Resorption und Besserung des Sehvermögens.

Bei derartigen Fällen wird teils durch die beginnende Neuritis optica, teils durch den akuten Hydrocephalus mit beginnender intrakranieller Drucksteigerung, teils durch das Scheidenexsudat die Stauungshyperämie und Schlängelung der Venen hervorgebracht. Für das letztere Moment führt v. Zimmerer (l. c.) folgenden Fall von tuberkulöser Meningitis an.

Bei einem Falle von tuberkulöser Meningitis waren beide Pupillen eng, es war Nystagmus vorhanden und dadurch eine ophthalmoskopische Untersuchung erschwert, die, für das linke Auge nur möglich, venöse Hyperämie und verwaschene Papille ergab. Bei der Sektion zeigte sich, dass ein trübes Exsudat, welches Chiasma und beide Optici einhüllte, sich längs der Scheiden bis zum Augapfel hinzog; ferner war Stauungspapille vorhanden.

Bei einem Falle von eiteriger Meningitis der Konvexität und Basis mit akutem Hydrocephalus internus und eiterig zerfallendem Thrombus des Sinus cavernosus zeigte sich nach Michel (455) starke Schlängelung der Venen der Retina, die Papille stärker als normal gerötet, am linken Auge einzelne Extravasate in der Nähe des Sehnervenrandes. Die makroskopische und mikroskopische Betrachtung zeigte das Bild einer eiterigen Meningitis des Sehnerven, Ansammlung von Eiterkörperchen in den subarachnoidalen Räumen am reichlichsten, dann in der Pia, im subduralen Raume und in der Duralscheide. In den Pialfortsätzen waren bald ungemein strotzend mit Blut gefüllte Gefässe wahrzunehmen, häufiger aber Extravasate, welche das Bindegewebe der Pialfortsätze vollständig verdeckten. Je mehr man sich dem Bulbus näherte, desto stärker traten diese Stauungserscheinungen zutage.

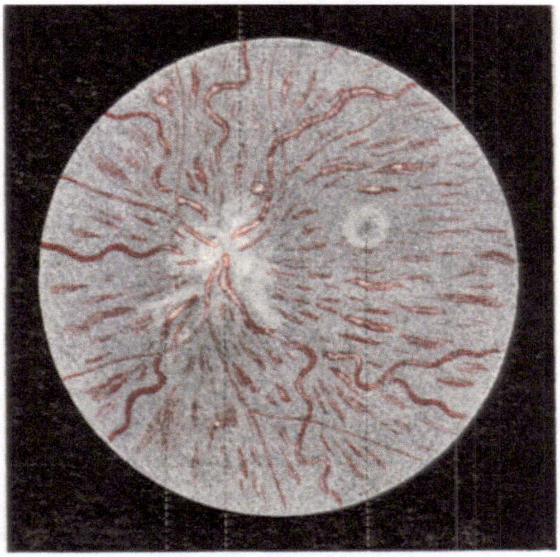

Unter den extraokularen Ursachen trifft man auf die intensivste Stauung bei der Thrombose der Vena centralis retinae (vergl. Fig. 54). Bei einer vollständigen Verschliessung dieses

N

N   S   M

Fig. 54.

Nach Michel, Lehrb. d. Augenheilkunde. II. Aufl.

Gefässes erscheinen die Venen hochgradig geschlängelt, von wurstartigem Aussehen; die Blutsäule in denselben ist ungemein verbreitert und von fast schwarzroter Farbe (vergl. das betreffende Kapitel).

Blutungen in die Opticusscheide können Stauungspapillen erzeugen (vergl. Band III, pag. 779) und dadurch Stauung in den Netzhautarterien hervorrufen.

Werden die beiden Venae jugularis internae am Halse oben komprimiert, dann beobachtet man ein rasches Anschwellen der Netzhautvene, und der vorher sichtbar gewesene Venenpuls verschwindet. Beim Nachlassen des Druckes entsteht ein plötzliches und augenblickliches Zusammensinken der ausgedehnten Vene.

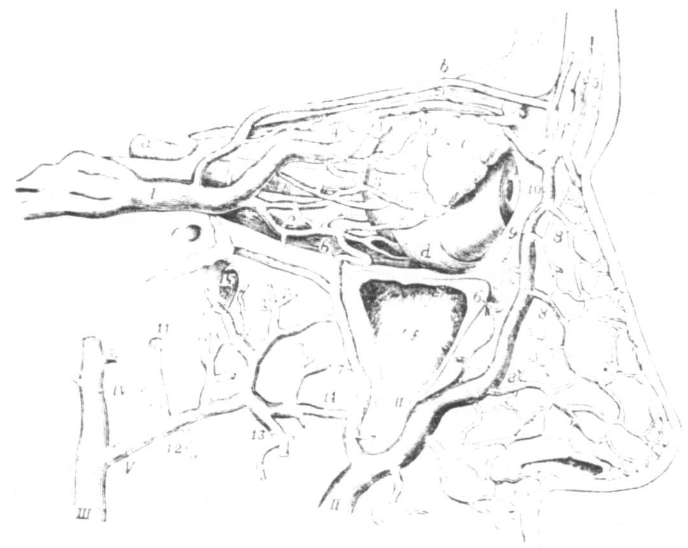

Fig. 55.

Die Anastomosen des Sinus cavernosus mit intrakraniellen Venen nach Raubers Lehrbuch der Anatomie, 2. Band S. 196.
(4. Aufl. von Quain-Hoffmanns Anatomie.) 1893. Leipzig (Bezold).

a Nervus opticus. *b* M. obliquus oculi superior. *c* Glandula lacrymalis. *d* M. obliquus oculi inferior. *e* Foramen rotundum. *f* Antrum Highmori. *I* Sinus ophthalmicus. *1* Vena supraorbitalis. *2* Vena ophthalmica inferior. *3* Venae musculares et vena lacrymalis. *4* Vena ophthalmica sup. mit der Vena ethmoidalis. *5* Vena frontalis. *6* Vena infraorbitalis. *II* Vena facialis anterior. *7* Vena facialis profunda. *8, 8* Venae nasales externae. *9* Vena angularis. *10* Anastomose zwischen der Vena frontalis und angularis. *III* Vena facialis post. *IV* Vena temporalis. *V* Vena maxillaris interna. *11* Vena meningea. *12* Vena dentalis inferior. *13* Venae musculares. *14* Anastomose. *15* Vena nasalis posterior.

Druck auf den Sinus cavernosus bewirkt nur eine vorübergehende Stauung in den Venen der Netzhaut, weil zwischen den Venen des Gesichts und denjenigen der Orbita zahlreiche Anastomosen bestehen (vergl. Fig. 55).

Auch die Unterbindung der grösseren Venen bei Tieren ist ohne merklichen Einfluss auf die Füllung der Netzhautgefässe. Wird aber der Venenstrom durch Unterbindung der Venae vorticosae unmittelbar hinter dem Bulbus gehemmt, dann tritt eine enorme Stauungshyperämie im ganzen Gebiet der Aderhaut und eine erhebliche Steigerung des intraokularen Druckes auf.

Ferner wird Stauungshyperämie bei Störungen im kleinen Kreislaufe, wie bei angeborenen und erworbenen Herzfehlern, bei Emphysem der Lungen, oder bei Zuständen, welche mit Störungen in dem venösen Kreislaufe einhergehen, beobachtet.

Stephen Mackenzie (428) gibt eine Zeichnung stark gewundener Retinalgefässe bei venöser Stauung durch Emphysem.

Stangelmeier (429) fand bei Pulmonalstenose, Endokarditis an den Pulmonalklappen, offenem Foramen ovale und Ductus Botallii kurze Zeit vor dem Exitus schmale Beschaffenheit der Arterien, stark geschlängelte Venen der Netzhaut und in der nasalen Hälfte der Retina zwei grosse Blutungen.

Nagel (430) sah bei einem 9jährigen Mädchen, welches mit einer angeborenen Pulmonalstenose, wahrscheinlich durch Mitralinsuffizienz kompliziert, behaftet war und die Erscheinungen hochgradiger Zyanose darbot, den Augenhintergrund des rechten Auges dunkelrot gefärbt, die Blutfarbe in den Gefässen dunkler als normal, in den grossen Venen sehr schwach, die Papille hyperämisch.

In einem von Liebreich (431) beschriebenen und abgebildeten Falle von allgemeiner starker Zyanose bei angeborener Stenose der Pulmonalis fand sich eine sehr starke Ausdehnung der Venen bis zum doppelten Durchmesser bei ziemlich normalem Kaliber der Arterien.

Hirschberg (432) bringt zwei Abbildungen von Cyanosis retinae; in dem einen Falle war zugleich Zyanose der Haut und der Schleimhäute infolge von Kyphoskoliose, Emphysem der Lungen und Erweiterung der rechten Herzkammer vorhanden, in dem andern eine angeborene Zyanose. Eine nähere Angabe über die Ursache der letzteren fehlt.

In dem folgenden Falle wurde die durch den Herzfehler gesetzte Stauung in der Retinalvene durch eine hinzugetretene Neuroretinitis noch vermehrt.

Posey (433) berichtet über zwei Fälle von Cyanosis retinae:

Im Falle I (9jähr. Knabe) bestand ausserdem eine Neuroretinitis, die venösen Gefässe waren ungefähr um das dreifache ihres Kalibers erweitert. Es wurde eine Verengerung der Pulmonalarterien und ein Offenbleiben des Ductus Botalli diagnostiziert.

Im Falle II (1jähr. Kind) wurde eine Insuffizienz der Centralis mit Offenbleiben des Ductus Botalli angenommen.

Auch während des epileptischen Anfalles wird eine vermehrte Stauungshyperämie der Netzhaut beobachtet.

Bei Epilepsie zeigte sich nach Manz (434) im höchsten Krampfstadium kolossale venöse Hyperämie der Netzhaut.

Horstmann (435) sah einmal kurz vor dem Eintreten epileptischer Anfälle eine bedeutende Hyperämie der Papille und Erweiterung der Netzhautvenen auf etwa das doppelte ihrer normalen Breite, während die Kranke über Schimmern vor dem Auge klagte. Bald nach dem Anfalle waren die Papille und die Venen wieder ganz normal.

Gowers (436) hatte Gelegenheit, bei einem tödlich endenden Falle von Konvulsionen nach Schädelverletzung die ophthalmoskopische Untersuchung während eines heftigen Anfalles vorzunehmen. Während eines solchen nun konnte er an einer Retinalarterie nicht die geringste Änderung des Kalibers beobachten. Sobald die Respiration behindert, und das Gesicht dunkel wurde, erschienen die Venen ausgedehnter und dunkler.

Allbutt (436a) zählt unter die Ursachen von Hyperämie der Papille die Epilepsie. Er fand durchschnittlich bei Epileptischen eine grössere Füllung der Papille und der Retina als bei Gesunden.

Alridge (437) hat zwischen den Anfällen bei 102 Epileptikern den Augenspiegelbefund notiert. 26mal waren die Venen erweitert und geschlängelt, 32mal erweitert aber nicht geschlängelt. 35mal waren sie von mittlerer Weite und 7mal sind sie als „eng“

notiert. Bei 4 Kranken, welche täglich mehrere heftige Anfälle bekamen, sind die Retinalvenen als kolossal erweitert und geschlängelt beschrieben, und die Papillen von einer Röte,
welche es manchmal schwer machte, dieselbe von der Chorioidea zu unterscheiden.

Tebaldi (438) konstatierte unter 20 Fällen von Epilepsie bloss einmal einen negativen Augenspiegelbefund, in drei Fällen leichte Alteration, die übrigen 16 Fälle zeigten
einen besonders grossen venösen Gefässreichtum, starke Schlängelung und Varikositäten.
In drei Fällen konnte Tebaldi das Auge unmittelbar nach einem epileptischen Anfalle
untersuchen und fand ausser dem auffallenden venösen Gefässreichtum die Netzhautarterien
auffallend dünn (vergl. auch pag. 128 Fall Meyer sowie Bd. III, pag. 628).

Ferner wird Zyanose des Augenhintergrundes bei gewissen Intoxikationen
beobachtet.

In Littens (439) interessanter Mitteilung über Vergiftung durch mit Anilin verunreinigtem Nitrobenzol bestand, weil das Blut die Fähigkeit Sauerstoff aufzunehmen verloren hatte, allgemeine Zyanose. In der violetten Konjunktiva zeigten sich kleine Apoplexien, der Augenhintergrund war violett. Arterien und Venen wie mit schwarzer Tinte
gefüllt. Die Venen stärker ausgedehnt.

Nieden (440) beobachtete bei einer Vergiftung mit Roburit, die ähnliche Erscheinungen darbietet wie eine solche mit Nitrobenzol, eine starke Zyanose des Gesichts und
der Schleimhäute, sowie eine venöse Hyperämie und schwache Füllung des Arterienrohres. Auf einem Auge war entsprechend einem nach unten ziehenden Venenstamm ein
papillengrosses Exsudat vorhanden. Das Sehvermögen war beiderseits $= {}^{10}/_{200}$, die Grenze
für weiss konzentrisch eingeengt. In der 4. Woche erst begann die Sehschärfe zu steigen.

Nuel (vergl. Bd. III, pag. 959) und Gatti (441) sahen venöse Hyperämie der Netzhaut nach Salizylvergiftung.

Becker (442) stellte bei einem 47jährigen an Kohlenoxydvergiftung erkrankten
Individuum, welches über zeitweises Flimmern vor den Augen klagte, ophthalmoskopisch
Hyperämie der Netzhautvenen und am rechten Auge am unteren Papillenrande ein
kleines Exsudat fest, welches eine Vene eine Strecke weit bedeckte.

Vergl. auch die Fälle von Jackusch bei Purtscher (443).

Der Verlauf der Netzhautgefässe; abnorme Schlängelung.

§ 155. Die Gefässe der Retina zeigen in ihrem Verlaufe meist nur
wenig Krümmungen und die, welche vorkommen, sind lateral und liegen in
der Ebene der Netzhaut. Durch vermehrte Füllung oder durch Abnahme
der Elastizität der Wandungen ändert sich jedoch dies Verhalten. Wir
hatten schon pag. 148, § 152 erwähnt, dass als natürliche Folge der Längenzunahme der Gefässe durch die stärkere Füllung auch eine Schlängelung
derselben bewirkt werde und zwar sowohl hinsichtlich ihrer Verlaufsrichtung
in der Ebene der Netzhaut, als auch noch mehr in der Richtung der Dicke
derselben.

Die Erweiterung und Schlängelung der Netzhautvenen bei anämischen Zuständen.

Vermehrte Weite und Schlängelung der Venen spricht nach Gowers
(388, pag. 12) nicht immer mit Notwendigkeit für eine gesteigerte Füllung.
Auch eine weniger als normal gefüllte Vene kann eine grössere Weite haben.
In der Regel gestattet die Kontraktilität der Vene, sich einem geringeren
Inhalte anzupassen, sie behält dann ihre cylindrische Form und wird und er-

scheint enger. Aber bei anämischen Zuständen wird diese Anpassung zuweilen durch A t o n i e verhindert, das Lumen wird dann mehr oder weniger e l l i p t i s c h, und in der Retina findet diese Abplattung wegen des intraokularen Druckes stets in derjenigen Ebene der Retina statt, welche senkrecht zur Beobachtungslinie liegt. Die Vene erscheint daher abnorm breit. Gleichzeitig ändert sich der centrale Reflex, er wird meist undeutlich, zuweilen aber auch abnorm breit. Diesen Zustand der Venen kann man speziell bei starker Anämie und bei Leukämie sehen. In diesen Fällen sind die Arterien meist kleiner als normal, so dass der Kontrast zwischen Venen und Arterien noch mehr auffällt.

Nach M i c h e l (Lehrbuch der Augenheilkunde, pag. 435) bleiben nach plötzlichen starken Blutverlusten im weiteren Verlaufe die Arterien, wenn sich auch eine bessere Füllung wiederherstellt, immerhin schwach gefüllt und zeigen eine sehr hellrote Blutsäule. Die Venen erscheinen dunkel, geschlängelt und verbreitert.

In dem folgenden Falle von B i t s c h (447) bestand offenbar neben einer atonischen Verbreiterung der Netzhautvenen bei einem hochgradig anämischen Individuum eine Thrombose der Arteria centralis retinae.

Bei einem weiblichen Individuum mit plötzlich aufgetretener Herabsetzung des Sehvermögens zeigten sich die Konturen des Sehnerveneintritts verwaschen, die Arterien waren nicht zu sehen; um die erweiterten und sehr geschlängelten Venen grössere und kleinere Exsudate von blendender Weisse. Auf dem linken Auge waren die Plaques zahlreicher. Später traten die Grenzen der Papille deutlicher hervor, die Arterien von sehr verengertem Kaliber waren bis in die Peripherie zu verfolgen, und es waren Erscheinungen an der Macula wie bei Retinitis albuminurica vorhanden. Als Ursache wird eine hochgradige Anämie angesehen. P a t i e n t i n ä u s s e r s t a n ä m i s c h.

Wir hatten schon pag. 134 beim Arterienpuls darauf hingewiesen, dass Schlängelung und Verbreiterung der Netzhautgefässe bei Anämie und Chlorose beobachtet werde.

Nach T h o m a (386) liegt in dem gestreckten Verlauf der engen Gefässe bei Anämischen nichts Auffallendes, insofern eine Verarmung des Blutes an zelligen Elementen, oder eine Verminderung der Gesamtblutmenge dies zu erklären imstande wäre. Viel häufiger jedoch biete die Netzhaut einen Befund, welcher von dem normalen nicht zu unterscheiden sei, oder sogar ein Bild, welches der H y p e r ä m i e ähnlich sähe.

Arterien und Venen pulsierten lebhaft und erwiesen sich stark geschlängelt, in der Regel auch erweitert, in Ausnahmefällen von normaler Weite. Die abnorme Blutbeschaffenheit Anämischer und Chlorotischer vermindere die Elastizität der Gefässwand, da ja schwere Anämien von degenerativen Zuständen begleitet zu werden pflegten. Die verminderte Elastizität der Gefässwand Chlorotischer führe sodann zu der Schlängelung und sichtbaren Pulsation der Netzhautarterien, wobei die Oligocythämie und eine vielleicht gleichzeitig vorhandene geringe Abnahme des mittleren Blutdrucks die Pulsationserscheinungen begünstigten.

Bei der L e u k ä m i e erscheinen die Venen oft von bedeutender Breite und sehr blass. Häufig sind die Venen stark geschlängelt. In Fig. 56 geben wir die Abbildung eines Falles von akuter Leukämie mit ausserordentlich stark erweiterten Venen und haardünnen Arterien unserer eigenen Beobachtung.

In der Beobachtung Tillaux (445) zeigte der Augenspiegel enorme Ausdehnung der Netzhautvenen, die stellenweise von weissen Streifen eingesäumt waren. Kleine Blutaustritte. Papille, besonders rechterseits vom Rot des Augenhintergrundes nicht zu unterscheiden. S beiderseits noch ungefähr ¹/₂.

Im Falle Bondis (446) war bei einem 34jährigen Manne ophthalmoskopisch eine starke Verbreiterung und Schlängelung der Netzhautvenen, eine Netzhautblutung und eine weissliche Sehnervenpapille mit undeutlicher Begrenzung vorhanden, ausserdem in der Peripherie des Augenhintergrundes zerstreut weissliche Flecke.

Die wechselnde blasse Färbung des Augenhintergrundes bei Leukämie hängt nach Michel sicherlich von dem jeweiligen Hämoglobingehalte des Blutes ab!

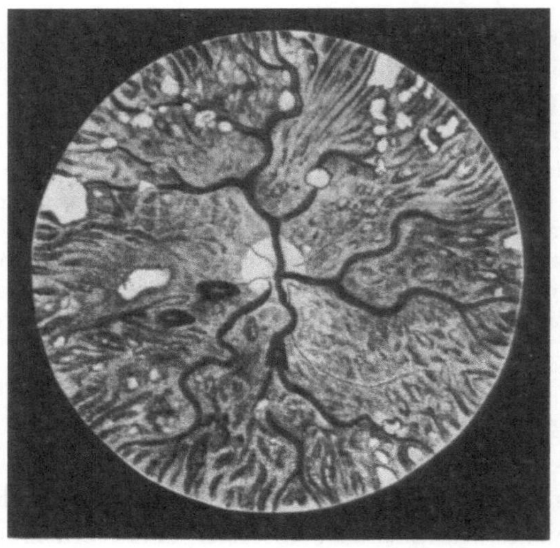

Fig. 56.

Augenhintergrund bei einem Falle von akuter Leukämie. Ausserordentlich stark verbreiterte Venen, haardünne Arterien. Eigene Beobachtung.

Perrin (452) sah in einem Falle von Leukämie die Arterien blass, von normalem Durchmesser; die Venen von dunkelblauer Färbung, ausgedehnt, geschlängelt und lebhaft pulsierend.

Nach Gowers (456) erscheinen bei Leukämie oft die Venen der Retina breit, sehr blass und häufig stark geschlängelt. Diese Zunahme der Breite sei wahrscheinlich mehr die Folge von Atonie und Abflachung als von passiver Dilatation.

Die Erweiterung der Netzhautvenen bei Polycythämie.

§ 156. Im Gegensatze zu der Verbreiterung der Netzhautvenen bei anämischen Zuständen beobachten wir dieses Vorkommnis nach Stern (450) bei der Polycythämie, Vermehrung der roten Blutkörperchen in der Raumeinheit.

Uhthoff (451) hat über den ophthalmoskopischen Befund bei einem solchen Falle folgendes berichtet (vergl. Fig. 57): Die Retinalvenen waren stark verbreitert und abnorm geschlängelt. Die Verbreiterung der Venenäste war nicht immer eine gleichmässige, sondern es trat vielmehr deutlich eine partielle Ausbuchtung des Venenlumens in Form von länglichen und spindelförmigen Erweiterungen zutage. Sehr auffällig war ferner die abnorm dunkle Färbung der Retinalvenen, die ohne weiteres als etwas ausgesprochen Pathologisches imponierte. Die Netzhautarterien waren vielleicht etwas weiter als normal und ein wenig dunkler gefärbt als in der Norm, doch war diese Erscheinung keineswegs sehr auffallend. Sonstige Netzhautveränderungen fanden sich nicht. Sehschärfe und Gesichtsfeld normal, auch fehlten sonstige subjektive Sehstörungen.

Uhthoff führt noch einen von Bielschowsky untersuchten Fall von Köster an, in welchem gleichfalls venöse Hyperämie des Augengrundes erwähnt ist, und bei dem ferner über eigentümliche periodische Verdunkelungen des Gesichtsfeldes berichtet wird, welche auf einem Auge gelegentlich bis zu mehreren Stunden anhielten, auf dem anderen rascher zurückgingen. Diese Störungen will Köster in erster Linie als peripher bedingt angesehen wissen durch Zirkulationsstörungen in der Netzhaut. Daneben bestand aber das Symptomenbild der typischen Migraine ophthalmique, welches auf centrale Zirkulationsstörungen hinweist. Eine solche Störung hängt nach Köster wahrscheinlich mit der abnormen Vermehrung der roten Blutkörperchen, sowie der Blutmenge überhaupt zusammen, wodurch eine pralle Füllung und Überdehnung der feineren und feinsten Hirn- und Netzhautgefässe mit reflektorischem Vasomotorenkrampf und sekundärer Zirkulationsstörung hervorgerufen werde.

Wir selbst hatten Gelegenheit, folgende Fälle zu beobachten:

C. B., 47 jähriger Speicherarbeiter, wurde vom 30. III. bis 18. IV. wegen Muskelschmerzen im Krankenhause behandelt. Pat. trinkt für 25 Pfg. Schnaps pro die, kaut Tabak, war früher nicht ernstlich krank. Lues negiert. Klagen ausser den erwähnten Muskelschmerzen über zeitweilig schlechtes Sehen, Flimmern vor den Augen, Gefühl von allgemeiner Mattigkeit, zeitweise auftretende leichte Kopfschmerzen (kein Kopfdruck, kein Schwindel). Status: Das Gesicht, die Schleimhäute, spez. Lippen, Konjunktiven zyanotisch (vergl. Fig. 58), Venen stark gefüllt, Nervensystem normal. Herz ohne besonderen

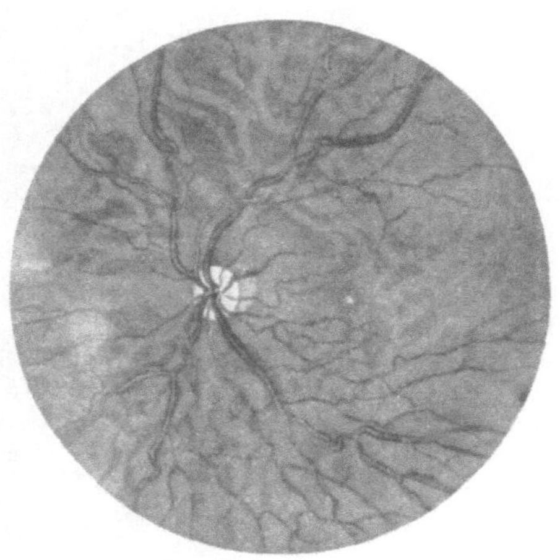

Fig. 57.
Augenhintergrund bei Polycythämie nach
Uhthoff, Kl. W. f. A. XLIV. II. Bd.

Befund, Puls gespannt, Arterien nicht rigide. Rückenmuskulatur druckempfindlich. Milz vergrössert, unter dem Rippenbogen palpabel, auffallende Venenzeichnung am Abdomen, entsprechend der Milzgegend. Urin: $^1/_4\,^0/_{00}$—$^1/_2\,^0/_{00}$ Eiweiss, enthält hyaline und granulierte Cylinder. Am 16. IV. wurde ophthalmoskopisch die Diagnose Polycythämie gestellt. Die daraufhin vorgenommene Blutuntersuchung ergab: 9 350 000 Erythrozyten, 27 000 Leuko-

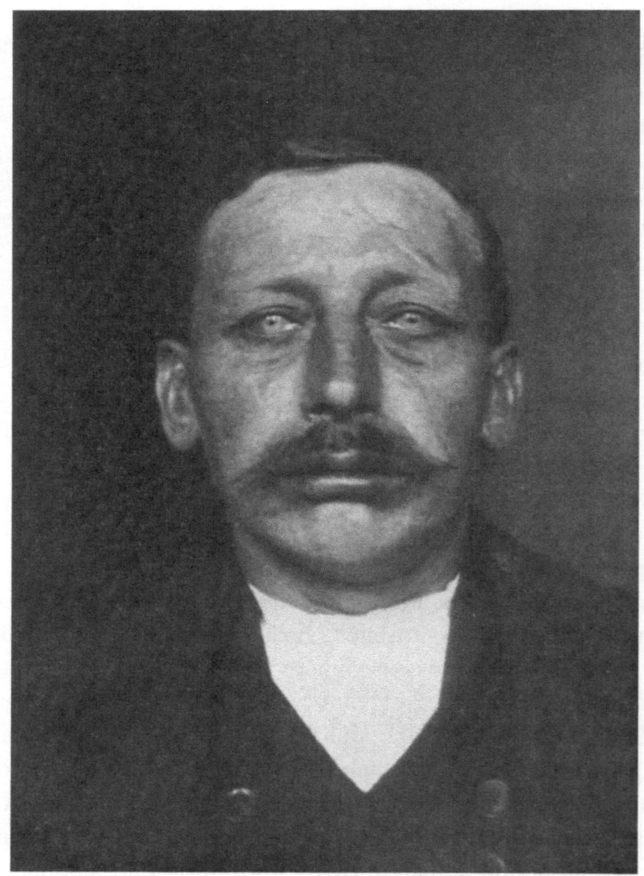

Fig. 58.

Zyanose des Gesichts bei einem Falle von Polycythämie. Eigene Beobachtung.

zyten. Am 17. IV. 10 660 000 Erythrozyten, 20 000 Leukozyten, 140 $^0/_0$ iges Hämoglobin. Augenspiegelbefund: Die Venen waren auffallend erweitert und tief dunkelgefärbt.

Hermann L., 7 Jahre alt, suchte die Poliklinik auf wegen nervöser Beschwerden. Dieselben bestanden in ticartigen Zuckungen des Gesichts, unruhigem Schlaf und anfallsweisem Auftretem von Herzklopfen. Die Untersuchung der inneren Organe, speziell des Herzens, ergab keine Abweichung von der Norm. Haut- und Sehnenreflexe vorhanden und beiderseits gleich. Nur die Achillessehnenreflexe waren nicht auszulösen.

Die linke Pupille war auffallend weiter als die rechte. Beide Pupillen reagierten jedoch prompt auf Lichteinfall und bei Akkommodation.

Bei der ophthalmoskopischen Untersuchung fiel eine ganz ausserordentliche Schlängelung und Füllung der Venen auf (vergl. Fig. 59); in geringerem Grade auch der Arterien, so dass der Verdacht, es könne sich um Polycythämie handeln, rege wurde.

Die Blutuntersuchung ergab: 5 360 000 Erythrozyten, 14 400 Leukozyten, 105 % Hämoglobingehalt.

Im Blutausstrichpräparat: Relative und absolute Lymphozytose, leichte Eosinophilie.

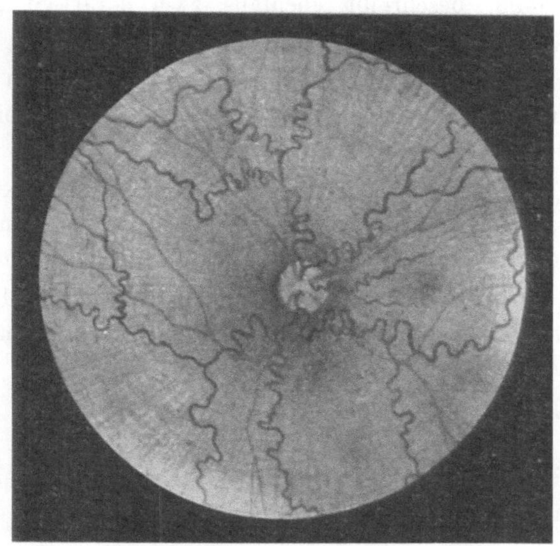

Fig. 59.

Augenhintergrund von einem Knaben H. L., wahrscheinlich an Polycythämie leidend.
Eigene Beobachtung.

Ausdehnung und Schlängelung von Netzhautvenen als pathologische Anastomosenbildung bei Endophlebitis und Perivaskulitis.

§ 157. Axenfeld (457) berichtete zuerst über die Ausbildung von Kollateralen bei Thrombosen im Gebiete der Vena centralis retinae. Derartige abnorme Schlängelungen der Netzhautvenen, sog. Wundernetze, kommen besonders bei Astthrombose nach erworbenen Zirkulationsstörungen zur Entwickelung.

Ebenso beschreiben Gloor (458) und Elschnig (461) Fälle derartiger Anastomosenbildungen von Netzhautvenen, wobei es sich um jenseits der 70 Jahre stehende, an allgemeiner Atheromatose der Gefässe leidende Individuen handelte. Als Ursache der Gefässanomalie wird von Elschnig eine primäre Erkrankung der Netzhautgefässe angenommen, welche allein oder durch Vermittelung von Thrombenbildung in einzelnen Venenästen zu hochgradigen Zirkulationsstörungen und dadurch zur Ausweitung präexistenter kapillarer Verbindungen der Netzhautvenen Veranlassung gäbe, wodurch dann Wiederherstellung besserer Zirkulationsverhältnisse, eventuell auf kollateralem Wege eingeleitet werde.

Auch in dem pag. 150, § 154 erwähnten Falle von Scheffels (449) kamen derartige eigentümliche Schlängelungen der Venenendigungen bei einer luetischen Erkrankung der Netzhautgefässe zur Beobachtung. Nach Heilung der perivaskulitischen Herde durch Inunktionskur blieben diese wunderlichen Venenschlängelungen dauernd bestehen, aber ohne tiefere Füllung.

Schilling (459) beschreibt ebenfalls zwei derartige Beobachtungen.

Fall I 19jähriger Kranker und Fall II 58jährige Frau. Es waren rechterseits und linkerseits die Venen geschlängelt, besonders in ihren peripheren Abschnitten mit Anastomosenbildungen und dabei Bindegewebswucherungen und Streifenbildungen in der Netzhaut.

Hormuth (460) hebt die Anastomosenbildung als Heilfaktor bei thrombosierenden Erkrankungen im Gebiete der Vena centralis retinae hervor und bringt als Beleg dafür die Krankengeschichten von 7 derartigen Fällen.

Auch bei Aneurysmenbildung der Netzhautgefässe beobachten wir Anastomosenbildung mit Schlängelung der Gefässe, wie z. B. im Falle Fuchs vergl. pag. 174, Fig. 66.

Wahrscheinlich gehört auch der Fall von Jakobi (462) hierher. Derselbe gibt eine Beschreibung von nicht sehr auffallenden varizenartigen Schlängelungen einzelner Netzhautvenen, welche sich in einem nicht gesunden Auge von je 3 Frauen im Alter von 66, 67 und 68 Jahren fanden.

§ 158. Die Schlängelung der Netzhautgefässe bei der Arteriosklerose.

Wie wir schon pag. 150, § 154 hervorgehoben hatten, ist nach Rählmann die Tatsache von allgemeinem Interesse, dass in späteren Stadien der Arteriosklerose die Lichtung der Netzhautarterien enger zu sein pflegt. Dünne Arterien und stark geschlängelte Venen kommen in den älteren Stadien der Arteriosklerose der Netzhautgefässe vor, wie z. B. in der folgenden Beobachtung von Hoffmann (389):

Am linken Auge eines 50jährigen männlichen Individuums auf der Netzhaut hämorrhagischer Infarkt durch Verschluss eines Astes der Art. centr. retinae. Am rechten Auge bestand eine hochgradige konzentrische Gesichtsfeldeinschränkung mit S = $^6/_{36}$, und ophthalmoskopisch war eine weissliche Verfärbung der Papille mit sehr engen Arterien und stark geschlängelten Venen vorhanden.

Vergl. auch die Fälle von Bankwitz (408) und von Baquis (409), pag. 142.

Als das allerfrüheste Stadium der Arteriosklerose sollen starke Schlängelungen der Netzhautarterien, sowie Pulsationserscheinungen an denselben, vergl. pag. 135, § 146 anzusehen sein.

Eine längere Zeit ohne Änderung bestehende, abnorm starke Schlängelung der Arterien der Netzhaut eines im übrigen gesunden Auges ist nach Thoma (386) abhängig von einer Verminderung der Elastizität der Gefässwand. Letztere hat zunächst zur Folge, dass die Arterien durch den normalen Blutdruck in höherem Grade gedehnt werden. Und zwar erfolgt diese Dehnung in der Richtung aller Tangenten, welche man an das Gefässlumen legen kann. Es stellt sich nicht nur eine Vergrösserung des Querschnittes, sondern auch eine Verlängerung des Gefässrohres ein. Wendet man dieses Ergebnis auf die Gefässe der Netzhaut an, so muss man beachten, dass diese Verlängerung auf die Arterien beschränkt ist; der Nervus opticus und Augapfel bleibt unverändert in seinen Grössenverhältnissen. Die verlängerte Netzhautarterie muss sich somit schlängeln.

Es fragt sich, ob nicht auch noch andere Momente den gleichen Erfolg hervorrufen können. In dieser Beziehung wäre zunächst der Innervationszustand der Gefässwandungen zu besprechen, da man sich ohne grosse Schwierigkeiten davon überzeugen kann, dass, wenigstens an den grösseren Netzhautarterien des Menschen, unter dem Endothel und der Elastica interna eine einfache Schicht von zirkulär angeordneten Zellen gelegen ist, welche die Gestalt von glatten Muskelfasern aufweisen.

Eine Lähmung der Ringmuskulatur der Netzhautarterien erweitert zunächst die Lichtung derselben. Mit der Zunahme der Lichtung steigt bei gleichbleibendem Blutdruck die Spannung der Gefässwand. Dieselbe wächst in der Richtung des Radius der Gefässlichtung und in der Längsrichtung der Gefässwand. Dadurch verlängert sich auch das Gefäss, und wenn die Erweiterung hinreichend ausgiebig wird, muss Schlängelung eintreten. Daher kann eine vasomotorische Lähmung der Netzhautarterien nicht nur eine Erweiterung ihrer Lichtung, sondern auch eine Schlängelung hervorrufen. Doch folgt sowohl aus Durchschneidungen des Halssympathikus beim Tiere, wie aus einschlägigen klinischen Beobachtungen, dass die Lähmung der Gefässnerven zu geringfügige Erfolge hat, um an den Netzhautarterien auffälligere Veränderungen herbeizuführen.

Wie Rählmann (360) genauer begründete, wird man stärkere Schlängelungen der Netzhautarterien wenigstens in allen denjenigen Fällen nicht auf vasomotorische Störungen beziehen dürfen, in welchen diese Schlängelung eine konstante, über längere Zeiträume sich erstreckende Erscheinung ist, und in welchen zugleich lokale Reizzustände des Auges ausgeschlossen werden können.

In seiner umfangreichen Arbeit hat Rählmann jedoch auch nicht wenige Fälle mitgeteilt, in welchen bei Arteriosklerose die Netzhautarterien ungeachtet ihrer stärkeren Schlängelung relativ eng waren. Hier liegen

offenbar verwickeltere Verhältnisse vor. Gerade in den Anfangsstadien der
Arteriosklerose, wo die Elastizität erheblich vermindert ist, kennen wir viele
vasomotorische Neurosen: Kopfweh, Hemikranie und manche andere Erscheinungen, welche eine ausgiebige Tätigkeit der Gefässmuskulatur beweisen.
Es machen sich auch hier in den Anfangsstadien der Arteriosklerose mannig-
fache Abweichungen in dem Verhalten der Vasomotoren geltend, die möglicherweise ausgelöst werden von den Störungen, welche die verminderte
Elastizität der Gefässwand und die konsekutive Erweiterung der Gefässlumina
hervorrufen. Stellt man sich nun vor, dass in gewissen Fällen die Elastizität
der Gefässwand, speziell ihre elastischen Bestandteile, erheblich verminder-
und der Tonus der Gefässmuskulatur erhöht ist, so müssen sich in der Netzhaut geschlängelte, enge Gefässe vorfinden. Der erhöhte Tonus der Gefässmuskulatur bedingt eine Verengerung des Lumens. Bei normaler Elastizität
der elastischen Bestandteile müsste zugleich auch die Schlänget
lung, d. h. die Dehnung in der Längsrichtung verschwinden.

So beobachtete Reimar (463) in einem Falle von Retinitis haemorrhagica bei einer
57 jährigen Patientin mit stark rigiden Radial- und Temporalarterien die Arterien sehr
schmal und kaum sichtbar, die Venen stark verbreitert und von Blutungen grösstenteils bedeckt. Vergl. auch die Fälle von Bankwitz (408) und Baquis (409) pag. 142.

Wenn in einzelnen Fällen auch bei engen Gefässen eine abnorm starke
Schlängelung der letzteren beobachtet wird, so kann man daraus direkt die
Verminderung der Elastizität der elastischen Membran erschliessen. Dabei
muss man im Auge behalten, dass die Muskulatur der Netzhautarterien kreisförmig das Lumen umschliesst, wie bei den meisten kleinen Arterien. Die
Muskulatur dieser Arterien hat keinen direkten Einfluss auf die Länge des
Gefässes, sondern nur den oben entwickelten indirekten Einfluss, der von einer
dem Radius proportionalen Änderung der Spannung in der Längsrichtung
abhängig ist. Indem die in Beziehung auf ihre Elastizität geschwächte Arterie
sich zusammenzieht, vermindert sich die Spannung der Wand in zirkulärer,
wie in longitudinaler Richtung. Demungeachtet kann aber die Arterie in
der Längsrichtung gedehnt und geschlängelt erscheinen, wenn jene Elastizitätsabnahme eine beträchtliche ist.

Nach Rählmann (l. c.) fanden sich Schlängelung und Verdünnung der
Gefässwand bei fast allen Kranken mit Ausnahme einiger Fälle, namentlich
derjenigen, wo neben allgemeiner Gefässklerose gleichzeitig Morbus Brightii
bestand. Die Verdünnung der Arterien war um so ausgesprochener, je
hochgradiger das Körpergefässystem alteriert gefunden wurde, während die
Schlängelung am stärksten ausgesprochen war in weniger hochgradig entwickelten Fällen; bei den höchsten Graden der Arteriosklerose schien sie
sogar zu fehlen.

Nach der Mitteilung von Fürstner (464) hat Becker bei einem Falle von maniaka-
lischer Erregung einen Augenspiegelbefund aufgenommen, der von ihm noch nicht beobachtet worden war. Sämtliche Gefässe der Netzhaut schienen mehr wie gewöhnlich nach
vorne gegen den Glaskörper hin vorzutreten, Arterien und Venen waren beträchtlich erweitert und ungemein stark geschlängelt. In der Färbung waren Arterien und Venen wenig

unterschieden, beide sahen dunkler aus und hatten ungewöhnlich breite Wände. Die Papillen erschienen wie ein von dunklen Locken umgebenes Gorgonenhaupt. Während gewöhnlich angenommen werde, dass bei Verdickung der Wand der Retinalarterien der Blutstrom weniger breit, dagegen der der Wand entsprechende weisse Streifen breiter erscheine, zeigten sich hier die Arterien bis zum Kaliber der Venen verbreitert bei roter Färbung. Die Sektion ergab, was das Gehirn anbelangt, abgesehen von einem Erweichungsherd im Hinterteil des Linsenkerns, die Gefässe von der Gehirnbasis insbesondere die Vertebralis, zum Teil die Basilaris, besonders auch die Ophthalmica stark verdickt, Lumen eng, Intima abgelöst und gelb verfärbt. Die mikroskopische Untersuchung zeigte eine noch grössere Ausdehnung des pathologischen Prozesses. Hauptsächlich war der Raum zwischen Membrana fenestrata und media Ausbreitung der Proliferation (Spindel- und Rundzellen), wie an den genannten Arterien, so auch an der Ophthalmica. An den Ciliar- und Retinalgefässen war die Endarteriitis an den erwähnten Häuten sehr unbedeutend, dagegen die andern beiden stark beteiligt. Im allgemeinen konnte die Diagnose auf eine chronisch verlaufende diffuse Erkrankung des Arteriensystems gestellt werden, ohne den Nachweis von Syphilis.

Fürstner (465) erwähnt noch einen andern Fall. Ein 56jähriger Mann wurde bewusstlos in die Klinik gebracht. Die ophthalmoskopische Untersuchung ergab die vorhin erwähnten Veränderungen und zwar gleichmässig auf beiden Augen. Eine rechtsseitige Hemianopsie und eine leichte rechtsseitige Parese, sowie eine motorische Aphasie sprachen für eine Affektion der linken Hemisphäre.

Die Elastizitätsabnahme der Arterienwände ist nach Thoma (l. c.) indessen nur eine vorübergehende. Sowie etwas dickere Bindegewebslagen in der Intima auftreten, nimmt die Festigkeit und Elastizität der Gefässwand wieder zu, und bei den mittleren und höheren Graden der Arteriosklerose ist die Wand der Arterie von grösserer Elastizität als im gesunden Zustande.

Da wir bei genauer Erwägung aller Umstände imstande wären, mit dem Augenspiegel die Abnahme der Elastizität der Gefässwände zu diagnostizieren, so gewinne die Diagnose der Abnahme der Elastizität der Gefässwände um so mehr an Bedeutung, wenn sie zur Erkennung der Anfangsstadien der Arteriosklerose führe. Denn die Anfangsstadien der Arteriosklerose, oder besser gesagt, die mit dieser verbundene Abnahme der Elastizität der Gefässwand, bedingten die Gefahr der Aneurysmabildung, eine Gefahr, die sicherlich durch Beseitigung der Gelegenheitsursachen zu stärkeren Drucksteigerungen im Aortensystem erfolgreich bekämpft werden könne. Indessen, wenn auch nur selten die Elastizitätsabnahme der Gefässwand so bedeutend sei, um ein Aneurysma zu erzeugen, wäre es doch für jedermann von Wichtigkeit zu erfahren, wann bei ihm sich die Anfangsstadien der Arteriosklerose entwickelten. Gewöhnlich sei es die Zeit zwischen dem 35. und 45. Lebensjahre. Für die einzelnen Individuen variiere allerdings dieser Zeitpunkt innerhalb weiter Grenzen. Sei aber der Beginn der Arteriosklerose festgestellt, so werde eine Vermeidung schwerer körperlicher und geistiger Anstrengungen und zweckmässige Lebensweise auch der Entwickelung der schweren und namentlich der nodosen Formen dieser Erkrankung vorbeugen und damit das Leben erheblich verlängern. Denn nach wenigen Jahren würden die Arterienwände durch eine diffuse Bindegewebsneubildung in ihrer Intima wieder soweit gefestigt, dass sie auch stärkeren Anforderungen alsdann gewachsen wären.

§ 159. Die Verminderung der Elastizität der Arterienwand, welche ja die Anfangsstadien der Arteriosklerose bezeichnet, ist nach Thoma (l. c.) in der Regel die Folge von chronischen Störungen der allgemeinen Ernährung. Aber auch allgemeine Ernährungsstörungen von kürzerem Verlaufe, und vollständig akute Störungen könnten das gleiche bewirken. Bei akuten fieberhaften Infektionen sei eine solche Schwächung der Gefässwand bestimmt zu beobachten. Thoma glaubt auch behaupten zu dürfen, dass manche über das ganze Gefässsystem verbreitete Formen der fibrösen Endarteriitis, nach Typhus, Scharlach und ähnliche Störungen von solchen Schwächen der Gefässwand abhingen, welche der fieberhafte Prozess, oder die toxischen Wirkungen der Infektionen erzeugten.

Über zwei hierher gehörige schwer zu beurteilende Fälle berichtet v. Hippel (466).

Der Fall I, bei dem sich Michel zuerst für die Annahme eines Tumors, dann für Tuberkulose aussprach, betrifft einen 23 jährigen Kranken, der mit 17 Jahren von einer einseitigen Iritis, und mit 20 Jahren von einem tuberkulösen Herd im rechten Calcaneus befallen wurde. Ophth.: Arteria und Vena temp. sup. waren etwa auf das 3- bis 4fache der Norm ausgedehnt und verlaufen in starken Schlängelungen; beide zogen nach einem peripher gelegenen, etwas prominierenden gelbweissen Herd, hinter welchem sie verschwanden. Jenseits desselben sieht man von der Grenze des Gesichtsfeldes einen bogenförmigen, zum Teil pigmentierten Streifen. Im Gebiet dieser Gefässe entwickelte sich ganz allmählich eine peripher beginnende und nach der Papille fortschreitende Netzhautablösung. An 3 bis 4 Stellen entstanden rundliche, rotgelbe, etwas prominierende Herde, zu welchen ein feiner arterieller Ast hinzog, und aus denen ein venöses Ästchen hervorging. In der nasalen Bulbushälfte trat nach mehrjährigem Bestehen des Leidens zuerst unten, dann oben, nach vorausgegangener ausgedehnter grünweisser Trübung Netzhautablösung auf. In der Macula bestand am Anfang eine Gruppe glänzend weisser Flecken. Der Endstatus war Katarakt, Hypotonie, totale hinter Synechie, grünliche Verfärbung der Iris. Amaurose.

Im Falle II handelte es sich um einen 28 jährige Mann. Arteria und Vena nasalis inferior auf das Mehrfache der Norm ausgedehnt und sehr stark geschlängelt. In ihrem Verlaufe einzelne weisse Flecken; die Gefässe zogen zu einem runden gelbroten Herde, hinter welchem sie verschwanden. Der Kranke hatte im 4. Lebensjahre Knochenfrass am linken Bein, dann eine Erkrankung der Wirbelsäule, von welcher ein hochgradiger Buckel zurückgeblieben war. Nach 6 Jahren zeigten sich die beiden genannten Gefässe wie früher in bezug auf Ausdehnung und Schlängelung verändert, gingen in die abgelöste Netzhaut über und erreichten schliesslich den gelbroten Herd, hinter dem sie verschwanden. Entlang den Gefässen in der abgelösten Netzhaut zahlreiche weissliche Fleckchen. Sämtliche anderen Arterien verdünnt, zum Teil fadenförmig. Nasal und temporal von der Papille gelbweisse flächenhafte Partien, die nur wenig prominierten. Innerhalb derselben wurden während der Beobachtung kleine Blutungen, ausserdem, etwas tiefer liegend, eine Anzahl äusserst feiner schwärzlicher Tupfen und kleine kristallglänzende Pünktchen sichtbar.

v. Hippel weist auf die Möglichkeit hin, dass das beobachtete Krankheitsbild eine chronische Netzhauttuberkulose darstellen könnte, wahrscheinlich handele es sich um endarteriitische und endophlebitische Erkrankung der Netzhautgefässe. Auch hält er diese beiden Fälle identisch mit dem pag. 174 erwähnten Falle von Fuchs.

In der Diskussion über diese Fälle berichteten Sattler, Wagenmann und Best über analoge Beobachtungen. Auch Jakobi (467) beschrieb einen ähnlichen Fall.

Gefässschlingen der Arteria centralis retinae.

§ 160. Über präpapillare Gefässchlingen der Arteria centralis retinae berichtet Hirschberg (468). Eine derartige kongenitale Bildung ist natürlich ganz und gar verschieden von der gleichfalls angeborenen Persistenz der Arteria hyaloidea, bezw. von der rudimentären Zapfenbildung (Hirschberg 469), und vollends von der erworbenen Bildung feiner präretinaler Gefässchlingen oder Knäuel, wie sie neben Chorioretinitis sehr ausnahmsweise im klaren Glaskörper beobachtet werden (vergl. auch pag. 119, § 131).

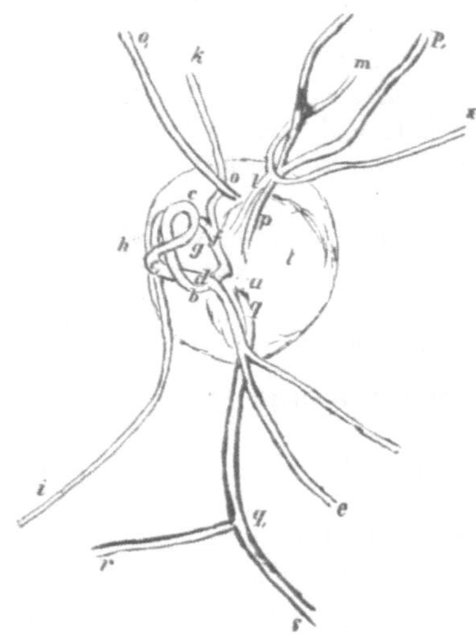

Fig. 60.

Angeborene Gefässschlingen auf der Papille. Nach Hirschberg. C. f. A. IX. pag. 205.

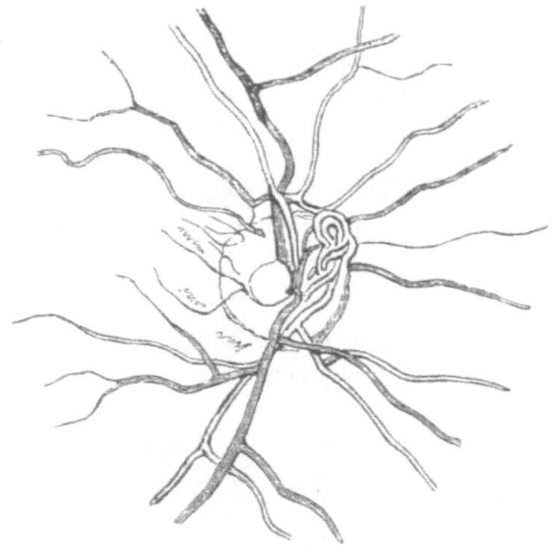

Fig. 61.

Angeborene Gefässschlingen auf der Papille. Nach Szili. C. f. A. IX. pag. 236.

Figur 60 stammt von einem 22 jährigen Patienten Hirschbergs (468). Daselbst auch die spärlich vorhandene Literatur über derartige Fälle.

Figur 61 entstammt einer Beobachtung Szilis (470) bei einem 19 jährigen Patienten.

Angeborene abnorme Schlängelung der Netzhautgefässe.

a) Bei hypermetropischem Bau des Auges.

§ 161. Levin (471) gibt die Beschreibung eines Falles von starker Schlängelung der Netzhautarterien und Venen bei einer stark hypermetropischen 18 Jährigen. Er glaubt, dass es bei Hypermetropie eine angeborene Anomalie des Gefässverlaufes gäbe, die in einer auffallenden Schlängelung der Gefässe bestehe. Diese Schlängelung sei in der Mehrzahl der Fälle nur gering, oder angedeutet, sie könne aber exzessive Grade erreichen, ohne dass ihr eine pathologische Bedeutung zukomme, auch nicht, wenn durch eine gleichzeitige, angeborene Verwaschenheit der Papillengrenzen das Bild der Neuritis optica entstehe. Vergl. Band III, pag. 514, § 365 und pag. 618).

Stephen Mackenzie (472) fand in Fällen von Hyperopie und hyperopischem Astigmatismus oft geschlängelte Venen in beiden oder in dem stärker hyperopischen Auge. Zuweilen wurde daneben Kopfschmerz konstatiert.

Chodin (473) beschreibt einen Fall von seltener Venenschlängelung auf der Retina bei einem 38jährigen Beamten mit Hypermetropie $^1/_6$ und herabgesetzter S ($^{20}/_{200}$ ohne Korrektion), der von Kindheit an schwachsichtig war und über asthenopische Beschwerden klagte. Die Venen, die sich auf der Papille zu einem gemeinsamen Stamme vereinigten und etwas breiter als normal erschienen, waren korkzieherartig geschlängelt und verliefen dabei in verschiedenen Ebenen. In einiger Entfernung von der Papille begann die Schlängelung, stärker werdend in der Richtung des Äquators und weiter zur Peripherie. Am stärksten war dieselbe ausgeprägt in der oberen inneren und oberen äusseren Vene des rechten Auges. Während in den Fällen von Schirmer (A. f. O. VII, 1) und von Jakobi (Klin. M. f. A. XII, 256) die Veränderung der Gefässe nur partiell war, sei sie hier total gewesen, bis zu den Venen dritten Grades sich erstreckend.

Der Verfasser vermutet, dass diese Schlängelung teilweise durch Behinderung der Blutzirkulation infolge eines beständigen Akkommodationsspasmus bedingt gewesen sei.

b) Bei Naevus vasculosus.

§ 162. Eine starke Schlängelung der Gefässe kann vorhanden sein, wenn in der Nähe des Auges ein Naevus vasculosus besteht.

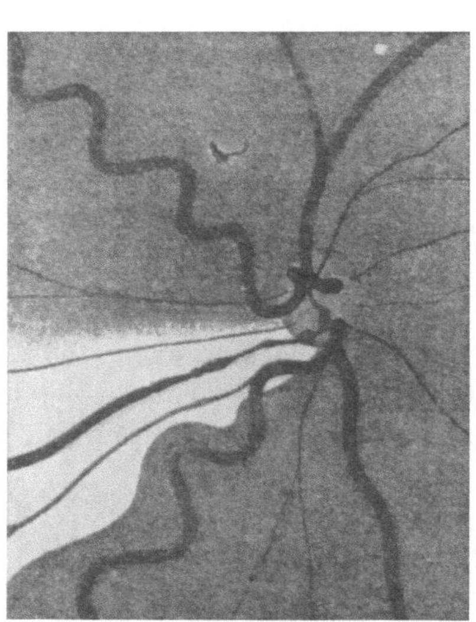

Fig. 62.

Phlebektasien und geschlängelte Venen bei Coloboma chorioideae. Nach Westhof. C. f. A. XVIII. pag. 166.

Schirmer (474) beschreibt einen Fall, in welchem das linke Auge von Geburt an bis auf einen schwachen Lichtschein blind und hydrophthalmisch war. Ophthalmoskopisch fand sich Sehnervenexkavation, sehr starke Schlängelung und Ausdehnung der Netzhautvenen bei normalen Arterien. Keine Pulsation. Es bestand hochgradige Teleangiektasie in der Augengegend.

Harrocks (475). Ein hemiplegisches Mädchen von 9 Jahren, welches seit der Geburt an epileptischen Anfällen litt, besass einen Nävus von Portweinfarbe, der die rechte Gesichtshälfte mit Einschluss der Lider bedeckte. Die Konjunktiva war ebenfalls betroffen, die Retinalgefässe erschienen sehr stark geschlängelt. Möglicherweise erstreckte sich der Prozess auch auf die Pia mater der rechten Seite, wodurch die linksseitigen Anfälle bedingt wurden.

c) Schlängelung der Netzhautgefässe beim Kolobom.

§ 163. Westhoff (476) fand bei einem keilförmigen Kolobom der Netzhaut, das sich nasalwärts von der Papille ausbreitete, eine nach der Papille zu verlaufende, oben innen und unten stark geschlängelte, ausserordentlich breite Vene. Die Vene nach innen zeigte auf der Papille eine dudelsackähnliche Erweiterung, vergl. Fig. 62 (die genauere Krankengeschichte siehe pag. 166).

Kaliberveränderungen der Netzhautgefässe, Phlebektasien und Aneurysmen derselben.

§ 164. a) Phlebektasien. Sehr häufig kommt nach Rählmann (477) bei der allgemeinen Arterio- und Phlebosklerose ein ektatischer Prozess unter der Form typischer variköser Erweiterungen an den Venen vor (etwa in 21 % unter 90 der untersuchten Fälle) in der Form spindelförmiger Ausbuchtungen oder ausgedehnter variköser Phlebektasien. Ampullenartige Ausbuchtungen der Venenwand fanden sich vornehmlich bei anämischen Individuen an Stellen, wo kleinere und grössere Blutungen aufgetreten waren.

In vielen Fällen zeigten sich diese varikösen Ausbuchtungen gerade im Anschluss an verengte Stellen der Netzhautvenen, durch deren Vorhandensein offenbar ihre Entstehung erleichtert wurde. In zwei Fällen waren sie kombiniert mit zirsoider Schlängelung der betreffenden Venenäste.

So fand

Michaelsen (478) bei einem 52 jährigen Manne feinste und, bei erweiterter Pupille, sichtbare Netzhautblutungen neben und auf dem Sehnerven des rechten Auges, ferner solche in der Macula und in der Peripherie des Augenhintergrundes. Die Blutungen nahmen zu, und wurde eine variköse Ausbuchtung einer Vene auf der Papille wahrgenommen. Es bestand Arteriosklerose.

Schleich (479) . . . abgesehen von der kolossalen Schlängelung, Erweiterung und Anastomosenbildung der Hauptgefässe wurde auch ein circumskripter venöser Varix auf der Papille beobachtet.

Hirschberg (480) fand bei einem 53 jährigen Diabetiker mit Netzhauthämorrhagien und Drucksteigerung einen nierenförmigen Blutfleck von etwa 0,2 mm Durchmesser an der Vena temporalis sup., der seit Monaten völlig unverändert und scharf begrenzt bestand und als Varikosität zu deuten war.

Friedenwald (481). 22 jähriger Patient. Plötzliche Verschleierung des Sehvermögens am linken Auge durch Glaskörperblutung. Nach einigen Wochen erhebliche Besserung des Sehvermögens. Im Gesichtsfelde links innen oben ein Defekt, welcher unzweifelhaft durch eine Zirkulationsstörung der unteren Schläfengefässe bedingt war. Ophthalmoskopisch war die Papille und die Netzhaut hyperämisch. Eine dünne weisse Bindegewebssäule ragte von dem mittleren Teile der Papille in den Glaskörper hinein. Auf der Vena temp. sup. (vergl. Fig. 63 a) lag ein einer Blutung ähnlicher Fleck. Bei genauer Untersuchung stellte er sich als eine Venenektasie heraus, welche beim Druck aufs Auge sich verringerte und fast ganz verschwand, nur ein grauer Punkt blieb auf der Vene zurück. Die Vene selbst zeigte nichts Abnormes, ausgenommen eine Verengerung unterhalb der Venenektasie, die wahrscheinlich auf einer Verdickung der Gefässwand beruhte.

Die Vena temp. infer. verzweigte sich, ungefähr 1 P. D. nach ihrer Entstehung, in zwei kleine Äste, welche sich bald in einen grossen roten Fleck vereinigten (vergl. Fig. 63 b). Weiterhin zog sich die Vene eine lange Strecke fort, war aber sehr geschlängelt. In der Nähe ihres Ursprungs gab dieselbe einen Zweig ab, welcher in der Maculagegend in einen kleinen, rundlichen, roten Fleck endete.

In der Peripherie schläfenwärts hing ein ähnlicher Fleck an einer Vene wie ein Apfel am Ast. Ein feiner weisser Faden, ein sklerosiertes Gefäss, lief von hier aus bis zu einer atrophischen Stelle in der Lederhaut. Diese roten Punkte waren Venenektasien und verkleinerten sich beträchtlich beim Druck auf den Augapfel.

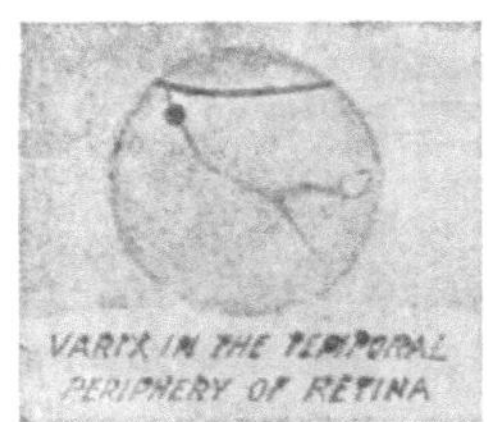

Fig. 63 a.

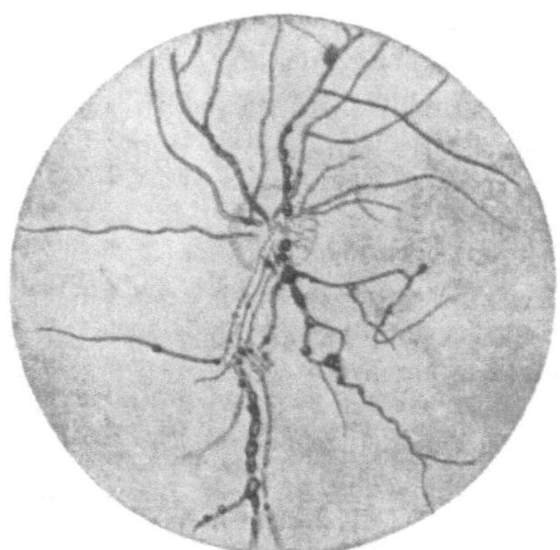

Fig. 63 b.
Variköse Venen der Netzhaut. Nach Friedenwald. C. f. A. XX. pag. 43.

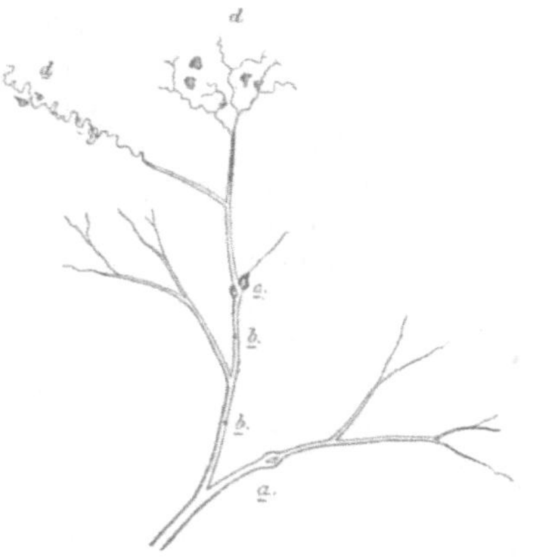

Fig. 64.
Nach Fischer. C. f. A. XXI. pag. 173.

Jakobi (482) beschreibt nicht sehr auffallende varizenartige Schlängelungen einzelner Netzhautvenen in drei Fällen. In einem derselben waren sie mit Glaskörpergefässneubildung verbunden. Die zirsoiden Bildungen täuschten auf den ersten Blick ein Extravasat vor, wobei das Gefäss unter vielfachen hin- und hergehenden Windungen eine Art flachen Knäuel bildete.

Westhoff (476) vergleiche Fig. 62 pag. 166.

Rechtes Auge S = $^6/_8$, normale Farbenperzeption. Das Gesichtsfeld zeigte einen keilförmigen Defekt, dessen Spitze im blinden Fleck anfing. Die Medien vollkommen klar, die Papille ist nicht scharf begrenzt; von derselben breitet sich nasalwärts ein keilförmiges Colobom aus. An der oberen Seite ist dasselbe sehr scharf begrenzt, nicht so deutlich nach unten.

Nach der Papille hin verlaufen von oben, innen und unten stark geschlängelte, ausserordentlich breite Venen, welche auf der Papille dicke Wülste bilden. Über dem Kolobom ungefähr gerade nach innen verläuft eine Vene, welche sehr merkwürdige Eigenschaften zeigt. Auf der Papille formt sie eine dudelsackähnliche Erweiterung, biegt sich nach innen um und erweitert sich auf mehr als die doppelte Breite, um bald nachher wieder drei nebeneinander gelegene variköse Erweiterungen zu bilden, alsdann folgt noch eine Einschnürung, und das Gefäss verfolgt weiter seinen Weg über das Kolobom als dicke Vene. Etwas höher verläuft ein Gefäss, das auch einige variköse Erweiterungen hat.

Holmes Spicer (483) erwähnt einen Fall von einer Blutung zwischen Netzhaut und Glaskörper an der Stelle des gelben Flecks bei einem 33 jährigen Manne. Eine weitere Blutung fand sich entsprechend der oberen Temporalvene und der unteren Nasalvene. Alle Venen waren tief dunkelrot, erweitert und varikös. Eine Ursache für diese Störung der venösen Zirkulation konnte nicht aufgefunden werden.

Fischer (508). Figur 64 stellt eine Vene dar aus der Netzhaut eines von spontaner Glaskörpertrübung betroffenen Auges bei einem 24 jährigen, sonst gesunden Manne. Die Stelle a ist nicht pathologisch, sondern eine Teilung des Einzelrohres in zwei, welche sich alsbald wieder zu einem vereinigen.

Die Stellen bb sind dunkler gerötete Punkte im Verlaufe der sonst gleichmässig rot aussehenden Vene und scheinen die weniger ausgebildeten Stadien dessen zu sein, was wir in c sehen: wirkliche Ausbuchtungen des Gefässrohres, welche ebenfalls durch dunklere Rötung auffallen.

dd sind die schon öfter beschriebenen Ausdehnungen und Schlängelungen der sonst so feinen, kaum sichtbaren Venenendigungen mit Blutungen im Bereich der von ihnen durchflossenen Netzhautpartien.

Goldzieher (484) fand in einem Falle von Endarteriitis obliterans retinae variköse Venen, darunter eine, welche korkzieherartig, eine andere, die wie eine Säge gezähnelt, sich eine grosse Strecke weit herumwand.

Varikositäten sind besonders in manchen Fällen von Glaukom beobachtet worden.

Liebreich (485) hat einen Fall abgebildet, wo bei tiefer glaukomatöser Exkavation die stark ausgedehnten Venen bis zu ihren feinen Verzweigungen höchst auffallende rosenkranzförmige Ausbuchtungen besassen.

Ähnliche Varikositäten fand Pagenstecher (486) bei hämorrhagischem Glaukom in Verbindung mit ausgesprochener Gefässsklerose. Auf letztere war demnach die Entstehung dieser Ausbuchtungen zurückzuführen, wobei auch die venöse Stauung als unterstützendes Moment mitwirken mochte.

b) Aneurysmen. Miliare Aneurysmen.

§ 165. Wie an den Gefässen des Gehirns, so kommen auch an den Arterien der Netzhaut seitlich aufsitzende, fadenartige Erweiterungen in der Form des Aneurysma dissecans, sogenannte miliare Aneurysmen vor. Diese Erkrankungen der kleinen Gefässe sind durch atheromatöse Veränderungen bedingt. Durch Berstung derselben entstehen bald einzelne ausgedehntere Blutungen, bald ist eine grössere Zahl von solchen über die ganze Netzhaut verbreitet.

Die ersten hierhergehörigen Befunde stammen von Lionville (488). Derselbe hatte schon früher gefunden, dass die sogenannten miliaren Aneurysmen der kleinen Arterien in manchen Fällen ausser im Gehirn auch an verschiedenen anderen Organen in grösserer Zahl auftreten können. Dies veranlasste ihn, auch in der Netzhaut darnach zu suchen, wo sie unter Umständen ophthalmoskopisch wahrgenommen werden könnten.

So fand er bei der Sektion einer 87 jährigen Frau mit Hemiplegie ausgesprochenes Atherom der Gefässe und miliare Aneurysmen im Gross- und Kleinhirn in sehr grosser Menge. Die Gefässe der Netzhaut, stark ausgedehnt, zeigten gleichfalls eine Anzahl kleiner aneurysmatischer Erweiterungen. Eine Augenspiegeluntersuchung war wegen Linsentrübung unmöglich gewesen.

In dem dortselbst zitierten Falle von Bouchereau und Magnan, der einen 50-jährigen Mann mit Alcoholismus chronicus und epileptischen Anfällen betraf, zeigte die Sektion Gehirnblutung, aneurysmatische Ausdehnung der Gefässe des Gehirns und der Netzhaut und Blutungen in die letztere.

In einem Falle von Liouville und Charcot fanden sich bei einer 72 jährigen Kranken, welche an apoplektiformen Anfällen zugrunde gegangen war, zahllose miliare Aneurysmen im Gross- und Kleinhirn und den Hirnhäuten, von verschiedener Grösse und verschiedenem Alter, häufig mit Blutungen daneben. Ferner aneurysmatische Veränderungen im Perikardium, Mesenterium, der Halsgegend mit sehr verbreitetem Atherom der Gefässe. Endlich zahlreiche kleine Aneurysmen in beiden Netzhäuten, umgeben von einem ekchymotischen Hofe. Eine Augenspiegeluntersuchung war nicht angestellt worden.

Litten (489) konstatierte bei einer Apoplexie des Gehirns ophthalmoskopisch kolossale, wie Blutlachen erscheinende Hämorrhagien auf der Retina, welche die Papille und auch den grössten Teil des Augenhintergrundes verdeckten.

Die Autopsie ergab subarachnoideale Blutungen, beide Seitenventrikel sowie der 3. und 4. Ventrikel teils mit flüssigem, teils mit geronnenem Blute erfüllt, Arteria vertebralis aneurysmatisch erweitert, atheromatös, die Pialgefässe mit kleinen aneurysmatischen Erweiterungen versehen, die Scheide des Sehnerven war in weiter Ausdehnung hämorrhagisch infiltriert, die Netzhautgefässe zeigten fleckartige Dilatationen· In der Chorioidea war ebenfalls eine Dilatation der kleinen Arterien und vielleicht auch der Kapillaren nachzuweisen.

Galezowski (492) sah miliare Aneurysmen der Netzhaut in folgendem Falle:

Eine im 4. Monat der Schwangerschaft befindliche, höchst kurzsichtige Frau erhielt mit einem Schlüssel einen Schlag auf das rechte Auge, das 14 Tage später nahezu erblindet war. In der Peripherie der in der inneren Hälfte serös infiltrierten Netzhaut ein Riss, Gefässe geschlängelt. Später hob sich die infiltrierte Netzhautpartie ab, und nach einiger Zeit entdeckte man runde Flecke in der Grösse eines Stecknadelkopfes, die längs der arteriellen Hauptgefässe angeordnet waren. Es waren das miliare Aneurysmen, weil sich die Flecken beim Druck auf den Bulbus verkleinerten, und zum Teil ganz verschwanden.

In dem vorliegenden Falle ist offenbar die Schwangerschaft als die prädisponierende Ursache für das nach der Verletzung sich entwickelnde Krankheitsbild anzusehen.

Poncet (490) teilt einen Fall von Glaukom mit miliaren Aneurysmen der Retina mit. Er glaubt, dass das sogen. hämorrhagische Glaukom durch miliare Aneurysmen der Netzhaut bedingt sein könne.

Oeller (491). Eine ophthalmoskopisch sichtbare sackartige Erweiterung einer Maculararterie auf der Papille eines Auges wird als miliares Aneurysma bezeichnet. Dabei bestand eine Herabsetzung des Sehvermögens von $^{20}/_{200}$ und ein centraler Gesichtsfeldausfall, der in einen Defekt des peripheren Gesichtsfeldes nach unten, unten innen und unten aussen überging. Innerhalb 14 Tagen soll eine bedeutende Besserung der genannten funktionellen Störungen eingetreten sein, das Gesichtsfeld wurde normal usw.

Später machten sich Störungen in der Motilität und Sensibilität der linken oberen und unteren Extremitäten geltend, auch wiederum eine Herabsetzung des Sehvermögens, centrales Skotom, und auf dem früheren gesunden linken Auge ein paracentrales Skotom. Auf dem rechten Auge war fernerhin eine weisse Atrophie sichtbar, ausserdem belästigten Kopfschmerzen, Parosmie, Anosmie und linksseitiges Ohrensausen den Kranken.

Pergens (493). Bei einem plötzlich ohne bekannte Ursache erblindeten Knaben wurde kreideweisse Verfärbung der Papille und gelbe Verfärbung des vom makulären Sehnervenfaserbündel eingenommenen Bezirks beobachtet. Alle kleinen nach der Macula laufenden Arterien zeigten aneurysmatische Erscheinungen, ähnlich einer Perlenkette, die grossen Gefässe waren normal. An einem Auge zeigte auch eine Vene einige Erscheinungen. Es trat unter Behandlung mit Jod und Quecksilber Besserung ein. Anzeichen von Lues bestanden nicht. Der Kranke kann nur mit der Peripherie etwas sehen. Er erkennt von Farben Blau allein. Während zweier Monate trat keine weitere Veränderung ein.

In dem Reimarschen Falle (494) von Retinitis haemorrhagica handelte es sich um eine 57 jährige Patientin mit stark rigiden Radial- und Temporalarterien. Der ganze Augenhintergrund war mit Blutungen übersät. Im Verlaufe trat eine intraokulare Drucksteigerung mit Erblindung auf, das Auge wurde enukleiert. Ausser anderen endarteriitischen und endophlebitischen Befunden fand sich in der Äquatorialgegend des Bulbus eine Unmenge von Miliaraneurysmen in den verschiedensten Stadien. Sie waren kugelförmige Gebilde von verschiedener Grösse, meist in den inneren und mittleren, seltener in den äusseren Schichten liegend.

Rählmann (495). Fall I. Bei einem 55jährigen Manne mit Aphasie, rechts-seitiger Hemiplegie und arteriosklerotischen Veränderungen der Netzhautgefässe zeigte sich die Blutsäule einer Arterie in der Peripherie in der Gegend des Äquators perlschnurartig erweitert. Die Ektasien waren, wie oblonge Perlen auf einer dünnen Schnur, so im Ver-laufe des Gefässes geordnet, dass die einzelnen, übrigens genau spindelförmig geformten mit fadendünnen, oben sichtbaren Gefässstücken abwechselten.

Fisher (496). 13jähriges Individuum, rechtsseitige Erkrankung der Retinalarterie in der Form von zahlreichen Erweiterungen mit weissen Flecken in der Netzhaut bei einem im Gefolge eines Gelenkrheumatismus aufgetretenen Herzfehlers.

Benson (497) beschreibt multiple Aneurysmen der Arterien und Venen der Netz-haut, ebenso Goldzieher (498).

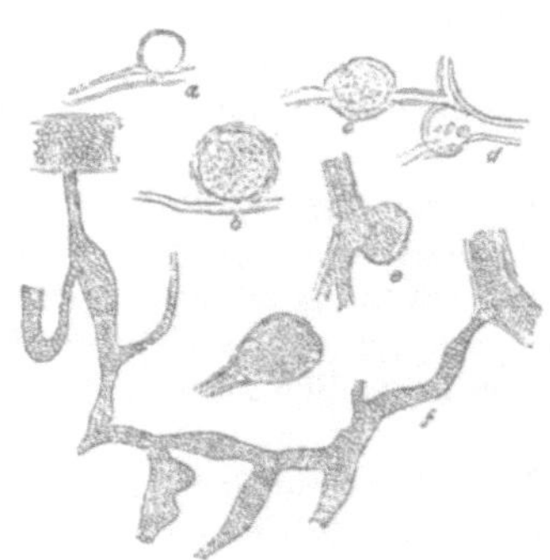

Fig. 65.

Nach Gowers, Die Ophthalmo-skopie in der Medizin. Kapilläre Aneurysmen u. variköse Kapillaren. *a—c* von einem Falle von Diabetes mit Blutungen in die Retina (nach Präparaten von Nettleship). Bei *a*, *b* und *e* sitzen die Aneurysmen seitlich, bei *c* im Verlaufe einer Ka-pillare und bei *d* an der Bifurkation eines Gefässes (150 mal vergrössert). *f* variköse Kapillaren in einem Falle von Morb. Brightii (150 mal ver-grössert).

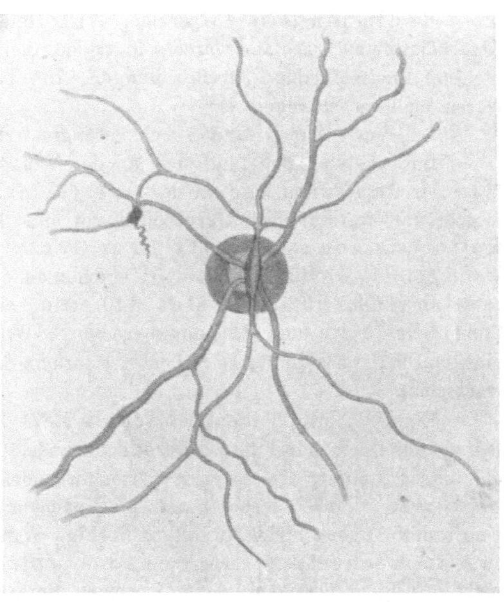

Fig. 66.

Aneurysma fusiforme. Nach Rählmann. Kl. M. f. A. XXVII.

Variköse Kapillaren in einem Falle von Morbus Brightii bildet Gowers in seinem Werke „Die Ophthalmoskopie in der inneren Medizin", deutsch von Grube, pag. 19, ab, wie sie von Stephens Mackenzie, Ophth. Hosp. Rep. Dez. 1877, mikroskopisch untersucht worden sind (vergl. Figur 65).

§ 166. Aneurysma fusiforme. In den folgenden Fällen von Aneurysma fusiforme handelte es sich offenbar nur um eine rein mechanische Dehnung der ganzen Zirkumferenz eines relativ kurzen Gefäss-abschnittes, dessen Wand ihrer Struktur nach leicht erkrankt war.

Rählmann (495) (vergl. Fig. 66) beschreibt einen Fall von Dehnungsaneurysma der Arteria centr. retinae bei einem 32jährigen Manne, welcher an Insuffizienz der Aorten-klappen und chronischer Nephritis litt. Das auf der Sehnervenpapille liegende Gefäss zeigte eine deutliche spindelförmige aneurysmatische Ausdehnung. Die beiden von dem Aneurysma nach oben und unten abgehenden Äste wurden vor ihrer Teilung in die drei bezw. zwei

Netzhautgefässe wieder enger, d. h. zeigten eine normale Ausdehnung. Der Querschnitt des Aneurysmas hatte ungefähr die Breite dieser Gefässe; seine Dimensionen nahmen rhythmisch mit dem Radialpulse während der Gefässdiastole um das Doppelte zu, so dass das Aneurysma diastolisch bedeutend anschwoll und systolisch dann wieder kleiner wurde. Während des ganzen Pulsationsvorganges blieb das Gefäss prall gefüllt, so dass ein Zusammenfallen oder Abblassen des Gefässstückes nicht zu bemerken war. Neben den Kaliberschwankungen fanden sich Lokomotionen der ganzen Gefässpforte, d. h. des Aneurysmas und der vom Aneurysma abgehenden Äste, durch welche das ganze Gefässystem in seinen centralen Teilen förmlich erschüttert wurde. Die Venen waren ganz schwach geschlängelt, ihre peripheren Äste stellenweise lockig geschlängelt.

Es wurde eine rein mechanische Dehnung einer ihrer Struktur nach normalen, höchstens leicht erkrankten Gefässwand angenommen.

Rählmann (477). 57jähriger Wirt, Herzdämpfung normal. Herztöne gesund. Die Art. radialis und brachialis waren sehr rigide, die Karotiden fühlten sich hart an und zeigten mehrere knollenförmige Anschwellungen. Die Temporales zeigten keine Abnormitäten und waren nicht geschlängelt.

In beiden Augen fanden sich verengte Arterien und normal ausgedehnte Venen.

Im rechten Auge fand sich an der Vena temporalis inferior eine trübgraue Verfärbung der Gefässwand, und an der Arteria nasalis infer. ca. 2 bis 2¹/₂ Papillendurchmesser von der Papille entfernt dicht vor einer Bifurkation eine aneurysmatische Erweiterung von spindelförmiger Gestalt, durch welche die Blutsäule an Ort und Stelle um das Dreifache verbreitert erschienen.

Im Falle III von Perles (610) erlitt ein 68jähriger Mann mit Insuffizienz und Stenose der Aorta und Schrumpfniere vor 8 Wochen plötzlich eine Sehstörung. Ophthalmoskopisch: Verdünnuug sämtlicher Arterien, die an einzelnen Stellen spindelförmig erschienen.

Eine 50jährige Patientin Michels (487) litt an chronischer Nephritis. Kopfschmerz, Schwindel, Ödem der Füsse. Karotiden rigide, Temporalis stark geschlängelt, Radialpuls voll und gespannt. Die Arterien hatten in beiden Augen anscheinend normalen Querschnitt, waren aber erheblich geschlängelt. Die Venen, anscheinend normal breit, zeigten in der Peripherie des Augengrundes auffallend lockige Windungen. An mehreren venösen Gefässen wechselten engere und erweiterte Strecken miteinander ab. Im rechten Auge zeigte eine Arterie weisse Berändungsstreifen, die Art. tempor. infer. zeigte unmittelbar hinter einer eng umschriebenen Einengung des Lumens eine spindelförmige aneurysmatische Erweiterung. Die Papillengrenze war nach einwärts durch eine schwache, leicht streifige Trübung verlegt. In nächster Nachbarschaft der Papille fanden sich streifige Blutungen und in der Gegend des hinteren Augenpols eine Gruppe sternförmig angeordneter gelbweisser Flecken.

Uthoff (499) fand in zwei Fällen bei Paralytikern an je einem nach unten abgehenden Arterienaste eine kleine spindelförmige Erweiterung in der Nähe der Papille von 1 und 1¹/₂ Papillendurchmesser Länge.

Schmall (500) fand in einem Falle von Aortenstenose und Insuffizienz auf dem rechten Auge beginnende Katarakt, auf dem linken eine spindelförmige Erkrankung der nach unten ziehenden Hauptarterie.

§ 167. Kugelförmige Aneurysmen auf der Papille fanden folgende Autoren:

Mannhardt (501). Bei einem Arbeiter war infolge einer heftigen Erschütterung des ganzen Körpers eine Chorioidealruptur entstanden. Der Riss lag nach aussen oben von der Papille und zeigte die gewöhnliche Bogenform. Gleichzeitig fand sich aber in dem äusseren Quadranten der Papille ein runder grauer Fleck von ¹/₃ PD. Grösse, in welchem eine kugelförmige Hervorwölbung bemerkt wurde, die deutlich und synchronisch mit der Radialis pulsierte. Es war das ein Aneurysma spurium eines in den Sehnerven abgegangenen Astes der Centralarterie, welches wahrscheinlich gleichzeitig mit der Chorioidealruptur entstanden war.

Sous (502). Eine 64jährige Landarbeiterin, die seit 6—7 Jahren an Herzklopfen litt, hatte einen so dichten Nebel vor dem Auge, dass sie selbst die grössten Buchstaben nicht mehr unterscheiden konnte. Im umgekehrten Bilde waren die zwei unteren Drittel der Papille von einer roten, eiförmigen Geschwulst bedeckt, welche mit ihrem dünneren unteren Ende noch etwas über den Rand der Papille hinüberragte und sich alsdann, plötzlich schmäler werdend, in eine Netzhautarterie fortsetzte. Sie zeigte eine deutliche systolische Erweiterung und diastolische Zusammenziehung; die übrigen Netzhautarterien waren fadenförmig, die Venen etwas erweitert.

§ 168. Über ein Aneurysma dissecans der Arteria centralis retinae berichtet

Sidler-Huguenin (503). 44jähriger Mann. Totale Iridodialyse nach Verletzung mit Peitschenstiel, sekundäres Glaukom. Aneurysma dissecans der Arteria centralis retinae. Hart hinter der Lamina cribrosa war eine Spaltung der Elastica vorhanden und durch das Auseinanderweichen der elastischen Fasern wurde die spaltförmige Öffnung durch rote Blutkörperchen, amorphes und fibrilläres Gerinnsel teilweise ausgefüllt.

§ 169. Bei einem von Michel (487) beobachteten Falle von Aneurysma varicosum wurde beim Aufsetzen des Stethoskops auf das geschlossene Auge ein unaufhörlich blasendes Geräusch mit deutlicher systolischer Verstärkung gehört.

Die Arteria temporalis super. erschien unter Bildung einer S-förmigen Krümmung auf der Sehnervenpapille erheblich verdickt und unmittelbar nach dieser Krümmung auf das 4fache des normalen Volumens angeschwollen. In der Nähe des Stammes der Art. temporalis sup. trat eine dünne nach unten verlaufende Arterie auf, welche sich nach kurzem Verlaufe zu einem aneurysmatischen Sacke erweiterte; aus demselben entsprangen nach oben und unten kleine arterielle Gefässe. Unterhalb des Aneurysmas trat die stark erweiterte und geschlängelte Vena temporalis inferior hervor. Die Vena temporalis superior war stark verdickt und bildete in ihrem Verlaufe zahlreiche Schlingen. Zum Teil auf der Papille, zum Teil daran anstossend, befand sich ein mit verschiedenen Ausbuchtungen versehener venöser Varix, dessen Grösse die des Aneurysmas ungefähr um das Doppelte überstieg. Bei leichtem Druck auf den Bulbus trat Venenpuls auf, doch kaum bemerkbar am venösen Varix, sowie eine stärkere pulsatorische Erscheinung an den dickeren Arterien und am Aneurysma. Die Papille erschien grösstenteils durch verdickte und varikös erweiterte Gefässe verdeckt, die Netzhaut in ihrer Umgebung grau getrübt. Dabei bestand Erblindung.

In einem anderen Falle zeigte von zwei grossen, nach unten zu verlaufenden Arterien, welche durch ihre enorme Schlängelung und Erweiterung auffielen, die eine in der ersten Hälfte ihres Verlaufes nur streckenweise knotige Anschwellungen, zwischen denselben war sie sehr dünn. An der Grenze zwischen der unteren und der oberen Hälfte des Verlaufes war eine blinddarmähnliche Anschwellung vorhanden, von hier ab war die Arterie ungefähr so breit, wie die zugehörige Vene. Arterie und Vene verschwanden in einer grossen, wenig abgegrenzten, scheibenförmigen, aneurysmatischen Anschwellung. Die erkrankte Arterie und die dazu gehörige Vene hatten beide die gleiche, sehr dunkle Farbe; dagegen erschienen die von der Vereinigungsstelle abgehenden Nebenäste der Arterie normal und von gewöhnlicher heller Farbe. Die Veränderung entstand angeblich nach einer heftigen Kontusion des Auges.

Unter dem Namen Aneurysma arterio-venosum retinale hat Magnus (504) den Ausgang einer heftigen Kontusion des Auges beschrieben, bei welchem eine direkte Kommunikation eines Astes der Centralarterie mit einer Vene (vielleicht sogar an zwei

Stellen) vorzukommen schien. Sämtliche Netzhautgefässe waren sehr stark ausgedehnt und erheblich, zum Teil mäandrisch geschlängelt; der Farbenunterschied der grösseren Gefässe auf der Papille und Umgebung fast verschwunden, und alle Gefässe gesättigt braunrot gefärbt, dagegen war an den vor der Kommunikationsstelle abgehenden Zweigen die arterielle und venöse Farbe deutlich zu unterscheiden. Der Augengrund zeigte ausserdem in der Umgebung der Kommunikationsstelle eine vermutlich durch frühere Blutung entstandene Pigmentierung, die Papille feine, neugebildete Gefässe am temporalen Rande und Zeichen von Atrophie. Eine anatomische Untersuchung wurde nicht vorgenommen.

Leber bemerkt dazu (Graefe-Saemisch, V. 528), man sollte erwarten, dass die Farbe des Blutes in den kommunizierenden Gefässen hell und nicht dunkelrot gewesen sei, da bei Kommunikation einer Arterie und einer Vene das Blut aus der ersteren in die letztere einströmen müsse, aber nicht umgekehrt. Überdies sei es im Leben äusserst schwierig, unter so geänderten Verhältnissen eine völlig sichere Darstellung über den Verlauf und Zusammenhang der Gefässe zu erhalten.

Seydel (505) gibt die Beschreibung und das ophthalmoskopische Bild eines partiellen Aneurysma arterio-venosum der rechten Netzhaut, und zwar waren die oberen arteriellen und venösen Verzweigungen beteiligt. Dieser Fall hat die grösste Ähnlichkeit mit jenem von Magnus beschriebenen. Das Aneurysma wurde als angeboren angesehen und war verbunden mit Astigmatismus. S = $^6/_{15}$.

„Indem das arterielle Blut direkt in die ursprüngliche Vene übertritt, erfährt letztere eine bedeutende Schlängelung und Ausdehnung; auch erklärt die ungeschwächte Kraft des Blutstroms die enorme Schlängelung der nächsten Nebenäste, insbesondere desjenigen Astes, der ehedem dazu bestimmt war, venöses Blut aus den Kapillaren dem Herzen zuzuführen, jetzt aber zweifellos arterielles Blut centrifugal den Kapillaren zuleitet und hier auf den primären arteriellen Blutstrom prallt."

Fuchs (506) (vergl. Fig. 67) beobachtete bei einem Manne, der mit dem rechten Auge gegen einen Baumast gestossen war, eine Herabsetzung des Sehvermögens auf Fingerzählen in $^3/_4$ m, und ophthalmoskopisch, nach unten zu verlaufend, zwei grosse Gefässe der Netzhaut, welche sofort durch ihre enorme Schlängelung und Erweiterung auffielen; in der ersten Hälfte ihres Verlaufes zeigte die Arterie nur streckenweise knotige Anschwellungen, zwischen denselben war sie sehr dünn, die untere Hälfte des Verlaufes setzte sich gegen die obere durch eine plötzliche blinddarmähnliche Anschwellun gab, von hier an war die Arterie ebenso dick, wie die Vene. Arterie wie Vene verschwanden in einer grossen, wenig begrenzten, scheibenförmigen Stelle, die prominent, mit Blutflecken bedeckt und dunkel erschien. Die erkrankte Arterie und die dazu gehörige Vene hatten beide die gleiche sehr dunkle Farbe; die Nebenäste der Arterie erschienen normal und von regelrecht heller Farbe. Der kreisrunde Fleck wird als Aneurysma spurium bezeichnet, wobei die Verletzung eine Kontinuitätstrennung von Arterie und Vene herbeigeführt haben soll.

Ausserdem fand sich in der Macula eine weisse, sternförmige Figur, wie bei Retinitis albuminurica; in der inneren Netzhauthälfte eine bandförmige, silberglänzend weisse Figur, in welcher zahlreiche feinste schwarze Linien lagen, die nichts anderes seien als kleine Lücken, durch welche die rote Aderhaut sichtbar war.

Michel vermisst bei diesem Falle mit Recht eine Untersuchung des Zirkulationssystems im allgemeinen, was ja um so mehr notwendig gewesen wäre, als die Verletzung wahrscheinlich nur den zufälligen Anlass zur Beobachtung des erkrankten Auges gegeben hatte.

v. Hippel (507) kann ebenfalls die Deutung dieses Falles nicht für richtig halten. Die Erklärung, dass bei dem Trauma eine Netzhautarterie und eine zugehörige Vene geplatzt sein sollten, wobei das Blut ein sackförmiges Aneurysma ohne weitere Ablösung der Netzhaut gebildet haben soll, sei kaum annehmbar. Er könne sich eine Ruptur einer grösseren Netzhautarterie ohne sofortige profuse Blutung nicht denken.

Endlich wollen wir hier noch zwei interessante Fälle aus der vor-ophthalmoskopischen Zeit mit Sektionsbefund erwähnen.

v. Graefe der Vater (631) fand an dem Auge einer Frau, die unter dem Gefühl von Pulsation im Grunde der Orbita erblindet war, die Arteria centralis retinae in der Achse des Sehnerven bis zur Dicke eines Strohhalms aneurysmatisch ausgedehnt.

Scultét (632) konnte bei der Sektion einer alten Frau als Ursache der im Leben allmählich aufgetretenen beiderseitigen Erblindung Atrophie beider Sehnerven, durch aneurysmatische Ausdehnung der A. centralis verursacht, nachweisen.

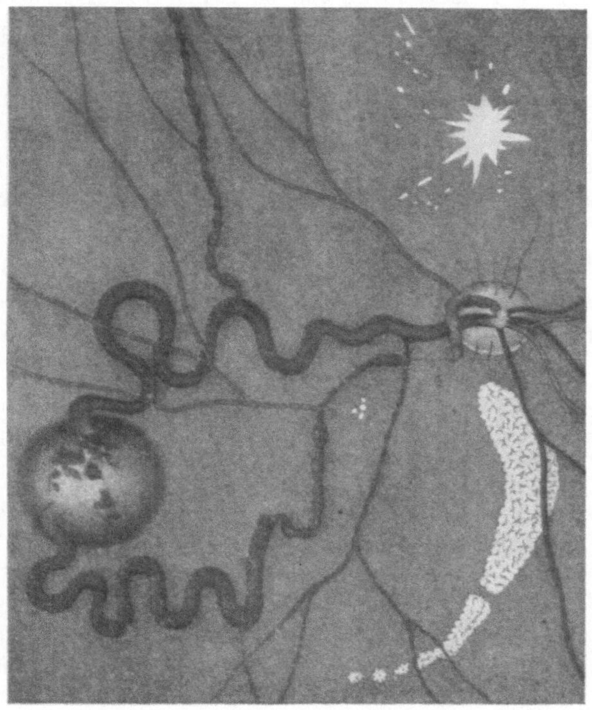

Fig. 67.

Nach Fuchs. Arch. f. Augenh. XI. Taf. VII Fig. 2.

c) Verengerungen der Blutsäule.

§ 170. Neben den durch Erweiterungen der Blutsäule gesetzten Kaliberschwankungen der Gefässe begegnen wir auch Verengerungen derselben. So geht bei arteriosklerotischen Wandverdickungen die zu einem dünnen Faden eingeschnürte Blutsäule, konisch sich verbreiternd, manchmal sehr schnell in das normale Kaliber über. Ist das normale Stück nur kurz, so entstehen eigentümliche Spindeln, die vielleicht, wie man nach einzelnen Abbildungen vermuten möchte, manchmal als Aneurysma fälschlich gedeutet worden sind, ein Irrtum, vor welchem Reimar (609) und Perles (610) warnen. Als derartiges Beispiel möchte der folgende Fall von Dzialowski (633) dienen:

23 jähriger Mann, bei dem zuerst eine Neuritis optica und dann eine Stauungspapille des rechten Auges diagnostiziert war. Die Allgemeindiagnose lautet auf Herzschwäche. Beiderseits waren Glaskörpertrübungen vorhanden, vorwiegend Erweiterung und Schlängelung der Netzhautvenen, geringe Veränderungen an den Netzhautarterien, Blutungen und weissliche Trübungen der Netzhaut mit Gefässen auf den letzteren, ähnlich wie bei Retinitis proliferans, sowie im Verlaufe der Netzhautgefässe eingeschobene rundliche, hellrötliche, zum Teil auch anscheinend etwas prominente Gebilde, die als variköse, oder aneurysmatische Veränderungen angesehen wurden.

Rählmann (477) fand in 19 von 90 Fällen von Arteriosklerose an einzelnen Stämmen der dünnen Netzhautarterien circumskripte Einengungen des Kalibers, welche regelmässig nur auf ganz kurze Strecken des Gefässes, etwa auf die Ausdehnung eines Viertels oder der Hälfte des Papillendurchmessers beschränkt waren, aber häufig im Verlaufe ein und desselben Astes mehrmals vorkamen, so dass längere, gleich weite, normale Strecken mit kurzen, eingeengten wechselten. Kenntlich waren die Verengerungen nur durch eine starke Verdünnung der Blutsäule; denn von der Gefässwand sah man auch an den verengten Stellen in der Regel gar nichts. Zuweilen indessen fand sich an der verengten Stelle eine spindelförmige Verdickung, welche meistens der Wand des optischen Längsschnittes seitlich anlag, mitunter aber auch den centralen Blutfaden umhüllte. In pathologisch-anatomischer Hinsicht fasst Rählmann diese Veränderungen als herdenweise hervortretende Endarteriitis mit hyaliner Degeneration auf.

Ewers (958) berichtet über eine endarteriitische Wucherung in einem Arterienaste. Das Rohr selbst war in einer Länge von ca. $^1/_{10}$ Papillendurchmesser von einer dunkelroten Masse erfüllt und wurde nach abwärts von derselben so fein, dass es nicht mehr weit in die Peripherie zu verfolgen war.

Hirschberg (634) untersuchte ophthalmoskopisch 50 alte Leute im Alter von 60—80 Jahren. In 44 % der Fälle ergab sich, dass das Kaliber der Arterien an verschiedenen Stellen ihres Verlaufes

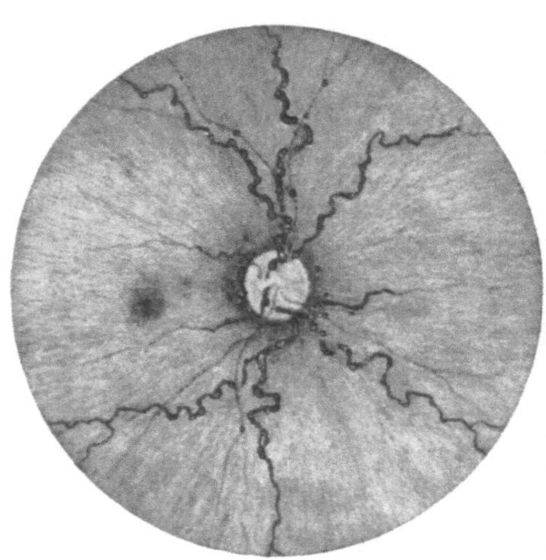

Fig. 68.

Eigene Beobachtung. Frau N. Knötchenförmige Einlagerungen in die Gefässwände der Venen, und knorriger Verlauf derselben bei Lues cerebralis.

Ungleichheiten darbot. In 10 % waren an den Venen Kaliberveränderungen sichtbar.

Bisweilen scheint auch bei Arteriosklerose die Kontinuität des Blutstroms der V e n e an einer Stelle unterbrochen.

So waren in einem Falle von L u n n (629) oberhalb der Macula ausgedehnte Netzhautblutungen, und in deren Mitte weisse Flecken vorhanden. An manchen Stellen waren die N e t z h a u t v e n e n durch die sie kreuzenden (verdickten) Arterien komprimiert, insbesondere die Vena macularis superior. Die Arterien zeigten die Erscheinungen der Sklerose.

Über eine analoge ophthalmoskopische Erscheinung berichtet D o y n e (630).

Auf eine andere, auch von uns sehr häufig beobachtete Erscheinung bei Arteriosklerose macht S t ö l t i n g (623) mit folgenden Worten aufmerksam:

„Auffallend war der Verlust der normalen weichen Rundung der Gefässe. Sie erschienen im ophthalmoskopischen Bilde wie von einem ungeschickten Zeichner dargestellt." Vergl. Fig. 68 eigene Beobachtung.

Die Neubildung von Netzhautgefässen.

§ 171. Während die Neubildung kapillärer Gefässe bei Neuritis optica eine sehr häufige ist, sind ophthalmoskopisch sichtbare e r w o r b e n e Gefässneubildungen im ungetrübten Glaskörper sehr selten.

Weniger selten ist die Beobachtung, dass nach der sog. proliferierenden Netzhautentzündung sich infolge von starken Netzhautblutungen dichte, bläulichweisse Häutchen bilden, die aus der Netzhaut in den Glaskörper vordringen und n e u g e b i l d e t e Blutgefässe zeigen. So beobachtete

D e n i g (706) bei einer 62 jährigen Frau zwei Tage vor ihrem Tode auf beiden Augen eine hochgradige atheromatöse Veränderung der Netzhautarterien mit zahlreichen Blutungen, sowie auf dem rechten Auge das bekannte Bild der sog. R e t i n i t i s p r o l i f e r a n s. Die weissen Stränge fanden sich etwas nach aussen von der Macula, ihre Basis betrug etwa zwei Papillendurchmesser. Die A u t o p s i e ergab allgemeine Arteriosklerose, Ventrikelblutung, Zerstörung des Thalamus etc.

Die mikroskopische Untersuchung des Bulbus ergab ein Ödem der Netzhaut, die Hohlräume teilweise mit grossen kolloiden Ballen angefüllt, Blutungen an der Oberfläche sowohl, als auch in den einzelnen Schichten der Netzhaut. Die Arterien, besonders auch die der Chorioidea, zeigten bis in ihre feinsten Verzweigungen eine ungleichmässige Verdickung ihrer Wandungen, das Lumen war stellenweise verlegt, die Wandungen waren in eine starre homogene Masse umgewandelt. Leider waren die Serienschnitte an der Stelle der direkten Kommunikation der Netzhaut mit der Neubildung verloren gegangen. Im wesentlichen handelte es sich um eine bindegewebige Neubildung im Glaskörper und einer hinter ihr liegenden, steilen Netzhautfalte nach aussen von der Macula. Auf diese Falte zog von der Netzhaut her ein starkes Gefäss, welches sich in zahlreiche Verzweigungen auflöste. Zwischen den Gefässen lagen dichte Fibrillenbündel mit Epithelzellen und Rundzellen. Die Neubildung war von der Hyaloidea umkleidet.

B l o k (707) hat bei zwei Patienten die Bildung von frei in dem Glaskörper schwebenden Gefässen beobachtet. Zuerst habe sich eine Retinitis proliferans aus den Arterien auf der Papille gebildet, zum kleineren Teil auch aus den retinalen Ästen. Allmählich wurde die Bindegewebsmembran, welche die Gefässe umhüllte, unsichtbar, bis schliesslich bloss freischwebende Gefässe übrig waren.

G o l d z i e h e r (710) beobachtete bei einer 23 jährigen Patientin, die seit 3 Jahren auf dem rechten Auge erblindet war, und deren linkes Auge S = 0,1 aufzuweisen hatte, ophthalmoskopisch rechts eine unregelmässig vaskularisierte, unbewegliche Bindegewebsmasse, links eine stark geschwellte Papille, die Netzhautvene verbreitert und geschlängelt, die Netzhaut getrübt, rings um die Papille von graugrünlichem Aussehen, zahlreiche neugebildete Gefässschlingen. Diese Veränderungen waren vorzugsweise rings um die Papille und in der Macula ausgesprochen. Das Gesichtsfeld war hochgradig verengt.

Sehr selten sind dagegen neugebildete Blutgefässe, welche von der Netzhaut oder der Papille aus in den klaren Glaskörper hineinwachsen.

Hirschberg (702) hat bis zum Jahre 1890 sieben derartige Fälle zusammengestellt und die Literatur um weitere vier Fälle bereichert. Nach seiner Erfahrung entstehen die erworbenen Blutgefässneubildungen, die von der Papille oder ihrer Umgebung aus in den ziemlich klaren Glaskörper vordringen, im Verlaufe einer hämorrhagischen Entzündung der Netzhaut und des Sehnerven. Ursachen dieser Retinitis seien Syphilis (Fall Nettleship, Transact. of the Ophth. Soc. IV. 1884, pag. 150, und Hirschberg [711]), Diabetes (Nettleship l. c. VIII. 1888 pag. 159) und Arteriosklerose.

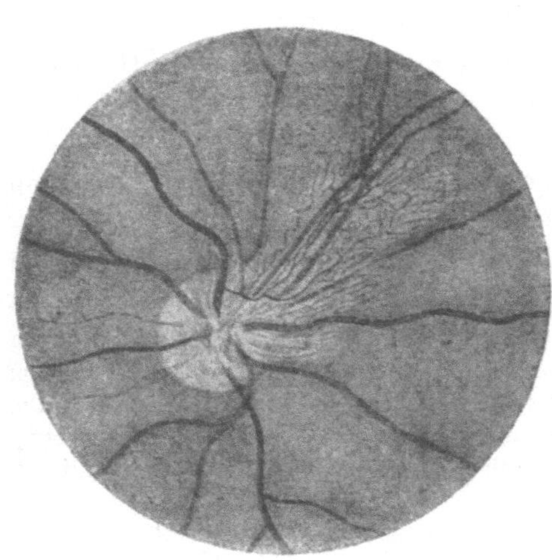

Fig. 69.
Nach Hirschberg. C. f. A. XIV, pag. 268.

So traten bei einer 60 jährigen Frau (vergl. Figur 69) mit Arteriosklerose, nachdem zahlreiche Rezidive von Netzhautblutungen beobachtet worden waren, stärkere Sehstörungen auf, und zeigte sich später folgendes Bild. In der Netzhautmitte waren starke Blutungen. Der Sehnerveneintritt ist undeutlich begrenzt und zeigt unten einen Blutsack, in den Gefässe des Glaskörpers hineinmünden. Nach allen Richtungen strahlen von dem Sehnerven aus in den Glaskörper lockenförmig angeordnete Gefässbündel hinein, welche mit zierlichen Schlingen endigen, nach unten auch zahlreiche Knäuel wie Quasten entfalten. Einzelne Gefässe dringen soweit nach vorn in den Glaskörper hinein, dass man das vordere Ende nicht mehr wahrnehmen kann.

In der Beobachtung Banes (704) war bei einer 30 jährigen Patientin im Anschluss an Netzhautblutungen, die einige Jahre vorher aufgetreten waren, eine Bindegewebsmembran im Glaskörper entstanden mit Gefässen, die von der Retina kamen.

Bei einem Falle von Netzhautblutungen, welchen Bernstein (705) beobachtete, zeigten die neugebildeten Gefässe eine grosse Ähnlichkeit mit einer persistierenden Arteria hyaloidea.

Baer (709) beschreibt einen Fall, bei dem vor 7 Jahren eine typische Embolie der Art. centralis retinae festgestellt worden sein sollte. Jetzt fand sich auf demselben Auge neben Atrophia nervi optici eine 2 mm weit in den Glaskörper vordringende Arterienschlinge.

Zwischen dem Beginn der Blutungen und der Blutgefässneubildung pflegen Monate, selbst Jahre zu liegen. Die Sehstörung ist meist eine ziemlich erhebliche und durch die nebenbei bestehenden Retinalveränderungen bedingt. Die Gefässe können wieder verschwinden [vergl. Fall 4 Hirschberg (702)], wie dies nach Lues beobachtet wurde.

In Marples (703) Beobachtung ergab die pathologisch-anatomische Untersuchung das Vorhandensein eines weit in den Glaskörper hinein sich erstreckenden Bindegewebes, das zahlreiche Blutgefässe enthielt. Der Ausgang der Neubildung konnte von den Netzhautgefässen auf der Sehnervenpapille nachgewiesen werden. Marple gibt eine Zusammenstellung der bisherigen diesbezüglichen Beobachtungen, kommt dann auf die Ätiologie der Erkrankung zu sprechen und nimmt lokale und allgemeine Ursachen an. Lokal komme zuerst eine Neuritis nervi optici in Betracht. In zehn unter den 14 zusammengestellten Fällen waren Retinitis oder Chorioretinitis mit oder ohne Netzhautblutungen nachweisbar; nur in zweien war die Netzhaut gesund. Von den allgemeinen Ursachen fanden sich Syphilis in 8 Fällen, Diabetes in 2, in den übrigen 6 aber keine. In 5 Fällen war das rechte, in 4 das linke, in 4 beide Augen betroffen. Der jüngste Patient war 14, der älteste 54 Jahre alt.

Die Netzhautblutungen.

§ 172. Den Netzhautblutungen kommt nur die Bedeutung eines Symptoms zu. Eine sog. Retinitis haemorrhagica, die besser als Apoplexia sanguinea retinae zu bezeichnen wäre, gibt es nicht.

Netzhauthämorrhagien kommen als einzige Veränderung des Augenspiegelbildes vor, d. h. ohne dass mit dem Augenspiegel sichtbare Gefässveränderungen dabei auftreten, oder sie werden im Verein mit anderen ophthalmoskopisch sichtbaren Affektionen der Netzhaut und der Papille beobachtet.

Hinsichtlich der Ätiologie im allgemeinen werden sie, abgesehen von lokalen Traumen und allgemeinen Blutstauungen (epileptischer Anfall, Thoraxkompression, Zyanose) neben Erkrankungen der retinalen Gefässwand, noch bei Zuständen veränderter Blutbeschaffenheit beobachtet, sei es, dass dieselben als anämische, oder kachektische, oder durch Toxine bedingte zu betrachten sind. Dabei muss jedoch hervorgehoben werden, dass die oben erwähnten Zustände sehr häufig eine ophthalmoskopisch nicht erkennbare Alteration der Gefässwand bewirken. Bei einer solchen Vielseitigkeit der ätiologischen Momente ist der Nachweis von Netzhauthämorrhagien immer ein Krankheitssymptom ersten Ranges, dem unbedingt die Untersuchung des Urins auf Eiweiss, Zucker und Formbestandteile der Nieren, des Blutes auf die Zahl und Qualität der roten und weissen Blutkörperchen und auf die Anwesenheit von Mikroorganismen, sowie eine Untersuchung des Herzens und Gefässystems im allgemeinen folgen muss.

§ 173. Auch bei Chorioiditis kommen Netzhautblutungen vor.

Amman (671) bringt 13 Fälle von Netzhautblutungen bei Chorioiditis disseminata und fasst die Ätiologie dieses Zusammentreffens folgendermassen zusammen: „Die wahrscheinlich häufigste Ursache liegt in einer Allgemeinerkrankung des Individuums, welche durch Vermittlung des Blutes, sowohl die Chorioidea, wie die Netzhaut in Mitleidenschaft zieht. In dem einen Falle mögen multiple Embolien von Bakterien, in dem anderen eine Schädigung der Gefässe auf chemischem Wege die unmittelbare Ursache bilden. Die Möglichkeit einer Komplikation der Chorioiditis mit Netzhautblutungen liegt

in einer sekundären Erkrankung der Retina durch den unmittelbaren Kontakt
mit dem Chorioidealherd, indem die Retinagefässe an diesen Stellen entzündlich
verändert und dann entweder für Blut durchlässig werden, oder Stauung in ihrem peripheren Teile eintreten lassen.

Leber (697) bespricht an der Hand von zwei Fällen das Zusammentreffen von disseminierter Chorioiditis und Netzhautblutungen an dem gleichen Auge. Er ist der Ansicht, dass es sich um eine Kombination von selbständigen Affektionen, sowohl der Netzhaut, als der Aderhaut handle, welchen eine gleiche Entstehungsursache zugrunde liege, nicht aber um ein Übergreifen der einen auf die andere.

§ 174. Wir unterscheiden: arterielle und venöse Netzhautblutungen.

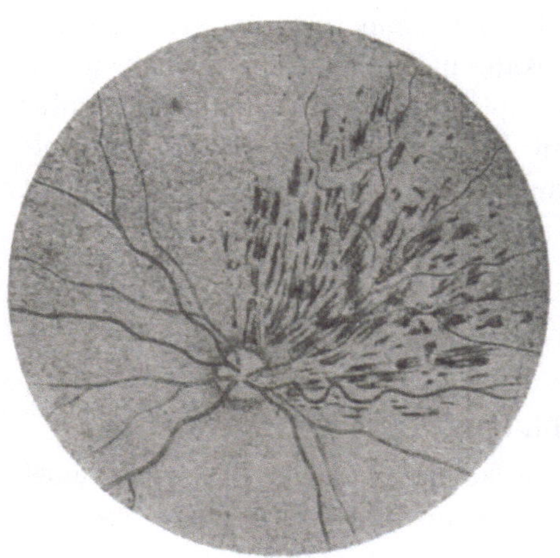

Fig. 70.

Thrombose der Vena temporal. sup. retinae.
Nach Fehr. C. f. A. XXIII, pag. 186.

Die arteriellen sind von mehr hellroter, die venösen von dunkelschwarzroter Farbe.

Abgesehen von der Farbe sind sie auch durch ihre Lage zu den entsprechenden Gefässen als arterielle und venöse zu unterscheiden. Die unmittelbare Nähe einer grösseren Arterie, und Zeichen der Erkrankung des Gefässrohres können für eine arterielle Blutung sprechen. Hierbei darf aber nicht vergessen werden, dass die Farbe des Blutes lokal am wenigsten beeinflusst wird, indem z. B. allgemeine Anämie und Leukämie auch dem venösen Extravasat einen hellen Farbenton geben können. Länger bestehende Blutungen nehmen oft eine dunklere Farbe an. Oft ist es schwierig, durch die ophthalmoskopische Untersuchung Aufschluss über die Entstehungsweise der Blutungen und über die Gefässe zu erhalten, aus denen sie stammen.

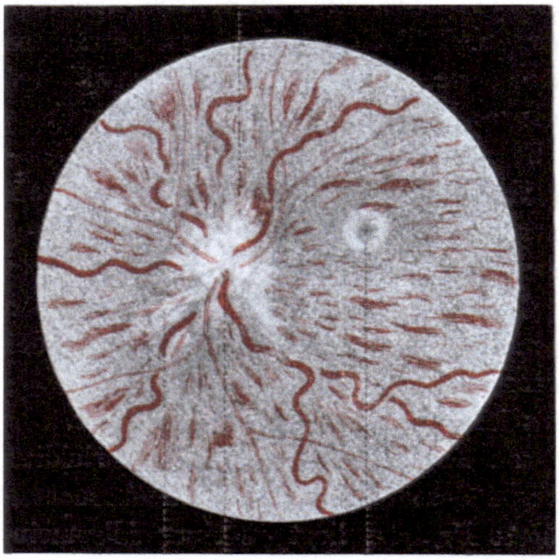

Fig. 71.
Nach Michel, Lehrb. d. Augenheilkund. II. Aufl.

Die Z a h l der einzelnen Blutherde ist eine sehr verschiedene. Wir beobachten sie von einzelnen Spritzern bis zu massenhaft über die Netzhaut zerstreuten Blutflecken (Figur 70 u. 71). Retinalblutungen, wenn sie zahlreich sind und häufig wiederkehren, können auch mit der Zeit eine sehr bedeutende Infiltration des Glaskörpers hervorrufen, wie dies Leber (Graefe-Saemisch V, pag. 594, I. Auflage) an einem Falle unter seinen Augen beobachten konnte.

§ 175. Die F o r m der Blutungen ist sehr verschieden. Bald finden sich nur einzelne punktförmige, eben noch erkennbare, dann wieder rundliche, oder zungenförmige, bald zahlreiche kleinere, in einzelnen Fällen ganze Blutlachen, dann wieder Blutungen, die in Münzenform einzelnen Gefässen anhängen. K a p i l l a r e Blutungen pflegen wir anzunehmen, wenn es sich um kleine, runde, disseminierte, von der Richtung der grossen Gefässe der Lage nach unabhängige Ergüsse handelt.

§ 176. Die Beurteilung, in welche S c h i c h t d e r N e t z h a u t die Blutungen zu verlegen sind, ergibt sich einerseits daraus, dass die Netzhautgefässe von ihnen verdeckt werden, oder über sie hinweggehen, andererseits aus ihrer Form. Längliche, lineare, spindel- oder bandförmige Blutungen sitzen meist in der N e r v e n f a s e r s c h i c h t. Hier verbreiten sie sich vorzugsweise flächenhaft in radiärer Richtung nach dem Verlaufe der Nervenfaserbündel. Grössere Extravasate erscheinen dann in radiärer Richtung verlängert und an den Enden wie ausgefasert oder geflammt.

Als Blutungen in die G e f ä s s c h e i d e haben wir glatt begrenzte, streifenförmige Blutungen unmittelbar neben dem Gefässe anzusehen, oder anscheinend spindelförmige, glatt begrenzte Anschwellungen desselben (nicht zu verwechseln mit Aneurysmen), durch die aber der axiale Reflexstreifen u n v e r ä n d e r t hindurch läuft.

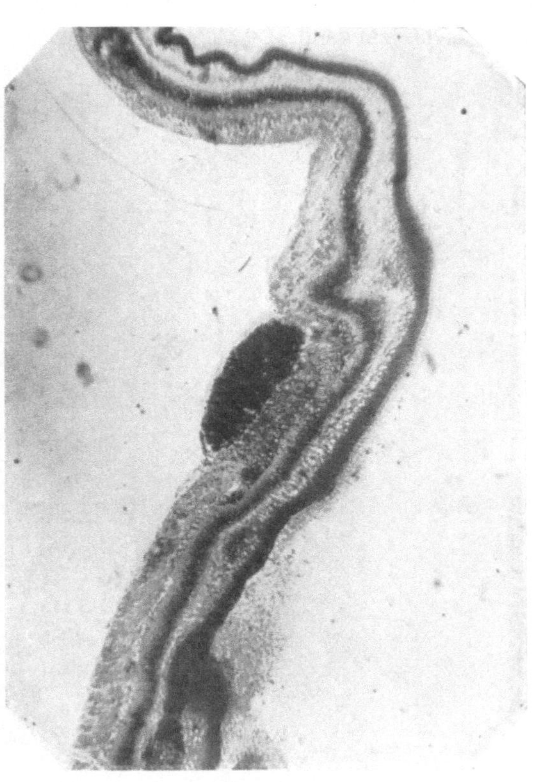

Fig. 72.

Hämorrhagien in die Netzhaut bei einem Falle von kryptogenetischer Sepsis. Eigene Beobachtung.

Rundliche, ovale und unregelmässig begrenzte Blutungen haben ihren Sitz dagegen häufiger in den mittleren und äusseren Netzhautschichten. Hier folgen die Blutungen mehr den Radiär- oder Stützfasern und verbreiten sich deshalb in einer zur Oberfläche der Netzhaut senkrechten Richtung.

Blutungen finden sich auch häufig, gleich pockenähnlichen Erhabenheiten, auf der Innenfläche der Netzhaut (vergl. Figur 72 u. 73), die Membrana limitans abdrängend.

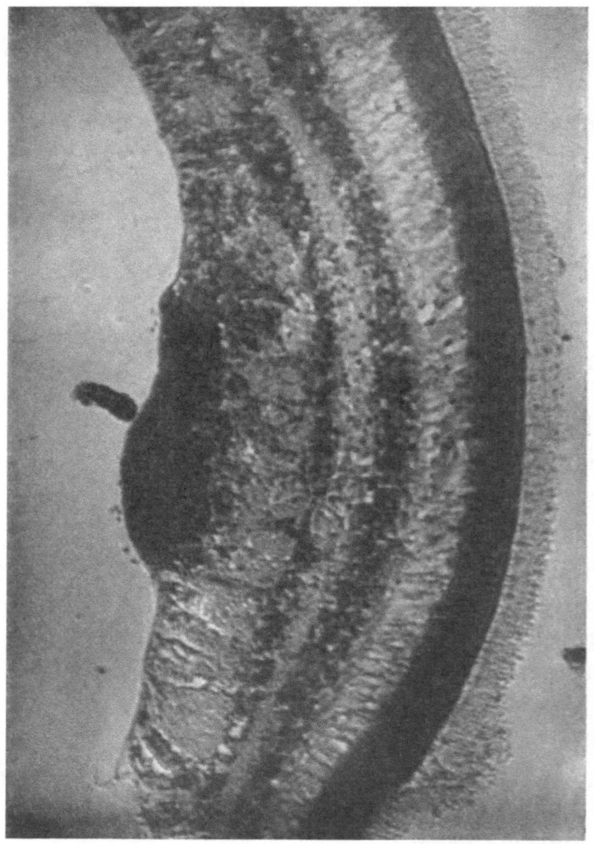

Fig. 73.

Hämorrhagien in die Netzhaut bei einem Falle von kryptogenetischer Sepsis.
Eigene Beobachtung.

§ 177. Was die Örtlichkeit anbelangt, an welcher die Blutungen zu finden sind, so begegnen wir denselben am häufigsten in der Umgebung der Papille. Von besonders funktioneller Bedeutung werden die Blutungen in die Macula, indem dieselben anfänglich ein positives Skotom darbieten, wobei dann auch häufig das centrale Sehen dauernd verloren geht. Nicht selten treten diese makulären Blutungen bei hochgradiger Myopie auf mit chorioretinitischen Veränderungen in der Maculagegend. Ferner werden sie bei senilen Maculaveränderungen der Arteriosklerose beobachtet. So fand Amman (671) bei 90 Fällen von Netzhautblutungen dieselben 11 mal, während Retinalblutungen im allgemeinen 57 mal konstatiert wurden.

Die präretinalen oder subhyaloiden Blutungen.

§ 178. Bei Traumen mit grösseren Blutungen bahnen sich die Extravasate oft ihren Weg nach aussen und bringen eine Abhebung der Netzhaut von der Aderhaut zustande. Ferner gelangt bei grösseren Ergüssen das Blut bis an die innere Fläche der Netzhaut und breitet sich hier schalenartig zwischen dieser und dem Glaskörper aus. Besonders häufig sieht man diese präretinalen Blutungen in der Gegend der Macula. Man findet an dieser Stelle eine eigentümlich scharf begrenzte Blutung von runder oder vertikalovaler Gestalt, welche aus einer dünnen Schicht flüssigen Blutes zu bestehen scheint. Bei der Resorption entsteht dann, mit allmählich sinkendem Niveau, eine obere horizontale Begrenzung des Exsudats.

So berichtet Böger (672, Fall III) über folgenden Befund.

30jähriger Mann, links präretinale Blutung. Die horizontale Grenze derselben änderte sich je nach der Kopfhaltung, und erfolgte die Resorption konzentrisch. Zuletzt zeigte die Macula feine weisse Fleckchen und Pünktchen als Reste der Blutung, sowie einzelne glitzernde Punkte.

Eine Zusammenstellung Bögers aus der Literatur (41 Fälle) ergab ein Überwiegen des weiblichen Geschlechts im 5. und 6. Lebensjahre.

Diese präretinalen oder subhyaloiden Blutungen können auch beiderseitig bei einem und demselben Individuum auftreten.

Böger (l. c. Fall II) berichtet von einem 12jährigen Mädchen über eine beiderseitige, symmetrisch gelegene, präretinale Blutung. Links blieben kleine weissliche Herde in der Gegend der Macula zurück. Die Kranke starb nach 3 Jahren an Lungentuberkulose, und wurde die Ursache der Blutung in einer schweren allgemeinen Ernährungsstörung gesucht, die mit einer Gefässerkrankung einherging.

In der Beobachtung von Battens (700) handelte es sich bei einem 58jährigen Kranken um eine präretinale Blutung an beiden Maculae.

Unter der Zusammenstellung Bögers kam eine doppelseitige präretinale Blutung unter 41 Fällen nur dreimal vor.

Derartige präretinale Blutungen werden auch an anderen Stellen des Augenhintergrundes beobachtet. In einem von Weiss (vergl. Bd. III, pag. 653) angeführten Falle lag die Blutung auf der Papille.

Pincus (673) sah in dem linken Auge einer 60jährigen Frau im unteren temporalen Netzhautquadranten zwischen Netzhaut und Glaskörper bei allgemeiner Arteriosklerose und Arteriostenose eine grosse Blutung, die sich durch Sitz (untere Bulbushälfte), Form (langgestreckte Blutung von geringer Höhe mit seitlichen Fortsätzen) und die Art der Bewegung (bei seitlicher Bewegung des Kopfes Senkung des Blutes nach dem tiefer gelegenen Teile der Blutung) auszeichnete.

Über eine in anatomischer Hinsicht interessante Beobachtung berichtet Friedenwald (674). Hier wanderte die präretinale Blutung von einer höheren Stelle nach einer niederen und umkreiste die Macula in solcher Weise, dass eine festere Verbindung zwischen Retina und Membrana hyaloidea zu bestehen schien.

In dem Falle von Holmes Spicer (675) bestand eine präretinale Blutung in der Macula, und eine weitere Blutung fand sich entsprechend der oberen und unteren Temporalvene. Alle Venen waren tief dunkelrot, erweitert und varikös. Eine Ursache für diese Störung der venösen Zirkulation konnte nicht aufgefunden werden.

Im weiteren Verlaufe bemerkt man in dem hämorrhagischen Herde weissliche Flecken, welche aus weissen Blutkörperchen und fettiger Umwandlung des ergossenen Blutes bestehen (Betke 676), sowie Cholestearinkristalle (Siegrist 677).

Die Aufsaugungsdauer ist verschieden, von einer Reihe von Wochen (Oliver 678), bis zu mehreren Monaten.

In der Beobachtung Ziegners (679) war das Exsudat nach 3 Monaten, in Mellingers (680) Falle nach 4 Monaten, in Girths (681) Beobachtung in 4$^1/_2$ Monaten verschwunden.

In der Beobachtung Siegrists (677) verwandelte sich die Blutung allmählich in eine gleichgrosse, weissglänzende Scheibe mit scharfen Rändern um.

In Olivers (678) Falle blieben einzelne weisse Streifen zurück.

§ 179. Als Ursache solcher präretinaler Blutungen wurde in einem Falle von Hotz (685, Fall I) Erkältung der Füsse während der **Menstruation** angegeben.

In den Fällen von Goeckele (683, Fall III) und Dimmer (684) lag **Nephritis** vor.

Auffallend war in Dimmers Fall der Sitz der Blutung an der Papille und deren Form, und zwar letztere insofern, als an beiden Augen die Blutmasse an der unteren Circumferenz der Papille fehlte. Wahrscheinlich stammte die Blutung aus einem oberhalb der Papille oder der Macula gelegenen Gefässe.

Dass sie nicht die Papille ringförmig umgab und sich nicht im Centrum weit nach vorn in den Glaskörper erstreckt, spricht nach Dimmers Ansicht gegen eine Area Mertegiana [vergl. die vorhin erwähnte Beobachtung von Friedenwald (674)].

Im Falle II von Hotz (685) hatte bei einer 57 jährigen Kranken mit **Arteriosklerose**, die an Bronchitis litt, während eines Hustenanfalles die Blutung sich ausgebreitet von dem temporalen Sehnervenende bis zur Macula. Die Kranke starb an Gehirnapoplexie.

Goeckele (683, Fall III) beobachtete einen 57 jährigen Mann mit Arteriosklerose. In der Gegend der Macula des linken Auges war eine präretinale Blutung von 1$^1/_2$ Papillendurchmesser mit scharfer horizontaler Begrezung. Im Verlaufe einer kleinen aussen oben gelegenen Arterie mehrere feine streifige Blutungen.

Ziegners Patient (679) mit Arteriosklerose zeigte eine mächtige Blutung zwischen Netzhaut und Glaskörper, wodurch das Sehvermögen auf Fingerzählen dicht vor dem Auge herabgesetzt war. An Stelle der Macula war innerhalb der Blutung ein heller runder Fleck vorhanden.

Auch bei anämischen Zuständen kommen präretinale Blutungen zur Beobachtung.

So zeigte eine 23 jährige Patientin Goeckeles (682, Fall II) Anämie und eine präretinale Blutung in der Gegend der Macula. Centrales Skotom. Nach 5 Monaten Resorption.

Interessant ist die Ätiologie in dem folgenden Falle.

Ein 18 jähriger Patient Blacks (686) erblindete plötzlich, nachdem er 10—15 Minuten getanzt hatte, am rechten Auge durch eine ausgedehnte subhyaloide Blutung, beginnend mitten zwischen Papille und Macula und die ganze Umgebung dieser, sowie sie selbst bedeckend. Entlang der Art. temporal. sup. fanden sich noch fünf kleine Blutungen. Das Gesichtsfeld zeigte ein grosses centrales Skotom.

Anamnestisch wurde festgestellt, dass sich Patient vor 10 Tagen eine Gonorrhoe zugezogen hatte.

In der Diskussion nahm Lewis als Ursache der Blutung eine kleine Embolie in der Art. temp. sup. auf gonorrhoischer Basis an, ausgehend von einer geringgradigen Endarteriitis oder Endokarditis; das Tanzen war die Veranlassung der Blutung.

Nicht selten zerreisst dabei das Blut auch die Membrana hyaloidea externa und dringt in den Glaskörper ein. Zuweilen haftet ein flockiges Koagulum im Glaskörper mit dem einen Ende noch der Ursprungsstelle der Blutung im Bereiche der Retina an.

So zeigte eine arteriosklerotische 60jährige Patientin Fishers (687) mit Schrumpfniere, auf dem rechten Auge eine präretinale Blutung. Die Patientin starb an Gehirnapoplexie. Die mikroskopische Untersuchung des erkrankten Auges ergab, dass die Blutung die Membrana hyaloidea an einzelnen Stellen durchbrochen hatte.

Terson (701) sah bei einem 60jährigen Manne als Begleiterscheinung einer linksseitigen Hemiplegie mit Beteiligung des rechten unteren Facialis eine profuse Glaskörperblutung im rechten Auge auftreten. Nach 2 Jahren war S wieder ²/₃ der normalen.

Glaskörperblutungen bei hochgradiger Myopie fanden sich in 32 Fällen, bei Stoffwechselanomalien und Organerkrankungen in 12 Fällen.

Wirth (689) berichtet über 31 derartige Fälle. Als Ätiologie werden angeführt:

1. Verletzungen,
2. Infektionskrankheiten (bei zwei erwachsenen männlichen Individuen),
3. Stoffwechselerkrankung (bei einem Mann),
4. unbekannte Ätiologie (ein Mann),
5. lokale Erkrankung der Gefässwände und Störungen der Blutzirkulation (zwei Männer, eine Frau). —

Über einen doppelseitig aufgetretenen derartigen Fall berichtet Schiess-Gemuseus (690):

Bei einem 10jährigen Knaben trat plötzlich gleichzeitige Erblindung beider Augen auf durch Blutung in den Glaskörper. Während Patient in der Schule war, sah er ganz plötzlich einen blauen Schleier vor beiden Augen, das Sehvermögen sank rasch, in wenigen Stunden war die Erblindung vollständig. Der Zustand blieb unverändert.

Unter 217 Fällen von Blutungen in den Glaskörper fand Bening (688) 74 = 34,1 % weibliche und 143 = 65,9 % männliche Patienten.

Unter 20 Jahren waren 11 weibliche = 29 % und 116 männliche = 53,3 %.

§ 180. Für die Entstehungsweise der Retinalblutungen überhaupt sind im allgemeinen drei ursächliche Momente hier hervorzuheben:

1. Eine direkte Trennung der Kontinuität der Gefässe durch Verletzung der Bulbushüllen sowie der Aderhaut und Netzhaut;

2. die Rhexis, also die Ruptur der Gefässwandungen.

Allgemeine Blutstauung im Bereiche der Körpervenen gibt nur selten zu Netzhautblutungen Veranlassung, weil der intraokulare Druck den Gefässen eine Stütze verleiht (Donders). Intensiver wirken lokale Stauungsursachen, insbesondere bei Entzündungen an der Eintrittsstelle der Gefässe in den Sehnerven und an der Papille (Neuritis optica, Stauungspapille). Am häufigsten beobachten wir die Netzhautblutungen bei Erkrankungen der Gefässwände durch fettige oder hyaline Degeneration, durch Endarteriitis und Endophlebitis bei Arteriosklerose und den verschiedenen sogenannten Retinitisformen (als Retinitis albuminurica, diabetica, etc. etc.) zumal wenn dabei Stauungen vorkommen im Verlaufe der einzelnen Gefässzweige, und wenn nebenbei durch Husten, Erbrechen, Pressen, Bücken und Schwerheben, oder durch gleichzeitig vorhandene Herzfehler Steigerungen des Blutdruckes erfolgen.

So beobachtete z. B. Artigalas (696) bei einem 59 jährigen Patienten mit sklerotischer Degeneration der Arterien Emphysem und Mitralinsuffizienz zahlreiche Blutungen im inneren unteren Quadranten der Netzhaut, umgeben von einem weissen Hofe.

3. Die Blutungen per diapedesin.

Unter Diapedesis verstehen wir bekanntlich einen Vorgang, bei welchem rote Blutzellen durch die Gefässwand treten ohne mikroskopisch nachweisbare Veränderungen in der Gefässwand.

Die Diapedese tritt bei Erhöhung des Blutdruckes in den Kapillaren und Venen ein, sowie bei Erhöhung der Durchlässigkeit der Gefässwände. Wird der Abfluss des venösen Blutes in einem Gefässbezirk gehemmt, so stellt sich da und dort eine Diapedese roter Blutkörperchen aus den Kapillaren und Venen ein, welche als eine Folge der Erhöhung des in den Gefässen herrschenden Druckes anzusehen ist. Durch Gefässwandveränderungen bewirkter Austritt von Blut erfolgt namentlich nach mechanischen, chemischen und thermischen Läsionen der Gefässwand, und es ist anzunehmen, dass gewisse Gifte die Gefässwände in besonders starker Weise verändern. Im übrigen kann man eine abnorme Durchlässigkeit der Gefässwände auch dann beobachten, wenn die Gefässe längere Zeit nicht von Blut durchströmt waren und infolgedessen in ihrer Ernährung gelitten haben.

Sehr oft bleiben diese Blutungen durch Diapedese nur klein und wenig umfangreich, in anderen Fällen hält der Prozess längere Zeit an, und die Infiltration des Gewebes mit roten Blutkörperchen erreicht eine grosse Ausdehnung. Blutungen durch Diapedese sind demnach nicht immer klein, Blutungen durch Rhexis nicht immer gross. Zerreissung einer kleinen Kapillare oder kleinen Vene wird keine grosse Blutung verursachen. Rhexisblutungen hören auf, wenn der extravaskuläre Druck den Druck im Innern des blutenden Gefässes erreicht, oder wenn Verengerung der Gefässe oder Gerinnungsvorgänge den Riss verlegen. Sistierung der Blutung durch Diapedese wird durch Aufhören der Blutzufuhr zum blutenden Gefäss, sowie durch Beseitigung des abnormen Blutdruckes und der Wandveränderungen bewirkt. Der Vorgang der Diapedese lässt sich an dem Mesenterium des Frosches unter dem Mikroskop verfolgen. Arnold (Virch. Arch. 58, 62, 64, R.) glaubte zuerst an der Austrittsstelle der korpuskulären Elemente Lücken in dem Endothelrohr annehmen zu sollen, die er als Stigmata und Stomata bezeichnet; später hat er die vermeintliche Öffnungen als stärkere Anhäufung von Kittsubstanz zwischen den Endothelzellen erkannt. Unter pathologischen Verhältnissen lockert sich diese Kittsubstanz und lässt rote Blutkörperchen durchtreten (Ziegler, Allg. Pathologie und path. Anatomie, I, 170)

Die Ätiologie der Netzhautblutungen im allgemeinen.

§ 181. Die allgemeinen Krankheitszustände, bei welchen wir das Auftreten von Netzhautblutungen beobachten, scheiden sich in zwei grosse Gruppen:

in die angeborenen resp. ererbten und

in die erworbenen krankhaften Veränderungen des Blutes und der Gefässwände.

Bezüglich der ersten Gruppen wäre hauptsächlich auf die **Hämophilie** hinzuweisen.

Die eigentlichen Ursachen der Hämophilie sind uns vollständig unbekannt. Vorzugsweise muss man hierbei an zwei Umstände denken, welche aber selbst noch der Erklärung bedürfen: erstens an eine abnorme Beschaffenheit der Gefässwände, welche sich in einer ungewöhnlich leichten Zerreisslichkeit derselben kundgibt, und zweitens an eine mangelhafte Gerinnungsfähigkeit des Blutes.

In der folgenden Beobachtung Schnaudigels (712) finden wir Blutungen in der Netz- und Aderhaut, in den Scheiden des Opticus, sowie in den beiden Traktus und angrenzenden Hirnteilen. Dieser Fall betraf einen Epileptiker, und konnten hier die gleichzeitig vorhandene Nephritis, sowie die Traumen, denen der Epileptiker während der Anfälle ausgesetzt war, das direkte ursächliche Moment für die Blutungen abgegeben haben.

46 jähriger Epileptiker, mehrmals heftige Traumen des Kopfes, chronische interstitielle Nephritis, Hämophilie. Blutungen an verschiedenen Körperstellen. Augenspiegel: Papillen leicht geschwollen, Ränder nicht ganz scharf. Venen etwas erweitert und geschlängelt, an den Gefässstämmen zahlreiche runde und längliche Blutungen. Tod durch Pneumonie 14 Tage nach der Aufnahme.

Die anatomische Untersuchung ergab grosse Extravasate in beiden Traktus und angrenzenden Hirnteilen, sowie im extraorbitalen Teile der Optici, während beiderseits der orbitale Opticus und die Papillen frei waren. Beträchtliche Blutungen fanden sich in den Scheiden des Sehnervs. Alle Schichten der Retina und auch die Chorioidea waren mit Extravasaten durchsetzt, welche sicher an Ort und Stelle entstanden waren.

In dem folgenden Falle war die Papille mit infiltriert.

Weber (713) berichtet, dass bei einem 21 jährigen männlichen Hämophilen nach einem starken Stoss gegen eine Türklinke auf dem rechten Auge die Erscheinungen einer starken Schwellung und Durchtränkung der Sehnervenpapille mit weisser Färbung der Netzhautperipherie aufgetreten war mit darauffolgender Atrophie. 11 Jahre später trat nach auf der Mensur erhaltenen Kopfhieben eine grosse Blutung entsprechend der Sehnerveneintrittsstelle mit gleichzeitigem paracentralen Skotom auf.

In der Beobachtung von Pagenstecher (714) waren auch weissliche Flecke vorhanden, dieselben bestanden aus sklerotischen Nervenfasern.

Beiderseits in der Nähe der Papille und in der Maculagegend grosse dunkle Blutungen fast bis Papillengrösse. Einzelne gelbweisse Flecken isoliert zwischen den Blutungen. Der Patient starb infolge einer Operation am Knie. Bei der postmortalen Blutentnahme fanden sich Streptokokken in Reinkultur.

Sektionsbefund: Degeneratio adiposa cordis et intimae Aortae. Anaemia universalis. Mikroskopisch sah man ausgedehnte Blutextravasate vor der Nervenfaserschicht, in dieser und weiter bis zur Zwischenkörnerschicht sich erstrecken. Die weissen Flecken bestanden aus varikösen Nervenfasern. In der Wand der Netzhautgefässe waren deutlich Fetttröpfchen sichtbar.

In diesem Falle waren die Netzhautblutungen nicht als direkte Manifestierung der Hämophilie aufzufassen. Erst die durch die Allgemeinerkrankung und den Blutverlust bedingte Schädigung des Organismus rief die Ernährungsstörung und dadurch die Retinalblutungen hervor.

Demgegenüber erzählt Wagenmann (715), dass bei einem 25 jährigen männlichen Individuum mit ererbter Hämophilie plötzlich im rechten Auge eine Blutung in die vordere Kammer und in den Glaskörper erfolgt sei.

Groenouw (718) berichtet über eine Beobachtung Uhthoffs an einem 40 jährigen Herrn mit erblicher Hämophilie, welcher von Zeit zu Zeit nicht gerade sehr erhebliche Glaskörperblutungen bekam, mehrfach gleichzeitig mit Blutergüssen unter die Haut. Das Sehvermögen blieb stets ein ziemlich gutes.

Vialet (717) beobachtete bei einem 37 jährigen an hereditärer Hämophilie leidenden Manne auf dem rechten Auge die Erscheinungen der sog. Retinitis proliferans mit gleichseitiger hochgradiger Verschmälerung der arteriellen Gefässe. Auf dem linken Auge fanden sich zahlreiche frische Blutungen der Netzhaut, und in der Gegend der Macula für gewöhnlich nicht hervortretende zahlreiche Gefässverengerungen, und endlich im Zusammenhange damit rundliche oder ovale Flecken entsprechend dem Ende dieser Verzweigungen.

Netzhautblutungen nach Traumen.

§ 182. Netzhautblutungen nach Traumen können bald durch direkte Kontinuitätstrennungen, bald durch Kontusion hervorgerufen werden.

Bei den direkten Kontinuitätstrennungen ist stets eine perforierende Wunde des Augapfels vorhanden, hervorgebracht entweder durch ein scharfes Instrument, oder durch Platzen des Bulbus.

Es kann aber auch ein eingedrungener Eisensplitter eine Zerreissung von Gefässen bewirken, wie z. B. in einem Falle von Niederhauser (719). Hier konnte die durch den eingedrungenen Eisensplitter bewirkte Netzhautruptur mit Zerreissung von Netzhautgefässen und die darnach erfolgte Hämorrhagie, weil keine Glaskörpertrübungen störten, direkt beobachtet werden.

Bei einem anderen Falle war ein 30 jähriger Mann von einem Baume auf den Kopf gestürzt, und empfand sofort einen Nebel vor dem rechten Auge. Als dessen Ursache wurde 11 Tage nach der Verletzung eine dreieckige Lücke in der Retina oberhalb des Opticus und ein grosses Extravasat über der Mitte der Papille gefunden.

Netzhautextravasate in Fällen ohne Zerreissung der Retina erklären sich sehr ungezwungen durch eine Zerrung des Opticus, die sich noch eine kleine Strecke weit auf die Retina fortgesetzt hat, oder durch Quetschung des Bulbus (vergl. hierzu Bd. III, pag. 792, § 594). —

Netzhautblutungeh bei allgemeiner venöser Stauung.

§ 183. Die allgemeine venöse Stauung kann bei gesunder Gefässwand extreme Grade erreichen, ohne dass es zu Blutaustritten kommt; da auch hier der intraokulare Druck den Gefässen eine Stütze bietet. Es ist z. B. eine ganz gewöhnliche Erscheinung, dass beim Keuchhusten und beim epileptischen Anfalle Blutungen in die Bindehaut erfolgen, aber sehr selten, wenn eben die Gefässe nicht erkrankt sind, in die Retina.

de Gouvea (720) beobachtete bei einem 40 jährigen an nächtlicher Epilepsie leidenden Manne zugleich Anfälle von vorübergehender Erblindung. Nach einem solchen Anfalle blieb auf dem rechten Auge ein paracentrales Skotom zurück, als dessen Ursache eine umschriebene Blutung der Netzhaut in der Nähe der oberen Maculagegend angesehen wurde.

Landesberg (721) berichtet über einen 7 jährigen Knaben, bei welchem am dritten Tage nach einem heftigen Keuchhustenanfalle am rechten Auge zahlreiche kleine Ekchymosen auf der Papille und an der nasalen Hälfte der Retina, und eine breite Blutung am nasalen Papillenrande aufgetreten war. $S = {}^{15}/_{50}$, centrales Skotom. Beschränkung des Gesichtsfeldes nach innen. Ausgang in Atrophie der Papille mit $S = {}^{15}/_{200}$.

Nach Litten (722) zeigt der Augenhintergrund bei allgemeiner venöser Stauung eine schwärzlich-rote Farbe, diffuse Rötung der Papille, Dickenzunahme der Gefässe, sowie Schlängelung derselben, besonders der venösen. Ausserdem finden sich auch Hämorrhagien. Die Blutungen sind klein, punktförmig um die Papille herum angeordnet. Am häufigsten wurden die Blutungen im Verlaufe des mit chronischem Bronchialkatarrh komplizierten Emphysems, der Kyphoskoliose und bei der sogenannten idiopathischen Herzvergrösserung beobachtet.

Stangelmeier (723) fand bei einem Falle von Pulmonalstenose, Endokarditis an den Pulmonalklappen, offenem Foramen ovale und Ductus Botalli kurze Zeit vor dem Exitus letalis schmale Beschaffenheit der Arterien, stark geschlängelte Venen der Netzhaut, und auf der nasalen Retinahälfte zwei grosse Ekchymosen.

Geigel (724) veröffentlicht zwei Fälle von einer Trikuspidalinsuffizienz, wobei in dem einen Falle (17 jähriger Mann) ophthalmoskopisch Netzhautblutungen und zwar wiederholt aufgetreten waren; die venösen Gefässe erschienen dabei gestaut.

Mechanisch wesentlich gleich wirke die Kombination von Mitralinsuffizienz mit offenem Foramen ovale.

Bei einem derartigen Falle (18 jähriger Mann) waren ebenfalls in der Netzhaut Blutungen und Gefässstauungen sichtbar.

Wickert (726) beschreibt Veränderungen an den Augen eines 9 jährigen Mädchens, das an einem angeborenen Herzleiden erkrankt war. Am rechten Auge war Cyanosis retinae, am linken Hämophthalmus vorhanden, Stauungssymptome auch in andern Organen. Die Untersuchung des Blutes erwies eine Vermehrung der roten Blutkörperchen und eine wesentliche Erhöhung des Hämoglobingehaltes (Hyperglobulie), als dessen Grund ein Defekt des Septum arteriosum oder das Offenbleiben des Foramen ovale angenommen wurde. Die Herztöne waren überall rein, das angeborene Herzleiden konnte nur mittelst Röntgenuntersuchung festgestellt werden. Während der Beobachtung rezidivierten die Blutungen im linken Auge, später trat Cyklitis mit Ausgang in Phthisis bulbi ein.

Foster (725) erzählt, dass bei einem jungen gesunden Manne nach übertriebenem Velozipedfahren eine Netzhautblutung entsprechend der Macula aufgetreten sei.

Netzhautblutungen bei Thoraxkompression.

§ 184. Wienecke (727) berichtet über einen Fall von kurz-dauernder Rumpfkompression bei einem 5jährigen Knaben durch das Überfahren mit einem Wagen der elektrischen Strassenbahn. Beide Bindehäute waren blutig unterlaufen, auch waren rechterseits zwei kleine Netzhautblutungen im äusseren oberen Quadranten vorhanden. Das Gesicht war tief dunkelrot, gedunsen, mit zahlreichen Blutpunkten bedeckt. Es bestand eine scharfe Grenze zirkulär um den Hals herum von der Mitte des Nackens bis zum Brustbein, entsprechend dem Hemdkragen.

Wagenmann (728). Ein 19jähriger Mann war in einer Zuckerfabrik unter einen herunterfahrenden Fahrstuhl geraten und versuchte mit dem Rücken den Fahrstuhl aufzuhalten, indem er sich mit aller Kraft dagegen stemmte. Der Fahrstuhl wurde noch rechtzeitig angehalten. Es fanden sich neben Gedunsensein und diffus bläulicher Verfärbung des Gesichts zahlreiche feinste Hämorrhagien in der Haut des Gesichts, in der Bindehaut, am Nacken, an der Schulter, Brust bis zur Nabelgegend, sowie an den Lippen, an der Zungenwurzel und Zungenspitze sowie am weichen Gaumen. Auch fand sich rechts neben der Papille eine kleine Netzhautblutung. Die Blutungen waren veranlasst durch die infolge forzierter Hebe- und Pressbewegung entstandene Stauung.

Scheer (729) untersuchte ophthalmoskopisch einen Weichenwärter, der zwischen die Puffer von Eisenbahnwagen gekommen war, derartig, dass eine direkte Kompression des Thorax, ohne gewaltsames Stemmen stattgefunden hatte. In der linken Pleurahöhle ziemlich grosser Bluterguss, Blutungen in der Bindehaut beider Augen, und zwei Blutungen in der Netzhaut, und zwar je eine oberhalb und unterhalb der Macula, verbunden mit Herabsetzung der Sehschärfe und Mikropsie. Die Blutungen resorbierten sich, und verschwanden die Sehstörungen. Scheer hebt den Gegensatz hervor, dass im vorliegenden Falle bei geringfügiger Stauung im Gebiete der Venae jugulares Netzhautblutungen auftraten, während sie sonst bei stärkster Stauung auszubleiben pflegen.

Die Netzhautblutungen bei Neugeborenen.

§ 185. Bei Neugeborenen finden sich Netzhautblutungen, die nach der Geburt bald wieder verschwinden und deren Entstehen einerseits in der bei und nach der Geburt eintretenden Änderung des Kreislaufes, speziell in der Arterialisation des Blutes gesucht wird, andererseits in Zirkulationsstörungen, bedingt durch den hohen Druck, welchen der Kopf des Kindes während der Geburt zu erleiden hat.

Montalcini (730) hat Neugeborene 10 Minuten bis 2 Tage nach der Geburt untersucht. In 23,43% wurden Netzhautblutungen gefunden, besonders in der peripapillären Zone, punktförmig oder in Form von kleinen Flecken, vorzugsweise entlang der Venen.

In 17,66% waren die Blutungen doppelseitig.

Die Ursache für die Blutungen wird in einer venösen Stauung während des normalen Geburtsverlaufes gesucht. Besonders sei dies auch der Fall bei schlecht entwickelten Kindern, oder bei Beckenanomalien, oder bei prolongierter Geburt. Die Blutungen erfolgten per diapedesin.

E. v. Hippel (731) betont in Übereinstimmung mit den älteren Autoren die grosse Häufigkeit von Netzhautblutungen in den Augen Neugeborener. Er fand sie bei 24 Augen nicht weniger als 10 mal, meist peripher, doch mehrmals in der Macula. Die letztere war das eine Mal durch eine aus der inneren Körnerschicht stammende Hämorrhagie stark abgehoben. Solche

Blutungen könnten, wie schon Naumoff betont hat, sehr wohl mit der sogenannten Amblyopia congenita zusammenhängen. Da die Blutungen nur aus wohlerhaltenen Blutkörperchen bestanden, konnten sie erst während der Geburt entstanden sein.

Die Prädilektion der Netzhaut erklärt v. Hippel nicht, wie Naumoff dies getan hat, durch eine Stauung, bedingt durch ein Hineingepresstwerden des Liquor cerebrospinalis in die Sehnervenscheiden; denn in den von ihm untersuchten Augen war der Scheidenraum ausserordentlich eng.

Netzhautblutungen zufolge lokaler venöser Stauung.

§ 186. Die Netzhautblutungen, welche bei Glaukom beobachtet werden, beruhen sowohl auf der Erkrankung der Gefässwandungen, welche häufig das Glaukom bedingen (vergl. d. betr. Abschn.), als auch auf der durch das Glaukom bedingten venösen Stauung. Netzhautblutungen nach einer Iridektomie bei Glaukom verdanken dagegen ihre Entstehung der plötzlichen Aufhebung des vorher hochgradig gesteigerten Augendruckes, der auf den Gefässen gelastet hatte, neben der obwaltenden Erkrankung der Gefässwände selbst. Die Blutung kann dabei so hochgradig werden, dass der ganze Bulbusinhalt aus der Wunde herausgeschwemmt wird.

Ferner sehen wir sehr häufig und intensiv Netzhautblutungen auftreten bei Entzündungen an der Eintrittsstelle des Sehnerven in den Augapfel. Wir beobachten sie hier meist in Streifen- und Zungenform auf und neben der geschwollenen Papille.

Nach v. Michel (732) sind Extravasate zu erwarten, wenn eine Kompression der venösen Verzweigungen stattfindet durch ein Exsudat in den Räumen um den Opticus, ferner bei der Thrombose der Vena centralis retinae.

Die bei Scheidenhämatom vorkommenden Retinalblutungen sind jedoch auf die lokale Stauung durch die gleichzeitig vorhandene Stauungspapille und nicht auf die Kompression der Vena centralis retinae innerhalb des Scheidenraumes zurückzuführen (vergl. Bd. III, pag. 654 u. 782). —

Netzhautblutungen bei Angiosklerose.

§ 187. Auch bei Endophlebitis in dem Krankheitsbilde der Angiosklerose der Netzhaut sehen wir sehr häufig und intensiv Netzhauthämorrhagien auftreten. Aus Zweckmässigkeitsgründen werden wir bei dem Krankheitsbilde der Arteriosklerose auf dieselben zurückkommen.

Nur wollen wir hier noch anführen, dass Wagenmann (925) auch bei Gichtkranken, bei welchen arteriosklerotische Veränderungen sehr häufig gefunden werden, Netzhautblutungen konstatieren konnte.

Netzhautblutungen bei Intoxikationen.

§ 188. Nach Kaufmann (636) wird der Ernährungszustand durch Blutverunreinigungen gefährdet, wie sie durch Intoxikationen und Infektionskrankheiten herbeigeführt werden.

a) Bei Phosphorvergiftung.

Schon im Jahre 1875 gab Niederhauser (719) zu bedenken, ob nicht Hämorrhagien der Retina bei gewissen akuten Intoxikationskrankheiten vorkämen, die durch hochgradige Blutveränderungen und ausgebreitete Verfettungen sich auszeichnen. In erster Reihe würde die akute Phosphorvergiftung stehen.

In einem Falle von Selbstmord durch Phosphor wurde bei der einmaligen Augenspiegeluntersuchung zwar nichts gefunden, dagegen ergab die Untersuchung der Augen post mortem, dass in einer Retina Austritt roter Blutkörperchen längs einer stark gefüllten Vene vorhanden war, sowie dass sämtliche Gefässe bis zu den Kapillaren eine starke Füllung zeigten.

Es wäre demnach der Mühe wert, bei vorkommenden Vergiftungen mit Stoffen, welche zerstörend auf die Blutkörperchen wirkten und dadurch mächtige Ernährungsstörungen der Gefässwände hervorriefen, den Augenhintergrund zu untersuchen.

Steinhaus (733) erzeugte bei Hunden, Ratten und Kaninchen durch Phosphorvergiftung Schwellung der Papille bei engen Arterien, breiten geschlängelten Venen und Verschwommensein der Grenzen der Papille. In einem Falle wurde eine kleine Blutung dicht neben der Papille beobachtet.

Kossobudski (734) sah eine Membran vor dem Sehnerven, die auf eine präretinale Blutung im Anschluss an eine Phosphorvergiftung zurückgeführt wurde.

b) Bei Schwefelsäurevergiftung.

Wernicke (735) konstatierte bei Schwefelsäurevergiftung doppelseitige mässige Neuritis mit streifenförmigen Netzhautblutungen.

c) Bei Alkoholvergiftung.

Artigalas (696) beobachtete bei einem 47jährigen Alkoholiker plötzlichen und fast vollständigen Verlust des Sehvermögens rechts, und Abnahme desselben links. Der Urin war frei. Es fanden sich Netzhautblutungen um die Papille und in der Macula.

Amman (671) berichtet über Netzhautblutungen bei sieben Fällen von Tabak- und Alkoholamblyopie, die in Zusammenhang mit einer durch den Alkohol hervorgerufenen Gefässsklerose gebracht wurden.

d) Bei chronischer Bleivergiftung.

Sehr prägnant drückt sich die Gefässdegeneration mit Netzhautblutungen bei der chronischen Bleivergiftung aus. Beobachten wir doch hier nicht selten ophthalmoskopisch das Bild der sogenannten Retinitis albuminurica, wie z. B. in dem Falle von Lehmann (736) ohne Eiweiss im Urin und dem Falle von Després (737) mit Eiweiss im Urin.

In den Fällen von Schröder (740) wurde die Disposition zu Netzhautblutungen neben der durch die Degeneration der Gefässwände schon vorhandenen Durchlässigkeit noch erhöht durch lokale Stauungserscheinungen an der Papille zufolge von Papillitis. Das gleiche fand in dem Falle VI von Hirschberg (738), und in einem Falle von Formiggini (739) statt.

Oeller (741) fand in einem Falle von Bleilähmung mit Hemiplegie und starkem Eiweissgehalt des Urins ophthalmoskopisch eine sehr stark gerötete Papille ohne scharfe

Konturen und längs der grösseren arteriellen Gefässe hier und da streckenweise einen weissen Saum. In der Netzhaut zahlreiche Blutungen. Als der hauptsächlichste pathologisch-anatomische Befund erwies sich eine hyaline Gefässentartung der kleinen Arterien und Arteriolen des Sehnervenstammes, der Netzhaut und Chorioidea, welche sich von den kleinsten Arterien auf grosse Bezirke der Kapillaren ausdehnte.

e) Vergiftung mit Extract. filicis. maris.

Über einen sehr interessanten einschlägigen Fall berichtet Stuelp (742). Es bestand ein schneeweisses Netzhautödem mit Blutungen, Umwandlung der Gefässe in weissliche Stränge. Erblindung.

§ 189. In den folgenden Beobachtungen scheint hauptsächlich die durch die Intoxikation bewirkte Zyanose die Retinalerscheinungen hervorgerufen zu haben.

So beobachtete Nieden (743) bei einer Vergiftung mit **Roburit** eine starke Zyanose des Gesichts und der Schleimhäute, sowie eine starke venöse Hyperämie der Netzhaut bei schwacher Füllung der Arterien. Auf einem Auge war entsprechend einem nach unten ziehenden Venenstamm ein papillengrosses Extravasat entstanden. $S = {}^{10}/_{200}$. Nach 4 Wochen Besserung.

Litten (722). Bei einer Vergiftung durch mit **Anilin** verunreinigtes **Nitrobenzol** zeigten sich die Pupillen sehr verengt, aber etwas reaktionsfähig, die Konjunktiva von violettem Farbenton, teilweise an den Übergangsfalten Hämorrhagien, der Augenhintergrund intensiv violett (Retina und Sehnerv), die Gefässe (arterielle und venöse) wie mit Tinte erfüllt, hin und wieder Blutungen, keine Sehstörung.

Becker (744) stellte bei einem 47 jährigen, an **Kohlenoxydgas-Vergiftung** erkrankten Individuum, welches über zeitweises Flimmern vor den Augen klagte, ophthalmoskopisch Hyperämie der Netzhautvenen, und am rechten Auge am unteren Papillenrand ein kleines Exsudat fest, welches eine Vene eine Strecke weit bedeckte.

Nach der Mitteilung von Grünthal (746) hatte ein Patient innerhalb 4 Tagen 30 g **Hydrazetin** in einer 20 % Lanolinsalbe verrieben. Nach einigen Tagen erkrankte er unter den Erscheinungen einer hochgradigen Zyanose, Erbrechen und Fieber. Der Urin enthielt zunächst viel Eiweiss, auf dem linken Auge befanden sich in der Nähe der Papille zwei kleine Netzhautblutungen.

Lourenço de Magalhaes (747) fand gleichfalls Zyanose der Netzhaut mit einer Blutung neben der Papille nach **Schlangenbiss.**

Über einen sonderbaren Fall berichtet Langstein (748). Derselbe beobachtete bei einem $6^1/_2$ jährigen Mädchen ein hämorrhagisches Ödem verbunden mit Blutungen auf dem Zahnfleisch, Ödeme an den Augenlidern, Glottisödem und Netzhautblutungen.

Er rechnet das Krankheitsbild zur Gruppe der Urticaria und ist geneigt eine Autointoxikation anzunehmen.

Netzhautblutungen bei Infektionen.

§ 190. Nach Kaufmann (636) wird ebenso wie durch Intoxikationen auch durch Infektionen der Ernährungszustand der Gefässwände gefährdet. Hier stehe die Lues obenan. Neuerdings sei man aber auch geneigt den verschiedenen anderen Infektionskrankheiten eine genetische Bedeutung zuzuerteilen. Die Bakteriengifte seien dabei als das wirksamste Agens anzusehen. Unter der Einwirkung dieser Schädlichkeiten könne es zu einer juvenilen oder präsenilen Arteriosklerose kommen.

Méry (749) hat bei einer Reihe von Allgemeininfektionen (Purpura, Wechselfieber, Grippe, Weilsche Krankheit und Blattern) **Netzhautblutungen** beobachtet. Sie treten doppelseitig auf und sitzen am hinteren Pol des Auges vorzugsweise in der Form von Streifen, und in der Nähe einer Vene. Manchmal erscheint die Sehnervenpapille infiltriert — hier und da verschwinden die Blutungen erst nach Verlauf von Monaten. In zwei Fällen ergab die mikroskopische Untersuchung das Fehlen von Gefässerkrankungen. Blutungen waren auch in der Aderhaut, im hinteren Teile der Sklera und in der Scheide des Sehnerven vorhanden.

a) **Netzhautblutungen bei Malaria** (vergl. auch Bd. III, pag. 868).

§ 191. Die Netzhautblutungen bei Malaria sind teils die Folge der veränderten Blutbeschaffenheit an sich, teils Folge der durch dieselben bewirkten Veränderung der Blutgefässwandungen.

Guarnieri (750) hat in den Augen von 10 an perniziöser Malaria gestorbenen Patienten fast regelmässig beträchtliche Veränderungen an der Retina gefunden. Die Venen zeigten hochgradige Schlängelung und Füllung und unregelmässige, ampullenförmige Ausbuchtungen, die an den grösseren Stämmen so stark werden konnten, dass sie die zelligen Elemente der Retina verdrängten und verschoben. Die Kapillaren waren bedeutend gefüllt und erschienen wie künstlich injiziert. Es bestand Ödem und Erweiterung der retinalen Gefässcheiden und Lymphräume sowie papilläres und peripapilläres Ödem. Die roten Blutkörperchen, die reichlich Plasmodien und Pigment enthielten, lagen zumeist in den Arterien und Kapillaren, die weissen, ebenfalls pigmenthaltigen, hauptsächlich auch in den grossen Venen. In den Chorioidealgefässen befanden sich zwischen den roten zahlreiche, pigmentierte, weisse Körperchen, Phagozyten, die an einzelnen Stellen wahre weisse Thromben bildeten und Kapillarektasie veranlassten. Weiter wurden in der Retina kleine 1 bis 2 mm grosse **Blutungen** gefunden, die von den Gefässen der granulierten Schicht ausgingen, jedoch nur die Stäbchen und Zapfen vernichteten.

Guarnieri nimmt an, dass der Parasit die Elastizität der Blutzellen schädige und dadurch die beschriebene Verteilung derselben im Gefässrohr hervorbringe. So erkläre sich auch die gewaltige Stauung in den Kapillaren und die zerstreuten punktförmigen Blutungen, welch letztere, da die Gefässwände nur geringe Veränderung aufwiesen, auf Diapedese beruhen müssten. Stauung, Ödem und Blutung könnten die Retinalelemente jedenfalls schädigen und vorkommende Erblindung erklären.

Guarnieri weist darauf hin, dass die gleichen Prozesse an den Kapillaren und der Substanz des Gehirns gefunden werden, und dass die komatösen und perniziösen Formen der Malaria dadurch sehr wohl ihre Erklärung finden könnten.

Nach Poncet (751) seien bei Malaria sichtbare Veränderungen der Gefässwände nicht häufig nachzuweisen. In einem Falle wurde Wucherung der Intima und rascher Zerfall der gebildeten Produkte zu Detritus gefunden. In der Chorioidea waren auch reichlich Blutungen vorhanden. In einem Falle bestand Stauungspapille.

Agababow (752) beschreibt drei Fälle von rezidivierenden spontanen Blutungen, die er in Astrachan zu beobachten Gelegenheit hatte.

Der erste Fall betraf einen 35 jährigen Mann, der zweite eine 27 jährige Frau und der dritte eine 52 jährige Frau. Der erste Fall zeigte eine sehr starke intraokulare Blutung, die sich nach 3 Monaten in noch stärkerem Masse wiederholte, so dass das Auge atrophisch wurde und wegen Schmerzen enukleiert werden musste. In den zwei anderen Fällen, wo die Blutungen weniger profus waren, und der Augengrund gut zu sehen war, konnte konstatiert werden, dass die Blutungen aus einer etwas erweiterten und geschlängelten Netzhautvene stammten, und nimmt Verfasser eine partielle Thrombose der Netzhautvene an. In diesen Fällen bedurfte es zur vollständigen Resorption des Blutes 3 und $3^{1}/_{2}$ Monate. In allen drei Fällen traten die intraokularen Blutungen während der Anfälle des Wechselfiebers auf, sowie auch später wiederholte Blutungen mit solchen beim Schüttelfroste zusammenfielen.

Die Blutungen treten meist während der Fieberanfälle auf. Nach Jones (753) oft schon in der ersten Woche, ferner im Stadium der Kachexie, hier meist durch Gefässveränderungen bedingt.

Nach Mackenzie (754) sollen bei quotidianem Typus die Netzhautblutungen zahlreich, bei tertianem Typus nur vereinzelt vorkommen. Meist sind dieselben zahlreich und klein. Es treten aber auch vereinzelt grössere Blutungen auf, wie z. B. in einem Falle von Mackenzie (754), wo bei einem myopischen Malariakranken auf dem inneren Auge eine Blutung von Papillengrösse entstanden war.

Häufig erscheinen Blutungen auf beiden Netzhäuten. Nach Bruns (766) z. B. fünfmal unter sechs Fällen. Auch rezidivierten die Blutungen bei erneuten Anfällen.

Was den Sitz der Blutungen anbelangt, so fanden sich nach Poncet (751) Netzhauthämorrhagien konstant und klein im Ziliarteil, selten und von grösserer Ausdehnung im hinteren Pol. Sie enthalten oft in der Mitte Ansammlungen von weissen Blutkörperchen.

Bassères (767) hat häufig Blutungen nach Sumpffieber gesehen. Sie traten plötzlich auf, lagen in der Nähe der Papille und in der Sehnervenfaserschicht und waren öfters einseitig. Treten sie während der Fieberanfälle auf, so beruhen sie wahrscheinlich auf bazillärer Embolie; in der Zwischenzeit entstanden sind Blut- und Gefässwandveränderungen der Anämie und Kachexie zuzuschreiben.

Sapolsky-Downar (755) beschreibt einen Fall von bedeutenden Hämorrhagien im Gebiete beider Maculae und um die Papille herum bei einem 23 jährigen Manne nach einem Fieberanfalle. Der Kranke litt schon vor der Augenerkrankung $1^{1}/_{2}$ Monate an Febris intermittens. Nach $3^{1}/_{2}$ Monaten waren die Hämorrhagien verschwunden, die S, die im Anfange der Augenerkrankung auf Fingerzählen in 2 Fuss Entfernung beschränkt war, hob sich nach $3^{1}/_{2}$ Monaten rechts auf $^{25}/_{40}$, links auf $^{18}/_{40}$.

Landsberg (756) beobachtete im Falle I Blutungen in die Macula und in die Netzhautperipherie. Im Falle II zeigte sich auf der Macula und längs

13*

des oberen Randes des Opticus die Retina mit multiplen Blutherden bedeckt.

In den Fällen von v. Kries (757) mit beiderseitigen Netzhautblutungen bestand in dem einen eine Hämorrhagie in dem Glaskörper. Dieselbe erfolgte bei Febris tertiana an Stelle eines ausgebliebenen Fieberanfalles. Ebenso berichtet über Glaskörperblutungen bei Malaria Agababow (752).

Ferner beschrieben Netzhautblutungen bei Malaria: Friedenwald (758), Raynaud (759), Bruns (760), Dickson Bruns (762), Lopez y Veitia (763). In dem Fall von Woods (761) bestand bei einem fünfjährigen Knaben mit Malaria Sehnervenatrophie mit alten und frischen Netzhautblutungen.

Bei einem von Pagenstecher (714) beschriebenen Falle von Malaria traten beiderseits zahlreiche grosse Blutungen in der Netzhaut nach einem starkem Blutverluste auf. Hier hatte die Anämie auch das ihrige zu dem Auftreten der Netzhautblutungen beigetragen.

Über das Vorkommen von Chorioiditis und Chorioidealblutungen neben Retinalhämorrhagien berichten Poncet (751) und Stedmann-Bull (764).

Letzterer veröffentlicht 17 Beobachtungen von intraokularer Hämorrhagie. Sämtliche Patienten standen jenseits des 50. Lebensjahres und waren von Malaria befallen. Nach Aufsaugung des blutigen Ergusses, welcher immer nur einseitig lokalisiert war, liess sich in allen Fällen eine äquatoriale Chorioiditis nachweisen.

Papillitis mit Netzhautblutungen fand Csapodi (765). In einem von ihm beobachteten Fälle bestand linksseitige Papilloretinitis mit geschlängelten Venen, diffuse Trübung der Retina und mehrere kleinere und grössere Blutungen in der Umgebung der Retina. Seit fünf Monaten bestand anhaltend dreitägige Malaria.

Bezüglich des Auftretens von Blutungen während der Malariakachexie hebt Sulzer (768) das Vorkommen folgender Begleiterscheinungen hervor:

1. Chronische Neuritis optica, in schweren Fällen kompliziert mit Melanosis der Papilla nervi optici.
2. Diffuse Infiltration des Glaskörpers.
3. Zahlreiche kleine Hämorrhagien im peripheren Teile der Netzhaut.
4. Plötzliche unheilbare Erblindung, wahrscheinlich infolge centraler Hämorrhagie und Embolie.

Während Poncet (751) ophthalmoskopisch höchstens in 10 % der Fälle bei Cachexia palustris retinale Veränderungen erkennen konnte, fand er mikroskopisch in der Regel Chorioretinitis.

Peunoff (769) beobachtete bei einem kachektischen Intermittenskranken eine Menge kleiner Netzhautblutungen, ebenso Rogers (770).

In Koslowskys (771) Falle von Malariakachexie fanden sich ophthalmoskopisch die Erscheinungen einer Retinitis albuminurica.

Die Funktionsstörungen richten sich nach der Grösse und dem Sitze der Blutungen (vergl. Bd. III, pag. 868). Die Blutungen können sich vollständig aufsaugen. Zuweilen bleiben weisse Herde zurück (Mackenzie 754). — Peunoff (772) fand manchmal Pigmentablagerungen im Augenhintergrunde und um die Sehnervenscheibe. Ob dieselben aber von den Blutungen herrühren, ist sehr zweifelhaft. Höchstwahrscheinlich sind sie eine Folge der mikroskopisch nachweisbaren Chorioretinitis.

b) Bei Schwarzwasserfieber.

§ 192. Pagenstecher (714) beobachtete bei einem Falle von Schwarzwasserfieber zahlreiche Netzhautblutungen.

c) Bei Influenza.

§ 193. Blutungen in die Netzhaut bei Influenza beobachteten: Gillet de Grandmont (773), Rampoldi (774), Galezowski (775), Ehrlich (776), Mery (777). Blutungen in den Glaskörper bei Influenza sahen: Gillet de Grandmont (773), Gutmann (778) und Eversbusch (781).

Über ophthalmoskopisch sichtbare Erkrankung der Gefässwandungen in der Netzhaut bei Influenza berichtet Bergmeister (779). Er konstatierte Trübung und Verdickung der Gefässwandungen mit neuritischer Sehnervenatrophie.

Despagnet (780) sah bei Influenza Periarteriitis und Netzhautblutungen.

d) Bei Typhus.

§ 194. Brose (782) bezeichnet als Folgeerscheinung eines Typhus eine Neuritis retrobulbaris und Glaskörperblutungen.

Nach Bull (783) sollen bei schweren Formen des Typhus Netzhautblutungen vorkommen.

Bouchut (784) hat Retinalblutungen bei Typhus ohne Komplikation mit Neuritis optica beobachtet.

Paul (785) fand im Gefolge eines Typhus abdominalis, ohne dass derselbe mit Sepsis kompliziert gewesen wäre, in beiden Augen weissliche Flecke und Blutungen in der Netzhaut. In diesen weissen Flecken liessen sich keine Mikroorganismen nachweisen. Sie lagen meist in der unmittelbaren Nähe der Gefässe und ausschliesslich in der Nervenfaserschicht.

e) Bei Miliartuberkulose.

§ 195. Ewer (786). Bei einem 17 jährigen Dienstmädchen, das an akuter Miliartuberkulose starb, wurden zahlreiche frische Blutungen in der Netzhaut beiderseits gefunden. Bei der mikroskopischen Untersuchung des betreffenden Auges wurden Blutungen hauptsächlich in der Nervenfaserschicht angetroffen, und ein Fehlen jeglicher tuberkulöser Affektion an diesem Auge festgestellt.

Litten (787) erwähnt einen Fall, in dem bei einer Meningitis tuberculosa Blutungen, sowie eine mächtige weisse Verfärbung ophthalmoskopisch sichtbar waren, gleich einer Abhebung der Netzhaut. Mikroskopisch zeigte sich ein zwischen Ader- und Netzhaut gelegenes Exsudat mit massenhaften Riesenzellen und Tuberkelbazillen.

In den Fällen von Nescowic (788) und Stricker (789) wurden bei der Sektion Netzhautblutungen bei Miliartuberkulose nachgewiesen.

Der Prosektor unseres Krankenhauses, Herr Dr. Simmonds zeigte uns ein mikroskopisches Präparat von Netzhautblutungen bei Tubentuberkulose. Etwas Näheres über diesen Fall konnte nicht mehr eruiert werden.

f) Bei Syphilis.

§ 196. Nach Alexander (790) kommen die Netzhautblutungen bei der syphilitischen Retinitis recht selten zur Beobachtung. Er selbst hat sie im ganzen nur sechsmal beobachtet.

Netzhautblutungen allein ohne ophthalmoskopisch sichtbare Veränderungen der Gefässe sind bei Lues eine grosse Seltenheit.

Wagenmann (791) berichtet über einen 40jährigen luetischen Mann, der zuerst an einer schweren luetischen Chorioiditis disseminata erkrankte, die nach Schmierkur mit voller Sehschärfe heilte. Nach 4 Jahren Rezidiv an dem bis dahin gesunden Auge. Neben einzelnen frischen Aderhautherden fand sich innerhalb der Papille eine ausgedehnte periphere Retinitis haemorrhagica im oberen äussern Quadranten, dem Verbreitungsbezirke der Art. temporalis sup.

Es wurde eine Entzündung der Arterie und Vene resp. multipler Äste in dem befallenen Bezirke angenommen, deren Folge die hämorrhagische Infarzierung war.

Kampf (792) berichtet über Netzhaut- und Glaskörperblutungen bei einem Falle von Retinitis syphilitica.

Meistens treten die Blutungen zugleich mit ophthalmoskopisch sichtbaren Gefäss- und Gewebsveränderungen, oder mit Papillitis resp. Neuritis optica auf.

So fand Leber (793) in einem Falle von unzweifelhaft syphilitischem Ursprunge ohne Herzleiden und Nephritis den unteren inneren Quadrant der Netzhaut von dicht gedrängten Blutungen durchsetzt und einige Gefässe, jedoch keinen der Hauptäste der Papille, in feine weisse Linien verwandelt. Bei fast normaler Sehschärfe bestand keine nachweisbare Gesichtsfeldanomalie.

In einem Falle Hirschbergs (794) traten ein Jahr nach der Infektion staubförmige Glaskörpertrübungen, kleine helle Herde in der Netzhautmitte, Trübung, starke Rötung und Erweiterung der Venen und Kapillaren der Papille auf. Daneben eine streifenförmige Blutung. Nach $^1/_2$ Jahr Rezidiv dieser Erscheinungen und Entwickelung einer Gefässneubildung von der Papille aus in den sonst normalen Glaskörper hinein.

Alexander (790) beobachtete Netzhautblutungen in Verbindung mit Retinitis albuminurica, welche einer durch syphilitische Kachexie entstandenen amyloiden Degeneration der Nieren ihre Entstehung verdankten.

Schubert (795) erwähnt einen Fall von partieller hämorrhagischer Retinitis, welche auf Venenthrombose zurückzuführen war. Als Kausalmoment schien Lues vorzuliegen.

In den folgenden beiden Fällen traten die Blutungen zugleich mit Papillitis auf.

Jastrowitz (796) berichtet über einen Fall von Lues universalis insbesondere des Centralnervensystems. Ophthalmoskopisch Neuroretinitis mit Blutungen. Bei der Autopsie zeigte der Sehnerv beiderseits auf einem Querschnitte eine ringförmige graue Trübung.

Umé (797). Ein Patient hatte vor 20 Jahren Syphilis akquiriert. Es wurde beiderseits, auf dem einen Auge mehr ausgesprochen, eine Herabsetzung des centralen Sehvermögens und Einengung des Gesichtsfeldes, ophthalmoskopisch Schwellung der Papille mit verwischten Konturen, engen Arterien und Blutungen in der Macula, sowie solche entlang der gestauten Venen gefunden.

Im übrigen verweisen wir auf den Abschnitt: Gefässveränderungen bei Angiopathia retinae syphilitica.

g) Bei Sepsis.

§ 197. Auch bezüglich des Auftretens von Netzhautblutungen bei Sepsis verweisen wir aus praktischen Gründen auf den betreffenden Abschnitt bei Retinitis septica.

h) Bei Weilscher Krankheit.

§ 198. Herrnheiser (798) berichtet über zwei Fälle von Erkrankung des Auges bei Morbus Weilii. In beiden Fällen waren Netzhautblutungen hauptsächlich in der Nervenfaserschicht gelegen. Auch in der Aderhaut wurden stellenweise Blutungen gefunden, sowie zwischen den Nervenfaserbündeln des Opticus, und eine grosse Blutung in der Duralscheide.

Netzhautblutungen bei den hämorrhagischen Diathesen.
a) Bei Purpura.

§ 199. Ruc (799) beobachtete einen Fall von Purpura haemorrhagica, wo auch die Netzhaut an den Blutungen teilnahm. Er betraf einen 50jährigen Taglöhner, Potator hohen Grades. Ausser zahlreichen Purpuraflecken der Haut und der Mundschleimhaut kamen vor: Blutbrechen, blutige Stühle und blutige Sputa, zahlreiche grosse Blutungen fast über die ganze Netzhaut, mit bedeutender Sehstörung, am rechten Auge auch an der Macula, wo demgemäss die Störung hochgradiger war. Nach 8 Tagen waren die Blutungen dunkler, an einigen zeigten sich in der Mitte kleine weisse Flecke. Keine Albuminurie.

Die Sektion ergab keine besonderen Veränderungen der Organe, ausgenommen die Blutungen, ebensowenig konstatierte die mikroskopische Untersuchung feinere Anomalien der Gefässe. Am Auge fanden sich Blutungen älteren und jüngeren Datums, die Mehrzahl in der Netzhaut, einige in der Chorioidea, 2—3 im hinteren Teile der Sklera. Die Netzhautgefässe besassen zahlreiche Kerne, zeigten aber keine Fettkörnchen. Im Gewebe der Retina hier und da einige Fettkörnchenkugeln.

Mackenzie (800) berichtet über zwei Fälle von Netzhautblutungen. In dem einen Falle waren bei einem 8jährigen Knaben Purpuraflecke auf Armen und Beinen vorhanden, sowie Eiweiss und rote Blutkörperchen im Urin; im andern Falle, bei einer 13jährigen Patientin, handelte es sich um eine hochgradige Anämie, Purpuraflecke auf Armen und Beinen, starke Menstruation und auf dem rechten Auge um einen starken Bluterguss zwischen Opticus und Macula. Die Gefässe der Retina erschienen beiderseits stark geschlängelt.

Nach Gowers (801) waren in zwei letal ausgegangenen Fällen von Hunt Netzhautblutungen in grosser Zahl vorhanden.

Die Hämorrhagien können verschwinden und wieder neu auftreten, bis Heilung erfolgt. Sie können, wenn sie zahlreich sind, eine bedeutende Amblyopie hervorrufen und, wenn sie in der Nähe der Macula sitzen, das centrale Sehen beeinträchtigen.

Goodhart (802). Bei einem 4jährigen, mit Purpura behafteten Mädchen, wurde rechts in der Nähe der Papille ein grosses rundliches Extravasat in der Retina beobachtet. Die Blutung war eine subretinale, die in der Chorioidea sitzen sollte, sie hatte einen weissen Rand, und man sah weissliche Flecke in Verbindung mit ihr.

Mery (777). 13 jähriges Mädchen mit Netzhautblutungen und gleichzeitigen Purpuraflecken.

Mackenzie (804). Purpura haemorrhagica und Netzhautblutungen mit tödlichem
Ausgang.

b) Bei Peliosis rheumatica.

§ 200. Lawford (805). Peliosis rheumatica, nach einem Jahre zuerst rechtsseitige,
dann linksseitige Neuritis optica, rechts mit Blutungen.

Nettleship (806). Früher Peliosis rheumatica, später Neuritis mit Blutungen
rechts, links beginnende, rechts bedeutende Herabsetzung des Sehvermögens. Heilung.

c) Bei Morbus maculosis Werlhofii.

§ 201. Ebstein (807) stellte bei einem 23 jährigen kräftigen Manne, welcher zuerst
die Krankheitserscheinungen der Purpura haemorrhagica Werlhofii dargeboten hatte und
von einem überaus reichlichen Nasenbluten befallen worden war, eine Leukämie fest.
Rascher tödlicher Ausgang. Ophthalmoskopisch fanden sich in der Netzhaut beider Augen
starke Blutungen und ausgedehnte Trübungen, erstere auch in der Bindehaut.

Marx (808) teilt den Sektionsbefund bei einem an Morb. macul. Werlhofii gestorbenen 32 jährigen Manne mit, bei dem ophthalmoskopisch beiderseits ausgedehnte flächenhafte Netzhautblutungen in der Umgebung der Papillen und helle weisse Flecken während
des Lebens wahrgenommen worden waren. Es fanden sich multiple Blutungen der Haut, der
Pia, der Gehirnsubstanz, im Magen, in den Lungen usw. Die Untersuchung der Bulbi samt
dem ganzen Orbitalinhalt ergab Ödem der Netzhaut mit kleinen Herden von varikösen
Netzhautfasern, zahlreichen Hämorrhagien und Zellinfiltrationen, ebenso Blutungen in den
Augenmuskeln.

Pagenstecher (714). Fall I. Ein 22 jähriger Mann, der bisher nie ernstlich krank
war, ging innerhalb 8 Tagen an Verblutung in den Magendarmtractus zugrunde. Am
5. Tage wurden Retinalblutungen konstatiert; bei der Sektion fand man eine enge Aorta,
Ekchymosen im Magen, Retinalblutungen, und alle Organe hochgradig anämisch.

Mikroskopisch zeigte sich, dass die Blutungen in der Nervenfaserschicht lagen,
diese etwas verbreitert und die Limitans externa an einzelnen Stellen durchbrochen hatten.
Irgend welche Veränderungen konnten an der Gefässwand nicht konstatiert werden. Das
Epithel war nicht verändert, auch eine Rupturstelle war nicht zu finden.

Fall II. 33 jähriger Landmann. Früher gesund. Zuerst traten Blutungen des Zahnfleisches auf, zuweilen anhaltendes Nasenbluten, dann Hautblutungen. Urin normal. Allgemeine Anämie. Ophthalmoskopisch: In der Umgebung der Papille zahlreiche strahlige,
strich- und punktförmige Hämorrhagien, vereinzelte mit weisslichem Centrum, einzelne
kleine weissliche Plaques. Einzelne Blutungen am Gaumen.

Fall III. Bei einem 34 jährigen Patienten mit Morb. macul. Werlhofii wurden nur
drei kleine stecknadelkopfgrosse Blutungen in der Retina gefunden. In diesem Falle war
die Allgemeinerkrankung viel leichter.

Achmetjew (809). Bei einer 9 jährigen Patientin ergab die ophthalmoskopische
Untersuchung beiderseits eine Menge kleiner streifiger Blutungen in der Umgebung der
Papillen und in der Macula lutea, sowie vereinzelte grössere Hämorrhagien, verengte
Arterien und erweiterte Venen. Bei der Sektion wurden neben ausgesprochenen Erschei-
nungen der Werlhof schen Krankheit auch verkäste Mesenterialdrüsen konstatiert.

d) Barlowsche Krankheit.

§ 202. Hirschberg (810) beobachtete bei einem 9 monatlichen Mädchen, das an
Barlow scher Krankheit litt und infolge einer Orbitalblutung einen hochgradigen rechtsseitigen Exophthalmus darbot, auf demselben Auge geflammte Netzhautblutungen nach oben
und unten an der Papille.

Heubner (811) fand unter 65 Fällen von Barlowscher Krankheit 4mal Blutungen in der Augenhöhle und 6mal solche in der Bindehaut.

e) Bei Skorbut.

§ 203. Netzhautblutungen scheinen bei Skorbut nicht so häufig vorzukommen. So hat Belawsky (812) die Augen von 100 schweren Skorbutkranken im St. Petersburger Militärhospital untersucht und fand in vier Fällen Konjunktivalblutungen hauptsächlich in der Nähe des äusseren Lidwinkels, in zwei Fällen Retinalblutungen in Form von kleinen, stecknadelkopfgrossen Flecken in der Nähe der Papillen.

Weill (814) fand bei 56 Skorbutkranken drei Fälle von Neuritis optica, und bei zweien eine Retinitis ad maculam. Ausserdem waren in je einem Fall mit Neuritis und Retinitis Netzhautblutungen vorhanden.

Nach Hole White (813) wurden von ungefähr 20 Fällen von Skorbut nur einmal in einem Falle mit Dilatation des Herzens zwei grosse Blutungen in der Nähe der Papille beobachtet.

Fialkowski (815) hat bei einer Reihe von Fällen nur Konjunktivalblutungen, aber keine Retinalblutungen beobachten können.

Dagegen waren in den folgenden Fällen die Blutungen sehr zahlreich.

Freud (816) beobachtete bei einer mit Skorbut behafteten, 16jährigen Kranken eine konjugierte Deviation der Augen nach links, linksseitige Ptosis und rechtsseitigen Nystagmus. Ophthalmoskopisch fanden sich weissliche Flecken über die ganze Netzhaut zerstreut, ferner dunkelschwarzrote, flächenhafte und zahlreiche frische kapilläre Blutungen als Punkte und Striche. Die Konturen der Papille waren nicht sichtbar.

Die Autopsie zeigte Blutungen in den Subduralraum des Gehirns, blutige Suffundierung der inneren Gehirnhäute. In der linken, stark geschwellten Hemisphäre kapilläre und erbsengrosse Extravasate im unteren Scheitelläppchen, die Windungen an der Basalfläche stark abgeplattet, der linke Okulomotorius komprimiert. Die Scheiden beider Sehnerven von Blut durchsetzt, die Retina am linken Auge fast in ganzer Ausdehnung durch eine dünne Schicht Blutes grösstenteils abgelöst, der Glaskörper von Blut durchsetzt. Am rechten Auge nur kleine Blutungen unter der Netzhaut.

In diesem Falle, wie in der folgenden Beobachtung, waren neben Blutungen in die Netzhaut auch solche in das Gehirn und seine Häute gefunden worden.

Bei einem spontan entstandenen Skorbut Wegscheiders (817), der bei der Autopsie eine starke Verfettung des Herzens und der Leber sowie punktförmige Hämorrhagien im Gehirn aufzuweisen hatte, war eine Verschlechterung des Sehvermögens, besonders rechts aufgetreten. Es fanden sich rechts kleine, teilweise fast punktförmige Hämorrhagien an den Gefässen in der Nähe der Papille; eine dieser Hämorrhagien nahm die Macula ein. Links waren die Hämorrhagien weniger zahlreich, dieselben sassen direkt an den Gefässen (anscheinend Venen) an und erschienen wie Ausbuchtungen derselben.

Das Auftreten von weissen Flecken im Verein mit Netzhautblutungen bei Skorbut wurde in dem Falle von Freud (siehe oben) und den folgenden Beobachtungen konstatiert.

Kenjuro-Goh (818). 62jährige Frau. Skorbut infolge von Nahrungsverweigerung, Exitus letalis unter einem hämorrhagischen Fieber mit Albuminurie, besonders Netzhautblutungen und weisse Flecken ohne Entzündung. Mikroskopisch: einfache Blutungen durch Diapedese, sowie Herde variköser Nervenfasern. Keine Gefässverstopfungen.

Denig (819). I. 23jähriger Mann, Skorbut. Beiderseits Ödem der Sehnervenpapille, Arterien schwach gefüllt, Venen mässig gestaut, stellenweise in einzelne kleine Stücke zerlegt, von einigen streifenförmigen Blutungen begleitet. Da und dort waren einzelne weisse Flecken sichtbar. Mit der Heilung des Skorbut gingen die Blutungen zurück.

In dem ophthalmoskopisch interessanten Falle von Seggel (820) schienen Blutungen in die Wände der Netzhautgefässe erfolgt zu sein.

Seggel beobachtete bei einem Falle von leichter skorbutischer Stomatitis Blutungen in die Bindehaut des rechten Auges, eine kleine Blutung in die vordere Augenkammer und bei normalen Funktionen beiderseits die Erscheinungen von mässiger Stauungspapille, doch ohne Blutungen und mit starker Schlängelung sowohl der Venen, als der Arterien. Dabei hatte stellenweise ein venöser Ast einen breiten Streifen hellroten, dagegen ein arterieller einen solchen dunkelrotbläulichen Blutes gezeigt. Da diese Erscheinung aber konstant blieb, nicht die Stelle wechselte, konnte nicht die Färbung des Blutes, sondern nur die Beschaffenheit der Gefässwand die Ursache bilden. Die Gefässveränderungen waren also wohl durch Blutungen in die Gefässwand zu erklären. Seggel nimmt an, dass Blutungen auch in die Sehnervenscheiden, und zwar in die gefässreichere Pialscheide, nahe der Lamina cribrosa, vielleicht auch in die peripheren Septen des Sehnerven stattgefunden hätten.

Die Fälle von Stauungshyperämie in den Netzhautgefässen und Schwellungen der Papille sind wohl auf Scheidenhämatom und Blutungen in die Gehirnsubstanz und die Gehirnhäute und dadurch gesetzte Zunahme des intraokularen Druckes zu schieben, wofür die Fälle von Freud und Wegscheider mit Sektionsbefund Zeugnis ablegen. Sie können aber auch durch Erkrankung der Gefässwandungen in der Papille erzeugt werden. Ophthalmoskopisch wurden solche Veränderungen in den Beobachtungen von Denig (819), Seggel (820) und Weill (814) konstatiert.

Fialkowski (815) fand einmal eine Stauungshyperämie in den Venen der Chorioidea und Retina bei Skorbut.

Mackenzie (821) sah bei Skorbut anfänglich Blutungen in die Retina neben Blutungen in die Haut. Später traten dann die ophthalmoskopischen Erscheinungen einer Neuroretinitis albuminurica auf.

Netzhautblutungen bei anämischen und kachektischen Zuständen.

a) Netzhautblutungen nach Blutverlust.

§ 204. Als Veränderungen des Augenhintergrundes bei allgemeiner Anämie führt Litten (822) folgende Symptome auf:

Hellrote Färbung,

weisse Papille,

verengte Blutgefässe,

schwere Unterscheidung zwischen Arterien und Venen,

Hämorrhagien,

weisse oder grauliche Flecke,

entzündliche Prozesse der Netzhaut und des Sehnerven, welche als eine radiäre Trübung erscheinen und schnell zu einer Verschleierung führen.

Keine der beschriebenen Veränderungen des Augenhintergrundes sei an eine bestimmte Form, oder an ein bestimmtes Stadium der Anämie gebunden, vielmehr könne jede von ihnen im Verlaufe intensiv anämischer Zustände vorkommen.

Der ophthalmoskopische Nachweis von Netzhautblutungen bei Anämie erlaube unter allen Umständen den Rückschluss, dass der Trockenrückstand des Blutes stark reduziert sei. Mit grosser Wahrscheinlichkeit wäre auch die Voraussage berechtigt, dass Hypalbuminose vorliege.

Analog lauten die Ergebnisse von Friedrichson (830).

Nach Kaufmann (636, pag. 40) haben chlorotische jugendliche Individuen sehr häufig eine fettige Degeneration der Intima. Fast jeder Phthisiker zeige diese Veränderungen an der Aorta. Am häufigsten würden betroffen: die Aorta, die Pulmonalarterie (besonders bei Stauung durch Herzfehler), dann kleinste Arterien und Kapillaren besonders des Gehirns.

Kaufmann sezierte ein junges anämisches Weib, bei dem sich, in dem sonst unveränderten Gefässysteme eine kleine, zirkumskripte, fettige Usur in der Aorta ascendens fand. Auf derselben hatte sich eine parietale Thrombose gebildet, von der eine tödliche Gehirnembolie ausgegangen war.

Förster (823) untersuchte ein junges Mädchen, bei dem durch eine sehr beträchtliche Hämatemesis plötzlich eine ausserordentlich hochgradige Anämie entstanden war, ca. 12 Tage nach dem Anfalle. Die Netzhaut war in grosser Ausdehnung rings um die Papille stark weisslich getrübt, dadurch die Papillengrenzen verwischt, in den getrübten Partien zahlreiche kleine Extravasate, nach einigen Wochen waren die Extravasate verschwunden. Das Sehvermögen blieb normal.

Leopold Grossmann (824) beobachtete bei einem 31 jährigen Manne nach Magenblutung am 9. Tage eine Trübung des Sehnerveneintritts und seiner Umgebung, sowie kleine Blutungen rings um den Sehnerven herum. Rechts fand sich in der Macula eine Blutung. Die Venen waren dilatiert, die Arterien verengt, teilweise verschleiert. Rechts Amaurose, links S = Fingerzählen.

Litten (825) beobachtete zwei Tage nach einer Hämatemesis punktförmige und ausgedehnte Blutungen der Retina, nach einer weiteren, eine bedeutende Herabsetzung des Sehvermögens mit dem ophthalmoskopischen Bilde eines bleichen Aussehens der Papillen, verwaschene Grenzen derselben, intensiv weisse Trübung der Retina.

Hugh T. Patrick (826). 21 jähriges Mädchen, heftiger Kopfschmerz, Parese des rechten M. rectus extern. Anfälle von Amaurose und Schwindel. Ausgesprochene Stauungspapille, Blutungen in die Netzhaut, mässige Gesichtsfeldeinengung und Herabsetzung des Sehvermögens, ausserdem die Symptome einer schweren Anämie. Wegen letzterer sowie wegen Fehlens von Herderscheinungen wurde die Diagnose eines Hintumors fallen gelassen. Die eingeleitete Behandlung soll die Richtigkeit der Auffassung einer ausschliesslichen Anämie ergeben haben.

Pagenstecher (714 Fall I). Anämie nach Blutbrechen bei Ulcus ventriculi. Retinalblutungen auf beiden Augen. Keine Sehstörung; Resorption, Heilung.

Ziegler (865) fand in einem Falle, in welchem 23 Tage vor dem Tode eine Erblindung infolge einer starken Blutung aus einem Duodenalgeschwür eingetreten war und ophthalmoskopisch eine verwaschene Papille, weissliche Färbung ihrer Umgebung, Verengerung der Arterien, Schlängelung der Venen und auf einem Auge eine kleine Blutung nach aussen und oben von der Papille nachweisbar waren, eine fettige Degeneration des Sehnerven und fettige Degeneration der Netzhaut.

Bettmann (828) fand in zwei Fällen von tödlich verlaufender Anämie mit dem ophthalmoskopischen Befunde von Trübungen und Blutungen der Netzhaut, scharf begrenzte, stark lichtbrechende Gefässränder. Die Hämorrhagien, welche sich am häufigsten in der Nervenfaser- und in der inneren Körnerschicht fanden, sollen einerseits durch Rhexis (beim Brechakt etc.), anderseits per diapedesin entstanden sein. Die weissgelblichen Flecken in der Mitte der Hämorrhagien würden hervorgebracht:

1. durch Anhäufung gut erhaltener lymphoider Zellen,
2. durch Untergang dieser Zellanhäufungen und umgrenzender Blutkörperchen, verbunden mit sekundären Gewebsveränderungen,
3. durch das Vorkommen von grossen Herden variköser Nervenfasern.

Ausserdem fand sich Auseinanderdrängung und variköse Schwellung der Nervenfasern, auch beteiligten sich nicht selten andere Netzhautschichten, und war ein totales Ödem der Netzhaut vorhanden.

Pick (829). Fall XI: Chronische Anämie infolge von Blutverlust nach Ulcus ventriculi. Ophthalmoskopisch: Beiderseits eine Anzahl weisslicher Flecke meist am hinteren Pole sitzend, daselbst auch links einige kleine streifige Hämorrhagien. Ferner beiderseits äquatorial vereinzelte rundliche Hämorrhagien mit weissen Centren.

Fall XII: Ulcus intestini. Nephritis chronica. Beiderseits graulich weissliche retinitische Herdchen, rechts sich an die Vena temp. inf. anschliessend.

b) Netzhautblutungen bei Chlorose.

§ 205. Das Auftreten von Netzhautblutungen bei Chlorose ist sehr selten. Nach einer Zusammenstellung von Pagenstecher (714) aus dem Eppendorfer Krankenhause in Hamburg waren bei 246 Kranken dreimal Retinalblutungen zu beobachten, also in 1,2 %. Selbstverständlich sind hier die Fälle auszuschliessen mit sekundär anämischen Zuständen.

Hinsichtlich des ophthalmoskopischen Bildes teilen sich die Befunde

1. in Fälle, bei welchen lediglich nur Netzhautblutungen gefunden wurden, und

2. in solche, bei welchen die Blutungen zugleich mit einer Neuritis optica auftraten.

Was die erste Gruppe anbelangt, so fand

Fulton (831) bei einer 26jährigen Chlorotischen auf dem einen Auge eine Blutung in der Gegend der Macula.

Pagenstecher (714). Fall I. 15jähriges chlorotisches Mädchen. Ophthalmoskopisch links temporal oben an der Papillengrenze eine dunkelrote, nach der Peripherie strahlige ca. $^1/_5$ Papillendurchmesser grosse Blutung. Papille blass. Grenzen klar. Rechts keine Hämorrhagien. Geheilt mit Blaudschen Pillen.

Fall II. 18jähriges chlorotisches Mädchen. Links zwei halbpapillengrosse Netzhautblutungen. Geheilt entlassen.

Fall III. 17jähriges chlorotisches Mädchen. Rechts medial oben neben einer Vene eine Hämorrhagie. Geheilt entlassen.

§ 206. Hierher gehören wohl auch die Netzhautblutungen, welche zu Zeiten der Menstruation gefunden werden. Zu dem Einfluss der Chlorose gesellt sich noch hier als ätiologisches Moment der häufige und grosse Blutverlust. So zeigte nach

Ulrich (827) bei einer 23jährigen Person, die an chronischer Diarrhoe und profuser Menstruation litt und unter den Symptomen zunehmender Anämie starb, die ophthalmoskopische Untersuchung zahlreiche Blutungen in der Nähe der Papille und einige weisse Herde. Mikroskopisch fand sich das Bindegewebe des Centralkanals ödematös, sowie ein mässiger Hydrops intravaginalis. Die Blutungen fanden sich in fast allen Schichten der Netzhaut, und in der Nervenfaserschicht Herde sklerotischer Nervenfasern.

Die Erklärung für die erwähnten Erscheinungen wird in folgenden Verhältnissen gesucht, nämlich in einer mangelhaften Blutfüllung des Gefässsystems und einer Abnahme des Blutdruckes, in einer Blutzirkulationsbehinderung an der Umbiegungsstelle der Vena centralis und Vergrösserung derselben durch die Einwirkung des intraokularen Druckes, und endlich in einer abnormen Durchsichtigkeit des Blutes, wozu noch eine grosse lokale Durchlässigkeit hinzutreten müsse.

Hitzinger (832) will bei einem 17jährigen Mädchen im Zusammenhange mit der Menstruation eine doppelseitige Retinitis haemorrhagica beobachtet haben, die heilte, aber bei dem Beginn der Menstruation wieder erschien.

Hotz (833) berichtet über das Auftreten einer grossen Blutung in die Macula bei einer 42jährigen Patientin beim Zessieren der Menses nach einer Erkältung der Füsse.

Auch in dem Bd. III, pag. 644 mitgeteilten Falle von Coursserant war bei Suppressio mensium plötzlich eine grosse Blutung in der Macula aufgetreten.

In der folgenden Beobachtung bestanden bereits Gefässveränderungen mit Netzhautblutungen, dieselben wurden nur durch das Eintreten der Menstruation erheblich vermehrt.

Carroll (834). 29jährige Frau. Zahlreiche mit der Menstruation sich vermehrende. Blutungen. Die Blutgefässe waren verändert, und es waren zahlreiche weissliche Flecke vorhanden.

§ 207. Die bei der II. Gruppe vorkommenden Netzhautblutungen (zugleich mit Neuritis optica) scheinen häufiger zu sein.

Jameson (836) teilt fünf Fälle von Neuroretinitis bei Chlorose mit und behauptet, dass auf 100 Chlorotische 8 Erkrankungen mit Neuroretinitis kämen.

Williams (837) beobachtete bei einem 17jährigen Mädchen eine doppelseitige Neuroretinitis: verwaschene Grenzen, graurötliche Schwellung des Sehnerven, stark erweiterte Retinalvenen, zwischen Macula und Sehnerv ein fächerartig gestalteter Fleck aus weissglänzenden Streifen bestehend, auf dem linken Auge befand sich ausserdem eine Blutung nach unten und eine an der Sehnerveneintrittsstelle. Das Sehvermögen war $^{20}/_{70}$, Gesichtsfeld konzentrisch eingeengt, Farbenempfindung nicht gestört. Auf den innerlichen Gebrauch von Eisen bedeutende Besserung.

Dieballa (835) berichtet, dass bei einem 21jährigen, seit dem 14. Lebensjahre an Chlorose leidenden Mädchen nach einer anstrengenden Tanzunterhaltung und folgender Menstruation sich eine doppelseitige Papilloretinitis entwickelt hatte, verbunden mit einer linksseitigen Abduzenslähmung. Mit der Heilung der Chlorose gingen die Sehstörungen zurück.

Gowers (838) teilt Fälle von oft hochgradiger Neuritis auch mit Blutungen bei Chlorose mit. Nach Gebrauch von Eisen sollen die ophthalmoskopischen Erscheinungen sich ungemein gebessert haben.

In den folgenden Fällen von Chlorose traten die Netzhautblutungen neben Stauungspapille auf.

Hugh T. Patrick (839). Der Fall betraf ein 21jähriges Mädchen und war durch heftigen Kopfschmerz, Parese des M. rectus externus, Anfälle von Amaurose und Schwindel ausgezeichnet. Stauungspapille, Blutungen in der Netzhaut, mässige Gesichtsfeldeinengung und Herabsetzuug des Sehvermögens, ausserdem die Symptome einer schweren Chlorose. Wegen letzterer sowie wegen Fehlens von Herderscheinungen wurde die Diagnose eines Hirntumors fallen gelassen. Die eingeleitete Behandlung soll die Richtigkeit der Auffassung eines ausschliesslich chlorotischen Zustandes ergeben haben.

Eddison und Teale (840) bringen einen Fall von Neuritis optica mit einigen Blutungen in der umgebenden Netzhaut bei einem 26jährigen Mädchen in Verbindung mit der bestehenden Chlorose. Auf dem rechten Auge war die Veränderung stärker und bestand Erblindung; links war S = $^1/_4$. Es trat im Verlaufe von 4—5 Monaten eine bedeutende Besserung bei einem tonisierenden Verfahren ein.

Schmidt (841) beobachtete bei einem 14 jährigrn Mädchen, das nach vorausgegangenen Kopfschmerzen, besonders in der Scheitelgegend, Erbrechen und Schwindel, und eine Herabsetzung des Sehvermögens auf beiden Augen bemerkt hatte, eine doppelseitige entzündliche Schwellung der Sehnervenpapille, sowie stark schillernde weiss- und gelblichweisse Flecke im Halbkreis um die Macula liegend nebst einzelnen Blutungen in der Netzhaut. Im Verlaufe trat die Schwellung der Papille mehr und mehr zurück, die Herde in der Netzhaut blieben teilweise sichtbar. Die Sehschärfe anfänglich auf $^1/_3$—$^1/_4$ herabgesetzt, wurde normal. Die Gesichtsfeldaufnahme ergab ein ziemlich breites bandförmiges Ringskotom für alle Farben. Als Ursache für die Papilloretinitis wird die vorhandene Chlorose angesehen und angenommen, dass die Deglobulisation die Hauptschuld trage, bezw. die dabei auftretende Bildung einer hinreichenden Menge toxischer Stoffwechselprodukte, die zur Entzündung führten.

Ballaban (842) beobachtete folgendes, als Thrombose der Vena centralis retinae infolge von Chlorose aufgetretenes ophthalmoskopisches Bild bei einem 26 jährigen Mädchen, das nur auf einem Auge, und zwar auf dem rechten, ausgesprochen war: enge Arterien, stark gefüllte Venen, die Blutsäule hier segmentiert, Venenpuls fehlte bei Fingerdruck auf das Auge, längs der grossen Gefässe sehr zahlreiche Blutungen in der Netzhaut, und in der Macula Gruppen von stellenweise sternförmig angeordneten gelblichen und weissen Degenerationsherden.

Was die Stauungspapille bei Chlorose anbelangt, so wissen wir durch die Untersuchungen von Lenhartz (1241), dass bei anämischen Zuständen und speziell bei Chlorose, die Lumbalpunktion oft sehr hohe Druckwerte ergibt. Daher können wir einerseits das Auftreten von Stauungspapille bei Chlorose auf eine Druckerhöhung im Schädelinnern zurückführen, anderseits aber auch auf Gefässveränderungen im Bereiche der Papille.

Einen sehr interessanten Sektionsbefund in dieser Hinsicht liefert Engelhardt (843). Derselbe beschreibt ausführlich den Krankheitsverlauf in einem Falle von Chlorose bei einem 18 jährigen Mädchen, in dem wegen der vorhandenen Symptome die Diagnose auf Tumor cerebri gestellt wurde, während die Obduktion nur eine Anämie des Gehirns ergab. Es hatte sich zunächst unter starken Kopfschmerzen eine Erblindung beider Augen eingestellt mit den ophthalmoskopischen Zeichen einer Stauungspapille und einer sich daran anschliessenden papillitischen Atrophie, später traten hinzu: Hemianästhesie, Hemiplegie, Anämie, Anosmie, Reflexanomalien und allgemeine Krämpfe.

c) Bei perniziöser Anämie.

§ 208. Die Netzhautblutungen werden bei der perniziösen Anämie so häufig beobachtet, dass sie nach Biermer (844) fast als ein pathognomonisches Zeichen derselben gelten können.

Horner (845) fand bei 30 Fällen fast immer massenhafte Netzhautblutungen neben sehr bedeutender Ausdehnung und starker Schlängelung der Venen, gegen welche die ausgesprochene Blässe der Papillen sehr abstach.

Nach Müller (846) waren Retinalblutungen ausnahmslos in allen Fällen vorhanden, welche auf der Höhe der Krankheit untersucht wurden.

Bramwell (847) konstatierte unter acht Fällen von perniziöser Anämie siebenmal Netzhautblutungen.

Quincke (848) sah unter 20 Fällen 16 mal Netzhautblutungen.

Uthoff (849) fand in allen Fällen (sechs Augen) Hämorrhagien. In einem Falle waren die Blutungen die einzigen gefundenen Veränderungen.

Litten (850) sah in drei Fällen zweimal Netzhautblutungen.

Unter 53 Fällen im Krankenhause Hamburg-St. Georg der letzten 13 Jahre waren ophthalmoskopisch nicht untersucht 21 Fälle, negativ waren neun, in 23 wurden Netzhautblutungen konstatiert.

Wegen der Häufigkeit des Vorkommens von Netzhautblutungen bei der perniziösen Anämie sind dieselben auch von grosser diagnostischer Bedeutung gegenüber der Chlorose, bei welcher wie wir gesehen haben, nur selten Netzhautextravasate gefunden zu werden pflegen.

In einem von zwei Fällen von perniziöser Anämie Hoffmanns (857) fehlten jedoch die Blutungen mit Bestimmtheit.

Was den Sitz der Blutungen anbelangt, so fand sie Uthoff (849) und Amman (671) am häufigsten in der Umgebung der Papille. Nach letzterem halten sie sich an die Umgebung der Venen. Das Blut verbreitet sich zunächst der Fläche nach in der Ganglienzellenschicht. In der Peripherie waren die Blutungen am dichtesten in der Zwischenkörnerschicht.

De Schweinitz (851) fand die Blutungen in den verschiedensten Schichten der Netzhaut, ausserdem variköse Nervenfasern und Ödeme.

Nach Bondi (852), welcher sechs Fälle mikroskopisch untersuchte, sind die konstant vorkommenden Blutungen nicht nur auf eine Schicht beschränkt, sondern können auf mehrere Netzhautschichten übergreifen, ja sogar die ganze Dicke der Netzhaut einnehmen. Am häufigsten sind die Nervenfaserschicht und die äussere retikuläre Schicht betroffen. Die Grösse der Blutungen variiert von kleinsten Anhäufungen von Blut bis zu solchen, die weit über 1 Papillendurchmesser betragen.

In der Beobachtung von Sargent (853) trat sogar eine Blutung in die vordere Kammer auf, und es kam zu den vielen Netzhautblutungen noch eine Netzhautablösung hinzu.

14 jähriges Mädchen, perniziöse Anämie, zahlreiche Netzhautblutungen bei Schwellung der Papille und Verwischtsein ihrer Grenzen. 12 Tage später fand sich eine Netzhautablösung auf beiden Augen.

Die anatomische Untersuchung ergab Blutungen im Gewebe des Sklerokornealfalzes und in der vorderen Kammer. Zwischen Aderhaut und Netzhaut, letztere von zahlreichen Extravasaten durchsetzt, fand sich eine seröse Exsudation.

§ 209. Von einzelnen Autoren wie von Sgrosso (854), Immermann (855), Oliver (856) und Bondi (852) werden auch weisse Flecken innerhalb der Blutungen angeführt. Diese weisslichen Flecken inmitten von Hämorrhagien sind aber nicht charakteristisch für das ophthalmoskopische Bild der Netzhauthämorrhagien bei perniziöser Anämie, sondern sie finden sich sehr häufig bei Netzhautblutungen überhaupt, namentlich aber bei der Leukämie. Nach des letzteren Ansicht sind diese hellen Punkte im Centrum der Blutungen zum Teil bedingt durch variköse Nervenfasern, zum Teil auch durch anscheinend von den Gefässen ihren Ursprung nehmende kugelige, aus einer hyalinen, scholligen Masse bestehende Gebilde.

Nach Bettmann (828) werden diese weissen Flecken in der Mitte der Hämorrhagien hervorgebracht:

1. durch Anhäufung gut erhaltener lymphoider Zellen,
2. durch Untergang dieser Zellenanhäufungen und umgrenzender Blutkörper, verbunden mit sekundärer Gewebsveränderung,
3. das Vorkommen von grossen Herden variköser Nervenfasern.

§ 210. Sehstörungen machen die Blutungen nicht, mit Ausnahme derjenigen Fälle, wo sie in die Macula erfolgen. So gaben in einem Falle Immermanns (l. c.) die Netzhautblutungen den ersten Anlass zur Nachsuchung ärztlicher Hilfe. Es entstanden plötzlich auf beiden Augen Verdunkelungen des Sehfeldes, schwarze Flecken und Streifen vor den Augen, nachdem sechs Wochen vorher Dyspnoe, Mattigkeit und Blässe vorausgegangen war.

In Weigerts (858) Falle von perniziöser Anämie zeigten sich in beiden Retinae stecknadelkopfgrosse Blutpunkte, von denen je einer in der Macula sich befand.

Unter 44 Fällen Müllers (846) wurden dreimal Sehstörungen, und einmal totale Erblindung eines Auges durch eine massige Apoplexie in die Macula beobachtet.

§ 211. Ausser den Blutungen werden auch bei der perniciösen Anämie weisslich-gelbe Flecke in der Netzhaut beobachtet, jedoch selten. Müller (846) fand dieselben nur ausnahmsweise.

In Hansens (859) Fall von perniziöser Anämie wurde anfänglich nur in der linken Retina ein irregulärer weisser Fleck gefunden; später erst zeigten sich in beiden Augen kapilläre Blutungen zugleich mit den Erscheinungen solcher an anderen Stellen.

Auch eine Sternfigur an der Macula wurde von Quincke beobachtet, jedoch ist diese Erscheinung bei der perniziösen Anämie sehr selten.

§ 212. Neben den Blutungen berichten Immermann (855), Quincke (848), Sargent (853), Sgrosso (854) und Bäumler (860) auch über Schwellung und Rötung der Papille.

Ödem der Netzhaut beobachtete neben den Blutungen Immermann (855), de Schweinitz (851) und Bettmann (828).

§ 213. Bezüglich der Quelle der Blutungen wurden von vielen Autoren mikroskopisch Gefässveränderungen nachgewiesen. So fand Manz (861) aneurysmatische Erweiterung der Kapillaren in einem Falle von Anaemia perniciosa und hält demgemäss die Hämorrhagien für Analoga der Kapillarapoplexie des Gehirns, also als Folgen der Ruptur der Gefässwand. Gestützt wird diese Entstehungsweise der Blutungen zufolge von Rhexis durch nachstehende mikroskopische Befunde.

Bäumler (860) fand in einem Falle von perniziöser Anämie zahlreiche Retinalblutungen bei gleichzeitiger Enge der Arterien und starker Füllung der Venen, sowie vielfache Schlängelung und Kontinuitätsunterbrechung an den letzteren. Ödem der Netzhaut, Schwellung der Papille. Über der letzteren ein glänzender, weisser Fleck. Mikroskopisch wurde eine weitgediehene Verfettung der Gefässränder und der Gefässkerne festgestellt. An einzelnen Gefässen war die eigentliche Gefässwand geborsten, und die roten Blutkörperchen waren in den adventitiellen Blutraum hineingetreten, den sie nach Art eines Aneurysmas nach aussen stülpten. Die Fasern des Opticusstammes und die Elemente der Netzhaut waren nicht verändert.

Sgrosso (854) untersuchte die Netzhaut bei perniziöser Anämie und fand zunächst ein starkes Ödem der Papille mit Blutungen auf dem einen und wenig ausgesprochenen mit Neubildung von Gefässen und Leukozyten auf dem andern Auge. Auch hier waren Blutungen sichtbar. An einer Stelle drang ein grosses Gefäss in eine solche ein; seine Wand war verändert und an einer Stelle eingerissen. Blutungen waren auch in der inneren Schicht der Netzhaut vorhanden. Hier sah man grosse und kleine Zellen von verschiedener Gestalt mit Kern und Kernkörperchen in enger Beziehung zu den Nervenfasern; sie wurden für kernhaltige Blutkörperchen erklärt, die in aktive Proliferation geraten seien.

Veränderungen an den Gefässwandungen wurden ferner mikroskopisch konstatiert von Schepelern (862). Derselbe fand in acht untersuchten Fällen von Veränderungen der Retina bei perniziöser Anämie einmal eine leichte fettige Degeneration der Kapillaren derselben.

Amman (671) fand in einem Falle an einer Arterie die Zeichen der Endarteriitis obliterans.

Bondi (852) hat sechs Fälle mikroskopisch untersucht und in der Mehrzahl derselben die Gefässe mittleren und kleineren Kalibers in ihren Wandungen erkrankt gefunden.

Auch Michel (863) hat eine weit gediehene Verfettung der Gefässwände festgestellt.

Gegenüber Manz behauptet Nykamp (864), gestützt auf den mikroskopischen Befund eines Falles, dass die Blutungen einer Diapedesis ihre Entstehung verdankten; es seien auch weder die kapillaren Ektasien, noch das weissliche Centrum Attribute dieser Hämorrhagien.

Ein negativer anatomischer Befund ist im Anschluss hieran hervorzuheben, nämlich dass von Müller (846) keine Verfettungen der kleinen Gefässe der Retina bei Blutungen in dieselbe im Gefolge der perniziösen Anämie nachgewiesen werden konnten.

Bettmann (828) lässt die Hämorrhagien einerseits durch Rhexis (beim Brechakt usw.), anderseits per diapedesin entstehen.

Nach Sgrosso (854) sassen die Blutungen teils unterhalb der Retina, teils in der Nervenfaserschicht. Hier konnte nur einmal ein Zusammenhang mit einem grossen Gefässe der Papille und einmal mit einer kleineren Chorioidealblutung nachgewiesen werden; sonst schienen sie ohne Beziehung zur nächsten Umgebung. Sie enthielten jedoch Haufen von Pigmentepithelien, die augenscheinlich aus der Nähe der Papille stammten, so dass sie allem Anscheine nach auf Zerreissung von Gefässen der Papille beruhten. Betreffs der Blutungen in die Nervenfaserschicht bestätigt Sgrosso das Vorkommen von embolischem Verschluss und Degeneration von Kapillaren und hält diese Prozesse für deren Ursache.

Auch Michel (Lehrb. d. Augenheilk., II, pag. 446) weist darauf hin, dass Thrombosierung der Vena centralis bei perniziöser Anämie beobachtet werde.

d) Netzhautblutungen bei der Anchylostoma-Anämie.

§ 214. Auch bei der Anchylostoma-Anämie beobachten wir analoge Erscheinungen.

Nieden (866) fand eine Anchylostomainfektion in 15 %/o aller Bergwerksarbeiter im Bereiche des westfälischen Kohlenrevieres. In 7—8 %/o dieser Fälle waren ophthalmoskopisch nachweisbare Störungen gefunden worden. Dieselben äusserten sich in einer hochgradigen Blässe der Blutsäule in den Netzhautgefässen, in Porzellanfarbe der Papille und in Blutungen in die Netzhaut. Die für die Retinitis albuminurica eigentümliche Maculaerkrankung war selten.

Fischer (867) fand schmales Arterienkaliber, Blässe und abnorme Durchsichtigkeit des Blutes in den Arterien und Venen, sowie Netzhautblutungen.

Hansell (868) berichtet bei Anchylostomiasis über Netzhautblutungen und Ödem beider Sehnerven.

Die mikroskopische Untersuchung liess nach Nieden (866) an den Netzhautgefässen eine sklerotische Veränderung und Verfettung des Endothels erkennen. Rampoldi (869) fand bei der mikroskopischen Untersuchung: Lymphoide Infiltration der Stäbchen und Zapfenschicht, sowie Blutungen in die Nervenfaserschicht in drei Fällen.

Was die Sehstörungen anbetrifft, so fanden sich nach Nieden (866) solche in ihrer Intensität von der Lage der Blutungen abhängig, ferner die Symptome der Anaethesia retinae, Doppeltsehen, Schwindel und Nystagmus.

e) Netzhautblutungen bei Botriocephalus latus.

§ 215. Reyer (871) fand bei sämtlichen von ihm beobachteten Fällen von perniziöser Anämie einen Botriocephalus latus im Verdauungskanal. Die dabei vorhandenen Blutungen in die Netzhaut werden als Kapillarapoplexien bezeichnet.

Natanson (872) hatte Gelegenheit drei Fälle von Anaemia perniciosa helminthica (Botriocephalus latus) ophthalmoskopisch zu untersuchen und konnte in allen Fällen Netzhautblutungen in beiden Augen nachweisen, wie sie bei Anaemia perniciosa essentialis beobachtet werden.

Die Intima und Media der Gefässe boten mikroskopisch nichts Pathologisches. Die adventitiellen Räume waren durch die sie anfüllenden Blutkörperchen erweitert. In der Netzhaut war ein leichtes Ödem zu bemerken.

Tschemolossow (870) hat vier Fälle von Anaemia perniciosa beobachtet, die durch Botriocephalus hervorgerufen waren und nach Abtreibung des Bandwurmes mit Genesung endigten. In allen vier Fällen wurden charakteristische Netzhautblutungen gefunden. Die Blutungen lagen vorzugsweise in der Gegend des hinteren Augenpols in der Nervenfaserschicht. Die Sehschärfe war nicht gestört. Die Veränderungen der kleinen Netzhautgefässe waren durch Quellung des Endothels charakterisiert.

f) Netzhautblutungen bei Leukämie.

§ 216. Nach Gowers (456, pag. 271) sind Netzhautblutungen bei Leukämie die am häufigsten auftretenden Veränderungen. In fünf von Gowers untersuchten Fällen waren bei vier zu irgend einer Zeit Blutungen in die Netzhaut vorhanden gewesen.

Die Tendenz zu Hämorrhagien sei bei der Leukämie anscheinend viel grösser, als bei der einfachen Anämie, denn sie trete bei der ersteren auf, wenn der Prozentsatz der roten Blutkörperchen grösser sei, als es gewöhnlich bei einfacher Anämie mit Netzhautblutungen der Fall wäre. Der Austritt des Blutes erfolge wahrscheinlich per diapedesin.

Bei dieser ausgesprochenen Tendenz zu Blutungen finden sich auch solche in den Glaskörper.

So fand Feilchenfeld (873) bei einer lienalen Leukämie in allen Schichten der Netzhaut Blutungen und rundliche Prominenzen, zusammengesetzt aus roten und weissen Blutkörperchen und scharf abgegrenzt gegen das Netzhautgewebe. Manche hatten die Limitans externa durchbrochen.

Coover (874) beobachtete bei Leukämie auf dem linken Auge eine Blutung in den Glaskörper, auf dem rechten venöse Stauung und Blutungen in die Netzhaut.

In den folgenden Fällen waren neben Blutungen in den Glaskörper auch solche in die Chorioidea vorhanden, und es entwickelte sich dabei ein Glaukom.

So machte sich in einem Falle von Saemisch (875) eine ausgesprochene hämorrhagische Disposition geltend, die auch wiederholt zu ausgedehnten Blutungen in das Unterhautzellgewebe geführt hatte. Im Auge waren die Blutungen ganz besonders massenhaft und traten nicht nur in der Netzhaut, sondern auch im Glaskörper und in der Chorioidea auf. Das eine Auge erblindete plötzlich durch massenhafte Glaskörperblutung mit gleichzeitigen glaukomatösen Erscheinungen, wozu später noch Iritis hinzutrat.

Puccioni (876) beobachtete bei Leukämie Blutungen in die Netzhaut und den Glaskörper an einem Auge. Das andere war durch Blutungen und an sekundärem Glaukom erblindet. Bei der Enukleation des letzteren Auges trat eine gefährliche Blutung auf, die nur durch vielfache Nähte gestillt werden konnte. Auch hier fanden sich mikroskopisch hämorrhagische Infiltrate der Chorioidea, sowie grosse Blutungen in die Nervenfaserschicht der Netzhaut.

Die Blutungen können auch oft nur die einzige ophthalmoskopische Veränderung bei der Leukämie darstellen, wie in einer Beobachtung von Pfannkuch (879).

Die Farbe der Blutungen bei Leukämie ist blassrötlich.

Der Sitz der Blutungen ist hauptsächlich die Nervenfaserschicht, sie werden aber auch in der Zwischenkörnerschicht gefunden, Deutschmann (877).

Ihre Grösse kann nach Perrin (878) die Dimension einer halben Papille erreichen, während meist die Netzhaut mit streifigen Blutungen übersät ist.

Nach Poncet (880) ist der ophthalmoskopische Befund bei Leukämie durch zahlreiche Hämorrhagien mit einem centralen weissen Fleck charakterisiert.

14*

In einem Falle Quinckes (881) von Leucaemia lienalis und lymphatica fanden sich in dem sehr blassroten Augenhintergrunde zahlreiche Hämorrhagien, radiär gestellt mit hellem Centrum; ausserdem chorioideale Veränderungen.

Reincke (882) fand ähnliche Herde bis zu 1 mm Durchmesser. Sie prominierten bald über die innere, bald über die äussere Fläche und fanden sich in allen Schichten, die grössten dicht an der Stäbchenschicht zum Teil mit umschriebener Netzhautabhebung, wodurch auch die regelmässig runde Form einiger Herde erklärt wurde. Auch hier waren die roten Blutkörperchen am Rande der Herde angehäuft, sogar in mehreren getrennten Schichten, was Reincke durch wiederholte Nachschübe der Blutungen erklärt.

In Beckers Fall (883) fanden sich Gruppen von weissgelben Flecken mit rotem Hof, welche aus einem grösseren ovalen, deutlich prominierenden und mehreren kleineren rundlichen in dessen Umgebung bestanden. Letztere waren zum Teil in den roten Raum eingeschlossen, zum Teil davon getrennt und besassen dann ihren eigenen roten Hof. Die eine dieser Gruppen sass in der Gegend der Macula und verursachte ein nahezu centrales Skotom, die andere ganz ähnliche nach oben und innen von der Papille zirka 3 Papillendurchmesser von ihr entfernt. Eine nach ihr hinziehende Vene zeigte weisse Einscheidung.

Auch Leber (889) fand weissgelbe, rundliche, prominierende Flecke mit hämorrhagischem Hof. Es war hier die Mitte des hämorrhagischen Herds von einer dichten Anhäufung von Lymphkörperchen gebildet, und nur am Rande traten rote Blutkörperchen in grösserer Menge auf.

Neben diesen Blutungen mit weissen Flecken im Centrum begegnen wir auch hier jenen weissen nicht aus Blutungen entstandenen Flecken, wie sie bei Erkrankung der Netzhautgefässe überhaupt vorkommen, und denen teils variköse Hypertrophie der Nervenfasern, teils fettige Degeneration, teils Infiltration mit Lymphkörperchen zugrunde liegt (siehe den Abschnitt über Angiopathia retinae leucaemica).

g) Netzhautblutungen bei chronischer Anämie infolge von malignen Tumoren.

§ 217. Pick (890) hat bei meist nur einmaliger Untersuchung schon in zirka 30 % Netzhautblutungen und weisse Flecke bei dieser Gruppe von Fällen gesehen.

So konnte er in sieben Fällen von Carcinoma ventriculi folgenden ophthalmoskopischen Befund konstatieren:

Fall I: Beiderseits eine grosse Anzahl zarter Retinalblutungen am hintern Pol in allen möglichen Formen, bisweilen wie ein zarter Schleier die Gefässe überziehend, mitunter sie vollkommen bedeckend. Links kleine strichförmige Hämorrhagien unten aussen an der Papille.

Fall II: Rechts ¼ Papillendurchmesser grosser, nierenförmiger, grauweisslicher Herd, dicht an der Papille. Ferner nach oben von der letzteren zwei scharf konturierte, weissglänzend radiäre Striche von einem ganz schmalen hellrötlichen Saume umgeben. Äquatorial eine Menge rundlicher Blutungen, oft mit kleinem weissen Centrum.

Fall III: Beiderseits einige ganz feine, zum Teil stecknadelspitzgrosse Hämorrhagien in der Umgebung der Papille, zu denen sich rechts ein kleiner weisslicher Herd an der Vena temporalis sup. hinzugesellt hatte.

Fall IV: Beiderseits hochgradige Anämie des Fundus, besonders der Papille. Arterien eng, linke Papille stark prominent (um ca. 3 D.), etwas verbreitert, Grenzen stark verwaschen, rechts ist dieses nicht entzündliche Papillenödem kaum angedeutet. Später links äquatorial eine kleine Blutung mit weissem Centrum.

Fall V: Ophthalmoskopisch das typische Bild einer Neuroretinitis albuminurica.

Fall VI: Links eine Anzahl kleiner weisslichgelber Herde, rechts einige kleine Hämorrhagien nach oben.

Fall VIII: Ophthalmoskopisch links zwei kleine Hämorrhagien.

Fall IX: Links zwei kleine, opake retinitische Herde dicht an der medialen Seite der Papille.

Bei Karzinom der Lungen.

Natanson (891) fand in einem Falle von Krebs der Lungen und des Kleinhirns zahlreiche fleck- und streifenförmige Netzhautblutungen, dichter in der Maculagegend und circumpapillär, dazwischen kleine rundliche, matt grauweisse Flecken. Er reiht dieselben denjenigen bei der progressiven perniziösen Anämie an.

Bei Karzinom der Nieren und des Uterus.

Nach Litten (722) erscheinen am häufigsten die anämischen Netzhautveränderungen, namentlich die Blutungen und Flecken bei Carcinoma uteri. Ein ähnliches Bild wurde bei primärem Nierenkrebs und Metastasen in der Leber und den Nebennieren gefunden.

Retinalblutungen bei Leberkrankheiten.

§ 218. Litten (892) fasst das Resultat seiner Untersuchungen dahin zusammen, dass bei den verschiedenartigsten Leberkrankheiten, welche mit Ikterus kompliziert sind, nicht selten sich Retinalblutungen fänden, die als Teilerscheinungen weit verbreiteter und in vielen inneren Organen vorkommender hämorrhagischer Prozesse aufzufassen wären. Die Blutungen, welche sich bei Icterus catarrhalis, Choletithiasis, Karzinom, Zirrhose, Abszess, akuter Atrophie, Phosphorvergiftung, Hydrops der Gallenblase und Pneumonia biliosa fänden, seien keineswegs immer als signum mali ominis anzunehmen, sondern kämen auch bei ganz harmlosen katarrhalischen Formen vor, sofern dieselben mit Ikterus kompliziert seien. Sie stünden jedenfalls zu letzterem in sehr nahen Beziehungen, möglicherweise durch eine Blutdissolution.

Bei einer Phosphorvergiftung und akuter Leberatrophie fanden sich beiderseits auch weisse Flecken in der Retina, als fettig degenerierte Abschnitte der Körnerschicht (zahlreiche Körnchenkugeln und Tyrosinbüschel).

Denig (893). Fall II. 32jähriger Potator. Leberzirrhose. $S = \frac{1}{2}-\frac{2}{3}$, ophthalmoskopisch mässige venöse Stauung. Arterien eng. Längs den Venen zahlreiche klumpenförmige Blutungen, leichtes Ödem der Sehnervenpapillen.

Pick (890). Fall XV: Lues hepatis. Ophthalmoskopisch eine Anzahl grauweisslicher Plaques um die Papille. Links kleine Hämorrhagien.

Fall XVI: Cirrhosis hepatis. Endarteriitis recens aortae. Ikterus. Beiderseits in der Umgebung der Papillen einige grauweisse opake Stellen und kleinste Blutungen.

Strzeminski (894) berichtet nach einem Überblick über die okularen Störungen bei Erkrankungen der Leber über drei derartige Fälle.

1. 43jähriger Mann, Cirrhosis hepatis, Herabsetzung des Sehvermögens, konzentrische Gesichtsfeldeinschränkung, ophthalmoskopisch: Trübung der Sehnervenpapille, erweiterte Venen, auf einem Auge zwei kleine Netzhautblutungen.
2. 28jährige Frau. Icterus catarrh., Hemeralopie, leichtes Ödem der Sehnervenpapille.
3. 40jähriger Mann, Leberzirrhose, kurze Zeit vor dem Exitus letalis Blutung in die vordere Kammer eines Auges.

Junge (895) beobachtete in einem Falle von Leberzirrhose mit Gelbsucht ein kleines Extravasat in der Retina mit Degeneration eines Teils der Körnerschichten.

Bei allen diesen Patienten finden wir nach Pick (l. c.) zunächst einen gewissen Grad von Anämie, der sich stets in einer Herabsetzung des Hämoglobingehaltes, seltener in meist geringfügigen morphologischen Veränderungen des Blutes äussert. Es sei kein Zufall, dass gerade bei den Magenkarzinomen so häufig Retinalveränderungen zu beobachten wären. Der andauernde Verlust von Blut, wenn auch nur in kleineren Mengen, und die unmittelbare Beeinträchtigung der Ernährungsorgane selbst genügten allein zur Herbeiführung der Anämie. Bezüglich der Netzhautblutungen bei Krebskachexie betont Pick, dass die Kachexie nicht immer für die hier vorkommenden retinitischen Flecken und Blutungen verantwortlich gemacht werden könne, da mitunter schon in den Anfangsstadien, bei denen Allgemeinzustand und Blutbeschaffenheit noch relativ gut waren, diese Netzhautveränderungen beobachtet worden seien. Es wäre wahrscheinlich, dass es die von den Tumoren produzierten spezifischen toxischen Substanzen seien, welche direkt schädigend auf die Blutelemente, wie auf die empfindlichen Elemente der Netzhaut wirkten.

Netzhautblutungen bei Hämoglobinurie nach Hautverbrennungen.

§ 219. Wagenmann (896) berichtet über eine ausgedehnte Hautverbrennung bei einem 19jährigen Individuum. Ophthalmoskopisch wurden multiple, kleine, streifige Netzhautblutungen auf beiden Augen beobachtet. Die Erkrankung war beschränkt auf die Umgebung der Papille. Die Papillen waren leicht gerötet, nicht ganz scharf begrenzt, die Gefässe hyperämisch, die Venen leicht geschlängelt. Die Retina war in der Umgebung der Papille leicht getrübt. Die Blutungen waren nicht sehr voluminös, der grösste Fleck erreichte kaum ¼ des Papillendurchmessers. An den Gefässen waren intensiv grauweisse Färbungsstreifen anzutreffen und vereinzelte, kleine weisse Flecke. Das Sehvermögen schien stark herabgesetzt. Im Verlaufe trat völlige Wiederherstellung ein.

Ophthalmoskopisch zeigten sich zuletzt die Papillen beiderseits weiss verfärbt, die Blutungen waren resorbiert.

Es wird angenommen, dass die „Retinitis" auf derselben Basis beruht wie die übrigen nach schweren Verbrennungen beobachteten Organveränderungen, insbesondere die Darmentzündung und Ulzeration, und zwar auf dem Boden der auf die Verbrennung gefolgten Blutveränderung.

Die rezidivierenden Glaskörperblutungen jugendlicher Individuen.

§ 220. Schon A. v. Graefe (897) berichtet, er habe Kranke behandelt, die, beinahe periodisch, in den Intervallen einiger Monate durch intraokulare Blutungen das Sehvermögen vollkommen verloren hätten. Auffallenderweise seien dies beinahe durchgängig jugendliche Individuen in den zwanziger, dreissiger, höchstens vierziger Jahren gewesen. In einigen Fällen hatte die Komplikation mit apoplektischen Anfällen nicht ohne Wahrscheinlichkeit auf Gefässleiden hingewiesen. In ziemlich vielen Fällen sei früher starkes Nasenbluten vorhanden gewesen, welches seit der Zeit sistierte.

Die Affektion zeichnet sich dadurch aus, dass bei jungen, vorzüglich männlichen Individuen plötzlich ohne nachweisbare Ursache eine totale Verdunkelung des einen oder des anderen Auges eintritt. Häufig sind die Blutungen so stark, dass der Augenhintergrund nicht zu sehen ist. Die Blutung tritt zuerst in der Netzhaut, später im Glaskörper auf und wird allmählich resorbiert, um dann wieder zu rezidivieren.

So litt z. B. nach Brandes (898) ein 19 jähriger Mann seit 12 Jahren an Epistaxis, seit 2 Jahren an Verdunkelungen des linken Auges, welche sich alle 2 Monate wiederholten, als plötzlich dieses Auge nichts mehr sah. Diffuse Trübung durch Blut im Glaskörper. 5 Monate später links $S = 1/8$, einen Monat später drei Blutklumpen in der rechten Netzhaut.

Auch der 28 jährige Patient Millers (899) mit typischen rezidivierenden Glaskörperblutungen hatte von klein auf an Nasenbluten gelitten. Anfangs bot das Bild eine Blutung zwischen Netzhaut und Glaskörper, 3 Monate später eine starke zum Teil schon in Resorption begriffene Glaskörperblutung.

Häufig aber treten, wie z. B. in den beiden folgenden Fällen, die Blutungen ohne nachweisbare Ursache auf.

Nieden (900). Ohne ersichtliche Ursache plötzliches Auftreten einer totalen Verdunkelung des Auges. Das andere Auge meist ganz normal, wurde aber dreimal mit dem ersten abwechselnd befallen. Rezidive folgten bald und zwar 3—7 in einem Jahre. Das Sehvermögen wurde nach den Attacken meist wieder hergestellt. Die Spannung des ergriffenen Bulbus war nie erhöht, öfters vermindert.

Zieminski (901) beobachtete spontane Glaskörperblutungen bei fünf jungen Leuten. Reizsymptome fehlten. Die Spannung des Bulbus wurde niemals erhöht befunden.

§ 221. In seltenen Fällen tritt auch daneben eine Blutung in die vordere Kammer auf.

So berichtet Mannutto (902): ein seltener Zug in seinem Falle sei dadurch gegeben gewesen, dass das Blut nicht bloss in den Glaskörper, sondern auch in die vordere Kammer sich ergossen habe. Als auffallend wird ferner von ihm die braungrüne Verfärbung der Iris bezeichnet, und werden drei Fälle angeführt, bei denen bei intraokularer Blutung verschiedene Färbung der Iris vorgetäuscht wurde durch eine grünliche Färbung des Kammerwassers infolge von Diffusion des Blutfarbstoffes. Öfters betreffe aber die Verfärbung die Iris selbst, in welcher Blutfarbstoff abgelagert und in hämatogenes Pigment verwandelt werde.

Beaumont (903) berichtet, dass ein 23 jähriger Mann, der wiederholt an heftigem Nasenbluten gelitten hatte, von einer Entzündung des rechten Auges befallen worden war, die mit einer Glaskörperblutung einherging. Später wurde auch eine Blutung in der vorderen Kammer sichtbar. Das Sehvermögen blieb auf Erkennung von Handbewegungen herabgesetzt. Seit der Augenaffektion war das Nasenbluten nicht wiedergekehrt.

§ 222. Was die Häufigkeit des Vorkommens derartiger Fälle anbelangt, so ist die Affektion selten. Dieselbe wurde von Nieden (900) unter 34489 Patienten innerhalb 8¹/₂ Jahren sechsmal beobachtet.

§ 223. Hinsichtlich des Alters der Patienten macht Fejér (904) die Angabe, dass diese rezidivierenden Blutungen der Netzhaut und des Glaskörpers meist bei jugendlichen Individuen im Alter von 15—20 Jahren vorkämen. Später gehörten sie zu den Seltenheiten.

Fehr (905) führt acht Fälle an im Alter von 15—20 Jahren.

Amman (671) berichtet über 10 Fälle im Alter von 20—30 Jahren.

Nieden (900) hat sechs Fälle zwischen 15 und 20 Jahren beobachtet.

Scheffels (906) sah vier Fälle im Alter zwischen 17 und 22 Jahren.

Bening (907) hat unter 32696 Patienten 217 mit Glaskörperblutungen notiert gefunden. Darunter befanden sich acht mit rezidivierenden Glaskörperblutungen.

Die Zahl der von uns benützten Fälle, bei welchen das Lebensalter der Patienten angegeben war, beläuft sich auf 52. Unter diesen standen

22 im Alter zwischen 10 und 20 Jahren
18 „   „   „   20 „ 30 „
 6 „   „   „   30 „ 40 „
 6 „   „   „   40 „ 60 „

Es waren demnach zwischen dem 10. und 30. Lebensjahre 35 Patienten befallen, zwischen dem 30. und 60. nur 12.

§ 224. Was das Geschlecht anbelangt, so fand Bening (907) unter 217 Glaskörperblutungen überhaupt 74 weibliche und 143 männliche.

Die Zahl der von uns benützten Fälle von rezidivierenden Glaskörperblutungen, bei welchen das Geschlecht angegeben war, betrug 73. Unter diesen befanden sich nur 15 weibliche, aber 58 männliche Patienten.

Das männliche Geschlecht prävaliert darnach, namentlich während und nach der Pubertät.

§ 225. Die Erkrankung tritt plötzlich entweder einseitig oder doppelseitig in verschiedenen Intervallen auf, und es scheint, dass dabei das linke Auge häufig zuerst befallen wird, wie in den Beobachtungen von Doyne (908) Fall II; Elschnig (909), Mayweg (910), Morton (911), Stadtfeld (912), Fehr (905, Fall I und Fall III). —

In der Beobachtung von Pressel (913) traten sie bald rechts, bald links, bald beiderseitig auf.

In der Beobachtung von Dor (914), Gunn (915), Schiess-Gemuseus (690, vergl. § 179, pag. 185) und Fejér (904) wurden beide Augen gleichzeitig befallen.

§ 226. Der ophthalmoskopische Befund wird durch die Masse des ausgetretenen Blutes beeinflusst. Ist die Glaskörperblutung eine sehr beträchtliche, dann ist überhaupt von dem Augenhintergrunde nichts zu sehen. Der Glaskörper beider Augen war z. B. in Fejers Beobachtung dermassen mit schwimmenden, undurchsichtigen, wolkenartigen Trübungen erfüllt, dass aus dem Augeninneren überhaupt kein roter Schimmer reflektiert wurde.

Bei anderen schwimmen wieder grosse Flocken im Glaskörper, die nur beim Blick nach einer bestimmten Richtung, und zwar meist nach oben, etwas Reflex durchlassen.

Bei einzelnen erkennt man schon bei fokaler Beleuchtung die Blutung dicht hinter der Linse.

§ 227. Die auffallendste Erscheinung im Krankheitsbilde stellen die Rezidive der Blutungen dar. Dieselben geschehen meist ebenso spontan, wie die ersten Blutungen eingetreten waren.

Lawford (916) sah bei einer 55jährigen Dame nach einem Niesanfalle eine ausgedehnte Blutung in die Macula auftreten. Neun Tage darauf wieder plötzliche Verschlechterung durch Glaskörperblutung. Endlich vollständige Resorption des Blutes und Wiederherstellung des Sehvermögens.

Pressel (913) konstatierte während 3—6 Wochen 15 Rezidive.

Mayweg (910) beobachtete innerhalb 7 Monate an einem Auge 4 Rezidive, am anderen vom September 1887 bis März 1888 6 Rezidive.

Nieden (900) sah 3—7 Rezidive in 1 Jahr.

Brandes (898) beobachtete während zweier Jahre alle 2 Monate ein Rezidiv auf dem einen Auge, dann 3 Rezidive auf dem anderen.

Miller (899) sah Rezidive alle 3 Monate,

Stadtfeld (912) alle 4 Monate,

Jacqueau (917) jährlich mindestens einmal.

Chodin (918) beobachtete im Verlaufe von 6 Jahren 5 Rezidive.

Kipp (919) sah nach 6 Jahren erst 1 Rezidiv auftreten.

Salomonsohn (920) konstatierte im Verlaufe von 10 Jahren mehrfache Wiederholungen der Glaskörperblutungen.

Benning (907, Fall I) sah, abgesehen von kleinen sich häufig wiederholenden Blutungen, links 15 mal und rechts 5 mal grössere Blutungen auftreten.

Im Falle II kam das erste Rezidiv nach 11 Jahren, dann nach 2 Jahren ein neues und so in noch kürzeren Zwischenräumen 3 weitere.

§ 228. Was die Dauer der Resorption der Blutungen anbelangt, so fällt bei vielen Beobachtungen die Langsamkeit der Auflösung der Trübungen auf. Diese lässt sich von vornherein von der Gefässlosigkeit des Glaskörpers erklären. Sehr in Betracht kommt aber dabei auch die Möglichkeit von Nachschüben. Hört der Nachschub auf, dann kann die Aufhellung beginnen.

Auffällig rasch erfolgte die Resorption der Blutung in dem folgenden Falle.

Bei einem 28jährigen, sonst gesunden Patienten Jacqueaus (917) trat im zwölften Lebensjahre zum ersten Male eine spontane linksseitige Glaskörperblutung auf, die nach wenigen Tagen aufgesaugt war. Seitdem wiederholte sich diese Erkrankung jährlich mindestens einmal. Bei der letzten Blutung war S fast = 0. Drei Tage später aber schon = $^5/_7$.

Ebenso rasch vollzog sich die Aufsaugung im Falle II von Doyne (908).

In der Beobachtung Bizes (921) hellte sich der Glaskörper innerhalb 8 Wochen wieder völlig auf.

In den sechs von Nieden (900) beobachteten Fällen vollzog sich die Aufsaugung gleichfalls innerhalb einiger Wochen.

In Chodins Falle (918) dauerte die Resorption 2—5 Monate.

In Millers Beobachtung (899) war nach 3 Monaten die Blutung grösstenteils resorbiert.

Sobald der Augenhintergrund wieder klar geworden ist, treten dann oft auch die gleichzeitig in der Netzhaut entstandenen Blutungen und degenerativen Veränderungen deutlich hervor, wie in dem Falle III von Fehr (905).

§ 229. Bei einzelnen Fällen kann nach Aufsaugung des Blutes das Sehvermögen wieder zur Norm zurückkehren, wie in der Beobachtung Niedens (900) und Lawfords (916), Doynes (908), Wendlers (922) und Kipp (919).

Nach letzterem Autor erlitt vor 5 Jahren ein junger Mann eine ausgedehnte Glaskörperblutung auf dem linken Auge, die sich gut resorbierte und ein gutes Sehvermögen zurückliess. Seitdem hat er mehrere Rezidive auf dem andern Auge durchgemacht.

Bei einer Patientin Bizes (923), welche auf dem linken Auge plötzlich eine Herabsetzung der Sehschärfe bis auf Lichtperception durch eine Glaskörperblutung erfuhr, war nach 8 Wochen das Sehvermögen wieder normal; nur ein kleines paracentrales Skotom blieb zurück.

In der folgenden Beobachtung wurde nach $1^1/_2$ Jahren die Sehschärfe = $^1/_2$.

Mayweg (910). 17jähriger Bauernbursche, anämisch, schlaff. Rechtes Auge innerhalb von 7 Monaten vier Rezidive an Glaskörperblutungen. Gegenwärtig S = $^{20}/_{200}$. Das linke Auge war vor 3 Jahren an derselben Affektion erkrankt und zugrunde gegangen.

Der Kranke wurde von Mayweg vom September 1887 bis Ende März 1888 an sechs Rückfällen behandelt mit dem Endresultat, dass Patient nur noch hell und dunkel unterscheiden konnte, und dass sich schon Iris und Kammerwasser blutig suffundierten. Unterbindung der rechten Carotis communis. $1^1/_2$ Jahr nach der Unterbindung ist bei völlig klarem Glaskörper und fast normalem Fundus S = $^{20}/_{40}$.

Ein leidlich gutes Sehvermögen erreichten die Patienten von Chodin (918), Mühsam (924), Brandes (898), Bening (907).

Ein 36jähriger Patient Stadtfelds (912), der ohne nachweisbare Ursache plötzlich auf dem linken Auge erblindet war, bemerkte $4^1/_2$ Monate später, dass auch das Sehvermögen des rechten Auges schlechter wurde, und nach $1^1/_2$ Monaten wurde auch dieses Auge sehr sehschwach. Links nur Lichtperception; rechts Handbewegungen. 2 Monate später rechts $^6/_{18}$, noch später $^6/_{12}$ während sich das Blut resorbierte. Links blieb hochgradige Sehschwäche.

§ 230. Die Ätiologie der rezidivierenden juvenilen Netzhaut- und Glaskörperblutungen ist noch immer in Dunkel gehüllt. Die Übereinstimmung der verschiedenen Fälle in dem Krankheitsbilde und dem Verlauf des Leidens, das durch sein Auftreten in dem bevorzugten Alter von 15—25 Jahren, durch die profuse Art der Blutungen, relativ schnelle Resorption und grosse Neigung zu Rückfällen charakterisiert ist, lässt aber vermuten, dass eine einheitliche Krankheitsursache bestehe. Im allgemeinen können wir die Fälle in zwei Hauptgruppen einteilen und zwar in solche mit angeborener, und in solche mit erworbener Brüchigkeit resp. Durchlässigkeit der Blutgefässwandungen, bei welchen dann gelegentlich nach Wallungen oder Stauungen des Blutes der letzte Anstoss zum Auftreten von Extravasaten gegeben wird.

Von angeborenen Ursachen wäre hier zunächst der Hämophilie Erwähnung zu tun. So in den Fällen von Wagenmann (925), Vialet (927) und Speisser (926).

Gontard (928) beobachtete zwei Brüder, der eine von 16, der andere von 20 Jahren, welche beide von einer spontanen Hämorrhagie in den Glaskörper befallen waren. Als Ursache wird eine Hypertrophie des Herzens angegeben.

Wickert (929) beschreibt Verändernngen an den Augen eines 9jährigen Mädchens, das an angeborenem Herzleiden litt. Am rechten Auge bestand eine Cyanosis retinae, am linken Hämophthalmos, daneben Stauungssyptome auch in anderen Organen. Die Untersuchung des Blutes erwies eine Vermehrung der roten Blutkörperchen (Polycythämie vergl. pag. 156 § 156) und eine wesentliche Erhöhung des Hämoglobingehaltes (Hyperglobulie) nach. Es wurde ein Offenbleiben des Foramen ovale angenommen. Die Herztöne waren überall rein. Während der Beobachtung rezidivierten die Blutungen im linken Auge, später trat Cyklitis mit Ausgang in Phthisis bulbi ein.

§ 231. Bei den erworbenen Ursachen spielen hier alle jene ätiologischen Momente mit, welche zu Veränderungen der Blutmischung und zur Erkrankung der Gefässwände führen, die wir in den vorhergehenden Abschnitten angeführt haben.

So wurde Anämie als Ursache der rezidivierenden Glaskörpertrübungen bei folgenden Beobachtungen angegeben:

Dittmar (930) 25jähriger Mann und 45jährige Frau. Rezidivierende Glaskörperblutungen. Im ersteren Falle waren die weissen Blutkörperchen vermehrt, im zweiten Fall war ein anämisches Aussehen konstatiert worden.

Bei den sechs Fällen Niedens (900) konnten zwar keine organischen Leiden nachgewiesen werden, es waren aber durchgängig schwache und anämische Menschen.

Der 17jährige Patient Maywegs (910) war ein anämischer, schlaffer Bauernbursche mit sonst normalen Organverhältnissen.

Hereditäre Lues (vergl. auch § 196, pag. 198) wurde in den Beobachtungen von Pressel (931, vergl. § 233) und Scheffels (906), und erworbene Lues in der Beobachtung Weeks (932) bei einem 29jährigen Menschen, und Fejer (904) bei einem 33jährigen gefunden.

Bei Malaria: Agabatow (752, vergl. § 191, pag. 194), Friedenwald (758), Fehr (905, Fall III) und Tornabene (933). —

Rosenfeld (934) sah in einem Falle von rezidivierenden Glaskörperblutungen eine gleichzeitig vorhandene **Lungentuberkulose** und betont dabei, dass Michel in seinem Lehrbuche hervorgehoben habe, dass Glaskörperblutungen manchmal das erste Zeichen von Tuberkulose des Corpus ciliare wären (vergl. auch § 194, pag. 197). —

Wendler (922) berichtet über einen Fall von einseitigen rezidivierenden Glaskörperblutungen verbunden mit Hautblutungen bei einem 22jährigen Lehrer mit Purpura. Nach vier Monaten wieder normales Sehvermögen.

Nach Scrini und Bourdeaux (935) scheint eine endogene Intoxikation am meisten die Veranlassung zu den rezidivierenden Glaskörperblutungen zu geben. Die Toxine, gelegentlich oder dauernd im Organismus entstanden, würden auf die Gefässwandungen, die Blutmischung, das Herz und den Sympathikus wirken.

Auch Zackin (936) sucht den Grund wiederholter, das Sehvermögen vollständig vernichtender Glaskörperblutungen bei seiner Patientin, einer jungen, an chronischem Schnupfen und Endometritis leidenden Frau, in endogener Infektion.

§ 232. Über angiosklerotische Veränderungen, sei es hinsichtlich des Augenspiegel- oder anatomischen Befundes, berichten folgende Autoren:

Scheffels (906) veröffentlicht vier Krankengeschichten von Erkrankung der Netzhautgefässe als Ursache rezidivierender jugendlicher Netzhaut- und Glaskörperblutungen. Die perivaskulitischen Veränderungen waren in zwei Fällen doppelseitig und in zwei Fällen nur einseitig nachzuweisen.

Die ophthalmoskopisch sichtbaren Gefässanomalien in den Fällen I, IV und V von Fehr (905) traten in der Form von Wandverdickungen, Erweiterungen und perivaskulären Exsudaten hervor.

In den beiden anatomisch untersuchten Fällen dieses Autors trat auch unter dem Mikroskop die Netzhautveränderung in den Vordergrund. Die Affektion der Aderhaut war ihr gegenüber geringfügiger Art. Im ersten Falle war der wesentlichste Befund die allgemeine Erkrankung der Netzhautgefässe, die in dem stärker ergriffenen vorderen Abschnitt in gleicher Weise Arterien und Venen betroffen hatte, in dem weniger affizierten hinteren Bulbusabschnitt aber auf die Venen als Periphlebitis beschränkt, geblieben war. Im II. Falle war am bedeutungsvollsten die Zertrümmerung des Netzhautgefässes durch grössere und kleinere Bluterg üsse, ferner die einzelne Netzhautgefässe umscheidende Rundzelleninfiltration, sowie die geringe Beteiligung der Aderhaut.

Im Falle I von Mühsam (924) hatte die 59jährige Frau mit Glaskörperblutungen dreimal abortiert, 15 Kinder zur Welt gebracht, von denen aber nur drei am Leben blieben. Die anderen waren im zarten Alter an verschiedenen Krankheiten gestorben. Für Lues kein Anhaltspunkt. Die körperliche Untersuchung zeigte aber reichliche Mengen von Eiweiss im Urin, am Herzen unreine Töne.

In einer Beobachtung Wagenmanns (937) war Gicht die Ursache der doppelseitigen rezidivierenden Glaskörperblutungen.

§ 233. Als Gelegenheitsursache bei offenbar bestehenden Gefässveränderungen finden wir namentlich die Menstruation angeführt (vergl. auch pag. 204, § 206).

Über einen sehr interessanten Fall in dieser Hinsicht berichtet:

Pressel (931). Ein noch nicht menstruiertes, jedoch im Entwickelungsalter befindliches Mädchen erbrach Blut zu der Zeit, zu der normalerweise die Menses hätten auftreten sollen, unter dysmenorrhoischen Erscheinungen. Sodann traten in regelmässigen

Zwischenräumen von 3—6 Wochen mindestens 15 Anfälle von Glaskörperblutungen, bald rechts, bald links, bald auch beiderseits auf. Die Blutungen zessierten mit dem Augenblick, in welchem die Menses auftraten. Das einzigemal, als während ihres ganzen weiteren Lebens die Menses ohne physiologische Ursache unregelmässig wurden, kam es zu einer Herabsetzung des Sehvermögens infolge einer leichten Glaskörpertrübung; später sehen wir die Patientin von einer exquisit hereditär luetischen Augenerkrankung (doppelseitige rezidivierende Iritis und Keratitis parenchymatosa) befallen werden, um nach energischer antiluetischer Behandlung in jeder Beziehung gesund zu werden, und es bis auf den heutigen Tag zu bleiben.

Pressel glaubt diesen Fall folgendermassen erklären zu können:

Bei einem hereditär luetischen Mädchen entwickelte sich auf der Basis der hereditären Lues eine Gefässerkrankung, welche zu vermehrter Durchlässigkeit oder Brüchigkeit der Endarterien führte; als es dann zur Zeit der Entwickelung infolge der die Menstruation vorbereitenden Fluxionen zu höherer Spannung im arteriellen System kam, die ventilartig wirkende menstruale Blutung jedoch infolge von zurückgebliebener Entwickelung des Uterus ausblieb, vermochten die Gefässe der Magenschleimhaut, oder, was wahrscheinlicher ist, der Lungen, sowie der Aderhaut diesem vermehrtem Druck nicht zu widerstehen, und es kam zu Blutbrechen und Glaskörpertrübungen.

Beweis hierfür ist, dass, nachdem das natürliche Ventil sich geöffnet, die Blutungen ausblieben und nur einmal bei Gelegenheit einer neuerlichen Menstruationsstörung, aber nur ganz gering, wieder auftraten.

Aus dieser Beobachtung lässt sich der Schluss ziehen, dass bei Individuen im Pubertätsalter an Stelle der Menstruation periodisch wiederkehrende Glaskörperblutungen auftreten können, wenn eine Alteration der Gefässwände, wie z. B. bei Lues, eine Prädisposition abgibt.

Hinzinger (938) beobachtete bei einem 17jährigen Mädchen im Zusammenhange mit der Menstruation doppelseitige Netzhautblutungen, die aufgesogen wurden, aber bei dem Beginn der Menstruation wiederkehrten.

Dor (939) behandelte ein 14jähriges Mädchen mit beiderseitigen Glaskörperblutungen. Dasselbe war noch nicht menstruiert. Mit Eintritt der Menses traten keine Hämorrhagien mehr auf.

Schleich (940) beobachtete bei einem 20jährigen Mädchen zahlreiche kleine und grössere Blutungen im Augenhintergrund, welche resorbiert wurden und wieder von neuem, teilweise zur Zeit der Menses, auftraten und schliesslich zu Retinitis proliferans führten.

Hauenschild (716) veröffentlicht eine Beobachtung bei einem 28jährigen Mädchen, das im übrigen völlig gesund war. Am 3. Tage vor Beginn der Menses trat plötzlich eine profuse Blutung im rechten Auge auf mit Abfluss derselben nach aussen. Nach oben fand sich eine ausgedehnte Ruptur der Sklera und ein Irisvorfall in derselben.

Carroll (515). 29jährige Frau, zahlreiche mit der Menstruation sich vermehrende Blutungen. Die Blutgefässe waren verändert und zahlreiche atrophische weisse Flecke vorhanden.

§ 234. Bezüglich anderer Gelegenheitsursachen berichtet

Ziegler (941) über eine 26jährige Frau, bei welcher das rezidivierende Auftreten von Glaskörperblutungen jedesmal im Anschluss an stärkere Obstipation eingetreten sein sollte.

Kipp (919) beobachtete bei einem 11jährigen Jungen eine rezidivierende abundante Glaskörperblutung, die das erstemal nach einem langen Ritt, das zweitemal 6 Jahre später bei der Arbeit auf einem Heufelde während der Sonnenhitze aufgetreten war.

Die Blutung ging allmählich zurück. Das Sehvermögen stellte sich wieder her. Auf dem andern Auge bestand schon vorher bei leichten Entzündungserscheinungen eine dichte Trübung des Glaskörpers und der Linse.

In Lawfords Falle (916) trat nach einem Niesanfalle die Blutung auf.

In dem Falle von Fehr (905) war bei einem 18jährigen Menschen die Blutung plötzlich beim Bücken aufgetreten.

Knapp (942) sah bei einem 42jährigen Manne auf dem linken Auge eine Erblindung plötzlich durch Glaskörperblutung entstehen.

Der 18jährige Patient Blacks (943) erblindete plötzlich durch eine ausgedehnte intraokulare Blutung, nachdem er 10—15 Minuten getanzt hatte.

Die Quelle der Blutungen.

§ 235.   Als Quelle der Blutungen hatte man früher in erster Linie die Gefässe des Ciliarkörpers, in gleicher Weise Arterien wie Venen, angesehen, ferner die Gefässe der Aderhaut beschuldigt.

Knapp hatte (942) in dem oben erwähnten Falle zuerst auf die Chorioidea als Quelle der Blutungen hingewiesen, da er in dem enukleierten Bulbus amyloide Degeneration der Chorioidealgefässe gefunden hatte.

Auch Nieden (900) glaubte als Ursprungsstelle der Blutungen die Chorioidealgefässe und zwar in den äquatorialen Partien verantwortlich machen zu müssen, zumal da sich nach der Resorption des Blutergusses die äquatoriellen Partien der Chorioidea mit den eigentümlich gefleckten, disseminiert stehenden Plaques besetzt zeigten.

In sieben von Fehr (905) angeführten Fällen gingen die Blutungen einher mit entzündlichen (!) Veränderungen im Augenhintergrund, oder waren gefolgt von solchen. Diese Veränderungen bestanden vorzugsweise in mehr oder weniger ausgedehnten Herden in der Peripherie des Augengrundes und Pigmententfärbungen. Im Falle IV waren sie über den ganzen Hintergrund zerstreut und boten das Bild der Chorioretinitis disseminata areolaris.

Auch Bening (907) fand bei sechs Fällen chorioretinitische Veränderungen, während bei zwei Fällen die Blutungen aus den Netzhautgefässen entstanden waren.

Bei dem 39jährigen Patienten Jarnatowskis (944) trat im rechten myopischen Auge ·plötzlich eine profuse Glaskörperblutung auf. Jarnatowski sucht die Quelle dieser Blutung in einer lokalen Arteriosklerose resp. Chorioiditis.

Nach Leber (697), der mehrere den Fehrschen analoge Fälle von Kombinationen von Chorioiditis disseminata mit multiplen Netzhaut- und Glaskörperblutungen bei jungen Leuten beobachtete, sind die Veränderungen in Netzhaut und Aderhaut voneinander unabhängig, was sich schon aus dem Umstande ergab, dass die Entzündungsherde und Extravasate beider Teile sich räumlich keineswegs entsprachen. Leber sieht die Veränderungen in

Netzhaut und Aderhaut als eine durch die anatomische Eigentümlichkeit dieser Organe, besonders ihrer Gefässwandung bedingte, verschiedenartige Folge derselben Schädlichkeit an. Störungen im Gefässapparat der Netzhaut mit ihren Endarterien führen aber leichter zu Blutungen, als in der Aderhaut.

Für die Netzhaut als Quelle der Blutungen sprechen in den Beobachtungen Fehrs (905) folgende Erscheinungen:

1. dass in fast allen Fällen klinisch retinitische (!) Erscheinungen zum Teil mit sichtbaren Veränderungen der Netzhaut nachgewiesen werden konnten;

2. die Form der ophthalmoskopisch sichtbaren Blutherde, besonders im Beginne des Leidens, nebst dem Fehlen von Netzhautrissen an den Stellen grösserer Blutungen;

3. der anatomische Befund in den beiden mikroskopisch untersuchten Fällen. Im ersten derselben war der wesentlichste Befund die allgemeine Erkrankung der Netzhautgefässe, die in dem stärker ergriffenen vorderen Abschnitte in gleicher Weise Arterien und Venen betroffen hatte, in dem weniger affizierten hinteren Bulbusabschnitte aber auf die Venen als Periphlebitis beschränkt geblieben war. Im II. Falle war am bedeutungsvollsten die Zertrümmerung der Netzhautgefässe durch grössere und kleinere Blutergüsse, ferner die einzelne Netzhautgefässe umscheidende Rundzelleninfiltration, sowie die geringe Beteiligung der Aderhaut.

Bei einem Falle Niedens (900), bei dem schon vor Eintritt der intraokularen Blutung wegen zeitweiliger Obskurationen des Sehfeldes ophthalmoskopische Untersuchungen stattgefunden hatten, fand sich eine Retinalhämorrhagie an einem Aste der unteren Papillararterie, die genau dem Gefässlumen folgend, durch Berstung des Arterienrohres entstanden zu sein schien, bis dann später die totale Verdunkelung des Glaskörpers folgte.

Scheffels (906) veröffentlicht vier Krankengeschichten (17, 19, 22 jähriges weibliches und ein 21 jähriges männliches Individuum) und gibt eine Erkrankung der Netzhautvenen als Quelle der Blutung an.

1. Glaskörper- und Netzhautblutungen waren in sämtlichen vier Fällen doppelseitig; die perivaskulitischen Veränderungen waren in zwei Fällen doppelseitig, in zwei Fällen aber nur einseitig nachzuweisen. Den einen dieser beiden letzteren Fälle sah Scheffels aber erst nach halbjährigem Bestande des Leidens und auch nur zweimal; in dem anderen stand die sehr starke Glaskörperblutung einer genaueren Durchmusterung des Augenhintergrundes lange Zeit hindernd im Wege.

2. In den drei Fällen längerer Beobachtung konnten bei den rezidivierenden Blutungen neue perivaskulitische Veränderungen nicht nachgewiesen werden. Bei einem dieser Rezidive kam es allerdings wieder zu totaler Glaskörperblutung.

3. Die perivaskulitischen Veränderungen bildeten sich im Verlaufe von 2—3 Monaten völlig zurück; die Gefässe, die noch einige Zeit hin-

durch stärkere Füllung und Schlängelung zeigten, erhielten wieder ganz normales Aussehen.

4. In zwei Fällen bestanden ausserdem noch doppelseitige, leicht exsudative Prozesse im Centralkanal der Papille, die am Schlusse der Beobachtungsdauer ihr Aussehen nicht wesentlich geändert hatten.

5. In zwei Fällen zeigten sich — beidemale nur an einem Auge — ausgedehnte grauliche Trübungen der ganzen Maculagegend mit Auftreten von zahlreichen, punktförmigen weissen Fleckchen, wie bei Retinitis brightica oder diabetica. Beidemale war nach einhalbjähriger Beobachtung die Macula wieder völlig normal.

6. In dem einen Falle, den Scheffels nach einhalbjährigen Bestande des Leidens zum ersten Male zu Gesicht bekam, zeigte sich an einem Auge eine typische Retinitis proliferans, deren Ursprung aus den Netzhautblutungen sicher konstatiert werden konnte.

Da die allgemeine Untersuchung keine Anhaltspunkte für die Erklärung der Veränderungen, und besonders für die perivaskulitischen, ergab, so wird hierfür eine hereditäre Lues namhaft gemacht. Der Vater war luetisch.

Klinische Untersuchungen der letzteren Jahre haben es sehr wahrscheinlich gemacht, dass diese Blutungen hauptsächlich aus den Venen der Netzhaut stammen.

Friedenwald (758) hat zuert darauf hingewiesen, dass eine Erkrankung der Netzhautvenen die Ursache für die rezidivierenden jugendlichen Glaskörperblutungen abgeben könne. Er beobachtete zwei typische Fälle, in denen ausgeprägte Veränderungen an den Netzhautvenen in Form einer Perivaskulitis ophthalmoskopisch sichtbar waren.

In dem von Gunn (915) mitgeteilten Falle bei einem sonst gesunden 29jährigen Individuum fanden sich auf dem rechten Auge einzelne feine Glaskörpertrübungeu und zahlreiche kleine Netzhautblutungen neben mehreren Venen liegend, besonders in der Nähe eines Astes der oberen Nasalvene, welche zum Teil von weissen Wandstreifen begleitet wurde, und von der ein Ast eine Strecke weit in einen weissen Strang verwandelt war. Eine oder zwei der grösseren Venen waren mitten in ihrem Verlaufe stark verschmälert, während ihre Endigungen stark gefüllt und geschlängelt erschienen.

In dem Falle von Simon (945) traten zuerst längs der Venen graue Exsudate auf (Periphlebitis), und gingen die Netzhautblutungen ausschliesslich von derartig erkrankten Partien aus. Nach Resorption der Blutungen zeigte sich, dass die graue Ausscheidung längs der Venen sich fast völlig zurückgebildet hatte. Eine Ursache der Erkrankung der Venenwandungen war nicht aufzufinden; mehrfach war starkes Nasenbluten während der Perioden der Netzhautblutungen aufgetreten.

Auch in dem pag. 168 Fig. 64 angeführten Fall Fischer (508) handelte es sich um eine Erkrankung der Venen.

Salomonsohns (946), 36jähriger Patient zeigte Periphlebitis der Vena temporalis superior des linken Auges und prominierende Bindegewebsneubildungen. Der Patient hatte in den letzten 10 Jahren mehrfach an Glaskörperblutungen gelitten. An demselben Auge fanden sich auch chorioiditische, peripher gelegene Pigmentflecke.

Ferner fanden Schleich (940), Pröbsting (948) und Schultze (949) starke Schlängelung und Erweiterung der Venen bei einschlägigen Fällen.

§ 236. Sehr häufig sehen wir Nasenbluten bei diesen Beobachtungen erwähnt, entweder war dasselbe schon lange den Glaskörperblutungen vorausgegangen, oder erfolgte mit dem Eintreten der letzteren, ein Umstand, der ja auch namentlich auf eine Brüchigkeit der Venen der Nasenwände hinweist. So in den Fällen von Salomonsohn (946), Miller (899), Simon (945), Eales (509), Hutschinson (510), Fehr (905, Fall V und VI), Brandes (511). Nieden (900, Fall III), Cognet (512 bei einem 16jährigen und bei einem 20jährigen männlichen Individuum), Beaumont (903), Chodin (918) und Jacobsohn (513). — Purtscher (514, Fall III), Schleich (940).

§ 237. Was die Prognose dieser rezidivierenden Blutungen anbelangt, so ist die lange Dauer der Erkrankung wohl daran schuld, dass sie bis jetzt so selten in ihrem ganzen Verlaufe beobachtet worden ist. Die Prognose wird meist als sehr ungünstig geschildert, ungünstig wenigstens für die Fälle von Glaskörperblutung bei älteren Personen, während die an und für sich viel häufigeren Blutungen bei Personen im Pubertätsalter auch nach den bisherigen Schilderungen sich günstiger gestalten. Der Krankheitsverlauf ist fast durchgängig schleppend, und die Heilung durch Rückfälle unterbrochen. Der schliessliche Ausgang war in 2 Fällen Fehrs (905, Fall IV und VI) gut, in 3 Fällen (Fall III, V, nnd VII) leidlich gut; in 2 Fällen schlecht insofern wegen Glaukom die Enukleation gemacht werden musste.

Auch Nieden (900) sieht das Endresultat meist günstig an.

Neugebildete Gefässschlingen kamen zur Entwickelung in den Fällen von Hirschberg; vergl. pag. 178, § 171 und Baer pag. 178, § 171.

Glaskörpermembranen entwickelten sich in der folgenden Beobachtung Jakobsohns (513). Es traten periodische Glaskörperblutungen synchron. mit Nasenbluten auf bei einem sonst gesunden Individuum, und es entwickelten sich sekundäre mit der Netzhaut zusammenhängende Glaskörpermembranen.

Über Phthisis bulbi nach rezidivierenden Glaskörperblutungen berichten Wickert (726) und Hauenschild (716).

In der Beobachtung Jarnatowkis (944) trat Netzhautablösung auf.

Sehr häufig entwickelt sich Retinitis proliferans und Glaukom, vergl. die entsprechenden Abschnitte.

Das Auftreten und Wiederverschwinden der Retinalblutungen im allgemeinen.

§ 238. Abgesehen von den eben geschilderten rezidivierenden Netzhaut- und Glaskörperblutungen jugendlicher Individuen richtet sich das Auftreten und Wiederverschwinden der Retinalblutungen im allgemeinen nach der Grundkrankheit. Wird dieselbe gehoben, dann verschwinden die Blutungen, meist ohne irgendwelche Rückstände zu hinterlassen. Besteht die Grundkrankheit, z. B. die Arteriosklerose fort, dann werden an einzelnen

Stellen die Extravasate resorbiert, während sie an anderen Stellen wieder von neuem auftreten. Ein einfacher Blutaustritt in die Lücken des Gewebes kann ohne erhebliche Veränderung der Textur wieder zurückgehen. Dagegen wird bei massenhaften Blutungen, gerade wie bei der Gehirnapoplexie, das Gewebe zertrümmert und mit geronnenem Blute ausgefüllt. Blutherde mit Zertrümmerung des Netzhautgewebes hinterlassen, wenn auch selten, Pigment (vergl. pag. 12, § 13). Bei massigen und häufig rezidivierenden Blutungen entwickeln sich sehr häufig aus diesen Blutungen dichte Bindegewebszüge mit einzelnen Pigmentzellen (Retinitis proliferans). Kleinere Blutungen verschwinden oft spurlos in kurzer Zeit, indem sie mehr und mehr verblassen und sich vom Rande her verkleinern. Bei grösseren Blutungen entsteht oft in der Mitte derselben ein aus fettig degenerierten Blutkörperchen und Körnchenzellen bestehender weisslichgelber Fleck, der allmählich mit der sich verkleinernden Blutung verschwindet.

Die Schnelligkeit der Resorption der Blutungen hängt von dem Zustande der Gefässe ab. Sehr viel langsamer erfolgt die Resorption bei Degeneration und entzündlichen Veränderungen der Venenwandungen.

§ 239. Die Diagnose der Nethautblutungen bereitet keine Schwierigkeiten. Differentialdiagnostisch darf hervorgehoben werden, dass man bei dem Augenspiegelbilde der sogen. Embolia Arteriae centralis retinae resp. dem unter diesem Augenspiegelbilde auftretenden Verschluss der Arteria centralis retinae, den inmitten der weisslichen Trübung der Macula auftretenden blutroten Fleck nicht als Blutung, sondern als durchscheinende Chorioidea durch die hier sehr dünne Netzhaut neben Kontrastwirkung gegen die weissliche Umgebung aufzufassen hat.

Zuweilen könnte auch eine Blutung mit einem Aneurysma, oder einer Phlebektasie verwechselt werden. Vergl. den Fall Wegscheider pag. 201. Hier konnte einerseits der dauernde Bestand, andererseits die Kompressibilität bei Druck auf das Auge den wahren Sachverhalt aufklären.

§ 240. Die Netzhautblutungen geben sich dem Kranken meist durch plötzliche Störung des Sehvermögens zu erkennen.

Die durch Netzhautblutungen gesetzten Sehstörungen hängen in ihrem Umfange und ihrer Intensität selbstverständlich von dem in der Netzhaut zum Ausdruck gekommenen lokalen oder allgemeinen Leiden und von der Örtlichkeit ab, wo sie auftreten. Während bei den grossen Blutlachen zwischen Netzhaut und Glaskörper das centrale Sehen oft in hohem Grade geschädigt ist, pflegen kleine Blutungen bei ophthalmoskopisch sonst anscheinend intaktem Augenhintergrunde entweder gar keine Sehstörungen zu machen, oder nur höchst unbedeutende, sofern sie nicht durch ihren Sitz in der Macula das centrale Sehen beeinträchtigen. Im letzteren Falle tritt ein centrales Skotom auf, dessen Ausdehnung der Lage der Blutung genau entspricht. Selbst Blutungen in die Macula können wieder zu guter Sehschärfe führen.

So beobachtete Standfort Morton (691) bei einem 35jährigen Gichtkranken eine Blutung in die rechte Macula. Die Sehschärfe war stark herabgesetzt, anfänglich Jaeger Nr. 20, später S = 1.

Anderseits aber, wenn durch immer wieder frisch auftretende Blutungen an den verschiedensten Stellen der ganzen Netzhautfläche, durch Ernährungsstörung und mechanischen Insult, die Integrität des Netzhautgewebes leidet, wird auch die Sehschärfe dauernd alteriert, und das Gesichtsfeld mehr oder weniger grosse Skotome oder unregelmässige Defekte zeigen.

Kleinere Blutungen in der Gegend der Macula erzeugen nicht selten durch Störung der normalen Anordnung der Zapfen die Erscheinungen der Metamorphopsie resp. der retinalen Mikropsie (vergl. pag. 31, § 34).

Sektorenförmige Gesichtsfelddefekte werden gefunden in Fällen, wo die Blutungen massenhaft im Bereiche eines grösseren Gefässes liegen. Hier wird aber der Gesichtsfelddefekt wohl mehr durch die Ernährungsstörungen des im Bereiche des erkrankten Gefässes liegenden Netzhautbezirkes bewirkt, als durch die Blutungen selbst.

So bestand im Falle Jacobsohns (998, Fall II) eine circumskripte Retinitis haemorrhagica; die Veränderungen des Gesichtsfeldes entsprachen denen des Augengrundes: der untere innere Quadrant fehlte. Sonst angeblich alles normal.

Demgegenüber wurde in der Beobachtung von Fehr (vergl. Fig. 70) mit dem analogen Augenspiegelbefunde das Gesichtsfeld normal gefunden.

Sind Glaskörperblutungen vorhanden, so machen sich dieselben als dunkle Flocken und Wolken im Gesichtsfeld bemerkbar. Totale Glaskörpertrübungen reduzieren die Sehschärfe meist auf das Erkennen von Handbewegungen oder selbst nur Lichtschein. Zuweilen macht sich auch die Farbe des Blutes bemerkbar, indem die Patienten alles rötlich, später gelblich und grünlich gefärbt sehen.

Selbst grosse präretinale Blutlachen können mit vollständiger Wiederherstellung des Sehvermögens verschwinden, und namentlich dann, wenn sonst weiter keine Ernährungsstörungen durch Blutgefässerkrankung gesetzt worden sind.

Girth (692) sah bei einer 60jährigen Frau mit Cataracta incip. und angeblich normalen Cirkulationsorganen, die aber an Influenza erkrankt gewesen war, eine präretinale Blutung in der Maculagegend des linken Auges. Vollkommene Resorption und Wiederherstellung.

Böger (693). 27jährige Kranke, linkes Auge wahrscheinlich venöse präretinale Blutung. Ursache unbekannt, Wiederherstellung der normalen Funktion.

Über analoge Fälle berichten Mellinger (694) und Jessop (695).

§ 241. Bezüglich der vitalen Prognose bei vorhandenen Netzhautblutungen kommt Bull zu folgenden Schlussfolgerungen:

„1. Blutungen in und unter die Bindehaut sind in der Jugend wenig beachtenswert, da sie gewöhnlich nach starken Muskelanstrengungen, nach Hustenanfällen und starkem Schnauben auftreten. Im höheren Alter treten sie spontan auf und sind der Ausdruck einer allgemeinen Gefässdegeneration.

2. Blutungen ins Augeninnere sind stets von prognostischer Wichtigkeit. Bei der senilen Arteriosklerose sind retinale Blutungen häufig und erwecken den Verdacht auf gelegentlich eintretende Apoplexie.
3. Rezidivierende retinale oder subhyaloide Blutungen im jugendlichen Alter sind von geringer prognostischer Bedeutung, besonders bei hereditärer und akquirierter Lues.
4. Glaskörperblutungen in frühem Alter sind von schlechter prognostischer Bedeutung und zeigen im allgemeinen Gefässdegeneration an.
5. Bei Schrumpfniere und Diabetes sind Netzhautblutungen von sehr schlechter Bedeutung und lassen einen verhängnisvollen Ausgang der Krankheit befürchten. Vorhandensein einer Thrombose der Vena centralis retinae mit Netzhautblutungen erweckt den Verdacht auf Albuminurie; ist diese nachzuweisen, dann ist die Prognose besonders schlecht."

Derby (699) beobachtete 90 Fälle von Netzhautblutungen bei Individuen über 40 Jahren, von denen er 31 Fälle bis zum Tode verfolgen konnte. 25 starben nach 2 Jahren nach einem kurzen Unwohlsein, oder plötzlich, 11 an Krankheiten des Herzens und 14 an Apoplexie.

Straub (1009) konnte 15 Personen mit Netzhautblutungen auf Arteriosklerose 6 Jahre lang bezüglich ihres weiteren Verhaltens verfolgen. Dieselben gehörten den besseren Kreisen an, fühlten sich im allgemeinen ziemlich gut, und hatten weder Zucker noch Eiweiss im Urin.

Es waren 3 Frauen unter 15 Fällen.

Bei 3 Fällen wurde 1 Auge wegen Glaukom exstirpiert.

Die höhere Prädisposition des linken Auges tritt auch in seiner Beobachtungsreihe deutlich hervor.

Von diesen 15 Kranken waren in 5 Jahren 6 an Apoplexie erkrankt. Von den 9 Kranken im am meisten prädisponierten Alter (zwischen 45 und 65 Jahren) waren in 5 Jahren 5 an Apoplexie erkrankt. Von diesen 9 Kranken waren nach 5—6 Jahren nur noch 3 am Leben. 6 waren verstorben und zwar 2 nach 5 Jahren, 2 nach 3 Jahren, 2 nach 2 Jahren.

Straub kommt zu dem Resultat, dass die Prognose der Netzhautblutungen für die jüngsten und ältesten Personen nicht so übel sei, dass aber die Krankheit der Netzhautgefässe im mittleren Alter eine sehr schlechte Prognose biete.

Weitere Folgezustände bei Netzhautblutungen: Die Retinitis proliferans.

§ 242. Schon im § 237, pag. 225, hatten wir auf eine Reihe von Folgezuständen der Netzhautblutungen hingewiesen. Die bedeutsamsten derselben sind: das Glaukom und die Retinitis proliferans. Da das Glaukom aber weniger als Folgezustand der Blutungen aufzufassen ist, sondern in Abhängigkeit von den den Blutungen zugrunde liegenden Gefässerkrankungen steht, so werden wir genauer nach der Beschreibung der

Arteriosklerose auf dasselbe zurückkommen und wenden uns nun zur Betrachtung der sogenannten Retinitis proliferans.

Bei der Retinitis proliferans ist ein grosser Teil der Netzhaut einer eigentümlichen Veränderung unterworfen. Die oft ganz verschwundene Papille ist von einer bläulich-weisslich glänzenden Masse überdeckt, die, gleich Gebirgszügen aus der Vogelschau betrachtet, in den Glaskörper vorragt und faltige Erhebungen und Vertiefungen zeigend, dem Verlaufe der Gefässe folgt. Am Rande der Schwarten kommen die Gefässe oft wie abgeschnitten zum Vorschein und zeigen weiterhin in der Netzhaut ein normales Verhalten. Diese neugebildeten Bindegewebsmassen senden vielfach Ausläufer in den Glaskörper hinein, welche besonders den hinteren Abschnitt in Gestalt von membranösen, streifigen, nicht oder wenig flottierenden Trübungen durchsetzen. Nach Purtscher (514) bietet der Augenspiegelbefund in der Regel Netzhaut- und Glaskörperblutungen, Pigmenthäufungen auf den Schwarten, oder um dieselben herum, Glaskörpertrübungen feinster Art, beweglich oder fest, Verfärbung der Papille, Verstreichung der Grenze, Schlängelung oder Verödung der Gefässe, oder Vordringen von Schlingen in den Glaskörper. Die Papille steht fast immer mit den Schwarten in Zusammenhang. Bisweilen tritt später Netzhautablösung hinzu.

Manz (516) hatte im Jahre 1876 diesem Krankheitsbilde zuerst die Bezeichnung Retinitis proliferans verliehen. Nach ihm handelt es sich um eine chronische Retinitis mit, von ihrer Innenfläche ausgehenden, starken Wucherungen, welche hauptsächlich im Bereiche der Blutgefässe gelegen sind. Manz hält die auch in seinen Fällen nicht vermissten Blutungen für etwas sekundäres, für den Ausdruck einer kollateralen Zirkulationsstörung und nimmt eine primäre, zu starker Hyperplasie neigende Entzündung an, die besonders in den inneren Schichten der Netzhaut sich entwickele. Die eine von ihm veröffentlichte anatomische Untersuchung war an einem Auge angestellt worden, das sekundäre schwere Veränderungen (Netzhautblutung usw.) aufzuweisen hatte.

Purtscher (514) glaubt, dass zwei Krankheitsbilder unterschieden werden müssten. Das eine wäre auf Blutergüsse zurückzuführen, aus denen die Schwarten unmittelbar hervorgingen, oder um welche herum sie als entzündliche Wucherungen entstünden, das zweite wäre Bindegewebswucherung der Netzhaut als Folge eigentümlicher Gefässerkrankung und vermittelt durch Netzhautentzündung. Letzterem käme der Name Retinitis proliferans auch eigentlich allein zu.

Markow (517) hebt hervor, dass ein Teil der Fälle, welche unter der Bezeichnung Retinitis proliferans beschrieben wären und sich durch Neubildung von Bindegewebe im Glaskörper auszeichneten, mit Erkrankungen der Netzhaut nichts gemein hätten und deshalb den Namen Retinitis nicht tragen dürften.

§ 243. Nach Leber (518) treten die Blutungen oft in der unmittelbaren Nachbarschaft der hellglänzenden weissen Massen oder der membranösen

Glaskörpertrübungen auf, so dass mit der grössten Wahrscheinlichkeit die
Entstehung der einen aus der anderen anzunehmen wäre.

Chodin (918) teilt einen Fall von rezidivierender Glaskörperblutung bei einem 29-
jährigen Manne mit. Rechts rezidivierende Glaskörperblutungen, links das typische Bild
der Retinitis proliferans. Die letzte Glaskörperblutung brachte eine Sehstörung [von
6 Monaten Dauer. Nach der Heilung konnte in der Netzhaut des rechten Auges oberhalb
der Papille ein horizontaler grauer Streifen mit verbreiterten Enden. konstatiert werden,
der als Anfangsstadium einer Retinitis proliferans anzusehen war. Auf Grund dieses Falles
und analoger Fälle aus der Literatur glaubt Chodin, dass die Ursache der genuinen Entwickelung festen Bindegewebes im Glaskörper und in der Netzhaut rezidivierende Glaskörperblutungen wären.

In einem Falle Deutschmanns (519) war bei einem wegen Glaucoma haemorrhagicum enukleierten Auge mikroskopisch eine neugebildete Bindegewebsschicht zwischen
Limitans externa und Stäbchenschicht von besonderem Interesse. In ihr verrieten viele
Elemente sich als Überreste von Blutungen, so dass ungezwungen angenommen werden
durfte, dass diese Schicht aus einer ursprünglichen Blutung hervorgegangen sei.

In dem Falle II von Purtscher (514) war ein 22jähriges männliches Individuum
rechts unter kleinen rezidivierenden Blutungen und intraokularer Drucksteigerung erblindet.
Massenhafte Umwandelungsprodukte der Blutgefässe deckten die Netzhaut in der Form
vaskularisierter Bindegewebsmembranen.

Siegrist (540) sah bei einem 42jährigen Manne, Alkoholiker, in der linken Maculagegend eine vertikal ziehende, halbovale tiefrote Blutung zwischen Netzhaut und Glaskörper, ausserdem bestand ein centrales Skotom. Als Quelle der Blutung wird ein Ast
der Vena nasalis superior angesehen, welcher an der Peripherie des Fundus zum Bersten kam.
Im Verlaufe verwandelte sich die Blutung in eine gleichgrosse, weissglänzende
Scheibe mit scharfen Rändern um.

Für die Entwickelung der Retinitis proliferans aus Blutungen sprechen weiter noch
die Befunde folgender Autoren: Fehr (905), Speisser (926), Cohen (520), Schleich
(940), Bane (521), Bening (907), Samurawkin (522), Noiszewski (523), Friedenwald
(758), Markow (517).

§ 237. Dem gegenüber stehen drei Beobachtungen, bei welchen sich
Retinitis proliferans entwickelt hatte, ohne dass Blutungen vorausgegangen
waren.

So veröffentlicht Fehr (905) einen Fall von Retinitis proliferans (29jähr.), der mit
einer akuten Neuroretinitis exsudativa mit centraler Sternfigur und deutlichen Gefässveränderungen begann, und in dem sich allmählich, ohne dass das Auftreten von wesentlichen
Blutungen zu beobachten gewesen wäre, das typische Bild der Retinitis proliferans aus-
bildete. Die Bindegewebsbildung sei ein direktes Umwandlungsprodukt der in Netzhaut
und Glaskörper ausgetretenen Exsudate. Die Allgemeinuntersuchung hatte eine Anämie
ergeben.

Goldzieher (524) berichtet über zwei Fälle von Retinitis proliferans
ohne Blutungen. Er meint, dass die Blutungen sicher nicht die Ursache der
Wucherungen wären, sondern entweder parallele oder nachfolgende Erscheinungen.

§ 244. Wenn wir bedenken, dass Netzhautblutungen hauptsächlich durch
Erkrankung der Blutgefässwandungen bedingt werden, so werden wohl auch
hier die Gefässveränderungen das Primäre sein, woraus dann durch eine
weitere und noch unbekannte Ursache die Retinitis proliferans zur Entwickelung kommt. Das Blut selbst kann sich dabei nicht in Bindegewebe um-

wandeln, es ist eine tote Masse, es gibt aber den Reiz zur Bindegewebsentwickelung und zur Gefässneubildung, die offenbar von den Gefässen ausgeht. Das Bindegewebe entwickelt sich aus wuchernden Gefässzellen, und es können alle Gefässhäute an der Wucherung teilnehmen. Hier liegt offenbar ein analoger Prozess vor, wie bei der sogenannten Organisierung eines Thrombus. Bei den Fällen von Retinitis proliferans, welche sich aus traumatischen Blutungen entwickelt hatten, müsste man dann annehmen, dass vor den Traumen schon Gefässveränderungen vorhanden gewesen seien, die durch das Trauma vermehrte Anregung zur Bildung jener Bindegewebsschwarten gegeben hätten.

So beschreibt Oliver (527) einen Fall von Platzen einer Netzhautvene infolge Gegenfliegens eines Fremdkörpers gegen das Auge. Die Blutung, welche zwischen Netzhaut und Hyaloidea lag, verschwand in einigen Wochen wieder, bis auf einzelne weisse Streifen.

Bauholzer (526) hatte Gelegenheit, ein Auge, in welchem sich das Bild einer Retinitis proliferans nach traumatischer Glaskörperblutung ausgebildet hatte, anatomisch zu untersuchen, und fand als Grundlage der ophthalmoskopisch sichtbaren Veränderungen eine Neubildung von Bindegewebe in den inneren Netzhautschichten, neben Auflagerungen von neugebildetem Bindegewebe auf der Limitans interna und Faltenbildung der Netzhaut.

Auch die Fälle, in welchen Retinitis proliferans sich entwickelt hatte, ohne dass die Allgemeinuntersuchung irgend einen Anhaltspunkt für die Blutungen resp. für die Entwickelung der Retinitis proliferans gegeben hätte, sprechen nicht gegen die Annahme, dass Gefässerkrankungen hierbei das Primäre wären, weil ja, wie wir gesehen haben, sehr häufig Retinalgefässerkrankungen bestehen können, ohne dass wir imstande sind, sie mit dem Augenspiegel zu diagnostizieren. So beobachtete z. B.

Fünfstück (528) ein 18jähriges Mädchen mit linksseitiger Retinitis proliferans bei negativer Allgemeinuntersuchung.

In sechs Fällen Fehrs (905) konnte ebenfalls eine anderweitige Erkrankung nicht nachgewiesen werden.

In einer Beobachtung Schultzes (529) mit Retinitis proliferans und flottierenden Glaskörpertrübungen in beiden Augen blieb die Allgemeinuntersuchung negativ.

Dasselbe war bei dem 16jährigen Patienten Speissers (926) der Fall, bei welchem gleichfalls doppelseitige Retinitis proliferans gefunden wurde bei unbekannter Ursache.

Für eine primäre Erkrankung der Gefässe als ursächliches Moment der Retinitis proliferans sprechen vor allen Dingen die zahlreichen Fälle, bei welchen die vorausgegangenen Allgemeinkrankheiten auf diese Ursache hindeuten.

So berichten über Entwickelung der Retinitis proliferans nach **Morbus Brightii** folgende Autoren:

Samurawkin (530) konnte beiderseits die Entstehung von weissen Strängen und präretinalen Membranen im Auge eines jungen Mannes mit leichter Albuminurie verfolgen. Denselben gingen rezidivierende Netzhautblutungen voraus.

Purtscher (514). Ein männliches Individuum, 61 Jahre alt, zeigte auf dem linken Auge eine Retinitis Brightica und im Zusammenhange mit einer den Sehnerven grösstenteils deckenden, derben, vaskularisierten Bindegewebsschwarte, eine Netzhautablösung nach innen oben.

Flemming (531) untersuchte ein an Retinitis proliferans erkranktes Auge eines 22jährigen Mannes, der an chronischer Nephritis gestorben war. Abgesehen von Zeichen einer Cyklitis fand sich der hintere Netzhautteil verdickt und abgelöst. Von zwei dünnen Bindegewebsstreifen zog sich der eine von der Ora serrata zu dem genannten Teil, der andere endigte frei in der Mitte des Glaskörpers. Ausserdem fand sich eine Zunahme des Stützgewebes der Netzhaut mit Zerstörung der inneren Schichten.

Auf dem einen Auge eines 44jährigen Kranken Pröbstings (532) bestanden typische Erscheinungen der Neuroretinitis albuminurica mit Erkrankung der Macula. An dem andern Auge ebenfalls Maculaerkrankung; und ausserdem war über der Papille ein membranartiges Gebilde gelegen, welches etwa das Aussehen einer Gebirgsreliefkarte hatte. An dem Gefässeintritt lief fast kreisförmig eine weissglänzende Leiste, von welcher zwei Hauptstränge nach oben aussen und oben innen sich verzweigten.

Bei Malaria.

Nach Tornabene (933) ist unter die Ursachen der Retinitis proliferans auch Malaria zu rechnen, die bekanntlich Gefässveränderungen und Blutungen in die Netzhaut, und so unmittelbar die retinalen Wucherungen hervorbringen könne.

Ein mitgeteilter Fall betraf einen 31jährigen Gärtner, der bei jedem Malariaanfalle Verschlechterung des Sehens erlitt und schliesslich beiderseits Netzhautablösung neben Blutungen und perlmutterartigen Flecken in der Netzhaut zeigte.

Friedenwald (758) beobachtete bei einem 15jährigen Knaben, der vorher an Intermittens gelitten hatte, sowie bei einem 22jährigen gesunden Manne, Blutungen in der Netzhaut und unregelmässiges Kaliber der Netzhautgefässe. Später sollen bindegewebige Wucherungen wie bei Retinitis proliferans vorhanden gewesen sein.

Bei Syphilis.

Weeks (533) berichtet über den Verlauf einer durch wiederholte Blutungen ausgezeichneten doppelseitigen Retinitis proliferans bei einem 29jährigen syphilitisch infizierten Manne.

Bei Lepra.

Trantas (534). In einem Falle von Lepra bestand zugleich eine Retinitis proliferans.

Bei Hämophilie.

Vialet (535) beobachtete bei einem 37jährigen Manne, der an hereditärer Hämophilie litt, auf dem rechten Auge die Erscheinungen der sogen. Retinitis proliferans mit gleichseitiger, hochgradiger Verschmälerung der arteriellen Gefässe. Auf dem linken Auge zahlreiche frische Blutungen der Netzhaut, und in der Gegend der Macula, für gewöhnlich nicht hervortretende, zahlreiche Gefässverengerungen, und endlich im Zusammenhange damit rundliche oder ovale Flecken, entsprechend dem Ende dieser Verzweigungen.

Im Falle II von Speisser (926) mit Retinitis proliferans bestand ebenfalls Hämophilie.

Bei Chorioretinitis.

Ausser den bereits pag. 12 angeführten Fällen von Jackson (15), Plange (16) und de Schweinitz (17) und Chevallereau und Chaillous (18) beschreibt Lister (536) als von Gefässen ausgehende Retinitis proliferans interna unregelmässige, rotbraune, graue, oder weiss gefärbte, sich verästelnde Streifen, von der Gegend der Papille ihren Ursprung nehmend. Sie traten doppelseitig auf mit wechselnder Herabsetzung der Sehschärfe und verbanden sich manchmal mit Netzhautblutungen und Chorioretinitis.

Bening (907, Fall II). Im 27. Jahre erste Netzhautblutung. Nach 11 Jahren folgte ein Rezidiv, dann schon nach 2 Jahren ein neues, und so in noch kürzeren Zwischenräumen drei weitere. Ophthalmoskopisch bestand schliesslich ein der Retinitis proliferans gleichendes Bild, und daneben Chorioretinitis.

Kossobudskis (537) Patient war ein 22 jähriger Rekrut mit normalem rechtem Auge und folgenden Veränderungen am schwachsichtigen linken. Papille von einer unregelmässig dreieckigen, birnförmigen, glänzenden und schillernden Membran verdeckt, die ca. 2 mm über das Niveau des Fundus hervorragt, an der Oberfläche zarte konzentrische Falten zeigt und keine Bewegungen ausführt. Der übrige Augenhintergrund weist das Bild einer abgelaufenen Chorioretinitis auf. Patient hatte sich in der Kindheit mit Phosphor vergiftet und war mehrere Wochen krank, wobei das linke Auge erblindete, und das rechte Auge gleichfalls schwachsichtig wurde.

In der folgenden Gruppe von Beobachtungen bestand **Arteriosklerose.**

Blessig (538) teilt einen Fall mit, in welchem bei einem 40 jährigen Manne links die Netzhautgefässe sehr stark geschlängelt erschienen mit einzelnen Blutungen in der Netzhaut.

Rechts war eine präretinale Bindegewebsbildung sichtbar, indem ein Teil der Papille und der Netzhaut von einer weissglänzenden, nicht flottierenden Membran mit zahlreichen Erhebungen und Vertiefungen bedeckt war. Der sichtbare Teil der Papille war weiss atrophisch. Von Netzhautgefässen sah man nur Venen mittleren Kalibers.

Die peripheren Körperarterien waren sklerosiert. Auch litt der Kranke an Nasenbluten.

Denig (893) beobachtete bei einer 62 jährigen Frau zwei Tage vor ihrem Tode auf beiden Augen eine hochgradige atheromatöse Veränderung der Netzhautarterien mit zahlreichen Blutungen, sowie auf dem rechten Auge das bekannte Bild der sogen. Retinitis proliferans. Die weissen Stränge fanden sich etwas nach aussen von der Macula, ihre Basis betrug etwa 2 Papillendurchmesser. Die Autopsie ergab allgemeine Arteriosklerose, insbesondere die basalen Hirnarterien stark atheromatös, Ventrikelblutung, Zerstörung des Thalamus etc.

Die mikroskopische Untersuchung des Bulbus zeigte Ödem der Netzhaut, die Hohlräume teilweise mit grossen kolloiden Ballen angefüllt, Blutungen an der Oberfläche als auch in den einzelnen Schichten der Netzhaut. Die Arterien, besonders auch die der Chorioidea, wiesen bis in ihre feinsten Verzweigungen eine ungleichmässige Verdickung ihrer Wandungen auf, das Lumen war stellenweise verletzt, die Wandungen waren in eine starre homogene Masse umgewandelt.

Im wesentlichen handelte es sich um eine bindegewebige Neubildung im Glaskörper aus einer hinter ihr liegenden steilen Netzhautfalte nach aussen von der Macula. Auf dieser Falte zog von der Netzhaut her ein starkes Gefäss, welches sich in zahlreiche Verzweigungen auflöste. Zwischen den Gefässen lagen dichte Fibrillenbündel mit Epithelzellen und Rundzellen. Die Neubildung war von der Hyaloidea umkleidet.

Cirincione (539). Das ophthalmoskopische Aussehen der Retinitis proliferans war durch ein neugebildetes fibröses Gewebe bedingt, das die innere Netzhautfläche in Gestalt von mehr oder weniger hervorspringenden Strängen durchzog, die sich mitunter in den Glaskörper in Form von knotigen oder membranösen Fortsätzen erstreckten. Am bedeutendsten entwickelt war die Gewebsneubildung in der Opticuspapille und ausschliesslich rings um die centralen Gefässe und begleitete auch ihre hauptsächlichsten Verästelungen.

Das neugebildete Gewebe war intraretinal, nahm die Schicht der Opticusfasern und der Ganglienzellen ein und war von der inneren Grenzschicht bedeckt. Die centralen Gefässe der Papille und der Netzhaut waren hochgradig sklerosiert und an vielen Stellen ihrer Lichtung obliteriert, auch existierten in der Netzhaut zahlreiche neugebildete Gefässchen. Die Netzhaut selbst zeigte hochgradige Hypertrophie ihrer Stützfasern, Proliferation des Neurilemms und Atrophie der Nervenelemente.

Weeks (533, Fall IV). 8 jähriges Kind. Eine dunkele Masse nahm den Glaskörper des rechten Auges ein, im linken fanden sich flottierende Glaskörpertrübungen. Die Diagnose wurde auf Aderhautsarkom gestellt, und das Auge enukleiert. Die Untersuchung des letzteren ergab den Glaskörper mit Blut gefüllt, sowie Bindegewebsmembranen an der Innenfläche der Netzhaut. Abgesehen von einer Verschliessung des Fontanaschen Raumes, einzelnen Blutungen in der Aderhaut, Degeneration der Netzhaut, sowie Verschwommensein der Ganglienzellen, sollten die Gefässe der Netzhaut, insbesondere die Arterien, sich durch eine Verdickung ihrer Wandungen ausgezeichnet haben. Das neugebildete Bindegewebe, wenn es mit der Netzhaut zusammenhing, nahm seinen Ausgangspunkt von der Nervenfaserschicht und durchbrach die Membrana limitans interna.

Schilling (541). 19 jähriger Kranker. Venen geschlängelt, besonders in ihren peripheren Abschnitten mit Anastomosenbildung und verbunden mit Bindegewebswucherung und Streifenbildung in der Netzhaut.

Purtscher (514, Fall I). 21 jähriger Patient. Rechts hämorrhagisches Glaukom, links Retinitis proliferans. Die Allgemeinuntersuchung negativ. Häufig spontanes Nasenbluten.

Rechts mikroskopisch im enukleierten Bulbus: Thrombose der Centralvene bei stark verdickter Venenwand. Daneben noch eine typische Retinitis pigmentosa.

Fall III: 23 jähriges männliches Individuum. Früher vielfach Nasenbluten. Arterien wie Venen hochgradig verändert; im Gefolge davon einerseits arterielle und venöse Blutergüsse in die Netzhaut, anderseits Gefäss- und Bindegewebsneubildung.

Die Strukturveränderungen der Netzhautgefässe.

§ 245. Die Erkrankungen der Wandungen der Netzhautgefässe sind sowohl durch ihre grosse Häufigkeit im Verhältnis zu anderen Erkrankungen der Netzhaut, als auch durch ihre Mannigfaltigkeit ausgezeichnet.

Wir beobachten an den Netzhautgefässen:

1. entzündliche und degenerative Vorgänge,
2. Infiltrationen und
3. Ablagerung von Kalksalzen.

Die **entzündlichen** Vorgänge scheiden sich ätiologisch in nicht spezifische, wie bei der Arteriosklerose (Endarteriitis) und der Arteriitis purulenta bei der Retinitis septica,

und in spezifische: wie bei der Lues und Tuberkulose.

Die entzündlichen Vorgänge treten auf: als Endarteriitis obliterans, resp. Endophlebitis und Perivaskulitis, oder Infiltration der Adventitia mit Lymphkörperchen.

Unter den **degenerativen** Vorgängen unterscheiden wir:

a) Die fettige Degeneration der Gefässwandungen.

Die fettige Degeneration der Gefässwände kommt teils als senile Veränderung bei der Arteriosklerose vor, teils bei den verschiedenen anderen Angiopathien der Netzhaut, insbesondere bei solchen, wo auch das Netzhautgewebe von denselben Veränderungen ergriffen ist, ferner bei der perniziösen Anämie, bei Phosphor- und Alkoholintoxikation. Pagenstecher (612) fand Einlagerungen von Fettkörnchen in den retinalen Gefässwänden bei einem Hämophilen.

Am häufigsten findet man die Zellen der Adventitia fettig degeneriert, es kann aber auch die Media fettig degenerieren, die infolgedessen feinkörnig getrübt wird. Letzteres findet sich häufig bei den Intoxikationen. Es können dadurch Gefässzerreissungen veranlasst werden und Netzhautblutungen entstehen.

b) Die hyaline Degeneration.

Dieselbe ist charakterisiert durch eine glasige, mit Verdickung verbundene Umwandlung, welche Intima und Media betrifft. Sie tritt namentlich bei der Angiopathia retinae albuminurica auf, wobei die Gefässwand in ein homogenes, gelblich glänzendes Rohr verwandelt wird, dessen Lumen oft stark verengt, stellenweise auch gänzlich aufgehoben erscheint.

Sehr häufig begegnen wir auch der hyalinen Degeneration bei der Arteriosklerose, wie Thoma und Lurje (613) gezeigt haben, ferner bei chronischer Bleivergiftung (Oeller 614) und bei Secale cornutum-Intoxikation (Orlow 615). —

c) Die amyloide Degeneration.

Michel fand (616) bei einem 18 jährigen Mädchen mit Amyloidschrumpfniere als Ursache der vorhandenen sogenannten Retinitis albuminurica zunächst eine Endarteriitis proliferans der Arteria centralis retinae, ihrer Netzhautverzweigungen und einer Reihe von Aderhautgefässen. Das gewucherte Gewebe der Intima war unter dem Einflusse der Amyloidose amyloid degeneriert. Auch war stellenweise eine amyloide Degeneration der Choriocapillaris vorhanden. An einem grösseren arteriellen Gefässe des Sehnervenstammes war die Muscularis teilweise amyloid verändert.

§ 246. Bei den meisten allgemeinen Krankheitszuständen spielen jedoch entzündliche und degenerative Vorgänge an den Netzhautgefässen durcheinander, und da Netzhautblutungen, Netzhautödem mit Trübung des Netzhautgewebes und weisslich gelbe Flecken im Netzhautgewebe als Folgezustände dieser Degenerationen und entzündlichen Vorgänge an den Netzhautgefässen aufzufassen sind, so gibt es auch für bestimmte Allgemeinkrankheiten keine bestimmten Augenspiegelbilder. Wir sind darauf angewiesen, die letzteren in Berücksichtigung der hervorstechendsten allgemeinen Krankheitssymptome diagnostisch zu verwerten. Selbst aber dann hält es oft noch schwer, eine präzise Diagnose zu stellen, da z. B. allgemeine Arteriosklerose, Nephritis, Endarteriitis luetica und Diabetes einen ganz analogen Augenspiegelbefund darbieten können. Bei Arteriosklerose und Lues kann durch Alteration der Nierengefässe aber Eiweiss im Urin auftreten; und nun entsteht die Frage, ob primär eine Schrumpfniere vorhanden sei, oder ob die Affektion ätiologisch auf Syphilis, oder allgemeine

Arteriosklerose bezogen werden müsse. Der Grad der Amblyopie geht nicht immer mit den sichtbaren Zirkulationsveränderungen parallel, und ferner kann im Verlaufe ein und derselben Erkrankung das akute Stadium ein von dem chronischen und Endstadium ganz verschiedenes ophthalmoskopisches Bild ſgeben. Ganz analog verhält es sich mit einem primären Diabetes und dem Auftreten von Zucker (Glykosurie) bei allgemeiner Arteriosklerose. Man darf daher die an der Retina und der Papille ophthalmoskopisch sichtbaren Veränderungen in diagnostischer und klinischer Hinsicht nicht überschätzen. Die gleichen ophthalmoskopischen Bilder können sich bei ganz verschiedenen Erkrankungen finden. Das ophthalmoskopische Bild der sogenannten Retinitis albuminurica z. B. ist nur der Ausdruck von Zirkulationsstörungen und Gewebsläsionen der Netzhaut, hervorgerufen durch eine primäre Erkrankung des Systems der Arteria und Vena centralis retinae in der Form einer Arterio- und Phlebosklerose resp. Endarteriitis und Endophlebitis mit ihren Folgezuständen,

so war im Falle II und III von Michel (616) bei primärer Endarteriitis und Endophlebitis proliferans ophthalmoskopisch das Bild der Retinitis albuminurica vorhanden.

Moses (988) fand bei Arteriosklerose auf dem einen Auge das ophthalmoskopische Bild der Thrombose der Vena centralis, auf dem andern Auge das Bild der Retinitis albuminurica.

Bei einer durch Lues bedingten Affektion der Nieren fanden Alexander (1109) und Zimmermann (617) das Bild der Neuroretinitis albuminurica mit Sternfigur in der Macula, und reichlich Eiweiss im Urin. In Zimmermanns Falle war die Lues vor 5 Jahren erworben worden. Der Tod erfolgte an Myodegeneratio cordis.

Auch wenn der Urin frei ist von Zucker und Eiweiss kann bei Lues ein der Retinitis albuminurica ähnliches Bild hervorgerufen werden, wie z. B. in den Fällen von Knapp (1111) und Haab (1112); ferner Scheffels pag. 224.

Lawson und Sutherland (618) beobachteten bei einem 12jährigen Mädchen auf beiden Augen eine Retinitis albuminurica. Die Sektion ergab Schrumpfniere, Hypertrophie des Herzens und eine Blutung in beide Hirnventrikel. Als Ursache wurde eine kongenitale Lues angenommen.

Vauce (647) sah bei Scharlach mit dem Augenspiegel eine Neuroretinitis und dieselben Veränderungen in der Gegend der Macula, die man bei Retinitis ex morbo Brightii findet. Es waren aber keine Zeichen vorhanden, die auf eine Nierenerkrankung hindeuteten.

Sotow (646) berichtet bei Masern über einen ophthalmoskopischen Befund wie bei Retinitis albuminurica.

Vossius (645) sah bei drei malignen Rezidiven eines Erysipels einen der Retinitis albuminurica ähnlichen Befund an der Macula auftreten.

Després (619) beobachtete einen Fall von Amaurose durch Bleivergiftung mit dem ophthalmoskopischen Bilde der Retinitis albuminurica. Der Urin enthielt eine Zeitlang Albumen.

Lehmann (1108) konstatierte diesen Befund in einem Falle von chronischer Bleivergiftung ohne Eiweiss im Urin.

Galezowski (620) erwähnt zwei Fälle von Bleiintoxikation, bei welchem sich Albuminurie und das Bild der Retinitis albuminurica fanden.

Inouye (621). Plötzliche Erblindung nach 11 tägigem Gebrauch von Filixextrakt mit Rizinusöl. Vier Tage später Glaskörpertrübungen. Papille blass. Hämorrhagien an den Gefässen. Am gelben Fleck weisse Punkte und Streifen wie bei Retinitis albuminurica.

Nieden (866) bespricht das Vorkommen der Anchylostomainfektion in 15 % aller Bergwerksarbeiter im Bereiche des westfälischen Kohlenreviers, sowie die in 7—8 % der Fälle zur Beobachtung gelangenden Veränderungen des Augenhintergrundes, wie hochgradige Blässe der Blutsäule in den Netzhautgefässen, Porzellanfarbe der Papille und Netzhautblutungen. Die für die Retinitis albuminurica eigentümliche Maculaerkrankung war selten.

Mikroskopisch war an den Netzhautgefässen eine sklerotische Degeneration und Verfettung des Endothels ausgesprochen.

Im übrigen fanden sich neben den durch die Lage der Blutungen bedingten mehr oder weniger starken Sehstörungen Gesichtsfeldstörungen und Anästhesie der Retina, Doppeltsehen, Schwindel und Nystagmus.

Pick (890, Fall V) fand das typische Bild der Neuroretinitis albuminurica bei Carcinoma ventriculi.

Williams (622) fand bei einer 22jährigen Kranken eine doppelseitige Stauungspapille mit Erblindung und ophthalmoskopischen Erscheinungen einer Retinitis albuminurica. Die Sektion ergab einen Hirntumor.

Mackenzie (1016) beschreibt das ophthalmoskopische Bild der Neuroretinitis albuminurica bei einem 20jährigen Mädchen mit Chlorose. Die übrigen Organe waren gesund. Vergleiche auch die Fälle Schmitt und Ballaban pag. 206, Quincke pag. 208.

Riegel (1017) fand eine doppelseitige Stauungspapille mit weisser Sternfigur in der Macula, Spuren von Eiweiss, aber keine Cylinder bei einem 21jährigen chlorotischen Mädchen.

Über einen analogen Fall berichtet Gowers (456, pag. 847).

Ausserdem beschreiben Anderson (1126), Desmarres (1127), Noyes (1128), Umé (1129), Jany (1130) einen der Retinitis albuminurica gleichen Augenspiegelbefund bei Diabetes.

Mackenzie (1115) sah bei Skorbut das ophthalmoskopische Bild der Neuroretinitis albuminurica.

Bei Intermittens und Malariakachexie fanden Koslowski (1105) und Richard (1106) jenen Augenspiegelbefund, und Poncet (1107) konnte ein derartiges Auge mikroskopisch untersuchen und fand dieselben Veränderungen, wie bei der Retinitis albuminurica.

Das ophthalmoskopische Bild der Stauungspapille bei Arteriosklerose.

§ 247. Stölting (623) berichtet über einen 48jährigen Kranken, mit Lähmung beider Abduzentes, beide Sehnerven waren neuritisch, der linke mehr geschwollen als der rechte, an beiden fand sich je eine kleine Blutung. Gesichtsfelder stark konzentrisch verengt. Diagnose: Hirntumor, Punktion. Autopsie: Ausgebreitete Arteriosklerose der Gehirngefässe. Graue Atrophie beider Optici nnd Tractus. Kein Hirntumor.

Greenwood (624) führt einen Fall von Arteriosklerose mit den gleichzeitigen Erscheinungen von Neuroretinitis an.

Das ophthalmoskopische Bild der Stauungspapille bei Nephritis.

Magnus (625). Ein 50jähriger Mann, dessen linkes Auge vollständig normal war, zeigte am rechten die ausgeprägteste Stauungspapille und Blutungen in der Netzhaut. Der Urin hatte einen sehr bedeutenden Eiweissgehalt.

Burr and Riesman (626). 58jähriger Mann. Plötzlicher Anfall von Bewusstlosigkeit, Schwindel, Krampfanfälle usw. Beiderseits Neuritis optica. Sektion: Ausser starker Nephritis und Herzhypertrophie leichtes Atherom der Gefsse.

Fall III. Heftige Hinterhaupts- und Nackenschmerzen, Urin zunächst normal. Später Nackensteifigkeit, Strabismus convergens, linksseitige Ptosis, beiderseits Neuritis optica.

Autopsie: Chronische Nephritis, mandelgrosse frische Blutung an der Aussenseite des rechten Thalamus und eine kleine Blutung am linken Kleinhirn.

Nach Leber (627) kommt bei Nephritis zuweilen eine Papillitis zur Ausbildung, wobei die Entzündung grade in der Papille ihren Kulminationspunkt hat und eine bedeutende Schwellung der letzteren mit steilem Abfall nach der Netzhaut hin hervorruft. In seltenen Fällen fehlen dabei retinitische Veränderungen ganz, so dass das Bild vollkommen mit dem der sogen. Stauungspapille, wie es bei intrakraniellen Tumoren vorkommt, übereinstimmt.

Stedmann-Bull[1] (628) behauptet, dass bei der Gicht die Wandungen der Blutgefässe (Arterien, Kapillaren und Venen) der Aderhaut, der Netzhaut und des Sehnerven verdickt, in der hinteren Zone des Augenhintergrundes Blutungen, gelbliche Exsudationen und umschriebene Flecke in der Netzhaut sichtbar seien und Neuritis optica mit und ohne Retinitis aufträte.

Kampferstein (1018) fand in vier Fällen von Nephritis Stauungspapille.

Wir selbst beobachteten einen Fall, in welchem auf Grund der Stauungspapille, Kopfschmerz, Erbrechen die Diagnose auf Tumor cerebri gestellt worden war. Unser Hinweis, dass die Stauungspapille, Kopfschmerz und Erbrechen auch durch Nephritis bedingt sein könnten, wurde durch die Sektion bestätigt, bei der sich eine chronische Nephritis fand. Das Gehirn war nicht verändert.

Die Arteriosklerose der Netzhautgefässe.

§ 248. Nach Kaufmann (636) wird die Frage nach dem Wesen der Arteriosklerose sehr verschieden beantwortet. Keine der vielen Erklärungen befriedigt vollkommen. Die wesentliche Differenz der Meinungen der Autoren besteht darin, dass die einen das Wesen der Affektion in einer Entzündung, die anderen in einer Degeneration erblicken.

Auch über den Sitz der ersten Veränderungen widersprechen sich die Ansichten. Die einen halten eine Degeneration, andere eine produktive Entzündung der Intima für das erste, während andere den Ausgangspunkt in entzündlicher oder degenerativer Veränderung der Media oder Adventitia erblicken und die Verdickung der Intima entweder für einen davon abhängigen regressiven, oder dadurch hervorgerufenen kompensatorischen Vorgang halten.

Die Adventitia kann zellige perivaskuläre Infiltration, fibröse Verdickungen, sowie Endarteriitis der Vasa vasorum zeigen. Wenn sie da ist, kann sie zu Obliterationen führen und regressive Veränderungen der schlecht genährten Gefässwand nach sich ziehen.

Thoma (386), dem wir die ausgedehntesten Untersuchungen über die Arteriosklerose verdanken, sieht den Ausgangspunkt derselben in einer nicht entzündlichen Schwächung der Media. Hierdurch werde die Elastizität dieser Haut herabgesetzt und eine Dehnung herbeigeführt. Zum Zwecke der Erhaltung des ursprünglichen Kalibers etabliere sich eine reparatorische Intimawucherung. Auf die Dauer würden jedoch zu der in fortgesetzt hoher Spannung befindlichen fibrösen, verdickten Intima sekundäre, meist in den der Media nächstgelegenen Teilen beginnende, Ernährungsstörungen auftreten.

Nach Hertel (637) hätten wir die gefundenen angiosklerotischen Veränderungen als eine Gewebsproliferation auf chronisch entzündlicher Basis zu betrachten. Das erste bei dem ganzen Prozesse sei wohl die Entzündung, hervorgerufen durch die verschiedensten Schädigungen: wie Alkohol, Blei, gichtische Diathese usw. Sehr bald aber erfolge eine reaktive Wucherung des Gewebes, welche zu Neubildung von Bindegewebe, vor allem aber von elastischen Elementen führe. Dass letztere an der Wucherung ganz besonders teilnähmen, sei nicht wunderbar, denn sie wären schon in frühester Zeit in den Gefässwandungen nachweisbar und besässen schon physiologisch eine starke Tendenz zur Vermehrung, um so mehr, wenn chronische Reize einwirkten. Wir müssten uns demnach in der Auffassung der angiosklerotischen Prozesse auf seiten Kösters stellen, der zuerst die entzündliche Basis desselben betont habe. Damit aber, dass für uns die primäre entzündliche Natur der in den Gefässwandungen gefundenen Veränderungen nachgewiesen sei, sei auch die Möglichkeit eines schliesslichen Verschlusses des Lumens durch diesen Prozess gegeben.

Diese rein pathologisch anatomischen Streitfragen sind für die Beurteilung des klinischen Bildes der Arteriosklerose jedoch fast irrelevant. Hier tritt die diagnostische Valenz des Augenspiegels voll und ganz in seine Rechte. Es kommt eben nur darauf an, die Mannigfaltigkeit der hier zu Tage tretenden Befunde frühzeitig zu erkennen und richtig zu deuten. Die funktionellen Störungen, namentlich der Sehschärfe und des Gesichtsfeldes, geben uns hierbei nur Hinweise von untergeordneter Bedeutung.

Als Altersveränderungen erscheinen nach Hertel (637): Erweiterung des Lumens der Gefässe und Dickenzunahme der Wandungen. An letzterer nähmen alle Schichten teil. Das Endothel bleibe dabei glatt und einschichtig. Wichtig sei die Zunahme der elastischen Elemente der Gefässe: bei den Arterien besonders in der Intima und Aventitia, bei den Venen am meisten in der Media.

§ 249. von Garnier (611) hebt unter den endarteriitischen Veränderungen der Augengefässe:

eine knotenformige Endarteriitis an der Teilungsstelle der Arteria centralis retinae bervor, ferner

eine diffuse Endarteriitis bei den verschiedensten Erkrankungen der Netzhaut und

eine sekundäre diffuse Endarteriitis der Netzhaut und des Ciliargefässystems bei Veränderungen in den entsprechenden kapillaren Gebieten, sowie bei dauernder Steigerung des intraokularen Druckes.

Thoma (386) habe bewiesen, dass die lokale nodöse Bindegewebsneubildung in der Intima an denjenigen Stellen aufträte, wo lokale Verlangsamung der Blutstromgeschwindigkeit bestehe; eine Verminderung der Elastizität der mittleren muskulösen Gefässchicht und als Folge derselben — eine lokale Erweiterung des Lumens — gingen dieser Bindegewebsneubildung voran (vergl. pag. 160, § 158). Sobald nun die Kraft der Gefässmuskularis nicht dazu ausreiche, um durch eine dauernde Kontraktion die Erweiterung des Lumens zu heben, so werde diese Erweiterung durch eine Bindegewebsneubildung dauernd organisiert und zwar in der Weise, dass diese Bindegewebsneubildung bestrebt sei, das Lumen des Gefässes der Form der Blutsäule anzupassen. Daher nenne auch Thoma diesen Vorgang in den Arterien: kompensatorische Endarteriitis.

Nach Thoma seien nun die Stellen, wo das Gefäss sich teilt oder Seitenwege abgibt, die Prädilektionsstellen dieser Form der Endarteriitis compensatoria nodosa.

Die zweite Form sei die diffuse Endarteriitis. Dieselbe stelle histologisch eine gleichmässige Bindegewebsneubildung der Intima der ganzen Gefässstrecke dar.

Primär bilde sie sich dort aus, wo infolge einer allgemeinen nutritiven Störung, eine Verminderung der mechanischen Arbeitsleistung der mittleren Gefässschicht eingetreten sei, sekundär dort, wo in entfernten kapillären Gebieten die entsprechenden Gefässveränderungen Platz gegriffen hätten, welche zu einer Blutstromverlangsamung führten (vermehrte Durchlässigkeit der Kapillaren, Veränderungen im Parenchym etc.).

Im Auge könne die ophthalmoskopisch sichtbare primäre diffuse Endarteriitis der Centralgefässe eine Teilerscheinung der allgemeinen Arteriosklerose sein, sie könne aber auch auf lokalen nutritiven Störungen im Auge beruhen. Die Veränderungen intraokularer Säfte könnten die Ernährungsverhältnisse der Augengefässwände alterieren und als Folge die mechanische Arbeitsleistung derselben nach vorhergehender Schwächung vermindern.

Die Centralgefässe würden sich demgemäss entsprechend verändern bei Erkrankungen der Retina, die ciliaren bei Erkrankung der Uvea.

Bei der mikroskopischen Untersuchung treffe man bei den verschiedensten Erkrankungen ungemein oft auf endarteriitische Veränderungen der Retinalgefässe, und sie beruhten, da man keinen Grund habe, stets allgemeine nutritive Störungen zu vermuten, auf lokalen Veränderungen des Parenchyms und dessen Gewebssäften.

Endarteriitis fibrosa sei in solchen Fällen bei der mikroskopischen Untersuchung meist schon eine Endarteriitis hyalina, indem das Bindegewebe durch das Weiterbestehen der nutritiven Störungen degenerative Vorgänge erleiden müsse, die sich vor allem in Form der hyalinen Degeneration und Quellung dokumentierten. Diese hyaline Quellung könne dann das Gefässlumen bedeutend verengern (Endarteriitis obliterans).

Ferner könnten sich auch aus den Teilungsstellen der Centralarterie bei gewesener lokaler Erweiterung des Gefässlumens neben diffuser Endarteriitis noch knotenförmige Bindegewebserweiterungen etablieren.

Nach Jores (1057) beginnt die Arteriosklerose mit einer Spaltung der Membrana elastica interna. Diese Spaltung der Membrana elastica interna sei ein Vorgang beim Menschen zur Kompensation der allmählich eintretenden Elastizitätsverminderung an den kleinen Gefässen.

Zunächst komme es zu einer Verdoppelung der Intima; aber allmählich könne diese dünnste Schicht des Gefässes aus einer ganzen Anzahl derartiger neugebildeter elastischer Lamellen bestehen (vergl. Fig. 74). Bis dahin dürfe man diesen Vorgang als etwas an der Grenze des Physiologischen Stehendes auffassen. Komme es jedoch in diesem neugebildeten Gewebe zu regressiver Metamorphose, (was sehr häufig der Fall, aber individuell und je nach dem Grade der Anforderung an das Gefässrohr verschieden sei), die Jores namentlich in Form von Verfettung schon frühzeitig nachgewiesen hat, so wäre damit der Beginn des arteriosklerotischen Prozesses gegeben. Derselbe nehme weiterhin damit seinen Fortgang, dass sekundär in diesen degenerierten Partien Bindegewebswucherungen aufträten.

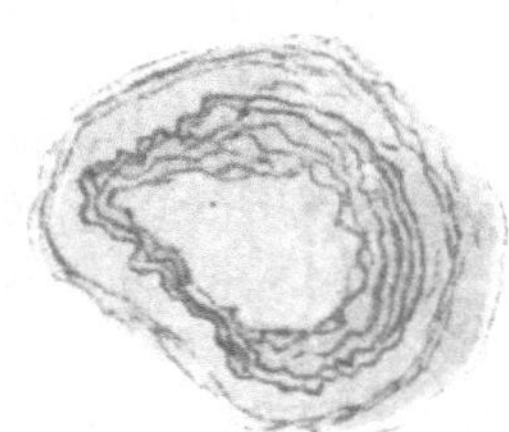

Fig. 74.

Nach Jores. Wesen und Entwickelung der Arteriosklerose. Fig. 3 Tafel I. Wiesbaden. J. F. Bergmann. 1903.

Von dieser eben geschilderten, der Arteriosklerose vorangehenden Form der Intimaverdickung, die Jores als hyperplastische Intimaverdickung bezeichnet, unterscheidet er scharf als zweite Form der Intimaverdickung: die Endarteriitis fibrosa, oder, wie er sie nennt, die regenerative Bindegewebswucherung der Intima. Bei dieser Form der Intimaverdickung komme es gleichfalls zu einem Auftreten neugebildeter elastischer Fasern. Letztere unterschieden sich aber in Form und Anordnung wesentlich von der Neubildung bei der hyperplastischen Intimaverdickung und hätten die gleiche Genese, wie beispielsweise die in einer Narbe auftretenden elastischen Fasern. Auch verhielten sie sich wie diese, d. h. unregelmässige Verteilung der neugebildeten viel feineren elastischen Fasern in der bindegewebigen Grundsubstanz, vergl. Fig. 75.

Nach Marchand (1058) werden wir zur Arteriosklerose im weiteren Sinne alle diejenigen Veränderungen der Arterien zu rechnen haben, die zu einer Verdickung der Wand, besonders der

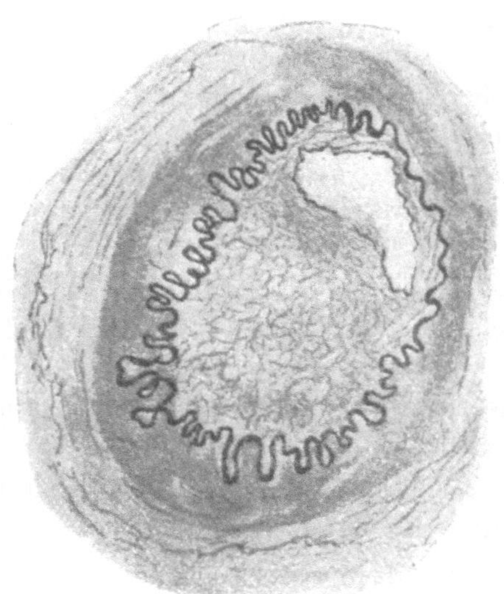

Fig. 75.

Nach Jores l. c. Fig. 1 Tafel I.

Intima führen, in deren Entwickelung degenerative Veränderungen (fettige Entartung mit ihren Folgen), Sklerosierung und Verkalkung (mit Einschluss der Verkalkung der Media), aber auch entzündliche und produktive Prozesse auftreten. Dabei können die Arterien erweitert und verlängert (geschlängelt) oder auch verengt sein.

Die funktionellen Schädigungen können sich je nach den anatomischen Veränderungen im einzelnen ausserordentlich verschieden verhalten: so kann die sklerotische Arterie infolge des Schwundes ihrer Media allgemein oder lokal dauernd überdehnt, erweitert, in anderen Fällen dagegen allgemein oder stellenweise verengt sein.

Bei so verschiedenen Folgezuständen oft geradezu entgegengesetzter Art, ist es natürlich unmöglich, allgemeine Schlüsse auf das Verhalten der Zirkulation während des Lebens bei der Arteriosklerose zu ziehen. Die Strömung kann stellenweise verlangsamt sein, sie kann beschleunigt sein, der Druck kann vermindert sein, er kann gesteigert sein, die Organe können sehr viel weniger, aber auch sehr viel mehr Blut erhalten, als in der Norm; das Resultat ist eine grosse Unregelmässigkeit in der Zirkulation.

§ 250. Klinisch begegnen wir den Veränderungen der Netzhautgefässe bei Arteriosklerose nach Rählmann (477) teils an den Arterien, teils an den Venen. Sehr häufig sind aber die krankhaften Erscheinungen an beiden Gefässystemen gleichzeitig und an demselben Auge anzutreffen. Die Erkrankung ist sehr häufig eine doppelseitige, doch können die Veränderungen auf beiden Augen verschieden intensiv und ophthalmoskopisch unter verschiedenen Formen auftreten. Zuweilen treten die Veränderungen überhaupt nur an einem Auge auf (vergl. Fall Plenk pag. 250, § 253). Ferner ist zu beachten, dass die Sklerose überhaupt nur ganz abgegrenzte Gefässbezirke, so auch diejenigen der Netzhaut befallen kann, wobei sogar nur einzelne Zweige der Centralgefässe, oder mehrere, wenn auch nicht alle, gleichmässig in demselben Grade erkranken können. Häufig sind nur einzelne Teile des Gefässbaumes, nur der Stamm, oder einzelne Äste erkrankt, in anderen Fällen ist der Prozess universell.

Nach Thoma ist es charakteristisch, dass an der einen Stelle des Gefässystems die Erkrankung früher eintritt, als an der anderen. Die linke Netzhautarterie kann also sehr wohl noch annähernd gesund sein, während die rechte durch Schlängelung und Pulsation die Schwächung ihrer Wand, wie sie dem Initialstadium der Arteriosklerose zukommt, erkennen lässt. Es kann auch die eine Arterie bereits hochgradig erkrankt und stark geschlängelt sein, aber sie pulsiert nicht in sichtbarer Weise, weil ihre Wand wieder gefestigt ist durch die Entwickelung einer dünnen Bindegewebslage in ihrer Intima.

§ 251. Bezüglich des Verhältnisses der Arteriosklerose der Netzhautgefässe zur allgemeinen Arteriosklerose verdient hervorgehoben zu werden, dass wir in vielen Fällen von einschlägigen Netzhautveränderungen keinerlei Erscheinungen der allgemeinen Sklerose klinisch nachzuweisen imstande sind, so dass man glaubt mit gesunden Leuten zu tun zu haben. In solchen Fällen sind die Erscheinungen einer allgemeinen Sklerose nur in geringem Grade vorhanden.

So demonstrierte Logetschnikow (592) ein 13 jähriges Mädchen, welches plötzlich auf dem linken Auge erblindete. Nach 3 Stunden konnte man das deutlich ausgeprägte Bild einer sogen. Embolie der Centralarterie sehen. Gegen Abend desselben Tages war das Auge ganz blind. Nach 5 Tagen fing die Patientin an Handbewegungen zu sehen. Im Laufe von 11 Tagen verbesserte sich allmählich die Sehschärfe gleichzeitig mit der Verbesserung des ophthalmoskopischen Bildes. Zurzeit ist die Sehschärfe $= \frac{1}{5}$, die Retinalgefässe links sind etwas enger als die am rechten Auge. Die weissliche Verfärbung des Augenhintergrundes nimmt fast nur den centralen Teil der Retina ein, die Macula ist noch dunkelrot, die Papille aber schon viel blasser als die andere. Das Herz und die grossen Blutgefässe wurden nach sorgfältiger Allgemeinuntersuchung gesund befunden.

Umgekehrt konnte Hirschberg (993) z. B. bei Sklerose der Coronararterien arteriosklerotische Veränderungen an den Netzhautgefässen konstatieren.

Lurje (613) untersuchte 30 Augen von alten Leuten, welche an allgemeiner Arteriosklerose gelitten hatten, und bei denen besonders die basalen Gehirngefässe sich schon makroskopisch als sklerosiert erwiesen. Die Arteria ophthalmica war in fast allen Fällen verändert durch Auftreten einer Bindegewebsschicht in der Intima zwischen Endothel und Elastica interna, jedoch nicht immer im Verhältnis zu der Veränderung an der Carotis interna und der Arteria fossae Sylvii. Meist war der periphere Teil der Arterie stärker affiziert, als der centrale, die Verzweigungen mehr, als der Hauptstamm. Auch in der Arteria centralis retinae nahm die Bindegewebsschicht in der Retina gegen den Bulbus hin an Dicke zu.

An den grösseren Netzhautarterien fand sich faserige und hyaline Entartung der Media, Verdickung und Verdichtung der Adventitia. An den kleineren war die Wandverdickung viel mehr ausgesprochen, die hyaline Degeneration sehr häufig, an den Kapillaren schärfere Zeichnung oder hyaline Verdickung ihrer Wand. Die Venen zeigten nicht selten ebenfalls Verdickung ihrer Wand.

Rählmann (477) fand unter 90 Fällen von Arteriosklerose bei nahezu der Hälfte Veränderungen an den Netzhautgefässen.

Friedenwald (641) hat bei 29 Individiuum, welche mit Arteriosklerose behaftet waren, eine Untersuchung des Augengrundes vorgenommen. In 10 Fällen war keine Veränderung nachzuweisen, in 25 fand sich eine bald stärkere, bald geringere Verschmälerung der Arterien, in 4 weisse Streifen an denselben, und in 1 Falle eine Blutung auf der Papille.

Sack (638) und Mehnert (639) haben die topographische Verbreitung der Arteriosklerose und Phlebosklerose im menschlichen Körper einer genaueren Prüfung unterzogen. Dabei ergab sich, dass die verschiedenen Gefässbezirke des menschlichen Körpers in der Regel nicht gleich stark erkrankt waren. Vielfach erwies sich namentlich das Stromgebiet der Karotiden stärker verändert, in anderen Fällen waren die Arterien der Extremitäten der Hauptsitz der Veränderung.

Bezüglich des gleichzeitigen Vorkommens von ophthalmoskopisch nachweisbaren arteriosklerotischen Veränderungen des Augenhintergrundes und den

Erscheinungen arteriosklerotischer Veränderungen von seiten der Gehirngefässe fand Liebrecht (640) selbst bei hochgradiger Arteriosklerose der Karotis und der Arteria ophthalmica die Centralarterie in vielen Fällen vollständig frei.

Nach Gunn (642) wurden in 24 Fällen von Hemiplegie siebenmal die Netzhautgefässe normal gefunden, in 17 waren sie verändert.

Bei 10 Fällen Rählmanns (477) von· nachweisbaren ophthalmoskopischen Veränderungen war Hirnblutung als Komplikation anzunehmen, sei es, dass Hemiplegie, oder Hemianopsie, oder beides zugleich gefunden wurde, oder der Tod im apoplektischen Insult eingetreten war.

Kowalesky (643) weist an der Hand dreier von ihm beobachteter Fälle darauf hin, dass bei Sklerose der Netzhautarterien, Arteriosklerose des Gehirns, ausserdem Gefässsklerose der Schläfen und der oberen Extremitäten, Vergrösserung des linken Ventrikels, Akzentuation des II. Aortentons, Schwindelanfälle und Gedächtnisschwäche vorhanden gewesen sein. Die symptomatischen Erscheinungen überhaupt waren stets folgende: Ohrensausen, mehr oder weniger beständiger Schwindel, besonders heftige Anfälle von Schwindel in der Art von epileptiformem Ohnmachtsgefühl, Angstgefühl, Abschwächung des Gehörs, Gedächtnisschwäche, Schlaflosigkeit und Obstipation.

Harms (542) ist es bei der Zusammenstellung der Fälle von Arteriosklerose der Netzhautgefässe aufgefallen, dass, während Herz- und Nierenaffektionen in allen Gruppen vorkamen, ·in allen Fällen, in denen zu irgend einer Zeit vor oder nach der Erblindung apoplektische Insulte des Gehirns eingetreten waren, die primäre Endarteriitis beim Zustandekommen des Arterienverschlusses eine hervorragende Rolle gespielt hatte. Daraus sei vielleicht der Schluss zu ziehen, dass wir in den weitaus meisten Fällen von apoplektischer Erkrankung des Hirns und der Augen bei demselben Patienten primäre Lokalerkrankung der Hirn- und Augengefässe anzunehmen berechtigt wären.

Bei einzelnen Patienten traten neben den ausgeprägten Zeichen der Arteriosklerose an den Netzhautgefässen Erscheinungen von seiten des Gehirns auf, die am meisten Ähnlichkeit mit dem Krankheitsbilde der progressiven Paralyse hatten. Es ist wahrscheinlich, dass es sich dabei um diffuse anatomische Veränderungen im Gehirn, insbesondere der Hirnrinde handelt. Über einen sehr interessanten derartigen Fall berichtet

Goldzieher (1011): Vollkommene Amaurose für einige Wochen, bis im Centrum des Gesichtsfeldes wieder einige Lichtempfindung auftrat. Die Papille zeigte das Bild der totalen weissen Atrophie Die kleinen Netzhautarterien waren verschwunden, die grösseren jedoch in ganz weisse Stränge verwandelt, die im umgekehrten Bilde solid und ohne Lumen erschienen, im einfachen Bilde konnte man sich jedoch überzeugen, dass diese Stränge eine Strecke weit einen dünnen Blutfaden führten. Die Venen waren bedeutend dünner als normal, zeigten aber fast keine Veränderungen. Auf dem andern Auge bestand S = $^{20}/_{30}$, Hämorrhagien neben einzelnen Arterien, die letzteren hochgradig geschlängelt, an manchen Stellen zu Miliaraneurysmen spindelförmig ausgebuchtet, an anderen Stellen wie durch bindegewebige Auflagerungen unterbrochen. Auch die Venen zeigten variköse Erweiterungen, darunter eine, welche sich korkzieherartig, eine andere, die wie eine Säge gezähnelt sich eine Strecke weit hineinwand. Auch das Netzhautgewebe war bereits konsekutiv erkrankt.

Einen analogen Fall mit den hochgradigsten Veränderungen der Arterien und Venen hatten wir zu beobachten Gelegenheit. Es entwickelten sich ziemlich rasch Störungen der Intelligenz, vergesellschaftet mit Aufregungs- und Depressionszuständen, leichte Lähmungserscheinungen, bis der Patient nach ¼ Jahr an Apoplexie zugrunde ging.

Zuweilen gehen einer hochgradigen Sehstörung oder Erblindung apoplektiforme Anfälle voraus, wie z. B. in einem Falle von Jacobson (644), in welchem ein schnell vorübergehender Schwindelanfall und vollkommene Bewusstlosigkeit auftraten, dann sofort die Erblindung des Auges an marantischer Thrombose der erkrankten Arteria centralis retinae folgte. In einem anderen Falle desselben Autors ging eine einseitige Retinitis apoplectica dem drei Monate später an Gehirnapoplexie erfolgten Tode des Patienten voraus.

Hertel (637) hat die Frage aufgeworfen, ob auch ohne bereits vorhandene Sehstörungen erhebliche anatomische Veränderungen vorliegen könnten, welche gewissermassen den Boden für das Zustandekommen von Zirkulationsstörungen abgäben, und hat gefunden, dass oft schon lange, ehe Sehstörungen sich bemerkbar machen, hochgradige Veränderung der Gefässwände in der Tat vorhanden sind.

Von anderen Erscheinungen wäre hier des relativ häufigen Vorkommens von Eiweiss im Urin Erwähnung zu tun. Wir brauchen hier nur auf die arteriosklerotische Schrumpfniere hinzuweisen. Oft zeigt dann der Augenspiegelbefund sehr viel intensivere Veränderungen, als bei Fällen, in welchen Eiweiss im Urin fehlt. Auch wird nicht selten Zucker und abwechselnd Zucker und Eiweiss bei Arteriosklerotischen konstatiert.

Bei dieser Gelegenheit wollen wir noch auf ein anderes Symptom hinweisen, welches wir in mehreren Fällen als Begleiterscheinung der allgemeinen resp. der Sklerose der Gehirngefässe beobachten konnten, und auf welches Hirschberg (994) zuerst aufmerksam gemacht hat, das ist eine idiopathische Chemosis der Bindehaut. Hirschberg ist der Überzeugung, dass diese idiopathische, rekurrierende Chemosis auf Thrombose oder Embolie kleiner Äste des Ciliargefässystems beruht.

Die Ätiologie der Arteriosklerose.

§ 252. Nach Marchand (1058) dürfte es wohl keinem Zweifel unterliegen, dass die Arteriosklerose in der Hauptsache ein degenerativer Prozess ist, also immer und ohne Ausnahme zu einer Verschlechterung des Gefässystems führt. Denn auch die Gewebsverdickung, die übrigens gar nicht nach der Art der entzündlichen Neubildung erfolge, zeichne sich durch ihre Hinfälligkeit, durch hyaline Nekrose mit ihren Folgezuständen und Neigung zu fettigem Zerfalle aus. Darüber, dass die Arteriosklerose in der Hauptsache eine Folge der stärkeren Inanspruchnahme, der funktionellen Überanstrengung der Arterien sei, könne wohl kaum ein Zweifel bestehen. Die gleiche Ursache bedinge aber auch die sehr verschiedenartige Verteilung des Prozesses über die einzelnen Gefässgebiete.

Stärkere Inanspruchnahme der Arterien sei wesentlich gleichbedeutend mit andauernder oder häufig wiederkehrender stärkerer Blutfüllung und Dehnung der Wand, teils infolge erschwerten Abflusses durch die Kapillaren, teils durch stärkeren Zufluss (der seinerseits wieder von nervösen, vasomotorischen Störungen abhänge). Ferner komme ein anhaltend gesteigerter, vielleicht noch mehr ein oft wachsender Druck, aber auch Zerrung der Arterien in Betracht, also Momente, die mechanisch auf die Gefässwand, und zwar in erster Linie auf ihre elastischen und kontraktilen Elemente einwirkten. Dazu kämen toxische Schädlichkeiten der bekannten Art (Alkohol, Tabak, Blei), die aber zum grossen Teil wohl nicht als solche direkt, sondern durch Vermittelung der Vasomotoren wirkten. Anämische und infektiöse Zustände, allgemeine Ernährungsstörungen (Diabetes, Gicht) möchten die Elemente der Gefässwand weniger widerstandsfähig gegen die mechanischen Schädigungen machen. Auch hereditäre Anlagen kämen zweifellos in Frage, entweder mangelhafte Widerstandsfähigkeit der Gefässe selbst, oder Anlage zu nervösen Störungen, oder zu allgemeinen Stoffwechsel-Erkrankungen.

Unter den ätiologischen Bedingungen der Arteriosklerose kommt in erster Linie das höhere Alter in Betracht. Die Arteriosklerose entwickelt sich am häufigsten nach dem 45.—50. Jahre.

Von 50 untersuchten Leuten von 60—80 Jahren, welche zur Brillenauswahl zu Hirschberg (995) kamen, zeigten 25—50 % Gefässveränderungen an 40 Augen, und zwar

    1. der Arterien = 23 Personen = 46 %, an 36 Augen = 37 %
        a) Kaliberveränderungen = 22 = 44 . . 35 = 36
        b) Enge der Arterien im ganzen = 1 = 2   2 = 2
        c) weissliche Randstreifen = 3 = 6 . .   4 = 4
    2. der Venen = 11 = 22 % . . . . . 14 = 14
        a) Kaliberveränderungen = 5 = 10 . .   8 = 8
        b) Verbreiterung der Venen nach Austritt aus
           der Papille = 4 = 8 . . . . . .   4 = 4
        c) weissliche Randstreifen = 1 = 2 . .   2 = 2.

Ferner stellte Hirschberg (l. c.) fest, dass mit dem Greisenalter ganz gewöhnlich und regelmässig Veränderungen in der Netzhautmitte eintreten, welche mit einer Herabsetzung der Sehschärfe einhergehen. Diese Altersveränderungen an der Macula schreiten individuell von ganz schwachen zu immer stärkeren fort und sind ophthalmoskopisch mit Sicherheit festzustellen. Meist werden diese, auf Atherom der Netzhaut beruhenden Erscheinungen, von den Greisen nicht empfunden.

Hertel (637) fand als konstante arteriosklerotische Altersveränderungen im ganzen Verlaufe der Netzhautgefässe: Erweiterung des Lumens der Gefässe und Dickenzunahme der Wandungen. An letzterer nahmen alle Schichten teil. Das Endothel blieb dabei glatt und einschichtig. Wichtig war die Zunahme der elastischen Elemente der Gefässe, bei den Arterien besonders in der Intima, bei den Venen am meisten in der Media.

Bei einer zweiten Gruppe Arteriosklerotischer waren an den Netzhautgefässen Entzündungserscheinungen ausgesprochen, wie spärliche Rundzelleninfiltration und Neubildung.

Ein zweites Moment für das Auftreten der Arteriosklerose liegt nach Kaufmann (636) in starker Füllung der Arterien, welche besonders hohe Ansprüche an die Widerstandsfähigkeit der Gefässwand stelle.

Arteriosklerose sei häufiger bei muskulösen, stark arbeitenden Männern, als bei Frauen zu finden, und sei bei blutarmen Phthisikern relativ selten. Manche, mit schwerer Arbeit verbundene Berufsarten, seien besonders betroffen. Man nehme an, dass hier infolge aussergewöhnlich lebhafter Herzaktion eine höhere Spannung im Arteriensysteme herrsche. Auch bringe man den starken Widerstand in den überstark und überlang kontrahierten Muskeln für das Zustandekommen höherer Spannung in den Arterien in Anschlag.

Der Ernährungszustand der Gefässwand wird ferner durch Blutverunreinigungen gefährdet, wenn sie durch Intoxikationen, Stoffwechsel- und Infektionskrankheiten herbeigeführt werden. Unter den ersteren sind chronische Alkohol-, Tabak- und Bleivergiftung; unter den zweiten Diabetes und Gicht zu nennen.

Von den Infektionskrankheiten steht Lues obenan, vergl. pag 198 und den Abschnitt über Angiopathia retinae syphilitica.

Neuerdings ist man aber auch dazu gelangt, den verschiedenen andern Infektionskrankheiten eine genetische Bedeutung zuzuerteilen, so z. B. der

Malaria, vergl. pag. 194.

Sepsis. So sah z. B. Vossius (645) bei dreimaligen Rezidiven eines Erysipels einen der Retinitis albuminurica ähnlichen Befund an der Macula lutea auftreten. Vergl. auch den Fall Philipp pag. 252, ferner den Abschnitt über Angiopathia retinalis septica.

Bei Masern sah Sotow (646) ophthalmoskopisch das Bild der Retinitis albuminurica.

Das Auftreten der Retinitis albuminurica nach Scharlach ist bekannt.

Bergmeister (648) sah Trübung und Verdickung der Gefässwände mit neuritischer Sehnervenatrophie nach Influenza. Ebenso sah Despagnet (649) Periarteriitis der grossen Netzhautgefässe bei Influenza. Vergl. auch pag. 197.

Beriberi: Kessler (650) fand bei der Untersuchung von 60 Beriberikranken vorwiegend Verengerung der Netzhautarterien, weisse Streifen längs dieser und der Venen und Neuritis optica.

Gelenkrheumatismus: Fisher (651): 13 jähriges Individuum, rechtsseitige Erkrankung der Retinalvenen in der Form von zahlreichen Erweiterungen mit weissen Flecken in der Netzhaut, bei einem im Gefolge von Gelenkrheumatismus aufgetretenen Herzfehler.

Typhus vergl. pag. 197.

Miliartuberkulose vergl. pag. 197.

Ophthalmoskopisch sichtbare Veränderungen an den Retinalgefässen bei Arteriosklerose.

§ 253. Wir beobachten in den früheren Stadien der Arteriosklerose an den Blutgefässen der Retina Veränderung der Gefässfüllung und Pulsationserscheinungen, in den späteren Stadien: Wandveränderungen der Gefässe. Wir hatten bereits pag. 161, hervorgehoben, dass das früheste Auftreten der Arteriosklerose sich in einer Abnahme der Elastizität der Arterienwand manifestiere, indem die Arterien verbreitert und geschlängelt erscheinen. Wenn man daher bei Abwesenheit lokaler Reizzustände im Auge und bei normalem intraokularen Drucke aus einer längere Zeit bestehenden stärkeren Schlängelung der Netzhautarterien auf eine Verminderung der Elastizität der Gefässwand schliessen kann, so wird diese Diagnose um so wahrscheinlicher, wenn sich der Patient zwischen dem 40. und 45. Jahre befindet.

Sklerotische Arterien behalten im allgemeinen ihre durch die Elastizitätsabnahme erzeugte Verkrümmung und Schlängelung bei, auch dann, wenn nachträglich durch Bindegewebsneubildung in der Intima das Gefässrohr wieder gefestigt ist und eine abnorm hohe Elastizität zeigt.

Diese stärkere Schlängelung der Netzhautarterien kann eventuell mit pulsatorischer Lokomotion, vergl. pag. 135, § 146, verbunden sein. Stärkere Schlängelung der Netzhautarterien, eventuell verbunden mit pulsatorischer Lokomotion ist somit die wichtigste Erscheinung im Anfangsstadium der Arteriosklerose. Dabei wird eine gleichzeitig neben der Schlängelung der Arterie zu beobachtende pulsatorische Lokomotion in der Regel gestatten, die Abnahme der Gefässelastizität als eine erhebliche zu bezeichnen. Man hat sich dabei aber namentlich darüber zu vergewissern, dass weder Besonderheiten der Herzaktion, noch bedeutendere Änderungen der Blutmischung die Pulswelle ungewöhnlich hoch gestalten. Sichtbare Pulsationen der Netzhautarterien, ohne stärker entwickelte Schlängelungen, führen offenbar auf andere Ursachen zurück.

Die Entstehung der pulsatorischen Lokomotion der Arterien erklärt Rählmann in erster Linie durch Abnahme der Elastizität der Wandung und durch die geringe Abschwächung, welche infolgedessen die Pulswelle erleide; ausserdem aber auch durch die Schlängelung, welche die Arterien der Netzhaut bei Sklerose der Gefässe vielfach aufwiesen. Pulsation der Venen, welche nicht nur auf die Papille beschränkt blieb, sondern sich mit abnehmender Deutlichkeit auch weit peripher verfolgen liess, war in entwickelten Fällen von Arteriosklerose eine konstante Erscheinung. Unter den 44 Fällen Rählmanns, welche einen pathologischen Befund erkennen liessen, wurde dieselbe 17 mal notiert. Als Ursache derselben sieht Rählmann die durch die Sklerose verstärkten Druckschwankungen im venösen Abflussgebiete an.

§ 254. Als spätere Erscheinung der Arteriosklorose treten ophthalmoskopisch sichtbare Wandveränderungen der Gefässe hervor.

Krankhafte Veränderungen der im normalen Zustande vollkommen durchsichtigen Gefässwände kommen ophthalmoskopisch zur Anschauung, teils durch
Trübung und stärkere Lichtreflexion, teils durch Verengerung und Verschluss
des Lumens.

I. Arterien.

1. Schlängelung und Verdünnung (vergl. pag. 160, § 158 und
pag. 142).

Dieselbe wurde gefunden bei fast allen Kranken mit Ausnahme einiger
Fälle, namentlich derjenigen, wo neben allgemeiner Gefässsklerose gleichzeitig
Morbus Brightii bestand; und zwar war die Verdünnung der Arterie durchschnittlich um so ausgesprochener, je hochgradiger das Körpergefässystem
alteriert gefunden wurde, während die Schlängelung am stärksten ausgesprochen war in weniger hochgradig entwickelten Fällen (Anfangsstadium),
bei den höchsten Graden der Arteriosklerose sogar zu fehlen schien.

Friedenwald (641) hat unter 29 Individuen mit Arteriosklerose in
19 Fällen eine bald stärkere, bald geringere Verschmälerung der Arterien
ophthalmoskopisch wahrgenommen.

2. Weisse Berandung der Arterien, vergl. Figur 76.

Es ist, wie vorhin erwähnt, zu
beachten, dass wir im Augenhintergrunde nicht die Blutgefässe selbst,
sondern für gewöhnlich nur die in
ihnen enthaltene Blutsäule sehen.
Die Gefässwandungen sind in
der Regel, wenigstens im umgekehrten Bilde, unsichtbar.

Im aufrechten Bilde kann
man die Wandungen der Gefässe
zuweilen als feine weisse und durchscheinende Linien erkennen, die
längs der Seiten der roten Blutsäulen verlaufen und dort am deutlichsten sichtbar sind, wo ein Gefäss das andere kreuzt.

Eine Trübung der Gefäss-
wand muss daher angenommen wer-

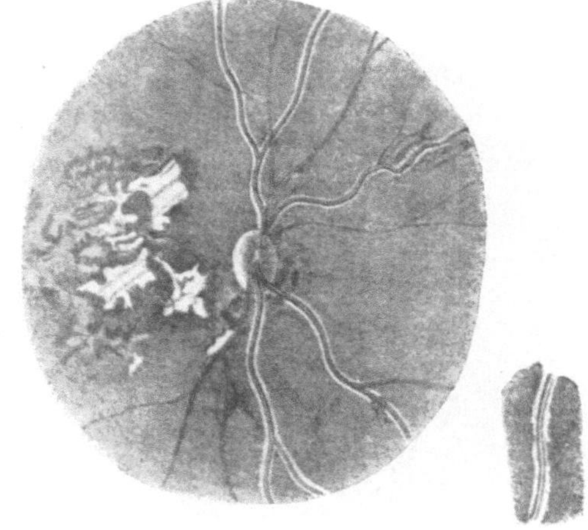

Fig. 76.

Degenerative Veränderung sämtlicher Netzhautarterien nach Hirschberg. C. f. A. XXI. 206.

den, wenn letztere sichtbar wird. Die weisse Berandung der Arterien bildet
nach Rählmann eine bei der Arteriosklerose häufig vorgefundene Erscheinung (unter 90 Fällen allgemeiner Arteriosklerose in 19 %).

Hirschberg (634) untersuchte 50 alte Leute im Alter von 60—80 Jahren
und fand in 6 % weisse Randstreifen an den Gefässen.

Friedenwald (641) hat bei 29 Individuen, welche mit Arteriosklerose behaftet waren, eine Untersuchung des Augenhintergrundes vorgenommen. In 10 Fällen war keine Veränderung nachzuweisen, in 4 Fällen fanden sich weisse Streifen an den Arterien.

Dieselben sind der Ausdruck nicht sowohl einer blossen Verdickung des Gefässrohres, da selbst höchstgradig verdickte Gefässe mit völliger Obliteration des Lumens ophthalmoskopisch unsichtbar bleiben können, sondern einer Neubildung optisch differenter Elemente, durch welche die Gefässwand getrübt erscheint. Rählmann sah diese Randtrübung bisweilen hochgradig entwickelt an der Gefässpforte, bisweilen auch auf kurze Strecken eingeschaltet im Gefässverlaufe an mehreren Stellen eines und desselben Gefässes. An den veränderten Stellen schien das Gefäss in einigen Fällen wie von einem grauen und zugleich fettglänzenden Mantel umgeben und meist deutlich breiter als an den Stellen, wo die Wandung normal geblieben war.

Den bisher vorliegenden anatomischen Untersuchungen nach steht soviel fest, dass sich diese Veränderungen zunächst wenigstens in den äusseren Gefässschichten abspielen, und sind dieselben auf eine Trübung der verdickten Wandungen, namentlich der Adventitia (Perivasculitis) zu beziehen, doch ist aus Gründen der Analogie anzunehmen, dass dieselben in späteren Stadien auch zu Verengerungen des Lumens führen.

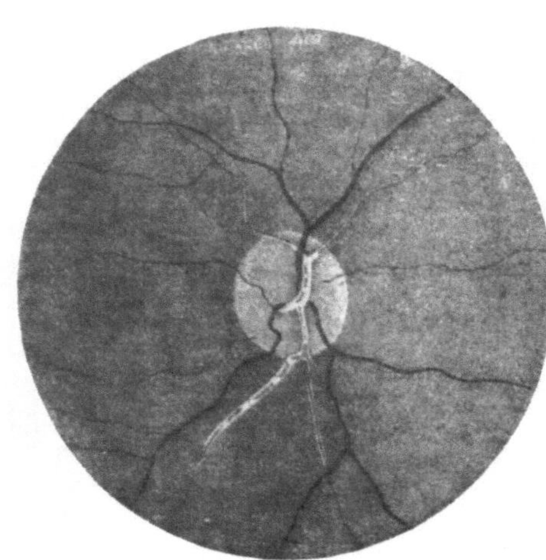

Fig. 77.

Verstopfung der Centralarterie bei Sklerose der Arterien und Periarteriitis nach Fehr. C. f. A. XXVI. 240.

Bei geringeren Graden der Trübung der Gefässwand zeigt sich die Blutsäule zu den beiden Seiten von nur weisslichen Linien begleitet, bald nur auf der Papille selbst, oder nur in der nächsten Austrittsstelle, bald weit in die Netzhaut hinein. Im letzteren Falle sind die Linien auch breiter und decken von der Seite her die Blutsäule bis zur Hälfte und darüber.

So zeigte in einer Beobachtung von Plenk (652) der Augenspiegel bei einer an Morbus Brightii leidenden 47 jährigen Frau im rechten Auge ausser den Erscheinungen der Retinitis albuminurica eine sehr bedeutende Verdünnung der centralen Arterienstämme, die von weissen Streifen eingesäumt erschienen, während ihre peripheren Äste, besonders im unteren Teile der Netzhaut, gegen den Äquator an Dicke zunahmen. Die Venen zeigten keine Alteration. Am linken Auge waren weder Venen noch Arterien auffallend verändert.

Eine Patientin Fehrs (653) zeigte folgendes Bild (vergl. Fig. 77): Bei einer 73 jähr. Kranken wurde zunächst das Bild einer sogen. Embolie der Centralarterie der Netzhaut beobachtet, und später auf demselben Auge eine Sklerose und Einscheidung der Arterie in allen ihren Verzweigungen.

Takács (654). Bei einem 23jährigen männlichen Individuum mit Sarkom der Hypophysis und zugleich einem kindsfaustgrossen Sarkom im Wurme des Kleinhirns war eine sehr weisse und etwas eingesunkene Beschaffenheit der Eintrittsstelle des Sehnerven vorhanden, die Ränder desselben verwaschen; die Gefässe, namentlich die Arterien stark geschlängelt, die letzteren wurden in der Retina auf eine ziemliche Strecke von weissen Streifen begleitet. Die Retina war in ihrer ganzen Ausdehnung trübe, und in derselben zahlreiche mohnkorn- bis linsengrosse alte Blutextravasate.

Hervorgehoben zu werden verdient, dass jedoch auch diese weissliche Einscheidung der Gefässe als angeborene Anomalie angetroffen wird. So sind nach Michel (Lehrb. der Augenheilkunde, II. Auflage, pag. 485) nicht selten feine weisse, leichtglänzende Streifen anzutreffen, welche die Gefässe, vorzugsweise die arteriellen, umscheiden; sie sind als Fortsetzung des Bindegewebes der Lamina cribrosa zu betrachten. Unter Umständen ist die Menge des Bindegewebes eine so bedeutende, dass die Stämme auf der Papille wie verschleiert erscheinen und das Kaliber der Hauptgefässe eine scheinbare Einbusse erleidet.

3. In manchen Fällen erscheinen die Arterien gänzlich in weisse Streifen verwandelt, vergl. Fig. 78, die auf den ersten Blick namentlich im umgekehrten Bilde solid und ohne Lumen erscheinen. Im aufrechten Bilde überzeugt man sich jedoch, dass diese Stränge doch hohl sind und einen dünnen Blutfaden führen. Dieser Blutfaden wird jedoch in der Peripherie der Netzhaut, bis wohin die Arterien sehr gut zu verfolgen sind, gänzlich unsichtbar.

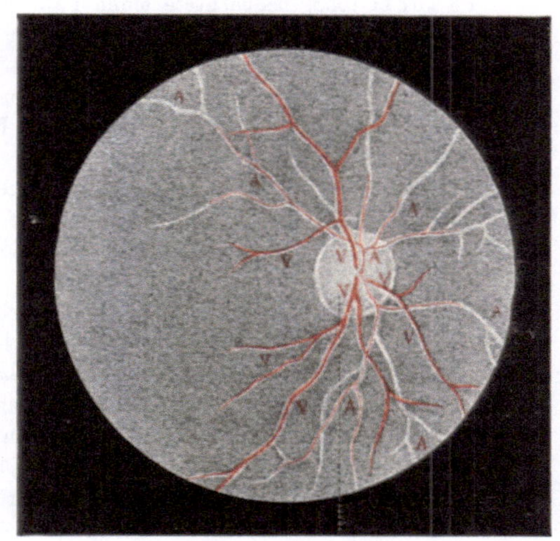

Fig. 78.

Nach Michel. Lehrbuch d. Augenheilk. II. Aufl.

So war in einem Falle von Jocqs (657) bei einer rechtsseitigen Hemiplegie mit Dysarthrie Verstopfung der Arteria temporalis der Netzhaut, d. h. Umwandlung der Arterie in einen weissen Strang vorhanden.

Elschnig (659) sah bei einer 50jährigen Frau die Netzhautgefässe sehr eng, die nach unten ziehende Arterie in einen fast hellweissen Strang verwandelt, in der Macula einen kirschroten Fleck. Später war auch die nach oben ziehende Arterie in einen weissen Strang verwandelt, es traten gelbliche Flecke in der Macula auf, und die Papille wurde hellweiss. Allgemeinbefund: rechtsseitige Hemiplegie, motorische Aphasie, leichte Facialisparese, reichlicher Eiweissgehalt im Urin. Die Autopsie ergab Thrombose der Art. fossae Sylvii, Atheromatose der basalen Gehirnarterien, Erweichung der Gehirnsubstanz in der linken Hemisphäre, Infarkt der Nieren, Dilatation des Herzens. Das Lumen der linken Carotis interna von einem Thrombus ausgefüllt, die Karotis selbst atheromatös. Die Central-

arterie normal. Das Lumen der Art. papillaris infer. an der Grenze zwischen mittlerem
und peripherem Drittel ihres papillären Verlaufes durch eine knollige, von der Elastica
getrennte Bildung eingeengt, welche der Intima eingelagert ist. Dieses Gebilde ist an der
dem Lumen zu sehenden Fläche von einer Endothellage bedeckt. Ein nahezu gleiches Bild
bietet die Art. papillaris super. dar. Die Art. nasalis inferior sowie die Art. temporalis
sup. sind hochgradig sklerotisch, auch sind die Venen in der Peripherie verdickt.

Lodato (660) berichtet über einen Fall von beiderseitiger Amaurose bei Nephritis
interstitialis, in welchem nach wiederholten Schwangerschaften schliesslich alle Arterien
beider Retinae in blutleere weisse Streifen umgewandelt waren.

de Schweinitz (661) beobachtete bei einem jungen amerikanischen Mädchen eine Erkrankung der Art. tempor. super. retinae. Im Verlaufe kam es zur Umwandlung derselben
in einen weissen Strang.

In einem Falle Philipps (662) war 8 Wochen zuvor ein Erysipelas aufgetreten.
Ophthalmoskopisch waren beiderseits die Netzhautgefässe durch Verdickung ihrer Wandungen in weisse Streifen verwandelt; die Sehnerven waren atrophisch. Erblindung.

Iwanoff (658) beobachtete einen Fall, wo alle grösseren Netzhautgefässe ergriffen
waren und sich als weisse Stränge von der leicht getrübten Netzhaut scharf abhoben.
Die Zellen lagen in der Adventitia stellenweise dicht gedrängt. Es handelte sich um ein
Auge mit beginnender Phthisis bulbi nach perforierender Verletzung.

Harlan (664) sah bei einer 33jähriger Frau mit Albuminurie die Netzhautgefässe
in weisse Stränge verwandelt.

Fischer (580, vergl. pag. 284). Der ganze obere und untere arterielle Hauptast, und
ebenso das Anfangsstück seiner ersten Zweige stellten schneeweisse Stränge dar, deren
Breite mehr betrug, als dem Durchmesser einer normalen Blutsäule in diesen Gefässen
entsprechen würde.

In einem Falle Knapps (1022) mit Netzhautveränderungen bei Diabetes war eine
plötzliche fast totale Erblindung eingetreten. Der Augenhintergrund war milchig weiss,
in der Macula ein dunkelroter Fleck, die Retinalgefässe erweitert. Später trat Atrophie
des Sehnerven ein, und die Retinalgefässe verwandelten sich in eine weisse Säule. Nachher
hämorrhagische Iridochorioiditis mit Drucksteigerung.

Herter (1000) beobachtete bei einem 19jährigen weiblichen Individuum einen Pfropf
in dem unteren Hauptaste der rechten Centralarterie. Peripherisch von diesem Pfropf war
die Arterie eine Strecke weit vollständig blutleer, weiss.

Vergleiche auch Fall Sichel pag. 283.

Anatomisch erklärt sich diese Umwandlung der Gefässe in weisse Stränge
durch die hyaline Entartung der verdickten Gefässwand.

4. Herdweise Einengung der Netzhautarterien, sowie Wandverdickungen an umschriebenen Stellen des Gefässverlaufs.

Bei 19 Kranken, in ungefähr 21°/o der untersuchten Fälle, fand Rählmann (477) an einzelnen Stämmen der dünnen Netzhautarterien circumskripte Einengungen des Kalibers, welche regelmässig nur auf ganz kurze
Strecken des Gefässes, etwa auf die Ausdehnung eines Viertels oder der
Hälfte des Papillendurchmessers, beschränkt waren, aber häufig im Verlaufe
ein und desselben Astes mehrmals vorkamen, so dass längere gleichweite
normale Strecken mit kurzen· eingeengten wechselten. Kenntlich war die
Verengerung meist nur durch eine starke Verdünnung der Blutsäule, denn von
der Gefässwand sah man auch an den verengten Stellen in der Regel gar
nichts (vergl. auch Fig. 79 die Mitte der nach unten und links ziehenden Arterie).
Pathologisch-anatomisch ist diese Verminderung des Gefässlumens durch eine

Endarteriitis bedingt ohne sichtbare Trübung der Gefässwand, wodurch eben
nur die Breite der Blutsäule verschmälert erscheint. Zuweilen indessen findet
sich an der verengten Stelle eine spindelförmige Verdickung, welche meistens
seitlich der Wand des optischen Längsschnittes anliegt, mitunter aber auch
den centralen Blutfaden umhüllt. Sehr ausgesprochen finden wir diese letzte Veränderung an unserer Beobachtung Fig. 80. Pathologisch-anatomisch stellen sich

diese Veränderungen als herdweise
hervortretende Endarteriitis mit
hyaliner Degeneration dar. Es kann
aber auch dieser Befund von fein-
körnigen Fettmassen herrühren,
welche, von der Intima stammend,
das Lumen eines verdickten und
eingeengten Gefässstückes aus-
füllen.

5. Glitzernde weisse
Punkte zufolge von Kalk-
ablagerung.

Bei einzelnen Fällen beobachtet man auch die Ansammlung
von Kalkkörnern oder Chole-
stearinanhäufungen in der
verdickten Adventitia der Retinalarterien.

So berichtet Hirschberg (665)
über einen 51 jährigen Mann mit Atherose

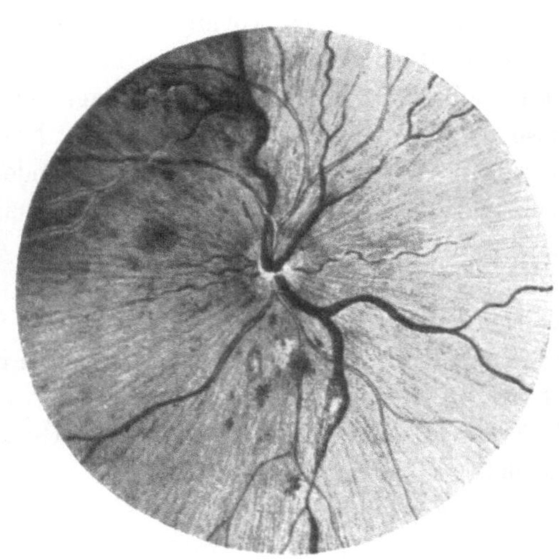

Fig. 79.
Eigene Beobachtung. H. A. Augenspiegelbefund bei
Arteriosklerose.

der Netzhautarterien und verbreiteter allgemeiner Arteriosklerose: „Die Karotiden fühlten
sich fast wie eine Gänsetrachea an." Es bestand partielle weisse Atrophie des Sehnerven.
Die meisten Arterien hatten eine weisse Einscheidung in ihrem Verlaufe auf und an der
Papille. In der ziemlich breiten Scheide der linken Arteria temporalis waren zarte
glitzernde Punkte zu beobachten.

Bock (666) beschreibt einen 14 jährigen Knaben, welcher an schweren Gehirnerschei-
nungen erkrankt war, auf beiden Seiten eine leichte diffuse Trübung des Glaskörpers, sowie
eine weissliche Verfärbung der Papille mit weissen Streifen und ein eigentümliches Glitzern
an einigen Hauptarterien zeigte, welche als körnchenförmige Ablagerungen von
Kalk in der Adventitia gedeutet wurden. An drei grösseren, in ihrem Kaliber nicht veränderten, temporalwärts ziehenden Netzhautarterien des rechten Auges bemerkte man schon
im umgekehrten Bilde ein eigentümliches Glitzern. Im aufrechten Bilde konnte
man dasselbe deutlich in einzelne glänzende Kügelchen auflösen, welche den mit einer
schleierartigen, grauweissen Hülle umgebenen Arterien eingebettet aufsassen. Zuweilen
erstrecken sich auch die erkrankten Gefässe bandartig mit ziemlich breiten Abzweigungen
in die sonst normale Netzhaut. Jene glitzernden Punkte waren an den Gefässstämmen nur
im Bereiche der Netzhaut, keineswegs auch in der Papille zu finden. Sie variierten in bezug
auf ihre Grösse von der der bekannten Drusen in der Chorioidea bis zu den mit dem
Augenspiegel gerade noch sichtbaren Körnchen. An den feineren peripheren Verzweigungen
fehlten sie, oder waren wenigstens nicht sichtbar. An einer nach aussen unten ziehenden
Netzhautarterie waren sie so zahlreich, dass diese wie mit glitzerndem Staube bestreut
aussah. Das linke Auge zeigte nur in ganz spärlichem Grade die soeben beschriebene

Veränderung an den Gefässen. Die Adventitia zeigte auch hier deutlich weisse Streifen, welche die Gefässe begleiteten und auch bisweilen weiter in die Netzhaut zu verfolgen waren.

Nach Kaufmann (636) tritt Verkalkung ausser in atheromatösen Herden auch in fettig degenerierten Gewebsteilen, ferner häufig in der hyalin degenerierten Intima auf. Sehr häufig lagert sich Kalk in Form kleiner Krümelchen in der verdickten Intima ab, wenn gleichzeitig Verfettung vorhanden ist.

Anlässlich jenes vorhin erwähnten Falles bemerkt Bock folgendes: „Untersucht man eine grössere Reihe von Augäpfeln anatomisch, so findet man auch in ganz destruierten Augen Kalkablagerungen, welche an die Gefässe gebunden sind, nur sehr selten. Noch viel seltener ist dieser Befund in Augen, welche zwar eine Retinitis oder Retinochorioiditis durchgemacht, aber in ihren äusseren Verhältnissen noch ziemlich gut erhalten sind. Er verfügt über zwei derartige Fälle: Nach einer Retinochorioiditis war es zu einer Pigmentwucherung in der Netzhaut gekommen, der Form nach wie bei typischer Pigmententartung der Netzhaut; in dem einen Falle befand sich Pigment und feinkörniger Kalk in der Scheide und den durchgängigen Gefässen der Retina, in dem anderen war die Kalkansammlung an den ganz obliterierten Gefässen eine so mächtige, dass die Gefässe förmlich in Kalkstränge umgewandelt zu sein schienen.

Haab (667) fand bei der Untersuchung eines an Glaukom erblindeten Auges in der Arteria centralis retinae dicht hinter der Lamina cribrosa ein auf kurze Strecken lokalisierte Endarteriitis proliferans, in deren stärkster Wucherung sich ein verkalktes Konkrement gebildet hatte, das die Gefässe fast vollständig umschloss.

Wiegmann (668) beschreibt einen Augenspiegelbefund als „glashäutige Wucherungen und kristallinische Ablagerungen an der Innenfläche der Aderhaut" und hält den Prozess identisch mit den bekannten Altersveränderungen an den Gefässwänden, wo ebenfalls mit dem Schwunde spezifischer Elemente eine Wucherung des Bindegewebes mit Ansammlung von Kalkkristallen vor sich gehe.

Wagenmann (669) fand bei Retinitis pigmentosa am hinteren Augenpol einen Streifen knochenähnlichen Gewebes.

6. Aneurysmen der Centralarterien und ihrer Äste. Vergl. pag. 169, § 165.

II. Venen-Phlebosklerose.

§ 255. Ganz derselbe Prozess, welcher sich an den Arterien als Arteriosklerose kundgibt, stellt sich in den Venen als Phlebosklerose dar.

1a. Schlängelungen und Verbreiterungen der Venen.
Vergl. Fig. 67, 80, 82 und 87.

Was die Veränderungen an den Netzhautvenen anbelangt, so wurde in der Regel von Rählmann (477) beobachtet, dass dieselben relativ zu den

Arterien verbreitert erscheinen. Ist das Venengebiet besonders von der Phlebo-sklerose heimgesucht, dann kann es, wenn die Veränderungen in der Venen-wand zu Verengerungen und zu partiellem Verschluss des Lumens geführt haben, je nach dem Grade der daraus resultierenden Störungen, zu mehr oder weniger erheblichen bis enormen Verbreiterungen und Schlängelungen der Venen kommen. Vergl. pag. 150, § 154 und pag. 159, § 157.

2a. Weisse Berandung der Venen.

Weisse Berandung an den Venen zeigt sich in analoger Weise, wie an den Arterien.

Hirschberg (634) fand weisse Randstreifen an den Venen in 6 °/o der Fälle von Arteriosklerose.

Hirschberg (655) beobachtete bei einem 40 jährigen Manne, der vor $^1/_2$ Jahre von brandiger Zellgewebsentzündung der linken Fussohle befallen worden war und 3 °/o Zucker und 1,8 °/oo Eiweiss im Urin hatte, eine Sehschärfe von beiderseits Finger in 15 Fuss. Sn. X in 5" gelesen. Der Augenspiegel zeigte beiderseits das Bild der stärksten albumi-nurischen Netzhautentzündung: starke Trübung des Sehnerveneintritts und der umgebenden Netzhaut, Blutungen, helle Flecke, mächtige Herdgruppen in der Mitte, Sklerose der Schlag-adern. Besonders auffällig war die Veränderung des rechten oberen Temporalastes. Der-selbe hatte den Reflexstreifen verloren und war zu beiden Seiten eingesäumt und zum Teil überlagert von einer ganz dicht gedrängten Pallisadenreihe weisser Streifen, die senkrecht gegen die Längsachse des Gefässrohres standen.

Links zeigten alle Blutadern röhrenförmige, helle, unregelmässige Scheiden (vergl. Figur 76), wie wenn eine dauernd berieselte Metallröhre zeitweise dem Frost ausgesetzt wurde: der Überzug war hier dicker, dort dünner, schien stellenweise nur einseitige Wand-auflagerung zu sein, mit kurzen, warzenartigen Auswüchsen, hier und da auch mit Scheiden-blutungen an der entgegengesetzten Seite des Rohres.

Keine von den sichtbaren Schlagadern der Netzhaut zeigt diese Veränderung.

Vergleiche auf Figur 79 aus unserer Beobachtung die zwei nach oben und links ziehenden Venenäste.

Rählmann (477) sah in zwei Fällen eine anstatt grauweisse, glänzend grünbläu-liche bis milchweisse, stark saturierte Wandverdickung, welche sich mit haarscharfer Grenze sowohl von der roten Blutsäule, als vom übrigen gänzlich normalen Augenhinter-grund abhob.

In einer Beobachtung Michels (670) von absolutem Glaukom war die Vena centralis retinae von einer konzentrisch gelagerten hyalin degenerierten Bindegewebsschicht umgeben.

In Beckers Fall (883) von Leukämie zeigte eine Vene weisse Einscheidung.

3a. Umwandlung der Venen in weisse Streifen.

Gunn (663) berichtet über folgenden Fall: Ein 29 jähriger sonst gesunder Mann. Auf dem linken Auge waren Synechien und dichte flottierende Glaskörpertrübungen, so dass der Augengrund nur ganz undeutlich zu sehen war. Auf dem rechten fanden sich einzelne feine Glaskörpertrübungen und zahlreiche kleine Netzhauthämorrhagien neben mehreren Venen liegend, besonders in der Nähe eines Astes der oberen Nasalvene, welche zum Teil von weissen Wandstreifen begleitet wurde, und von der ein Ast eine Strecke weit in einen weissen Strang verwandelt war. Eine oder zwei der grösseren Venen waren mitten in ihrem Verlaufe stark verschmälert, während ihre Endigungen gefüllt und stark geschlängelt waren.

Simon (945) b·schreibt einen Fall, in welchem zuerst längs der Venen grauweisse Exsudate auftraten. Die Netzhautblutungen gingen ausschliesslich von derartig erkrankten Partien aus. Nach Aufsaugung der Blutungen zeigte sich, dass diese weissliche Einscheidung längs der Venen sich fast völlig zurückgebildet hatte.

4a. Verengerung der Venen an lokal umschriebenen Stellen und Endophlebitis nodosa (vergl. Fig. 80).

Verengerungen der Venen an lokal umschriebenen Stellen bildeten nach Rählmann den am ·häufigsten, nämlich in 26,5 % der Fälle, notierten Befund. Das Verhalten der Blutsäule sowohl wie dasjenige der Gefässwand an diesen Stellen war ganz entsprechend, wie bei den Arterien.

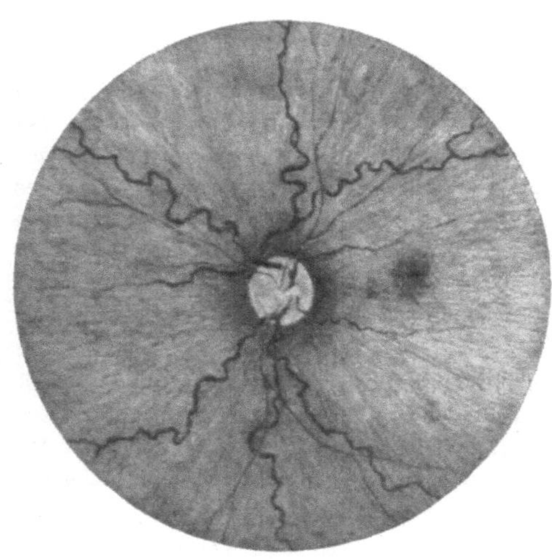

Fig. 80.

Eigene Beobachtung. Frau N. Knötchenförmige Einlagerungen in die Gefässwände der Venen, und knorriger Verlauf derselben bei Lues cerebralis.

Doch hat Rählmann noch häufiger, wie bei den letzteren eine am Orte der Einengung mit der Venenwand zusammenhängende spindelförmige bis halbmondförmige Trübung bemerkt, welche einerseits nach aussen vorragte, andererseits das Gefässlumen bis zu scheinbarer Unterbrechung der Blutsäule einengte und in manchen Fällen ungemein auffallende, dem optischen Längsschnitte der Gefässe seitlich anliegende, knotenförmige Anschwellungen bildete. Häufig betrafen diese umschriebenen Verengerungen der Venen gerade die Kreuzungsstellen derselben mit den Arterien, vergl. Fig. 79 die Vene links über der Papille. In diesen Fällen war das verengte Venenstück zugleich stark um die Arterie herum gewunden. Rählmann glaubt, dass bei einem solchen Verhalten nicht nur eine Kompression der Vene am Orte der Windung, sondern auch eine lokale Phlebosklerose anzunehmen sei, welche vielleicht durch die mechanische Behinderung des Blutstromes an der Kreuzungsstelle bedingt, vielleicht auch von der Wandung der Arterie mitgeteilt sein könnte.

5a. Venenektasien. Vergl. pag. 167, § 164.

Die Funktionsstörungen des Auges bei Arteriosklerose der Netzhautgefässe.

§ 256. Die Funktionsstörungen bei der Arterio- und Phlebosklerose der Netzhaut beobachten wir einseitig und doppelseitig, bald in gleicher, bald in ungleicher Intensität an beiden Augen.

Die Sehstörungen treten selten schleichend, meist dagegen plötztlich auf. In letzterem Falle sind dann meist Blutungen in der Netzhaut, oder ein plötzlicher Verschluss eines Stammgefässes, oder seiner Verzweigungen die Ursache der Sehstörung. Sehr häufig beobachten wir auch ein beträchtliches Schwanken der Intensität der Sehstörung bei ein und demselben Individuum

Wir teilen demnach die Funktionsstörungen bei der Angiosklerose der Netzhaut ein

1. in dauernde, d. h. solche, bei welchen die anfängliche Intensität und Ausdehnung des Defektes für die Folge bestehen bleibt, und
2. in wechselnde, bei welchen die anfängliche Funktionsstörung nachträglich eine Besserung erfährt.

Die dauernden Funktionsstörungen teilen sich wieder:
    a) in totale Erblindungen,
    b) in partielle.

Die totalen Erblindungen sind meist die Folge eines plötzlichen Verschlusses der Arteria centralis retinae. Bekanntlich kann die Retina nur relativ kurze Zeit des arteriellen Blutzuflusses entbehren. Zufolge klinischer Beobachtungen wissen wir, dass oft nur eine ganz dünne Blutsäule genügt, die Funktion noch aufrecht zu erhalten. Ein plötzlicher, längere Zeit anhaltender, vollständiger Verschluss der Centralarterie hat aber totale und dauernde Erblindung zur Folge und zwar unter dem bekannten ophthalmoskopischen Bilde der sogen. Embolie der Centralarterie.

§ 257. Bei den partiellen Erblindungen wird die Funktionsstörung meist durch den plötzlichen Verschluss eines Gefässastes hervorgebracht (Thrombose). Da eben die Retinalarterien nicht miteinander anastomosieren, so bedingt auch das Freibleiben von der Erkrankung ein Normalbleiben des von dem Gefässaste versorgten Retinagebietes. Es entsprechen somit die Veränderungen des Gesichtsfeldes den in der Ernährung gestörten Partien des Augenhintergrundes.

Die Funktionsstörung äusserte sich hier:
α) Als Ausfall eines Gesichtsfeldquadranten.
So bestand z. B. im Falle I von Hirschberg (994) ein Verschluss der linken Arteriola temporalis superior. S mit — $^1/_{24}$ = Sn. XXX: 15′. Sn. 1½ in 10″ gelesen. Im Gesichtsfelde fehlte mit scharfer Trennungslinie der innere untere Quadrant bis 5 Grad vom Centrum. Die Patientin war 17 Jahre alt und hatte eine Insuffizienz der Mitralis. Der Fall wurde als Embolie gedeutet.

Der Fall II betraf das linke Auge eines 55 Jahre alten Fräuleins. Es fehlte im Gesichtsfelde der ganze innere obere Quadrant bis auf 3 Grad vom Fixierpunkt. Es bestand ein Verschluss der Arteria temporalis infer. Dieselbe präsentierte sich ophthalmoskopisch als weisser Faden.

Im Falle III bei einem 18jährigen Fräulein fehlte auf dem linken Auge der mediale obere Gesichtsfeldquadrant. Dementsprechend zeigte sich die Arteriola temporalis inferior wesentlich verändert. Es bestand Insuffizienz der Mitralis.

Steffan (996). Beim Arbeiten war plötzlich ein Gesichtsfelddefekt im rechten Auge entstanden. Derselbe grenzte sich scharf gegen das erhaltene Gesichtsfeld ab und entsprach genau dem oberen inneren Quadranten. Der Augenspiegel zeigte einen Embolus in dem nach abwärts verlaufenden Aste der Centralarterie. Der ˏEmbolus ritt auf der Teilungsstelle dieses Astes in einen inneren und äusseren Zweig. Der Zustand ist unverändert geblieben.

In der Beobachtung Hoppes (997) mit Verschluss eines Astes der Arteria centralis retinae war ein vollständiger Defekt des oberen inneren Quadranten im Gesichtsfelde aufgetreten. Der Fall betraf eine 32 jährige Frau am Ende des 5. Schwangerschaftsmonats mit Hypertrophie des linken Ventrikels und akzentuiertem Aortenton.

In Jakobsohns Falle (998, Fall II) mit circumskripter Retinitis haemorrhagica fehlte der untere innere Quadrant. Der Gesichtsfelddefekt entsprach den Veränderungen des Augenhintergrundes.

In der Beobachtung von Dahrenstaedt (999) wurde die Diagnose auf eine nicht vollständige Thrombose der Arteria temp. sup. gestellt. Daneben bestand eine sehr schöne Sternfigur der Macula. Dementsprechend war die centrale Sehschärfe $^{15}/_{100}$, und das Gesichtsfeld zeigte einen sektorenförmigen Ausfall im unteren inneren Quadranten des linken Auges.

In der Beobachtung Landesbergs (546) hatte das linke Auge eines 25 jährigen Mannes S $= {}^{15}/_{200}$, das Gesichtsfeld fehlte im inneren oberen Quadranten. Dementsprechend erschien der im äussern unteren Quadranten der Netzhaut verlaufende Arterienast äusserst dünn und blutleer. Die begleitende Vene stark gefüllt und geschlängelt, die benachbarte Netzhaut getrübt, in ihr zahlreiche Blutextravasate. Unter Anwendung von Heurteloups stieg die Sehschärfe, während das Aussehen der Gefässe sich nicht änderte, auf $^{12}/_{12}$. Jaeger 1. Der Gesichtsfelddefekt blieb bestehen.

β) Wenn der eine der beiden Hauptäste der Centralarterie verschlossen ist, dann fehlt im Gesichtsfelde natürlich nicht ein Sektor, sondern die Hälfte des Gesichtsfeldes.

So war in der Beobachtung Hirschbergs (994, Fall IV) plötzlich die untere Hälfte des Gesichtsfeldes des rechten Auges erblindet. Der obere Hauptast der Arteria centralis mit seinen beiden Zweigen war fadenförmig dünn und ohne sichtbaren Reflexstreifen.

Herter (1000) beobachtete bei einem 19 jährigen weiblichen Individuum einen Pfropf in dem unteren Hauptaste der rechten Centralarterie der Netzhaut. Peripherisch von diesem Pfropf war die Arterie eine Strecke weit vollständig blutleer, weiss. Später veränderte der Pfropf seinen Platz in peripherer Richtung. Das Gesichtsfeld zeigte einen absoluten Defekt der ganzen oberen Hälfte. S $= {}^1/_2$.

γ) Die Gesichtsfeldbeschränkung kann noch weiter gehen, so dass nur ein Quadrant übrig bleibt.

Hirschberg (994, Fall V) beobachtete ein 24 jähriges Fräulein. Rechts Finger auf 3 Fuss. Nur der äussere untere Quadrant des Gesichtsfeldes war erhalten und das daran grenzende Drittel des äussern obern und inneren unteren. Nahe der Papille, aussen unten begann ein helles bläuliches Netzhautödem, das nach der Peripherie zu sich dreieckig ausbreitete und hart an dem unteren Rande der Macula vorbeizog. Die Arteriola temp. inf. war verdünnt und zeigte weisse Einscheidung; auch die Temporalis superior war verdünnt; die nasalen Äste und das auf der Papille sichtbare Ursprungsstück aber normal. Herz und Urin anscheinend normal.

δ) Der isolierte Verschluss des makulären Astes bewirkt ein centrales Skotom im Gesichtsfelde.

So beobachtete Hirschberg (994, Fall VI) einen 69 jährigen Herrn, der ganz plötzlich ein centrales Skotom im Gesichtsfelde von 5—18 Grad Ausdehnung in verschiedenen Richtungen bekommen hatte. Grauliches Ödem in der Netzhautmitte mit kirschrotem Fleck. Keine Hauptarterie verschlossen. Hypertrophie des linken Ventrikels. Urin frei. Ein Vierteljahr später: idiopathische Chemosis des rechten Auges. Das Skotom verkleinerte sich etwas, blieb aber bestehen. Das übrige Gesichtsfeld frei.

Auch bei der sogen. Retinitis circinata Fuchs (vergl. den betreffenden Abschnitt) sehen wir ein centrales Skotom auftreten.

Im Falle I von Hirsch (963) war ophthalmoskopisch im rechten Auge das ganze Gebiet zwischen Papille und Macula gleichmässig dicht weiss gefärbt, ebenso die laterale Papillenhälfte. Die Macula zeigte sich als intensiv rote Scheibe. Es bestand ein centrales Skotom. Später Verengerung der Maculaarterien.

Bei andern Fällen tritt durch eine makuläre Blutung, anfänglich ein positives centrales Skotom auf, wie z. B. in der folgenden Beobachtung.

Frau H., 54jährige, blühend aussehende Frau. Sonst anscheinend völlig gesund, plötzlich Blutung auf dem linken Auge in die Macula (12. X. 1901). Ein centrales Skotom im Gesichtsfelde (vergl. Figur 81), das übrige Gesichtsfeld normal. Im weiteren Verlaufe verkleinerte sich das Skotom etwas, blieb aber als absolutes Skotom dauernd bestehen.

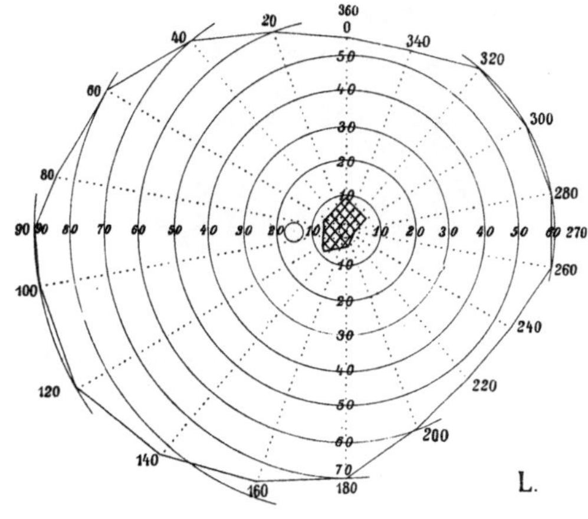

Fig. 81.

Centrales Skotom bei Maculablutung infolge von Arteriosklerose.

Nach Aufsaugung des Blutes zeigte sich die Maculagegend verändert. Zwei Jahre darauf trat plötzlich linksseitige Hemiplegie auf.

Im II. Falle Seydels (1015) trat Verschluss der Maculaarterie ein, den wohl fettige Degeneration nach Phosphorvergiftung verursacht hatte.

Wieder bei andern besteht ein centrales Skotom neben konzentrischer Gesichtsfeldbeschränkung.

So hatten wir Gelegenheit folgenden Fall zu beobachten: E. R., 58 Jahre alter Briefträger. Das rechte Auge war vor mehreren Jahren wegen Glaukoms entfernt worden. Er erwachte eines Morgens mit Sehstörung, die ihn beim Briefsortieren hinderte. Den ophthalmoskopischen Befund gibt Figur 82 wieder. Das Gesichtsfeld zeigt neben unregelmässiger konzentrischer Einschränkung ein centrales Skotom für Rot (vergl. Figur 83). — Von Allgemeinerscheinungen klagte er über Schwindelanfälle, zeitweiliges Übelsein, Herzklopfen, Taubsein der Finger, geschwollene Füsse. Urin frei von Zucker und Eiweiss. Das Gedächtnis hat sehr abgenommen. Häufig Präkordialangst. In seiner Familie sollen häufig Schlaganfälle vorgekommen sein.

In der folgenden Beobachtung von uns bestand rechts neben unregelmässiger peripherer Gesichtsfeldeinschränkung ein absolutes paracentrales Skotom nach unten, vergl. Figur 84. Farbenempfindung war jenseits des Fixierpunktes überhaupt nur noch in der oberen

Gesichtsfeldhälfte vorhanden. Den Augenspiegelbefund des rechten Auges siehe Figur 85.
Patient war ein 65 jähriger Herr, der viel über Kopfschmerzen und Schlaflosigkeit zu klagen
hatte, dann traten häufig apoplektiforme Anfälle auf, die Sehschärfe = $^{20}/_{200}$ nahm mehr

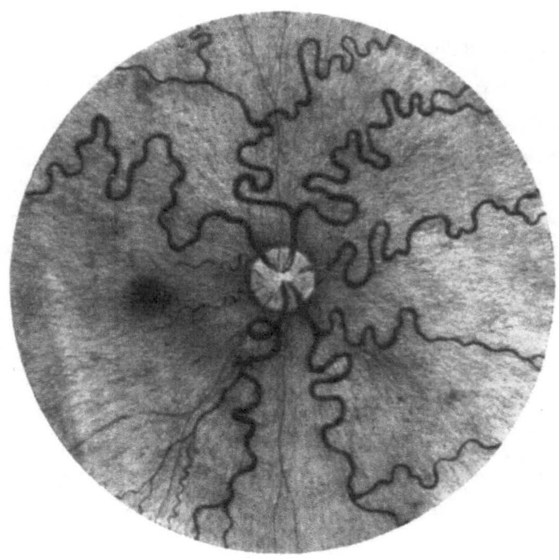

Fig. 82.

E. R. Eigene Beobachtung. Schlängelung und Kaliberschwankungen der Venen bei Arteriosklerose.

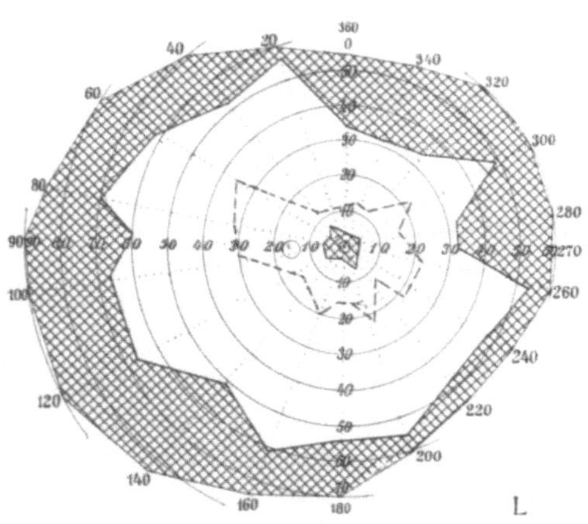

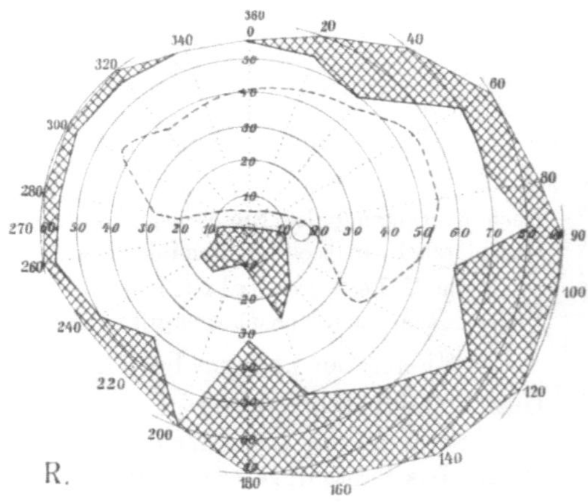

Fig. 83.

Gesichtsfeld zu Fig. 82. Eigene Beobachtung.
Centrales Farbenskotom bei Phlebosklerose der
Netzhaut.

Fig. 84.

Gesichtsfeld zu Fig. 85.

und mehr ab. Es fanden sich Spuren von Eiweiss im Urin. Später traten auch auf dem
linken Auge analoge Veränderungen auf. Die Sehschärfe des linken Auges war anfänglich
noch gut, während die des rechten schon stark reduziert war. Patient verblödete mehr und
mehr und ging in einem apoplektischen Anfalle zugrunde.

ε) Wieder bei andern Fällen bleibt lediglich die makuläre Partie erhalten, während das übrige Gesichtsfeld in Wegfall gekommen ist. Ein Teil derartiger Fälle erklärt sich auch durch die pag. 292 beschriebenen cilioretinalen Arterien.

Laqueur (1004) beobachtete bei einem 20jährigen Mädchen mit Klappenfehler an der Mitralis einen derartigen Befund, welcher als Embolie der Centralarterie im Sehnerven mit Freibleiben des temporalen Astes gedeutet wurde: „Der letztere musste daher vor der Stelle der Verstopfung aus dem Stamme sich abzweigen. Das Gesichtsfeld zeigte eine enorme Beschränkung. Dieselbe reichte nach oben bis dicht an den Fixierpunkt, nach innen bis zum 3. bis 4.°, nach unten bis zum 6.° und nach aussen bis zum 12.°, so dass es die Form eines etwas unregelmässigen breiten Dreiecks darbot, dessen obere Seite den Fixierpunkt fast berührte.

Da die Venen und Arterien der Netzhaut ebenfalls ophthalmoskopisch sichtbare Veränderungen darboten, so wird es sich hier

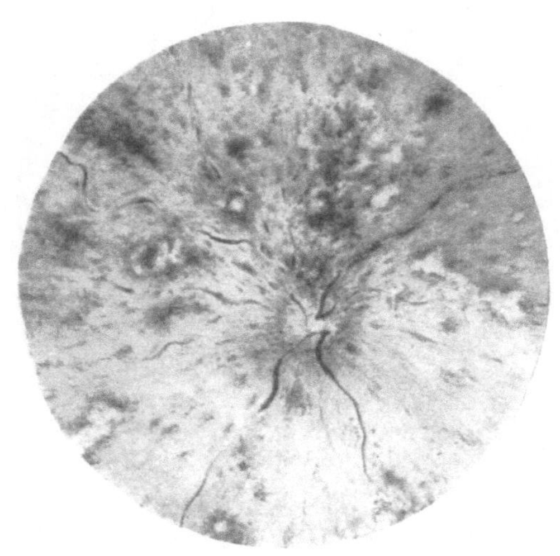

Fig. 85.

E. L. Eigene Beobachtung. Netzhautveränderungen bei Arteriosklerose.

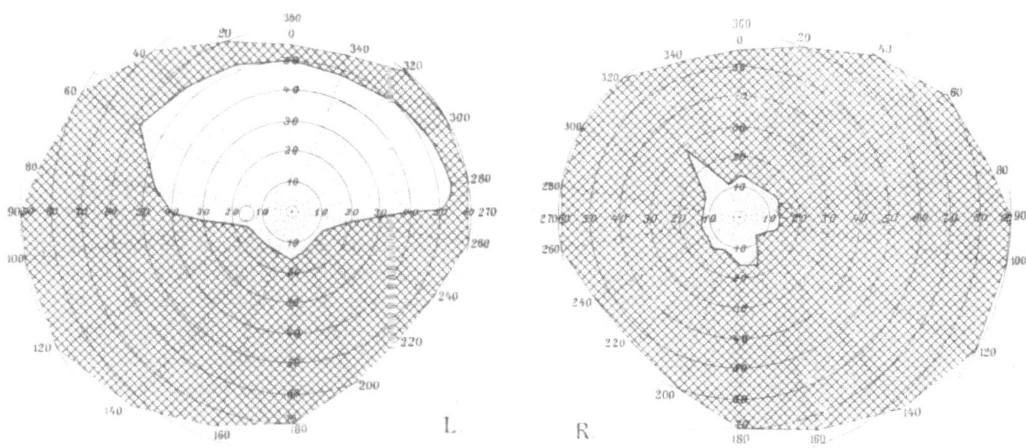

Fig. 86.

H. A. Gesichtsfeld zu Figur 87 und 88.

wohl um eine Thrombose gehandelt haben. Bei den meisten derartigen Fällen tritt anfänglich Erblindung oder höchstgradige Amblyopie auf, die sich bald wieder verliert, um einen kleinen makulären Gesichtsfeldrest übrig zu lassen.

So berichtet **Fränkel** (1001) über einen linksseitigen plötzlichen Verschluss der Arteria centralis retinae bei einem 52jährigen Manne. Anfangs war das Sehvermögen erloschen und stieg auf $^1/_{10}$. Das Gesichtsfeld hatte eine Breitenausdehnung von 7 ⁰ und erstreckte sich 1 ⁰ über und 4 ⁰ unter der Horizontalen. Die Farbenempfindung war ungestört. Die Allgemeinuntersuchung ergab eine Schlängelung der Arteria temporalis und radialis.

Zur Nedden (1002) beschreibt einen Fall von Embolie der Arteria centralis retinae ohne Beteiligung des makulären Astes. Angeblich körperlich gesunder Mann. Plötzliche Erblindung bezw. $S = ^1/_{500}$; später $= ^2/_7$. Gesichtsfeld schliesslich 12 ⁰ breit und 10 ⁰ hoch. Ophthalmoskopisch um die Papille herum eine sehr ausgedehnte, milchig weisse Trübung der Retina. In dieser getrübten Partie befand sich eine an den temporalen Rand der Papille sich anschliessende dreieckige, inselartige Zone, welche ein vollkommen normales Aussehen hatte. Die Arterien waren ausserordentlich dünn und tauchten häufig in der Schwellung der Retina unter, so dass man vielfach kurze Strecken wahrnahm, an denen sie scheinbar unterbrochen waren. Ein kleines Gefäss, allem Anschein nach eine Arterie, kam in der Mitte der Papille zum Vorschein und zog nach dem normalen dreieckigen Netzhautbezirk hin.

Genth (1003). 34jähriger sonst gesunder Mann. Nur der I. Ton an der Herzspitze unrein. Plötzliche Sehstörung. Das Sehvermögen war bei exzentrischer Fixation sehr herabgesetzt und besserte sich wesentlich im Verlaufe. Das Gesichtsfeld war konzentrisch eingeschränkt. Die ganze Netzhaut dicht weisslich-grün getrübt, abgesehen von einem normal aussehenden kegelförmigen Bezirk der Netzhaut, der sich bis über die Hälfte der Entfernung zwischen Papille und Macula erstreckte. Die Retinalarterien fadenförmig. Die Venen kaum gestaut.

In der folgenden eigenen Beobachtung, H. A. 60jähriger Herr, war auf dem rechten Auge in unregelmässiger Weise nur noch ein centraler Gesichtsfeldrest erhalten. Ein Untersuchungsobjekt von 5 qmm Weiss wurde nur undeutlich empfunden, vergl. Fig. 86; den Augenspiegelbefund dieses Auges vergl. Fig. 87. Auf dem andern Auge war die obere Gesichtsfeldhälfte konzentrisch verengt, mit

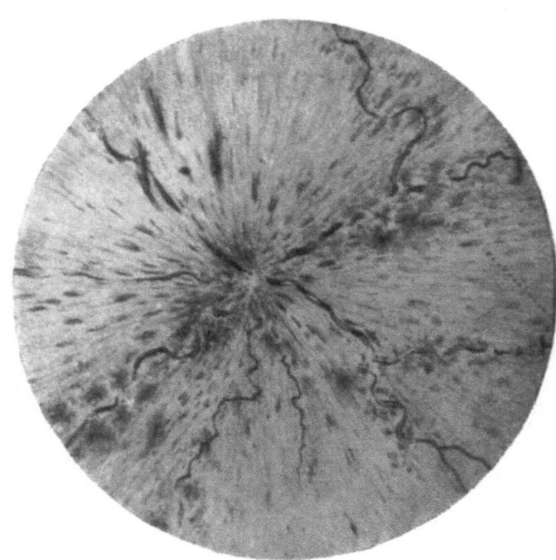

Fig. 87.
Eigene Beobachtung. H. A. Augenspiegelbefund bei Arteriosklerose.

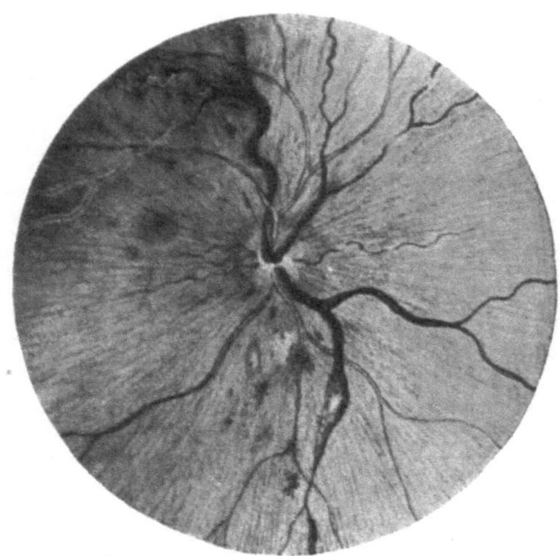

Fig. 88.
Eigene Beobachtung. H. A. Augenspiegelbefund bei Arteriosklerose.

Einschluss der makulären Region erhalten (Fig. 86 L.), der dazu gehörige Augenspiegelbefund vergl. Fig. 88. Der 60jährige Patient litt schwer an Angina pectoris und ging sehr bald in einem stenokardischen Anfalle zugrunde.

Die folgende eigene Beobachtung, Frau N. 65 Jahr, zeigt central im Gesichtsfelde die Farbenempfindung erhalten bei mittlerer konzentrischer Einschränkung für Weiss, siehe Fig. 89. Ophthalmoskopisch waren beiderseits die Venen knorrig geschlängelt und schienen dieselben am rechten Auge häufig in ihrem Lumen unterbrochen zu sein, Fig. 90 (partielle Wandverdickungen). R. S = $^6/_{18}$. Im weiteren Verlaufe trat rechtsseitige Hemiplegie und später linksseitige Abduzenslähmung auf. Das rechte Auge musste später, nachdem vollständige Amaurose auf demselben aufgetreten war, wegen Glaukoms enukleiert werden.

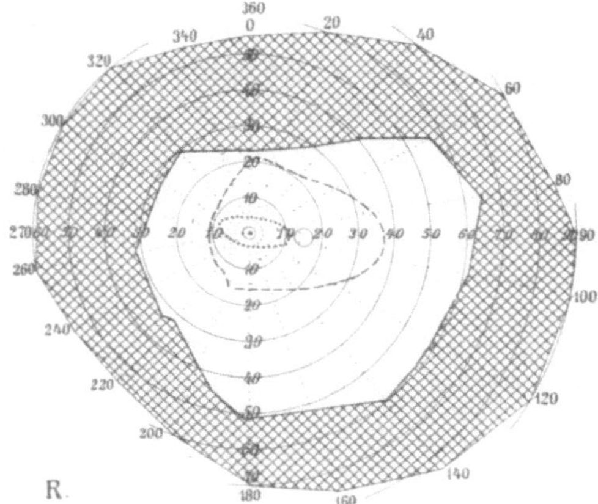

Fig. 89.

Gesichtsfeld zu Fig. 90.

§ 258. Die wechselnden Sehstörungen bei der Arteriosklerose gruppieren sich zunächst in solche, die gleichzeitig doppelseitig auftreten, und in solche, die nur ein Auge betreffen.

Bezüglich der gleichzeitig und doppelseitig auftretenden plötzlichen Erblindungen mögen zunächst folgende beide Fälle hier genügen. Wir kommen pag. 282 noch einmal auf die Sache zurück.

Stocké (1005) wurde zu einem Manne von 82 Jahren gerufen, der beim Lesen der Zeitung auf beiden Augen erblindet war, ohne andere Begleiterscheinungen, als ein geringes Unwohlsein. Es wurde auf beiden Augen das typische Bild der Embolie der Centralarterie wahrgenommen, und man fand ausserdem eine Insufficientia valvulae mitralis. Wenige Minuten nach dem Unfalle konnte mit Massage der beiden Augen und Darreichung von Wein und anderen Excitantien angefangen werden. Bevor eine halbe Stunde vergangen war, bekam Patient schon Digitalis und Strophantus. Der Erfolg war ein glänzender. Nach zwei Tagen war die Blindheit vorüber.

Im Falle Keller (1006) handelte es sich um eine plötzlich entstandene doppelseitige Amaurosis absoluta bei einem 23jährigen Individuum weiblichen Geschlechts mit „arteriellen Blutungen der Netzhaut infolge ungenügender Herztätigkeit". Nach achttägiger

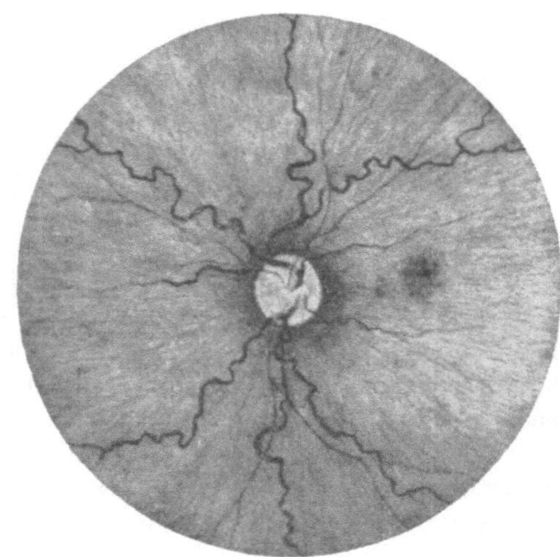

Fig. 90.

Eigene Beobachtung. Frau N. Knötchenförmige Einlagerungen in die Gefässwände der Venen, und knorriger Verlauf derselben bei Lues cerebralis.

Dauer kehrte unter Atropin- und tonischer Behandlung das Sehvermögen sehr rasch wieder, und war 10 Tage später, wie auch der ophthalmoskopische Befund, völlig normal. Genaueres über Herz und Urin etc. wurde nicht mitgeteilt. Der Fall ist als Ischaemia retinae bezeichnet.

Zu den plötzlichen doppelseitigen Amblyopien bei Arteriosklerose wären auch die Fälle zu rechnen, bei welchen eine schon bestehende Sehstörung nach arteriosklerotischer Veränderung der Netzhautgefässe noch kompliziert wird durch eine hinzutretende homonyme Hemianopsie. Hier ist es oft schwierig, aus der Form des Gesichtsfeldes die bestehende Hemianopsie zu diagnostizieren, zumal wenn es eine nicht absolute Hemianopsie ist, wie in dem folgenden Falle I, oder eine inkomplette, wie in dem Falle II.

Fall I. eigene Beobachtung: A. B., 64jähriger Mann mit allgemeiner Arteriosklerose. Eiweiss im Urin. Ophthalmoskopisch zahlreiche Blutungen und weissliche Flecken auf der Netzhaut neben Kaliberveränderungen der Gefässe. Durch diese Veränderungen waren unregelmässige Gesichtsfelddefekte auf beiden Augen gesetzt worden (vergl. Fig. 91).

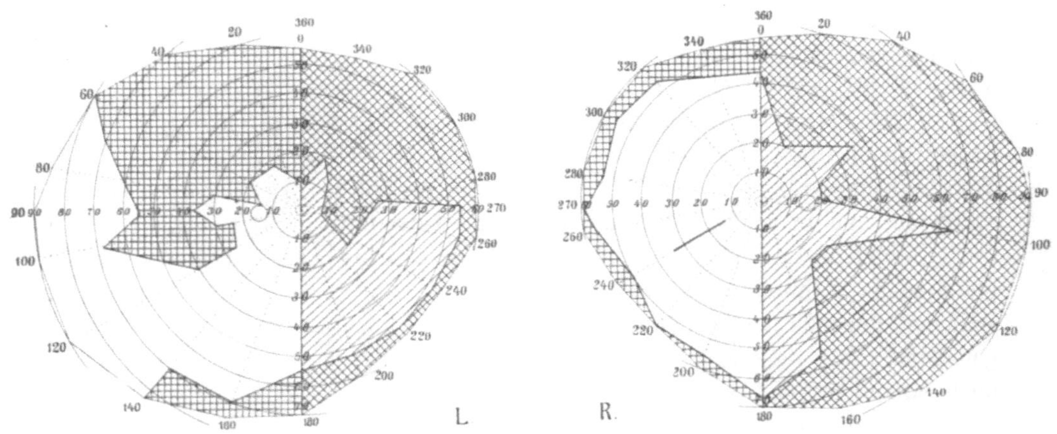

Fig. 91.

A. B.

Dazu trat noch eine rechtsseitige homonyme Hemianopsie, die jedoch keinen vollständigen Ausfall der Empfindung auf der rechten Gesichtsfeldhälfte zur Folge hatte, sondern nur eine mit der Mittellinie abschneidende bedeutende Abschwächung der Helligkeit des weissen Untersuchungsobjekts. Zugleich mit der Hemianopsie war auch eine rechtsseitige Hemiplegie aufgetreten.

Fall II. R. H., 52jähriger Herr. Sein ältester Bruder hatte Zucker im Urin und eine Apoplexie, sein zweitältester Bruder hatte Zucker und Eiweiss im Urin und allgemeine Arteriosklerose, seine Schwester hatte periodisch Eiweiss im Urin.

Patient war früher gesund, bis im Jahre 1883 plötzlich heftiges Nasenbluten auftrat, das 4 Stunden dauerte, wobei er sehr viel Blut verlor.

6 Monate darauf bemerkte er durch Zufall, dass er mit dem rechten Auge sehr viel schlechter sah. Der Urin soll damals frei von Eiweiss und Zucker gewesen sein.

Einige Monate darauf Blutspucken, ohne dass die Quelle der Blutung hätte nachgewiesen werden können. Im Januar 1889 Schmerzen im linken Knie bis zur Lende. Das Bein und Knie sollen stark geschwollen gewesen sein. Er musste 3 Wochen im Bett liegen. Während dieser Zeit bekam er wieder heftiges Nasenbluten von 5 Stunden Dauer. Seitdem fühlt er sich immer matt. Am 27. November 1889 verspürte er starkes Flimmern an dem Auge und Sehstörung. Die ophthalmoskopische Untersuchung zeigte auf beiden Augen Netzhautblutungen, links war die Papille sehr blass, und das Gesichtsfeld hochgradig beschränkt, vergl. Fig. 92. Die Sehschärfe hochgradig reduziert. Rechts bestand ein hemianopischer Ausfall des linken unteren Quadranten. Grosse Mengen Eiweiss im Urin. 11 Tage darauf hochgradige Amblyopie des rechten Auges, sowie Ödem der Papille und der Netzhaut. Einige Wochen später Tod an Apoplexie.

§ 259. Bei den wechselnden einseitigen Funktionsstörungen infolge von Arteriosklerose der Netzhautgefässe unterscheiden wir

solche mit prodromalen Erblindungen oder höchstgradiger Amblyopie, bei welchen das Sehvermögen sich nach relativ kurzer Zeit wieder bessert und zwar entweder

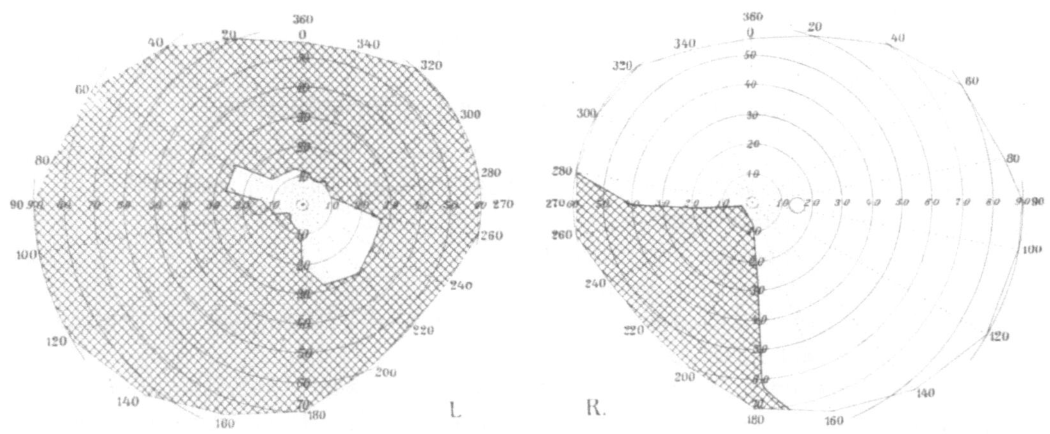

Fig. 92.

R. H.

α) bis zur völligen Restitution, oder

β) bis zu einer relativen Wiederherstellung der Sehschärfe resp. des Gesichtsfeldes.

Zu der unter α bezeichneten Gruppe gehört z. B.

der folgende Fall Hirschbergs (1007). Ein 52jähriger Herr bekam plötzlich eine Verschleierung des rechten Auges und subjektive Lichterscheinungen. Das linke Auge normal, das rechte konnte nicht Snellen CC: in 15' erkennen und zeigte einen sektorenförmigen Gesichtsfelddefekt, dessen Breite fast den ganzen innern unteren Quadranten betraf. Ophthalmoskopisch zeigte der nach aussen unten ziehende Ast der Arteria temp. inf. eine kurze Strecke von ⅓ [Papillendurchmesser, wo die Schlagader ein bräunliches, linienförmiges Gerinnsel enthielt, während die Wandgrenze als zarte weissliche Linie oberhalb wie unterhalb sichtbar wurde. Danach folgte nach ganz kurzem Zwischenraum ein ganz dunkelbraunes Aussehen der ferneren, breiteren Arterienverzweigung, in der kurze Strecken unsichtbar waren, so dass das Arterienrohr unterbrochen erschien. Nach Massage wurde am folgenden Tage schon die Sehkraft normal, ebenso das Gesichtsfeld, sowie der Augenspiegelbefund.

Die Folgezustände bei der Arteriosklerose resp. Angiosklerose der Netzhaut.

Als **direkte** Folgezustände der Erkrankung der Netzhautgefässystems sind hervorzuheben:

A. Netzhautblutungen.

B. Aneurysmen und Phlebektasien.

C. Verschluss der Centralgefässe und ihrer Äste.

D. Degenerative Veränderungen des Netzhautgewebes (weisslich gelbe Plaques, Ödem resp. die verschiedenen sogen. Retinitisformen).

Ferner **indirekte:**

Das Glaukom und die Netzhautablösung.

A. Die Netzhautblutungen bei Arteriosklerose.

§ 260. Unter den Netzhautblutungen bei Arteriosklerose resp. den senilen Retinalblutungen sind 4 Hauptformen zu unterscheiden, nämlich:

1. Glaskörperblutungen,
2. Retinalapoplexien im allgemeinen,
3. Spezielle Maculablutungen,
4. Die sogen. Retinitis haemorrhagica, d. h. die Thrombose der Centralvene und ihrer Äste.

Die Retinalblutungen bei der Arteriosklerose sind bald sehr zahlreich, bald nur wenig über die Netzhaut zerstreut, weisse Flecke zwischen sich lassend. Die Gefässe können ophthalmoskopisch normal oder mehr weniger verändert erscheinen. Hier ist eine Arterie, dort eine Vene betroffen und in einem anderen Falle beide nebeneinander.

Rählmann (495) versuchte einen Teil der Netzhauthämorrhagien zurückzuführen auf Unterschiede in der Gefässlichtung, welche sich so häufig in den Retinalgefässen bei der Arteriosklerose finden, ferner auf die durch solche Unterschiede der Gefässweite bedingten lokalen Blutdruckveränderungen. Dabei wurde hingewiesen einerseits auf lokale, eben sichtbare Erweiterungen kleiner Arterien und Venen, auf miliare Aneurysmen, anderseits auf Einengung des Gefässkalibers, welche auf ganz kurze Strecken beschränkt, ebenfalls an beiden Gefässarten, den arteriellen wie venösen auftreten könne. Dass die Verengerung der Arterien, beziehungsweise Venen, das Zustandekommen von Blutungen begünstigt, ist bei der vorhandenen Brüchigkeit und den Veränderungen der Gefässwandungen leicht erklärlich.

Vielfach ist die Ansicht ausgesprochen worden, dass die primär sklerotisch erkrankten Gefässe leichter zu Blutungen neigten. Das ist jedoch nach Harms (542) in dieser allgemeinen Fassung nicht richtig. Wohl ist auch er der Ansicht, dass die verdickten und ihrer Elastizität beraubten Gefässwände leichter bersten, z. B. infolge plötzlicher Herabsetzung des intraokularen Drucks bei Eröffnung der vorderen Kammer. Sie würden jedoch dem langsam sich stauenden Blute mehr Widerstand entgegensetzen, als die normalen Wandungen und daher Blutungen per diapedesin weniger leicht gestatten. Daraus seien auch die so häufig beobachteten multiplen punkt- und strichförmigen Blutungen bei Venenverschluss zu erklären, indem das Blut aus denjenigen umschriebenen Stellen im Verlaufe der Gefässe, die weniger von der Primärerkrankung ergriffen wären, austräte, während die erkrankten Stellen frei blieben und daher dann auch mit dem Augenspiegel als dünne Stränge verfolgt werden könnten.

Oft geben einzelne Netzhautblutungen schon den Hinweis für das Vorhandensein arteriosklerotischer Veränderungen, wiewohl jedoch an den Gefässen noch nichts Pathologisches mit dem Augenspiegel nachweisbar ist.

So beobachteten wir z. B. einen 60 jährigen Mann, der über eine plötzlich am linken Auge aufgetretene Sehstörung Klage führte. Die ophthalmoskopische Untersuchung ergab eine einzelne Blutung quer über einem Netzhautgefäss liegend. Anamnestisch wurde aber festgestellt, dass er ein Jahr vorher auf dem rechten Auge ebenfalls eine Netzhautblutung gehabt hatte, dass vorübergehend Zucker und Eiweiss im Urin konstatiert worden war, und dass er einen apoplektischen Anfall mit vorübergehender Aphasie überstanden hatte. Die Netzhautgefässe zeigten ophthalmoskopisch keinerlei Abnormitäten.

§ 261. Sehr charakteristisch sind die Blutungen bei dem sogen. hämorrhagischen Infarkte bei angeblicher Embolie eines Astes der Arteria centralis retinae.

Wir geben hier zunächst die Abbildung eines derartigen Falles (Fig. 93) nach einer Beobachtung von Fehr (544).

Eine im übrigen ganz gesunde 49- jährige Frau, die das seltene Bild einer isolierten Thrombose der Vena temporalis superior darbot, zeigte reichliche streifenförmige Blutungen, welche sich auf den oberen und äusseren Quadranten des Augenhintergrundes beschränkten. Im Bereiche der Blutungen verlor sich die Vene. Die übrigen Gefässe zeigten ausser leichter Stauung ein normales Aussehen.

Das Vorkommen eines hämorrhagischen Infarktes der Netzhaut im Sinne Cohnheims (543) ist bislang nicht anatomisch erwiesen worden.

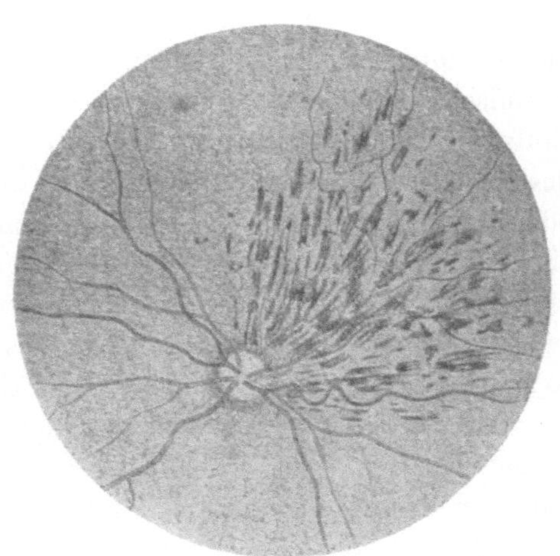

Fig. 93.

Thrombose der Vena temporal. sup. retinae.
Nach Fehr. C. f. A. XXIII, pag. 186.

Die Erklärungsweise dieser Form von Netzhautblutungen durch Leber (Gräfe-Saemisch, V, 547), dass beim Verschlusse des Arterienstammes, das rückläufige Einströmen des Venenblutes, dem der hämorrhagische Infarkt seine Entstehung verdanke, beim Auge in dem intraokularen Drucke einen bedeutenden Widerstand fände, und derselbe dadurch wohl grösstenteils verhindert würde, während das gelegentliche Auftreten eines solchen, wie in den Fällen von Knapp (545) und Landsberg (546), angeblich bei

Embolie eines Astes der Centralarterie sich daraus erkläre, dass hier die benachbarten Teile der Netzhaut bluthaltig seien, und dass es daher leichter zum rückläufigen Einströmen von Blut in die Venen des embolisierten Gefässlumens kommen könne, setzt Harms (542) folgende Erwägungen entgegen. Falls die eben angeführte Ansicht richtig wäre, so müsste jedesmal, wenn nach einem Verschluss des Arterienstammes der intraokulare Druck aufgehoben werde, eine hämorrhagische Anschoppung der Retina durch zurückfliessendes Venenblut auftreten. Eine solche Aufhebung des intraokularen Druckes wird aber bewirkt bei dem früher so häufig und jetzt wohl noch manchmal vorgenommenen therapeutischen Versuche, den vermeintlichen Embolus durch eine Parazentese der vorderen Kammer und dadurch bewirkte arterielle Kongestion, aus dem Stamme in einen Ast hineinzutreiben. Es sei aber nicht bekannt, dass nach diesem Eingriffe nennenswerte Blutungen der Retina aufgetreten wären, auch wenn die Parazentesenwunde mehrmals wieder geöffnet worden war, um eine schnelle Wiederherstellung des inneren Augendrucks zu verhindern. Die unter dem ophthalmoskopischen Bilde der Embolie der Centralarterie mit nachfolgenden Netzhautblutungen beschriebenen Fälle von Loewenstein (547), Nuël (548), Hoffmann (549) und Treitel (550) erklären sich durch Thrombose der Vene und Arterie.

Es ist also nach der Ansicht von Harms bisher nicht erwiesen, dass es ausgedehnte retinale Blutungen durch venösen Rückfluss, noch solche infolge anämischer Schädigung der Gefässwände bei wiederauftretendem rechtläufigem Blutstrome auf Arterienverschluss gebe. Die letztere Annahme müsste schon deshalb unwahrscheinlich erscheinen, weil der rechtläufige Blutstrom in mehr oder weniger starkem Grade bei jedem Falle von Arterienverschluss wieder eintritt, und zwar zu sehr verschiedenen Zeiten, von einigen Stunden bis zu mehreren Tagen nach der Erblindung, ohne dass in den meisten Fällen Blutungen beobachtet würden. Auch müssten doch öfters im Anschluss an die so häufig vorkommenden prodromalen Erblindungen Blutungen gefunden werden.

Andererseits sei es sehr auffallend, dass in den wenigen Fällen, wo Blutungen bei der sogen. Embolie der Centralarterie beobachtet wurden, dieselben immer nur um Venen herum lagen.

Harms denkt sich auf Grund der bis jetzt vorliegenden Literatur und seiner eigenen Untersuchungen die Entstehung des Bildes eines sogen. hämorrhagischen Infarktes folgendermassen: Im inneren Auge, in dem eine ausgedehnte Erkrankung der Centralvene besteht, tritt plötzlich aus irgend einer Ursache ein Verschluss der Arterie ein, die später wieder durchgängig wird. Diese plötzlich eingetretene Zirkulationsstörung führt nun zu einem vollständigen Verschluss der vorher schon erkrankten Vene, so dass später beim Wiedereintreten des Blutes in den Retinalkreislauf der Blutstrom im Venen- oder auch im Kapillargefässystem auf einen Widerstand stösst. Die nun auftretenden venösen Blutungen sind dann als echte Stauungsblutungen anzusehen, deren Grad und Ausdehnung, je nach der Intensität des Blutstromes und der Grösse des venösen Hindernisses, grösser oder geringer ausfällt. Die Frage, ob auch bei zuerst eintretendem Venenverschlusse, dem der Arterienverschluss dann bald folgen müsste, ehe die Stauungserscheinungen ihren höchsten Grad erreicht haben, dasselbe Bild auftreten könne, möchte Harms nicht unbedingt verneinen, er glaubt aber, dass der erstere Vorgang der häufigere sei. Danach könne eine Arterienerkrankung wohl die indirekte Ursache für Blutungen sein, indem sie den Venenverschluss veranlasse, sie sei jedoch nicht imstande, allein zum Bilde des sogen. hämorrhagischen Infarktes oder auch nur der hämorrhagischen Retinalapoplexie ohne anämische Erscheinungen zu führen.

Auch Haab (551) hebt hervor, dass es sich bei der sogen. Astembolie nicht um einen hämorrhagischen Infarkt handele. In 38 von ihn genau nachgesehenen Veröffentlichungen waren ganz geringe Blutaustritte vorhanden, insbesondere sei der bekannte Fall Knapp (545) als Verlagerung eines Venenastes zu betrachten, wodurch die starken Blutaustritte in der getrübten Netzhaut eine entsprechende Erklärung fänden.

§ 262. Sehr zahlreich und von verschiedener Grösse sind die Blutungen bei der sogen. Retinitis haemorrhagica, welche meist auf einer Thrombose der Vena centralis retinae beruht.

Bei einer vollständigen Verschliessung der Vena centralis retinae erscheinen nach Michel (552), welcher dieses Krankheitsbild zuerst fixiert hat, die Venen hochgradig geschlängelt (vergl. Fig. 94), von wurstähnlichem Aussehen, die Blutsäule in derselben ist ungemein verbreitert und von fast schwarzroter Färbung. Schmälere und breitere Stellen wechseln miteinander ab. Im Gegensatze hierzu steht das Verhalten der Arterien, welche verengt und auffallend geradlinig gestreckt erscheinen. Die Eintrittsstelle des Sehnerven ist wie von einer Blutlache überzogen, welche die Gefässe vollständig verdeckt, sowie ihre Begrenzung nicht erkennen lässt. Eine ungemein grosse Menge klumpiger, streifenförmiger, tief dunkelroter und schwarzroter Blutungen lässt nur wenige Stellen des getrübten Netzhautgewebes frei. Entlang den venösen Verzweigungen finden sich stärkere graue bis weissliche Trübungen des Netzhautgewebes, besonders an denjenigen Stellen, an welchen stärkere Biegungen der Gefässe vorhanden sind. An anderen Stellen ist die Blutsäule in den

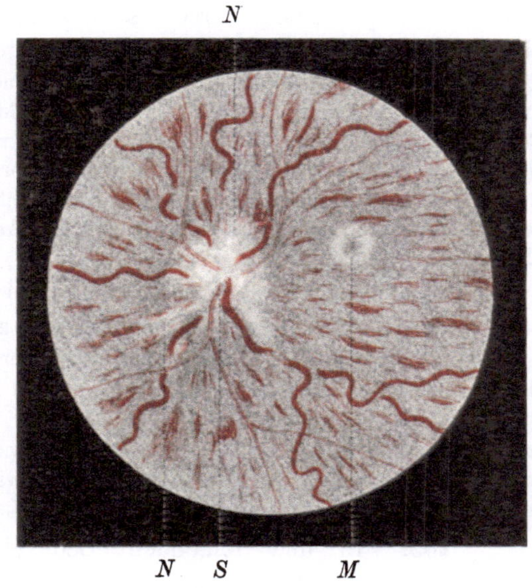

Fig. 94.

Nach Michel, Lehrb. d. Augenheilkunde. II. Aufl.

Venen scheinbar durch eine gelblichweisse Färbung unterbrochen, oder das
Gefäss verschwindet in einer grösseren Blutlache, oder in dem stark getrübten
oder geschwellten Gewebe, so dass man den Eindruck erhält, als sei der
Verlauf einer Verzweigung plötzlich in ein undurchsichtiges Gewebe hinein
gesteckt worden. Auch die Gegend der Macula lutea zeigt Blutaustritte und
ist leicht getrübt. Je unvollständiger dabei die Verschliessung des
Stammes der Vena centralis ist, desto weniger Blutungen sind sichtbar.
Gewöhnlich finden sich letztere alsdann nur am Rande des Sehnervs als
büschelförmige Streifen. In diagnostischer Hinsicht ist auf das auffällige
Missverhältnis in der Füllung der Arterien und Venen besonders zu achten.

Beim Verschluss des Lumens der Vena centralis retinae kommt es
nach Harms (542, pag. 148) jedoch nur dann zu mächtigen Blutungen
und hochgradiger Schlängelung der Venen, wenn bei Verschluss des
Stammes die Venenäste in der Netzhaut wenig oder gar nicht von der primären Erkrankung ergriffen sind und daher wegen ihrer Zartheit dem andringenden Blute einen nur geringen Widerstand entgegensetzen, während bei
hochgradiger sklerotischer Verdickung der Wandungen die Blutungen im allgemeinen einen mehr spritzförmigen Charakter aufweisen, wobei die Venen
eher verengt erscheinen. Blutungen fehlen bei hochgradiger Herzschwäche
und gleichzeitigem nicht völligem Verschluss, oder bei der Existenz von Neben-
bahnen (retino-ciliare Venen siehe pag. 292). Ferner schliesst ein Fehlen von
Retinalblutungen einen Verschluss des Centralvenensystems nicht aus, wenn
ein gleichzeitiger Verschluss der Centralarterien besteht.

So wurde z. B. im Falle Welt (563) mit ausgebreitetem Atherom der Körperarterien
und chronischer interstitieller Nephritis das ophthalmoskopische Bild der Embolie der
Centralarterie gefunden. Es bestanden zwar Blutungen und kleine weisse Flecken in der
Netzhaut, aber nicht das Bild der Retinitis haemorrhagica.

Es fand sich ein frischer Blutblättchenthrombus der Vena centralis retinae. Daneben
bestand aber auch ein frischer Thrombus der Arteria centralis retinae in ihren Ästen,
gleichfalls wohl marantischer Natur.

Angelucci (968) hat folgenden Fall von Thrombose der Centralvenen
beschrieben, in welchem Retinalblutungen ganz ausgeblieben waren.

Bei einer 78jährigen Patientin mit Gangraena senilis war plötzlich eine Erblindung
eingetreten. Zwei Tage darauf erfolgte der Exitus letalis. Ein ophthalmoskopischer Befund
war nicht aufgenommen worden. Die Ätiologie ergab hochgradige Arteriosklerose und
braune Atrophie des Herzens. Mikroskopisch fand sich 1 mm von der Lamina cribrosa
entfernt in dem Lumen der Vena centralis ein Gerinnsel. Dasselbe bestand nur aus Fibrin
und weissen Blutkörperchen und verstopfte das Venenlumen nicht vollständig.

§ 263. In den folgenden Beobachtungen wurde zwar ophthalmoskopisch das Bild der Thrombose der Centralvene beobachtet, mikroskopisch
aber konnte eine Thrombose derselben nicht festgestellt werden.

In einem Falle Reimars (969) von Retinitis haemorrhagica bei einer 57jährigen
Patientin mit stark rigiden Radial- und Temporalarterien erschienen ophthalmoskopisch die
Arterien sehr schmal und kaum sichtbar, die Venen stark verbreitert, von Blutungen
grösstenteils bedeckt. Der ganze Augenhintergrund war mit Blutungen übersät, am dichtesten um den Sehnerven herum. Im Verlaufe trat intraokulare Drucksteigerung mit Erblindung auf. Die mikroskopische Untersuchung ergab eine hochgradige Verengerung der

Arteria centralis retinae durch Endarteriitis proliferans. Einige Arterien waren total obturiert und in konzentrisch geschichtete fibröse Stränge umgewandelt. Die venösen Gefässverzweigungen, zunächst die grösseren, zeigten die als Phlebosklerose bekannten Veränderungen, nämlich Verdickung der Wand und Umwandlung in eine äusserst feinfaserige, fast homogen aussehende, sehr kernarme Masse.

Wagenmann (971) berichtet in ausführlicher Weise über drei Fälle von Retinitis haemorrhagica mit sekundärem Glaukom und zieht aus dem Falle I den Schluss, dass ein dem Michelschen Befunde bei Thrombose der Centralvene ophthalmoskopisch ähnliches Bild der blutigen Infarzierung der Netzhaut durch Embolie multipler Arterien in der Retina entstehen könne.

In einem Falle von Retinitis haemorrhagica mit nachfolgendem Glaukom (74jähriger Mann) waren nach der Mitteilung von Hermann (555) die Venen der Retina stark geschlängelt, die Papillen gerötet und trübe und Blutungen neben der Papille, in der Mitte der Macula und an anderen Stellen vorhanden. Auf Grund der mikroskopischen Untersuchung wurde in der Netzhaut und in der Sehnervenpapille eine hyaline Verdickung der Arterien angenommen, ohne dass eine thrombotische, oder embolische, oder durch Gewebsproliferation entstandene Verengerung hätte nachgewiesen werden können.

Gonin (970) diagnostizierte bei einem 64jährigen Manne auf dem linken Auge das Bild der Thrombose der Centralvene. Der Kranke starb an Apoplexie und rechtsseitiger Hemiplegie und Aphasie. Die mikroskopische Untersuchung des linken Auges ergab zahlreiche hämorrhagische Herde und seröse Lücken der Netzhaut, besonders in der Zwischenkörnerschicht. Die Venen der Netzhaut zeigten keine Veränderungen, dagegen waren die Arterien in ihren Wandungen stark verdickt. Am stärksten war diese Veränderung an der Arteria centralis retinae, die nur eine ganz geringe Lichtung mit seitlicher Verschiebung aufzuweisen hatte.

Ahlström (972) untersuchte ein wegen Glaukoms und den ophthalmoskopischen Erscheinungen einer Thrombose der Centralvene enukleiertes Auge und fand, abgesehen von zahlreichen Blutungen in den inneren Netzhautschichten, besonders der inneren Körnerschicht, eine hochgradige Endarteriitis proliferans und hyaline Entartung besonders auch der Arteriolen, sowohl des Sehnervs als der Netzhaut mit Beteiligung der Kapillaren. Die Venen erschienen normal bezw. nicht thrombosiert.

Dass das Bild der Thrombose der Centralvene der Netzhaut lediglich durch verbreitete Endarteriitis und Endophlebitis proliferans hervorgerufen werden kann, zeigt ferner die folgende Beobachtung von Coats (601).

45jährige Frau, plötzliche Herabsetzung der Sehschärfe des rechten Auges (Handbewegungen), reichlich Albumen. Ophthalmoskopisch zahlreiche Blutungen und Exsudationen der Netzhaut. Arterien von normalem Kaliber, Venen stark geschlängelt und verbreitert, Sehnerv trübe, später Glaukom. Tod, wie es scheint an Urämie, 21 Tage nach dem Auftreten der rechtsseitigen Herabsetzung der Sehschärfe. Die Netzhaut zeigte Blutungen hauptsächlich in der inneren Schicht, die Netzhautarterien waren in ihren Wandungen verdickt durch Endarteriitis proliferans, die Centralarterie nur in geringerem Grade, ebenso waren die Wandungen der Venen hochgradig verdickt, keine Thrombenbildung.

Alle diese Fälle sind jedoch nach Michel (973) nicht völlig beweiskräftig dafür, dass das ophthalmoskopische Bild der Thrombose der Vena centralis auch ohne eine solche vorkommen könne, weil dieselben enukleierte Augen betrafen und infolge des Fehlens des retrobulbären Sehnervenendes die Centralgefässstämme weiter hinten nicht untersucht werden konnten. Denn beim rechtwinkeligen Einbiegen der Vene beim Austritt aus dem Nerven und der Passage durch die Opticusscheide in die Orbita, sei hier ein für eine Thrombose lokal begünstigendes anatomisches Moment geschaffen.

§ 264. Eine weitere Form der Blutungen bei Arteriosklerose sind die Blutlachen, welche als sogen. präretinale oder subhyaloide bezeichnet werden, und über welche wir pag. 183 § 178 berichtet haben.

Über eine plötzliche hochgradige Amblyopie durch Blutung auf die Papille bei Arteriosklerose hatten wir Band III, pag. 653 im Falle Weiss berichtet.

Als weitere Folge der Blutungen nach Arteriosklerose der Netzhautgefässe wäre dann auf die Retinitis proliferans noch einmal aufmerksam zu machen, vergl. pag. 228, § 242.

§ 265. Netzhautblutungen können als Prodrom schon viele Jahre einer Gehirnapoplexie vorausgehen.

So beobachteten wir einen älteren Herren, bei dem eine Blutung in die Macula 6 Jahre vor der denselben hinraffenden Apoplexie auf dem einen Auge aufgetreten war.

Nicht selten finden wir auch bei Fällen mit Gehirnapoplexie zugleich Netzhautblutungen.

Bouveret (965) beobachtete bei einer 50 jährigen Frau, die komatös in das Krankenhaus gebracht worden war, Polyurie, Albuminurie, Glykosurie, Pupillenstarre und rechtsseitige Pupillenerweiterung, Ödem der Papillen und kleine Blutungen in der Retina.

Die Sektion erwies einen starken Bluterguss an der Hirnbasis, Füllung der Ventrikel mit Blut, in der rechten Hemisphäre einen Bluterguss in der inneren Kapsel, der nach den Seitenventrikeln durchgebrochen war und bis in das Stirnhirn vordrang, wo er ebenfalls durchbrach und hier die Basis des Gehirns erreichte. Das Neurilemm und die Fasern des rechten Nervus opticus waren mit Blut imbibiert, zwischen linkem Sehnerv und seinen Scheiden war ein grosser Bluterguss vorhanden. Auch die anderen basalen Hirnnerven zeigten Blutansammlungen in ihren Nervenscheiden.

Litten (966) konstatierte bei einer Apoplexie des Gehirns ophthalmoskopisch kolossale, wie Blutlachen erscheinende Hämorrhagien auf der Retina, welche die Papille und auch den grössten Teil des Augenhintergrundes verdeckten. Die Autopsie ergab subarachnoidale Blutungen, beide Seitenventrikel sowie der III. und IV. Ventrikel teils mit flüssigem, teils mit geronnenem Blute erfüllt. Die Arteria vertebralis aneurysmatisch erweitert, die Piagefässe mit kleinen aneurysmatischen Erweiterungen versehen. Die Scheide des Sehnerven war in weiter Ausdehnung hämorrhagisch infiltriert, die Netzhautgefässe zeigten sackartige Dilatationen; in der Chorioidea war ebenfalls eine Dilatation der kleinen Arterien und vielleicht auch der Kapillaren nachzuweisen.

Denig (967) beobachtete bei einer 62 jährigen Frau 2 Tage vor ihrem Tode auf beiden Augen eine hochgradige atheromatöse Veränderung der Netzhautarterien mit zahlreichen Blutungen, sowie auf dem rechten Auge das bekannte Bild der Retinitis proliferans. Die Autopsie ergab allgemeine Arteriosklerose, insbesondere der basalen Gehirnarterien, Ventrikelblutung, Zerstörung des Thalamus etc.

Williamson (964) fand bei Hemiplegie durch Gehirnblutung nicht selten auch reichliche Netzhautblutungen derselben Seite; bei Embolie der Gehirngefässe ebenfalls zugleich auch die Gefässe der Retina erweitert.

Über die vitale Prognose der Netzhautblutungen bei Arteriosklerose der Netzhautgefässe siehe § 241, pag. 227.

B. Die Phlebektasien und Aneurysmen.

§ 266. Vergl. pag. 167, § 164 u. ff.

C. Der Verschluss der Centralgefässe und ihrer Äste.

Im allgemeinen kommt der Verschluss der Centralgefässe der Netzhaut zustande 1. durch Embolie, 2. durch Thrombose, 3. durch Endarteriitis resp. Endophlebitis.

Erkrankung der Arteria centralis retinae.

1. Die Embolie des Stammes der Centralarterie.

§ 267. Der ophthalmoskopische Ausdruck für den Verschluss der Centralarterien ist das bekannte Bild der sog. Embolie der Arteria centralis retinae. Vergl. Fig. 95.

Der Patient wird durch die plötzliche und vollständige Erblindung, welche sofort mit der Verstopfung der Arterie eintritt, auf sein Leiden aufmerksam. Eine bald vorgenommene Augenspiegeluntersuchung zeigt eine hochgradige Anämie der Netzhaut. Die grösseren Arterien sind zu dünnen Fäden verschmälert, die kleineren unsichtbar geworden. Die Venen sind dagegen im allgemeinen verbreitert und nur auf der Papille selbst verengt. Letztere sieht blasser aus. Die Netzhaut trübt sich milchig weiss, am stärksten in der Umgebung der Papille, sowie im Bereiche des gelben Fleckes. Entsprechend dem letzteren hebt sich vom weiss getrübten Grunde ein lebhaft roter Fleck ab. Dieser rote Fleck in der Macula entsteht durch das Durchleuchten der normalen Cho-

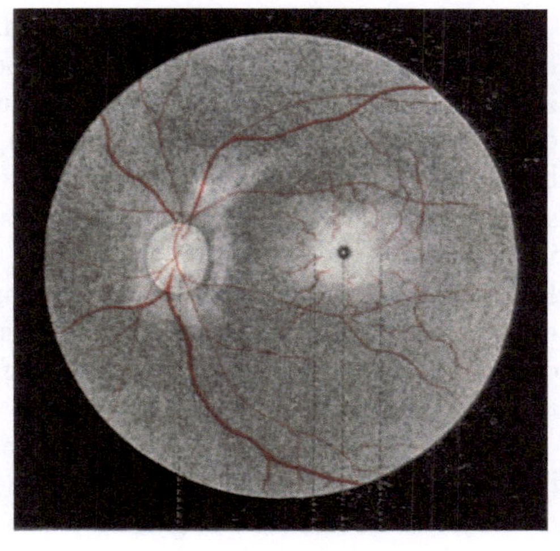

Fig. 95.

Nach Michel, Lehrb. der Augenheilkde. 2. Aufl.

rioidea durch die an dieser Stelle nicht getrübte Netzhaut, und seine Färbung erscheint intensiver durch den Kontrast gegen die ihn umgebende weisse Trübung. Später verliert sich die Trübung der Netzhaut und sie gewinnt mit dem Eintritt der Atrophie ihre Durchsichtigkeit wieder. Die Papille wird meist atrophisch, die Blutgefässe sind spärlich, dünn und fadenförmig. Das ophthalmoskopische Bild der Embolie ist der Ausdruck der Veränderungen, welche eintreten, wenn die Zufuhr arteriellen Blutes zur Netzhaut abgeschnitten ist. Es findet sich daher nicht nur bei wirklicher Embolie der Centralarterie, die, wie wir sehen werden, sehr selten ist, sondern überhaupt bei Verschliessung derselben auch durch andere Ursachen. Zu diesen gehört die Endarteriitis proliferans, ferner Kompression der Centralarterie innerhalb des Opticusstammes (vergl. Fall Seggel, Neu-

rol. d. Augen, Bd. III, pag. 673), endlich Durchtrennung der Arterie, wenn
der Sehnerv nach vorn von dem Eintrittspunkte der Centralgefässe durchschnitten oder durchrissen wird (vergl. Bd. III, pag. 817).

§ 268. Hinsichtlich der Frage nach der Embolie der Arteria centralis
retinae sind bekanntlich schon bald nach der Veröffentlichung des ersten klassi-
schen Falles durch A. v. Graefe im Jahre 1859 Zweifel aufgetaucht, ob das klinische Bild immer auf Embolie beruhe. Eine grössere Reihe von Beobachtungen
zeigt, dass in der Tat die Verstopfung der Arterie meist auf andere Weise
zustande kommt. Da die meisten neueren Autoren, wie Haab (551), Harms
(542), Reimar (554), Hirschberg (559), Rählmann (556) und Michel
(586), die als Embolie der Centralarterie bislang angesehenen Fälle als solche
in Zweifel ziehen, ist das ophthalmoskopische Bild der sogen. Embolie der
Arteria centralis retinae ein Sammelname geworden für verschiedene pathologische Zustände, welche eben das gleiche Augenspiegelbild bewirken können.

Namentlich Reimar (554) hat die Fälle mit sogen. Embolie der Arteria centralis retinae einer scharfen und lichtvollen Kritik unterzogen. Bezüglich des mikroskopischen Befundes muss dabei hervorgehoben werden, dass
es schwierig, ja unmöglich ist, einem in der Arterie liegenden Fibringebilde,
besonders wenn dasselbe, wie dies meistens der Fall ist, schon längere Zeit
an einer Stelle verweilt hat und bereits sekundäre Veränderungen eingegangen
ist, anzusehen, ob es auf dem Wege des Blutstromes von einer anderen
Partie des Körpers in das Gefäss hineingelangt war, oder an Ort und Stelle
entstanden ist. Die Frage, ob das verschliessende Gebilde ein Embolus sei,
darf nach Harms (542) nur aufgeworfen werden, wenn drei Bedingungen
zusammentreffen und zwar

a) Wenn der Verschluss durch Einlagerung eines Gebildes
in das vorher frei durchgängige Lumen erfolgte und eine primäre Wanderkrankung auszuschliessen ist,

b) wenn eine Quelle für den Embolus in Form eines Herz-
klappenfehlers, oder eines anderen zur Thrombenbildung führenden Erkrankungszustandes gefunden wird,

c) wenn Anzeigen, welche eher für einen thrombotischen
Verschluss sprechen, sonst nicht vorhanden sind.

Alle Fälle, in welchen diese Vorbedingungen nicht erfüllt wären, kämen
eo ipso für die Entscheidung der Emboliefrage nicht in Betracht.

Reimar (l. c.) legt bei der Diagnose der Embolie der Centralarterie
resp. ihrer Äste auf die Agglutinationserscheinungen (vergl. pag. 122,
§ 135, Agglutination der zelligen Elemente, globuläre Stase) ein besonderes
Gewicht.

„Bei wirklicher Embolie oder Thrombose müssen wir totale Erblindung resp. Erblindung des von den verstopften Ästen ernährten Netzhautgebietes erwarten. Erst mit bedeutender Stromverlangsamung trennen sich
die geformten Elemente von dem flüssigen Medium, ein Vorgang, der in analoger Weise bekanntlich die Klärung der trüben Bergströme in den Seebecken

vollzieht. Infolge der Sedimentierung einerseits, andererseits infolge gegenseitiger Attraktion durch ihre bikonkave Form und eine gewisse Klebrigkeit, die auch zu der bekannten Geldrollenform führt, legen sich die Erythrocyten in grösseren oder kleineren Mengen zusammen, während dazwischen das Plasma als hellgelbe Flüssigkeit erscheint. So lange noch stärkere Strömung vorhanden ist, bilden sich nur kleinere Häufchen, so dass besonders in den grossen Gefässen der Eindruck fliessenden Sandes entsteht; je mehr sich die Strömung verlangsamt, zu um so grösseren Mengen können sie sich zusammenlegen, so dass dann das Bild der Schichtung dunkelroter Cylinder (konglobierter roter Blutkörperchen) und hellgelben Plasmas entsteht.

Ophthalmoskopisch wäre als differentialdiagnostisches Moment nach

Reimar noch Folgendes hervorzuheben: Es erscheinen in Fällen von Endarteriitis die Arterien durch regressive Veränderungen der gewucherten Gewebe schliesslich wieder besser gefüllt, als bei der Thrombose. Dagegen sind bei letzterer die Venen mehr oder weniger hochgradig gestaut, während sie bei temporärem Verschluss der Centralarterien nur mässige Stauungserscheinungen zeigen. Am meisten für die Annahme sprechen jene Fälle, bei denen sich längere Zeit körnige Strömung fand, die in ihrer Intensität wechselte, und nachdem sie für Tage oder Wochen verschwunden war, plötzlich wieder auftritt. Ein Befund (Hirschberg Fall I, C. f. A. VIII 3 und 4 und Fall II), wie in Reimars Falle, dass viele Sekunden lang nur Plasma aus der Arteria temporalis superior kam, und dann wieder einmal ein langsam aufsteigender Blutkörperchenzylinder, der sich als einfaches Agglutinationsprodukt durch seine Fähigkeit sich der Lichtung der Arterie anzupassen und an Verzweigungsstellen zu teilen, deutlich auswies, ist nur bei der Annahme von Endarteriitis proliferans verständlich. Es werden die geformten Elemente durch den schmalen Spalt an dem glatten Epithel vorübergleiten, so lange nur irgendwie die räumliche Möglichkeit gegeben ist, während sie an dem rauhen Embolus oder Thrombus haften bleiben und zu vollständiger Verstopfung führen müssen. Zeitweise mögen sich sogar an der Eintrittsstelle die geformten Elemente ansammeln, indem die Schmalseite der Spalte nur dem Plasma den Durchtritt gestattet; sobald jedoch das Lumen sich etwas erweitert, sei es aktiv oder passiv, treten wieder alle Elemente hindurch. Reimar (l. c. 343 und 344).

§ 269. Verschluss der Arterie durch Kalkkonkrement

Die Frage, ob die Konkremente verkalkte Thromben, verkalkte Endothelwucherungen, verkalkte Embolie oder embolisch verschleppte Kalkpfröpfe sind, oder ob alle vier Möglichkeiten vorkommen können, bleibt späteren Untersuchungen zur Entscheidung überlassen.

Coats (955) berichtet über folgenden Fall: 51jährige Frau. Einseitige Erblindung unter dem Bilde der Embolie der Centralarterie vor $3^{1}/_{2}$ Jahren. Der Verschluss der Centralarterie war nach einer Staaroperation aufgetreten. Die Schnittnarbe zeigte an den Ecken einen nicht vollständigen Verschluss wegen Einlegung von Linsenkapsel, Obliteration des Fontanaschen Raumes u. a. und in der Centralarterie entsprechend der

Stelle der Lamina cribrosa eine kalkige Masse, die die Arterie ausdehnte und verschloss. Vor und hinter dieser Masse starker Kollaps des Gefässes. Organisierter Thrombus einer venösen Hauptgefässverzweigung, ebenfalls entsprechend der Lamina cribrosa. Die Masse wurde als Embolus (Kalkkrümel), herrührend von arteriosklerotischen Aortenklappen, angesehen.

Auch in dem folgenden Falle von Manz (956) sass das Kalkkonkrement in der Lamina.

Bei einem 65jährigen weiblichen Individuum, welches mit Herzhypertrophie und starken Geräuschen über der Aorta behaftet war, trat plötzlich auf dem linken Auge eine Erblindung ein. Funktionell war nach der Schläfenseite zu auf die Entfernung von ½ m die Erkennung von Handbewegungen möglich. 16 Tage nach stattgehabter Embolie erfolgte der Exitus, nachdem das linke Auge noch die Erscheinungen eines entzündlichen Glaukoms dargeboten hatte. Die mikroskopische Untersuchung ergab einen Pfropf der Centralarterie an der vordersten Partie der Lamina cribrosa, also an derjenigen Stelle, an welcher die erste Teilung der Arteria centralis öfters schon geschehen ist. Der Embolus, von eiförmiger Gestalt, zeigte überall eine rauhe Oberfläche, erschien hart und schmiegte sich nirgends der Gefässwandung an. Eine besondere Struktur konnte man an demselben nicht erkennen; dass er sich mit Hämatoxylin tiefblau färbte, sprach vielleicht für einen bedeutenden Gehalt an Kalk.

2. Die **Thrombose** des Stammes der Arteria centralis retinae.

Bei der Thrombose der Arteria centralis retinae müssen wir scharf zwischen der blanden Thrombose, d. h. derjenigen unterscheiden, welche sich an spontane degenerative Wanderkrankungen anschliesst, und der toxischen, wie sie vorkommt in den Gefässen innerhalb der Gewebe mit intensiv entzündlichem (bakteriellem) Prozesse, wie z. B. nach Orbitalphlegmone. Hier ist nur von der ersteren Form die Rede.

§ 270. Was die Lage des Thrombus in der Arteria centralis retinae anbelangt, so zeigten unter den mikroskopisch untersuchten Fällen die Beobachtung Elschnigs (605) den Sitz desselben in beiden Centralgefässen.

In den folgenden Fällen sass der Thrombus hinter der Teilungsstelle der Arterie. Nettleship (561), Welt (563), Hofmann (608) Ridley (607).

In der Beobachtung von Marples (950) steckte der Pfropf 1,5 mm hinter der Papille.

Bei Schnabel und Sachs (584) befand sich derselbe in der Lamina cribrosa.

In der Beobachtung Michels (553) erschien unmittelbar vor dem Eintritt der Arterie in die Lamina das Lumen der Arterie gleichmässig verengt und zugleich durch einen Propf verschlossen. Die Thrombosierung erfolgte jenseits der am stärksten verengten und zugleich ganz seitlich verschobenen Stelle des Gefässlumens, somit hinter jener Stelle, an der der arterielle Kreislauf einem hochgradigen mechanischen Hindernisse begegnete.

Dicht hinter der Lamina fand sich der Pfropf in den Beobachtungen von A. v. Graefe-Schweigger (952), Priestley Smith (604), Wagenmann (606) und Gowers (951), sowie Sichel (578).

In dem Fall Velhagens (953) war die Arterie bis hinter die Lamina frei, und es sass der Thrombus innerhalb ihres Durchtritts durch die Duralscheide des Sehnerven.

Im Falle Schmidt-Rimplers (954) war das Rohr der Centralarterie bis zur Sehnervenscheide offen.

In der Beobachtung Hirschbergs (582) handelte es sich um einen Verschluss der Centralarterie dicht beim Abgang der Arteria centralis aus der Arteria ophthalmica ausserhalb der Scheide des Sehnerven an einer Stelle, die in der Leiche zurückgeblieben war und nicht zur Untersuchung gelangte.

In der Beobachtung Siegrists (565) sass der Propf ganz hinten am Ursprung der Arteria centralis retinae.

§ 271. Die Thrombose der Centralarterie kann zustande kommen:

a) durch Verschluss des vorher frei durchgängigen Lumens ohne vorherige Intimawucherung. Hiefür liegen folgende Fälle mit mikroskopischen Befunden vor:

v. Graefe-Schweigger (560), Nettleship (561), Schmidt-Rimplers (562), Welt (563), Hofmann (564), Harms (542, Fall I). — Ferner als fortgesetzte Thrombose der Karotis, wofür der folgende Fall Siegrist (565) kein unbedingter Beweis sein soll:

Unterbindung der rechten Carotis communis und dann der interna bei Zungenkrebs. Schon an demselben Tage gab Patient an, dass er mit dem gleichseitigen Auge nicht mehr sehen könne. Die ophthalmoskopische Untersuchung zeigte das typische Bild der Embolie der Arteria centralis retinae. Die Blutsäule war in den Venen und Arterien unterbrochen. In ersteren bewegten sich, und zwar unabhängig vom Pulsrhythmus, die Blutsäulchen abwechselnd peripher und centralwärts. Dieses Phänomen dauerte 3 Tage. Patient starb 8 Tage später an Pneumonie.

Die Sektion ergab einen aufsteigenden Thrombus der Carotis interna, welcher kegelförmig endend, 6 mm weit in die Arteria ophthalmica sich hineinerstreckte. Ein weiterer Pfropf fand sich in der Arteria centralis retinae vor ihrem Eintritt in den Opticus. Dieser Pfropf zeigte nahe dem centralen Ende eine Partie, welche, wie der Bau und die von der Gefässwand in sie eindringenden Endothelsprossen bewiesen, offenbar älteren Datums war. Nach beiden Seiten hin central- und besonders peripheriewärts setzten sich frischere Blutgerinnsel an diese Partie an.

Siegrist nimmt an, dass von dem (aus der ersten Ligatur der Carotis externa herrührenden) Thrombus ein Stückchen losgerissen wurde und in die Arteria centralis retinae gelangte, dieselbe aber nicht vollständig verstopfte. Erst als sich an beiden Seiten thrombotische Massen anlagerten, erfolgte der Verschluss.

Rothmund und Eversbusch (566) beobachteten ebenfalls das ophthalmoskopische Bild einer Embolie der Arteria centralis retinae bei einer Thrombose in der rechten Carotis interna im Sulcus caroticus, welche sich in die Arteria fossae Sylvii und ophthalmica hineinerstreckte.

b) Der Verschluss der Centralarterie kann ferner bewirkt werden durch eine marantische Thrombose, oder wie Welt (563) sich ausdrückt, unabhängig von endarteriitischen Wandveränderungen bei herabgesetztem Blutdruck und veränderter, vielleicht zu Gerinnungen disponierender Beschaffenheit des Blutes und fettiger Degeneration der Intima.

Michel (J. f. O. 1898, 302) berichtet über eine 58jährige Frau mit beiderseitiger Neuroretinitis albuminurica und zahlreichen Blutungen und weissen Flecken. Tod an Gehirnapoplexie. Schrumpfniere. Die Arteria centralis retinae zeigte einen Thrombus, der in seiner Ausdehnung von der Stelle des Eintritts der Centralarterie und ihrer Umbiegung in den Sehnerven innerhalb seines orbitalen Verlaufs bis in die nächste Nähe der distalen Abgrenzung der Lamina cribrosa reichte. Der Thrombus füllte das Innere nicht vollständig aus. In der Netzhaut bestand Endarteriitis proliferans. Hochgradiger als die Endarteriitis proliferans erschien eine Phlebitis proliferans der Netzhautvene.

Die Thrombose der Centralarterie wurde, da Veränderungen ihrer Gefässwand fehlten, auf eine mangelnde vis a tergo zurückgeführt und demnach, besonders auch im Hinblick auf die lokalen und allgemeinen Zirkulationsstörungen als eine marantische bezeichnet. Die Phlebitis proliferans könnte sekundär dadurch entstanden sein, dass infolge der ausserordentlich geringen Füllung des arteriellen Gefässystems die Venen mehr und mehr kollabierten, und anschliessend daran die bindegewebige Hyperplasie der Venenwandung sich entwickelte.

Hofmann (564) berichtet über das Untersuchungsergebnis zweier Bulbi desselben Kranken, wovon das linke Auge unter dem Augenspiegelbilde einer Embolie der Arteria centralis retinae erblindet war, das rechte eine streifige Rötung des Sehnervs und Blutungen der Netzhaut darbot. Der Exitus letalis erfolgte durch Schrumpfniere. Die Netzhautgefässe zeigten eine exzessive Wucherung der Intima, und die Arteria centralis retinae selbst in ihrem ganzen Verlaufe. entsprechend einem etwa 4 cm langen Sehnervenstumpf, einen das Lumen obturierenden Pfropf, der sich aber nicht überall eng an die Gefässwand anlegte und aus völlig bindegewebig organisierten Massen bestand, die zwischendurch noch feinste Gerinnsel enthielten. Es wird dabei bemerkt, dass die Organisation des Thrombus keinesfalls von der untersuchten Strecke des Gefässverlaufes ausgegangen sei.

In der Centralarterie des rechten Auges war ein gleiches Gebilde vorhanden, nur mit dem Unterschiede, dass seitlich noch eine Cirkulation möglich war.

Die Arterien der Aderhaut waren endarteriitisch verändert.

In der Netzhaut waren ferner die Erscheinungen des Ödems, besonders in den retikulären Schichten ausgesprochen.

In der Zwischenkörnerschicht des rechten Auges fanden sich auch in der Nähe der Papille massenhaft schollige Einlagerungen von ähnlicher Färbung, wie die sonst gefundenen hyalinen Gebilde.

Leonore Welt (563) veröffentlichte einen schon pag. 270 erwähnten Fall von ausgebreitetem Atherom der Körperarterien und chronischer interstitieller Nephritis. Dabei wurde das ophthalmoskopische Bild einer Embolie der Arteria centralis retinae gefunden mit gleichzeitiger peripherer Netzhautablösung, Blutungen und kleinen weissen Flecken der Netzhaut.

Es fand sich ein frischer Blutblättchenthrombus der Arteria centralis retinae und ihrer Aste, der wahrscheinlich marantischer Natur war. Die Wandungen der Arterien zeigten geringe Intimaverdickungen, und war das Endothel vielfach in schollige Massen umgewandelt. Auch die Vena centralis retinae zeigte einen frischen Blutplättchenthrombus.

c) Der Verschluss der Centralarterie kann ferner veranlasst werden durch eine vorhergehende, lumenverengernde Erkrankung des Stammes der Vena centralis und dadurch hervorgerufene Stromverlangsamung, besonders wenn die unter a) und b) angeführten Vorbedingungen zur Thrombosierung ganz oder teilweise erfüllt sind.

Harms (542, pag. 16) beobachtete einen 48jährigen Mann mit Hypertrophie des linken Ventrikels ohne Klappenfehler. Plötzliche Sehstörung unter dem nach 3 Tagen festgestellten Bilde des Verschlusses der Maculaarterie mit centralem Skotom und konzentrischer Gesichtsfeldeinschränkung. Nach ungefähr einem Monat plötzliche Verfinsterung im ganzen Gesichtsfelde desselben Auges, worauf am nächsten Tage ophthalmoskopisch kompleter Verschluss des Stammes und Amaurose konstatiert wurde.

2¹/₂ Monat nach der ersten Sehstörung trat Glaukom auf. Eiweiss im Urin.

Mikroskopischer Befund: Verschluss des vorher normal weiten Lumens des Arterienstammes in der Lamina cribrosa durch einen schwach organisierten Thrombus; ausgedehnte sklerotische Veränderung der Arterienwand. Hochgradige Enge aller Retinalarterien durch Kontraktion und Verschluss der Maculaarterie und einiger anderer Zweige durch Thrombose. Ausgedehnte Erkrankung des Centralvenenstammes etc. etc.

Harms erklärt sich den Verlauf der pathologischen Veränderungen in diesem Falle folgendermassen:

Zuerst bestand auf Grund der allgemeinen Gefässerkrankung des ganzen Körpers eine primäre Erkrankung beider Centralgefässe: der Arterie in Form einer sklerosierenden Wanderkrankung mit Schwund des Endothels und Vermehrung der elastischen Elemente, aber ohne Einengung des Lumens, der Vene in Form einer das Lumen immer mehr verengenden Endophlebitis. Als die Verengerung der Vene einen gewissen Grad erreicht hatte, gab die durch sie bedingte Stromverlangsamung die äussere Veranlassung zu der thrombotischen Gerinnung der arteriellen Blutsäule in der Gegend der engen Durchtrittsstelle des Gefässes durch die Lamina cribrosa. Die Vorbedingungen zur Thrombosierung waren ja in der Nieren- und Herzerkrankung, Veränderung der Blutbeschaffenheit und in dem lokalen Endothelschwunde gegeben. Eine Verschlechterung des Allgemeinzustandes verbunden mit Herzschwäche, welche dem Arterienverschluss erst voranging, hätte vielleicht trotz des Bestehens der Arteriensklerose nicht zu diesem deletären Ende geführt, wenn nicht zugleich die hochgradige stromverlangsamende Venenerkrankung vorhanden gewesen wäre, die damit als das äussere veranlassende Moment des Arterienverschlusses anzusehen ist. Andererseits wäre der Arterienverschluss wohl nicht eingetreten, wenn nicht die primäre Wanderkrankung mit Endothelschwund der Arterie bestanden hätte.

d) Thrombose der Centralgefässe durch eine druckführende oder entzündliche Einwirkung auf die Wand des Gefässes von aussen her.

Dass auch andere Ursachen als lokale, durch Arteriosklerose bedingte Zirkulationshindernisse und mangelnde vis a tergo zu einer Thrombenbildung in dem Stamme oder den Verzweigungen der Arteria bezw. Vena centralis retinae führen können, beweist ebenfalls ein Fall von

Michel (l. c.), wo bei einem 17jährigen jungen Manne sich ophthalmoskopisch eine beiderseitige Stauungspapille mit ziemlich zahlreichen Blutungen der Netzhaut fand. Die Sektion ergab ein Myxom des oberen rechten Wurms. Hier war die Arteria cerebri rechts von einem Thrombus ausgefüllt, der an der Eintritts- und Umbiegungsstelle der genannten Arterie in den Sehnerven entsprechend seinem orbitalen Verlaufe begann, sich bis zur distalen Grenze der Lamina cribrosa fortsetzte und grade mit seinem vorderen Ende noch etwas in die Lamina hineinragte. Die Thrombenbildung in der rechten Arteria centralis retinae wurde offenbar durch eine rechterseits stattgefundene stärkere Druckwirkung auf den Sehnerven erklärt im Hinblick auf die hochgradige Entwickelung des Hydrocephalus internus der rechten Hirnhemisphäre. Als unterstützendes Moment wird die Verlangsamung der Pulsfrequenz in Betracht gezogen, und die partielle Venenthrombose in der rechten Netzhaut als marantische angesehen. Es war nämlich die Vena nasalis superior rechterseits durch einen weissen Thrombus verschlossen, dessen Dauer auf 8 Tage bemessen wurde.

Im Falle Gonin (567) zeigte bei einer 52jährigen Frau, Erblindung nach Erysipelas, Tod an chronischer Nephritis, das erkrankte linke Auge die ophthalmoskopischen Erscheinungen einer Embolie der Arteria centralis retinae mit streifenförmigen Blutungen rings um die Sehnervenpapille und einer grossen Blutung zwischen oberem und nasalem Rande der letzteren.

Mikroskopisch fand sich die Arteria centralis innerhalb der Sehnervenpapille vor der Lamina cribrosa durch einen organisierten Thrombus verschlossen, der sich auf die vier Hauptverzweigungen ausdehnte, wobei die Obliteration der Arteria centralis inferior als älteren Datums bezeichnet wird.

Auch die venösen Hauptgefässverzweigungen zeigten eine Verschliessung und zwar von durchweg längerer Dauer. Der Modus der Verschliessung bestand bald in einem organisierten Thrombus, bald in einer Wucherung des Endothels. Die Hauptveränderung des Netzhautgewebes war eine Verdünnung der inneren Netzhautschichten, und wurde an der Macula eine Ablösung der Netzhaut festgestellt, deren Entstehung auf ein durch die Chorioidea geliefertes Exsudat zurückgeführt wird. Der Sehnerv war in seiner ganzen Ausdehnung atrophisch, und die Vena centralis in der Nähe des Eintrittes desselben in den Bulbus durch einen in Degeneration begriffenen Thrombus verschlossen, ebenso an einer umschriebenen Stelle die Arteria centralis.

e) Verschluss der Centralarterie durch primäre Wanderkrankung vornehmlich in der Form der Endarteriitis proliferans.

Dieselbe kann zum Verschlusse des Lumens führen durch progressive Wucherung der Intima.

Aus dem mikroskopischen Befunde der Intimawucherung ist nach Reimar (554 pag. 342) der Mechanismus der Entstehung des Bildes der sog. Embolia Arteriae centralis retinae leicht verständlich. Die Intimawucherung engt das Lumen mehr und mehr ein, Der Blutdruck vermag jedoch immer noch Blut durch das verengte Lumen hindurchzupressen, indem seine Kraft die elastische Kraft der Arterienwandkontraktion übertrifft, so dass es zu Funktionsstörungen der Netzhaut nicht kommt. Es sprechen nämlich Beobachtungen Rählmanns (477) von hochgradiger arteriosklerotischer Wandverdickung der Retinalarterien ohne Gesichtsfelddefekte der betreffenden Bezirke dafür, dass ein sehr geringer Blutzufluss genügt, um die Retinalfunktion zu erhalten. Dieses Verhältnis wird aber plötzlich einmal eine Veränderung erfahren, wenn entweder der Blutdruck sinkt, sei es infolge Nachlassens der Herzkraft, sei es infolge Erweiterung anderer, grosser, tiefer

gelegener Gefässgebiete, worauf auch die Fälle hinweisen, wo gleichzeitig mit
Ohnmachtsanfällen die Erblindung auftrat.

So erzählt Loring (568) folgenden Fall: Bei einer 62jährigen Frau hatte sich
plötzlich eine Verdunkelung des Sehfeldes durch eine dichte Wolke eingestellt. Sie
hatte dabei das Gefühl, als ob sie in Ohnmacht fallen sollte. Die Wolke
vor dem linken Auge verschwand beinahe augenblicklich, das Sehvermögen des rechten
Auges blieb aber so gering, dass nur Licht unterschieden wurde. Zeitweilig verbesserte
es sich zwar ein wenig, aber diese Besserung war rasch vorübergehend. Die Venen un-
geheuer ausgedehnt. An drei Stellen venöse Hämorrhagien. Glaukom. Ein Jahr später
starb die Kranke an Phlebitis des Beins, Herzleiden und Apoplexie.

Nach Ulrich (569) trat bei einem 32jährigen Individuum beim Brechakte plötzlich
ein Nebel in der oberen Hälfte des Gesichtsfeldes des rechten Auges auf. S = 1. Ophthalmoskopisch aussen oben von der Papille eine milchige Trübung der Netzhaut; faden-
förmiges Kaliber der arteriellen Verzweigungen dieser Stelle.

Weiter kann es sich ereignen, dass der Tonus der Gefässmuskulatur in
dem betreffenden Gebiete steigt. In beiden Fällen werden die Wände des
noch restierenden Lumens, besonders bei spaltförmiger Gestalt desselben, sich
aufeinanderlegen und damit den Blutstrom unterbrechen. Die Folge davon
ist die Aufhebung der Funktion der Netzhaut. Nach längerer oder
kürzerer Zeit wird sich dieses Verhältnis ändern, indem der Blutdruck steigt,
oder die Gefässkontraktion, sei es spontan, sei es infolge der Ischämie wieder
nachlässt. Je nach der Dauer der Blutstromunterbrechung wird die Schädigung der Ganglienzellen und Nervenfasern der innersten Netzhautschicht durch
die Anämie, und dementsprechend die Schädigung des Sehvermögens verschieden
sein. Bei nur kurzer Anämie werden sich die nervösen Elemente wieder
vollständig erholen können, und das Sehvermögen wird mehr oder weniger
zur Norm zurückkehren. Es hat dieser Vorgang sein Analogon in der Verdunkelung des ganzen Gesichtsfeldes bei so hochgradigem Druck auf den Bulbus,
dass der Blutstrom unterbrochen wird. Je länger die Anämie dauert, um so
mehr werden die nervösen Elemente der Nekrose anheimfallen, und um so
hochgradiger wird die Sehstörung sein.

Bei der klinischen Bedeutung dieses Phänomens scheint es uns angezeigt,
eine Reihe derartiger Beobachtungen hier einzuschalten.

Über die prodromalen Erblindungen bei der Arteriosklerose und ihre differentialdiagnostische Bedeutung.

§ 272. Fälle prodromaler, aber rasch vorübergehender
plötzlicher Erblindung, bei welchen später dauernde Erblindung resp. hochgradige Sehschwäche unter dem ophthalmoskopischen Bilde der sogen. Embolie der Centralarterie auftrat.

Hierher gehören die Band III der Neurologie des Auges pag. 664 erwähnten Fälle,
sowie Reimar (554, pag. 331 Fall II) und Hirschberg (570, Fall I).

Diese prodomalen Anfälle vorübergehender Erblindung
werden also von Reimar bei kurzen Intervallen als direkte Folge von
Schwankungen in dem Verhältnis von Spannung der Arterienwand zum Blutdruck aufgefasst, wenn längere Zwischenräume dazwischen liegen, als Folge

regressiver Veränderungen, die eine zeitlang das Lumen wieder freier gemacht hatten, bis es in den benachbarten Strecken der Arterienwand zu neuen Wucherungen kam, welche einen neuen Anfall bedingten.

§ 273. Fälle von plötzlicher Erblindung unter dem ophthalmoskopischen Bilde der sogen. Embolie der Centralarterie mit nachfolgender **völliger** Wiederherstellung des Sehvermögens:

Alexander (571) berichtet von einem 51 jährigen Manne, rechts typisches ophthalmoskopisches Bild einer frischen Embolie der Arteria centralis retinae, Fingerzählen mit einer ganz exzentrischen Netzhautpartie. Links vor 6 Jahren vorübergehend erblindet, Sehschärfe ungefähr die gleiche, wie rechts. Ophthalmoskopisch: grauweisse Papille. Ein Teil der Papillengefässe war in weisse Streifen verwandelt, oder zeigte eine äusserst dünne Blutsäule. Allgemeine Untersuchung: Hypertrophie des gesamten Herzens. Später wiederholt Embolien der linken Arteria fossae Sylvii mit Paresen des rechten Arms und Beins, sowie Sprachstörungen.

Während der Behandlung des rechten Auges (Massage, ausserdem innerlich Digitalis) trat plötzlich auf dem linken Auge eine zunehmende Besserung ein (S = ½).

Es wird eine partielle Verstopfung der Centralarterie angenommen, bezw. der das Gefässlumen nicht vollständig obturierende Embolus hatte sich an der einen Gefässwand vollkommen organisiert und im Gefässrohr noch den Platz für eine schmale Blutsäule übrig gelassen. Unter dem Einflusse der einige Tage lang gebrauchten Digitalis war dann der intraokulare Blutdruck gestiegen und hatte den freien Teil des Gefässrohres derartig ausgedehnt, dass die nun passierende grössere Blutmenge die darniederliegende Funktion fast bis zur Norm wieder herstellte.

Ewers (572) beobachtete einen Fall von partieller Embolie bei einem 65 jährigen Patienten mit gesundem Herzen, starkem Lungenemphysem, Albuminurie, plötzlich entstanden, als er, durch Wein erhitzt, sich bückte. Die obere Retinalarterie zeigte an ihrer Übergangsstelle über den Rand der Papille eine kleine Erweiterung des Gefässrohres, welches dementsprechend in seiner Begrenzung verwaschen erscheint. Das Rohr selbst ist in einer Länge von ca. ¹/₁₀ Papillendurchmesser von einer dunkelroten Masse gefüllt und wurde nach abwärts von derselben so fein, dass es nicht weit in die Peripherie zu verfolgen war. Das Sehvermögen hatte sich rasch gebessert, nur blieb ein Sehfelddefekt nach innen und unten. Später verschwand der rote Pfropf; Sehschärfe und Sehfeld wurden wieder normal.

Haase (573), Fall I: Typisches Bild der Embolie der Arteria centralis retinae, bei welcher anfänglich nur Handbewegungen in 1 Fuss Entfernung perzipiert wurden und später normales Sehvermögen eintrat. Ophthalmoskopisch später: Zwei sehr dünne fadenförmige Gefässe an dem oberen äusseren Quadranten der Papille hervortretend.

Fall II: Hier war zuerst das rechte Auge von Sehstörung befallen und erblindet. Nach 10 Jahren erkrankte auch das linke. Ophthalmoskopisch das typische Bild der Embolie der Arteria centralis retinae. S = nur noch quantitative Lichtempfindung. Genesung. Anfänglich war das Gesichtsfeld noch nach oben beschränkt. Systolisches Geräusch am Herzen.

Benson (574) beobachtete das charakteristische Bild einer Embolie (!) der Arteria centralis retinae bei einem 16 jährigen Mädchen. Später traten an der Macula, sowie auch an der Peripherie weissglänzende Flecken auf. Der Opticus wurde weiss, die Gefässe zeigten sich enge. Auffallend rasch, im Verlaufe von einigen Tagen, besserte sich das Sehvermögen von Erkennung von Handbewegungen auf S = ⁶/₉.

Blagowjestschenski (575). 19 jährige Patientin. Vor 9 Jahren akuter Gelenkrheumatismus, vor 4 Jahren Rezidiv, akute Endokarditis, Insuffizienz und Stenose der Mi-
tralis, vor 2 Jahren rheumatische Schmerzen, Embolien im Darmkanal, Lunge und Niere.
Vor 4 Wochen rechts plötzlicher Verlust des Sehvermögens. Papille weiss, Netzhaut getrübt,
Venen normal breit, Arterien kaum verengt, bei Druck Arterienpuls. Gegenwärtig $S = 1$.
Gesichtsfeld innen bis zum Fixierpunkt, aussen bis zum 9^0, oben bis 2^0 unten bis 6^0 ver-
engt. Farbenempfindung normal. Später trat ein kirschroter Fleck in der Macula auf, das
Netzhautödem wurde geringer, das Gesichtsfeld erweiterte sich (aussen 15^0, innen 2^0).

Die gute Sehschärfe wird durch die Funktion der cilioretinalen Gefässe
erklärt, und konnte im Laufe der Beobachtung die Verbreiterung einer von
der Papillargrenze zur Macula verlaufenden Arterie verfolgt werden. Viel einfacher ist jedoch die Erklärung des momentanen Verschlusses der Arteria
centralis retinae durch Wucherungen der Gefässwand mit relativem Freibleiben des letzterwähnten Astes. Wäre aber dieser letzterwähnte Ast überhaupt frei geblieben, dann hätte nicht vorübergehende vollständige Erblindung
eintreten können.

§ 274. Fälle von plötzlicher Erblindung unter dem ophthalmoskopischen Bilde der sogen. Embolie der Arteria centralis
retinae mit nachfolgender **relativer** Wiederherstellung des Sehvermögens.

Samelsohn (576). 14 Tage nach der plötzlichen Erblindung hatte bei einem 62-
jährigen Patienten das linke Auge nach innen oben von der Macula ganz dumpfe quantitative Lichtempfindung. Ophthalmoskopisch das Bild der Embolie der Centralarterie. An
einem Arterienaste eine spindelförmige Anschwellung, als lokaler Embolus gedeutet, neben
dem den Hauptstamm verstopfenden.

Es könnten aber ebensogut auch Intimawucherungen hier vorliegen.

Logetschnikow (577) stellte ein 13 jähriges Mädchen vor, welches plötzlich auf
dem linken Auge hochgradig schwachsichtig geworden war. Nach 3 Stunden konnte man das
deutlich ausgeprägte Bild einer Embolie der A. centralis retinae sehen. Gegen Abend desselben
Tages war das Auge ganz blind. Am nächsten Tage Iridektomie. Während 3 Tage besserte
sich der Zustand des Auges nicht, die weissliche Verfärbung des Augenhintergrundes wurde
eher stärker. 2 Tage darauf fing die Patientin an, Handbewegungen zu sehen. Im Laufe
von 11 Tagen besserte sich die Sehschärfe allmählich gleichzeitig mit der Besserung des
ophthalmoskopischen Bildes. Zurzeit $S = {}^1\!/_5$. Die Retinalgefässe sind links etwas enger
als am rechten Auge, die weissliche Verfärbung des Augenhintergrundes nimmt fast nur
den centralen Teil der Retina ein, die Macula ist noch dunkelrot, die Papille aber schon
viel blasser als die andere. Das Herz und die grossen Blutgefässe wurden
nach sorgfältiger allgemeiner Untersuchung gesund befunden, und so
konnte man die Quelle der Embolie nicht feststellen.

Perles (1014, Fall I). 25 jähriges Mädchen. Insuffizienz und Stenose der Aorta,
Schrumpfniere, plötzliche Herabsetzung des Sehvermögens; $S = {}^{15}\!/_{200}$, später nach Massie-
rung des Auges $S = {}^{15}\!/_{15}$. Ophthalmoskopisch fast die ganze Netzhaut ödematös, die
Centralgrube zinnoberrot. Ein weisslicher Pfropf schien die Stelle in der Sehnervengrube
einzunehmen, wo die Arteria nasalis superior und die beiden inferior. auseinandergehen.

Sichel (578). Linkes Auge: Plötzlich aufgetretene vollständige Erblindung. Ophthalmoskopisch leichte Ausdehnung der Venen, normal dicke Arterien mit sehr blasser Farbe
des Blutes, und ein grosses Extravasat an der Macula, ausserdem in der Peripherie des
Augenhintergrundes zahlreiche kleinere Extravasate und weisse Flecken; letztere auch an
dem sonst normalen rechten Auge! aber in grösserer Zahl. Das Sehvermögen hatte
sich wieder aufgehellt bis auf ein grosses centrales Skotom (das wohl der centralen Netz-

hautblutung entsprach). Die Untersuchung des Herzens ergab Insuffizienz der Mitralklappe, später durch die Sektion bestätigt. Urin normal. 4 Monate später rasche Verschlimmerung des Sehvermögens, das allmählich bis auf quantitative Lichtempfindung reduziert wurde. Ophthalmoskopisch jetzt blasse Papille, Arterien bis auf eine gewisse Entfernung von der Papille in weisse Stränge verwandelt, jenseits derselben fadenförmig, nach dem Äquator zu zarter werdend. Venen auf der Papille und in ihrer Umgebung hyperämisch. Die Macula von einem rotbraunen Fleck eingenommen, umgeben von kleinen weissen Flecken, und um diese ein getrübter Hof.

Bei der Sektion fand sich ein Thrombus in der Arteria centralis im Opticusstamm, der dieselbe auf eine Entfernung von 2—3 mm von der Sklera verstopfte.

Der Tod war durch cerebrale Erweichungsherde und kleine Blutungen im Gehirn bedingt.

Bei der Ostwaldschen (579) Beobachtung handelte es sich um einen 68jährigen Mann, der plötzlich im Verlaufe von wenigen Stunden das Sehvermögen seines rechten Auges verloren hatte. Ophthalmoskopisch war das typische Bild der Embolie der Arteria centralis retinae vorhanden. Verengt erschien vorzugsweise die Arteria temporalis inferior. Die Allgemeinuntersuchung ergab Arteriosklerose und Albuminurie mit hyalinen Cylindern, sowie eine Aorteninsuffizienz. Der Kranke hatte niemals an Rheumatismus oder an Herzkrankheit gelitten. Das Sehvermögen des rechten Auges nahm zu. Exzentrisches Fingerzählen in 3—4 m. Patient hatte sich am Tage der plötzlichen Erkrankung des rechten Auges verhoben bei dem Versuche, sein festgeklemmtes, 8 Kilo schweres Bügeleisen zu ergreifen. Infolge davon hatten sich ein hochgradiges Herzklopfen, sowie eine rechtsseitige Leistenhernie eingestellt.

Fischer (580). Eine 38jährige Frau, die mehrmals abortiert hatte, starb an einem neuen Abort. 2 Stunden nach der aufgetretenen Sehstörung war auf der Sehnervenpapille die Gefässpforte durch eine dichte weisse Wolke verdeckt. Von dieser ausgehend stellte der ganze obere und untere arterielle Hauptast, und ebenso das Anfangsstück ihrer ersten Zweige schneeweisse Stränge dar, deren Breite mehr betrug als dem Durchmesser einer normalen Blutsäule in diesen Gefässen entsprechen würde. Die Blutgefässe waren in der Netzhaut langgestreckt und äusserst dünn, enthielten eine schmale, zusammenhängende, dunkelrote Blutsäule bis auf zwei Venen oberhalb der Papille, an welchen Unterbrechungen des Blutfadens vorhanden waren. An einer kleinen Stelle des Gesichtsfeldes wurde noch hell und dunkel unterschieden. Im Verlaufe trat eine bedeutende Verbesserung des Sehvermögens auf, dasselbe wurde nahezu normal, doch bestand ein positives Skotom. Auch ophthalmoskopisch verschwanden die krankhaften Erscheinungen.

Hirsch (581, Fall V). 60jähriger Mann, Atheromatose, ophthalmoskopisches Bild der Embolie der Arteria centralis. Hier ging die anfängliche Erblindung in ein centrales Skotom über.

Den Übergang von sogen. Stammembolien in Astembolien erklärt Reimar (969) dadurch, dass der betreffende Ast hochgradigere Intimaverdickungen besass, die auch, als durch die Centralarterie schon wieder Blut einzutreten vermochte, sich dem Blutstrom doch nicht öffneten und so die schweren Störungen in dem betreffenden Gebiete veranlassten.

§ 275. Fall von plötzlicher Erblindung unter dem ophthalmoskopischen Bilde der Embolie der Arteria centralis retinae mit anfänglicher Besserung des Sehvermögens und nachträglicher Verschlimmerung desselben.

Sichel (578) erwähnt einen derartigen Fall mit plötzlicher Erblindung, dann Besserung des Sehvermögens. 4 Monate später rasche Verschlimmerung desselben, das allmählich bis zu quantitativer Lichtempfindung sank.

§ 276. Für die Annahme, dass die Mehrzahl der Fälle, die ophthalmoskopisch das Bild der sogen. Embolie der Centralarterie
aufweisen, nicht durch Embolie, sondern durch Endarteriitis hervorgerufen werden, spricht die so oft zu beobachtende baldige
Wiederanfüllung der Netzhautgefässe.

So erzählt Hirschberg (582) folgenden Fall. Ein junges Mädchen, das vor 14 Tagen
beim Tanzen bleich und fast ohnmächtig geworden war, zeigte eine plötzliche Verdunkelung
des einen Auges unter dem Bilde der Embolie der Centralarterie. Es wurden noch Handbewegungen und zwar nur oberhalb des Fixierpunktes erkannt. Massage des Bulbus. Zwei
Tage später war die Vaskularisation der Netzhaut normal.

Dieses baldige Wiederauftreten von Zirkulation in den Retinalgefässen
nach dem Insult erklärt sich durch den Umstand, dass eine Rückbildung der
endarteriitischen Wucherung stattfinden kann, welche durch Erweiterung des
Lumens einen reichlicheren Bluteintritt ermöglicht.

So war z. B. in dem Falle II von Loring (583) 24 Stunden nach der Erblindung
das Kaliber der Netzhautgefässe durch einen Augenarzt schon als normal befunden worden,
und erst allmählich begannen sich wieder die Netzhautgefässe zu verengern, so dass nach
6 Wochen die feineren Äste fadenförmig waren, während zur Seite der Hauptstämme weisse
Bänder sich entwickelten.

Im Falle III desselben Autors gewahrte eine 26jährige Witwe am Tage nach Eintritt
der Menses, dass plötzlich eine dichte Wolke das Sehvermögen des rechten Auges aufhob.
Nach kurzer Zeit konnte sie mit diesem Auge wieder etwas sehen, nach einiger Zeit sehr
grosse Objekte, wenngleich undeutlich erkennen. Bei der Prüfung zeigte sich, dass dieses
Auge bloss Lichtempfindung hatte. Sehnerv normal. Retinalgefässe, sowohl Arterien als
Venen normal in Kaliber und Verlauf. Zwischen Papille und Macula, dieselbe einschliessend,
ein grauweisses Infiltrat. Die Stelle des gelben Flecks war durch einen kreisrunden, licht-
starken, roten Fleck markiert. Später wurden die Gefässe schmäler und von weissen
Streifen eingesäumt.

Von anderen Autoren wurde die Wiederanfüllung der Gefässe nach dem
anfänglichen Verschlusse und die Wiederkehr der Funktion in der Weise gedeutet, dass nur ein teilweise obturierender Embolus in den Stamm der
Centralarterie gefahren sei. Nach Schnabel und Sachs (584) besteht nach
dem Einfahren eines teilweise obturierenden Embolus ein zweifaches Hindernis
bei dem ophthalmoskopischen Befunde von fadendünnen Gefässen. Das eine
ist durch den Embolus selbst, das andere durch die Kontraktion der Gefässwandung hervorgerufen. Verliert sich die letztere, so tritt ophthalmoskopisch
eine Wiederanfüllung der Gefässe ein, die bald ihr normales Kaliber erreichen,
ohne dass am Embolus selbst eine Veränderung eingetreten wäre. Schnabel
und Sachs sind der Ansicht, dass wenn ein durch Embolie erblindetes Auge
das Sehvermögen wiedererlange, der Embolus gewiss nur einen Teil des Gefässrohres verstopft habe. Es dürfe aber auch nicht behauptet werden, dass
der Pfropfen vollständig verschlösse, wenn das Auge blind bleibe.

Für die Diagnose einer unvollständigen Embolie wird hervorgehoben:
baldige Gefässfüllung nach dem Einschiessen des Embolus, Bestehen spontanen Venenpulses, leicht hervorzurufender Arterienpuls, und rasche Füllung
der Arterien bei Nachlass des Druckes auf das Auge.

Die plötzliche Verringerung der intraretinalen Blutmenge im Verein mit dem Herabsetzen des Netzhautblutdruckes und dem daraus hervorgehenden Mangel an Füllung der kleinsten Arterien führe den Schwund der von der Centralarterie ernährten Gewebsteile mit sich.

Demgegenüber muss aber angeführt werden, dass der Embolus durch den Blutstrom so weit wie möglich vorwärts getrieben wird. Erst wenn das Lumen zu eng wird, bleibt er stecken und wird fest durch den rückwärts andrängenden Blutstrom eingekeilt werden. Vorhandenen Unebenheiten wird sich die dehnbare Gefässwand leicht anschmiegen. Eine Ausnahme hiervon bildet nur der Fall, dass der Pfropf auf einer Teilungsstelle des Gefässes zu reiten kommt. Er wird aber auch dann meist einen Ast verschliessen.

Bezüglich der Erklärung der prodromalen rasch vorübergehenden Erblindungen nach Mauthner siehe Band III, pag. 664 der Neurologie des Auges.

§ 277. Ferner spricht gegen eine Embolie die Tatsache, dass bei so vielen Fällen von plötzlicher Erblindung unter dem ophthalmoskopischen Bilde einer sogen. Embolie der Centralarterie eine Quelle für den supponierten Embolus gar nicht aufgefunden werden kann.

Kern (585) stellte die veröffentlichten Fälle von Embolie der Centralarterie zusammen und fand, dass bei 95 eigenen und fremden Beobachtungen, bei welchen der Allgemeinbefund genügend genau notiert war, in 66,3 % keine Quelle für den Embolus nachweisbar war. Dadurch wurde es wahrscheinlich, dass in dem grössten Teile aller sogen. Emboliefälle eine Lokalerkrankung bezw. Thrombose anzunehmen sei, was denn auch in fast allen nach dem Erscheinen der Arbeit Kerns anatomisch nachgewiesenen Fällen sicher konstatiert werden konnte.

Wenn Bentrup (587) meint, dass in 5 Fällen von den 12 vorliegenden mit Sicherheit ein Herzfehler als Quelle für einen Embolus konstatiert werden konnte (für die übrigen 7 Fälle wird angegeben, dass es sich bei Einzelnen höchstwahrscheinlich um eine lokale Gefässerkrankung handelte), so muss dem entgegengehalten werden, dass das Konstatieren eines Herzfehlers an und für sich noch nicht genügt, um die plötzliche Erblindung unter dem Bilde der Embolie der Centralarterie auch wirklich auf einen Embolus zurückzuführen, da bei so vielen Fällen von allgemeiner oder lokaler Arteriosklerose auch Veränderungen am Herzen gefunden werden. Selbst das Fehlen der Arteriosklerose der tastbaren Arterien ist kein Beweis für das Freisein der übrigen Arterien von Veränderungen der Wandungen, da, wie bekannt, diese Erkrankung die einzelnen Gefässgebiete sehr verschieden stark treffen kann und sich dabei häufig nur über kurze Strecken ausbreitet. Auch ist hervorzuheben, dass so häufig arteriosklerotische Wandverdickungen gefunden werden, welche vorzugsweise auf die Gegend der Centralarterie und ihrer Verästelungen beschränkt bleiben.

§ 278. In den folgenden Fällen mit dem ophthalmoskopischen Bilde der Embolie der Centralarterie wurde mikroskopisch überhaupt keine Embolie gefunden, wenigstens soweit das Präparat im Sehnerven reichte: Loring (583), Popp (588), Hirschberg (582), Michel (589), Uhthoff (590). —

Bei einer anderen Gruppe von Fällen sind Andeutungen vorhanden, dass einmal Störungen im Zirkulationsapparat vorhanden gewesen waren, und auch wegen der plötzlichen Störung des Sehvermögens bis dahin latent noch fortdauerten.

So berichtet Herter (591) über ein 19jähriges Dienstmädchen von blühender Gesundheit, das beim Aufstehen plötzlich einen Defekt des Sehvermögens in der oberen Gesichtsfeldhälfte des rechten Auges bemerkt hatte. Die ophthalmoskopische Untersuchung zeigte das Bild einer sogen. Astembolie der Netzhautarterie.

Vor einem Jahre soll vorübergehend Anasarka an den Füssen bestanden haben. Sonst wurden einschlägige Krankheiten in Abrede gestellt. Herz und Urin frei.

§ 279. Wieder bei anderen Fällen, welche unter dem ophthalmoskopischen Bilde der Embolie der Centralarterie erblindeten, konnte bezüglich der übrigen Körperverhältnisse gar nichts Pathologisches entdeckt werden.

Logetschnikow (592) z. B. demonstrierte, wie schon pag. 283 mitgeteilt, ein 13jähriges Mädchen, welches plötzlich unter den Erscheinungen der Embolie der Centralarterie erblindete. Im Laufe von 11 Tagen besserte sich die Sehschärfe wieder gleichzeitig mit Verbesserung des ophthalmoskopischen Bildes. Das Herz und die grossen Blutgefässe wurden nach sorgfältigster allgemeiner Untersuchung gesund befunden, und so konnte man die Quelle des fraglichen Embolus nicht entdecken.

Über einen ähnlichen Fall berichtet Gunn (593).

§ 280. Ferner würden für eine Endarteriitis und gegen eine Embolie diejenigen Fälle sprechen, bei welchen anfänglich mit dem ophthalmoskopischen Bilde der Embolie der Centralarterie die Erblindung auftrat und später erst Erscheinungen von Wanderkrankung der Gefässe sich hinzugesellten, wie z. B. in den folgenden Beobachtungen:

Kohn (594) berichtet über eine 69jährige herzkranke Frau, welche unter dem ophthalmoskopischen Bilde der Embolie der

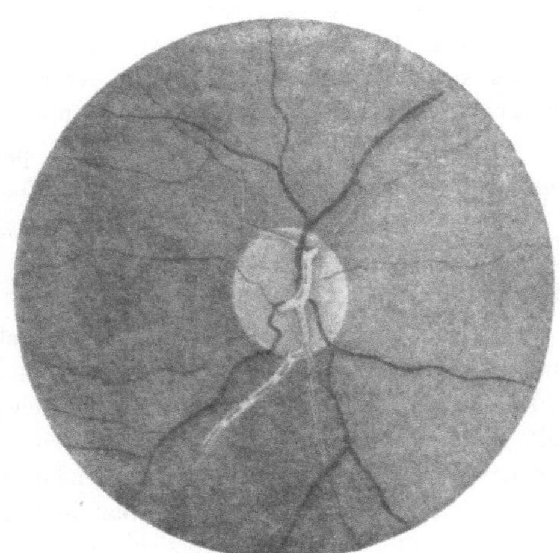

Fig. 96.

Verstopfung der Centralarterie bei Sklerose der Arterien und Periarteriitis nach Fehr. C. f. A. XXVI, 240.

Centralarterie plötzlich am rechten Auge erblindete. 10 Tage später sah man nebst der bekannten Netzhauttrübung die Gefässe vergrössert. Später gesellten sich noch zahlreiche Netzhauthämorrhagien dazu. Vergl. auch Fall Fischer pag. 284.

Fehr (595). Eine 73jährige Frau erkrankte vor 3 Wochen unter dem Bilde der sogen. Embolie der Centralarterie auf dem linken Auge. Schon bei der ersten Vorstellung 2 Tage nach dem plötzlichen Eintritt der Erblindung, fiel neben mässiger Sklerose der Arterien ein weissglänzender Streif im Gefässtrichter auf (Figur 96), der den Arterienstamm überlagerte. Unter den Augen des Beobachtenden vergrösserte sich derselbe, dem Lauf der Arterien folgend, so dass heute fast die ganze Arterienverzweigung auf der Sehnervenscheide von einem breiten, sich verästelnden, glänzend weissen Bande überdeckt ist. Die Veränderung der Arterienwandung erstreckte sich dann nunmehr auch auf die peripheren Gefässabschnitte. Die Sklerose trat stärker hervor, und eine weisse Einscheidung wurde mehr oder weniger sichtbar. Stellenweise verbreiterte sich die Einscheidung und schob sich über das Arterienrohr, so dass die auf der Papille bestehende weisse Arterienüberlagerung sich in diskontinuierlicher Folge nach der Peripherie zu fortzusetzen schien.

§ 281. Auch die beiderseitigen Attacken unter dem ophthalmoskopischen Bilde der Embolie der Centralarterien würden sich so erklären, dass an beiden Centralarterien endarteriitische Wucherungen vorhanden waren, die beim Sinken des Blutdruckes je nach der Intensität ihrer Entwickelung zu kurzer oder längerer Blutlaufunterbrechung führten und so den verschiedenen Grad der Schädigung der beiden Augen bedingten, wie z. B. in den folgenden Fällen von:

Uhthoff (596): Ein 29jähriger Patient hatte früher Gelenkrheumatismus, war Alkoholiker und zeigte einen mässigen Grad von Arteriosklerose. Seit einem Jahre traten zeitweise schnell vorübergehende Gesichtsfeldverfinsterungen auf, bald auf dem rechten, bald auf dem linken Auge. Plötzlich erblindete das rechte Auge unter dem ophthalmoskopischen Bilde des Verschlusses der Centralarterie.

Rählmann (597). Es handelte sich um eine 23jährige Puerpera, welche 2 Tage nach dem Blutverlust post partum plötzlich und absolut erblindete. Gegen Ende der ersten Woche nach der Erblindung kehrte auf dem rechten Auge etwas Sehvermögen zurück, welches sich allmählich noch weiter besserte. 8 Wochen später verstarb die Patientin plötzlich nach einer zweiten fünftägigen uterinen Blutung.

Die Sektion ergab neben chronischer parenchymatöser Nephritis und Herzvergrösserung eine diffuse Sklerose der grösseren Gefässe, und als Todesursache Hirnödem.

Ophthalmoskopisch wurde während 4tägiger Beobachtung ausser blassen Papillen und sehr engen Gefässen auf beiden Augen umschriebene Einschnürungen der Arterien gesehen, welche sich besonders auf der Papille an den Hauptarterien markant erwiesen.

Die mikroskopische Untersuchung ergab eine mehr gleichmässige Einengung des Lumens aller Netzhautarterien durch Endarteriitis fibrosa. An jenen Stellen, an welchen die Einengung des Kalibers ophthalmoskopisch gesehen worden war, fand sich genau diesen Stellen entsprechend eine fast völlige Obliteration durch eine besondere lokalisierte Wucherung der Wand, welche den Charakter endarteriitischer Neubildung trug. Zugleich bestand ein ziemlich diffus verbreitetes Netzhautödem, dasselbe war am deutlichsten rings um die Papille entwickelt. Es handelte sich aber dabei nicht um die sogen. cystoide Degeneration der Netzhaut, sondern um eine gleichmässige Quellung, namentlich der äusseren Schichten, wobei die Strukturelemente gleichmässig auseinander gedrängt waren.

Riegel (598) fand bei einem 28jährigen Phthisiker das Bild einer Embolie der Art. centralis retinae, die plötzlich mit gleichzeitiger Erblindung aufgetreten war. Er glaubt an eine marantische Thrombose durch Herzschwäche bei vorhandenen Intimaveränderungen.

Mooren (599). Bei einem 62jährigen Manne trat plötzlich an beiden Schläfen ein Gefühl von Spannung auf. Die Arteriae temporales hart. Wenige Tage darauf erblindete das rechte Auge vollständig, und eine Woche nachher zeigte sich am linken Auge ein starkes Flimmern verbunden mit einer Verdunkelung des Gesichtsfeldes nach der Nasenseite.

Olaf Page (600) sah Erblindung beider Augen unter dem ophthalmoskopischen Bilde der Embolie der Centralarterie eintreten. Zuerst erblindete das linke, einige Monate später das rechte Auge. 4 Tage nach der Erblindung des rechten starb der Kranke. Die Sektion ergab ein Leiden der Aortenklappen, das während des Lebens diagnostiziert worden war, sowie einen festen Pfropf in der linken Arteria cerebri media; die beiden Ophthalmicae waren frei. Eine genauere Untersuchung der Optici und der Augen wurde nicht angestellt.

Coats (601, Fall II). 53 jähriger Mann, plötzliche Bewusstlosigkeit von 2 Tagen Dauer, und beim Erwachen doppelseitige Erblindung, die zurückging. Später kam ein neuer Anfall, und blieb eine Blindheit des linken Auges zurück; rechts betrug die S = $^1/_2$. Ophthalmoskopisch fand sich hier eine geringe Neuroretinitis, links eine Neuritis mit zahlreichen Blutungen in der Netzhaut, später Glaukom, weswegen das Auge entfernt wurde. Mikroskopisch: Blutungen in den inneren Schichten, und fibrinöse Gerinnungen in der Nervenfaserschicht und zwischen den beiden Körnerschichten. Die gröberen Netzhautarterien zeigten eine endarteriitische Verdickung, die auf der Papille stärker war und an den hier verlaufenden Gefässen teilweise zur Obliteration führte. Auch die Centralarterie innerhalb der Lamina cribrosa zeigte eine beträchtliche Verdickung der Intima, die Centralvene einen organisierten Thrombus, auch war ein solcher in einer temporal verlaufenden Vene sichtbar.

Es ist deshalb bei den doppelseitigen Erblindungen unter dem Bilde der akuten Ischaemia retinae immer zunächst an eine andere Ursache, als an Embolie beider Centralarterien zu denken.

§ 282. Mikroskopisch untersuchte Fälle, welche unter dem ophthalmoskopischen Bilde der Embolie der Centralarterie erblindeten, bei welchen aber der Gefässverschluss lediglich durch Endarteriitis proliferans hervorgebracht wurde, bei denen also ein das Gefäss obturierender Pfropf nicht gefunden wurde, sind von folgenden Autoren beschrieben:

Harms (542). Erblindung unter dem Bilde der Absperrung der arteriellen Blutzufuhr mit Freibleiben eines kleinen temporal von der Papille liegenden Bezirks. 57 jährige Frau, rechtsseitige Körperlähmung, hochgradige Endarteriitis beider Centralarterien auf dem ganzen untersuchten Verlaufe des vorderen Sehnervenendes (2,5 mm) mit Einengung des Lumendurchmessers auf $^1/_3$—$^1/_4$ der Norm. Verschluss des oberen und hochgradige Einengung des unteren Hauptastes. Die kleinen Gefässe um die Macula obliteriert. Glaukomatöse Sehnervenexkavation mit Sehnervenatrophie.

Coats (603, Fall II). Blutungen in der vorderen Kammer, der Iris und der Netzhaut, hier zugleich mit Exsudatflecken. Verengerung der Netzhautarterien durch Endarteriitis proliferans, und Verschliessung der oberen temporalen Hauptarterie. In dem Hauptstamme der Arteria centralis entsprechend der Lamina cribrosa ein umschriebener endarteriitischer Knoten, der nur eine schmale Stelle des Lumens freiliess. Wegen Glaukom enukleiert.

Von Harms (542) werden noch folgende Fälle hierher gerechnet (l. c. Tab. Ib): Priestley Smith (604), Schnabel und Sachs (584), Elschnig (605); Wagenmann (606), Ridley (607).

Die Erkrankung der Äste der Arteria centralis retinae.

§ 283. Neben dem Krankheitsbilde des Verschlusses des Hauptstammes der Centralarterie beobachten wir auch zahlreiche Fälle von sogen. Astembolie, die meist ebenfalls auf Endarteriitis proliferans resp. Arteriosklerose beruhen.

Diese sogen. Astembolien werden viel häufiger beobachtet, als der Verschluss der Stammarterie. Die Tatsache dieser Erscheinung mag wohl darin begründet sein, dass die betroffene Stelle meist in sonst klarer Netzhaut gelegen ist, und der Gegensatz gegen das normale Gefässlumen dadurch auffälliger wird.

Da nun einerseits an den Retinalgefässen, vorzugsweise auf die Gegend der Centralarterie und ihre ersten Verästelungen beschränkt, so häufig arteriosklerotische Wandverdickungen vorkommen, andererseits bei den sogen. Embolien, besonders den Astembolien, die gleichen Veränderungen beschrieben worden sind, so werden wir wohl mit Recht nach Reimar (l. c.) dies nicht als ein zufälliges Zusammentreffen aufzufassen haben.

Indem die Annahme einer Endarteriitis proliferans so gut alle Erscheinungen zu erklären vermag, so werden wir sie auch als die Hauptursache des Krankheitsbildes der sogen. Astembolie betrachten dürfen. Zwar geben viele Autoren an, den Embolus ophthalmoskopisch als gelblichen Fleck etc. gesehen zu haben. Ob aber dieses, als Embolus angesprochene Gebilde, auch wirklich als solcher nnd nicht als Thrombose, oder als partiell erkrankte Gefässwand aufzufassen ist, bleibt sehr fraglich, da die sonstigen Erscheinungen meist derartig sind, dass die vermutliche Embolie oder Thrombose viel eher durch eine arteriosklerotische oder endarteriitische Veränderung der Gefässwandung sich erklären lässt.

Eine Reihe einschlägiger Fälle hat Reimar (l. c. pag. 315) kritisch beleuchtet, und verweisen wir hier auf seine Ausführungen.

Bei dem wirklichen Bestehen [eines Astembolus ist vor allen Dingen erforderlich, dass derselbe auch wirklich mit dem Augenspiegel zu sehen ist. Ferner muss in dem durch einen Embolus verschlossenen Gefässgebiete ein dauernder und vollständiger Ausfall der Funktion auftreten, weil die Netzhautarterien keine Anastomosen miteinander eingehen.

Man kann daher aus dem Verhalten der Funktion und den ophthalmoskopischen Erscheinungen oft schon mit relativer Sicherheit die Diagnose eines Embolus oder einer Thrombose ausschliessen. So will z. B.

Millikin (957) einen Embolus in einem temporalwärts von der Arteria centralis abgehenden Zweige mit Trübung des betreffenden Netzhautgebietes ophthalmoskopisch gesehen haben. Der Embolus soll nach 2 Tagen, ebenso ein schon anfänglich vorhanden gewesenes centrales Skotom, verschwunden sein.

Dass dies bei einer Embolie unmöglich wäre, liegt auf der Hand. In gleicher Weise würde auch der folgende Fall nicht als Embolie oder Thrombose aufzufassen sein.

Ewers (958) sah einen Fall von partieller Embolie bei einer 65 jährigen Patientin mit gesundem Herzen, starkem Lungenemphysem, Albuminurie, plötzlich entstanden, als sie, durch Wein erhitzt, sich stark bückte. Die obere Retinalarterie zeigte an ihrer Übergangsstelle über den Rand der Papille eine kleine Erweiterung des Gefässrohres, welches dementsprechend in seiner Begrenzung verwaschen erschien. Das Rohr selbst war in einer Länge von ca. ¹/₁₀ Papillendurchmesser von einer dunkelroten Masse gefüllt und wurde nach abwärts von derselben so fein, dass es nicht weit in die Peripherie zu verfolgen war. Das Sehvermögen hatte sich rasch gebessert, nur blieb ein Sehfelddefekt nach innen und unten. Später verschwand der rote Pfropf; Sehschärfe und Sehfeld wurden normal.

Fälle, wie der folgende von Wuttig (959) beschriebene werden ebenfalls nicht durch Embolie bedingt.

Die Arteria nasalis inferior zeigte ungefähr ¹/₃ Papillendurchmesser vom Papillenrand ein graues Knötchen, bis zu welcher Stelle die Arterie normal erschien. Distal des Knötchens war die Arterie vollkommen blutleer und nur als feiner weisser Streifen sichtbar, dann teilte sie sich in zwei Äste, die bluthaltig waren. Gesichtsfelddefekt nach oben, der temporal- und nasalwärts die Horizontale erreichte und in der Mitte bis zum 15° oberhalb des Fixierpunktes reichte. Die Allgemeinuntersuchung ergab eine Insuffizienz der Aorta und starke Arteriosklerose.

Bezüglich dieses Falles wäre zu erwähnen, dass bei einer durch eine Embolie oder Thrombose verschlossenen Netzhautarterie die distal von dem vermeintlichen Pfropf gelegenen Partien desselben Gefässes blutleer sein müssten. Hier war aber offenbar bis zur Teilungsstelle des Gefässes die Arterienwand nur verändert, so dass die Blutsäule nicht sichtbar war. Demnach konnte auch jenes Knötchen kein Embolus oder Thrombus sein.

Ganz das nämliche gilt von der folgenden Beobachtung Zimmermanns (960).

Derselbe sah bei einem 52jährigen Manne mit Arteriosklerose eine arteriosklerotische Thrombose eines Zweiges der Arteria centralis retinae. Die Arteria temporalis superior erschien nämlich vor ihrer Teilung in zwei Hauptäste blutleer und grau auf eine Ausdehnung von einem Papillendurchmesser. Die zugehörige Vene war ausgedehnt und verdickt, der betreffende Netzhautbereich getrübt.

Wenn sich, wie in den vorhergehenden Fällen, die Veränderung auf einen Teil des Gefässverlaufs beschränkt, und die rote Blutsäule weiterhin wieder zum Vorschein kommt, so kann das Fortbestehen der Zirkulation in dem scheinbar obliterierten Gefässabschnitte angenommen werden. Auch lässt sich eine Obliteration der Arterie ausschliessen, wenn die zugehörigen Venen normales Verhalten zeigen. Denn bei wirklicher Obliteration eines grösseren arteriellen Astes wird auch die entsprechende Vene Veränderungen darbieten; und zwar kann sie, je nach dem Stadium und der Entwickelung des Prozesses entweder erweitert, wie im Falle Zimmermann, oder verengt sein und fadenförmig gefunden werden. Auch werden in dem betreffenden Gefässgebiete in der Regel Extravasate als Zeichen der bedeutenden Zirkulationsstörung angetroffen. Ferner ist das Erhaltenbleiben der Funktion des von der veränderten Arterie versorgten Netzhautabschnittes gegen eine Embolie resp. gegen einen vollständigen Verschluss eines Arterienasts anzuführen.

In der folgenden Beobachtung Elschnigs (605, Fall II) konnte dagegen ein Pfropf in einem Arterienaste mikroskopisch nachgewiesen werden.

Bei einer 50jährigen Frau waren die Papillengrenzen teilweise verdeckt, die Netzhaut blass, die Netzhautgefässe sehr eng, die nach unten ziehende Arterie in einen fast hellweissen Strang verwandelt, in der Macula ein kirschrother Fleck. Später war auch die nach oben ziehende Arterie in einen weissen Strang verwandelt, es traten gelbliche

Flecke in der Macula auf, und die Papille wurde hellweiss. Die Autopsie ergab Erweichung der Gehirnsubstanz etc. Das Lumen der Carotis interna am Austritte aus dem Canalis caroticus von einem Thrombus ausgefüllt, die Karotis selbst atheromatös. Die Centralarterie normal. Das Lumen der Arteria papillaris inferior an der Grenze zwischen mittlerem und peripherem Drittel ihres papillaren Verlaufes durch eine knollige, von der Elastica getrennte Bildung eingeengt, welche der Intima angelagert bezw. eingelagert ist. Dieses Gebilde war an der dem Lumen zu sehenden Fläche von einer Endothellage bedeckt. Ein nahezu gleiches Bild bot die Arteria papillaris superior dar. Die Arteria nasalis inferior, sowie die Arteria temporalis superior waren hochgradig sklerotisch, und die Venen in der Peripherie verdickt. Das beschriebene Gebilde wurde als Embolus angesehen.

§ 284. Zur Erklärung der so oft bald nach dem Anfalle nachweisbaren Zirkulation hat man die Annahme einer Kanalisation des Thrombus, oder die Ausbildung eines Kollateralkreislaufs herbeigezogen. Eine Kanalisation des Thrombus braucht aber zu ihrer Entwickelung längere Zeit, so dass trotz derselben doch stets Funktionsausfall des betreffenden Netzhautgebietes eintreten müsste, da ja schon eine relativ kurze Unterbrechung des arteriellen Zuflusses zur Netzhaut einen dauernden Verfall der Funktion zur Folge hat.

Die Annahme, dass kollaterale Bahnen vikariierend eintreten könnten, hat man bei der Erklärung der nach dem Anfalle nachweisbaren Zirkulation gleichfalls herangezogen, doch ist von kompetenten Untersuchern diese Möglichkeit geleugnet worden. Das Netzhautgefässystem ist innerhalb der Papille schon entwickelungsgeschichtlich so in sich abgeschlossen, dass eine Kommunikation mit Chorioidealgefässen für gewöhnlich undenkbar ist, wie dies besonders Schnabel und Sachs (584) gegenüber einem Falle von Knapp (961) betonten. Es bleibe nur die Möglichkeit einer Collateralbahnausbildung am Eintritt der Sehnerven in den Bulbus, wo dieser von Zweigen der Centralarterie und Zweigen der Zinnschen Gefässzweige gemeinsam versorgt wird.

§ 285. Eine besondere Gruppe unter den sogen. partiellen Netzhautembolien nehmen diejenigen Fälle ein, bei welchen sogen. cilioretinale Arterien freigeblieben waren. Es kommen nämlich in der Gehirnschicht der Netzhaut Gefässe vor, welche nicht von der Arteria centralis retinae, sondern von dem Ciliargefässystem stammen, sogen. cilioretinale Gefässe. Diese scheinen nicht so sehr selten zu sein und sind ophthalmoskopisch daran kenntlich, dass sie in der Nähe der Papille hakenförmig umbiegen und dann verschwinden, als ob sie in die Aderhaut oder Lederhaut eintreten wollten. Anatomisch wurde festgestellt, dass die cilioretinalen Gefässe ein ziemliches Kaliber aufzuweisen haben und aus einem in der Aderhaut nahe der Eintrittsstelle des Sehnerven gelegenen Gefässe entspringen. Sie verlaufen eine kurze Strecke in der Richtung gegen die Papille, biegen um den Rand der Aderhaut und die äusseren Netzhautschichten und gelangen so in die Nervenfaserschicht.

Einen derartigen Fall, bei welchem lediglich das Papillomakulargebiet frei geblieben war, hatten wir zu beobachten Gelegenheit (vergl. Fig. 97).

Ein 25jähriger Mensch erlitt in der Rekonvaleszenz von einem heftigen Influenzaanfall plötzlich einen Verlust des Sehvermögens auf dem linken Auge mit Ausnahme

eines schlitzförmigen Gesichtsfeldes in der makulären Partie, entsprechend der auf
der Abbildung in normalem Ernährungszustande gebliebenen Netzhautpartie. Die übrige
Netzhaut grau, in fast allen Gefässen unterbrochene Blutsäulen mit perverser Stromrich-
tung etc. Jetzt nach 15 Jahren ist der gleiche Gesichtsfeldrest noch erhalten, wie anfangs,
die Papille völlig weiss, die Netzhaut wieder durchsichtig. Gefässe sehr eng mit Ausnahme jener zwei Äste, welche nach der Macula hinziehen.

Hirschberg (962) beobachtete einen analogen Fall, bei welchem vom ganzen Gesichtsfelde lediglich eine Insel als liegendes Oval auf dem horizontalen Meridian zwischen
dem 10. und 22. Meridian gelegen, von 10 Grad Höhe erhalten war. Ophthalmoskopisch
war im Netzhautödem ein scharf begrenztes. schläfenwärts nach dem Sehnerven liegendes
Dreieck normalen Netzhautgewebes frei, innerhalb welches eine Arterie · verlief, die aus
dem normal gebliebenen temporalen Randteil der Sehnervenscheibe emportauchte.

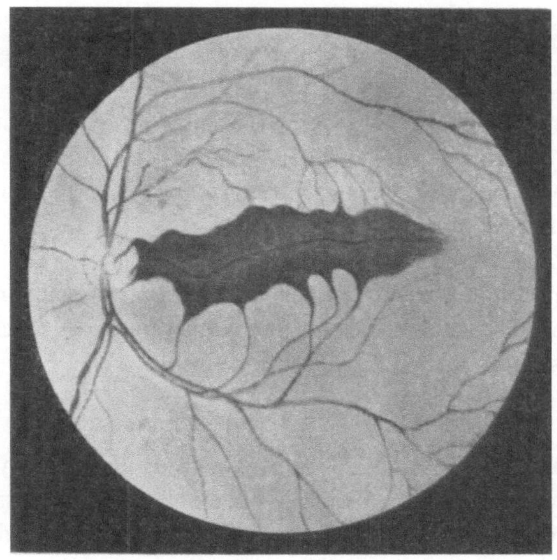

Fig. 97.

Eigene Beobachtung: Unterbrochene Blutsäulen nach partieller Netzhautembolie.

Birnbacher (1008) glaubt, dass eine intakt gebliebene scharf umschriebene Stelle
des Augengrundes temporalwärts vom Rande der Papille bei einem Verschlusse der Centralarterie dem Vorhandensein zweier Cilio-retinalgefässe, an der genannten Stelle entspringend,
zuzuschreiben sei. Das Sehvermögen hatte sich von Fingerzählen auf $2^{1}/_{2}$ m auf $^{6}/_{18}$ gehoben.
Die Allgemeinuntersuchung zeigte Vergrösserung des linken Ventrikels und unreinen ersten
Ton über der Aorta.

Dieser erhalten gebliebene particlle Netzhautbezirk braucht nun aber
nicht durch eine cilioretinale Arterie offen gehalten worden zu sein, sondern
die Annahme erscheint noch viel wahrscheinlicher, dass bei derartigen Fällen
ein gewöhnlicher Ast der Centralarterie vor der Verschlussstelle des
Stammes sich bereits abgezweigt hat und, am Rande der Sehnervenscheibe
hervortretend, im Augenspiegelbilde sichtbar wird.

Eine Reihe von Fällen mit sogen. cilioretinalen Ästen sind daher sicherlich auf eine isolierte Erkrankung bestimmter Gefässzweige zurückzuführen

vergl. z. B. die Fälle von Hirsch (963). Im Falle II und III handelte es sich um eine isolierte Verstopfung der Arteria centralis superior, wobei der geringe Gesichtsfelddefekt und die völlige Erhaltung der centralen Sehschärfe hervorgehoben werden. Vergl. auch pag. 261 unter ε].

Verschluss der Vena centralis retinae.

§ 286. Ein Verschluss des Venenlumens kann, allgemein betrachtet, zustande kommen:

1. Durch eine Einlagerung in das vorher frei durchgängige Lumen als marantische Thrombose,
2. durch primäre Wanderkrankung, vornehmlich in der Form der Meso- und Endophlebitis proliferans, indem dieselbe:
   a) durch progressive Wucherung selbst zum Verschlusse des Lumens führt, oder
   b) eine sekundäre Thrombose verursacht, welche entweder an der Stelle der Intimawucherung selbst das Restlumen verschliesst, oder stromabwärts von der verengten Stelle das noch annähernd normalweite Lumen anfüllt,
3. durch Kompression von aussen,
4. durch eine Kombination zweier oder mehrerer solcher Prozesse,
5. kommt eine Thrombosierung der Vena centralis auch fortgepflanzt bei septischer Thrombose der Orbitalvenen vor.

Die Thrombose der Vena centralis retinae.

§ 287. Über das ophthalmoskopische Bild der Thrombose der Vena centralis retinae und seine diagnostische Valenz hatten wir uns bereits § 261, pag. 269 des näheren verbreitet und verweisen hier auf das dort Gesagte.

Mikroskopisch untersuchte Fälle von rein marantischer Thrombose der Vena centralis in dem sehr frei durchgängigen Lumen sind beschrieben von Axenfeld-Goh (974), von Michel (975, Fall III). Ferner von Angelucci, vergl. pag. 270 und Welt, vergl. pag. 270; Harms (542, Fall III); Türck (976).

Die Thrombose bei primärer Venenerkrankung erfolgt nach Harms (l. c. pag. 145) in zweierlei Weise: entweder von einer Stelle, die vorher schon durch Wandverdickung eingeengt war und dann, wohl meistens stromabwärts, an einer noch stärker verengten Stelle, oder sie tritt ein an einer Stelle, wo das Lumen noch annähernd normale Weite hat und keine Wandveränderungen aufweist, wohingegen stromaufwärts von dem Thrombus sich eine mehr oder weniger ausgedehnte, das Lumen verengende Wanderkrankung findet. Als ätiologisches Moment für die Gerinnung der Blutsäule komme hier in erster Linie die an solchen Stellen mit Wirbelbildung einhergehende Stromverlangsamung in Frage, während eine Veränderung der Blutbeschaffenheit die Thrombenbildung wohl unterstützen könne, aber durchaus nicht vorhanden zu sein brauche.

Mikroskopisch untersuchte Fälle von Verschluss der Vene durch einen Thrombus, der auf Grundlage einer lokalen Wanderkrankung entstanden war, sind beschrieben von: Wagenmann (971, Fall II); Harms (542, Fall IV bis VIII), Alt (977), Gauthier (978), Wehrli (979), Yamaguchi (980), Coats (601, Fall II und III), Verhoeff (981), Weinbaum (983, Fall II) und Purtscher (984).

Auf Grund der Erfahrung der Fälle von Michel, Türck und seinem Falle III, scheint es Harms (l. c.) wahrscheinlich, dass manchmal schon sehr geringfüge Erkrankungen der Venenwand, etwa Verfettung oder sonstige leichte Schädigungen an einer umschriebenen Partie des Endothels, welche später nicht mehr als primäre Affektionen zu erkennen sind, zu einer Thrombose der Blutsäule im sonst noch frei durchgängigen Lumen Veranlassung geben könnten, wenigstens bei Patienten, die an allgemeinen Zirkulationsstörungen oder fiebernden Erkrankungen mit Herzschwäche leiden, ohne dass diese Zustände gerade besonders schwere Allgemeinerkrankungen zu machen brauchten.

Der Verschluss des Lumens durch progressive Wucherung kann eintreten durch ein weiteres Zunehmen der Proliferation in den Wandungen, besonders in der Intima. Nach Hertel (982) spielt bei der schliesslichen Verengerung des Lumens ausserdem aber auch wohl die Dickenzunahme der Media und der Adventitia eine Rolle, zumal in der Gegend des Durchtritts durch die Lamina cribrosa. Man könnte sich vorstellen, dass durch die verdickten und verbreiterten Laminazüge, wie sie Hertel wiederholt sah, die verdickten Wandungen eingeschnürt würden, so dass eine nicht unbeträchtliche Verengerung des Gefässlumens, besonders wohl der nachgiebigeren Venen eintreten würde, also in der Form der Druckthrombose.

Eine besondere Beachtung verdient noch ein Fall von Yamaguchi (980), vergleiche auch Neurologie des Auges, Bd. III, pag. 550).

Hier trat bei einer alten, bereits in Atrophie übergegangenen Stauungspapille ein thrombotischer Verschluss der Centralarterie an der Stelle ein, wo das Gefäss bei seinem Durchtritt durch die Nervenscheide von schwartigem Bindegewebe umschnürt und hochgradig eingeengt wurde, wobei die Wand glasig verdickt war. Zugleich mit dem klinischen Bilde der Venenthrombose trat eine starke Schwellung der Papille, also ein Rezidiv der schon in Atrophie übergegangenen Stauungspapille ein. Dieses Rezidiv ist nach der Ansicht Yamaguchis direkt durch den Venenverschluss veranlasst worden.

§ 288. Was den Sitz der Thromben in der Centralvene anbelangt, so war derselbe in den Fällen von Alt (977) und Wehrli (979) in der Retina; im Falle Michel (975) von der Papille bis zur Austrittsstelle der Vene, im Falle Purtscher (984) in und hinter der Lamina; in den Fällen von Türck (976), Angelucci (968), Goh (974), Weinbaum (983), Gauthier (978), Coats (601) und Schwitzer (985) dicht hinter der Lamina; im Falle Michel (986) 6 mm hinter dem Bulbus; im Falle Wagenmann (971) in einiger Entfernung vom Bulbus; im Falle von Yamaguchi (980) beim Austritt der Vene aus dem Opticus.

§ 289. Die Thrombosierung der Vena centralis kommt auch fortgepflanzt **bei septischer Thrombose der Orbitalvenen**, z. B. bei Erysipelas faciei vor. In diesen Fällen ist ein mehr oder weniger hoher Grad von Exophthalmus vorhanden, und sind ausserdem die Erscheinungen der Thrombose eines oder mehrerer Sinus, wie des Sinus cavernosus, in der Regel ausgesprochen.

Thrombose **der Äste** der Vena centralis retinae.

§ 290. Neben dem Verschlusse des Stammes der Centralvene beobachtet man auch **Verstopfung einzelner Äste**.

Diese **Astthrombose** trat nach **Amann** (671) bei 13 unter 90 Beobachtungen mit Netzhautblutungen, in der Hälfte der Fälle etwas früher auf, als die totale (schon zwischen den 40. und 50. Lebensjahre). Auffallend war es, dass $^2/_3$ der Fälle die obere, und nur $^1/_3$ derselben die untere Vena temporalis betrafen.

Über einen interessanten einschlägigen Fall berichtet **Fehr** (987), vergl. Figur 98.

Eine im übrigen ganz gesunde 45-jährige Frau zeigte das seltene Bild eines isolierten Thrombus der Vena temporalis superior. Die reichlichen streifenförmigen Blutungen beschränkten sich auf den oberen und äusseren Quadranten des Augenhintergrundes, in denen sich die Vene verlor. Die Sehstörung in Form einer Verschleierung war vor 14 Tagen ganz plötzlich aufgetreten. S = $^5/_{20}$. Das Gesichtsfeld wurde normal angegeben.

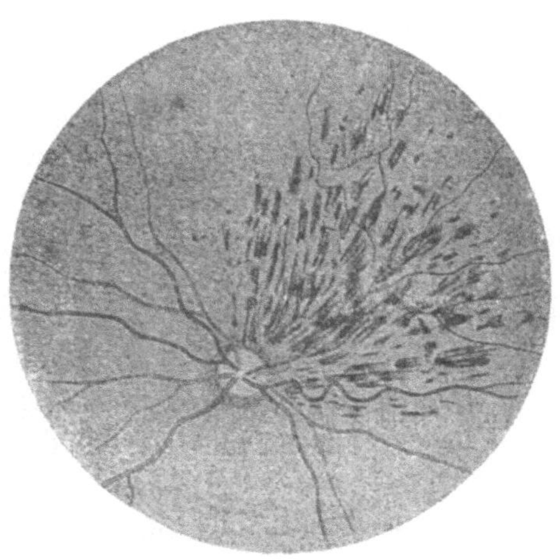

Fig. 98.

Thrombose der Vena temporal. sup. retinae. Nach **Fehr**. C. f. A. XXIII, pag. 186.

§ 291. Hinsichtlich der Entstehung der Thrombose der Vene fasst **Michel** (986) seine Ansicht folgendermassen zusammen: „Wendet man sich von der Eruierung einer lokalen direkten Ursache zu der Betrachtung der allgemeinen Zirkulationsverhältnisse bei den einzelnen, von der Erkrankung befallenen Individuen, so handelt es sich immer nur um solche, **deren Zirkulationssystem einer Störung unterworfen ist.** Es ist Sklerose der Arterien vorhanden, ophthalmoskopisch eine scheinbar geringe Füllung der arteriellen Verzweigungen der Arterien, und histologisch eine Verdickung der Adventitia derselben. Wenn durch eine solche allseitige Verdickung eine konzentrische Verengerung des Lumens der arteriellen Verzweigungen geschaffen wird, und infolge der Sklerose im allgemeinen auch die Widerstände im Gefässysteme vermehrt sind, so ist wohl anzunehmen, dass die Zirkulation innerhalb des arteriellen Systems dann eine verlangsamte sei, und infolgedessen auch im venösen Systeme Abflusshindernisse sich leicht geltend machen können.

Wenn einmal eine Störung im Abflusse geschaffen ist, so wird an allen solchen Stellen die Gerinnung aber um so leichter eintreten, wo wiederum kleine Hindernisse und Knickungen normalerweise sich finden." In Michels Falle trat z. B. die Gerinnung kurz vor der Übergangsstelle des venösen Hauptgefässes in den orbitalen Verlauf des Opticus auf. Michel steht daher nicht an, auf Grund dieser Erwägungen die Erscheinungen der Thrombose der Vena centralis in die Kategorie der marantischen Thrombosen zu verweisen.

Bezüglich der allgemeinen Ursachen der Thrombose der Vena centralis retinae stellte Moses (988) 50 Fälle von unvollständiger oder vollständiger Thrombose des Hauptgefässes oder einzelner Verzweigungen derselben zusammen: 38 Fälle zeigten arteriosklerotische Veränderungen, und in der Mehrzahl im Alter von über 50 Jahren. Individuen unter 50 Jahren liessen ausser den atheromatösen Veränderungen noch andere, den Kreislauf hemmende Zustände erkennen, so z. B. in einem Falle eine Verlagerung des Herzens durch hochgradige Kyphoskoliose, ferner in vier Fällen eine jedenfalls arteriaskleriotische Schrumpfniere (in einem Falle bestand auf dem andern Auge das Bild der sog. Retinitis albuminurica). Ferner war in einem Falle auf dem linken Auge das Bild einer abgelaufenen Embolie der Arteria centralis retinae, auf dem rechten Auge eine partielle Thrombose der Vena centralis festzustellen. In zwei Fällen war Struma und Mitralinsuffizienz vorhanden.

Schönewald (989) bringt 18 Krankengeschichten von Thrombose der Vena centralis retinae. In neun Fällen war eine Arteriosklerose der Netzhautarterien ophthalmoskopisch sichtbar, in einem Falle eine solche in dem sonst gesunden Augenhintergrund, und in einem Falle eine Sklerose der Aderhautgefässe. Von Störungen des Zirkulationsapparates wurde 7 mal Arteriosklerose nachgewiesen, 3 mal bestand schweres Vitium cordis, 2 mal Lungenemphysem. In wenigen Fällen enthielt der Urin Eiweiss, 2 mal Zucker.

Bei 4 Fällen trat ein Sekundärglaukom auf, bei einigen Fällen eine tödlich endigende Apoplexia cerebri.

Nach Amman (671) standen unter 20 Fällen von Thrombose des Stammes der Vena centralis 15 zwischen dem 50.—80. Lebensjahre. Dabei schienen Herzfehler eine gewisse Rolle zu spielen, da sie in sechs Fällen vorhanden waren.

Unter den 50 Fällen von vollständiger und unvollständiger Thrombose der Vena centralis aus der Zusammenstellung von Moses (988) wurden fünf Fälle bei Diabetes beobachtet, je zwei Fälle bei Fettherz und perniziöser Anämie.

In einem Falle handelte es sich um ein 15 jähriges Mädchen, das an einer schweren Anämie und erheblichen Störung der Herzaktion litt.

Clermont (992) berichtet über einen Fall von Thrombose der Centralvene der Netzhaut bei einem jungen Mädchen, bei welchem Chlorose als veranlassendes Moment angesehen wurde.

Ballaban (990) betrachtet als Thrombose der Vena centralis retinae infolge von Chlorose (26jähriges Mädchen) folgendes ophthalmoskopische Bild, das nur auf einem Auge, und zwar auf dem rechten, ausgesprochen war: Enge Arterien, stark gefüllte Venen, die Blutsäule hier segmentiert. Venenpuls fehlte bei Fingerdruck auf das Auge, längs der grossen Gefässe sehr zahlreiche Blutungen in der Netzhaut, und in der Macula Gruppen von stellenweise sternförmig angeordneten, gelblichen und weissen Degenerationsherden.

Bondi (991) fand bei einem 34jährigen Manne mit Leukämie die Netzhautvenen mittleren Kalibers vollständig thrombosiert.

Nach Michel (Lehrb. der Augenheilkunde, II. Auflage, pag. 436) ist bei dem ophthalmoskopischen Bilde der kachektischen Anämie, bei bösartigen Neubildungen des Magens, der Leber und der Nieren ohne Zweifel das Verhalten der venösen Gefässe im Sinne einer unvollständigen Thrombose zu deuten.

Der Verschluss **beider Centralgefässe** oder ihrer Äste auf dem gleichen Auge.

§ 292. Aus der Zusammenstellung der einschlägigen Fälle kommt Harms (542) zu folgenden Sätzen:

1. Die beiden Krankheitsbilder der sogen. Embolie der Centralarterie und der Thrombose der Centralvene dürfen anatomisch nicht so scharf voneinander getrennt werden, wie das wohl früher geschah, da häufig beide Gefässe (Arterie und Vene) hochgradig erkrankt sind, und dieselbe ursprüngliche Erkrankung des einen Gefässes, je nachdem sie sich mit einer Erkrankung des anderen kompliziert oder nicht, sowohl das eine, als auch das andere ophthalmoskopische Bild hervorrufen kann.

2. Bei diesem vollständigen, oder fast vollständigen Verschlusse beider Centralgefässe (bezw. ihrer Äste) eines Auges, handelt es sich wohl meistens um eine gegenseitige Wechselwirkung der erkrankten resp. verschlossenen Gefässe aufeinander, indem die primär sklerotische Erkrankung des einen Gefässes, das aber noch nicht vollständig verschlossen ist, infolge der Stromverlangsamung und anderer eventuell hinzutretender Hilfsmomente (wie Herzschwäche, veränderte Blutbeschaffenheit, lokale Veränderungen leichter Art) einen thrombotischen Verschluss des anderen hervorruft. Dieser thrombotische Verschluss führt dann seinerseits wiederum zu einer mächtigen Steigerung des sklerotischen Prozesses im primär erkrankten Gefässe, oder auch zum thrombotischen Verschlusse an dessen Restlumen.

3. In den meisten Fällen werden mit dem einen Stamme auch die Retinalgefässe (Arterien und Venen oder umgekehrt) von der primären Erkrankung ergriffen, ehe es zum sekundären thrombotischen Verschlusse des anderen Stammes kommt, doch kann

4. die primäre Erkrankung des einen Stammes auch, ohne Mitbeteiligung des verbindenden Retinalgefässbaumes, eine Art Fernwirkung auf den andern Stamm ausüben und in diesem den thrombotischen Verschluss hervorrufen. Diese Fernwirkung kann vielleicht durch entzündliche Einwirkung auf die Wand des anderen Gefässes an Ort und Stelle unterstützt werden.

5. Der Verschluss des sekundär erkrankten, und zuerst zum Verschluss gekommenen Gefässes, beherrscht das klinische Krankheitsbild, während häufig anatomisch die primären Veränderungen des anderen Gefässes im Vordergrund stehen.

6. Abgesehen von einem Falle von Gonin (970, Fall II), wo durch die lokale Einwirkung eines Orbitalprozesses auf beide Centralgefässe von aussen her, eine Thrombose sowohl der Vene als auch der Arterie entstand, ist ein Verschluss beider Centralgefässstämme durch denselben einfachen Prozess, durch eine Thrombose, oder durch eine primäre Intimawucherung bisher nicht konstatiert worden. Das lässt darauf schliessen, dass ein Verschluss beider Centralgefässe im allgemeinen in erster Linie durch die von der Primärerkrankung des einen Gefässes veranlasste lokale Zirkulationsstörung hervorgerufen wird.

7. Das ophthalmoskopische Bild, welches man bisher mit dem Namen des „hämorrhagischen Infarktes“ oder der „postanämischen Blutungen“ bezeichnete, ist vielmehr der Ausdruck einer Kombination des Krankheitsbildes der sog. „Embolie der Centralarterie“ mit dem der „Venenthrombose“ und zwar nicht nur in klinischer, sondern vor allem auch in anatomischer Hinsicht.

Eine Zusammenstellung der bis dahin vorhandenen Fälle mit mikroskopischen Befunden und ihre Gruppierung finden wir bei Harms (542), und begnügen uns hier mit dem Hinweise auf den betreffenden Teil jener Arbeit.

§ 293. Ob die Erkrankung am Auge bei der Arteriosklerose, vorausgesetzt dass nicht zwischendurch der Tod erfolgt (vergl. pag. 331, § 321), schliesslich mit totaler Obliteration der Retinalgefässe endigt, entzieht sich bisher unserer Kenntnis, da nach vollständig gewordener Erblindung die Patienten selten genügend lange Zeit in der Beobachtung desselben Arztes bleiben.

Lodato (1010) berichtet über einen Fall von beiderseitiger Amaurose bei Nephritis interstitialis, in welchem nach wiederholten Schwangerschaften schliesslich alle Arterien beider Retinae in blutleere weisse Streifen umgewandelt waren. Augenscheinlich handelte es sich um eine obliterierende Arteriitis, die hier beide Augen in gleicher Weise und gleichzeitig befallen hatte.

Möglich wäre es auch nach Reimar (554), dass, wenn die endarteriitischen Wucherungen einen gewissen Grad erreicht haben, sie bei den im Auge so günstigen Ernährungsverhältnissen eine einfache Rückbildung erführen. Ein Hinweis darauf sind die von Rählmann (477) und anderen beobachteten Fälle hochgradiger, zum Teil doch wohl schon längere Zeit bestanden habender arteriosklerotischer Lumenverengerungen, ohne dass ein totaler Verschluss und seine Folgen eingetreten wäre.

So hatte Reimar Gelegenheit bei einer Frau von 41 Jahren mit hochgradiger glaukomatöser Exkavation eine kurze, sehr starke Lumeneinengung eines Arterienastes auf der Retina in der Nähe des Papillenrandes zu beobachten, wobei die peripher gelegenen Abschnitte fast normales Kaliber behielten.

Besonders auffällig war noch der Befund bei einem 68 jährigen Manne, bei dem fast alle Äste der Centralarterie auf der Papille und in den nächsten Teilen in der Retina streckenweise hochgradig verengt waren, während weiter peripher das Kaliber nur mässig gleichmässig verschmälert war. Bei beiden waren keine sektorenförmigen Gesichtsfelddefekte vorhanden.

Hormuth (1012) betont die Anastomosenbildung der Venen als Heilfaktor bei thrombosierenden Erkrankungen im Gebiete der Vena centralis retinae.

***

Als weitere Folge der Gefässerkrankung haben wir das Ödem der Netzhaut zu betrachten.

D. Das Ödem der Netzhaut.

Das Ödem der Netzhaut stellt sich ophthalmoskopisch als eine grauliche, milchigweisse, oder selbst schneeglänzende Verfärbung der Netzhaut dar.

§ 294. Eine diffuse leichte Trübung der Netzhaut kann die Folge einer Veränderung ihrer normalen Struktur sein, wie sie eintritt, wenn sich Serum zwischen die einzelnen Elemente derselben ergiesst. Eine solche diffuse Trübung kommt daher bei verschiedenen Krankheitszuständen zur Beobachtung.

Gleich vorneweg muss hier jedoch schon darauf hingewiesen werden, dass die sogen. staubförmigen Glaskörpertrübungen, welche bei der gewöhnlichen Augenspiegeluntersuchung dem Beobachter leicht entgehen, den Anschein einer diffusen Retinatrübung erwecken können. Bekanntlich werden diese staubförmigen Glaskörpertrübungen sehr häufig bei der Chorioretinitis luetica Förster, aber auch, wie wir dies mehrfach konstatieren konnten, bei arteriosklerotischen Veränderungen der Chorioidealgefässe beobachtet. Zu ihrer Diagnose muss man im aufrechten Bilde untersuchen, hinter dem Augenspiegel eine starke Konvexlinse, etwa 10 Dioptrien, anbringen und das Auge auf den Glaskörper einstellen, nachdem das zu untersuchende Auge in eine Lage gebracht worden ist, in welcher das Weisse der Papille dem untersuchenden Auge gegenüber liegt.

Ferner dürfen wir das Netzhautödem nicht mit den nachher noch näher zu beschreibenden diffusen opaken weissen Flecken verwechseln. Diese weissen Flecke entstehen hauptsächlich durch Einlagerung zahlreicher Körnchenzellen, deren Inhalt wir uns sowohl aus Fett, als auch aus eiweisshaltigen Körperchen bestehend zu denken haben, ferner durch Einlagerung gleicher Körnchen in das Stützgewebe, durch amorphe Ausscheidungen z. B. von Eiweiss oder Fibrin in die Gewebsinterstitien u. a. Immer handelt es sich hierbei darum, dass eine stärker lichtbrechende Substanz in zahlreichen dichtgedrängten Teilchen in das Gewebe eingelagert ist. Hierdurch allein kann, nach Leber (1019), wie bei der Emulsion zweier durchsichtiger Flüssigkeiten, die völlig opake Beschaffenheit des Gewebes zustande kommen, welche uns ophthalmoskopisch als weisser Fleck entgegentritt, während im allgemeinen das nur schwache Lichtbrechungsvermögen der Ödemflüssigkeit nur einen gewissen Grad von Trübung bewirkt.

Andererseits kann aber die Weissfärbung auch daher rühren, dass sich das dem Transsudat umliegende Netzhautgewebe mit den flüssigen Bestandteilen imbibiert, trübt und dann durch zerstreute Lichtreflexion die weissliche Färbung hervorbringt.

Ausserdem kommt eine leichte diffuse Netzhauttrübung zustande, wenn die sogen. sklerotische oder variköse Hypertrophie der Sehnervenfasern (vergl. pag. 309) keine intensive, wohl aber mehr eine extensive Entwickelung erlangt.

Ferner kann auch eine diffuse Netzhauttrübung auftreten, die, wie z. B. nach der Durchschneidung des Opticus auf molekularer Trübung der Elemente beruht.

In einem Falle von Leukämie, welchen Schirmer beobachtet und Roth (1020) anatomisch untersucht hatte, wies die Netzhaut dicht an der Papille grauliche Exsudationen auf, welche die geschlängelten Venen verschleierten. Die anatomische Untersuchung zeigte die Netzhaut ringsum die Papille getrübt nicht durch Ödem, sondern durch eine feinkörnige Trübung der äusseren Faserschicht mit Hypertrophie der Radiärfasern.

Das Ödem kann nach und nach alle Schichten der Netzhaut durchtränken. Am ersten und ausgeprägtesten tritt es aber in der Nervenfaserschicht auf, in welcher die Retinagefässe verlaufen. Die einzelnen Nervenfaserbündel werden durch dasselbe auseinander gedrängt, und ist diese Auflockerung und Verdickung der Schicht da am stärksten, wo sie, wie in der Umgebung der Papille, am mächtigsten ist. Die primäre Ursache der Lymphstauung der Retina hat man meist in Veränderungen des Sehnervenkopfes zu suchen. Die Gefässe, welche in die Papille ein- und austreten, verbreiten sich ohne Anastomosenbildung nur in der Faserschicht. Tritt nun eine Schwellung im Sehnerven ein, so wird diese imstande sein, die dünnwandigen Venen mit den Lymphbahnen an ihre Aussenseite zu komprimieren, während die Arterien noch ihren Inhalt in die Retina zu schicken vermögen. Eine Stauung in der Netzhaut ist die unausbleibliche Folge davon.

Was die örtliche Ausbreitung des Ödems anbelangt, so beobachten wir eine mehr diffuse, die ganze Netzhaut betreffende Durchtränkung, und eine mehr partielle, meist auf die Umgebung der Papille oder auf die Umgebung einzelner erkrankter Gefässe beschränkte Trübung.

Am reinsten präsentiert sich uns das Bild der diffusen Retinatrübung in dem ophthalmoskopischen Bilde der Embolie der Centralarterie. Hier folgt auf das Stadium der Ischämie mehr oder minder rasch das der Ernährungsstörung und Degeneration. Diese gibt durch eine Trübung der Netzhaut sich zu erkennen, welche am ausgesprochensten in der Gegend der Macula lutea ist und in ihrem Auftreten ein für die Embolie sehr charakteristisches Spiegelbild liefert. Man unterscheidet eine ziemlich gleichmässig grauliche, oder milchige Trübung an der Macula und Umgebung. Inmitten derselben hebt sich die Fovea als kleiner, runder, blutrot gefärbter Fleck scharf hervor. Hofmann (564) hat darüber einen mikroskopischen Befund erhoben (vergl. pag. 278), vergl. auch Fall Hirschberg pag. 304.

Perrin (1021) sah in einem Falle von Leukämie diese gleichmässige milchige Trübung der Netzhaut bis zum Äquator reichen. Die Grenzen der Papille, sowie die Konturen der Netzhautgefässe waren durch diese Trübung verdeckt.

§ 295. Neben jener weisslich grauen Trübung der Netzhaut bei Austritt von einfachem Serum zwischen die Gewebselemente begegnen wir aber auch Fällen, bei welchen der Augenhintergrund schneeweiss, fast blendend sich darstellt und die Gefässe, wie Wasserschlangen mit ihren Krümmungen, bald auf der Oberfläche erscheinen, bald durch die Trübung ganz bedeckt sind.

So berichtet Stülp (1025) über folgende Beobachtung. Derselbe sah nach einer Vergiftung mit Extract. filicis mar. ungefähr 12 Stunden nach Eintritt der Erblindung folgendes Bild: Augenhintergrund mit einem schneeweissem Ödem bedeckt, Papille und Macula nicht zu unterscheiden. Die Netzhautgefässe tauchten aus dem Ödem nur streckenweise, wie aus Schneewehen auf, die sichtbaren Arterien fadendünn, die Venen stark geschlängelt und mit einer tiefdunkelgefärbten Blutsäule gefüllt. Später waren noch grössere und kleinere Blutungen der Netzhaut sichtbar. Die Erblindung blieb bestehen. Späterer Befund: Sehnervenscheibe unscharf begrenzt und total weiss, Netzhaut bis weit in die Peripherie hinein weiss gesprenkelt, ebenso die Maculagegend, die Fovea als unscharf begrenzter, dreieckiger, graurot verwaschener Fleck sichtbar. Arterien nur stellenweise z. T. als weisse Stränge sichtbar, Venen stark verdünnt und weiss eingescheidet. In der Macula einige grössere, in der Peripherie der Netzhaut zahlreiche kleinere Blutungen.

Zur Nedden (1002) beschreibt einen Fall von Verstopfung der Arteria centralis retinae mit Freibleiben des makulären Astes. Ophthalmoskopisch um die Papille herum eine sehr ausgedehnte milchig weisse Trübung der Retina. Die Arterien waren ausserordentlich dünn und tauchten häufig in der Schwellung der Retina unter, so dass man vielfach kurze Strecken wahrnahm, an denen sie scheinbar unterbrochen waren, vergleiche pag. 262.

Knapp (1026) erzählt folgenden Fall von Erysipel bei einem 40jährigen männlichen Individuum. Die Augenlider waren geschwollen, beide Augen vorgetrieben. S = 0 beiderseits. Ophthalmoskopisch hinterer Abschnitt des Augapfels milchweiss, peripherisch rötlichweiss. Sehnerv und Macula nicht zu erkennen. Zahlreiche dunkel- fast schwarzrot aussehende Gefässe strahlen nach allen Seiten von einem gemeinschaftlichen Centrum der unsichtbaren Sehnervenscheibe aus und werden als mit stagnierendem Blut überfüllte Venen angesehen. Zwischen und teilweise auf denselben liegt eine grosse Anzahl dunkelroter Blutungen. Allmählich entwickelte sich folgendes Bild: Über die Mitte des jetzt roten Augengrundes breitete sich noch ein weisser Schein aus, welcher in der Gegend des gelben Fleckes am intensivsten und etwas fleckig war. Die Sehnervenscheibe war blendend weiss. Die Blutungen waren geringer an Zahl, und das Rohr der meisten Gefässe, der Arterien sowohl wie der Venen, war durch scharf abgeschnittene, schweeweisse, längere oder kürzere Schaltstücke von gleicher Dicke wie die benachbarte Blutsäule unterbrochen. Die weiteren Veränderungen bestanden in einem allmählichen Verschwinden der Blutungen und der weissen Verfärbung des Augengrundes, Verlängerung und Vermehrung der weissen Schaltstücke, so dass zuletzt die Gefässe bis auf einige Ausnahmen in weisse Stränge umgewandelt waren.

Eigene Beobachtung. Wir hatten Gelegenheit einen dem Knappschen sehr ähnlichen Fall bei einer 50jährigen, an schwerer tertiärer Lues leidenden Frau zu beobachten.

Dieselbe lag mit den Erscheinungen einer basalen gummösen Meningitis im Eppendorfer Krankenhause, zeigte anfänglich Gefässveränderungen in der Retina, bis sich nach einigen Tagen das folgende ophthalmoskopische Bild entwickelte: Die Retina des linken Auges über den ganzen Fundus glänzend, schneeweiss und verdickt (vorher emmetropisch, jetzt hypermetropisch). Von der Papille, der Macula, den Arterien nichts zu sehen. Die Venen dunkelblaurot, erweitert und geschlängelt, tauchten bald aus der glänzend schneeweissen Fläche auf, bald verschwanden sie unter deren Oberfläche. Das Sehvermögen, hochgradig reduziert, konnte wegen leichter Benommenheit der Patientin nicht genau |festgestellt werden; ebensowenig das Gesichtsfeld. Späterer Befund: Chorioretinitis diffusa luetica. Beträchtliche Amblyopie.

Bei derartigen Formen des Ödems rührt wohl die schneeweisse Färbung der Retina von dem Umstande her, dass hier die zwischen das Gewebe gedrungene Flüssigkeit auch stark fibrinhaltig ist.

Einer mehr partiellen ödematösen Trübung der Netzhaut begegnen wir, wie vorhin erwähnt, sehr häufig in der Umgebung der Papille.

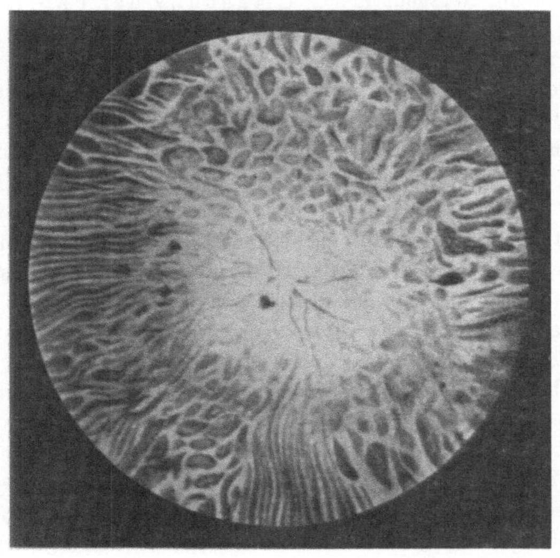

Fig. 99.

Eigene Beobachtung. Leukämie. Netzhautödem in der Umgebung der Papille.

Diese Opacität mit etwas Schwellung und Schlängelung der Venen war in einem Falle von Leukämie, welchen Gowers (die Ophthalmoskopie in der inneren Medizin, Deutsch, pag. 274) beobachtete, die Haupterscheinung In einem von uns beobachteten Falle (Fig. 99) war sie ophthalmoskopisch stark ausgeprägt. Hier bestand mikroskopisch eine starke Wucherung des Bindegewebsgerüstes, die nach der Untersuchung Deutschmanns zu einer beträchtlichen Verdickung namentlich der Faserschicht geführt hatte.

Rählmann (597) untersuchte eine 23jährige Frau, welche nach profusen Blutungen während der Geburt auf beiden Augen erblindet war. Der Tod erfolgte plötzlich. Sektion: Diffuse Arteriosklerose der Gehirngefässe und Hirnödem. Es bestand ein ziemlich diffus verbreitetes Netzhautödem. Dasselbe war am deutlichsten rings um die Papille entwickelt. Es handelte sich dabei aber nicht um die sogen. cystoide Degeneration der Netzhaut, sondern um eine gleichmässige Quellung, namentlich der äusseren Schichten. wobei die Strukturelemente gleichmässig auseinander gedrängt waren.

Bei anderen wieder bestand ein Ödem der Netzhaut mit kleinen Herden variköser Nervenfasern gemischt, so z. B. bei einem Falle von Morbus maculosus Werlhofii, den Marx (1023) beschrieben und mikroskopisch untersucht hat.

Ebenso Oliver (1024) bei einem mikroskopisch untersuchten Falle von perniciöser Anämie.

§ 296. Relativ häufig begegnen wir einem weissen Ödem der Netzhaut bei Fällen von Verschluss einzelner Äste der Centralarterie.

So sah Laqueur (1004) bei einem 26jährigen Mädchen, welches mit einem Klappenfehler an der Mitralis, wahrscheinlich infolge von frischer Endokarditis behaftet war, die ophthalmoskopischen Erscheinungen einer Embolie der Centralarterie des Sehnerven mit Freibleiben des temporalen Astes. Ophthalmoskopisch war mit Ausnahme der Richtung horizontal nach aussen die Netzhaut in der Umgebung der Papille milchweiss bis zu einer Entfernung von 3—4 Papillendurchmesser, dann nahm die weisse Verfärbung sukzessive, aber ziemlich rasch ab, und die Äquatorialgegend erschien wieder in normalem Rot, die obere, innere und untere Begrenzung der Papille war vollkommen verwaschen. Auf dem peripheren Teile der weissen Trübung waren an einigen Venen Unterbrechungen der Blutsäule mit Sicherheit nachzuweisen. Die Netzhauttrübung nahm allmählich ab.

Hirschberg (994, Fall I) berichtet über einen Fall von partieller Verstopfung der Arteriola temporalis superior folgendes: „Ihr ganzer Verbreitungsbezirk in der Netzhaut war weisslich, ödematös. Wer dies Bild nicht kennt, könnte es für eine Netzhautablösung halten — eine Verwechselung, die tatsächlich mitunter vorzukommen scheint".

Die Arterie etwa in ¹/₂ Papillendurchmesser Entfernung vom Sehnervenende auf kurze Strecke von weisslichem Exsudat verschleiert und unmittelbar danach auf die Hälfte ihrer Breite reduziert.

Eigene Beobachtung. In einem von uns beobachteten Falle war eine kleine Cysticerkusblase unmittelbar neben einem Gefäss in der Retina sichtbar und nur die Umgebung dieses Gefässes in ein schneeig glänzendes Feld verwandelt.

In dem Falle Stuelps (1027) erblindete 8 Wochen nach der Geburt plötzlich eine 24jährige Zweitgebärende. Die ophthalmoskopische Untersuchung ergab das Bild einer Embolie der Arteria tempor. sup. retinae. Innerhalb dieses Gefässgebietes zeigte sich eine dichte milchigweisse Trübung der Netzhaut; Blutungen fehlten. Nach 1 Jahr S = ⁵/₃₆. Gesichtsfeld normal bis auf einen ausfallenden Sektor nach unten. Atrophie des Opticus auf den oberen äusseren Quadranten beschränkt.

Ebenso Fall Genth pag. 262.

Im Falle Hirsch (963) mit Verschluss des makulären Astes zeigte sich das ganze Gebiet zwischen Papille und Macula gleichmässig dicht weiss gefärbt.

§ 297. Im Jahre 1873 berichtete Berlin (1028) zuerst über das Auftreten eines Ödems der Netzhaut nach stumpf einwirkender Gewalt auf den Bulbus ohne Verletzung und bezeichnete diesen Zustand mit dem wenig passenden Namen Commotio retinae. Etwa 1 Stunde nach Einwirkung des Traumas entwickelt sich in der Netzhaut eine mattgraue, wolkige Trübung, welche, ohne sich über das Netzhautniveau zu erheben, wachsen und konfluieren kann, wobei ihre Farbe immer heller wird und sich oft bis zu einem glänzenden Weiss herausbildet. Die Trübung kann schliesslich einen Durchmesser von 10—12 Papillendurchmesser darbieten, lässt aber immer die vorderen Partien der Netzhaut, in welchen die niemals erweiterten Gefässe deutlich hervortreten, frei.

Bei der mikroskopischen Untersuchung an Versuchstieren zeigte sich die Netzhaut an der getrübten Stelle gefaltet, stark geschwellt, auch stellenweise eingerissen. Entsprechend den getrübten Netzhautgebieten wurde ausnahmslos eine Blutung zwischen Chorioidea und Sklera gefunden.

Hirschberg (1029) sah in einem Falle von stumpfer Verletzung des Augapfels die Netzhaut in ihrer ganzen Ausdehnung diffus getrübt. Die Trübung ging rasch wieder zurück. Die Papille zeigte dabei unveränderte Färbung und Konturen. Die Netzhautgefässe waren überall frei. Die Sehschärfe, welche schon vom zweiten Tage an quantitativ auf Sn. II auf 5 Zoll gestiegen war, stellte sich bald wieder völlig her.

Nach einem Stosse mit einem harten Gegenstande zeigte ein Auge nach Knapps (1030) Mitteilung Abnahme des Sehvermögens am temporalen Ende der Sklera. Wo der Stoss stattgefunden hatte, war die Bindehaut leicht ödematös und mit Blut unterlaufen. Im oberen äusseren Quadranten war die Netzhaut in einer ungefähr vier Papillenflächen betragenden Ausdehnung milchweiss und von punktförmigen Blutungen durchsetzt.

In einem anderen Falle wurde das linke Auge durch einen Rackettball getroffen. Es fand sich weiter keine Veränderung, als dass ein grosser Teil der Netzhaut milchweiss, und die Episklera leicht injiziert erschien. 6 Tage nach der Verletzung war die weissliche Netzhauttrübung ganz geschwunden.

Reich (1031) konstatierte nach einem Falle auf den Hinterkopf einen Defekt im unteren äusseren Sektor des Gesichtsfelds des linken Auges. Ophthalmoskopisch war die nach innen und oben gelegene Grenze der Papille kaum zu entdecken. Letztere sowie ein Teil der Sehnervenscheibe selbst bedeckte eine weissliche Trübung, die nach der genannten Richtung eine $2^1/_2$ Papillendurchmesser lange Strecke der Retina einnahm. Sehschärfe beiderseits normal. Heilung.

Schmidt-Rimpler (1032) beobachtete, dass bei einem 7jährigen Knaben, der mit einem Stein gegen das linke Auge geworfen worden war, die Gegend des hinteren Pols ganz weiss aussah. Am Boden der vorderen Kammer fand sich ein kleiner Bluterguss; die Sehschärfe betrug $^4/_{13}$, zuletzt $^1/_2$, und waren Blutungen und Trübung verschwunden.

Nach Haab (1033) ist bei der Einwirkung einer stumpfen Gewalt ausser der Maculatrübung eine grössere Retinaltrübung vorhanden, die in der Peripherie des Augenhintergrundes da liegt, wo die Gewalt das Auge getroffen hat. Die Maculaaffektion geht in wenigen Tagen zurück, erklärt also die nach Kontusionen oft beobachtete Sehstörung.

Nach Denig (1034) sind die von Berlin als Ursache angeschuldigten subchorioidalen Blutungen aber nicht die Ursache der Weissfärbung der Retina, sondern zufällige Nebenbefunde, abhängig von einer zu starken Intensität der angewandten Gewalt. Mikroskopisch finden sich zahlreiche perlschnurartig aneinandergereihte, stark lichtreflektierende Buckel, die von der Membrana limitans bedeckt sind; hier uud da ist letztere eingerissen. Ausserdem sind zwischen Stäbchen und Zapfen unregelmässig gestaltete, oft kugelige Gebilde eingepresst, an manchen Stellen hängen sie mit einem äusserst schmalen Transudat zwischen Netz- und Aderhaut zusammen. Die beschriebenen Buckel, die bei starker Vergrösserung das Aussehen eines Maschengewebes mit unregelmässig gestalteten, verschieden grossen und stark lichtbrechenden Lücken darbieten, werden in der Weise aufgefasst, dass die Stigmata zwischen den Endkolben der Müllerschen Stützsubstanz gedehnt werden, selbst die

Limitans interna zerrissen und Flüssigkeit aus dem Glaskörper in die Nervenfaserschicht hineingepresst wird. Infolge der Paralyse der Netzhaut- resp. Aderhautgefässe komme es zu der oben angegebenen Transsudation. Alle diese Veränderungen bilden sich wieder zurück.

Nach L i n d e (1035) findet das Netzhautödem sich hauptsächlich an 2 Stellen, nämlich an der des Coups, und der des Contrecoups. Er illustriert diese Behauptung durch folgende Fälle:

Fall I. Einem 15 jährigen Schüler flog ein Schneeball von vorne gegen das linke Auge. Ophthalmoskopisch zeigte sich genau im linken Centrum eine flaschenförmige, bläulich-weisse Färbung zur Papille hinziehend und dieselbe einschliessend. Auf der weissen Trübung hob sich die bräunliche Macula scharf ab. Eklatante Contrecoupwirkung. Vergl. Figur 100. 3 Tage später Netzhaut völlig normal. S wieder = 1.

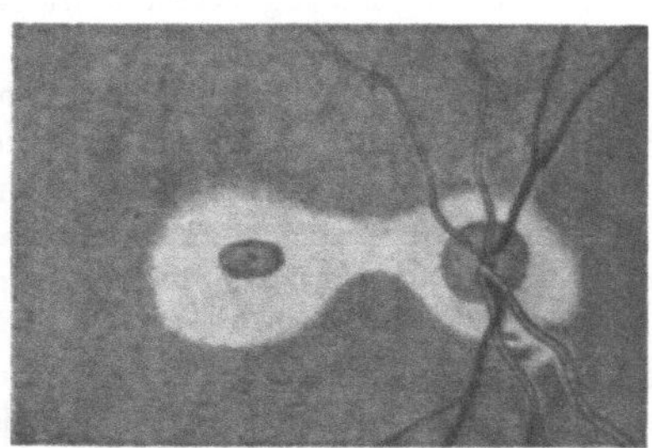

Fig. 100.
Netzhautödem nach Einwirkung stumpfer
Gewalt auf den Augapfel.
Nach L i n d e. (C. f. A. XXI. pag. 97.)

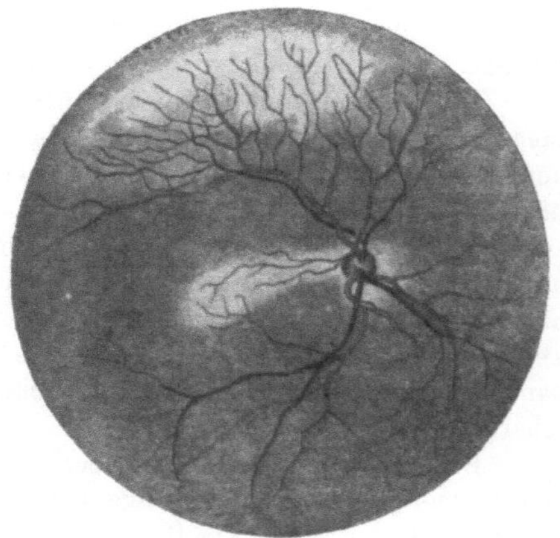

Fig. 101.
Netzhautödem nach Einwirkung stumpfer
Gewalt auf den Augapfel.
Nach L i n d e. (C. f. A. XXI. pag. 97.)

Fall IV. C. V. 28 Jahre. Vor 18 Stunden traf ein Champagnerpfropf von unten das linke Auge. Um die Papille und zur Macula ziehend w e i s s l i c h g e l b l i c h e s Netzhautödem, von dem sich die feinsten Gefässe mit grösster Deutlichkeit wie ein dunkles Netzwerk abheben. Desgleichen umfangreiches Ödem peripher oben, zackig begrenzt, mit weisslichen Inseln übergreifend auf die normale Netzhaut, hauptsächlich im Verlaufe der Gefässe (vergl. Figur 101).

L i n d e gibt eine tabellarische Übersicht über 17 einschlägige Fälle aus der H i r s c h b e r g schen Klinik und zugleich einen historischen Überblick über dieses Krankheitsbild.

Nach seinen experimentellen Ausführungen kam B ä c k (1036) zu dem Resultate, dass gleich nach dem Trauma die Netzhautgefässe blutleer seien, was H i r s c h b e r g (1029) schon 1875 erwähnt hatte[1]), und dass gegenüber der Einwirkungsstelle der Kontusion die Netzhaut sich unabhängig vom Verlaufe

---

[1]) H i r s c h b e r g zeigte, dass die zuweilen nach Kontusionen des Bulbus auftretende Erblindung, die mehrere Minuten anhalten könne, auf einer Ischämie der Gefässe beruhe.

der Gefässe weiss verfärbe. Bei der mikroskopischen Untersuchung fand sich in der vorderen Kammer eine teils feinkörnige, teils feinfädige Masse, welche sich nach v. Gieson rötlich gelb färbte. Eine ähnliche Masse lag im Bereiche der verfärbten Netzhautpartie zwischen Chorioidea und Retina. Die Chorioidealgefässe erweiterten sich paralytisch, und es wurden fibrinartige Stoffe ausgeschieden. Dieser Vorgang soll dann zu dem Transsudate zwischen Chorioidea und Retina mit nachfolgender Imbibition und Trübung der letzteren führen.

Die weissen Flecke in der Netzhaut.

§ 298. Als weiterer Folge der Erkrankungen der Blutgefässwandungen begegnen wir neben den Blutungen und dem Ödem noch umschriebenen, opaken, weisslichen Flecken von verschiedener Grösse und Konfiguration (vergl. Fig. 102).

Meist treffen wir sie im Verein mit Blutungen; wir finden sie aber auch ohne die letzteren, wie z. B. in den beiden folgenden Fällen von Pagenstecher (714).

Fall II: Blutbrechen nach Ulcus ventriculi. Ophthalmoskopisch beiderseits nur weisslich gelbe Flecke auf der Netzhaut. Keine Hämorrhagien.

Fall III: Blutung und Anämie nach Abort. Ophthalmoskopisch links ein weisslich gelber Fleck auf der Netzhaut. Keine Hämorrhagien.

Bei dem ophthalmoskopischen Bilde, welches früher mit Retinitis haemorrhagica bezeichnet wurde, kommen derartige weisse Flecke zwar häufiger vor als bei den gewöhnlichen Netzhautblutungen, jedoch sind die Hämorrhagien jenen gegenüber immer an Zahl überlegen. Das Umgekehrte findet jedoch meist statt bei dem Augenspiegelbilde, das wir gewöhnlich mit Retinitis albuminurica zu bezeichnen pflegten.

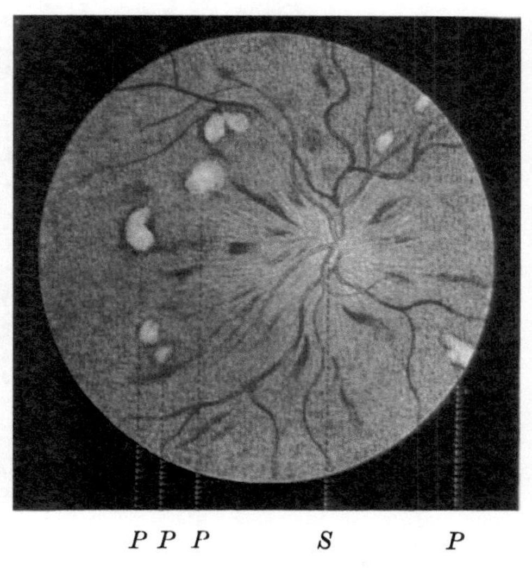

Fig. 102.

Nach Michel, Lehrbuch der Augenheilk. II. Aufl.

§ 299. Wenn auch diese weisslichen Flecke im allgemeinen auf eine degenerative Veränderung der Netzhautelemente hinweisen, so sind doch, namentlich bei der Leukämie, gewisse Ausnahmen zu konstatieren. Zunächst hat Deutschmann (1038) in einem von uns beobachteten, und von ihm mikroskopisch untersuchten Falle von Retinitis leucaemica (vergl. Fig. 103) gefunden, dass, obgleich das Augenspiegelbild eine grössere Menge gelbroter Plaques teils in der Netzhaut und, wie es auf der Abbildung scheint, auch in der Aderhaut, zeigte, dieselben pathologisch-anatomisch doch nur auf eine enorme Erweiterung und wurstartige Ausstopfung der Netzhaut- und Aderhautgefässe mit Leukozyten bezogen werden konnten. Die distinkten Leukozytenherde fanden sich extrem selten und diffuse Rundzelleninfiltrationen fehlten vollständig.

Eine analoge Beobachtung scheint Oeller (1037) bei einem Falle von lienaler Leukämie gemacht zu haben. Wie in allen anderen Schichten, so waren hierbei auch in der Körnerschicht kleine rundliche Herde von grossenteils weissen Blutkörperchen anzutreffen. Die Chorioidea war stark verbreitert und zwar genau an der Stelle des Eintritts der hinteren Ciliararterien

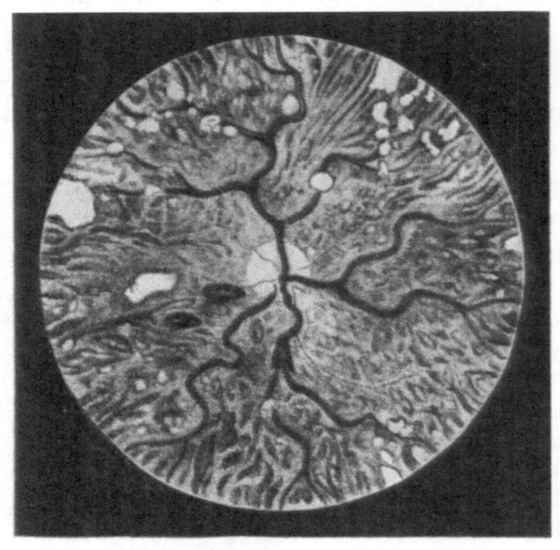

Fig. 103.

Augenhintergrund bei einem Falle von akuter Leukämie. Ausserordentlich stark verbreiterte Venen, haardünne Arterien. Eigene Beobachtung. Weisse Flecke in der Netzhaut.

durch kolossale Anhäufung von weissen Blutkörperchen von der Suprachorioidea an bis in die Kapillarschicht. Wegen ihrer Massenhaftigkeit war es schwer zu sagen, ob sie inner- oder ausserhalb der Gefässe lagen.

§ 300. Eine andere Form von weisslichen Flecken, die mehr auf eine Umwandlung grosser Blutherde, als gerade auf eine Degeneration des Netzhautgewebes hinweisen, und die in gewisser Hinsicht gleichfalls für die Leukämie charakteristisch sind, stellen die Blutungen mit hellem oder weissem Centrum dar, vergl. pag. 212.

So demonstrierte z. B. Litten (1039) eine Patientin von 25 Jahren mit gemischter Leukämie, die sich in wenigen Wochen ohne nachweisbare Ursache rasch entwickelt hatte. Die Netzhaut sah orangefarben aus, das Blut in den Gefässen erschien schokoladefarbig. Ferner war die Netzhaut mit kleineren und grösseren Spritzflecken übersät und zeigte Blutungen von grösserem Umfange, welche die Gefässe umgaben, sowie weisse Flecke mit hämorrhagischem Rande.

Nach Bettmann (1040) werden diese weissen Flecke in der Mitte der Hämorrhagien hervorgebracht:

a) durch Anhäufung gut erhaltener lymphoider Zellen,

b) durch Untergang dieser Zellanhäufungen und umgrenzender Blutkörperchen, verbunden mit sekundärer Gewebsveränderung,

c) durch Vorkommen von grossen Herden variköser Nervenfasern.

Nach Deutschmann (1038) nehmen bei Leukämie die rundlichen Herde mit weissem Zentrum und rotem Saum als weisse Blutkörperchen mit zum Teil fettglänzendem, feinkörnigem Inhalt die äussere Hälfte der Faser- und die innere der granulierten Schicht ein.

Kramsztyk (1041) berichtet über einen Fall von Leukämie mit Trübungen der Retina in der Umgebung der Papille und zahlreichen Extravasaten in der Netzhaut. Mikroskopisch fanden sich dieselben in den verschiedensten Schichten, die meisten und grössten in der Nervenfaserschicht. In der Mitte der Extravasate waren nur weisse Blutkörperchen sichtbar.

Nach Bondi (852) sind die hellen Punkte im Centrum der Blutungen bedingt zum Teil durch die variköse Degeneration der Nervenfasern, zum Teil auch anscheinend durch kugelige, und aus einer hyalin schollige Masse bestehende Gebilde, die von den Gefässen ihren Ursprung nehmen.

Auch bei in Aufsaugung begriffenen präretinalen Hämorrhagien treten inmitten der Extravasate helle Flecke auf.

So berichtet Betke (1042) über einen Fall von subretinalem Extravasat in der Gegend der Macula lutea. In dem hämorragischen Herde bildeten sich weisse Flecke, die nach und nach verschwanden. Betke erblickt darin fettige Umwandlung des ergossenen Blutes.

§ 301. In pathologisch-anatomischer Hinsicht unterscheiden wir folgende Gruppen dieser weissen Flecke:

1. die varikös-sklerotische Hypertrophie der marklosen Fasern der Nervenfaserschicht,

2. die Anhäufung lymphoider Zellen,

3. fettige Degeneration der Retinalelemente sowohl, als des Fibrins aus dem Ödem und der Rückstände der Blutungen,

4. geronnene fibrinöse Exsudate,

5. die bei Sepsis auftretenden weissen Flecke, bedingt durch Metastasen,

6. Verkalkungen.

Hierbei muss noch bemerkt werden, dass meist eine Kombination dieser verschiedenen Prozesse bei ein und demselben Individuum beobachtet wird, wie z. B. in der oben angeführten Untersuchung Bettmanns bezüglich der weissen Flecke in den Blutungen, und dass ferner im ophthalmoskopischen Bilde die anatomische Natur dieser Flecke nicht so ohne weiteres unterschieden werden kann. Indessen weiss man, dass die grossen, weit ausgedehnten weissen Plaques, namentlich bei Morbus Brightii, durch fettige Degeneration bedingt werden, da die variköse Hypertrophie der Nervenfasern meist nur in kleinen Herden aufzutreten pflegt.

1. Die variköse Hypertrophie der Sehnervenfasern der Netzhaut.

Die leichteren Grade dieser Veränderung sind, wie schon pag. 300 erwähnt, nach Leber (95 V, pag. 575) jedoch zuweilen über grössere Strecken der

Netzhaut verbreitet und ergreifen besonders die Papille und deren Umgebung.
Die Nervenfasern sind dabei nur mässig verdickt und mit leichten spindelförmigen Anschwellungen versehen, auch von etwas stärkerem Glanze; wie in
der Norm finden sich dabei feinere und stärkere. Von diesen leicht spindelförmigen Verdickungen kommen mitunter alle Übergänge vor bis zu grossen
kolbenförmigen Anschwellungen etwa vom Durchmesser einer Ganglienzelle.

Manche Anschwellungen enthalten ein rundliches oder unregelmässig ge-
staltetes, stark glänzendes Körperchen. Diese Verdickungen treten manchmal dicht gedrängt in kleinen Herden auf und bewirken eine geringe Erhebung.
Ophthalmoskopisch stellen sie sich dann als weissglänzende, undurchsichtige
Flecken dar, während die geringgradige diffuse Hypertrophie der Nervenfasern nur eine leicht weissliche Trübung der Retina hervorruft. Der Sitz

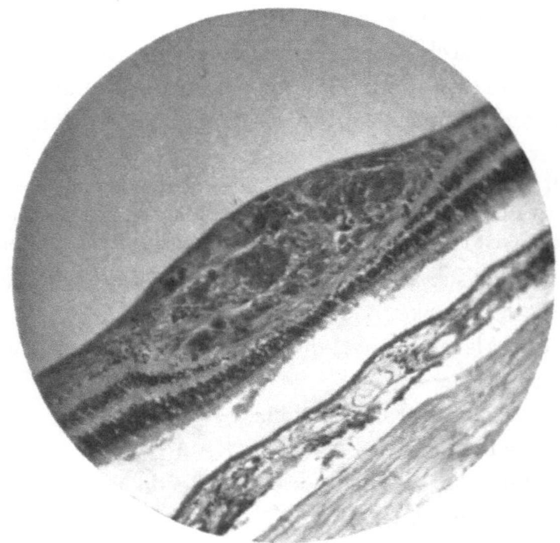

Fig. 104.

Nest sklerotischer Sehnervenfasern, photographiert von Herrn Dr. Roosen-Runge.
Eigene Beobachtung.

dieser Veränderungen ist, wie gesagt, ausschliesslich die Nervenfaserschicht
und zwar meistens in ihren inneren Lagen, so dass diese so veränderten
Partien buckelförmig in den Glaskörper vorspringen, vergl. Fig. 104, seltener
liegt die Veränderung in der Mitte der Faserschicht (Uhthoff [1043]), indem
intakte Nervenfaserbündel über und unter dem Herde hinweg verlaufen.
Zuweilen ist die Nervenfaserschicht in ihrem ganzen Durchmesser verändert,
wo dann die Verdickung der Schicht eine sehr bedeutende wird und sich
nach innen sowohl erheblich hervorwölbt, wie nach aussen die Netzhautschichten stark zusammendrängt. Verdeckt daher ein derartiger Herd
ein Retinalgefäss, und zeigt er keine besonders grosse Ausdehnung, dann darf man wohl einen solchen als aus varikös-skleroti-

schen Sehnervenfasern bestehend annehmen, weil eben diese Nester varikös-sklerotischer Fasern in der Nervenfaserschicht der Netzhaut gelegen sind.

Roth (1044) gab im Jahre 1872 folgende Zusammenstellung der publizierten Fälle von variköser Hypertrophie der Nervenfasern, nach ihren ätiologischen Momenten gruppiert:

I. Alteration des Blutes:	Morb. Brightii	= 12
	Syphilis	= 1
	Leukämie	= 2
	Septikämie	= 6
	Pyämie	= 3
	Alkoholismus	= 1
	Milzsarkom	= 1
II. Gehirnkrankheiten verschiedener Art		= 8
III. Retinitis pigmentosa		= 1
IV. Retinitis idiopathica (Trauma)		= 2
V. Akute Infektionskrankheiten		= 1
VI. Lungen- und Darmphthise		= 1
VII. Magenkrebs		= 1

2. Lymphoide Zellen.

Wie vorhin erwähnt, sehen wir die lymphoiden Zellen ganz besonders häufig bei der Leukämie entweder als weisse Flecken, oder als solche inmitten der Hämorrhagien. Hier liegen die Zellen mit einzelnen roten Blutkörperchen vermischt. Gegen den Rand der Blutung hin werden die letzteren zahlreicher und liegen zuletzt in grösseren Mengen dicht zusammen, wodurch die rote Berandung der weissen Flecken entsteht. Hierbei zerfallen die roten Blutkörperchen teils direkt, teils werden sie von den Lymphkörperchen aufgenommen und wandeln sich in deren Innern um in eine fettig glänzende Substanz und Pigment.

3. Die fettige Degeneration der Retinalelemente etc.

Diese Vorgänge beobachten wir ganz besonders häufig bei der sogen. Retinitis albuminurica.

Die fettige Degeneration zeigt sich nach Leber (l. c.) teils als Einlagerung von Fettkörnchenzellen, deren Inhalt wir nicht nur ausschliesslich aus Fett, sondern auch aus eiweisshaltigen Körnchen zu denken haben, teils als fettige Infiltration des Stützgewebes.

Nach Leber treten die Fettkörnchenzellen hauptsächlich in beiden Körnerschichten und in der Zwischenkörnerschicht auf; in besonders hochgradigen Fällen breiten sie sich bis in die Nervenfaserschicht nach innen aus. In den äusseren Schichten liegen sie oft dicht gedrängt.

Bei massenhafter Einlagerung von Körnchenzellen ist auch das Stützgewebe (insbesondere die Radiärfasern) von Fetttröpfchen mehr oder minder reichlich infiltriert. Zuweilen sind an der Macula besonders die inneren

Enden der Radiärfasern davon ergriffen, wodurch makroskopisch kleine weisse Fleckchen entstehen, die eine eigentümliche sternförmige Gruppierung zeigen.

Die fettige Degeneration tritt entweder in kleinen umschriebenen Herden, oder in grossen konfluierenden Flecken auf, die oft einen mehr oder minder geschlossenen Ring um die Eintrittstelle des Sehnerven bilden, vergl. Fig. 105.

In dem Falle Ammans (1045) von sogen. Retinitis circinata war eine grosse Menge von Fettzellen, sowie feiner Fettkörnchen in allen Schichten der Netzhaut gelegen, wobei noch eine dritte Form des Fettes auffiel, nämlich das Vorhandensein von eigentümlich glänzenden Körperchen (Fettkrystallen). Mit Sicherheit wurde angenommen, dass die weissen ophthalmoskopisch sichtbaren Fleckchen bei der Retinitis circinata einzig und allein durch Ansammlung von Fettzellen bedingt waren und da entstanden sind, wo frühere Blutungen gesessen hatten, dies aber zu einer Zeit, wo von der Blutung an der betreffenden Stelle schon lange nichts mehr zu sehen war. Die Fettkörnchen hätten die Bedeutung von „Fresszellen" und seien sehr wahrscheinlich aus Endothelien hervorgegangen.

Eine fettige Entartung der Gefässwandungen findet sich, wie bereits erwähnt, bei der perniziösen Anämie, im Gefolge der Arteriosklerose und, was weiter hinzuzufügen ist, bei der Phosphorvergiftung. Die im letzteren Falle ausser den Blutungen in der Netzhaut zerstreuten, zahlreichen, weissen Flecken entsprechen in pathologisch-anatomischer Beziehung Herden, welche aus einer grossen Anzahl von Fettkörnchenzellen bestehen und vorzugsweise in den Körnerschichten zu beobachten sind.

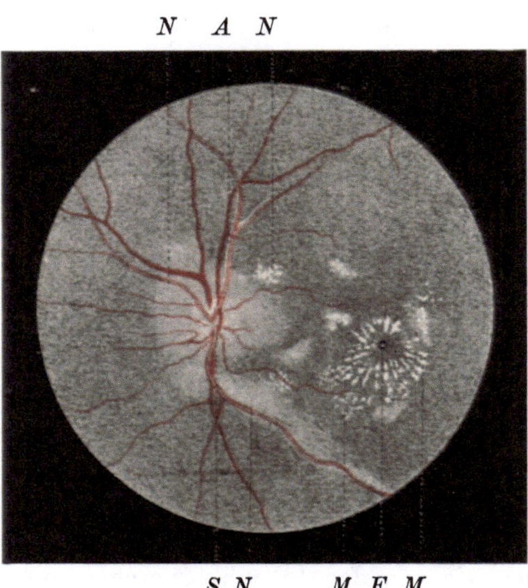

Fig. 105.
Nach Michel, Lehrbuch d. Augenheilk. II. Aufl.

4. Die geronnenen fibrinösen Exsudate

finden wir ebenfalls sehr häufig bei der sogen. Retinitis albuminurica sowie bei perniziöser Anämie. Sie entstehen durch amorphe Ausscheidung von Eiweiss oder Fibrin in die Gewebsinterstitien.

Cirincione (1046) hatte Gelegenheit bei Retinitis gravidarum die mikroskopische Untersuchung zu machen. In der Zwischenkörnerschicht fand sich eine Ablagerung von fibrinösen Massen, welche kleinste oder grosse, ovale, bis in die äussere Körnerschicht reichende, einzelne oder mehrfache

Schollen darstellten und sich auf etwa 3 Papillendurchmesser um die Papille herum erstreckten.

In dem Falle von Bankwitz (1053) mit hochgradigen arteriosklerotischen Veränderungen der Arteria centralis und Vena centralis fanden sich an einzelnen Stellen der Netzhaut mikroskopisch nekrotische Herde, ferner zwischen den beiden Körnerschichten Fibrinklumpen, und stellenweise bedeutender Zerfall der ursprünglichen Elemente.

Michel (973) fand bei mikroskopisch untersuchten Fällen von Arteriosklerose die Eiweissgerinnungen an der Innenseite der Netzhaut zwischen letzterer und der Membrana hyaloidea. Die fibrinösen Exsudate zeigten sehr verschiedene Stadien, teils erschienen sie ganz frisch, bestehend aus mehr oder weniger breiten Fibrinfäden mit wenigen weissen Blutkörperchen, teils älteren Datums, und waren hier in verschiedenem Grade einem gleichmässig hyalinen Aussehen verfallen, oder sie stellten schollen- oder zylinderartige Gebilde dar. Diese fibrinösen Exsudate fanden sich fast ausschliesslich in der äusseren Körnerschicht und bedingten eine entsprechende Erweiterung der Räume zwischen den Stützfasern bezw. eine Verdrängung der um den einzelnen Herd gelegenen Teile.

<h3 style="text-align:center">5. Die bei Sepsis auftretenden weissen Flecke</h3>

bestehen entweder aus varikösen Nervenfasern oder aus Mikrokokkenmassen resp. kleinen Infiltraten mit Rundzellen. Vergl. hierüber den Abschnitt über die Retinitis septica.

<h3 style="text-align:center">6. Verkalkungen.</h3>

Römer (1047) untersuchte ein im Gefolge einer chronischen Nephritis mit Glaukom und ophthalmoskopisch sichtbaren grösseren weisslichen Flecken in der Macula und Umgebung erkranktes und enukleiertes Auge. Er fand in den inneren Netzhautschichten Blutungen und schalenförmige Einlagerungen von Konkrementen, die als Verkalkungen anzusehen waren, sich auf den hinteren Bulbusabschnitt beschränkten, die Papille in einer gürtelförmigen Zone umkreisten und am ausgedehntesten temporal in der Gegend der Macula erschienen. Die Verkalkungen wurden als aus flüssigen Exsudaten entstanden betrachtet.

Die Vielseitigkeit des Vorkommens der weissen Netzhautflecke.

§ 302. Über die Vielseitigkeit des Vorkommens derartiger weisser Flecke bei den verschiedenen Krankheitszuständen des Organismus im allgemeinen mögen folgende Fälle (je ein Beispiel für jede Krankheit) den Beweis liefern, ohne dass wir behaupten wollen, damit eine erschöpfende Aufstellung gegeben zu haben.

<h3 style="text-align:center">Anämie:</h3>

Pick (829, Fall XI). Chronische Anämie infolge von Blutverlust nach Ulcus ventriculi. Ophthalmoskopisch beiderseits eine Anzahl weisslicher Flecke, meist am hinteren Pole sitzend, daselbst auch links einige kleine streifige Hämorrhagien; ferner beiderseits äquatorial vereinzelte rundliche Hämorrhagien mit weissen Centren.

Perniziöse Anämie:

Sgrosso (1048) sah bei einem Patienten in den hämorragischen Flecken ein weisses Centrum, es waren aber auch sonst noch auf der Retina weisse Flecken sichtbar.

Chlorose:

Williams (837) beobachtete bei einem 17 jährigen Mädchen eine doppelseitige Neuroretinitis mit stark erweiterten Retinalvenen. Zwischen Macula und Sehnerv ein flächenartig gestalteter Fleck aus weiss glänzenden Streifen bestehend. Auf dem linken Auge Blutungen.

Leukämie:

In einem von uns beobachteten Falle (vergl. Figur 103 pag. 308) bestanden Blutungen mit weissem Centrum und daneben zahlreiche grosse weissliche Flecke.

Morbus maculosus Werlhofii:

Marx (1049) beobachtete einen 32 jährigen Mann, bei dem ophthalmoskopisch beiderseits ausgedehnte flächenhafte Netzhautblutungen in der Umgebung der Papillen und helle weisse Flecke während des Lebens wahrgenommen worden waren. Mikroskopisch bestanden die weissen Flecke aus varikösen Nervenfasern.

Diabetes:

Lautsheere (1050) sah bei einem Falle von Diabetes einfache Neuritis mit weissen Flecken in der Netzhaut. Als etwas Besonderes wird hervorgehoben, dass niemals Netzhautblutungen sichtbar gewesen waren.

Syphilis:

Ewetzky (1051) konstatierte bei einem einseitigen centralen Skotom eine Trübung der Maculagegend mit gleichzeitigen zahlreichen teils zerstreuten, teils zu Gruppen vereinigten weissen Flecken. Als ätiologisches Moment war Lues vorhanden.

Sepsis:

Herrenheiser (1052). In dem ophthalmoskopisch untersuchten Falle einer kryptogenetischen Sepsis waren in der cirkumpapillären Zone der Netzhaut zahlreiche Blutsprenkel und weisse Flecken sichtbar. Mikroskopisch fanden sich entsprechend den weissen Flecken Hypertrophie und Sklerosierung der marklosen Fasern etc.

Arteriosklerose:

Eigene Beobachtung (vergl. Figur 85). 78 jähriger, an allgemeiner Arteriosklerose leidender Herr. Über den ganzen Augenhintergrund zerstreut, namentlich aber in der Umgebung der Papille, zahlreiche weissliche Flecke von verschiedener Grösse und Form, teilweise für sich allein bestehend, teilweise mit Blutungen durchsetzt oder umrandet. Die Arterien sehr dünn und kaum sichtbar. Hochgradige Veränderungen an den Venen.

Hydrocephalus internus:

Krückmann (1054) berichtet über einen Fall von Hydrocephalus internus (7 jähr. Mädchen), Stauungspapille und herdförmige weisse Netzhautflecke am hinteren Pol. Er fand als anatomische Veränderung für das letztgenannte ophthalmoskopische Bild in den mit Flemmingscher Lösung und Safranin behandelten Präparaten schwarze homogene Schollen oder ein Konglomerat kleiner schwarzer Kügelchen, verbunden mit einer leichten Netzhautablösung.

Leberkrankheiten:

Hepatitis luetica:

Pick (829, Fall XV). Ophthalmoskopisch eine Anzahl grauweisslicher Plaques um die Papille. Links kleine Blutungen.

Cirrhosis hepatis:

Pick (829, Fall XVI). Beiderseits in der Umgebung der Papillen einige grauweisse opake Stellen und kleinste Blutungen.

Carcinoma hepatis:

Pick (829, Fall VII). Ophthalmoskopisch links oben von der Papille einige grauweisse Herdchen.

Cholecystitis mit multipler Abscessbildung in der Leber.

Purtscher (1055). Beiderseits zahllose kleinere und grössere, vielfach konfluierende weissliche Flecke in der Netzhaut. Mikroskopisch wurden einerseits zahlreiche Drüsen in der Glaslamelle, andererseits Ablagerung von Detritus der Stäbchen- und Zapfenschicht gefunden.

Carcinoma ventriculi:

Pick (829, Fall II). Rechts ein nierenförmiger, $^1/_4$ Papillendurchmesser grosser, grauweisslicher Herd dicht an der Papille, ferner nach oben von der Papille zwei scharf konturierte, weissglänzende Striche von einem ganz schmalen, hellrötlichen Saum umgeben. Äquatorial eine Menge rundlicher Blutungen oft mit einem kleinen weissen Centrum.

Chininintoxikation:

Nach Zanottis (1056) Mitteilung traten bei einem 38 jährigen Manne, der 12 g Chinin. sulf. auf einmal genommen hatte, $^1/_2$ Stunde später Konvulsionen, Bewusstlosigkeit und Erblindung auf. Nach 2 Monaten $S = ^1/_4$. Ophthalmoskopisch erschienen die Arterien schmal, die Papillen weiss, und in der Umgebung derselben zerstreute weissliche Flecken.

Phosphorvergiftung:

Litten (829) fand bei einer Phosphorvergiftung und akuter Leberatrophie beiderseits weisse Flecken in der Retina als fettig degenerierte Abschnitte der Körnerschicht (zahlreiche Körnchenkugeln und Tyrosinbüschel).

Chronische Tuberkulose:

Pick (890, Fall XIV) sah bei Peritonitis tuberculosa ophthalmoskopisch einzelne kleine weisslich graue Flecke an der Papille.

Die Form der weissen Flecken.

§ 303. Was die Form der weissen Flecken anbelangt, so tritt bei den meisten Allgemeinkrankheiten keine besondere Eigentümlichkeit derselben hervor. Von verschiedenen Autoren wird ihre rundliche Form bei der Leukämie, vergl. auch Fig. 103 pag. 308, hervorgehoben, so von Liebreich (1059), Becker (1060), Leber (1061) und Reincke (1062). Das könnte mit der von Deutschmann gefundenen wurstförmigen Ausstopfung der Gefässe mit Leukozyten zusammenhängen.

Bei der sog. Retinitis albuminurica, bei welcher ja im allgemeinen die weissen Flecke besonders häufig gefunden werden, nimmt im weiteren Verlaufe der Krankheit weniger die Zahl der weissen Flecken, als ihre Ausdehnung zu. Die weissen Herde können derartig zusammenfliessen, dass die Eintrittsstelle des Sehnerven von einer glänzend weissen Fläche umgeben erscheint, über welche die grösseren Gefässe verlaufen, und an deren Rändern dann wiederum Gruppen weisser Flecken vorhanden sind.

Eine sehr charakteristische Gruppierung kleiner weisser Flecke ist bekannt als **die Sternfigur der Macula.** Indem die Zahl der kleinen weissen Fleckchen an der Macula eine stetige Zunahme erfährt, heben

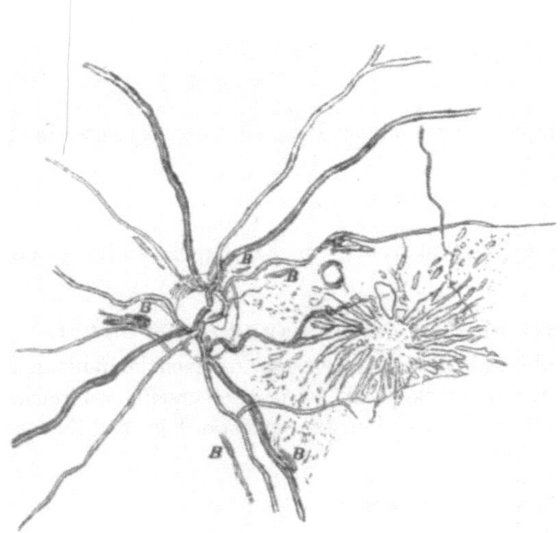

Fig. 106.

Sternfigur an der Macula. Nach Pulvermacher, C. f. A. XIV, pag. 325.

sich dieselben auf dem dunklen Grunde der Macula mit besonderer Deutlichkeit ab. Zu Reihen angeordnet, konvergieren sie nach der Fovea centralis und bilden eine zierliche Figur, vergl. Fig. 105. Fliessen die einzelnen Flecken zusammen, so entsteht dadurch ein Stern von weissen oder gelblichweissen Strahlen (Fig. 106). Bei grösserer Ausdehnung werden die Strahlen breiter und unregelmässiger und dadurch wird auch die Fläche dieser krankhaften Veränderung an der Macula um das Doppelte vergrössert.

Nach Schweigger (1063) handelt es sich bei der Sternfigur um eine fettige Degeneration der inneren Enden der Müllerschen Stützfasern. Gewöhnlich sei die Figur so gross, wie die Papille, selbst doppelt so gross und mehr.

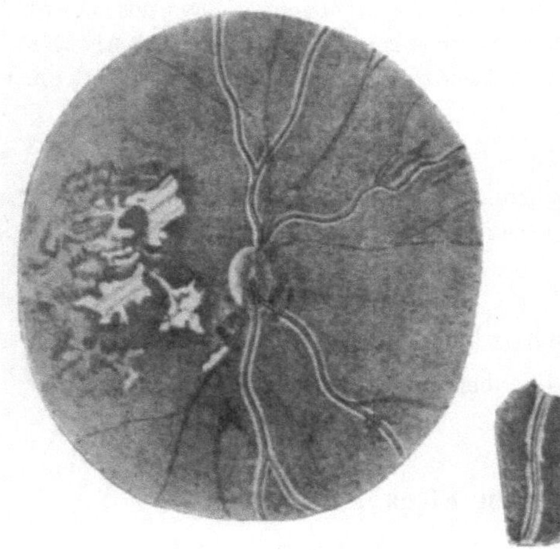

Fig. 107.

Degenerative Veränderung sämtlicher Netzhautarterien. Nach Hirschberg, C. f. A. XXI, 206.

Alsdann werden die Strahlen breiter, verlaufen weniger regelmässig, sind öfters unterbrochen, oder durch unregelmässig gestellte Flecken ersetzt. Der Grund ist hier oft ungewöhnlich dunkelbraun oder schwärzlich (Fig. 107).

§ 304. Hinsichtlich der **anatomischen Erklärung** der Sternfigur ist noch keine völlige Einigung erzielt.

Dimmer (1064) untersuchte Augen, in denen die charakteristischen Flecke in der Gegend der Macula bei Retinitis albuminurica festgestellt waren. Mikroskopisch fanden sich Ansammlungen von durch Osmiumsäure schwarz gefärbter Fettkörnchenzellen in der äusseren Faserschicht der Macula bis gegen den Grund der Fovea. In der Gegend der Macula sei die Gefässlosigkeit der äusseren Faserschicht in Betracht zu ziehen.

Nach **Dahrenstaedt** (999) deutet die überraschend zierliche und regelmässige Anordnung der Sternfigur, vergl. Fig. 108, mit grosser Wahrscheinlichkeit auf einen pathologischen Erguss in präformierte und durch diesen Ausguss sichtbar gewordene Hohlräume hin, wie solche von den

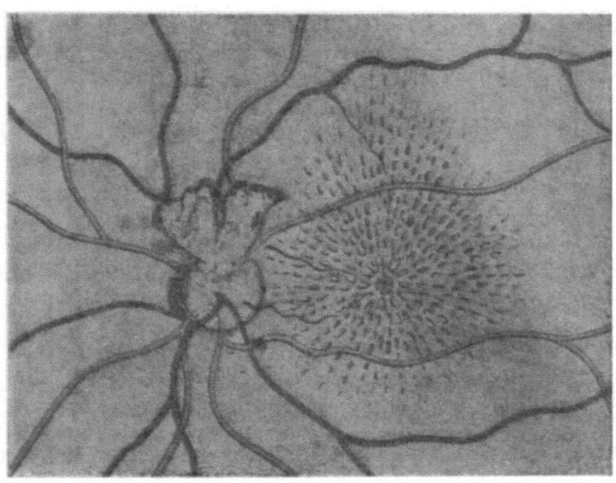

Fig. 108.
Nach **Dahrenstedt**, Centralbl. f. Augenh. XVI, pag. 42.

Maschen des zur Macula radiär geordneten Stützgewebes der Netzhaut gebildet würden. Ein Grund, warum der Erguss gerade in die Netzhautmitte erfolgt, sei jedoch nicht aufzufinden. Ein Versuch, diese Tatsache dadurch zu erklären, dass die Arteriola macularis von der Arteriitis mitbetroffen sei, scheiterte daran, dass sich auch noch ein zweites feines, zur Netzhautmitte ziehendes arterielles Gefäss vorfand, das zweifellos intakt geblieben war.

Koppen (1065) nimmt an, dass es sich im wesentlichen um **alte** Blutungen neben vereinzelten Exsudatmassen handele, wobei ihre Lage zwischen den Radiärfasern, sowie der typische Gefässverlauf in der Macula in Betracht komme.

Blutungen könnten in jeder Netzhautschicht auftreten, die gefässhaltig sei, besonders erscheine die Zwischenkörnerschicht hierzu disponiert, weil in ihr die feinsten Kapillaren verliefen, in denen die Gefässalterationen zuerst aufträten.

Im Falle I von Pulvermacher (1066) erschien die Macula als brauner Fleck, umgeben von einem Kranze kleiner, runder, weisser, hellglänzender Herde (vergl. Figur 109), an die sich eine höchst zierliche Sternfigur anschloss, deren einzelne Strahlen in gleicher Weise aus kleinen, runden, hellglänzenden Herden sich zusammensetzten. Links war der Stern ein vollkommener, die Strahlen sehr lang, während im rechten Auge die Sternfigur unvollkommener blieb.

Was die Entstehung des Sterns bei der sog. Retinitis albuminurica anbelangt, so spricht die Fig. 106 nicht gerade dafür, dass die Müllerschen Radiärfasern das Bestimmende der Konfiguration bilden. Wie wären dann die bis in den Sehnerven gehenden Strahlen zu erklären? Am wahrscheinlichsten ist, dass die Erkrankung der Kapillaren die Entstehung der Degenerationsherde veranlasst, nur müsste man allerdings die bisher anatomisch durchaus noch nicht bewiesene radiäre Anordnung der nach dem gelben Fleck ziehenden feinen Gefässe annehmen.

Nach Moglie (1067) beruhen die Flecken der Sternfigur um die Macula auf Ödem der Stützfasern.

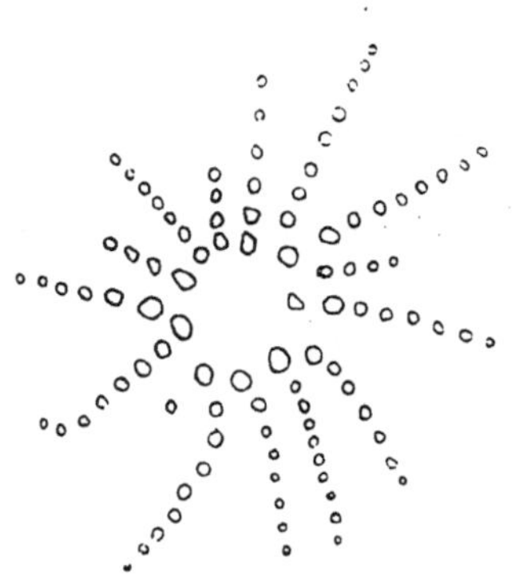

Fig. 109.
Sternfigur. Nach Pulvermacher,
C. f. A. XIV, pag. 325.

Nuël (1449) konstatierte in der Henleschen Faserschicht Exsudatschollen in gut abgegrenzten Lücken, welche entweder die ganze Lücke, oder nur deren Centrum einnahmen. Diese waren entweder homogen oder zeigten fibrilläre Struktur. Im Centrum der Fovea, ebenso ausserhalb der Macula, fehlten sie. Sie verdankten ihr Dasein der Exsudation einer eiweisshaltigen mehr oder minder fibrinösen Flüssigkeit und brachten, radiär um die Fovea centralis angeordnet, entsprechend der radiären Anordnung der normalen Fasern der Henleschen Schicht, die Sternfigur hervor.

Nach Greef (1450) wird die Entstehung der weissen Flecke durch Fettkörnchen so ziemlich allgemein angenommen; nach seiner Ansicht jedoch reicht die sich findende fettige Degeneration nicht aus, um die oft riesigen weissen Herde zu erklären. Greef hat grosse weisse Herde untersucht und nur vereinzelte Fettkörnchen gefunden. Ihm scheint alles dafür zu sprechen, dass ausserdem noch flüssige Exsudationen mitwirken, die vielleicht deshalb der Untersuchung entgehen, weil sie sich in den gebräuchlichen Härtungs- und Untersuchungsmitteln auflösten.

§ 305. Wiewohl die Sternfigur der Macula am häufigsten bei denjenigen Zuständen der Gefässdegeneration der Netzhaut gefunden wird, bei denen Eiweiss im Urin auftritt, so bildet sie doch kein absolutes diagnostisches Kriterium für die sogen. Retinitis albuminurica.

So berichtet van der Brugh (1068) über ein Kind, das ohne jede andere Organerkrankung während 1½ Jahren eine Sternfigur an der Macula mit stark herabgesetzter Sehschärfe darbot. Sonst war nichts Besonderes, als eine einzige kleine Blutung an der Papille wahrzunehmen. Die Sternfigur schwand, und die Sehschärfe stellte sich wieder her.

Eigene Beobachtung: Wir beobachten seit einer Reihe von Monaten ein 26-jähriges Fräulein lediglich mit einer Sternfigur an der Macula, allerdings nur aus einigen kleinen gelblich weissen Fleckchen bestehend, mit Herabsetzung der centralen Sehschärfe auf $^1/_2$, ohne dass irgendwie sonstige Störungen des Allgemeinbefindens bis jetzt aufgefunden werden konnten. Der Urin war stets frei von Zucker und Eiweiss.

Hartridge (1069) bringt in Zusammenhang mit der Influenza eine bei einem 16jährigen Knaben beobachtete doppelseitige Neuroretinitis, wobei zahlreiche weisse Flecke in der Macula sichtbar waren.

von Ammon (1070) schildert einen bei einer sonst gesunden Frau beobachteten Fall von Chorioiditis praemacularis, die im Anschluss an Influenza entstanden war und unter Jodkali in 3 Wochen ohne Störung der Sehschärfe abheilte.

Das Merkwürdige an dem Falle war eine am 3. Beobachtungstage in der Macula auftretende Sternfigur, die nach 5 Tagen wieder vollkommen verschwunden war. Dieselbe wird durch ein Ödem der Stützfasern erklärt.

Vauce (647) sah bei Scharlach mit dem Augenspiegel eine Neuroretinitis, und dieselben Veränderungen in der Gegend der Macula, die man bei Retinitis albuminurica findet. Es waren keine Zeichen vorhanden, die auf eine Nierenerkrankung hindeuteten.

Knies (1071) hat einigemale bei hochgradiger Chlorose ohne sonstige nachweisliche Erkrankung nach längerer Zeit weissliche glänzende Flecken und Fleckchen in der Netzhaut auftreten sehen, die sich in der Hauptsache in der bekannten Sternform der Retinitis albuminurica um die Fovea centralis gruppierten, und wobei keine, oder eine nur ganz unbedeutende Sehstörung bestand. Der übrige Augengrund war normal. Die Affektion war allemal einseitig, dauerte über $^1/_2$ Jahr, verschwand aber mit Besserung des Allgemeinbefindens schliesslich später. Vermutlich handelte es sich nach Knies um kleine Verfettungsherde in der Nervenfaserschicht an denjenigen Stellen der Netzhaut, die der Kapillaren entbehren, und wo sich deshalb am leichtesten eine wirkliche Ernährungsstörung geltend machen konnte.

Vergl. auch den Fall Bitsch pag. 155 mit Chlorose.

Schmidt (1072) beobachtete bei einem 14jährigen Mädchen, das nach vorausgegangenen Kopfschmerzen, besonders in der Scheitelgegend, Erbrechen, Schwindel und eine Herabsetzung des Sehvermögens auf beiden Augen bemerkt hatte, eine doppelseitige entzündliche Schwellung der Sehnervenpapille, sowie stark schillernde weisse und gelblich weisse Flecken im Halbkreise um die Macula liegend nebst einzelnen Blutungen in der Netzhaut. Im Verlaufe trat die Schwellung der Papille mehr und mehr zurück, die Herde in der Netzhaut blieben teilweise sichtbar. Die Sehschärfe anfänglich auf $^1/_3$—$^1/_4$ herabgesetzt, wurde normal. Die Gesichtsfeldaufnahme ergab ein ziemlich breites bandförmiges Ringskotom für alle Farben. Als Ursache für die Papilloretinitis wurde die vorhandene Chlorose angesehen und angenommen, dass die Deglobulisation die Hauptschuld trage bezw. die dabei auftretende Bildung einer hinreichenden Menge toxischer Stoffwechselprodukte, die zur Entzündung führten.

Fehr (1073) veröffentlicht einen Fall von Retinitis proliferans bei einem 29jährigen Mann, die mit einer akuten Neuroretinitis exsudativa mit centraler Sternfigur und deutlichen Gefässveränderungen begann. Die Allgemeinuntersuchung hatte eine Anämie ergeben.

Nach Gowers (388, pag. 268) sah Quincke einmal eine sternförmige Anordnung von weissen Flecken rings um die Macula lutea bei perniziöser Anämie.

Nieden (1074) hat die Sternfigur an der Macula bei Fällen von Anchylostomiasis gesehen.

Fuchs (506) bei Arteriosklerose, vergl. Fig. 67 pag. 175.

Kramsztyk (1131) beobachtete einen Fall von Leukaemia medullaris, in welchem der Augenhintergrund gelblich war und an der Macula Veränderungen bestanden, wie bei der sogen. Retinitis albuminurica. Mikroskopisch waren die Nervenfasern varikös hypertrophiert und die Gefässwandungen sklerotisch.

Auch **Roth** und **Schirmer** (1182) sahen die Sternfigur an der Macula bei einem Falle von **Leukämie**.

Hirschmann (1132) beobachtete bei **Diabetes** eine aus sieben Zacken bestehende Sternfigur an der Macula.

Hawthorne (1133) fand bei einer 67jährigen **diabetischen** Frau eine Lähmung des rechten Abducens und um die Macula der linken Netzhaut gruppierte Flecke von gelblich weisser Farbe. Vergl. auch die bei der Angiopathia retinalis diabetica angeführten Fälle.

Vossius (1113) konstatierte bei **Gesichtserysipel** an der Macula einen der Retinitis albuminurica ähnlichen Befund.

Ferner [bei Angiopathia **retinalis** syphilitica (siehe daselbst) die Fälle von **Meyer** (1225), **Zimmermann** (1110), **Videcki** (1229).

Gowers bildet in seiner Ophthalmoskopie in der inneren Medizin (Fig. 71 pag. 247, deutsche Übersetzung) einen Fall von **Stauungspapille** mit einer sehr schönen Sternfigur an der Macula ab.

Kabsch (1134) erzählt folgenden Fall. Ein 13jähriges Mädchen, das seit längerer Zeit über Kopfschmerzen und Sehstörungen klagte, erblindete plötzlich. Nystagmus. Beiderseits im atrophischen Stadium begriffene **Stauungspapille**, Ödem der Netzhaut, und um die Macula zahlreiche weisse Plaques, wie bei Retinitis albuminurica. Die Sektion ergab einen starken Hydrocephalus internus. Tumor der Glandula pituitaria.

Inouye (621). Plötzliche Erblindung nach 11tägigem Gebrauche von Filixextrakt mit Rizinusöl. 4 Tage später Hämorrhagien an den Gefässen. Am gelben Fleck Sternfigur wie bei Retinitis albuminurica.

§ 306. Bezüglich der Frage, ob die **variköse Hypertrophie** der Nervenfasern die Funktion der letzteren erheblich beeinträchtige, sind wir in der Lage folgenden Beitrag zu liefern.

Eigene Beobachtung: E. L., ein 23jähriges Dienstmädchen mit hochgradiger Chlorose und starken Kopfschmerzen zeigte beiderseits eine stark geschwollene Papille, die ein eigentümlich weisslich graulich gestricheltes Aussehen hatte, ohne dass Blutungen vorhanden gewesen wären. Das Krankheitsbild wurde als Stauungspapille mit ganz auffallend zahlreichen varikösen Sehnervenfasern zufolge von Chlorose aufgefasst. Das Sehvermögen des Mädchens hatte während der Krankenhausbehandlung (Bettruhe und Lumbalpunktion, es war Sinusthrombose angenommen worden) keine erheblichen Störungen gezeigt. Mehrere Wochen nach ihrer Entlassung aus dem Krankenhause verlies sie Hamburg, um sich nach 12 Jahren uns abermals vorzustellen. Das Sehvermögen war jetzt nahezu normal, auf jedem Auge einzeln geprüft. Das Gesichtsfeld war beiderseits gleichfalls normal. Der ophthalmoskopische Befund zeigte aber beiderseits das Bild der neuritischen Atrophie der Papillen, die Gefässe von fast normaler Ausdehnung. Von der früher höchst auffallenden, die ganze Papille betreffenden graulich weissen Strichelung und von der Schwellung der Papille war nichts mehr zu erkennen. Allgemeinbefinden völlig normal.

§ 307. Eine Rückbildung der weissen Flecke ist möglich. Man beobachtet nicht selten nach Albuminurie in der Schwangerschaft ein völliges Verschwinden derartiger vorher dagewesener Veränderungen. In den pag. 318 und 319 erwähnten Fällen von v. d. **Brugh**, von **Ammon** und **Knies** mit Sternfigur um die Macula schwanden die weisslichen Flecke vollständig, und stellte sich die Sehschärfe wieder her. Wir haben zahlreiche derartige Fälle beobachtet.

Der pag. 219 erwähnte Fall **Schmidt** mit persistierenden Flecken betrifft offenbar eine Mitaffektion der äusseren Netzhautschichten. Daher das bleibende **Ringskotom**.

Wenn die Ernährungsverhältnisse der Netzhaut günstiger werden, wie z. B. bei in Heilung ausgehenden Fällen von Nephritis, oder bei anämischen Zuständen, so sehen wir die grössten weisslichen Flecke der Retina oft in überraschend kurzer Zeit verschwinden, und es liegt in diesem Umstande nichts Aussergewöhnliches. Aus dem raschen Verschwinden dieser weissen Flecke darf dann aber nicht ein Schluss gezogen werden, wie Siegrist (1075) meint, dass dieselben lediglich auf Ödem beruht haben müssten.

§ 308. Da die beschriebenen weissen Flecke so häufig bei Formen von Netzhauterkrankungen auftreten, welche anscheinend sekundär auf Allgemeinleiden folgen und für die Letzteren in gewisser Hinsicht bezeichnend sind, so ist es von grosser Wichtigkeit, sie von Erscheinungen zu unterscheiden, denen eine andere Bedeutung zukommt.

Zunächst wäre hier festzustellen, ob der weissliche Fleck auch wirklich in der Retina und nicht in der Chorioidea gelegen ist. Zieht ein Netzhautgefäss über ihn fort, schimmert wegen Atrophie des Chorioidealpigments die weisse Sklera durch, und ist der Rand eines solchen Flecks mehr oder weniger stark pigmentiert, dann wird derselbe sich leicht als ein umschriebener chorioiditischer Herd von den hier in Rede stehenden weisslichen Plaques der Netzhaut unterscheiden. Frische Herde in der Chorioidea sind gelb; wir dürfen dabei nicht vergessen, dass wie z. B. im Falle Schmidt, pag. 319, auch zuweilen eine Chorioretinitis albuminurica zur Beobachtung kommt. Auch keimende Chorioidealtuberkel präsentieren sich meist als gelblich weisse runde Flecke mit einem etwas hellen, durchscheinenden Mittelpunkte. Jedoch kann hier, wenn ein Pigmentsaum um den Tuberkel vorhanden ist, die ophthalmoskopische Diagnose für sich schwieriger gestalten, und muss der Allgemeinzustand zur Beurteilung herangezogen werden. Namentlich können bei der Differentialdiagnose zwischen Miliartuberkulose und Sepsis kleine rundliche weisse Flecken grosse Verlegenheit bereiten (siehe bei Retinitis septica).

Mit kleineren Herden markhaltiger Nervenfasern der Netzhaut könnten gelegentlich diese weisslichen Flecke ebenfalls verwechselt werden.

Auch die senilen Veränderungen der Macula sind hier in Betracht zu ziehen.

Schindler (1295) berichtet über diese Erscheinung auf Grund von 49 287 Krankengeschichten der Zwickauer Augenklinik. Er fand, dass die genannte Erkrankung selten ist und häufiger bei Leuten von mehr als 70 Jahren auftritt. Die Zahl der Fälle in dem Alter von 60—80 Jahren und über 80 Jahren betrug 95. Von den 3 vorherrschenden Typen waren einfache Veränderungen der Pigmentierung nur in 23, Marmorierung und Sprenkelung in 38, und deutliche Fleckung in 34 Fällen vorhanden.

Harms (1296) untersuchte ein Auge mit seniler Maculaerkrankung (dunkle Herde neben hellen) und fand pathologische Veränderungen nur in der Macula und deren nächster Umgebung. Mit Ausnahme einer partiellen Atrophie der Nervenfaser- und Ganglienzellenschicht an einer Stelle nach aussen unten von der Foveamitte, war eine Verdünnung der äusseren Körner und der Stäbchen und Zapfen der Macula in einer Ausdehnung von $^3/_4$ mm in horizontaler und etwa 1 mm in vertikaler Richtung vorhanden, die Zapfenschicht an einer kleinen Stelle von 0,32 mm im Grunde der Fovea geschwunden. Das Pigmentepithel zeigte sich aufgelockert und durch eine homogene Eiweissmasse abgehoben mit gleichzeitigem Schwund der Epithelzellen und Verlagerung des Pigments in der Form einzelner Klumpen. Die Veränderungen der Chorioidea bestanden in einer Verdünnung der ganzen Membran, einer Wandverdickung und einem geringeren Blutreichtum der grossen Gefässe und teilweiser, aber nicht vollständiger Verödung der Choriocapillaris.

Diese teilweise Verödung der Kapillaris ist jedoch allein nicht imstande, die Retinalveränderungen zu erklären, denn sonst müssten in den äquatoriellen Teilen des Bulbus, wo die Verödung der Kapillaris einen mindest ebenso hohen, wenn nicht höheren Grad erreicht hatte, auch Zeichen von Destruktion im Sinnesepithel vorhanden gewesen sein, das sich aber hier vollkommen intakt erwies.

Man muss daher zur ätiologischen Erklärung derselben auf den bereits von Haab (1373) ausgesprochenen Gedanken von „der leichten Vulnerabilität der Retina in der Maculagegend zurückgreifen, zumal da die Zapfen in der Fovea viel zarter gebaut sind, als die ihnen gleichartigen Elemente der Peripherie. So ist es nicht unverständlich, dass sie am frühesten auf relativ leichte Ernährungsstörungen reagieren.

Ferner darf hier nicht unerwähnt bleiben, dass Flecke an der Macula auftreten können nach Blendung durch direktes Sonnenlicht, z. B. beim Beobachten einer Sonnenfinsternis ohne geschwärztes Glas und bei Einwirkung zu grellen elektrischen Lichtes. Über derartige Fälle berichten Schneller (1297), Haab (1298), Emmert (1299), Leber und Deutschmann (1300), Reich (1301), Swanzy (1302), Bock (1303), Widmark (1304), Mackay (1305), Lescarret (1306). —

Die markhaltigen Fasern der Netzhaut.

§ 309. Bekanntlich verlieren die Sehnervenfasern beim Durchtritt durch die Lamina cribrosa ihre Markscheide (vergl. Bd. III, pag. 11, 12 und 35). In manchen Fällen sind aber mehr oder minder umfangreiche Gruppen der Faserschicht der Netzhaut noch mit Markscheiden versehen, die dann als weissliche, asbestglänzende Büschel meist am oberen und unteren Rande der Papille eine flammenartige Figur bilden, vergl. Fig. 110. Die Büschel sind oft wie ausgefasert und lassen die bündelweise Anordnung der Nervenfasern in der Form einer feinen, radiären Streifung, ebenso den plexusartigen Charakter der Nervenfaserausbreitung in der Netzhaut oft erkennen. Seltener verbreitet sich die Veränderung weit in die Peripherie. Nach oben und unten hin findet sich diese Missbildung häufiger, als nach innen und aussen, und nach aussen hin noch seltener, als nach innen reichend. Erstrecken sich die markhaltigen Fasern bis in die Peripherie, dann folgen sie meist dem bogenförmigen Verlauf der Centralgefässe und verraten dabei deutlich den Verlauf der Nervenfasern um den gelben Fleck. Bayer (1076).

In der Beobachtung von Capellini (1077) war die ganze ergriffene Stelle etwa 4 mal so gross als die Papille und lief aus in zwei bogenförmige Streifen von 1/2—1 Papillendurchmesser, welche die Macula umfassten und je mit den oberen und unteren Gefässen verliefen. Das makuläre Bündel war nur auf eine kleine Strecke weit ergriffen.

Menacho (1078) hat bei einem 31 Jahre alten, an kongenitaler Katarakt operierten Manne markhaltige Sehnervenfasern in aussergewöhnlich grosser Ausbildung feststellen können. Sie nahmen einen grossen Teil des Fundus des Auges ein. Diese undurchsichtigen Fasern strahlten von der Papille nach allen Seiten aus und gestatteten die Anordnung zu erkennen, die sie in der Netzhautebene hatten. Man konnte sehr schön die oberen und unteren Bündel in ihrem Verlaufe verfolgen, wie sie umbogen, um die Maculagegend zu umfassen, die intakt geblieben und durch den Kontrast sehr deutlich sichtbar war.

Nur in ganz seltenen Fällen wird auch die Macula von markhaltigen Fasern bedeckt, wie in einem Falle von Hawthorne (1079).

In einem Falle von Hirschberg (1080) zählte das betreffende Auge eines 41 jährigen Mannes central und exzentrisch Finger auf 1 Fuss. Die charakteristische Figur umgab den Sehnerven als breite strahlend weisse Zone. Eine Zacke ging nach aussen oben und mit dem unteren Rande genau über die Fovea.

In drei Fällen von Ewers (1081) umgab die Markmasse den Sehnerveneintritt in einem allseitig geschlossenen Ring.

§ 310. Eversbusch (1082) beobachtete einen Fall von Missbildung am Sehnerveneintritt mit starker Entwickelung von markhaltigen Fasern und einem grossen centralen Skotom. Er findet in diesem Falle einen eventuellen Hinweis auf die Entstehungsgeschichte dieser markhaltigen Fasern. Denn

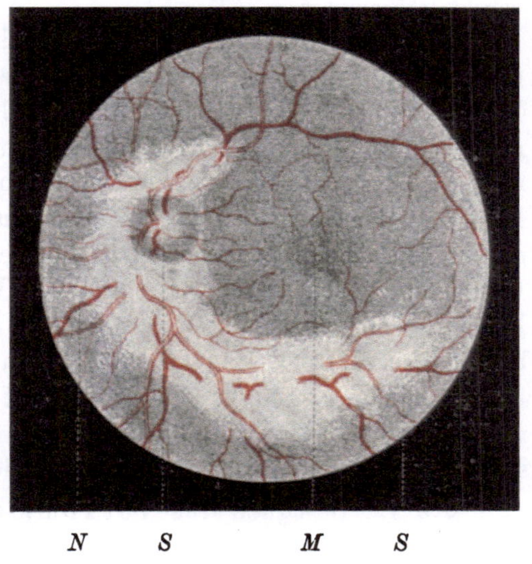

Fig. 110.

Nach Michel, Lehrbuch d. Augenheilk. II. Aufl.

wenn wir auch bislang keinen sichern Anhaltspunkt dafür hätten, dass die Einschaltung der Lamina in den distalen Abschnitt des Sehnerven von einem massgebenden Einflusse auf den Markverlust der bis dahin markhaltigen Nervenfibrillen wäre, so liege doch immerhin die Annahme sehr nahe, dass das Fehlen der Lamina cribrosa daran schuld wäre. Denn wenn, wie bei seinem Falle, sämtliche aus dem Opticuseintritt ausstrahlenden Nervenbündel mit Markmänteln versehen in die Retina übertreten und auf noch weite Strecken hin dieselben beibehalten, so dürfe dies wohl dem Fehlen eines bildungsbeschränkenden Faktors, eben der Lamina cribrosa, zugeschrieben werden.

Auch Manz (1083) stellt die Möglichkeit auf, dass der primäre Entwickelungsfehler in der Bildung der Lamina cribrosa gelegen sei, welche, statt wie normal für die vom Gehirn her vorschreitende Markscheidenbildung an den Fasern des Sehnerven ein unübersteigliches Hindernis zu bilden, für dieselben stellenweise die Passage offen lasse.

Usher (1084) untersuchte drei Augen, in welchen während des Lebens markhaltige Nervenfasern der Netzhaut vorhanden waren. Letztere nahmen die ganze Dicke der Nervenfaserschicht ein und schlossen sich unmittelbar an den Rand der Sehnervenpapille an, während in dem einen Falle im Sehnerven die markhaltigen Nervenfasern an der Grenze der Lamina cribrosa vollkommen aufhörten, wurden in den beiden andern einzelne schwach markhaltige Fasern auch innerhalb derselben gefunden.

In dem mikroskopisch untersuchten Falle von Schmidt (1085) standen die Markscheiden jedoch nirgends in direktem Zusammenhange mit denjenigen des Opticus.

Michel (1086) berichtet über den anatomischen Befund bei markhaltigen Nervenfasern, die ophthalmoskopisch im Gebiet der Arteria und Vena temporalis superior vorhanden waren. Sie nahmen am Rande der Papille die ganze Dicke der Nervenfaserschicht ein, und an einem Bündel innerhalb der Papille waren als Degenerationserscheinung Myelinkugeln nachzuweisen.

E. v. Hippel (1093) weist auf die bekannte Tatsache hin, dass der Opticus von allen Gehirnnerven am weitesten in der Markbildung zurückbleibe. Daraus folge, dass wir eine Entwickelung von Markfasern in der Retina nicht eher erwarten könnten, als sich der Opticus seiner Markreife wenigstens nähere, dass also das Vorhandensein von markhaltigen Fasern in der Netzhaut bei der Geburt so gut wie sicher ausgeschlossen sei. Er überzeugte sich davon, dass beim neugeborenen Kaninchen keine markhaltigen Fasern in der Netzhaut zu sehen waren. Erst nach 3 Wochen waren die Markflügel in der Papille schön ausgebildet. Ferner weist er auf die Tatsache hin, dass markhaltige Nervenfasern in der Netzhaut relativ häufig in Verbindung mit anderen Anomalien des Nervensystems, welche auf einer fehlerhaften Anlage beruhten, vorkämen. Dieser Umstand spreche dafür, dass die Disposition zur Entstehung doppelt konturierter Fasern in der Retina eine kongenitale sei.

§ 311. Bezüglich des Vorkommens der markhaltigen Fasern fand Koelliker (1087) unter 52118 Patienten der Hornerschen Klinik 59 mit markhaltigen Fasern. Weitaus am häufigsten fanden sie sich einseitig; beiderseitig in 13,7 %. In 5 Augen waren die Papillen ganz von der weissglänzenden Figur umgeben. 62 % Männer und 38 % Frauen waren unter diesen Patienten.

Terwelp (1088) berichtet, dass von 50364 Augenkranken 122 markhaltige Fasern der Netzhaut zeigten. Nach Mayerweg (1089) ist die Abnormität viel häufiger als bisher angenommen wurde. Sie finde sich in ungefähr 0,4 %.

Häufig sind, wie erwähnt, die Augen nicht normal, in welchen sich markhaltige Sehnervenfasern zeigen. In den Fällen Mayerwegs fielen typische Konusbildung am Sehnerveneintritt, Spornbildung der Chorioidea und Fehlen der Netzhautschichten resp. rudimentäre Entwickelung derselben im Bereich der markhaltigen Faserschicht auf. In einem Falle überraschte ausserdem die reichliche Entwickelung von Bindegewebe am Sehnervenkopf, das mit demjenigen der Gefässscheide im Zusammenhang stand und die markhaltige Schicht überdeckte, aber auch noch über dieselbe hinaus in dicker

Lage zu verfolgen war. Faserige Züge traten durch die Limitans interna hindurch mit dem Stützgewebe der Netzhaut in Verbindung. Genetisch sei eine angeborene Veranlagung die Voraussetzung zum Auftreten dieser Anomalie; darauf weise neben den v. Hippel schen Untersuchungen das häufige Zusammentreffen dieser Abnormität mit anderweitigen des Auges, wie besonders Konusbildung und rudimentärer Netzhautentwickelung hin. Mayerweg misst dazu der Fortsetzung und Ausbreitung des centralen Bindegewebes eine die Markscheidenbildung unterstützende Rolle zu und erblickt darin die kongenitale Disposition, die im postembryonalen Leben zur Entwickelung markhaltiger Fasern in der Retina führe.

Von 48 Fällen von markhaltigen Sehnervenfasern Moorens (1090) boten 38 verschiedene Komplikationen, meistens Amblyopie, selten Myopie.

Unter den Fällen Koellikers (1087) waren 47,9 % myopisch, 31,3 % hyperopisch, 20,8 % emmetropisch. 49,2 hatten normale Sehschärfe.

Im Falle I von Terwelp (1088) bestand noch ein Rest der Arteria hyaloidea und der fötalen Pupillarmembran.

von Duyse (1091) fand bei einem angeborenen Kolobom der Macula markhaltige Sehnervenfasern.

Von den meisten Autoren wird jedoch hervorgehoben, dass in einem grossen Bruchteil der Fälle die markhaltigen Fasern bei psychopathischen Individuen beobachtet werden. So hatte Manz (1092) bei 113 Männern der Freiburger Pflegeanstalt bei 4 markhaltige Sehnervenfasern bald in einem, bald in beiden Augen gefunden. Diese 4 waren psychopathische Individuen. Nach Manz hat Wollenberg diese Anomalie besonders häufig bei Alkoholisten gefunden.

Bernhard (1094) ist neuerdings vom neurologischen Standpunkte dieser Frage wieder näher getreten und hat in einer dankenswerten Arbeit die einschlägige Literatur verwertet und 5 Fälle eigener Beobachtung beschrieben. Abgesehen von einem Tabiker und einem Unfallerkrankten wurden markhaltige Nervenfasern in der Netzhaut bei einer Taubstummen, wahrscheinlich an Sclérose en plaques erkrankten Person und bei zwei Männern gefunden, von denen der eine an eigentümlichen, an hysterische Dämmerzustände erinnernden Anfällen, der andere an schweren nervösen Zufällen in der Jugend und an ticartigen Zuständen im Mannesalter gelitten hatte.

Nach Koelliker war bei 20,8 % Schwachsinn durch Schädeldeformität, Kretinismus, Syphilis hereditaria und Katarakt vorhanden.

§ 312. Hinsichtlich der funktionellen Störung finden wir bei diesen Fällen im Gesichtsfelde eine Vergrösserung des blinden Flecks, welche entsprechend der Ausbreitungsrichtung dieser Anomalie sich verschieden weit in das Gesichtsfeld hinein erstreckt. Die Nervenfaserschicht, als innerste Schicht der Retina, verliert durch das Mark der Fasern an Durchsichtigkeit, und das matte Licht des weissen Untersuchungsobjekts wird von den unterhalb der markhaltigen Nervenfasern gelegenen Retinalzapfen nicht empfunden. Bei einzelnen Fällen gelingt es nicht, eine Vergrösserung des Mariotte schen Flecks nachzuweisen,

oder es ist derselbe im Gesichtsfelde nur mässig und nicht der ganzen Ausdehnung der markhaltigen Fasernlage entsprechend vergrössert. In solchen
Fällen sind die markhaltigen Bezirke nicht völlig opak, und es war wenigstens
in einem Teile ihres Bereichs die Wahrnehmung des weissen Untersuchungs-
objektes möglich geworden.

§ 313. Was die Differentialdiagnose anbetrifft, so sind diejenigen Fälle
von markhaltigen Fasern der Netzhaut am bedeutsamsten, bei welchen die
weissen markhaltigen Flecke erst in einem gewissen Abstande von
der Papille auftreten.

So fand Caspar (1095) unter 14000 Patienten 4 mal bei normaler Papille in einer
Entfernung von $^1/_2$—6 Papillendurchmesser vom Sehnerven isolierte Flecke markhaltiger
Nervenfasern.

Sydney Stephenson (1096) sah bei einem 9jährigen Mädchen in einer Entfernung von ca. 5 Papillendurchmessern von der Papille entfernt an der Teilungsstelle einer
Vene in zwei Äste eine weisse glänzende Masse, welche die Vene zum Teil verdeckte.
Nach Analogie eines von Recklinghausen untersuchten Falles handelte es sich um
doppelt konturierte Nervenfasern. Die Stelle blieb 4 Jahre in Beobachtung und unverändert.

In Ulbrichs (1097) Falle waren die markhaltigen Fasern als alleinstehende Flecke
durch normale Partien von der Papille getrennt.

In Cosmetattos (1098) Falle wurden im rechten Auge einer 28jährigen Patientin
nach innen unten, einen Papillendurchmesser von der Papille entfernt, markhaltige Nervenfasern beobachtet, die von der Papille durch normales Netzhautgewebe getrennt waren.

Im Falle IV von Terwelp (1088) fand sich über Papillenweite von der Letzteren entfernt ein grösserer Fleck markhaltiger Fasern.

Diese vereinzelt stehenden weissen Flecke könnten leicht mit den durch
Degeneration des Netzhautgewebes hervorgerufenen verwechselt werden. Als
differentialdiagnostisches Moment wäre hier die Unveränderlichkeit der
weissen Plaques bei markhaltigen Fasern hervorzuheben, sowie der Umstand,
dass dabei meist die Augen auch sonst nicht normal sind. Bezüglich der Unveränderlichkeit muss aber erwähnt werden, dass Wagenmann bei tabischer
Sehnervenatrophie und Sachsalber bei entzündlicher Atrophie der Sehnerven infolge einer Gehirngeschwulst, diese markhaltigen Nervenfasern in
der Retina verschwinden sahen.

Wagenmann (1099) teilt eine im Initialstadium der Tabes aufgetretene doppelseitige
Sehnervenatrophie mit, die im Verlaufe von ungefähr zwei Jahren zu absoluter Amaurose
geführt hatte. Auf dem linken Auge waren angeborene markhaltige Nervenfasern vorhanden, und im Verlaufe kam es zu einem Schwund derselben, der zu einer Zeit vollendet
war, als im Gesichtsfeld nur eine mässige Einengung, vor allem nur eine Undeutlichkeit
sich nachweisen liess. Der Schwund ging somit dem vollkommenen Ausfall des Gesichtsfeldes voraus.

Sachsalber (1323) berichtet über einen ähnlichen Fall:

Bei einem Manne mit Gehirntumor und bitemporaler Hemianopsie trat Erblindung ein.
Ophthalmoskopisch fand sich anfänglich beiderseitige Hyperämie der Sehnervenpapillen,
links innen unten an der Papille ein grosser Fleck markhaltiger Nervenfasern; später rechts entzündliche Atrophie, links grünlich-weisse Farbe der Sehnervenpapille. Ferner war die Stelle der markhaltigen Nervenfasern entfärbt, und der Teil des
Flecks, welcher auf der Papille sich befand, hatte sich oben um die Hälfte verkleinert.

Die einzelnen sogen. „Retinitisformen" bei Erkrankung der inneren Netzhautschichten.

§ 314. Aus den mit Gefässveränderungen der Netzhaut verlaufenden allgemeinen Krankheitszuständen hatte man schon gleich nach der Erfindung des Augenspiegels eine Reihe sogen. Retinitisformen hervorgehoben, deren Bezeichnung von dem hervortretendsten pathologischen Begleitsymptome anderer Organe entlehnt worden war. Man hatte nämlich letztere für die Ursache jener Netzhautveränderungen gehalten und war demgemäss bemüht, für die jeweiligen Organerkrankungen auch spezielle Retinitisformen aufzustellen. Auf solche Weise war man zu den Bezeichnungen: Retinitis albuminurica, Retinitis diabetica, Retinitis leukaemica usw. gelangt. Mittlererweile hatte aber die klinische Beobachtung gezeigt, dass die Aufstellung besonderer Retinitisformen für die Erkrankung der inneren Netzhautschichten eigentlich nicht zulässig erschien, zunächst weil man sehr häufig das gleiche ophthalmoskopische Bild bei verschiedenen Grundleiden beobachten konnte. Daneben war aber auch pathologisch-anatomisch nachgewiesen worden, dass alle jene sogen. Retinitisformen der inneren Schichten nichts weiter darstellen, als den Ausdruck von Zirkulationsstörungen und davon abhängigen Gewebsläsionen, bedingt durch eine Erkrankung der Centralgefässe resp. ihrer Äste. Wir bringen darum für die nun zu beschreibenden Zustände die Bezeichnung „Angiopathia retinalis" in Vorschlag, wobei die Hinzufügung eines zweiten Eigenschaftswortes, wie albuminurica, diabetica, leukaemica aus dem Grunde erfolgt, weil dadurch auf gewisse begleitende Krankheitszustände anderer Körperorgane zugleich hingewiesen werden soll, und weil jene bedeutungsvollen Begleiterscheinungen, wenn auch nicht ausschliesslich, so doch öfters, dem ophthalmoskopischen Befunde ein besonderes Gepräge verleihen. Warum dabei die Bezeichnung „Retinitis" anfechtbar erscheint, wurde bereits von uns im § 129, pag. 117 hervorgehoben.

Die Angiopathia retinalis albuminurica (Retinitis albuminurica).

§ 315. Am häufigsten beobachten wir das einschlägige ophthalmoskopische Bild bei der Schrumpfniere, seltener bei der sogen. breiten, weissen Niere, und noch seltener bei der Amyloid- und Schwangerschaftsniere. Nach Bull (1103) kommt die sog. Brightsche Retinitis bei unkomplizierter Amyloiddegeneration der Nieren gewöhnlich nicht vor, sondern nur dann, wenn primäre Nierenzirrhose mit späterer Amyloiddegeneration vorliegt.

Litten (1104) will jedoch bei 3 Fällen der sogen. grossen weissen Niere neben einer nicht unbeträchtlichen Hypertrophie des linken Ventrikels jedesmal das Bild der Brightschen Retinitis resp. der Retinitis haemorrhagica gefunden haben.

Da wir eine Form der Nephritis als arteriosklerotische Schrumpfniere bezeichnen, so wird in diesen Fällen es klinisch zweifelhaft bleiben, ob die

Arteriosklerose, oder die Nephritis als Grundleiden angesehen werden soll, was therapeutisch doch von Wert wäre. Noch viel schwieriger würde sich die Diagnose des Grundleidens hier gestalten bei den Fällen von Schrumpfniere, bei welchen lange Zeit kein Eiweiss im Urin gefunden wurde.

So berichtet Hogg (1119) über einen 18jährigen Briefträger, bei welchem unter den Augen des Arztes das vollendete Bild der nephritischen Retinitis sich entwickelt hatte, aber im Urin, welcher täglich, auch zweimal täglich untersucht wurde, weder Eiweiss noch Fibrinzylinder gefunden werden konnten. Tod mit Konvulsionen und Bewusstlosigkeit. Sektion: Hypertrophie des linken Ventrikels, die Nieren stark granuliert. In der Netzhaut (nach Härtung der Bulbi in Chromsäure) keine Spur einer fettigen Degeneration. Die vor dem Tode so greifbaren weissen Flecke verschwunden. Die Körnerschicht stark hypertrophiert; weisse Blutkörperchen sehr zahlreich. Es ist nicht unwahrscheinlich, dass die weissen Flecke in gewissem Masse den Letzteren zuzuschreiben waren.

Vauce (1120) fand im Verlaufe eines Scharlachs eine transitorische Amblyopie. Es bestand keine Albuminurie. Mit dem Spiegel sah man eine Neuroretinitis und dieselben Veränderungen in der Gegend der Macula, die man bei Retinitis ex morbo Brightii findet. Es waren keine Zeichen, die auf eine Nierenentzündung hindeuteten. Erst mehrere Monate später trat ein geringer Eiweissgehalt auf unter Fortdauer des ophthalmoskopischen Befundes.

Hirschberg (1122) berichtet über einen Fall von Brightscher Retinitis bei einem 53jährigen Manne, bei welchem der Urin zur Zeit, als die Retinitis erkannt wurde, kein Eiweiss enthielt. Nach einem Anfalle mit Bewusstlosigkeit und Konvulsionen war Eiweiss nachzuweisen. Bald darauf erfolgte der Tod.

Eyre (1123) führt 2 Fälle von Retinitis albuminurica an, bei welchem lange Zeit kein Eiweiss festzustellen war.

§ 316. Über die Beziehungen der Netzhauterkrankungen bei Arteriosklerose und Nephritis haben Elschnig (1124) und Greenwood (1125) Untersuchungen angestellt.

Elschnig fand in 199 Fällen von Nephritis chronica nur 74mal die Retina normal. In 60 Fällen bestand Arteriosklerose allein oder mit zartem Netzhautödem, in 15 leichte „atypische Retinitis" (Fehlen der Sternfigur in der Macula), in 6 Fällen Retinochorioiditis albuminurica, und in 7 sonstige Netzhauterkrankungen, wie Anastomosenbildung an den Netzhautvenen auf Grund vorausgegangener Thrombose, Retinitis proliferans und Atrophie der Netzhaut und der Sehnerven.

Auch Greenwood (1125) beschäftigte [sich mit dem Zusammenhang von chronischer Nephritis und Sklerose der Retinalarterien und führt verschiedene Fälle an, so einen von Arteriosklerose mit den gleichzeitigen Erscheinungen einer Neuroretinitis. Weitere Fälle betrafen eine Endarteriitis mit Neubildung von Gefässen, Arteriosklerose mit Netzhautblutungen und einen Fall mit linksseitiger Hemianopsie und Embolie der Centralarterie.

Das Augenspiegelbild bei der Angiopathia retinalis albuminurica.

§ 317. Das Augenspiegelbild bei der sogen. Retinitis albuminurica ist ein sehr mannigfaltiges. Im wesentlichen sieht man Blutungen, weisslich glänzende Flecke und Trübungen der Netzhaut. Letztere sind von wechselnder Intensität, jedoch am dichtesten im allgemeinen in der Umgebung der Papille, weil hier die Netzhaut am dicksten ist. Demzufolge werden die Grenzen der Papille undeutlich, und die Gefässe in der Netzhaut verschleiert. Hiermit können verknüpft sein ophthalmoskopisch sichtbare Veränderungen der Wandungen der gröberen Netzhautgefässe, ferner Trübungen und Schwellungen der Sehnervenpapille, — daher die Bezeichnung: Neuroretinitis albuminurica, und in seltenen Fällen herdweise Entfärbungen der Aderhaut und des Pigmentepithels, sogen. Chorioretinitis albuminurica.

Ein häufig gefundenes Bild gibt die Fig. 111 wieder mit 'der früher für Retinitis albuminurica charakteristisch gehaltenen Sternfigur an der Macula. Dass jedoch diese Sternfigur auch bei anderen Begleiterkrankungen zur Beobachtung kommt, wurde pag. 319 durch eine Reihe von Fällen bereits bewiesen. Über das Vorkommen des Augenspiegelbildes der Retinitis albuminurica bei anderen Erkrankungen als Nephritis hatten wir bereits § 246 pag. 236 berichtet.

§ 318. Was die Verschiedenartigkeit des Netzhautbildes bei Brightscher Krankheit überhaupt anbelangt, so fand Stricker (1136) bei 16 Fällen von Brightscher Krankheit mit Veränderungen des Augenhintergrundes

5 mal eine Neuritis optica,

3 mal eine Neuroretinitis,

2 mal eine Neuroretinitis haemorrhagica,

1 mal eine Venenthrombose.

Nach Michel wird das Verständnis für die mannigfachen Bilder der Netzhauterkrankung bei Morbus Brightii von vornherein wesentlich gefördert durch die

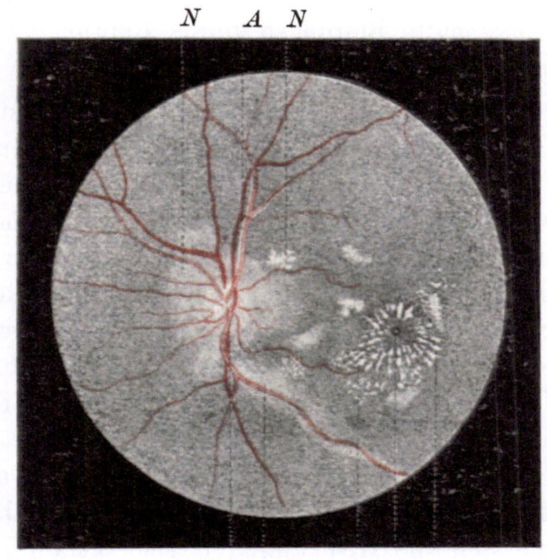

Fig. 111.
Nach Michel, Lehrbuch d. Augenheilk. II. Aufl.

Kenntnis der Tatsache, dass die Erkrankung nicht gleichmässig über das ganze Netzhautsystem verbreitet zu sein braucht, sondern häufig einzelne Gefässstrecken oder Kapillargebiete vorzugsweise oder ausschliesslich befällt.

§ 319. Bezüglich der Netzhautblutungen bei der Retinitis albuminurica wäre hervorzuheben, dass dieselben auch ohne begleitende weissliche Flecke bei Nierenerkrankung gefunden werden.

So beobachtete Broadbent (1138) einen Fall mit Hypertrophie des linken Ventrikels und Eiweiss im Urin, Rötung und Schwellung der Papillen mit weiten Venen, schmalen Arterien und zahlreichen und grossen Blutungen in der Retina ohne weisse Flecken. Bei der Sektion zeigten sich alle Arterien, besonders an der Basis, bedeutend verändert.

Samelsohn (1137) beobachtete Retinalhämorrhagien mit Nephritis, jedoch ohne ophthalmoskopisch bemerkbare fettige Degeneration der Netzhaut, bei mehreren Mitgliedern einer Familie unter Umständen, wo er auf erbliche Anlage schliessen zu dürfen glaubte. Bei zwei Brüdern bestand sicher diffuse Nephritis mit Herzhypertrophie .und Netzhautextravasaten. 2 Schwestern waren unter hypdropischen Erscheinungen, wahrscheinlich durch Nierenleiden bedingt, gestorben. Die Mutter war apoplektisch zugrunde gegangen.

Samelsohn ist geneigt, die sich vererbende Ursache der Erkrankung in einer Veränderung des Gefässystems zu suchen, in angeborener Enge desselben mit vermehrter Disposition zur Erkrankung der Wände.

Auch Hirschberg (1122) berichtet über einen Fall, wo Bruder und Schwester an Nephritis litten. Bei dem ersteren waren kleine Blutungen am Hornhautrande und später in der Bindehaut aufgetreten.

Nach Moglie (1101) können die Blutungen arterieller und venöser Natur sein. Bei der mikroskopischen Untersuchung von 17 Fällen zeigte es sich, dass im Anfangsstadium der Nephritis die arteriellen die Regel waren.

Jedenfalls können bei einer raschen Spannungszunahme im Aortensystem massenhafte Blutungen durch Ruptur der erkrankten Gefässwandungen entstehen.

§ 320. Von besonderem Interesse ist das häufige Vorkommen von Gehirnapoplexie bei der Retinitis albuminurica.

Nach G. Johnson (1139) stehen hier die Arterienwände infolge der verstärkten Triebkraft des Herzens unter höherem, als dem normalen Blutdrucke, und unterliegen daher in ungewöhnlichem Masse der Gefahr der Ruptur. In besonders hohem Grade müssten solche Gefässe der Berstung ausgesetzt sein, deren Wandungen nicht, oder nur in geringem Grade verdickt sind, und ebenso die zugehörigen Kapillaren, auf denen dann ein höherer Druck laste. In der Tat finde man die Degeneration der Arterienwände in verschiedenen Organen in ungleichem Masse ausgeprägt. In einem Falle von Hirnhämorrhagie bei Morbus Brightii z. B. zeigten sich die Arterienwände in verschiedenen Körperteilen verdickt, in der Pia aber nicht. Unter solchen Umständen müssten die Hirnkapillaren sehr gefährdet sein, und wenn das Regel wäre, würden sich daraus die häufigen Hirnhämorrhagien erklären; ähnlich in der Netzhaut.

§ 321. Hinsichtlich der Prognosis quoad vitam bei der Retinitis albuminurica verweisen wir auf die folgende Zusammenstellung pag. 331.

Aus dieser Zusammenstellung geht hervor, dass retinitische Veränderungen bei vorhandener Albuminurie quoad vitam von der übelsten Prognose sind.

Die Funktionsstörungen bei der Angiopathia retinalis albuminurica.

§ 322. Damit die Lichtstrahlen zu den percipierenden Schichten der Stäbchen und Zapfen gelangen, müssen sie durch alle übrigen vor diesen gelegenen Schichten hindurchtreten. Das Sehen kann daher nur vollkommen sein, wenn dieselben ganz durchsichtig sind, so dass das Licht, regelmässig gebrochen, zu den hintersten (äusseren) Schichten gelangt. Alle Trübungen der Netzhaut beeinträchtigen deshalb das Sehvermögen, auch wenn die perzipierenden Elemente vollständig gesund sein sollten. Die Patienten klagen, dass ein Nebel vor den Gegenständen liege und ihr Sehvermögen herabgesetzt

Autor	Zahl der Fälle, welche bis zum Tode beobachtet worden sind	Zahl der Monate vom Auftreten der Netzhautveränderungen bis zum Tode	Frist von 1—2 Jahren bis zum Tode	Innerhalb des 1. Jahres gestorben	Vor Ablauf des 2. Jahres gestorben	Noch länger als 2 Jahre am Leben geblieben		
Rabinowitsch (1150)	14	I = 3 VI = 2 II = 5 XII = 3 II = 1	3	—	—	—	—	
Belt (1141)	419	—	—	In der Privatpraxis = 62 % In der Hospitalpraxis = 85 %	—	In der Privatpraxis = 14 % In der Hospitalpraxis = 6 %	Ein Kranker lebte noch 17 Jahre	
Zimmermann (1140)	—	—	—	85 %	93 %	—	—	
Possaner (1142)	72	—	In der Privatpraxis = 59 % In der Hospitalpraxis = 100 %	—	—	—	—	
Bull (1143)	103	—	18	57	—	6 im III. Jahre 4 im IV. Jahre 1 im VI. Jahre	} nach Beginn der Retinitis	
Rogers (1144)	18	—	86 %	—	—	13 %	—	
Hähnle (1145)	81	—	86 % Männer 74 % Weiber	72,2 % Männer 59,8 % Weiber	—	19,5 %	—	
Elschnig (1146)	65	II Monat = 16 VI Monat = 17	—	—	—	—	—	
Carpenter (1147)	17	—	1	13	—	3	—	Die Mortalität der Nephritis mit negativem Netzhautbefunde betrug nur 6,7 %, währenddagegen alle sechs Fälle von Retinochorioiditis albuminurica innerhalb 8 Tagen bis längstens 6 Wochen nach Konstatierung derselben starben.
Nettleship (1148)	40	24 kurze Zeit nach Feststellung des Netzhautbefundes 16 nach 3 Monaten 3 zwischen 4 u. 7 Monaten	4	—	—	1	—	
Greenwood (1149)	24	—	22	—	—	2	—	

sei. Sehr oft stehen die Sehstörungen nicht in dem geraden Verhältnisse zu dem ophthalmoskopisch wahrnehmbaren Befunde. In den leichtesten Fällen kann die Sehschärfe normal sein, so dass die Kranken nur über einen hellen Nebel klagen. Nur bei hochgradig ausgesprochenen Veränderungen der Macula oder bei Blutungen in dieselbe lässt sich entweder für Farben, oder für weisse Untersuchungsobjekte ein unregelmässiges Skotom auffinden. Zuweilen findet man auch eine unregelmässige grössere Einschränkung des Gesichtsfeldes, wobei die Gesichtsdefekte, wenn eine Neuritis optica dabei besteht, auch auf diese bezogen werden können. Kommt, wie nicht selten, eine Netzhautablösung dazu, dann ist der meist umfangreiche Gesichtsdefekt von der letzteren abhängig. Manchmal tritt, wie vorhin erwähnt, im Verlaufe der Krankheit Apoplexie mit **homonymer Hemianopsie** auf, wenn die Blutung in die intrazerebralen optischen Bahnen erfolgt war. Vergl. die Gesichtsfelder in Fig. 91 und 92 pag. 264 und 265.

Pathogenese und pathologische Anatomie.

§ 323. **Hirschberg** (1100) hatte schon 1889 darauf aufmerksam gemacht, dass er namentlich bei der Netzhautentzündung der Nierenleidenden Wandverdickung und Verschmälerung der Retinalarterien ein Jahr vor dem Beginne der charakteristischen Sternfiguren in der Netzhautmitte und der deutlichen Zeichen von Nierenerkrankung mit dem Augenspiegel wahrgenommen habe. Die Veränderungen des Arterienrohres seien bei dieser Erkrankung nicht die Folge, sondern die Vorläufer, beziehungsweise die Ursache der Netzhautentzündung. Auch **Gunn** (1151) erwähnt, dass man bei Nierenleiden oft die **Gefässveränderungen** schon studieren könne lange bevor die Nieren affiziert erschienen. **Moglie** (1101) glaubt, dass die Retinitis nicht von der Nephritis abhänge, **sondern dass beide eine gemeinsame, primär auf die Gefässe wirkende Ursache haben müssten.** Auch der Umstand, dass die Retinitis albuminurica meist bei der granulären Nierenatrophie vorkomme, wo sich allgemein Gefässaffektionen fänden, während sie bei anderen Formen von Nierenleiden, wo sich keine solche Gefässveränderungen fänden, nur selten auftrete, scheint **Holsti** (1152) für einen Zusammenhang zwischen **Gefässsklerose** und Retinalaffektion zu sprechen.

Opin und **Rochon-Duvigneaud** (1159) meinen, dass nicht alle Veränderungen bei der Retinitis albuminurica durch eine Erkrankung des arteriellen Gefässystems hervorgerufen würden, sondern auch durch das Zurückhalten von **mineralischen Produkten** im Organismus.

Aus den klinischen, anatomischen und experimentellen Untersuchungen **Orlandinis** (1153) über die Krankheiten des Sehnervs und der Netzhaut bei Erkrankung des Kreislaufs und der Harnorgane können folgende Schlüsse gezogen werden:

1. Bei Erkrankungen des Herzens sieht man öfters Veränderungen in der Netzhaut und im Sehnerven, welche nicht bloss auf Stauung und venöse Hyperämie zurückgeführt werden können, die aber eher entzündliche Merk-

male aufweisen. In diesen Fällen treten nach Beobachtung des letzteren die funktionellen Störungen der Harnabsonderung in den Vordergrund. Die Toxizität und die molekuläre Konzentration des Urins seien bedeutend verringert. Es handele sich somit um eine Störung in der Elimination toxischer Produkte wegen der zerstörten Funktion der Niere, wobei die krankhaften Verhältnisse des Kreislaufs die ätiologische Ursache wären.

2. Bei der Retinitis albuminurica, welche infolge von chronischer interstitieller Nephritis auftrete, beobachte man gewöhnlich nicht Entzündungserscheinungen, dagegen aber Veränderungen des Augenhintergrundes, welche auf Erkrankung der Gefässwand zurückzuführen seien; es entstünden nekrotische Herde und Degenerationen namentlich in der Macula da, wo die Gefässe endigten.

3. Veränderungen der Netzhaut könnten auch bei akuten Nierenleiden rasch auftreten und wären als akute Intoxikationserscheinungen aufzufassen. Diese wiesen Merkmale der Entzündung auf (kleinzellige Infiltration und Exsudation in den verschiedenen Schichten der Netzhaut) und begleiteten gewöhnlich bei schweren Fällen eine parenchymatöse Nephritis. Die akuten Erkrankungen der Netzhaut bei chronischer Nephritis sollen namentlich in den letzten Stadien der Nierenerkrankung, in der Periode der anämischen Intoxikation auftreten.

4. Da die Nierenleiden gewöhnlich mit Störungen des Kreislaufs einhergingen, so sei der Mechanismus der dabei auftretenden Netzhautveränderungen sehr zweifelhaft. Die Herzhypertrophie trage zur Genese der Netzhautblutungen bei, jedoch könnten primäre Veränderungen der Gefässwandungen bestehen, welche an und für sich das Auftreten der Blutungen erklärten.

Die Herzhypertrophie und der erhöhte arterielle Druck begünstigten jedenfalls das Bersten der erkrankten Gefässe.

Nach Moglie (1101) ist stets die Erkrankung der Gefässe das Primäre, und alle anderen Veränderungen, wie Ödem der Retinalelemente, Höhlenbildung, Exsudate in die Gefässscheiden usw. und besonders die Blutungen seien davon abhängig.

Nach Herzog Carl Theodor (1154) wird das Zustandekommen der Erkrankung des Auges bei der Nephritis und anderen Gefässerkrankungen der Einschaltung eines abgeschlossenen Kapillargebietes in Chorioidea und Retina — ohne dass Verbindungen erheblicher Natur mit den Abfluss- und Zuflussbahnen der weiter nach vorne gelegenen Teile des Bulbus beständen — zugeschrieben, und zwar in dem Sinne, dass der die End-, Mes- und Periarteriitis indirekt erzeugende Krankheitsstoff gerade in diesen Stätten länger festgehalten werde. Der Beginn des Krankheitsprozesses sei wahrscheinlich in den äusseren Lagen der Gefässwandungen zu suchen.

Michel hat in seinem Lehrbuche der Augenheilkunde eine auf eigene pathologisch-anatomische Untersuchungen basierende Darstellung der sogen. Retinitis Brightii in dem Sinne gegeben, dass es sich um eine hyaline Degeneration der Netzhaut- und Aderhautgefässe handele.

Er betont dabei, dass klinisch eine selbständige Erkrankung der Netzhaut vorliege, und diese die gleichen Ursachen haben dürfte, wie die Erkrankung der Nierengefässe. Dieser von Michel scharf hervorgehobene klinische und pathologisch-anatomische Standpunkt hat durch die Arbeiten von Holsti und Herzog Carl Theodor in Bayern eine Bestätigung gefunden.

Letzterer (1154) stellte zunächst als Hauptresultat bei Retinitis albuminurica fest, dass ein arteriitischer Prozess sich in allen Teilen des Auges soweit sie gefässhaltig sind, mehr oder weniger deutlich nachweisen lasse. Die Hauptveränderungen seien lokalisiert in der Ader- und Netzhaut, in erster Membran immer hochgradiger entwickelt, als in der Papille und in der Netzhaut. In der Aderhaut deuteten die Befunde mehr auf Neubildung bezw. auf Veränderungen entzündlichen Charakters und seien diffus verbreitet; in der Netzhaut und in der Papille wiegten die Veränderungen degenerativen Charakters vor.

Holsti (1152) findet die hauptsächlichsten Veränderungen in den kleinen und kleinsten Gefässen, und die ganze Gefässwand zu einer glänzenden, gleichförmigen Masse umgewandelt.

Wo die hyaline Degeneration der Gefässwände fehle, finde man bisweilen die Adventitia aus einem losen, zellenreichen Bindegewebe bestehend, in anderen Fällen von einem festen, streifigen, zellenarmen Gewebe gebildet. Die Muscularis sei hypertrophisch, und die Affektion der Intima werde durch eine zwischen der Lamina elastica und der Endothelschicht auftretende Bindegewebshyperplasie bedingt.

Nach Michel (Lehrb. d. Augenheilkunde) zeigen sich die anatomischen Veränderungen der Gefässe hauptsächlich an den kleinen und kleinsten Arterien, sowie an den Kapillaren. Hier kann die ganze Gefässwand in eine glänzende, gleichmässig hyaline Masse verwandelt sein mit gleichzeitiger hochgradiger Verengung oder Verschliessung des Rohres. Auch hyaline Schollen sind in grosser Zahl in die Gefässwand streckenweise eingelagert. Befindet sich nur eine grosse Scholle an einer bestimmten Stelle, so kann hier die Intima wie abgelöst und in das Rohr der Arterie hervorgestülpt erscheinen. Bei den grösseren Gefässen handele es sich in der Regel um eine Verdickung der Adventitia, welche teils aus einem losen, zellreichen, teils aus einem festen, streifigen, zellarmen Bindegewebe bestehe. Teilweise komme es zu Verfettungen der Intima. Aus dem Mitgeteilten erkläre es sich, wenn zuweilen abnorme Inhaltmassen die verengten Gefässe ausfüllten, so hyaline oder feinkörnige Fettmassen, welche von ihrer ursprünglichen Stelle abgelöst und in die Kapillaren hineingetrieben werden könnten.

Nach Weeks (1155) besteht die Veränderung der Gefässwandungen, welche ganz beträchtlich sei und die Retinitis direkt verursache, in hyaliner Degeneration der Intima und zum Teil auch der Muscularis der grösseren und kleineren Arterien neben einer an manchen Stellen möglicherweise bestehenden fibrösen Verdickung oder Sklerose der Wände der kleineren

Arterien. Durch diese Veränderung sei das Kaliber der arteriellen Gefässe teilweise oder ganz verstrichen.

Flemming (1156) fand bei einem 48jährigen, an Schrumpfniere gestorbenen Manne, gleichfalls hochgradige hyaline Verdickung der arteriellen Gefässwände.

Als hauptsächlichstes Untersuchungsergebnis eines Falles von Michel (1157) mit Netzhautveränderungen bei Schrumpfniere (18jähriger Patient) wird hervorgehoben, dass im Zusammenhange mit einer Schrumpfniere zunächst endarteriitische Wucherungen an der Arteria centralis und ihren Verzweigungen aufgetreten und unter dem Einflusse einer allgemeinen Amyloiddegeneration (Amyloidniere) die endarteriitischen Wucherungen grösstenteils amyloid entartet waren, wozu sich noch eine amyloide Degeneration der Choriocapillaris hinzugesellt hatte.

Hofmann (1158) berichtet über das Untersuchungsergebnis zweier Bulbi, wovon das linke Auge unter dem Augenspiegelbilde einer Embolie der Arteria centralis retinae erblindet war, das rechte eine streifige Rötung des Sehnerven und Blutungen der Netzhaut darbot. Der Exitus erfolgte durch Schrumpfniere.

Die Netzhautgefässe zeigten eine exzessive Wucherung der Intima, und in der Arteria centralis retinae fand sich in ihrem ganzen Verlaufe, entsprechend einem etwa 4 cm langen Sehnervenstumpf, ein das Lumen obturierender Pfropf, der sich aber nicht überall eng an die Gefässwand anlegte. Er bestand aus völlig bindegewebig organisierten Massen, die zwischendurch noch feinste Gerinnsel enthielten.

Die Arterien der Aderhaut waren hochgradig endarteriitisch verengt, ja verschlossen durch hyaline Einlagerungen in die Gefässwand; hyalin entartet war auch die Choriocapillaris.

In der Netzhaut waren ferner die Erscheinungen des Ödems besonders in den retikulären Schichten ausgesprochen. In der Zwischkörnerschicht des rechten Auges fanden sich auch in der Nähe der Papille massenhaft schollige Einlagerungen von ähnlicher Färbung, wie die sonst gefundenen hyalinen Gebilde.

Die Ursache, warum gerade in der äusseren retikulären Schicht und deren Umgebung mit Vorliebe regressive Veränderungen vorkommen, wird nach Dimmer (1064) darin gesucht, dass in der inneren Körnerschicht die Schlingen des äusseren Kapillarnetzes lägen, das aus dem in der Nervenfaserschicht befindlichen inneren Kapillarnetz hervorgehe. Die Bedingungen für die Ernährung des Gewebes seien daher in der Gegend der äusseren retikulären Schicht am ungünstigsten.

Die anatomischen Veränderungen des Netzhautgewebes sind als sekundär und im wesentlichen als Ernährungsstörungen aufzufassen.

Die hauptsächlichste Ernährungsstörung ist eine fettige Entartung und zwar teils als Einlagerung an Fettkörnchenzellen, teils als fettige Infiltration des Stützgewebes. Die Fettkörnchenzellen treten hauptsächlich in den beiden

Körnerschichten und in der inneren retikulären Schicht auf, in besonders hochgradigen Fällen auch in der Nervenfaserschicht; das Stützgewebe zeigt sich mit feinen Fetttröpfchen besetzt. Die Radiärfasern sind nicht nur verlängert und verdickt, sondern auch stärker lichtbrechend und von homogenem Aussehen. Die so veränderten Stellen erscheinen als weissglänzende Flecken im ophthalmoskopischen Bilde.

§ 324. In der Aderhaut fand Herzog Carl Theodor (1154) die Veränderungen immer hochgradiger entwickelt, als in der Netzhaut und in der Papille. In der Aderhaut deuteten die Befunde mehr auf Neubildung bezw. auf Veränderungen entzündlichen Charakters und waren diffus verbreitet, während in der Netzhaut und der Papille mehr die Veränderungen degenerativen Charakters vorwiegend waren.

Auch bei Opin und Rochon-Duvigneaud (1159) fanden sich bei allen untersuchten Fällen von Retinitis albuminurica die Veränderungen der Wandungen der Aderhautgefässe stärker ausgesprochen, als in der Netzhaut. Das Pigmentepithel war häufig verändert, und spielte sich die Hauptveränderung an der Netzhaut in den inneren Schichten ab, ohne die übrigen zu verschonen, sie bestand in Ödem, Blutungen und fibrinöser Infiltration. Der Sehnerv war durch sekundäre Degeneration beteiligt.

Yamaguchi (1160) fand bei einem an Nephritis gestorbenen 18jährigen Mädchen als anatomische Grundlage des ophthalmoskopischen Befundes eine Trübung der Netzhaut und des Sehnerven verbunden mit Exsudatstreifen längs der Gefässe, und eine Exsudation in der Macula, sowie mit zahlreichen kleinen schwarzen Flecken, besonders in der Peripherie des Augenhintergrundes, ein Ödem und eine Atrophie der nervösen Elemente der Netzhaut. Die Papille war beträchtlich geschwellt, der Opticus ödematös und atrophisch, die Chorioidea atrophisch. Ferner wurde eine Endarteriitis proliferans der Aderhautgefässe, umschriebene Pigmentepithelwucherungen und eine neugebildete Bindegewebsmasse am Rande der Sehnervenpapille gefunden.

Die sogen. Retinitis albuminurica gravidarum.

§ 325. Wie sich die Pathogenese bei der Retinitis albuminurica gravidarum verhält, wissen wir noch nicht genau.

Cirincione (1161) bestand in einem Falle von Retinitis albuminurica gravidarum (8 Monat), der in 14 Tagen fast zur Erblindung geführt hatte, auf Einleitung der Frühgeburt. 3 Tage nach derselben trat noch Netzhautablösung hinzu; doch erfolgte in drei Monaten Heilung mit S = 1, aber Fortdauer geringer Albuminurie. Bei der zweiten Schwangerschaft erfolgte im 5 Monate ein Rezidiv, und es trat der Tod an akutem Lungenödem ein.

Cirincione hatte Gelegenheit, an einem ähnlichen von Silex beobachteten Falle die anatomische Untersuchung zu machen.

Die Veränderungen betrafen, abgesehen von leichtem Ödem der Papille, ausschliesslich die Retina:

1. In der Zwischenkörnerschicht fand sich eine Ablagerung von fibrinösen Massen, die kleinste oder grosse, ovale, bis in die weisse Körnerschicht

reichende, einzelne oder mehrfache Schollen darstellten und sich noch etwa 3 Papillendurchmesser um die Papille herum erstreckten.

2. Die Nervenfaserschicht war hauptsächlich nach der Macula hin durch feines fibrinöses Exsudat aufgelockert, und die Fasern waren auseinander gedrängt.

3. In der Faser- und Ganglienzellenschicht fanden sich einzelne kleine, nekrotische Herde.

4. Im Gegensatz zur Retinitis bei chronischer Nephritis waren hier die Gefässe vollkommen normal, und dies würde erklären, dass hier die Blutungen und die auf Gefässveränderung beruhenden perimakulären Flecken fehlten, und dass bei frühzeitiger Entbindung Heilung eintreten konnte.

Nach Rochon-Duvigneaud (1162) erkrankte eine 36jährige Frau am Ende der Schwangerschaft in der Form einer akuten parenchymatösen Nephritis. Die Retinitis albuminurica heilte, und blieben nur eine Entfärbung der Papille und Pigmentveränderungen am hinteren Pole zurück. Nach 8 Jahren Exitus letalis, wobei die Autopsie Vergrösserung des Herzens, Atherom der Aorta, Nierenschrumpfung, und an den Netzhautgefässen eine geringe Periphlebitis ergab.

Aus der relativ guten Prognose dieser Fälle dürfen wir wohl schliessen, dass die Gefässveränderungen auch nur vorübergehender Natur sein können, wenigstens in denjenigen Fällen, an welche sich dauernd eine Nephritis nicht anschliesst.

Culbertson (1163) bringt aus der Literatur (allerdings unvollständig) eine Reihe von Erblindungen bei der Retinitis albuminurica während der Schwangerschaft. 58,31% mit teilweiser und 16,66% mit völliger Wiederherstellung des Sehvermögens.

Emrys-Jones (1164) veröffentlichte 7 Fälle von Retinitis albuminurica in der Schwangerschaft. Er hält die Prognose für gut und meint, dass manchmal Flecken in der Chorioidea zurückbleiben, sowie eine Verminderung der Sehschärfe.

Lodato (1165) berichtet über einen Fall von beiderseitiger Amaurose bei Nephritis interstitialis, in welchem nach wiederholten Schwangerschaften schliesslich alle Arterien beider Retinae in blutleere weisse Streifen umgewandelt waren.

Die Angiopathia retinalis diabetica (Retinitis diabetica).

§ 326. Wenn die so häufig bei Albuminurie gefundene Sternfigur an der Macula in gewissem Sinne der sogen. Retinitis albuminurica ein charakteristisches Gepräge verleiht, so fällt ein solches bei der sogen. Retinitis diabetica völlig weg. Dieselbe unterscheidet sich in nichts von den ophthalmoskopischen Bildern bei der Angiosclerose der Retina überhaupt.

Wir begegnen hier im ophthalmoskopischen Bilde Netzhautblutungen ohne weisse Flecken wie z. B. in den folgenden Fällen:

Kako (1166) fand unter 280 Diabetikern in 15 Fällen nur Netzhautblutungen.

In Haltenhoffs (1167) Falle bestanden zahlreiche Netzhautblutungen. Die Netzhaut war trübe, die Papillengrenzen verwaschen, aber keine weisslichen Flecke.

Weissliche Flecke ohne Netzhautblutungen wurden beobachtet von Kako (1166) unter 280 Diabetikern nur in 8 Fällen, wobei in 6 Fällen nur einseitig. Von demselben Autor wurden dabei in 21 Fällen Netzhautblutungen und reichlich gelbe Degenerationsherde gesehen.

Lautsheere (1168) beobachtete einfache Neuritis mit weissen Flecken. Ganz besonders wird hervorgehoben, dass niemals Netzhautblutungen sichtbar gewesen waren.

Eine Sternfigur an der Macula wurde, wie pag. 320 erwähnt, von Hawthorn (1133), sowie Hirschberg (1169, Fall V) beobachtet.

Eine Sternfigur an der Macula zugleich mit Netzhautblutungen sah Hirschberg (1169, Fall III und VI), sowie Hirschmann (1132) im Falle II.

Der gleiche ophthalmoskopische Befund wie bei der sogen. Retinitis albuminurica wurde bei den pag. 237 angeführten Fällen von Anderson, Dermarres etc. gefunden.

Ist das Bild der Retinitis albuminurica gegeben, dann kann man häufig wenn auch nicht gesetzmässig, neben oder abwechselnd mit Zucker Eiweiss im Urin konstatieren. Dagegen waren bei den mit Albuminurie kombinierten Fällen von Seegen (1172) und von Leber (Graefe-Saemisch V, pag. 594, I. Auflage) nur Netzhautblutungen vorhanden, im letzten Falle sogar so stark, dass ein massenhafter Durchbruch in den Glaskörper erfolgte. Das abwechselnde oder gleichzeitige Vorkommen von Eiweiss neben Zucker weist schon auf eine ausgedehnte Gefässerkrankung hin. So fand Kako (1166) unter 67 Fällen von Diabetes 36 ohne und 31 mit Eiweiss.

Zeller (1171) stellte 56 Fälle von Katarakt mit Diabetes zusammen. Bei 14 Kranken war zugleich auch Eiweiss im Urin gefunden worden. 2 Fälle waren mit homonymer Hemianopsie kompliziert.

Auch in Fall V und VI von Hirschberg (1169) war abwechselnd und gleichzeitig Zucker neben Eiweiss gefunden worden.

Ätiologisch interessant ist die folgende Beobachtung Deckers (1173).

Derselbe beobachtete bei einem 30 jährigen Arbeiter einen Diabetes, der nach einer syphilitischen Infektion auftrat und zwar bald, nachdem die ersten Anzeichen einer inneren Augenerkrankung bemerkt worden waren. Letztere hatte das linke Auge ergriffen (S = $^{20}/_{200}$). Es bestanden: pericorneale Injektion, feinste staubförmige Glaskörpertrübungen, verschleierte Papillen, Blutungen in die Netzhaut, Umwandlung einer Netzhautarterie in einen grauweissen Strang und chorioretinitische Herde. Der Diabetes und die Augenerkrankung wurden durch eine Schmierkur geheilt.

Ferner begegnen wir hier ganz wie bei Arteriosklerose ophthalmoskopisch sichtbaren Veränderungen der Gefässwände mit ihren Folgezuständen.

So teilte Galezowski (1174) einen Fall von sog. Retinitis diabetica mit, bei welchem der obere Ast der Centralarterie der Netzhaut obliteriert und in einen feinen Strang verwandelt war. Sonst waren zahlreiche Blutextravasate und einige weisse Flecke vorhanden.

Michel (1175) fand bei einer im diabetischen Koma gestorbenen Patientin als Ursache für die rechterseits ophthalmoskopisch konstatierte Stauung in den venösen Gefässen, sowie für ein in der Mitte der rechten Sehnervenpapille gefundenes grösseres rundliches Extravasat eine partielle Verschliessung des Lumens der Vena centralis durch einen Thrombus.

In einem Falle Knapps (1176) trat plötzlich Erblindung durch Verschluss der Centralarterie ein. Der Augenhintergrund war milchig weiss, in der Macula ein dunkelroter Fleck, die Retinalgefässe erweitert. Später trat Atrophie des Sehnerven auf, und die Retinalgefässe verwandelten sich in weisse Säulen. Noch später hämorrhagische Iridochorioiditis und Drucksteigerung.

§ 327. Bezüglich der Pathogenese untersuchte Mauthner (1177) eine grosse Anzahl von Diabetikern in Karlsbad und fand, dass die Häufigkeit des Vorkommens von Augenkrankheiten bei Diabetes keine sehr häufige sei[1]). Die Bedeutung der Diabeteserkrankung liege in der Bildung von Toxinen, in der Entstehung von allgemeinen Ernährungsstörungen, die eine Brüchigkeit der Gefässe bedingten und Ursache von Blutungen würden. Es werden alsdann die retinalen und Glaskörperblutungen, das hämorrhagische Glaukom und andere intrakranielle Affektionen, wie die Hemiopie, Lähmungen des Auges und andere aufgeführt. Die sogen. Amblyopia diabetica kennt Mauthner nur als Intoxikationsamblyopie.

Aus den Versuchen Orlandinis (1153) ist ersichtlich, dass bei experimentell erzeugter Glykosurie der sich in der Retina abspielende Krankheitsprozess nicht allein entzündlicher, sondern auch degenerativer Natur ist, und dass dieser Prozess von den Gefässwandungen ausgeht.

§ 328. Hinsichtlich der Funktionsstörung gilt hier im wesentlichen dasselbe, wie bei der sogen. Retinitis albuminurica, nur dass bei Diabetes nicht selten durch gleichzeitige Affektion des papillomakulären Bündels im Opticusstamme ein centrales negatives Skotom zustande kommt.

So fanden sich z. B. im Falle III Hirschmanns (1170) eine Menge strich- und streifenförmiger Netzhautblutungen in der Umgebung der Papille und ein relatives centrales Skotom, sowie sektorenförmige Einschränkung des Gesichtsfeldes im oberen äusseren Quadranten. S = Fingerzählen in 10 Fuss.

Im Falle IV Hirschmanns wurde das relative centrale Skotom noch verstärkt durch weissliche Plaques an der Macula. Es bestand ein fast absolutes centrales Skotom mit Fingerzählen in 4 Fuss Entfernung.

§ 329. Was die Prognosis quoad vitam anbelangt, so machte Nettleship (1148) Mitteilungen über die Lebensdauer bei diabetischer Retinitis, oder bei Netzhautblutungen auf diabetischer Basis an der Hand von 48 Fällen. Das Alter schwankte zwischen 41 und 79 Jahren, und von den

---

1) Schlink (1178) berichtet aus der Giessener Univ.-Augenklinik über 21 diabetische Augenerkrankungen unter 9413 stationären Kranken. Darunter: 13 Katarakte, wobei 3 mal das Sehvermögen nicht dem Operationseffekt entsprach (2 mal Sehnervenveränderungen), 2 Retinitiden, 1 Neuroretinitis, 2 Iritiden, 3 Iridocyklitiden, 1 Chorioidealaffektion, 1 eiterige Keratitis, 1 Okulomotoriuslähmung, 1 Akkommodationslähmung.

48 Fällen starþen 38, und zwar: 9 innerhalb eines Jahres, 11 während des zweiten Jahres, und 19 innerhalb 2 Jahren nach Feststellung der Retinitis. Die übrigbleibenden starben zu verschiedenen Zeiten zwischen 2 und 8 Jahren.

Die Angiopathia retinalis leucaemica.

§ 330. Als ein bei der sogen. Retinitis leucaemica häufig zu konstatierender Befund werden weisse Flecke mit rotem Rande angegeben. Dieselben sind, wie wir pag. 211, § 216 gesehen haben, als eine besondere Form der Retinalblutungen zu betrachten.

Neben diesen Blutungen mit weissen Flecken im Centrum begegnen wir auch hier jenen weissen Flecken, wie sie bei der sogen. Retinitis albuminurica

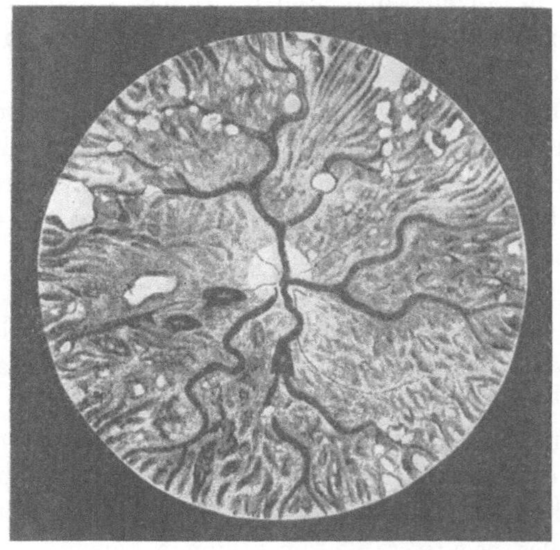

Fig. 112.

Augenhintergrund bei einem Falle von akuter Leukämie. Ausserordentlich stark verbreiterte Venen, haardünne Arterien. Eigene Beobachtung.

etc. vorkommen, und welche teils aus varikösen Nervenfasern bestehen, teils aber fettig degenerierte Elemente, oder eine Infiltration mit Lymphzellen darstellen.

So beobachtete Streminski (1181) einen 31jährigen Mann mit lienaler Leukämie. Der Augenhintergrund erschien leukämisch blass. Beiderseits waren Retinalblutungen vorhanden mit einem Gürtel von weissen Flecken, welche die getrübte Macula in einem Abstand von ¹/₃ Papillendurchmesser umgaben (Retinitis circinata).

Ein von uns beobachteter 31jähriger Mann mit Leukämie zeigte hochgradige Schwellung und Schlängelung der Netzhautvenen, Blutungen mit rotem Hof und gelblich weisse Flecken (vergl. Figur 112) bei hellgelber Färbung des Augenhintergrundes. Mikroskopisch (Deutschmann): Netzhaut- und Aderhautgefässe enorm erweitert und mit Leukozyten geradezu wurstförmig ausgestopft. Da weder von fettiger Degeneration noch von Herden sklerotischer Nervenfasern etwas zu entdecken war, so werden diese ophthalmoskopisch sichtbar gewesenen gelbweissen Flecken auf die erwähnten Gefässektasien bezogen.

Im Falle III Deutschmanns (1184) bestand bei einem Leukämischen eine Retinitis. Mikroskopisch wurde Hypertrophie des Stützapparates der Netzhaut, zahlreiche Blutungen in der Nervenfaser-, Ganglienzellen- und der Zwischenkörnerschicht gefunden, sowie in unmittelbarer Nachbarschaft der Papille ausgedehnte, rundliche Herde sklerotischer Nervenfasern in der Nervenfaserschicht.

Perrin (1185) fand Herde von Fettkörnchenzellen in den äusseren Netzhautschichten.

In den folgenden Beobachtungen wurden Maculaveränderungen wie bei der sogen. Retinitis albuminurica gefunden.

So bestanden in einem Falle von Roth (1182) (ophthalmoskopischer Befund von Schirmer) von lienaler Leukämie grauliche Exsudationen in der Netzhaut, dicht an der Papille besonders nach oben und unten, welche die geschlängelten Venen verschleierten. In der Umgebung der Macula konzentrisch gruppierte gleiche Flecke. Neben den Venen einige geringe Apoplexien. Sehstörungen waren nicht vorhanden. Die anatomische Untersuchung zeigte die Netzhaut ca. 4 mm rings um die Papille leicht getrübt, nicht durch Ödem, sondern durch eine feinkörnige Trübung der äusseren Faserschicht mit Hypertrophie der Radiärfasern. Die Gefässe stark ausgedehnt und geschlängelt, die peripheren Verzweigungen boten eine teilweise sehr vorgeschrittene fettige Degeneration der Wandungen, die Hauptstämme stellenweise eine Verdickung der Adventitia durch Infiltration mit Rundzellen. In der Gegend des Äquators sehr zahlreiche, höchstens stecknadelkopfgrosse Blutungen von roter Farbe, welche vorzugsweise in den äusseren Netzhautschichten sassen. Am linken Auge an der Macula mehrere kleine Herde von sklerotischer Hypertrophie der Nervenfasern.

In dem Falle II von Kramsztyk (1183) war der Augenhintergrund gelblich und an der Macula Veränderungen wie bei der sogen. Brightschen Retinitis. Mikroskopisch waren die Nervenfasern varikös hypertrophisch, die Gefässwandungen sklerosiert.

Perrin (1185) fand Herde von Fettkörnchenzellen in den äusseren Netzhautschichten.

§ 331. Auser diesen weisslichgelben Flecken werden aber auch wahre Lymphome in der Netzhaut bei Leukämie beobachtet, die sich gleichfalls als weisse Flecke ophthalmoskopisch präsentieren.

Friedländer (1186) berichtet über einen Fall mit Erscheinungen eines Gehirntumors, der auch Sehstörungen auf beiden Augen (eine ophthalmoskopische Untersuchung wäre hier differentialdiagnostisch von besonderem Werte gewesen) aufzuweisen hatte. Die Autopsie ergab Leukämie, knötchenförmige Neubildungen in der Mark- und Rindensubstanz des Gehirns (Lymphome), die gleichen in den inneren Körnerschichten der Retina. Die grössten ragten über die innere und äussere Retinaoberfläche hervor und erreichten einen Durchmesser von 1,0—1,2 mm. Mikroskopisch erschienen in der Retina eine grosse Anzahl von miliaren Blutungen und weisslichen Flecken, der Sehnerv beiderseits vor dem Eintritt in den Bulbus birnförmig gestaltet (Ampulle), und die Scheide gerötet.

Bäck (1187) berichtet über zwei interessante Fälle, bei welchen leider die Sektion nicht gemacht worden war.

Fall I. Bei einer anämisch aussehenden Frau fanden sich die Parotis und Tränendrüse beiderseits, ebenso die peripheren Lymphdrüsen geschwellt, das Zahnfleisch von Hämorrhagien durchsetzt, Milz und Leber vergrössert, Herz nach links hypertrophisch. Der Urin enthielt viel Albumen, hyaline und granulierte Cylinder, rote Blutkörperchen. Blut = 2 000 000 rote, 460 000 weisse Blutkörperchen. Hb 55 %.

Mikroskopisch fanden sich neben spärlichen polynukleären Zellen haufenweise mononukleäre, reichlich Markzellen, eosinophyle Zellen, kleine Lymphozyten, auch kernhaltige rote Zellen, keine Poikilozythose. Im Verlaufe häufiges Nasenbluten, urämische Erscheinungen. Ophthalmoskopisch Stauungspapille, die Gefässe stark geschlängelt, die Venen so hell wie die Arterien, in der Peripherie grauweisse Flecke mit hämorrhagischem Hof.

Fall II. Ein 17 jähriges Mädchen zeigte Schwellung der Nacken-, Supraklavikular- und Inguinaldrüsen, starke Vergrösserung der Milz und Leber und 1,5 % Eiweiss im Urin, sowie zahlreiche Cylinder. Blut: 3 250 000 rote und 864 000 weisse Blutkörperchen, 65 % Hb. Mikroskopisch zahlreiche eosinophile, grosse mononukleäre Zellen, Markzellen, polynukleäre Leukozyten und vereinzelte kernhaltige rote Blutkörperchen. Ophthalmoskopisch enorme Schlängelung der Netzhautvenen und Arterien mit heller Blutfärbung, grauweisse Trübung der Venenwandungen und der betreffenden Netzhautpartie, Sehnervenpapille gerötet, geschwellt und getrübt, ihre Grenzen verwischt.

Pathologisch-anatomisch waren die Befunde, kurz zusammengefasst, folgende: Es fand sich eine breite episklerale und geringere sklerale Rundzelleninfiltration, eine gleiche im Corpus ciliare, eine massenhafte Lymphzellenanhäufung in der Aderhaut, im Sehnerven und in der Netzhaut, sowohl in den Blutgefässen, als auch ausserhalb derselben, letztere nur an einzelnen Stellen, so dass es zur Bildung von Knoten kam, die den Lymphozyten glichen.

Die leukämischen Neubildungen in der Netzhaut werden als durch eine leukozytenreiche Extravasation entstanden angesehen, die zugleich als Anziehungspunkt für die aus den Gefässen austretenden Leukozyten diene. So entstände eine durch Zellapposition mehr und mehr wachsende Geschwulst (Lymphom).

Die Untersuchungen der Augen eines an Leukämie gemischter Form (lienale und Knochenmarkform ohne Beteiligung der Lymphdrüsen) gestorbenen Mannes lenkte die Aufmerksamkeit von Orlow (1189) auf diese sogen. „tumorartigen Herde" von Leber, die in beiden Körnerschichten und in der Schicht der Ganglienzellen lagen. Histologisch bestanden sie aus Leukozyten und Erythrozyten. Sie befanden sich nur neben den Gefässen und standen in Verbindung mit ihnen. An den Stellen der Anhäufungen waren die Gefässe aneurysmatisch erweitert, und ihre Wände waren so von Leukozyten durchtränkt, dass sie ihre Struktur fast verloren hatten. Ein Kranz von Erythrozyten wurde nur da gefunden, wo noch, obgleich sehr kleine, Reste der Gefässwände zu sehen waren.

Die Venen der Retina erscheinen häufig breit und sehr blass (vergl. auch Fig. 112 sowie die Abbildung bei Gowers, Die Ophthalmoskopie in der inneren Medizin, Fig. 74 daselbst). Diese Verbreiterung ist nach Gowers wahrscheinlich mehr die Folge von Atonie und Abflachung als von passiver Dilatation. Nicht selten sind die Venen auch stark geschlängelt. Vergl. pag. 156 die dort angeführten Fälle. In der Beobachtung Perrins (452) pulsierten dieselben lebhaft, und war die Netzhaut mit streifigen Blutungen von verschiedener Ausdehnung besät. Die grössten derselben hatten die Dimension der halben Papille.

Lediglich Blutungen gewöhnlicher Art wurden von Steuber (1190) bei einem 21 jährigen leukämischen Soldaten beobachtet. Dieselben traten sehr früh auf, besonders auch in der Gegend der Macula. Dementsprechend war auch ein centrales Skotom vorhanden. Ebenso bei Michel (1191, Fall I).

Leber (1195) berichtet über einen Fall von doppelseitiger Retinitis haemorrhagica mit gleichzeitiger hochgradiger symmetrischer Schwellung an allen vier Augenlidern, sowie doppelseitigem Exophthalmus. Die Allgemeinuntersuchung sowie die des Blutes wies eine weitgediehene Leukämie nach. Die Schwellungen der Lider werden als leukämische Wucherungen angesehen und ebensolche in der Orbita angenommen.

Ebstein (1196) stellte bei einem kräftigen Manne, welcher zuerst die Krankheitserscheinungen der Purpura haemorrhagica Werlhofii dargeboten hatte und von einem überaus reichlichen Nasenbluten befallen worden war, eine Leukämie fest; rascher tödlicher Ausgang. Ophthalmoskopisch fanden sich in der Netzhaut beider Augen starke Blutungen und ausgedehnte Trübungen, erstere auch in der Bindehaut.

Immermann (1197) berichtet über einen Fall von myelogener Leukämie mit Netzhautblutungen, bei welchem sich die Erkrankung im Anschluss an einen Typhus abdominalis entwickelt hatte.

§ 332. Entsprechend jenen degenerativen Veränderungen des Netzhautgewebes finden wir auch Veränderungen an den Gefässwandungen.

So sahen Becker (1179) und Tillaux (445) die Wandungen einzelner Gefässe weiss eingescheidet. Deutschmann (1184) fand mikroskopisch die Wandungen der Centralgefässe mit Rundzellen infiltriert.

Roth (1182) sah in den Wandungen der peripheren Verzweigungen der Gefässe teilweise sehr vorgeschrittene fettige Degeneration, während die Hauptstämme stellenweise eine Verdickung der Adventitia durch Infiltration mit Rundzellen zeigten.

Nach Gowers (l. c. 274) können die Kapillaren der Retina dilatiert und varikös, und die Lymphscheiden der Gefässe mit weissen Blutkörperchen gefüllt sein.

In dem Falle II von Michel (1191) handelte es sich um eine lienale und myelogene Leukämie. Ophthalmoskopisch waren die Erscheinungen hochgradigster Stauung in den venösen Verzweigungen, kein Extravasat etc., leicht orangegelbe Färbung des Augenhintergrundes vorhanden. Hier waren die Erscheinungen der venösen Stauung durch Thrombosierung der Vena retinalis super. zu erklären; im Falle I mit zahlreichen Netzhautblutungen wurde eine Thrombose der Vena centralis gefunden.

Über einen analogen Fall berichtet Bondi (1192):

34 jähriger Mann. Ophthalmoskopisch starke Verbreiterung und Schlängelung der Netzhautvenen, eine Netzhautblutung und eine weissliche Sehnervenpapille mit undeutlicher Begrenzung, ausserdem in der Peripherie des Augengrundes zerstreut weissgelbe Flecke.

Mikroskopisch: Ödem der Papille, die Netzhautvenen mittleren Kalibers vollkommen thrombosiert und die perivaskulären Lymphräume durch Leukozytenanhäufung erweitert. Die Leukozyteninfiltration drang auch in die Nervenfaserschicht ein, manchmal auch in die innere Körnerschicht, und hier sowohl als in der äusseren Körnerschicht und der Nervenfaserschicht waren Blutungen sichtbar.

In dem Falle von Grunert (355) waren die Gefässe in der Nähe der Papille mehrfach von weissen Streifen begleitet. Nach der Peripherie zu, besonders nach aussen, nahmen einige der Gefässe ungewöhnlich schnell an Dicke ab, während die weissen Einscheidungen deutlich hervortraten. An manchen Stellen liefen die Gefässe schliesslich als feine weisse Linien ohne sichtbare Blutsäule dem Ende zu.

§ 333. Ziemlich häufig beobachten wir Ödem der Netzhaut und der Papille bei der Leukämie, wie in den Fällen von Perrin (1185), Kramsztyk (1183), Bondi (446), Tillaux (445), Deutschmann (1184), Bäck (1187), Gowers (l. c. 275) und Grunert (355), sowie im folgenden Falle:

Eigene Beobachtung (vergl. Figur 113): 14jähriges Mädchen, akute Leukämie lienallymphatischen Ursprungs; plötzlicher Beginn mit anginaartigen Beschwerden; rapider Verlauf mit dauernder Fieberbewegung und schubweise fortschreitender Anschwellung der Leber, Milz und sämtlicher Lymphdrüsen. Tod 8 Wochen nach Beginn der ersten Krankheitssymptome. Ophthalmoskopisch: gelbliche Verfärbung des Augenhintergrundes, mehrfach längliche Blutungen in der Netzhaut. Die anatomische Untersuchung der Augen

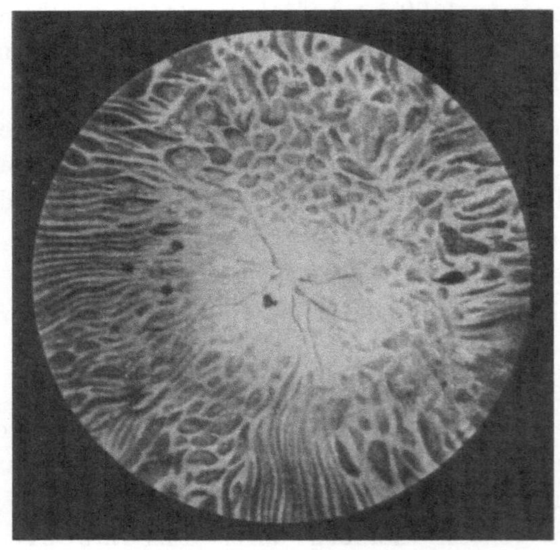

Fig. 113.
Eigene Beobachtung. Leukämie. Netzhautödem in der Umgebung der Papille.

(Deutschmann) ergab als verändert hauptsächlich die hintere Hälfte der Netzhaut, sowie die Sehnervenpapille. Letztere war geschwollen, die Wandungen der Centralgefässe mit Rundzellen infiltriert, ebenso der Sehnerv und der Zwischenscheidenraum. Das Bindegewebsgerüst der Netzhaut stark gewuchert, an der Innenfläche einer auf diese Weise neu gebildeten Schicht eines bindegewebigen Maschenwerks schloss sich nach dem Glaskörper zu ein zartes blasses Netzwerk, teils aus Fibrin, teils aus Bindegewebe bestehend an. Blutungen fanden sich in der Faser- und Ganglienzellenschicht. Das Pigmentepithel gelockert und heller.

Aus Oellers (1193) Befund eines Auges bei lienaler Leukämie ist eine starke Schwellung der Eintrittsstelle des Sehnerven und der anliegenden Retina hervorzuheben. Die Nervenfasern- und die Ganglienzellenschicht hatten um das Doppelte zugenommen. Hier fanden sich auch die Extravasate. Wie in allen anderen Schichten, so waren auch in der

Körnerschicht kleine rundliche Herde von grossenteils weissen Blutkörperchen anzutreffen.

Ferner war die Chorioidea stark verbreitert, und zwar genau an der Stelle des Eintritts der hinteren Ciliararterien durch eine kolossale Anhäufung von weissen Blutkörperchen von der Suprachorioidea an bis zur Kapillarschicht.

In dem Falle von Kerschbaumer (1194), links mit Stauungspapille, rechts mit ausgedehnten und geschlängelten Venen und beiderseitigem Exophthalmus (Anhäufung von Rundzellen im Fettgewebe der Orbita, im Tenonschen und Supravaginalraum) setzte sich ebenfalls von der Chorioidea aus die Rundzelleninfiltration einerseits auf die inneren Lamellen der Sklera, anderseits auf die äussere Lage der Netzhaut fort.

Eine bemerkenswerte Veränderung beobachtete Heinzel (1198) in einem Falle von lymphatisch lienaler Leukämie bei einem 4½ jährigen Kinde.

Zuerst bestand eine enorme Schwellung beider Papillen, welche von einer gestreiften Trübung eingenommen wurde, die sie ganz verdeckte. Die Netzhaut war hier und da etwas opak, die Venen waren mässig geschlängelt, und die Gefässe von blassen, verschieden breiten Linien eingerahmt. Zahlreiche Haemorrhagien traten auf und verschwanden wieder. Alle pathologischen Erscheinungen gingen innerhalb von vier Wochen zurück, und der Fundus erschien wieder normal, aber blass und ergab sich auch bei der Autopsie als normal. Heinzel bemerkt, dass die Erscheinungen nicht das Aussehen eines entzündlichen Prozesses hatten, sondern mehr das einer passiven Stauung mit darauffolgendem Ödem und Ekchymosen. Ein derartiger Zustand war in demselben Falle auch in der Conjunctiva zu sehen und mehrere Mal an der Haut und wurde auf einen konstitutionellen Zustand zurückgeführt. Gowers bemerkt hierzu (pag. 275 Ophthalmoskopie): die ophthalmoskopische Erscheinung könnte die Folge von Thrombose der Orbitalvene gewesen sein, deren Anastomosen mit der Gesichtsvene schliesslich genügten, um den normalen Zustand wieder herbeizuführen. Venenthrombose sei bei dem Leiden eine häufige Erscheinung.

§ 334. Was die Sehstörungen anbelangt, so fehlen sie in manchen Fällen fast vollständig, selbst bei Fällen mit Stauungspapille, wie in der Beobachtung von Grunert (355) siehe pag. 343, kann die Sehschärfe normal sein.

In den Fällen, wo die Blutungen in der Macula sitzen, treten selbstverständlich centrale Skotome mit hochgradiger Störung der Sehschärfe auf, wie in der Beobachtung Steubers (1190). Im Falle Streminskis (1181) war das centrale Skotom durch degenerative Veränderungen an der Macula, ähnlich wie bei der Retinitis circinata, hervorgerufen.

In einem von Hirschberg (1199) beschriebenen Falle war die Sehstörung das erste Zeichen der Krankheit gewesen, und die ophthalmoskopisch nachgewiesenen Blutungen hatten zur Diagnose der Krankheit geführt.

Es handelte sich um einen Kranken, der zum Arzte ging, weil er beständig einen roten Ballon vor seinem rechten Auge sah. Die ophthalmoskopische Untersuchung ergab das Vorhandensein einer grossen analog geformten Blutung in der Gegend der Macula, während zahlreiche kleinere über den Fundus zerstreut waren. Blut und Milz wurden untersucht, und die Diagnose auf Leukämie bestätigt. Einen Monat später trat im linken Auge eine genau gleiche Blutung auf, die ebenfalls das Bild eines roten Ballons hervorrief.

Die Angiopathia retinalis syphilitica.

§ 335. Durch Heubner (1200) kennen wir die grosse Bedeutung der Endarteriitis proliferans, besonders für die funktionellen Störungen des Gehirns. Ebenso wie bei den Gehirngefässen kann die Syphilis auch die Ursache zu Erkrankung der Netzhautgefässe werden. Wir beobachten darum nicht selten gleichzeitig mit den Erscheinungen von Hirnsyphilis auch ophthalmoskopisch nachweisbare Veränderungen an den Netzhautgefässen. So bringt z. B. v. Hösslin (1201) eine ganze Reihe von Fällen von Hirnsyphilis mit okularen Störungen und zwar:

Fall 1. Hirnsyphilis, Epilepsie, Endarteriitis retinae,
    2. nicht lokalisierte Gefässyphilis, Neuritis optica (syphilitische Neubildung), Endarteriitis retinae;
    5. Aphasie und Agraphie, Endarteriitis retinae,
    7. Parese des linken Armes, Parästhesien der linken Körperhälfte, Endarteriitis retinae,
    8. ebenfalls Endarteriitis retinae bei apoplektiformem Anfall und Ausgang in progressive Paralyse.

Stieglitz (1202) berichtet über einen Fall von transitorischer Aphasie mit luetischer Neuroretinitis und einem miliaren Gumma der Netzhaut, in dem ausserdem die Symptome einer früheren Ponsblutung bestanden hatten.

Bei einem von Heubner (1221) beobachteten Falle ($2\frac{1}{2}$ jähriges Kind) von hereditärer Lues mit Endarteriitis der Gehirnarterien ergab die Augenspiegeluntersuchung eine Retinitis (!) syphilitica.

Indem die Lues das ätiologische Moment für eine allgemeine und lokale Gefässerkrankung bildet, so beobachten wir auch hier im ophthalmoskopischen Bilde alle jene Veränderungen, wie wir sie bei Arteriosklerose resp. Angiosklerose der Netzhaut zu Gesicht bekommen. Prinzipiell sind aber hier 2 Formen auseinander zu halten: Die syphilitischen Erkrankungen der äusseren Netzhautschichten in ihrer Abhängigkeit von der Erkrankung der Chorioidea resp. Choriocapillaris (vergl. pag. 13), und die durch Erkrankung des Systems der Centralgefässe gesetzten Erkrankungen der inneren Netzhautschichten.

Schon im Jahre 1859 hatte Jacobson (1203) das klinische Bild einer Krankheit gegeben, die er Retinitis syphilitica nannte. Später hat Mauthner (1204) in einem klinisch beobachteten und anatomisch untersuchten Falle nachgewiesen, dass es sich hierbei um eine wirkliche, den inneren Schichten der Retina angehörende Retinitis(!) handele. Jacobson (1203) nannte die Krankheit Retinitis syphilitica simplex, weil in ihrem ophthalmoskopischen Bilde diejenigen Erscheinungen, die bei keiner Retinitis(!) fehlten, vorkämen, nämlich: Hyperämie der Papille, Undeutlichkeit ihrer Grenzen, diffuse Retinatrübung und Venenerweiterung. Blutungen, weisse und gelbe Plaques. Feine Glaskörpertrübungen könnten vorkommen, aber auch fehlen. Die subjektiven Symptome seien meist unbedeutend (Nebeligsehen), seltener anfangs stürmisch Photopsien und Chromopsien.

Es ist ferner von Classen (1206), Schweigger (1207) und Alexander (1208) beobachtet worden, dass sich die Netzhaut um die Papille herum in einem wallförmigen Ring verdickt zeigte, und dass diese Verdickung bis nahe an die Macula lutea heranging.

Will man diese Bezeichnung „Retinitis simplex Jacobson" beibehalten, dann könnte man folgende eigene Beobachtung hinzuzählen.

Es handelte sich um einen 62jährigen Arbeiter, J. H., der sich vor 32 Wochen infiziert hatte. Es bestanden auf dem rechten Auge alte hintere Synechien, und alte Pigmentschollen lagen auf der vorderen Linsenkapsel. Das linke Auge war normal. Augenmuskeln und Akkommodation normal. Ophthalmoskopisch (vergl. Figur 114): Beträchtliche Kaliberveränderungen im Verlaufe einzelner Gefässe. Die Retina in ziemlicher Umgebung der Papille getrübt, die Peripherie frei. Die Venen geschlängelt, an einzelnen Stellen knorrig oder korkzieherartig gewunden.

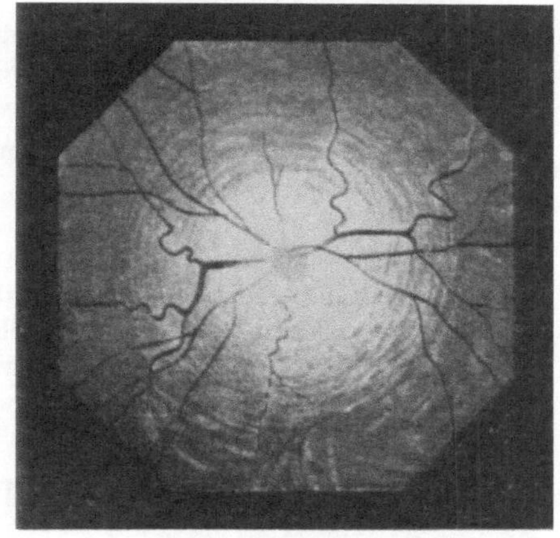

Fig. 114.

Eigene Beobachtung. Ödem, Schlängelung und Kaliberveränderungen der Netzhautgefässe bei Syphilis.

Die Papille gerötet. Patient bemerkte seit einiger Zeit Verschlechterung des Sehens mit Nebel. Rechts mit $-1,0 = {}^{20}/_{50}$, links mit $+1,25 = {}^{6}/_{6}$.

Das Gesichtsfeld beiderseits mässig konzentrisch, verengt. Rechts Farbengrenzen beträchtlich eingeschränkt, vergl. Figur 115.

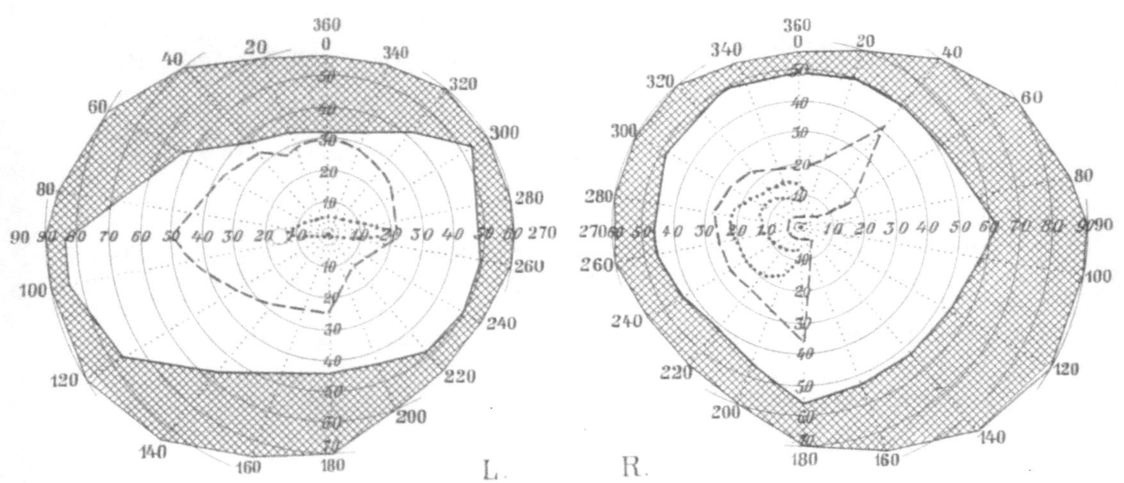

Fig. 115.

Gesichtsfeld zu Figur 114.

Neben dieser sogen. Jakobsonschen auf Gefässerkrankungen beruhenden Retinitis luetica, begegnen wir hier noch anderen ophthalmoskopischen Bildern, welche gleichfalls auf Veränderungen der Blutgefässe zurückzuführen sind.

So finden wir zunächst Hämorrhagien kombiniert mit anderen ophthalmo-skopischen Erscheinungen der Netzhaut.

Eigene Beobachtung:

E. K. 24jähriger Schmied. Sieht seit etwa 7 Wochen auf dem rechten Auge schlechter, anfangs Flimmern. Sehschärfe rechts = $^6/_{18}$, links normal. Die rechte Pupille etwas weiter als die linke, auf Licht schwer beweglich, links normale Reaktion.

Ophthalmoskopischer Befund: (vergl. Figur 116) rechts umgekehrtes Bild: Papille verschleiert, gerötet, gestrichelt, zeigt eine geringe Prominenz. Auf der Papille weissliche Plaques und Striche bemerkbar. Nach innen oben hart an der Papille ein Extra-vasat, ebenso unten innen eine in der Aufsaugung begriffene Haemorrhagie. Die Gefässe weiss eingescheidet. Die Venen in der Nähe der Papille weniger dunkel, als im übrigen Verlaufe. Im aufrechtem Bilde sieht man auch auf der Papille einzelne Blutextra-vasate. Der übrige Augenhintergrund klar, links Augenspiegelbefund normal.

Vor ca. 8 Wochen Ulcus induratum. Augenstörungen seit 7 Wochen.

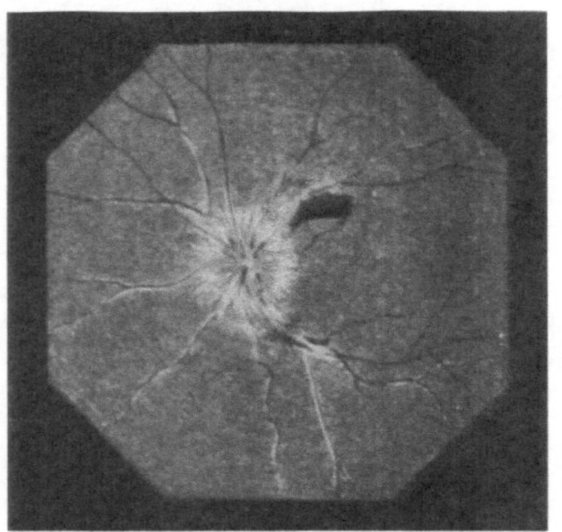

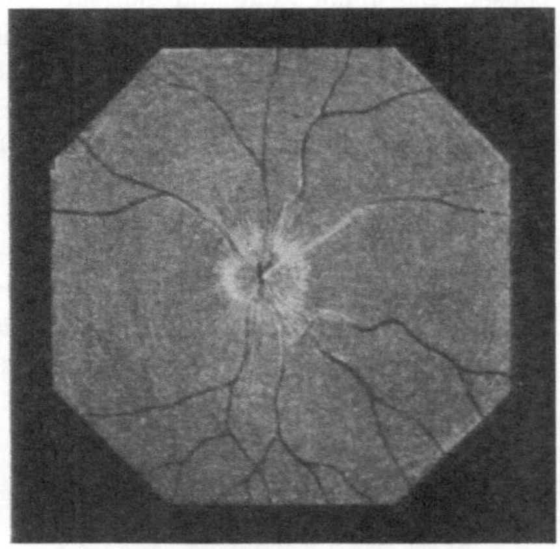

Fig. 116.

E. K. Neuroretinitis luetica. Eigene
Beobachtung.

Fig. 117.

H. W. Eigene Beobachtung. Gefässerkrankungen bei Syphilis.

Heftige Kopfschmerzen in der rechten Schädelhälfte. Plötzlicher Beginn. Häufig. leichte Schwindelanfälle. Die Sehstörung soll plötzlich begonnen haben, indem es beim Lesen dunkel vor den Augen wurde. Seitdem blieb dann ein Nebel vor den Augen bestehen. Das Gesichtsfeld ist beiderseits im diffusen Tageslichte für 5 mm weiss normal.

Urin frei.

Hochgradige Anämie der Schleimhäute.

Eigene Beobachtung:

H. W. 42jährig. Küfer. Lues. Ophthalmoskopisch (vergl. Figur 117: rechte Papille rot, trübe und gestrichelt, die Grenzen verwaschen. Rings um die Papille bildet die etwas stärker reflektierende Retina einen Hof. Einzelne Venen weiss eingescheidet. In der nach ob n und aussen ziehenden Vene gewahrt man auf und in der Nähe der Papille kaum eine Blutsäule. Rings um die Papille ist die Netzhaut gleichfalls getrübt. Tiefer gelegene Partien der Gefässe sind im Bereiche jener Trübung sehr viel blasser als höher gelegene. Sehschärfe noch normal. Papillen: normal. Das Gesichtsfeld für weisse Objekte normal, für Farben medianwärts eine geringe Einschränkung.

Eigene Beobachtung:

H. Sch. 34jähriger Arbeiter. Vor ¼ Jahr Ulcus durum. Exanthem, Schmierkur, kein Kopfschmerz, kein Schwindel, angeblich kein Potator, kaut Tabak, nicht neurotisch belastet. Nervensystem normal.

Ophthalmoskopischer Befund (vergl. Fig. 118): Die Papille gerötet und gestrichelt, Grenzen nicht zu erkennen.

Die Netzhaut um die Papille stark getrübt, in der Peripherie frei.

Die Venen stark verbreitert und geschlängelt.

S beiderseits = ⁶/₁₂. Gesichtsfeld: leicht konzentrisch verengt.

Urin frei von Zucker und Eiweiss.

§ 336. Nach Michel (Lehrbuch der Augenheilkunde, II. Auflage, pag. 450) sind hierbei die Wandungen der Hauptverzweigungen der Retinalgefässe erkrankt, die bald einzeln, bald in grosser Ausdehnung betroffen sein können. Später zeigen sich die Gefässe verengt und werden mehr in weisse Streifen umgewandelt, durch welche noch das Rot der Blutsäule hindurchschimmert. Nicht selten sind auch die Venen von weisslichen Säumen in grosser Ausdehnung begleitet. Vergl. auch Fig. 78 pag. 251. Manchmal sind die arteriellen Wandungen so undurchsichtig, dass nichts mehr von einer Blutsäule wahrzunehmen ist, oder es erscheint bald diese, bald jene Netzhautarterie einfach als eine weissglänzende Linie. Im Bereiche derselben sind Blutungen vorhanden.

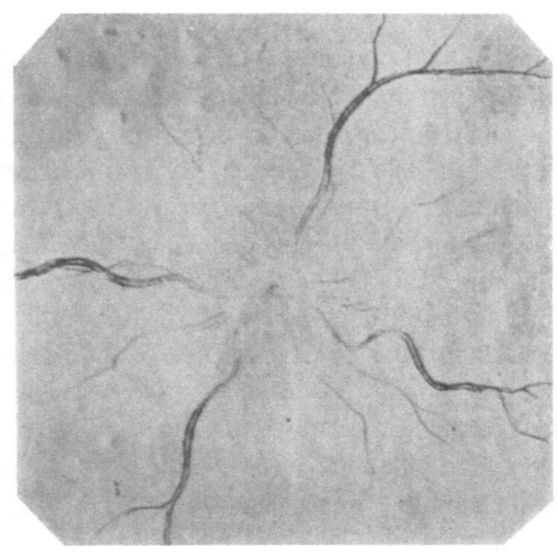

Fig. 118.

Eigene Beobachtung. H. Sch. Neuroretinitis luetica.

Die Sehnervenpapille ist anfänglich nicht, oder nur wenig verändert, hier und da sind die Grenzen etwas verwischt; später wird bei ausgedehnter Gefässerkrankung eine atrophische Verfärbung der Papille bemerkbar.

Anatomisch handelt es sich um eine Verdickung der Gefässwandungen, bedingt durch eine Perivasculitis, oder um eine mit einer Bindegewebswucherung einhergehende Entzündung aller Gefässhäute. Besonders kann durch eine in der Intima beginnende Wucherung frühzeitig eine hochgradige Verengerung der Gefässe herbeigeführt werden, wie dies ja im Augenspiegelbilde deutlich hervortritt. Die weissen Säume der Venen sind teils durch eine Ansammlung von lymphoiden Elementen in den perivaskulären Räumen, teils ebenfalls durch eine bindegewebige Wucherung bedingt. Diese eben geschilderte Erkrankungsform soll entschieden dem späteren Stadium der Lues angehören.

Bach (1231) fand in einem typischen Falle von Retinitis syphilitica folgende Erkrankungen des Gefässystems:

1. bei den stärker kalibrigen Arterien eine ziemlich gleich häufige partielle und ringförmige Entzündung der Adventitia, sowie der Intima,

2. bei den schwächer kalibrigen Arterien ein etwas häufigeres Befallensein der Intima,

3. die Kapillaren ziemlich gleich häufig wie die kleinen Arterien erkrankt, hierbei war hauptsächlich eine ringförmige Wucherung zu konstatieren, die in vielen Fällen zur Verschliessung des Lumens geführt hatte. Weniger häufig war eine partielle Entzündung vorhanden. Die Venen zeigten nur in ganz vereinzelten Fällen eine geringe entzündliche Veränderung der Bindegewebsumhüllung.

Lodato (1236) erwähnt eine Form von Retinitis syphilitica, welche zuerst von Ostwaldt in 7 Fällen beobachtet und 1888 in Heidelberg mitgeteilt, seitdem aber nicht wieder beschrieben worden sei. Es handelte sich um eine Bildung kleiner grauer Herde, wie sie bei Gehirnsyphilis von Heubner u. a. an den Gehirngefässen nachgewiesen und von Ostwaldt an den makulären Arterien gesehen wurde. In dem Falle von Lodato (tertiäre Symptome, $2^{1}/_{2}$ Jahre nach der Infektion, Gummata der Orbita, Stirn und Schläfe), zeigten sich kleine graue als gummös angesehene Herde an den peripapillären Arterien; die Papille war gerötet und geschwellt. Die Voraussetzung, dass die gleichen Bildungen an den Gehirngefässen bestehen müssten, wurde durch einen epileptischen Anfall bei der Patientin wahrscheinlich gemacht. Auf Schmierkur baldige Heilung.

Hier handelt es sich wohl um die knötchenförmigen Veränderungen der Gefässwände, von welchen wir pag. 176, Fig. 68 einen analogen Fall mitgeteilt hatten.

§ 337. Über Netzhautblutungen, weissliche Flecke, Netzhautödem und Endo- resp. Perivasculitis bei Syphilis berichten folgende Autoren: vergl. auch die Fälle pag. 198, § 196.

Scheidemann (1209) beobachtete eine gummöse Neubildung an der Eintrittsstelle des Sehnerven, welche 10 Monate nach der Infektion bei einem 32 jährigen Manne aufgetreten war. Anfänglich war links eine Iritis condylomatosa vorhanden, später auch rechts eine akute Iritis aufgetreten.

Ophthalmoskopisch war rechts von der Stelle des Sehnerveneintritts ein stark prominierender breitbasiger, rundlich umgrenzter Knoten von hellgrauer Farbe sichtbar. Die Netzhaut war temporal bis nahe an die Macula in die Schwellung hineingezogen, und am Abhange dieser pilzförmigen Schwellung fanden sich streifige Netzhautblutungen. Unter einer energischen spezifischen Behandlung wurde der erwähnte Knoten ständig kleiner; es traten aber Blutungen, sowie zahllose rein weisse, fettig glänzende Sprenkelungen auf. Auch die linke Papille bot die ophthalmoskopischen Erscheinungen einer mässigen Entzündung dar. Die Erkrankung wird im allgemeinen als rein intraokulärer Prozess (Perivasculitis, Endarteriitis syphilitica) aufgefasst.

Haab (1210). Vom Opticus über die Macula weg bis temporalwärts war die graulich getrübte Netzhaut mit zahlreichen Blutungen durchsetzt. In diesem so veränderten Bezirk sah man ferner da und dort weisse Linien, die den Verzweigungen einer Arterie entsprachen, welch letztere, zur Papille zurückverfolgt, zahlreiche grellweise, schüppchenartige Flecken in ihrer Wandung besass. Durch Konfluieren solcher Fleckchen erschien da und dort der Arterienstamm auf längere oder kürzere Strecken ganz weiss. Vollständiger oder nahezu vollstän. diger Verschluss schien aber erst in den Arterienzweigen stattzufinden, und in den Gebieten dieser Zweige war dann die Netzhaut in erwähnter, einem hämorrhagischen Infarkte ähnlicher Weise verändert. Die antisyphilitische Behandlung hatte allmählich eine erhebliche Besserung zur Folge.

Hirschberg (1211, Fall I), 39 Jahre alte Patientin. Vor 2 Jahren Ulcus. Ein feiner Arterienzweig war von weissen, perivaskulitischen Streifen umsäumt. Dicht vor einzelnen Arterien bläuliche Trübungen in der vordersten Schicht der Netzhaut oder in den Glaskörper hineinragend. Ausserdem kleine Netzhautblutungen.

In den von Seggel (1212) beobachteten Fällen bestanden die Gefässveränderungen in auffällig breiten, weissen Reflexstreifen der Arterien, Verschwinden des doppelten Konturs, später ein Verlust des Reflexstreifens, Verengerung und schliesslich Verwandlung in einen feinen weissen Streifen.

De Schweinitz und Mellor (1213, Fall I) berichten über einen 48 jährigen Mann, bei welchem die Infektion 9 Jahre vorausgegangen war und eine ausgedehnte Erkrankung der Netzhautarterien bestand (Perivasculitis, weisse Stränge) mit Erscheinungen einer Neuritis optica und Blutungen. An manchen Stellen waren Exsudate wie bei einer Retinitis circinata.

Magnus (1214) beobachtete bei einer vor $^3/_4$ Jahren syphilitisch infizierten 28 jährigen Patientin auf dem linken Auge (S = $^2/_3$, Gesichtsfeld beschränkt) einen viel verzweigten, weissen Gefässbaum, welcher bis in die Peripherie des Augengrundes zu verfolgen war. Gegen die Papille hin war der Hauptast dieses weissen Gefässbaumes bis zu seiner Vereinigung mit der Artera temporalis sup. zu verfolgen. Die weissen Gefässbezirke waren von zahlreichen frischen Blutungen von streifigem Aussehen umgeben; dabei zeigte die Netzhaut in der nächsten Umgebung der erkrankten Gefässe einen grauen Anflug. Später trat Iritis hinzu und 6 $^1/_2$ Monate nach der ersten Augenspiegeluntersuchung waren die Veränderungen an den Netzhautgefässen verschwunden.

§ 338. In den folgenden Beobachtungen von **hereditärer** Lues waren die Gefässveränderungen die Ursache von rezidivierenden Glaskörperblutungen, vergl. pag. 215 § 220.

So handelte es sich im Falle Pressels (1215) um Gefässveränderungen (bei einem 15 jährigen Mädchen mit Lues hereditaria (Iritis recidiva und Keratitis interstitialis) mit rezidivierenden Glaskörperblutungen. Nach Inuntionskur Heilung.

Scheffels (1216) sah ebenfalls rezidivierende Glaskörperblutungen bei perivaskulitischen Veränderungen, die sich bei entsprechender Behandlung zurückbildeten, und hält dieselben ebenso wie Fejer (1217) für hereditär luetischen Ursprungs.

In dem folgenden Falle Meyers (1225, Fall I) bestand zuerst eine hämorrhagische Retinitis, und es entwickelte sich später eine doppelseitige Iridochorioiditis.

Ein 61 jähriger Gärtner, welcher an tertiärer Lues litt, erkrankte an hämorrhagischer Retinitis des linken Auges, bald hernach an doppelseitiger Iridochorioiditis. Während unter antiluetischer Kur das rechte Auge heilte, erblindete das linke unter den Erscheinungen der Arteriitis specifica, gewann aber später wieder unter Fortsetzung der Kur vorübergehend S = $^1/_{12}$. Es bestand Umwandlung der meisten Gefässe in fast solide weisse Stränge, die zum Teil prominierten.

In der folgenden Beobachtung Ole Bulls (1218) waren nur die Gefässe erkrankt.

Derselbe beobachtete kleine weisse Neubildungen an der Adventitia der Netzhautgefässe, die sich weiterhin in eine mehr gleichmässige Verdickung der Adventitia fortsetzten, mit wenig herabgesetzter Sehschärfe bei einem luetischen Individuum.

Scheffels (1219) beschreibt ausführlich einen Fall von Perivasculitis retinae, dessen hauptsächlichste Eigentümlichkeiten folgendermassen zusammengestellt werden: „als erste

Äusserung von kongenitaler Lues tritt bei einem 28jährigen kräftigen Schmied eine Perivasculitis der Netzhaut beider Augen auf, die die Arterien vollständig verschont, sich nur auf das Venengebiet beschränkt, die aber auch mit einigen Ausnahmen die linksseitige Vena temporalis super vollständig befällt, zu partiellem Gefässverschluss, enormer Ver breiterung und ganz eigentümlicher Schlängelung der Venenendigungen, sowie zu starken Blutungen führt und nach einer Inunktionskur schnell abheilt. Blutungen aus perivaskulitischen Herden werden vollständig resorbiert, nur bleiben die wunderlichen Venenschlängelungen dauernd bestehen, aber ohne tiefere Füllung."

Meyer (1225, Fall II). Bei einem 8jährigen Mädchen mit Lues congenita wurde nach Ablauf einer Keratitis parenchymatosa eine weissliche Verdickung der Arterienwandungen beobachtet.

Trantas (1226) berichtet über eine linksseitige Keratitis parenchymatosa bei einem 20jährigen männlichen Individuum, die von einer herdförmigen Chorioretinitis in der Peripherie und von einer partiellen Periphlebitis der Netzhautvenen (weisse Säume an den letzten) begleitet war.

Gamble (1220) stellte einen 11jährigen Knaben vor, der neben den bekannten Zeichen der hereditären Lues noch eigentümliche Hintergrundsveränderungen aufwies. Auf beiden Augen hochgradiger hypermetropischer Astigmatismus mit $S = {}^{20}/_{200}$. Auf dem rechten Auge fand sich eine punktförmige Trübung auf der vorderen Linsenfläche zusammen mit Pigmentresten, was er auf eine intrauterine Iridocyclitis zurückführt; weiter bestand rechts chorioretinitische Degeneration mit sekundärer Opticusatrophie. Diesen nicht ungewöhnlichen Veränderungen des rechten Auges gegenüber bot der Fundus des linken Auges folgendes eigentümliche Bild dar: Papille bläulich weiss, sehr blass; Gefässe verengt; die Arterien auf beiden Seiten von bindegewebigen Streifen eingefasst, als dem Resultat einer Periarteriitis; ausserdem chorioretinitische Degeneration, die sich nicht, wie gewöhnlich in solchen Fällen, auf die Peripherie beschränkte, sondern die ganze Netzhaut betraf.

Haab (1223) macht im Anschluss an seine Beobachtungen bei Arteriitis syphilitica darauf aufmerksam, dass manche Fälle von Embolie, wo eine Quelle der Embolie nicht nachzuweisen sei, vielleicht auf luetischer Endarteriitis beruhen möchten.

In der folgenden Beobachtung Stöltings (1222, Fall I) macht das ophthalmoskopische Bild den Eindruck einer partiellen Netzhautembolie.

Ein 37jähriger, syphilitisch infizierter Mann zeigte auf seinem rechten Auge ein partielles Ödem der Netzhaut nach unten rechts von der Macula. Die Stelle des Verschlusses wurde auf der Papille entdeckt, wo das Gefäss an einer Stelle blendend weiss erschien. Es bestand Verdacht auf Aneurysma aortae.

In dem Falle von Oglesby (1224) trat plötzlich Erblindung des rechten Auges auf mit kaum sichtbaren, resp. sehr engen Netzhautgefässen.

Ein mit Syphilis behafteter Mann erblindete plötzlich auf dem rechten Auge. Nach 3 Monaten fand man, dass die äussere Hälfte des Gesichtsfeldes fehlte. Ophthalmoskopisch sah man den Sehnerven nach aussen schlecht begrenzt, die Gefässe der affizierten Netzhauthälfte waren kaum sichtbar, auch die übrigen Gefässe dünn, jedoch auf Druck pulsierend. Später wurde unter Erscheinungen der Neuritis optica auch die andere Netzhauthälfte befallen, nur etwas centrales Sehen blieb erhalten. Zwar folgte Besserung, doch blieb eine Cirkulationsstörung bestehen.

§ 339. In der folgenden Gruppe von Beobachtungen hatte die Lues auch die Nierengefässe ergriffen, es wurde Eiweiss im Urin und ophthalmoskopisch das Bild der sogen. Retinitis albuminurica mit der Sternfigur an der Macula konstatiert:

Meyer (1225, Fall III). Bei einer 40jährigen Dame, welche 15 Jahre vorher an Keratitis parenchymatosa zufolge von Lues congenita behandelt worden war, zeigte das linke Auge das Bild einer Retinitis albuminurica, während das rechte keine Spur dieser Affektion darbot. Dieselbe genas unter Milch, Jodnatrium, Tanninbehandlung von ihrer Nephritis, und in dem Masse, als sich die Retinitis zurückbildete, zeigte sich die Arteriola inferior weisslich verdickt.

Zimmermann (1110). 30jähriger Mann, ophthalmoskopisch Neuritis optica und Sternfigur an der Macula. Urin reichlich Albumen. Vor 5 Jahren Lues. Nach 5 Jahren Tod an Myodegeneratio cordis.

Berger (1227) fand bei einer 26jährigen Frau Albuminurie und Retinitis specifica. Eine Inunktionskur hatte Erfolg.

Alexander (1228) beschreibt ebenfalls einen einschlägigen Fall.

Vidéki (1229) berichtet über einen Fall von Sklerose der Netzhautgefässe bei einer 20jährigen Frau, die seit einem Jahre an heftigen Kopfschmerzen litt und während dieser Zeit ihr Sehvermögen allmählich verloren hatte. Sie konnte bei der Aufnahme im Spital mit beiden Augen die Finger nur auf 3 m zählen. Die ophthalmoskopische Untersuchung ergab, dass die Arterien der Netzhaut stark verdünnt waren und bis zur Peripherie von weissen Streifen begleitet wurden. An mehreren Stellen des Augenhintergrundes, hauptsächlich aber in der Gegend der Macula, fanden sich einzelne weisslich glänzende Flecke, die jedoch keine charakteristische Gruppierung bildeten. Im Urin konnte Eiweiss (4 %) nachgewiesen werden; an der Patientin zeigten sich Spuren einer überstandenen Lues.

Es wurde angenommen, dass die primäre Erkrankung in diesem Falle die Syphilis war, und demnach die Veränderungen am Auge, sowie auch die Albuminurie als Folgen einer luetischen Gefässerkrankung angesprochen werden mussten. Die angewandte Inunktionskur bestätigte diese Annahme, indem das Eiweiss in 3 Wochen aus dem Urin verschwand, und die Sehschärfe sich auf $^5/_{70}$ verbesserte.

§ 340. In der folgenden Beobachtung wurde Zucker im Urin konstatiert:

Decker (1230) beobachtete bei einem 30jährigen Arbeiter einen Diabetes, der nach einer syphilitischen Infektion auftrat, und zwar bald nachdem die ersten Anzeichen einer inneren Augenerkrankung bemerkt worden waren. Letztere hatte das linke Auge ergriffen ($S = {}^6/_{200}$). Es bestand pericorneale Injektion, feinste staubförmige Glaskörpertrübungen, verschleierte Papille, Blutungen in der Netzhaut, Umwandlung einer Netzhautarterie in einen grauweissen Strang und charakteristische Herde. Der Diabetes und die Augenerkrankung wurden durch eine Schmierkur geheilt.

§ 341. Dass diese Veränderungen der Retinalgefässe auch bei Lues congenita gefunden werden, bestätigen uns die schon erwähnten Fälle von Gamble (1220), Heubner (1221), Meyer (1225), Scheffels (1219), Trantas (1226), Pressel (1215), Fejer (1217), Scheffels (1216). Demgemäss finden wir auch in den Fällen Meyer (1225), Fall II und III, Trantas (1226) und Pressel (1215) die retinalen Gefässveränderungen kompliziert mit Keratitis parenchymatosa.

§ 342. Eine weitere Komplikation betrifft das Glaukom. Wie bei der Arteriosklerose und den übrigen sogen. Retinitisformen, so sehen wir auch hier zufolge der Gefässveränderungen Drucksteigerung sich entwickeln. So berichtet Panas (1232) über 2 Fälle von syphilitischer Iritis, an die sich ein Glaukom anschloss. Die Erscheinungen von Drucksteigerung waren nicht etwa auf Abschluss des Kammerwassers zurückzuführen. Er glaubt, dass die

Syphilis auf Grund von Gefässveränderungen die Ursache des Glaukoms gewesen sei.

Über analoge Fälle eines Glaukoms bei syphilitischen Gefässveränderungen berichten Samelsohn (1233), Alexander (1234) und Galezowski (1235).

§ 343. Die Differentialdiagnose bezüglich der Arteriosklerose und Syphilis resp. der Frage, ob die Gefässveränderungen der Retina und eventuell die Nierensymptome primär auf Lues oder auf allgemeine Arteriosklerose zurückzuführen seien, kann häufig nur ex juvantibus beantwortet werden. Ging, wie in dem Falle Scheidemanns (1209), eine beiderseitige Iritis oder Chorioiditis und Keratitis parenchymatosa voraus, dann werden die Gefässveränderungen der Retina wohl auf Lues zu beziehen sein.

Die Angiopathia retinalis septica und die Retinitis metastatica.

§ 344. Auch die durch endogene Infektionen hervorgerufenen Veränderungen der Netzhaut nehmen ihren Ausgang von den Gefässen.

Herrenheiser (1237) berechnet den Prozentsatz der Beteiligung der Netzhaut bei Sepsis auf 32,6%, Litten (1238) hat bei septischen Allgemeinerkrankungen in 30—40% Veränderungen an der Netzhaut gefunden.

Unter 35 Fällen von septischen Erkrankungen fanden sich nach Litten (1239) 28mal Veränderungen. Sie bestanden in:

  Retinalblutungen 28mal
  Blutung in die Iris und Chorioidea . . . 1mal
  Bakteritische Einlagerung in der Chorioidea 1mal
  doppelseitige Panophthalmie 5mal
  einseitige Panophthalmie 3mal
  sogen. Rothsche Flecken . . . . . . 1mal.

Seit Roth (1240) unterscheiden wir bezüglich der Retina zwei Hauptformen septischer Erkrankungen:

1. die metastatische, progressiv eiterige Ophthalmie, welche bei Puerperalfieber, bei Pyämie, ulzeröser Endokarditis usw. beobachtet wird, also bei allen denjenigen Prozessen, wo zu einer Embolie septischer Pfröpfe ins Auge Gelegenheit vorhanden ist, und bei welchen fast immer das Auge durch allgemeine Vereiterung zugrunde geht.

2. Die viel häufigere sogen. Retinitis septica, welche charakterisiert ist durch das Auftreten von Blutungen und weissen Flecken in der Netzhaut.

Das ophthalmoskopische Bild dieser zweiten Form wird von allen Autoren in gleicher Weise beschrieben: Netzhautblutungen und weisse Herde von länglicher oder rundlicher Gestalt.

Die Blutungen treten fast immer in beiden Augen auf und schwanken in ihrer Ausdehnung von feinen, aber noch wahrnehmbaren Stippchen bis zu grossen Blutlachen von Papillendurchmessergrösse und noch mehr.

Nach Lenhartz (1241) treten sie in nächster Nähe der Gefässe auf, aber auch unabhängig von diesen. Nicht selten zeigen sie in ihrem Centrum

einen kleinen weisslichen Herd, vergl. Fig. 119, der oft schon an ganz frischen
Blutungen erkennbar ist.

In vielen Fällen erscheinen die Blutungen erst gegen das Lebensende hin,
nach Litten (1244) längstens 50—60 Stunden vor dem Tode. Neuere und
unsere eigenen Beobachtungen haben jedoch dargetan, dass schon viele Wochen
vor dem Tode Blutungen, oder weisse Flecke, oder beide vorhanden sein
können. Die weisslichen Flecke können allein ohne Blutungen, und
die Blutungen allein ohne weisse Flecke auftreten. So beobachtete Döpner

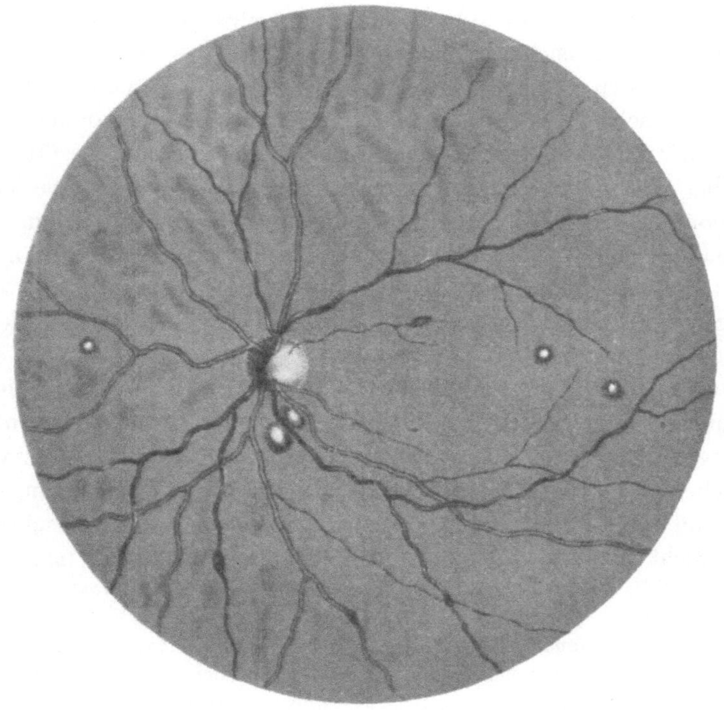

Fig. 119.

Retinitis septica nach Grunert. Bericht der XXX. Versammlung der Ophthalm.
Gesellschaft in Heidelberg.

(1242) drei Fälle von akuter puerperaler Endokarditis lediglich mit Blutungen in die Retina.

Die erwähnten Veränderungen liegen sehr häufig in einem kleinen Ge-
biete um die Papille herum, selten in der Peripherie und in der Maculagegend.
Entgegen der Ansicht Littens (1239) fanden wir sie jedoch im ganzen
Augenhintergrunde zerstreut.

Bezeichnend für diese Form der sog. Retinitis septica ist das Fehlen
aller äusseren und ophthalmoskopischen Entzündungserscheinungen, ausser
etwa einer leichten Verwaschenheit der Papillengrenzen und einer stärkeren
Füllung und Schlängelung der Retinalvenen.

23*

Nach Litten (1239) ist das in einem grossen Teil der Hämorrhagien vorhandene weisse Centrum aus einer circumskripten bald tieferen, bald oberflächlicheren Nekrose der Netzhaut hervorgegangen. Die Herde äussern sich nicht nur in dem Auftreten von massenhaften Körnchenzellen und gequollenen, aus Nervensubstanz bestehenden Elementen, sondern auch in den fast ausnahmslos vorhandenen hypertrophischen Nervenfasern.

Die Herde sind klein und haben keine Neigung zur Ausbreitung.

§ 345. Roth (1240) fand in keinem seiner Fälle Gefässverstopfungen, auch keine Auflagerungen an den Herzklappen. Er führte daher den Prozess auf eine chemische Veränderung des Blutes zurück. Später gewann jedoch die Ansicht die Oberhand, dass diese weissen Herde und Blutungen durch septische Embolie, durch in die Gefässe mittelst des Blutstromes eingeschleppten Bakterien erzeugt würden (Kahler und Litten). Herrenheiser (1245) hatte die Rothsche Ansicht wieder bestätigt, dass es sich dabei nicht um Bakterienansiedelung, sondern um eine einfache Diapedese von roten Blutkörperchen durch die in ihrer Dichtigkeit gelöste Kapillarwand und um Herde sklerotischer Nervenfasern handele, ohne alte entzündliche Erscheinungen, ganz ebenso, wie bei den nicht bakteriellen Erkrankungen. Er bezog deshalb seine Fälle nicht auf lokale bakterielle Gefässverstopfung, sondern auf die allgemeine Blutzersetzung durch zirkulierende Toxine, die in dem so leicht verletzlichen Gebiete der Retina besonders zu degenerativen Vorgängen an den Gefässen Veranlassung geben könnten. Hat doch Ponfick nachgewiesen, dass bei Sepsis vielfach die Endothelien verfetten. Hierbei bleibt allerdings die Frage offen, warum sich der schädliche Einfluss der Toxine nur an einzelnen scharf umschriebenen Stellen und nicht an dem ganzen empfindlichen Organe geltend mache.

Kahler (1246) bringt die mikroskopischen Befunde der Augen von drei an septischem Fieber gestorbenen Individuen.

Ophthalmoskopisch fanden sich in dem ersten Falle in beiden Netzhäuten einzelne flächenhafte Blutungen und zahlreiche kleine weisse Flecke, auch im Centrum einer Blutung war hier und da ein weisser Fleck vorhanden. Die weissen Flecke bestanden aus gehäuften Körnchenzellen und spindelförmig gequollenen Elementen; die Blutkörperchen fanden sich hauptsächlich in der Nervenfaserschicht angehäuft. In diesem Falle wurden keine Pilzthromben in den Gefässen gefunden.

Ischreyt (1247). In einem Falle von Retinitis septica waren in der Netzhaut keine Bakterien nachzuweisen. Dagegen fanden sich Herde variköser Nervenfasern in der Nervenfaserschicht, ferner Blutungen, deren Entstehung durch die abnorme Blutbeschaffenheit und die damit zusammenhängende Ernährungsstörung der Gefässwand erklärt wird.

Kenjuro Goh (1248, Fall I). 62jährige Frau. Skorbut infolge von Nahrungsverweigerung, Exitus letalis unter einem hämorrhagischen Fieber mit Albuminurie. Besonders Netzhautblutungen und weisse Flecke ohne Entzündung, Mikroskopisch: Einfache Blutungen durch Diapedesis, sowie Herde variköser Nervenfasern; keine Gefässverstopfungen.

In der folgenden Beobachtung von Axenfeld und Kenjuro Goh (1248, Fall II) wurde auch eine marantische Thrombose beobachtet:

25jähriger Mann. Stomatitis ulcerosa, Sepsis haemorrhagica, beiderseits Netzhautblutungen, dann marantische Thrombose der rechten Vena centralis, links einzelner Netzhautkapillaren, beiderseits mehrerer Chorioidealvenen. Die Vena centralis retinae zeigte eine frische wandständige Thrombenmasse (8 mm lang) in dem hinter der Lamina cribrosa gelegenen Teile des Sehnerven. Die hyaline Thrombose in zwei erweiterten Kapillargefässen der linken Netzhaut könnte wohl so gedeutet werden, dass durch die septische Blutzersetzung die Fibrinausscheidung veranlasst worden sei.

Über einen ähnlichen Befund berichten Wernicke und Küssner (1249).

Dieselben fanden bei einer im Puerperium an Manie erkrankten und an raschem Kollaps Gestorbenen beiderseits auffallend gelbliche Blässe der Papille, weissliche Trübung der Retina, fadendünne Beschaffenheit der Arterien, kirschrote Farbe der Vene, zahlreiche kleine und grössere Blutungen der Venen und innerhalb einer grösseren Hämorrhagie drei schwarze, wurmförmige Striche, welche den Verlauf einer grösseren Vene an zwei Stellen unterbrachen. In einem Gefässe der Retina, das zu einer Hämorrhagie führte, pralle Füllung mit blass durchsichtigen, gleichgrossen weissen Blutkörperchen. Die Wandungen der Retina waren intakt. Die Verfasser lassen dahingestellt, ob die weissen Thromben in einem Zusammenhang mit der Hämorrhagie stehen möchten.

Herrenheiser (1245). In dem ophthalmoskopisch untersuchten Falle einer kryptogenetischen Sepsis waren in der cirkumpapillären Zone der Netzhaut zahlreiche Blutsprenkel und weisse Flecke sichtbar. Mikroskopisch fanden sich entsprechend den weissen Flecken Hypertrophie und Sklerosierung der marklosen Fasern, ferner eine Verbreiterung des intermediären Gewebes um die ganze mediale Seite der Sehnervenscheibe herum. Fast in sämtlichen Gefässen der Aderhaut waren Streptokokken in grösserer Menge vorhanden, nirgends aber eine Spur von Reaktionserscheinungen. Ebenso waren in dem unmittelbar an den Bulbus sich anschliessenden Stücke des Sehnervs die kleinsten Gefässe durch Streptokokkenmassen verstopft, wie auch die Gefässchen im retrobulbären Gewebe.

§ 346. Durch die Untersuchungen von Axenfeld und Goh (1248) ist zu diesen beiden Formen septischer Affektionen der Netzhaut noch eine dritte hinzugekommen, welche in ihrem opthalmoskopischen Bilde genau der zweiten Form entspricht, hinsichtlich ihrer anatomischen Grundlage aber als metastatisch-entzündlicher Prozess aufgefasst werden muss, bei welchem jedoch die Virulenz der Mikroben eine relativ sehr schwache ist. Eine Ansiedelung von septischen Mikroorganismen sei stets von Entzündung des Auges gefolgt. Nur ausnahmsweise könne diese Entzündung so gering sein, dass ophthalmoskopisch ein der Retinitis septica ähnliches Bild bestehen bleibe, während anatomisch eine deutliche Entzündung vorhanden sei.

Die erste Gruppe (metastatische Ophthalmie) stellt also die bekannte durch Pilzmetastasen gesetzte eiterige Ophthalmie dar, bei welcher das Auge fast immer zugrunde geht. Die zweite Gruppe aber (Retinitis septica) [1] beruht auf durch die veränderte Blutbeschaffenheit gesetzten Veränderungen der Gefässwand mit sekundären Blutungen und umschriebenen degenerativen Vorgängen in der Netzhaut. Bei letzteren geht das Auge nie durch fortschreitende Entzündung zugrunde, sondern die einmal gesetzten umschriebenen Herde bleiben bestehen, oder können auch bei günstigem Ausgang zur Resorption gelangen. Die dritte Gruppe dagegen stellt eigentlich eine Unterabteilung der ersten Gruppe dar. Bei dieser dritten Gruppe finden wir das ophthalmoskopische Bild der zweiten Gruppe (der Angiopathia retinalis septica), anatomisch besteht dieselbe aber aus Pilzmetastasen, jedoch mit der

---

[1] Besser: Angiopathia retinalis septica.

Einschränkung, dass diese entzündlichen Prozesse circumskript bleiben und den Bestand des Auges weiter nicht bedrohen. Da es sich hierbei vorzugsweise um Embolien parasitärer Organismen handelt, welche mit Leichtigkeit die Kapillaren passieren, so genügt das Vorhandensein infizierter und erweichter Thromben in den peripheren Venen. Durch die Engigkeit ihrer Kapillaren hat die Netzhaut eine ganz besondere Disposition zur Ansiedelung septischen Materials. Bei dieser dritten Form entsteht also eine Entzündung, weil sich eben Mikroorganismen da ansiedeln. Dieselbe ist aber nur eine geringe und bleibt auch örtlich begrenzt.

Axenfeld-Kenjuro Goh (1248, Fall III). 25jähriger Mann, Erscheinungen von Mitralinsuffizienz, Fieber, Petechien und Blutungen in der Netzhaut mit weisser Degeneration. Sektion: Endocarditis ulcerosa valvulae mitralis. Pericarditis adhaesiva. Die Blutkultur ergab den Fränkel-Weichselbaumschen Diplococcus.

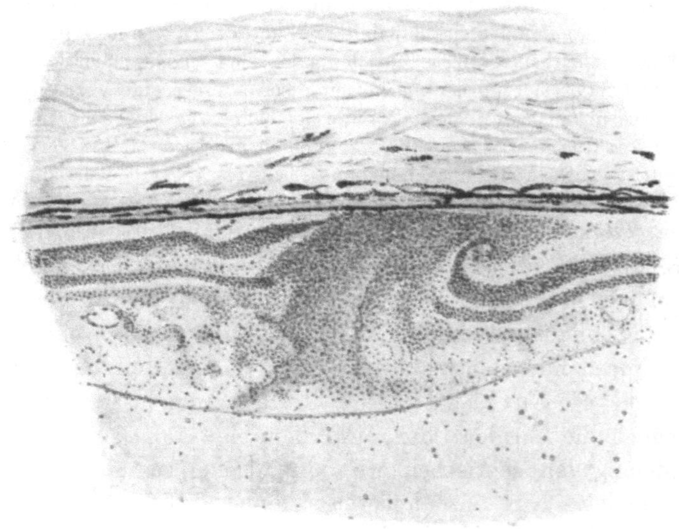

Fig. 120.
Nach Grunert. Retinitis septica.

Mikroskopisch fanden sich abgesehen von Blutungen nnd Herden ganglionärer Nervenfasern, in der Peripherie der Retina drei Infiltrationsherde, und im Centrum ein solcher mit Mikrokokkenmassen. Auch eine kleine Vene war mit einer Mikrokokkenmasse angefüllt. Das Gewebe in der Umgebung zeigte keine Veränderung.

Über einen sehr interessanten Fall berichtet Grunert (1250), bei welchem auf dem einen Auge die Gruppe 1, auf dem andern Auge die Gruppe 3 zur Beobachtung kam.

Es handelte sich um ein 8jähriges Mädchen aus gesunder Familie, das plötzlich unter Fieber, Kopf- und Gelenkschmerzen nebst Ödemen an Händen, Füssen und Abdomen erkrankt war. Die Diagnose lautete auf kryptogenetische Septikopyämie mit Endokarditis. Rechts Erblindung seit 8 Tagen.

Der rechte Bulbus wies bei der anatomischen Untersuchung die Anzeichen einer schweren Iridozyklitis mit Glaskörperabscess und Retinitis auf. Die teilweise abgelöste

Netzhaut war vollständig eiterig infiltriert etc. Kurz es bestand der Befund der eiterigen metastatischen Ophthalmie.

An dem anderen Auge, an welchem die klinische Diagnose Retinitis septica mit dem Augenspiegelbefunde der zweiten Gruppe gemacht wurde, und bei welchem bis zum letzten Augenblicke die brechenden Medien klar und Entzündungen nicht sichtbar waren, ergab die mikroskopische Untersuchung dicht an der Papille sitzende, aus dichten Rundzellen bestehende Herde (vergl. Figur 119), untermischt und umgeben von frischen Blutungen. Die stark ödematöse Nervenfaser- und Ganglienzellenschicht hatte die am wenigsten dichte Infiltration, doch schien es zweifellos, dass von hier aus, von den Gefässen, der Prozess seinen Anfang genommen hatte und von da nach aussen zu fortgeschritten war. Durch die Körnerschicht und die Stäbchenzapfenschicht hatte sich der entzündliche Prozess Bahn gebrochen (vergl. Figg. 120 u. 121) und die Ränder der Durchbruchstelle wie Flügeltüren nach aussen umgeschlagen, so dass der Leukozytenstrom sich zwischen Netzhaut und Pigmentepithel ausbreiten konnte. Das Pigmentepithel hatte ihm Halt geboten; vor ihm stauten sich die Rundzellenmassen an. An keiner Stelle der lückenlosen Schnittserie wies das Pigmentepithel einen Defekt oder überhaupt eine pathologische Veränderung auf. Über ihm, wie unter einem Schutzmantel lag, frei von jeder Entzündungsspur die Chorioidea.

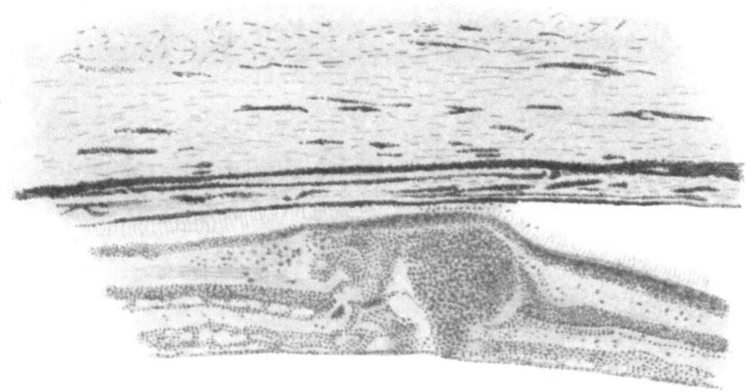

Fig. 121.
Nach G r u n e r t. Retinitis septica.

Hier wird in deutlichster Weise gezeigt, wie selbst ein stark entwickelter Entzündungsherd l o k a l i s i e r t bleiben kann, ohne ein so nahe gelegenes und für Entzündungen so empfängliches Organ wie die Aderhaut anzugreifen. In demselben Sinne ist die verhältnismässig geringe Durchsetzung der benachbarten Glaskörperpartie mit dünn gesäten mononuklearen Leukozyten aufzufassen und das gute Erhaltensein der ausserhalb des Herdes gelegenen Netzhaut. Sogar die Stäbchen und Zapfen waren noch deutlich zu erkennen, die doch am allerersten zugrunde zu gehen pflegen.

Bakterien wurden hier nicht gefunden. Gleichwohl ist man berechtigt, aus dem anatomischen Verhalten und dem klinischen Verlaufe auf einen s e p t i s c h - a n a t o m i s c h e n Prozess zu schliessen. Das negative bakteriologische Ergebnis soll seine Erklärung in der Annahme finden, dass die Bakterien, die ja wohl sicher nur gering an Zahl gewesen sein könnten, der Untersuchung entgangen wären, oder dass dieselben nicht nur den grössten

Teil ihrer Virulenz, sondern damit wahrscheinlich auch ihre Färbbarkeit (?) verloren hätten. Ausserdem habe das Präparat über ein Jahr in Alkohol gelegen, ehe es zur mikroskopischen Untersuchung kam.

Auch w i r sind in der Lage, hier die mikroskopische Abbildung eines solchen Falles zu geben, vergl. Fig. 122.

Ein 30 jähriges Kindermädchen, R. T., starb an Endocarditis maligna. Ophthalmoskopisch wurden weisse Flecke und Netzhauthämorrhagien beobachtet. Die mikroskopischen Präparate nebst der Mikrophotographie derselben verdanken wir der Güte des Herrn Kollegen R o o s e n - R u n g e. Wir sehen hier einen scharf abgegrenzten Leukozytenherd und in seiner Mitte ein längsovaler schwarzer Fleck. Letzterer stellt ein Retinalgefäss dar, welches mit Streptokokken vollgepfropft war. Es handelte sich also auch hier um einen septisch

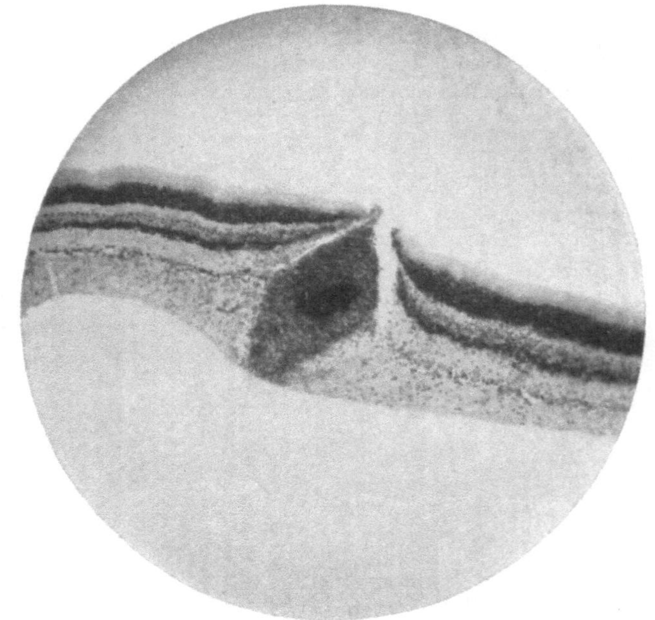

Fig. 122.

R. T. Retinitis septica. Photographiert von Herrn Dr. R o o s e n - R u n g e.

embolischen Prozess der 'Netzhaut, welcher bis zum Tode umschrieben geblieben war. Figur 123 stellt einen Schnitt von der Peripherie dieses Herdes dar, in welchem nur Leukozyten aber keine Mikroorganismen gefunden wurden.

Einen ähnlichen Befund bezüglich des Nervus opticus fand auch Michel (1251):

Bei einer frischen Endokarditis (bacteritica) der Mitralis und miliaren metastatischen Herden in den Nieren, der Dickdarm-, Kehlkopf- und Luftröhrenschleimhaut waren zahlreiche Ekchymosen in der Conjunctiva und ophthalmoskopisch starke Füllung der Retinalvenen, Hyperämie der Optici und kleine streifenförmige Extravasate in der Retina beobachtet worden.

Im ganzen Verlaufe des Opticus wurden makroskopisch eigentümliche Herderkrankungen gefunden, welche als kleinere dunkle Pünktchen erschienen. Die mikroskopische Durchmusterung von Querschnitten des Opticus wies Verstopfungen von Kapillaren und in ihrer Umgebung kleine Auswanderungsherde nach, welche anatomischen Prozesse als kapillare Embolien und miliare Abscesse angesehen wurden.

§ 347. Die klinische Wichtigkeit der septischen Netzhautveränderungen liegt vor allem auf diagnostischem Gebiete. Ist bei akuter fieberhafter Erkrankung die Differentialdiagnose zu stellen zwischen Typhus abdominalis, Miliartuberkulose, tuberkulöser Meningitis und Sepsis, so kann eine Augenspiegeluntersuchung den Ausschlag geben, wie in der folgenden eigenen Beobachtung:

T. D., 20 Jahre, Auswanderer, soll im Streite von einem anderen Auswanderer geschlagen worden sein, worauf heftiges Nasenbluten eintrat. Am 1. April Aufnahme ins Krankenhaus.

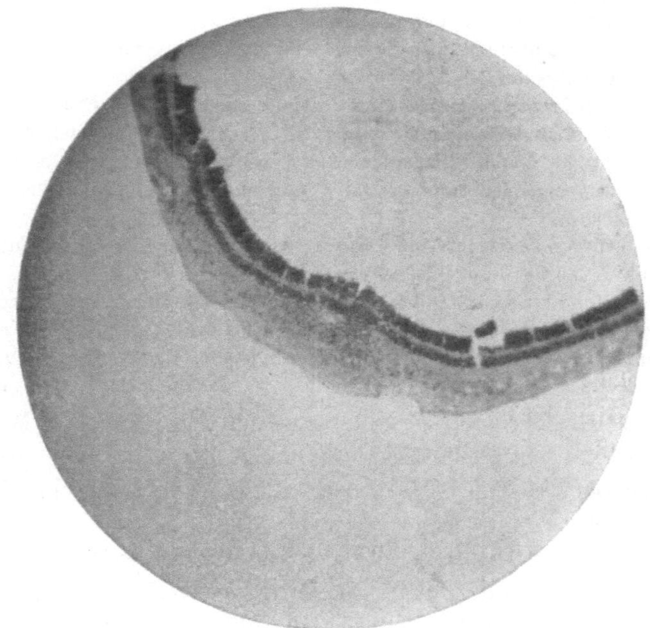

Fig. 123.

R. R. Schnitt durch die Peripherie des Herdes von Figur 122. Photographiert von Herrn Dr. Roosen-Runge.

Status praesens: Das linke Auge ist vollkommen zugeschwollen. Beide Augenlider blutunterlaufen. In der Nähe des äusseren Augenwinkels eine 50 Pfennigstückgrosse mit Schorf bedeckte Stelle.

13. April. Otitis media purul. dextr. Paracentese.

18. April. Nach zweitägiger Temperatursteigerung wurde eine Pleuritis exsudativa dextra konstatiert.

20. April. Albumen, granulierte Cylinder, vereinzelte Erythrozyten und Leukozyten.

23. April. Patient verfällt sichtlich; stark remittierendes Fieber.

Die am 25. April vorgenommene Blutuntersuchung hatte ein negatives Resultat.

26. April. Benommenheit, deutliche Nackenstarre. Lumbalpunktion 400 mm Druck, absolut klare Flüssigkeit, vereinzelte Lymphozyten.

Im Augenhintergrunde: zahlreiche strichförmige Blutungen in der Retina; nach innen von der Papille im umgekehrten Bild zwei etwa stecknadelknopfgrosse weisse Flecke. Der eine hat einen unregelmässigen Umriss, während der zweite kreisrund ist. Im linken Auge neben kleinen eine grosse flächenhafte, fast linsengrosse Blutung.

27. April. Das Blut und die Lumbalflüssigkeit wurden bakteriologisch untersucht, auch mit Hülfe des Kulturverfahrens. Das Resultat war völlig negativ. Augenbefund unverändert.

Bei der ophthalmoskopischen Untersuchung wurden die Veränderungen als septischer Natur angesprochen.

Lumbaldruck 250 mm. Die Lungen- und meningitischen Erscheinungen wurden von anderer Seite für tuberkulös gehalten.

Blutbefund: Hämoglobin 6 %; Leukozyten 21 400, Erythrozyten 3 040 000. Verhältnis 1 : 140. Mikroskopisch: ganz vereinzelte Erythrozyten und Myelozyten, Vermehrung der polynukleären Leukozyten.

Patient ist dauernd etwas benommen; Nackensteifigkeit; Kernigsches Symptom deutlich; Hyperästhesie an den unteren Extremitäten.

28. April. Augenbefund unverändert; Benommenheit viel geringer. Die Sekretion aus dem Ohr hat aufgehört.

30. April. Schmerzhafte Schwellung der rechten Parotis. Ord.: Collargol.

1. Mai. Vollkommene Benommenheit, Erbrechen. Lumbaldruck 320, klare Flüssigkeit, vermehrte Lymphozyten. Parazentese des rechten Trommelfells ergibt Eiter.

2. Mai. Zunehmender Kräfteverfall; Augenbefund derselbe. Die weissen Stellen sind nicht gewachsen.

3. Mai. Wegen Verdacht auf Hirnabscess wird über dem Schläfenlappen und dem Kleinhirn punktiert, jedoch ohne Resultat. Exitus.

Sektionsbefund: Ödem der Pia, Hydrocephalus internus, Otitis media dextra. Empyem des rechten Proc. mastoideus, Pleuritis fibrinosa dextra, lobuläre pneumonische Herde, Thromben einzelner kleiner Lungenvenen, Blutungen im Endokard, Milztumor, chronische Nephritis, Schwellung der Mesenterialdrüsen.

§ 348. Hinsichtlich der Unterscheidung von akuter Miliartuberkulose wird die Differentialdiagnose dann oft schwierig, wenn die weisslichen Flecke ohne Blutungen „für sich allein", von rundliche Form und vereinzelt auftreten.

So zeigte Mendel (1252) in der Berliner ophthalmoskopischen Gesellschaft 2 Augäpfel. Bei dem Patienten hatte der Augenhintergrund intra vitam kleine weisse Herde gezeigt, die in beiden Fällen Miliartuberkeln ähnlich sahen. Die Sektion ergab in dem einen Falle wirklich Miliartuberkulose, im anderen aber septische Retinitis. Vielleicht darf hier als Unterscheidungsmerkmal hervorgehoben werden, dass die rundlichen Flecke bei Sepsis im allgemeinen mehr weiss erscheinen, während die Tuberkel sich weisslichgelb im Augenspiegelbilde darstellen. Netzhautblutungen sind, wenn auch selten, ebenfalls bei Miliartuberkulose und Meningitis tuberculosa beobachtet worden. Eine gleichzeitig vorhandene Papillitis spricht nach Lenhartz l. c. mehr für eine Meningitis tuberculosa, die bei der Sepsis in der Regel zu fehlen pflege.

Wir waren in der Lage folgenden Fall mit Netzhautblutungen, Papillitis und Miliartuberkeln zu beobachten.

14 jähriger Junge. Plötzlich erkrankt mit Fieber, Frost und Kopfschmerzen am 20. XI. 1906.

Am 1. XII. wieder fieberfrei bis zum 22. XII., wo er wiederum mit Kopfschmerzen und Schüttelfrost erkrankte. Seitdem hohes, kontinuierliches Fieber, Dyspnoeanfälle und

Husten. Zwischendurch erhebliche Milzvergrösserung, die sich aber wieder zurückbildete. Ophthalmoskopisch beiderseits geringgradige Neuritis optica, auf dem rechten Hintergrund zwei Chorioidealtuberkel mit dunkelrot gefärbter, kreisförmig gegen die Umgebung abgegrenzter Umrandung. Geringe Schwäche im linken M. obliq. inferior. Sehvermögen nicht gestört. In den Lungen kleinblasiges, trockenes Rasseln. Diagnose: Miliartuberkulose.

20. I. Beiderseits hochgradige Stauungspapille, auf dem rechten Auge grosse flächenförmige, auf dem linken mehrere streifige Netzhautblutungen. Der eine der Chorioidealtuberkel durch eine Blutung überdeckt, in der Nachbarschaft des andern ist ein neuer Chorioidealtuberkel entstanden. Im Sputum Tuberkelbazillen.

Lumbalpunktion: Druck 230 mm. Liquor klar, farblos.

26. I. Keine zerebralen Symptome.

30. I. Seit heute leicht benommen. Keine meningitische Erscheinungen.

1. II. Andeutung von Nackenstarre. Lumbalpunktion = 190 mm, Liquor getrübt mit flockigen Niederschlägen. Exitus.

Sektion: Gehirnmeningen an der Basis und der Konvexität stellenweise sulzig getrübt, ohne Auflagerungen, speziell sind makroskopisch keine Tuberkel zu sehen.

Die Gehirnsubstanz fest, blutreich, von sehr zahlreichen kleinsten Hämorrhagien durchsetzt, die der Durchschnittsfläche ein rot gesprenkeltes Aussehen geben.

Die Seitenventrikel enthalten nur einige Tropfen klarer Flüssigkeit, sind nicht erweitert. In den grossen Ganglien der rechten Seite ein ca. 1 mm dicker Tuberkel, in dem Pons ein ca. 4 mm dicker Solitärtuberkel.

Rückenmark: Im Hals und Brustmark ist die Zeichnung etwas verwaschen, die Substanz von kleinsten Hämorrhagien gleichmässig durchsetzt. Lendenmark frei.

Die Chorioidea beider Augen blutreich. Auf der rechten Chorioidea drei kleine runde Tuberkel, beiderseits flächenhafte Netzhautblutungen. Stauungspapille.

Die Lungen von zahllosen kleinen grauweissen Knötchen durchsetzt.

Ewer (1253) fand bei einem 17 jährigen Dienstmädchen, das an akuter Miliartuberkulose starb, zahlreiche frische Blutungen in der Netzhaut auf beiden Augen. Bei der mikroskopischen Untersuchung des erkrankten Auges wurden Blutungen hauptsächlich in der Nervenfaserschicht angetroffen und ein Fehlen jeglicher tuberkulöser Affektion festgestellt.

Litten (1238) sah bei einer Meningitis tuberculosa Netzhautblutungen, sowie eine mässige weisse Verfärbung, gleich einer Abhebung der Netzhaut; mikroskopisch zeigte sich ein zwischen Ader- und Netzhaut gelegenes Exsudat mit massenhaften Riesenzellen und Tuberkelbazillen. Dies ist jedoch ein sehr seltener Befund.

Herr Prosektor Simmonds zeigte uns ein Präparat von Netzhautblutungen bei Tuberkulose der Tuben. Man muss aber hier im Auge behalten, dass bei chronischer Tuberkulose die Netzhautblutungen eine Folge des anämisch-kachektischen Zustandes sein können.

Pick (890, Fall XVII) fand bei Peritonitis tuberculosa an der Teilungsstelle der Vena temporalis superior rechts kleine Hämorrhagien und kleine weisslich graue Flecke an der Papille.

Gowers (l. c. pag. 146) führt folgendes an: „Zuweilen sieht man in Fällen von tuberkulöser Meningitis in der Nähe der Papille weisse Flecke, und ich fand in einem Falle, dass ein solcher Fleck aus Lymphzellen bestand, ähnlich denjenigen der Körnerschichten, in denen er lag. Bouchut hat in einiger Entfernung von der Papille und in der Nähe der Gefässe weisse Flecke gesehen. Bei der mikroskopischen Untersuchung fand er stets, dass sie nur die Produkte von fettiger Degeneration enthielten. Er glaubte, dass sie verkäste Tuberkel seien, doch war eine direkte Evidenz dafür nicht vorhanden."

Fraenkel (1254) beobachtete bei einem 39jährigen Arzte, der an einer Pneumonie (am 7. Tage kritisierend) erkrankt war und von Anfang an eine ziemlich rasch zunehmende Sehstörung bemerkt hatte, um die Macula lutea je fünf oder sechs weissliche, rundliche Flecke von etwa ⅓ Papillendurchmesser, einen an den Endverzweigungen einer kleinen Arterie; an einem andern, über den ein Gefäss hinwegzog, war eine deutliche Prominenz nachweisbar. Die Flecken wurden anfänglich für Chorioidealtuberkel gehalten und später für Mikroorganismenembolien.

Bei der nächsten Untersuchung, etwa 6 Wochen später, war der Augenhintergrund normal; die Sehstörung verschwand vollständig erst nach einem Jahre.

v. Ziemssen (454) fand bei einem Falle von Meningitis cerebrospinalis stark verbreiterte und geschlängelte Venen im Augenhintergrunde, sowie verengte Arterien und Hämorrhagien am Rande der Papille. Später trat eine grosse Anzahl weisslicher Flecke im Augenhintergrunde auf, dann Resorption und Besserung des Sehvermögens.

§ 349. Handelt es sich um die Differentialdiagnose zwischen Typhus abdominalis und Sepsis, und findet man Netzhautblutungen, so sprechen die letzteren für Sepsis, da bei Typhus Hämorrhagien in der Netzhaut nur höchst selten beobachtet werden.

Heine untersuchte 82 Fälle von Typhus abdominalis genau ophtalmoskopisch und fand nur einmal den von Paul beschriebenen Befund.

Paul (1255) fand nämlich bei der ophthalmoskopischen Untersuchung zweier Augen im Gefolge eines Typhus abdominalis jene septischen Flecken und Blutungen in der Netzhaut. In diesen Flecken liessen sich Bakterien nachweisen. Sie lagen meist in der unmittelbaren Nähe der Gefässe und ausschliesslich in der Nervenfaserschicht. Es bestand ein lokales Ödem, variköse Hypertropie der Nervenfasern und schollige Niederschläge zwischen den einzelnen Nervenfasern.

Litten (vergl. Lenhartz l. c.) hat in zwei Fällen bei Typhus grosse Hämorrhagien gefunden.

Bouchut (1257) und Bull (1258) haben ebenfalls Netzhautblutungen bei Typhus (ohne Komplikation mit Neuritis optica) beobachtet.

§ 350. Auf pag. 302 hatten wir bereits auf die Veränderungen der Netzhautgefässe im Gefolge von Erysipel hingewiesen.

Knapp (A. f. A. XIV, pag. 257) erzählt nach einem Überblick über die einschlägige Literatur einen Fall von Erysipel bei einem 40jährigen Individuum. Die Augenlider waren geschwollen, das rechte Auge war zuerst nach vorne und unten gedrängt, später waren beide Augen vorgetrieben, und es traten rechts wegen unvollständigem Lidschluss oberflächliche Hornhautgeschwüre auf. S = 0 beiderseits. Ophthalmoskopisch: Hinterer Abschnitt des Augengrundes milchweiss, peripherischer rötlich weiss. Sehnerv und Macula nicht zu erkennen. Zahlreiche dunkel- fast schwarzrot aussehende Gefässe strahlten nach allen Seiten von einem gemeinschaftlichen Centrum der unsichtbaren Sehnervenscheibe aus und werden als mit stagnierendem Blute überfüllte Venen angesehen. Zwischen und teilweise auf denselben lag eine grosse Anzahl dunkelroter Blutungen. Allmählich entwickelte sich folgendes Bild: Über die Mitte des jetzt roten Augengrundes breitete sich noch ein weisslicher Schein aus, welcher in der Gegend des gelben Fleckes am intensivsten und etwas fleckig war. Die Sehnervenscheibe war blendendweiss. Die Blutungen waren geringer an Zahl, und das Rohr der meisten Gefässe, der Arterien sowohl als der Venen, war durch scharf abgeschnittene, schneeweisse, längere oder kürzere Schaltstücke von gleicher Dicke wie die benachbarte Blutsäule unterbrochen. Die weiteren Veränderungen bestanden in einem allmählichen Verschwinden der Blutungen und der weissen Verfärbung des Augengrundes, Verlängerung und Vermehrung der weissen Schaltstücke, so dass zuletzt die Gefässe, bis auf einige Ausnahmen, in weisse Stränge umgewandelt waren.

Carl (Kl. Monatsbl. f. Augenh. 1884, pag. 113) veröffentlicht einen dem eben mitgeteilten Falle sehr ähnlichen. 36jähriges Individuum, Beginn des Erysipels an der Nasenspitze mit Schwellung und Rötung. Ungefähr 3 Wochen später wurde eine vollkommene Blindheit des rechten Auges. festgestellt, sowie eine sichtbare Thrombosierung der Supraorbital- und Frontalvene, welche in Form von soliden Strängen gegen die Stirne verliefen. Es bestand Protrusion und verminderte Beweglichkeit des rechten Auges.

Eine ophthalmoskopische Untersuchung wurde erst 6—8 Wochen nach Ablauf des Erysipels vorgenommen. Die Sehnerveneintrittstelle war samt der angrenzenden Netzhaut leicht milchig getrübt. Die Gefässe waren teils mit Blut gefüllt, teils in glänzend weisse Stränge verwandelt. In der Kontinuität nicht unterbrochen und durch die Blutfarbe deutlich als Venen charakterisiert waren zwei Hauptstämme, welche aus dem Mittelpunkte der Papille auftauchten. Auch eine Arterie war zu unterscheiden. Atrophische Verfärbung der Papille. Auf der Papille in den Glaskörper hineinragend ein Gebilde, das einer Seequalle ähnlich war.

Emrys-Jones (1374) beobachtete. nach einem Erysipel des Gesichts eine vollständige rechtsseitige Amaurose und ophthalmoskopisch das Bild einer Embolie der Arteria centralis retinae.

Hoesch (1375) beobachtete ophthalmoskopisch bei Erysipel weisse Verfärbung der Papille, fadenförmige Arterien, mit dunklem, fast schwarzem Blute gefüllte Venen; letztere von einem weissen Saume eingefasst. Die Gegend der Macula zeigte Pigmentmazeration.

Snell (1376) beobachtete eine doppelseitige Erkrankung des Sehnerven mit Erblindung bei einem 53jährigen Manne nach Erysipel. Ophthalmoskopisch fand sich hier zehn Wochen nach abgelaufener Erkrankung die linke Papille im Übergange zur Atrophie, Arterien in ihrem Kaliber stark vermindert, die rechte von einer Blutung bedeckt, später waren noch Blutungen im Glaskörper und in der Peripherie der Netzhaut sichtbar.

Wagner (1377) meint, dass bei Erysipel des Gesichts zweierlei Formen der Erkrankung des Auges vorkommen, nämlich eine akute Iridochorioiditis auf der Höhe der Erkrankung, hervorgerufen durch Erysipel-Streptokokken, und eine chronische mit Neuritis optica und Gefässerkrankung der Netzhaut, bedingt durch Toxine der Mikroorganismen.

In dem Falle von Philipp (1378) war 8 Wochen zuvor ein Erysipel aufgetreten. Ophthalmoskopisch waren beiderseits die Netzhautgefässe durch Verdickung ihrer Wandungen in weisse Streifen verwandelt. Die Sehnerven waren atrophisch, Erblindung.

§ 351. Schliesslich bedürfen noch einige Krankheitsbilder der Erwähnung, die als Degenerationsvorgänge in der Netzhaut zufolge von Zirkulationsstörungen aufzufassen sind, die jedoch hinsichtlich des Augenspiegelbefundes gewisse Besonderheiten darbieten, aus welchem Grunde dieselben mit besonderen Krankheitsnamen belegt wurden.

Dahin gehören:

1. Die von Mooren (1258) beschriebene: Retinitis punctata albescens,

2. die von Fuchs (1259) beschriebene: Retinitis circinata, und

3. die von Kuhnt (1260) beschriebene: Retinitis atrophicans s. rarificans centralis.

Es ist leicht erklärlich, dass von einer Reihe von Autoren Fälle diesen Krankheitsbildern unterstellt worden sind, die von anderen wieder als nicht hierher gehörig betrachtet wurden, weil es eben zahlreiche fliessende Übergangsformen gibt zu den bekannten Degenerationsbildern bei Arteriosklerose, Albuminurie, Syphilis etc. etc.

§ 352. Was die von Mooren (1258) beschriebene **Retinitis punctata albescens** anbelangt, so fand er den Augenhintergrund mit Hunderten von punktförmigen mattweissen Fleckchen durchsetzt, die sich so präsentierten, als wären Retina und Chorioidea mit feinen Locheisen durchbohrt, deren Öffnungen den mattweissen Reflex der Sklera durchschimmern liessen. Die Papille war mässig grau gefärbt.

Die später veröffentlichten Fälle [die Literaturübersicht siehe Wuestefeld (1261) und bei Quirin (1262)] scheinen eine grosse Ähnlichkeit mit Retinitis pigmentosa zu besitzen. Die etwa hierhergehörigen Fälle von Gayet (211) und Nettleship (212), pag. 86 und 87 hatten wir schon bei der Retinitis pigmentosa sine pigmento erwähnt. Die subjektiven Beschwerden der Kranken erstreckten sich hauptsächlich auf Klagen über seit der Jugend bestehende Hemeralopie, z. B. Griffith (1263), 48 jähriger Mann mit Retinitis punctata alb. von jeher nachtblind.

Galezowski (1264) fand bei zwei Brüdern das ophthalmoskopische Bild einer Ret. punct. alb. verbunden mit Hemeralopie, Herabsetzung der Sehschärfe und konzentrischem Gesichtsfeld. Eltern und auch Grosseltern waren Vetter und Base. Bei dem einen der Brüder waren in der Peripherie noch einzelne Pigmentflecken sichtbar.

In dem Falle Quirins (1262) war der Augengrund übersät von kleinen und kleinsten weissen bis gelblichweissen runden Herdchen, welche nur die Maculagegend verschonten. Ganz in der Peripherie kleine Pigmentverschiebungen. Es bestand Hemeralopie.

In Wuestefelds Beobachtung (1261) war bei einem 8 jährigen Mädchen der Lichtsinn herabgesetzt und abnorm starke Pigmentierung des Augengrundes vorhanden. Der Fundus des 6 jährigen Bruders der Patientin zeigte massenhaft kleinste Pigmentwucherungen.

Der 12 jährige Patient von Fuchs (1265) stammte aus einer Ehe zwischen Neffen und Tante, war hemeralopisch und hatte ein stark konzentrisch eingeschränktes Gesichtsfeld. Bei den meisten Fällen wurden auch Pigmentierungen zum Teil in Knochenkörperchenform gefunden.

Es besteht meist Konsanguinität der Eltern oder wie in der Beobachtung Liebrechts (1266) eine familiäre Disposition. Hier waren zwei Brüder und zwei Schwestern von dieser Krankheit befallen.

Die Retinitis circinata.

§ 353. **Die Retinitis circinata** (Fuchs) zeichnet sich ophthalmoskopisch durch die Gegenwart einer grauen oder graugelben Trübung in der Macula und deren Umgebung aus, welche in einer gewissen Entfernung von einer Zone umkreist wird, die sich aus kleinen weissen Fleckchen oder grösseren weissen Flächen zusammensetzt. Das Sehvermögen ist infolge eines centralen Skotoms sehr herabgesetzt. Die Krankheit zieht sich mit chronischem Verlauf durch Jahre fort. Die Veränderungen im Augengrunde können sich zurückbilden, oder zu dauernden Verdickungen der Netzhaut führen. In jedem Falle bleibt das Sehvermögen für immer geschädigt. In

4 Fällen wurde ein mässiger Grad von Arteriosklerose nachgewiesen. Wecker (1267) bemerkt im Hinblick auf die von Fuchs aufgestellte Form der Retinitis circinata, dass die pathologisch-anatomische Veränderung der Netzhaut in einer fettigen Degeneration bestünde, die abhängig sei von einer Retinitis apoplectica. Die Veränderung sei nicht auf die Macula beschränkt, und ausserdem könnten die weissen Flecke von einem schwärzlichen Saum umgeben sein. Ferner gehe die Erkrankung langsam vorwärts.

Nach Goldzieher (1268) handelt es sich um ein Leiden, das schon frühzeitig mit schweren Sehstörungen einhergeht, die durch ein centrales Skotom bedingt sind. Als Grund der Sehstörung finde sich eine Degeneration der Netzhautmitte. Diese drücke sich aus durch eine Anhäufung weisser, niemals von Pigmentsäumen eingefasster Flecke und Stippchen, die sich kreisförmig um die ursprünglich intakte Fovea centralis lagerten, bei Mangel aller entzündlicher Erscheinungen an der Papille, und bei vollkommener Durchsichtigkeit der Augenmedien. Die Netzhautgefässe seien krank, zu den häufigsten Komplikationen gehörten Blutungen. Das Übel sei ein chronisches, der Ausgang kaum je ein günstiger. Die Netzhautmitte werde häufig völlig atrophisch, gänzliche Erblindung trete jedoch nicht ein, da die Netzhautperipherie funktionsfähig bleibe. Die Krankheit sei mit Arteriosklerose vergesellschaftet und beruhe wahrscheinlich auf disseminierter weisser Erweichung der Retinalsubstanz.

In dem Falle von Amman (1269) von rechtsseitiger Retinitis circinata ergab die Untersuchung einen normalen Opticus, abgesehen von einer Blutung in der temporalen Hälfte. Über das Verhalten der Gefässe der Netzhaut wurde nichts erwähnt, während in der Aderhaut eine grosse Anzahl von Gefässen zum Teil verdickte, zum Teil wirklich sklerotische Wände aufzuweisen hatte. Die Verdickung bezog sich namentlich auf die Media. Ferner fand sich das Lumen einzelner Gefässe mit grossen Fettzellen ausgefüllt, die als Fettkörnchenzellen, hervorgegangen aus Endothelzellen, angesehen wurden. Die Netzhaut zeigte eine starke Hypertrophie des Stützgewebes im hinteren Abschnitte und eine grosse Menge von Hohlräumen in dem allervordersten Teile (Ödem). Die mikroskopischen Bilder waren ferner, wie bei Retinitis albuminurica, im wesentlichen bedingt durch Blutungen, hyaline Schollen und Fettkörnchenzellen. Die grossen Blutungen waren zwischen Aderhaut und Netzhaut gelegen, die Schollen in der Zwischenkörnerschicht; eine grosse Menge von Fettzellen, sowie feinen Fettröpfchen in allen Schichten der Netzhaut, wobei noch eine dritte Form des Fettes auffiel, nämlich das Vorhandensein von eigentümlich glänzenden Körperchen (Fettkristalle). — Eine weitere Degeneration bestand darin, dass zwischen der Membrana limitans externa und den Stäbchen und-Zapfen ein ganzes System von kleinen, dicht neben- und übereinanderstehenden Hohlräumen vorhanden war.

Nuel (1270) kommt, gestützt auf 2 Fälle, zu dem Schlusse, dass der makuläre Fleck der Retinitis circinata als makuläres Ödem beginne, welches meist eine perifoveale Netzhautablösung herbeiführe, die später wieder unter

Zurücklassung einer Pigmentveränderung und eines absoluten Skotoms verschwinde. Die meisten Flecke beruhten, ebenso wie der Stern bei Morbus Brightii, auf eiweisshaltigen Ausschwitzungen in den äusseren Netzhautschichten.

Jensen (1271) stimmt der Warnung de Weckers bei, dass Retinitis circinata und haemorrhagica nicht auseinander zu halten seien.

Er erwähnt einen Fall, welcher eine 26jährige Frau betraf. Die Krankheit fing wie eine typische Retinitis haemorrhagica (!) mit besonders zahlreichen Blutungen im ganzen Augenhintergrunde an. Nach 9 Monaten waren die Blutungen vollständig resorbiert, aber in der Macula lutea wurde ein unregelmässiger, schieferfarbiger Flecke gesehen, nur wenig über der Papille ein milchweisser Streifen, und ausserdem an verschiedenen Stellen milch-·weisse Flecken. Später traten Blutungen im Corpus vitreum und in der Peripherie auf.

Bossalino (1272) beobachtete diese Krankheit bei einem Manne, der gleichzeitig an toxischer Amblyopie litt. Auch er fasst die weiss-gelblich glänzenden Fleckchen als fettige Degeneration im Anschluss an Netzhautblutungen auf. Auch in seinem Falle konnte man die Arteriosklerose als ätiologisches Moment ansprechen.

Wenn in den drei folgenden Beobachtungen keine allgemeine Arteriosklerose in vivo konstatiert werden konnte, so widerspricht dies nicht der Anschauung, dass Gefässdegenerationen die Ursache dieser Erkrankung sind, denn wir wissen, dass Gefässerkrankungen in allen Lebenslagen, sowie örtlich begrenzt, auftreten können.

Schnoor (1273). 76jähriger Patient, angeblich keine allgemeine Störungen, insbesondere keine Arteriosklerose nachweisbar. Urin frei.

Links zeigte die Macula lutea einen vollständig geschlossenen, weissen Gürtel von der Gestalt eines liegenden Ovals, das meist aus glänzend weissen Flecken bestand, die teils vereinzelt, teils in grössere landkartenähnliche Figuren verschmolzen waren. Der Gürtel schloss einen bräunlichen Bezirk ein, in dessen Mitte die Fovea centralis als ein dunkler Punkt erschien, und in dem sich einige kleine Blutungen befanden.

Fischer (1274) berichtet über eine Retinitis circinata des linken Auges bei einer angeblich gesunden Frau.

Auch in der Beobachtung v. d. Schweinitz (1275) handelte es sich um eine 77-jährige, angeblich sonst gesunde Frau mit Retinitis circinata. Bei dem hohen Alter dieser Patientin konnte doch leicht Arteriosklerose, wenn auch nur partiell, vorgelegen haben.

Der folgende Fall betraf einen Luetiker:

Dreyer-Dufer (1276) beobachtete bei einem 33jährigen, vor 22 Jahren syphilitisch infizierten Kranken beiderseits einen Exsudatring oberhalb der Macula, und im Centrum desselben kleine Blutungen, ähnlich wie bei der sogen. Retinitis circinata.

Rechterseits beginnende Chorioiditis.

Die folgenden 3 Fälle zeigen, dass, wie a priori zu erwarten war, auch ophthalmoskopische Bilder zur Beobachtung gelangen, welche neben den charakteristischen Veränderungen an der Macula auch sonst noch Veränderungen der Netzhautgefässe darstellten.

Streminski (1181) berichtet über zwei Fälle von Degeneratio circinata retinae. In dem einen Falle (63jährige arteriosklerotische Frau) war das linke Auge erkrankt; es bestand ein centrales Skotom, und ophthalmoskopisch waren die Netzhautarterien dünner als normal, die Temporalis inferior bot eine weisse Verdickung der Wände dar, und die kleinen Arterien in der Gegend der Macula lutea waren spiralförmig gekrümmt. Im Verlaufe traten wiederholt kleine Blutungen längs der Arteria temporalis inferior und superior auf, und waren an Stelle der früheren Blutungen blasse Flecken sichtbar.

In dem andern Falle (31jähriger Mann, lienale Leukämie) erschien der Augenhintergrund leukämisch blass, und zunächst waren in dem einen und dann in dem andern Auge Blutungen vorhanden, verbunden mit einem Gürtel von weissen Flecken, welche die getrübte Macula in einem Abstand von ⅓ Papillendurchmesser umgaben.

Vermes (1277) berichtet über einen Fall von Retinitis circinata beider Augen einer 66jährigen Frau mit vielen, teils zusammenfliessenden Plaques und mehreren streifigen Blutungen.

Die Papillen waren gerötet, deren Grenzen verschwommen, die Venen erweitert und geschlängelt. Da an den Gefässen an einzelnen Stellen hochgradige Verdickung der Gefässwand und an anderen Stellen spindelförmige Erweiterungen der Gefässe sichtbar waren, ist Verfasser der Meinung, die Veränderungen der Netzhaut möchten auf Arteriosklerose beruhen.

Feilchenfeld (1278) berichtet über eine einseitige Erkrankung der Netzhautmitte (absolutes centrales Skotom). Eine schlangenförmige Figur von weisser bis gelbroter Farbe (glitzernde Kristalle) schloss ein Areal von roten und grauweissen Herden ein, und zugleich erschien die Arteria temporalis superior verändert. Im Verlaufe vergrösserte sich der Fleckengürtel, central waren neue Blutungen aufgetreten und alte in fettiger Degeneration begriffen.

Ferner fanden sich entlang der Arteria und Vena temporalis superior Blutungen und pigmentierte chorioretinitische Herde bis zum Äquator. Der 25jährige Kranke wurde als gesund bezeichnet.

In der folgenden Beobachtung wurden die Veränderungen auf beiden Seiten gefunden.

Doyne und Stephenson (1279). 77jähriger Mann. Beiderseits Retinitis circinata. Rechts mehr als links.

Die Retinitis atroficans centralis.

§ 354. Kuhnt (1280) stellt an der Hand von 4 beobachteten Fällen ein besonderes Krankheitsbild auf, das an der Macula sich durch das Auftreten eines kreisrunden, intensiv rot gefärbten Flecks inmitten einer mehr oder weniger getrübten Netzhaut charakterisiere, und schlägt hierfür den Namen Retinitis atroficans centralis vor. Die Ausdehnung entspreche ungefähr ½—⅔ der Sehnervenscheide. Teils wird eine Kontusion angenommen, teils auf eine auf zirkulatorischen Störungen beruhende senile Veränderung hingewiesen.

Retinitis striata. Striae retinae.

§ 355. Onisi (1281) berichtet über die in der Literatur niedergelegten, sowie die von Nagel beobachteten Fälle derjenigen Retinalveränderung, welche sich durch weisse oder weisslichgraue retrovaskuläre, sich verzweigende Streifen auszeichnet, die durch einen grossen Teil des Augenhintergrundes hindurchziehen (Retinitis striata), und versucht an der Hand dieser Fälle das Krankheitsbild zu schildern. Hinsichtlich der Streifen wird hervorgehoben, dass dieselben stets hinter den Netzhautgefässen und vor dem Epithel lägen, ihre Breite bis zum 2—3fachen der Centralvenen betrage, ihre Farbe weisslich, glänzend weiss, gelblich, bläulich- oder graulichweiss erscheine, und hier und da sich eine Pigmentierung finde. Pigmentierte chorioiditische Herde in der Nachbarschaft fehlten. Die meisten Streifen faserten sich in den peripheren Enden mehr oder weniger auf und gingen daselbst in graue, graulichweisse oder hier und da pigmentierte Herde über, oder es schliesse sich eine umschriebene, flache Netzhautablösung an. Eine Teilung könne einmal oder wiederholt geschehen. In einigen Fällen seien noch isolierte hellere Punkte und Flecken in der Netzhaut gefunden worden, welche meistens nicht weit von den weissen Streifen lägen. Die Papille sei in ihren Konturen oft undeutlich, die Netzhautgefässe zeigten wenig charakteristische Veränderungen, hier und da starke Schlängelung, oder weisse Randstreifen. Die Netzhaut sei oft diffus getrübt, die Chorioidea nicht erheblich verändert, nur in der Macula lutea, die auch normal sein könne, fänden sich weisse oder goldgelbe Pünktchen, Pigmentveränderungen in Form von schwarzen Schollen oder diffuser Entfärbung usw. Der Glaskörper sei öfters getrübt. Verminderte Sehschärfe, Einschränkung des Gesichtsfeldes, Vergrösserung des blinden Flecks seien die gewöhnlichen Befunde; erhebliche Herabsetzung des Lichtsinns schiene zu fehlen. Die Farben würden in den meisten Fällen alle erkannt. Fast regelmässig finde sich die Streifenbildung nur an einem Auge. Das Alter der Erkrankten bewege sich zwischen 15. und 16. Lebensjahre. Mehrere Male wurden die Streifen bei verletzten Augen gefunden, ferner bei Cysticercusblasen der Netzhaut, sonst sei über vorangegangene Augenleiden oder Allgemeinleiden nichts bekannt. Prognose ungünstig. Therapie nutzlos.

Praun (1282) unterscheidet:

1. eine prävaskuläre Streifenbildung an der Netzhaut, wie bei Retinitis proliferans;

2. eine perivaskuläre, bedingt durch Entzündung oder Sklerose der Gefässwand;

3. eine retrovaskuläre, wobei getrennt wird zwischen einer Retinitis striata nach Entzündung (Stränge neugebildeten Bindegewebes seien zwischen Chorioidea und Retina, oder in letzterer allein eingelagert) und Striae retinae nach Netzhautabhebung.

In beiden Fällen seien die Striae als Transparenzerscheinung aufzufassen.

Walser (1283) teilt die Netzhautstreifenbildung in folgende Gruppen:
1. Prävaskuläre Streifen: Retinitis proliferans.
2. Perivaskuläre Streifen: Periarteriitis.
3. Retrovaskuläre Streifen: a) nach Netzhautabhebung,
b) pigmentierte nach Netzhautfaltung.

Görlitz (1284) unterscheidet 2 Gruppen:
1. Bei der einen Gruppe fänden wir eigentümlich dunkle Streifen von graulicher bis graubrauner Farbe, die nur selten von helleren Streifen eingefasst wären, und die meist in radiärer Richtung von der Papille aus nach allen Seiten peripherwärts zögen.

Diese Fälle würden gewöhnlich auf beiden Augen gleichzeitig beobachtet. Bezüglich der Ätiologie der Fälle dieser Gruppe gingen die Ansichten der Autoren noch sehr auseinander, indem Plange und Holden dieselben als im Anschlusse an Hämorrhagien entstanden auffassten, während Pretori als Grundlage für dieselbe eine angeborene Bildungsanomalie der Netzhaut anzunehmen geneigt sei.

Zu dieser Gruppe der pigmentierten radiären Streifenbildung im Augenhintergrunde gehörten folgende Beobachtungen:

Plange (1285). 38jährige, sonst gesunde Frau, zeigte auf dem rechten Auge von der Papille ausgehende sternförmige Gebilde von mattbrauner Farbe in radiärer Richtung. Diese Gebilde waren eingebettet in breiten hellen Streifen von eigentümlich weissem Glanze, ähnlich dem Glanze der Retina eines kindlichen kurzsichtigen Auges. In der Gegend der Macula fand sich ein grosser Fleck von weisslicher Farbe ohne jeglichen Glanz. Finger wurden in 3 m exzentrisch gezählt; centrales absolutes Skotom.

Das linke Auge (Funktion ziemlich normal) zeigte ophthalmoskopisch ähnliche, doch bei weitem weniger hochgradige Veränderungen.

Die Pigmentstreifen waren aus reihenweise nacheinander auftretenden kleinen Blutungen entstanden, die anfallsweise unter heftigen Kopfschmerzen sich zeigten.

In dem Falle von Holden (1286) fanden sich bläulich-weisse membranöse Gebilde in der Gegend der Macula, ferner ein System verzweigter Streifen von dunkelbrauner Farbe, und ferner gelblichweisse Streifen, doppelt so breit wie letztere. Die Entstehung der Streifen aus Blutungen konnte verfolgt werden. Nach Holden sei es wahrscheinlich, dass die Verschleppung des Blutfarbstoffes durch die präexistierenden Lymphbahnen geschehe und diese die schliessliche Gestalt der Streifen bedingten.

Walser (1283) beschreibt drei Fälle von eigentümlicher streifiger Pigmentierung des Augenhintergrundes, die als retrovaskuläre Pigmentstreifenbildung mit Netzhautfaltung aufgefasst wird. Die Veränderung betraf beide Augen, das Sehvermögen war ungestört, der Lichtsinn usw. normal, eine Ursache nicht nachzuweisen.

In dem Falle Dunn (1287) nahmen die Streifen ihren Ursprung vom Opticusrande und zogen in die Peripherie, sie folgten nicht dem Gefässverlauf, kreuzten sich aber damit in jeder Richtung.

Aus andern Einzelheiten schliesst Dunn, dass die bleigrauen Streifen nicht aus Blutungen hervorgegangen, sondern wahrscheinlich entzündlichen Ursprungs wären.

2. Die zweite Gruppe sei dagegen ausgezeichnet durch glänzendweisse, scharf begrenzte, oft von Pigmentsäumen begleitete schmale Streifen, die meist quer über den Fundus hinwegliefen, oder wenn sie die Richtung auf die Papille hätten, dann meist einen ganzen Abschnitt des Augenhintergrundes förmlich umfassten, den übrigen Teil aber freiliessen.

Hierhin gehörten Fälle, welche Jaeger (ophthal. Handatlas Wien 1869) bereits abgebildet habe, ferner die Publikationen von Caspar A. f. A. XXX, 1895, pag. 122 und Praun (D. Beiträge zur Augenheilkunde XII, Heft 208).

Die Fälle dieser zweiten Gruppe pflegten fast nur an einem Auge vorzukommen. Die Sehschärfe sei bei diesen Fällen entsprechend ihrer Ätiologie fast immer hochgradig herabgesetzt.

Praun (1282) berichtet ausführlich über einen Fall von Bildung der Striae retinae nach Netzhautabhebung. Die Streifenbildung wurde durch Schwund des Retinalpigments erklärt. Beide Augen waren hochgradig myopisch

(—78 D = $^6/_{18}$), links Gesichtsfeldsausfall entsprechend der Abhebung nach oben. Es wurde eine Punktion der subretinalen Flüssigkeit mit dem Graefeschen Messer gemacht, und die Netzhaut blieb alsdann wieder angelegt.

Caspar (1288). An der Hand drei neuer Fälle weist Caspar nach, dass die sogen. Netzhautstränge (Chorioretinitis striata) nichts anderes wären, als ein freilich seltenes Endstadium der Netzhautablösung. In einem der Fälle konnte Caspar die Umwandlung subretinaler Fibringerinnsel bei Amotio retinae in typische Netzhautstränge sich gleichsam unter seinen Augen vollziehen sehen, während bei dem zweiten Falle, wo es sich um eine stabile, partielle Netzhautablösung handelte, der Übergang der hinter der abgelösten Partie durchscheinenden Gerinnsel in die weissen Stränge der wieder angelegten Netzhaut stellenweise auf das deutlichste zu verfolgen war.

Caspar (1289) beschreibt und illustriert einen in der Bonner Augenklinik beobachteten seltenen Fall von Chorioretinitis striata bei einem 41 jährigen Mikrocephalen. Das ophthalmoskopische Bild zeigte ausser anderen chorioiditischen Veränderungen leuchtend weisse, scharf begrenzte, stellenweise von tiefschwarzen Pigmentanhäufungen begleitete Streifen von sehr verschiedener Breite, welche teils bogenförmig, teils gerade verliefen, zum Teil sich kreuzten und an alte Chorioidealrupturen erinnerten.

E. Berger (1290) schildert in drei Fällen das ophthalmoskopische Bild sogen. Netzhautstränge. Sie wurden in der Sehnervenpapille und der umgebenden Netzhaut jedesmal nur an einem Auge gesehen als Stränge von silberhellem Glanze mit zarter Längsstreifung, welche der inneren Oberfläche sehr nahe lagen. Die Sehschärfe war normal und der übrige Augenhintergrund nicht·verändert. Sie werden als Residuum einer Neuroretinitis aufgefasst.

Goerlitz (1284). Fall von Chorioretinitis striata betraf das linke Auge eines 27·jährigen Mädchens. Das Sehvermögen war auf Fingerzählen in 1 m herabgesetzt. Die Veränderungen werden als Folgezustand einer traumatisch entstandenen Netzhautablösung betrachtet. Er konnte bei seinem Falle genau verfolgen, wie die Retinalgefässe an einzelnen Stellen sich über die weissen Streifen in leichter Knickung hinüberbogen und an anderen Stellen erst auf die Höhe der Flecke hinaufstiegen, um am anderen Rande derselben wieder in das normale Niveau der Retina überzugehen. Dabei liess sich deutlich durch leicht drehende Bewegungen des Augenspiegels unterscheiden, dass die weissen Flecke und Streifen im ganzen etwas prominierten.

§ 356. Hinsichtlich der Entstehungsweise dieser Stränge hatte schon Onisi (1281) auf die Möglichkeit eines Zusammenhanges der Streifenbildung mit Augenverletzungen hingewiesen.

Caspar (1288), Praun (1282) und Görlitz (1284) leiten ihre Fälle von Netzhautablösungen her und zwar Görlitz auf traumatischer Basis.

Nach Praun (1282) komme die Streifenbildung dabei zustande durch Schwund des Retinalpigments allein, oder durch Einlagerung von Gerinnseln zwischen unveränderter Netzhaut und Aderhaut. In beiden Fällen seien die Striae retinae als Transparenzerscheinung aufzufassen.

Schiess-Gemuseus (1291) teilt die mikroskopische Untersuchung eines Falles mit, in welchem angeblich ein Stoss auf das Auge die Erscheinungen einer Chorioretinitis chronica hergerufen habe. Die Gefässe der Netzhaut erschienen verdickt und hyalin degeneriert. Die in dem ophthalmoskopischen Bilde hervorgetretenen weissen Streifen und Liniensysteme werden auf eine

„eigentümlich formierte Gerinnungsmasse zwischen Netz- und Aderhaut, oder in den äusseren Schichten der Netzhaut" zurückgeführt.

Banholzer (1292) untersuchte ein Auge, welches nach Einwirkung einer stumpfen Gewalt, abgesehen von einer Skleralruptur eine Irisdialyse und massenhafte Flocken im Glaskörper, und ein halbes Jahr nach dem Trauma ophthalmoskopisch die Erscheinungen eines hellen Bindegewebsringes um den Sehnerven dargeboten hatte. Die Retinalgefässe verliefen unter diesen hellen, leistenartigen Erhebungen weg. Mikroskopisch fand sich zunächst als Substrat dieser Leisten eine auf die Innenfläche der Netzhaut beschränkte Wucherung, die aus proliferierten Radiärfasern und neugebildetem Bindegewebe bestand; ferner ein Gewebe, dass sich stellenweise ziemlich ausgedehnt, aber nur eine schmale Schicht bildend, auf der deutlich als doppelt konturierte Membran hervortretenden Limitans interna ausbreitete. Wo diese Auflagerungen eine grössere Breite erreichten, traten als drittes Element für die Bildung der Leisten die schmalen, steilen Netzhautfalten hinzu, letztere wohl bedingt durch eine Zugwirkung von seiten des schrumpfenden Gewebes.

Wenn dieselben nach Caspar als aus organisierter Gerinnungsmasse entstanden aufgefasst werden, so können nach Görlitz sie ihren Sitz natürlich auch nur zwischen Chorioidea und Retina haben, und die Retina selbst könne nur in der Art an dem Prozesse mitbeteiligt sein, dass, bei Anlegung der ehemals abgelagerten Netzhautpartien, Verwachsungen mit den Streifen selbst und umschriebene Atrophien des Retinalpigments aufträten.

Meist haben wir es hier nicht mit einfachen flächenhaften Zeichnungen des Fundus, sondern mit elastisch hervortretenden Bildungen zu tun. Wenn Praun und Caspar ausdrücklich erwähnen, dass die Streifen bei ihren Fällen im Niveau des Augenhintergrundes lagen und auf den Verlauf der Gefässe keinen Einfluss ausübten, so wird dieses verschiedene Verhalten nur mehr durch quantitative Unterschiede bedingt sein. Vielleicht ist es aber auch nach Görlitz darauf zurückzuführen, dass es in dem einen Falle zu bedeutender Schrumpfung des organisierten Exsudates, im andern Falle aber wieder zu stärkeren bindegewebigen Wucherungen innerhalb desselben gekommen war. Die Organisation der Fibringerinnsel erfolgt natürlich nur von der Aderhaut aus, wobei es, wie überhaupt bei plastischen Prozessen, in der Chorioidea sowohl zur Verdrängung als auch zur Wucherung uvealen Pigments kommen kann. Darauf werden wir auch die so häufig zu beobachtenden Pigmentumsäumungen der Streifen zurückführen müssen.

§ 357. In differentialdiagnostischer Hinsicht könnte Verwechselung mit Retinitis proliferans vorkommen. Es muss dabei betont werden, dass bei Retinitis proliferans die weissen Streifen und Flecken teils vor, teils hinter den Gefässen liegen.

Speiser (1293) bringt drei Fälle von Retinitis proliferans. Fall I ophthalmoskopisches Bild ähnlich demjenigen in v. Jaegers Handatlas als „Netzhautstränge" beschriebenen. Die Bindegewebsbildungen sind hier hinter den Netzhautgefässen, die einzelnen Streifen bedeutend schmäler und ausserdem mit weissen glänzenden Cholestearinkristallen bedeckt.

Ferner dürfen nicht die event. zu weissen Streifen veränderten Blutgefässe mit den Netzhautsträngen verwechselt werden (vergl. pag. 251).

Weitere Folgezustände der Gefässsklerose am Auge.

Das Glaukom.

§ 358. Eine weitere hochbedeutsame Folge der Sklerose der Augengefässe ist das **Glaukom**.

Jedenfalls ist in der Ätiologie des Glaukoms die Arteriosklerose ein sehr gewichtiger Faktor. So fand z. B. Joseph (1307) bei 18 Fällen von primärem Glaukom Zeichen von Arteriosklerose.

Am häufigsten wird dasselbe als das sogen. hämorrhagische Sekundärglaukom beobachtet, weil es in Augen mit Netzhautblutungen nicht selten entsteht.

So berichtet:

Campbell Porey (1308) über beiderseitige Retinalblutungen bei allgemeiner Arteriosklerose mit nachfolgendem Glaukom, das rechts die Enukleation notwendig machte.

In einem Falle von Saemisch (1309) machte sich eine ausgesprochene hämorrhagische Disposition geltend, die auch wiederholt zu ausgedehnten Blutungen in das Netzhautbindegewebe geführt hatte. Im Auge waren die Blutungen ganz besonders massenhaft und traten nicht nur in der Netzhaut, sondern auch im Glaskörper und in der Aderhaut auf. Das eine Auge erblindete plötzlich durch massenhafte Glaskörperblutung und gleichzeitige glaukomatöse Erscheinungen, wozu später noch Iritis hinzutrat.

Stölting (1311) berichtet über eine 65jährige Frau, welche an Retinitis haemorrhagica mit nachfolgendem Glaukom erkrankte. Sämtliche Gefässe der Netzhaut fanden sich unter dem Mikroskop in ihren Wandungen bedeutend verdickt. Die grossen Gefässe an der Papille waren völlig obliteriert.

Ischreyt (1247). Thrombose im Gebiete der Vena centralis retinae mit nachfolgendem Glaukom. Die Veränderungen an den Netzhautgefässen bestanden in einer weit verbreiteten Endarteriitis mit obliterierendem Charakter, in einer lokalisierten Phlebitis, in venöser Hyperämie und Thrombenbildung sowohl der Arterien wie Venen. Auch war ein Thrombus einer Ciliarvene vorhanden.

In einem Falle von Retinitis haemorrhagica Hermanns (1313) mit nachfolgendem Glaukom (74jähriger Mann) waren die Venen der Retina stark geschlängelt, die Papille gerötet und auch trübe und Blutungen neben der Papille, in der Mitte der Macula und an anderen Stellen vorhanden. Auf Grund der mikroskopischen Untersuchung wird in der Netzhaut und in der Sehnervenpapille eine hyaline Verdickung der Arterien angenommen, ohne dass eine thrombotische oder embolische oder durch Gewebsproliferation entstandene Verengerung hätte nachgewiesen werden können.

§ 359. Mit Bestimmtheit darf man wohl die Annahme verwerfen, als ob das Glaukom eine direkte Folge der Netzhautblutungen wäre, da massenhaft Netzhautblutungen beobachtet wurden, die ohne zu Glaukom zu führen, resorbiert worden sind.

Meyerhof berichtet (1317, Fall I) über eine Beobachtung, in welcher erst 10 Jahre nach der ersten Blutung Glaukomerscheinungen auftraten. Glaucoma absolutum. Starke Gefässveränderungen, Obliteration, Thrombosierung der Aderhaut- und Netzhautgefässe. Eine grössere Thrombosierung führte zur Netzhautablösung.

In dem Falle Pes (1318) wurde wegen Glaukoms der Bulbus enukleiert. Es fand sich mikroskopisch Sklerosierung der Netzhautgefässe.

In der Beobachtung von Coats (1314, Fall II) ging dem Auftreten des Glaukoms eine Gehirnapoplexie voraus:

Plötzliche Bewusstseinstörung von zwei Tagen Dauer und beim Erwachen doppelseitige Erblindung, die zurückging. Später kam ein neuer Anfall, und blieb eine Blindheit des linken Auges! zurück; rechts betrug die Sehschärfe ½. Ophthalmoskopisch fand sich hier eine geringe Neuroretinitis, links eine Neuritis mit zahlreichen Blutungen in der Netzhaut, später Glaukom. Mikroskopischer Befund: Blutungen in den inneren Schichten, und fibrinöse Gerinnungen in der Nervenfaserschicht und zwischen den beiden Körnerschichten. Die gröberen Netzhautarterien zeigten eine endarteriitische Verdickung, die, auf der Papille stärker, an den hier verlaufenden Gefäßen teilweise zur Obliteration führte. Auch die Centralarterie innerhalb der Lamina cribrosa zeigte eine beträchtliche Verdickung der Intima, die Centralvene einen organisierten Thrombus; auch war ein solcher in einer temporal verlaufenden Vene sichtbar.

§ 360. Andere wieder hatten die Thrombose der Vena centralis retinae hauptsächlich als Urheberin des Glaukoms beschuldigt.

In der folgenden Gruppe von Glaukomfällen bei Arteriosklerose wurde in der Tat eine Thrombose der **Vena** centralis retinae nachgewiesen:

Harms (1296) untersuchte vier Fälle von Verschluss der Vena centralis retinae bei Retinitis haemorrhagica mit nachfolgendem Glaukom. Der Verschluss fand sich regelmässig innerhalb der Lamina cribrosa und zwar: 1. als marantischer, organisierter Thrombus, 2. als ein im Verlaufe der Organisation kanalisierter Thrombus mit einseitiger Intimawucherung, 3. als sekundärer Thrombus bei Endo- und Mesophlebitis (buckelförmige Intimawucherung mit Verdickung und Infiltration der Media) und 4. als ein zwischen zwei durch primäre Endo- und Mesophlebitis hochgradig verengten Stellen befindlicher und das übrige Lumen ausfüllender Thrombus.

Vennemann (1352) hatte Gelegenheit ein wegen ganz besonders schmerzhaftem hämorrhagischem Glaukoms enukleiertes Auge mikroskopisch zu untersuchen. Die Ursache der lokalen Zirkulationsstörung fand sich in einer Thrombose der Vena centralis retinae, die sich nicht auf atheromatöser Grundlage bildete.

In einem Falle von absolutem Glaukom Michels (1853) war die Vena centralis retinae von einer konzentrisch gelagerten, hyalin degenerierten Bindegewebsschicht umgeben.

Gauthier (1315) bringt den klinischen und mikroskopischen Befund eines typischen Falles von Glaucoma haemorrhagicum bei einem 45 jährigen Patienten. Er schliesst aus seinem Untersuchungsergebnis, dass das Glaukom Folge einer hyalinen Thrombose der Centralvene war. Der Thrombus sass an der Stelle des Verlaufes der Vene am Foramen opticum der Aderhaut und reichte bis zu den nächsten Verästelungen.

Tornabene (933) fand in einem Falle von allgemeiner Arteriosklerose zahlreiche Netzhautblutungen auf einem Auge. Die Arterien waren fein, die Venen stark geschwellt. V. aufgehoben. Es wurde Thrombose bezw. Phlebitis der Centralvene angenommen. Nach Monaten trat auf diesem Auge hämorrhagisches Glaukom auf, eine auch sonst bekanntlich mehrfach beobachtete Aufeinanderfolge, die wohl nicht als zufällig gelten könne, sondern einen Beleg für die beim Glaukom nachweisbaren Gefässveränderungen bilde.

In einem von Jones (1316) mitgeteilten typischen Falle von Thrombose der Vena centralis retinae folgte sechs Wochen nach Beginn derselben ein Anfall von Glaucoma acutum. Das Gleiche wurde bei drei anderen Kranken im Alter von 59—66 Jahren beobachtet. Erneut trat chronisches Glaukom auf.

Weinbaum (983) berichtet über einen Fall von Glaucoma haemorrhagicum mit Thrombose der Vena centralis retinae. Die Gegend der Macula war schwarz und weiss gefleckt und zeigte gespritztes Aussehen, Enukleation. Die Vena centralis enthielt ⁵/₄ mm hinter der Lamina cribrosa einen Thrombus, der etwa ³/₄ mm lang war. Die Allgemeinuntersuchung des Patienten ergab keinerlei Störungen des Kreislaufapparates.

In den beiden folgenden Beobachtungen war in vivo eine **Thrombose der Vena** centralis retinae diagnostiziert worden, es fanden sich aber bei der mikroskopischen Untersuchung nur veränderte Gefässwandungen. So untersuchte

Ahlström (1312) ein wegen Glaukoms und den ophthalmoskopischen Erscheinungen einer Thrombose der Centralvene enukleiertes Auge einer Frau. Abgesehen von zahlreichen Blutungen in den inneren Netzhautschichten, besonders der inneren Körnerschicht, wurde eine hochgradige Endarteriitis proliferans und hyaline Entartung besonders auch der Arteriolen sowohl des Sehnerven, als der Netzhaut mit Beteiligung der Kapillaren gefunden. Die Venen erschienen normal bezw. nicht thrombosiert.

In dem Reimarschen (1310) Falle von Retinitis haemorrhagica handelte es sich um eine 57jährige Patientin mit stark rigiden Radial- und Temporalarterien. Das Sehvermögen des linken Auges war anfänglich auf Erkennung von Handbewegungen in nächster Nähe und später auf Fingerzählen in 3 m herabgesetzt. Ophthalmoskopisch erschienen die Arterien sehr schmal und kaum sichtbar, die Venen stark verbreitert, von Blutungen grösstenteils bedeckt. Der ganze Augenhintergrund war mit Blutungen übersät, am dichtesten um den Sehnerv. Nach dem ophthalmoskopischen Befunde war die Diagnose auf Thrombose der Centralvene gestellt worden. Die mikroskopische Untersuchung des enukleierten Bulbus ergab aber eine hochgradige Verengerung der Arteria centralis retinae durch Endarteriitis proliferans. Es handelte sich dabei um eine primäre Endarteriitis, und nicht um einen organisierten Thrombus oder Embolus.

Über einen Verschluss der **Vena temporalis superior** mit folgendem Glaucoma haemorrhagicum und geringen Entzündungserscheinungen berichtet Meyerhof (1317, Fall I).

§ 361. Dass Glaukom aber auch bei Verschluss der **Central**arterie gefunden wird, beweisen die folgenden Fälle.

Ridley (1319) beobachtete bei einem 57jährigen Manne eine Erkrankung des linken Auges, die als Thrombose der Centralarterie der Netzhaut angesehen wurde. Ophthalmoskopisch fanden sich bewegliche Glaskörpertrübungen, der Augenhintergrund war verschleiert, und die Retinalgefässe waren sehr verschmälert mit Ausnahme der erweiterten Vena temporalis superior. Später trat eine intraokulare Drucksteigerung auf, die auch nach ausgeführter Iridektomie und wiederholter Parazentese der vorderen Kammer nicht wich. Schliesslich kam es zur Enukleation.

Die histologische Untersuchung ergab eine Verdickung der Wandungen der Netzhautgefässe, sowie eine organisierte Masse in der Centralarterie, welche vorwärts bis zur Papille reichte und rückwärts soweit, als der Sehnerv vorhanden war (3 mm). Die Allgemeinuntersuchung hatte Emphysem und accentuierten zweiten Aortenton ergeben.

Nach Marple (1320) hatte bei einem 56jährigen Individuum infolge einer Embolie der Arteria centralis retinae (typisches ophthalmoskopisches Bild) eine Erblindung des Auges stattgefunden. Sieben Wochen später Glaukom. Bulbus enukleiert. Bei der histologischen Untersuchung wurde der Embolus unmittelbar hinter der Lamina cribrosa gefunden. Derselbe hatte eine Länge von 1,7 cm und eine Breite von 1,14 mm und füllte nahezu das Lumen aus.

Haab (1322) fand bei der Untersuchung eines erblindeten Auges in der Arteria centralis retinae dicht hinter der Lamina cribrosa eine auf kurze Strecken lokalisierte Endarteriitis proliferans, in deren stärkster Wucherung sich ein verkalktes Konkrement gebildet hatte, welches das Gefäss fast vollständig verschloss.

§ 362. In der folgenden Gruppe von Beobachtungen mit Glaukom bei Arteriosklerose wurde ein **Verschluss beider** Centralgefässe resp. ihrer Hauptstämme gefunden.

Sidler-Huguenin (1321) fand bei einer Arteriosklerose (69jährige Frau) in dem wegen Glaukoms enukleierten Auge mit gleichzeitigen zahlreichen Netzhautblutungen in der Arteria centralis retinae hinter der Lamina cribrosa eine Abhebung des Endothels mit vorübergehender kompleter Verlegung des Lumens. In der gleichen Höhe mit der Veränderung der Arteria centralis fand sich in der Vena centralis ein kanalisierter Thrombus, dessen Organisation als von der Intima des Gefässrohres ausgegangen bezeichnet wird. Die Netzhautgefässe sowie die mittleren und grössten Aderhautgefässe zeigten eine sklerotische Intimaverdickung.

Bankwitz (408). 72jährige Frau. Rechtes Auge unter den klinischen Erscheinungen der Retinitis haemorrhagica erblindet. Ophthalmoskopisch überall massenhafte Blutungen in der Netzhaut. Die Arterien auffallend eng und fadenförmig; die Venen mässig ausgedehnt und geschlängelt. Zuletzt: Glaukom. Mikroskopischer Befund: Von den Centralgefässen zeigte die Arteria centralis im· Opticus bedeutende Veränderungen der Wand, während die Vene relativ wenig verändert war, mit Ausnahme einer Stelle dicht vor der Lamina.

Innerhalb des Opticus hochgradige Verengerung des Lumens der Centralarterie durch Auflagerung auf der Innenwand des Gefässes. Die Centralvene erscheint frei bis zur Lamina. Unmittelbar vor und innerhalb derselben fand sich ein fast vollständiger Verschluss der Vene durch einen Thrombus. Die Netzhautarterien hochgradig verengt, teilweise obliteriert. Die Venen reich an Thromben, vollkommen von Zellmassen erfüllt.

Baquis (409) beobachtetete bei einem 60jährigen Manne die Erscheinungen einer rechtsseitigen Apoplexia retinae mit Umwandelung der Netzhautarterien in feine Stränge und hochgradige Schlängelung der Netzhautvenen bei dunkelroter Färbung der Blutsäule. Ein sich anschliessendes Glaukom machte eine Enukleation erforderlich.

Aus dem pathologisch-anatomischen Befunde ist hervorzuheben eine hochgradige Sklerosierung der Hauptäste der Arteria centralis retinae mit fast völliger Verschliessung, und im Niveau der Lamina cribrosa eine Thrombosierung der Centralvene mit kleinzelliger Infiltration um dieselbe, sowie eine hyaline Degeneration der Wände von zwei Hauptvenen.

Schwitzer (1354) (Z. f. o. 1906, 215) untersuchte ein unter dem Bilde der Embolie der Arteria centralis retinae erblindetes und wegen darauf folgenden Glaukoms enukleiertes Auge. Die Arteria centralis retinae zeigte hinter der Lamina cribrosa einen ca. $^1/_3$ des Lumens ausfüllenden Thrombus. Die intravaskuläre Masse war sowohl mit der mächtig verdickten Intima, wie mit dem Thrombus in Zusammenhang.

Die Vena centralis füllte grösstenteils eine aus Endothelzellen bestehende Gewebswucherung aus.

Die Nervenfasern des Sehnerven waren vollkommen atrophisch, ebenso die inneren Schichten der Netzhaut, die Papille exkaviert.

In der Aderhaut bestand eine disseminierte Chorioiditis.

Coats (1314, Fall III). 59jähriger Mann, — rechts Handbewegungen, ophthalmoskopisch Ödem der Netzhaut und zahlreiche Blutungen in der Nervenfaserschicht. Netzhautvenen verbreitert und geschlängelt. Netzhautarterien durch das Ödem verdeckt. Spuren von Albumen, rigide Arterien, Enukleation wegen Glaukoms. In der Centralarterie ebenso wie in der Centralvene ein organisierter Thrombus vorhanden.

Coats (1314, Fall IV) Netzhautblutungen, Ödem der Netzhaut, später Glaukom. Mikroskopischer Befund: Obliteration des Kammerwinkels. Verdickung der Netzhautgefässwandungen. In der Centralvene und Centralarterie ein Thrombus.

Ferner in den Fällen von Watson-Nettleship (1329), Würdemann (1334), Nuël (1270), Nettleship (1337), Wagenmann (1325, Fall I), Friedenberg (1333), Reimar (1310), de Vries (1336), Harms, Fall IX, X, XI und XII (1326), Pes (1355) und Ewetzky (1338).

§ 363. In der folgenden Reihe von Beobachtungen trat Glaukom im Gefolge von **rezidivierenden juvenilen Glaskörperblutungen** resp. Retinitis proliferans auf.

Fehr (1073, Fall 1). 21jährige Kranke. Glaskörperblutung rechts, an die sich hintere Synechien, Linsentrübung, Chorioretinitis striata, Netzhautablösung und Glaukom anschloss. Das Auge wurde enukleiert. Auf dem linken Auge waren bewegliche Glaskörpertrübungen sichtbar, sowie starke Pigmentveränderungen in der Netzhautperipherie. Die Untersuchung des enukleierten rechten Auges ergab, dass fast sämtliche Netzhautgefässe verdickte, hyalin entartete Wände besassen, besonders die Venen. Die Netzhaut bot in der Peripherie Gliawucherungen, und die Aderhaut starke Bindegewebsschwielen dar.

Im Falle 2, 15jähriger Knabe, war links eine Glaskörperblutung mit Glaukom aufgetreten. Das enukleierte Auge zeigte Blutergüsse an der Innenfläche der Netzhaut, zwischen Ader- und Netzhaut und in letzterer selbst. Längs einiger Netzhautgefässe war eine dichte kleinzellige Infiltration vorhanden.

Hutchinson (510) multiple rezidivierende Hämorrhagien in der Retina und dem Glaskörper bei einem jungen Menschen, der das eine Auge durch Glaukom mit nachfolgender Hämorrhagie verloren hatte. Das zweite Auge wurde sieben Jahre später von wiederholten Blutungen affiziert ohne glaukomatöse Spannungsvermehrung.

Kampferstein (1356) fand bei Glaucoma absolutum eine Arteriosklerose der Netzhautgefässe, sowie am Grunde der Sehnervenexkavation, abgesehen von älterem Blutpigment, eine von der Netzhaut ausgegangene faserige Masse, durch deren Schrumpfung die Limitans interna gezerrt und von der Retina abgelöst wurde.

Sachsalber (1323) sah bei einem 14jährigen Mädchen mit Unregelmässigkeiten der Menstruation rezidivierende Glaskörperblutungen, die am rechten Auge mit einem hämorrhagischen Sekundärglaukom verbunden waren.

Purtscher (514, Fall II): 22jähriges männliches Individuum. Das rechte Auge unter stets rezidivierenden kleineren und grösseren intraokularen Blutungen und intraokularer Drucksteigerung erblindet. Massenhafte Umwandlungsprodukte deckten die Netzhaut in der Form vaskularisierter Bindegewebsmembranen.

Purtscher (514, Fall I): 21jähriger Patient rechts hämorrhagisches Glaukom, links Retinitis proliferans. Die Allgemeinuntersuchung negativ. Häufig spontanes Nasenbluten. Rechts mikroskopisch im enukleierten Bulbus Thrombose der Centralvene bei stark verdickter Venenwand. Daneben noch eine typische Retinitis pigmentosa.

§ 364. Hinsichtlich der **nach Glaukomoperationen** auftretenden Netzhautblutungen vertritt Haitz (1361) die Ansicht, dass dieselben aus den am meisten stromaufwärts und weiterhin in der Nähe der Gefässpforte und der grösseren Arterien gelegenen Kapillarschlingen ihren Ursprung nähmen. Denn nach Abfluss des Kammerwassers treffe an jener Stelle die vermehrt einströmende arterielle Blutmasse auf das gestaute venöse Blut auf, bevor das letztere Zeit zum Abfluss gewonnen habe. Dadurch komme daselbst eine bedeutende Druckerhöhung zustande, der jene schwachen und durch den glaukomatösen Prozess schon mehr oder weniger geschädigten Gefässe in der Regel nicht gewachsen wären.

§ 365. Was das Auftreten des Glaukoms anbelangt resp. die Länge der Zeit, welche nach den ersten Sehstörungen, oder dem Auftreten der Blutungen bis zu den ersten Symptomen der Drucksteigerung verstrichen war, so finden wir hier wenig übereinstimmende Angaben. So folgte z. B. im Falle II von Meyerhof (1317) die Drucksteigerung den Blutungen auf dem Fusse,

im Falle		von		nach
im Falle		von	Schmidt-Rimpler (1324)	nach zwei Tagen,
„ „	I	„	Coats (1314)	nach 2 Wochen,
„ „	I	„	Wagenmann (1325)	nach 2½ Wochen,
„ „	III	„	„ „ „	„ 4 Wochen,
„ „		„	Bankwitz (408)	„ 4 „
„ „	II	„	Harms (1326)	„ 4 „
„ „		„	Hermann (1313)	„ 4 „
„ „	II	„	Coats (1314)	„ 4 „
„ „		„	Purtscher (514)	„ 6 „
„ „		„	Nuël (1270)	„ 6 „
„ „		„	Jones (1316)	„ 6 „
„ „	IV	„	Harms (1326)	„ 6 „
„ „	VI	„	„ „ „	„ 6 „
„ „	XII	„	„ „ „	„ 6 „
„ „	IV	„	Coats (1314)	„ 6 „
„ „		„	Galinowski (1330)	„ 6 „
„ „		„	Loring (1331)	„ 6 „
„ „		„	Wehrli (1327)	„ 7 „
„ „		„	Stölting (1311)	„ 7 „
„ „		„	Marple (1320)	„ 7 „
„ „		„	Alt (1328)	„ 7—8 Wochen,
„ „	VII	„	Harms (1326)	„ 8 Wochen,
„ „	I	„	Ischreyt (1247)	„ 8 „
„ „		„	Watson und Nettleship (1329) nach 8 Wochen,	
„ „		„	Ridley (1319)	„ 9 Wochen,
„ „	II	„	Gonin (1332)	„ 10 „
„ „		„	Friedenberg (1333)	„ 10 „
„ „		„	Alt (1328)	„ 12 „
„ „		„	Nettleship (1337)	„ 13 „
„ „		„	Tornabene (933)	„ Monaten,
„ „		„	Weinbaum (983)	„ mehreren Monaten,
„ „		„	Sidler-Huguenin (1321) nach einigen Monaten,	
„ „	III	„	Harms (1326)	nach 17 Wochen,
„ „	X	„	„ „	„ 25 „
„ „		„	Würdemann (1334)	„ 33 „
„ „	XI	„	Harms (1326)	„ 35 „
„ „	V	„	„ „	„ 35 „
„ „		„	Reimar (1310)	„ 37 „
„ „	VIII	„	Harms (1326)	„ 45 „
„ „		„	Manz (1335)	„ 45 „
„ „	II	„	Wagenmann (1362)	„ 45 „
„ „		„	de Vries (1336)	„ 52 „
„ „	I	„	Meyerhof (1317)	„ 10 Jahren.

§ 366. Ebenso ,wie bei der Arteriosklerose begegnen wir auch der Drucksteigerung und dem Glaukom als Komplikation bei den sog. Retinitisformen.

Das Glaukom bei der Angiopathia retinalis albuminurica.

Ewetzky (1338) ist im Irrtum, wenn er sagt: „Bekanntlich wird die Retinitis albuminurica nie von Glaukom begleitet", und wenn er deshalb seine Beobachtung als Unikum hinstellt:

Das untersuchte rechte Auge stammte von einem 42jährigen Manne, der die Erscheinungen der Arteriosklerose und Hypertrophie des linken Ventrikels darbot. Dabei waren ansehnliche Mengen von Eiweiss und hyalinen Cylindern im Urin vorhanden. Dieses Auge zeigte eine hochgradige intraokulare Drucksteigerung. — Im allgemeinen wurde für diese Veränderungen eine entzündliche Erkrankung in allen Abschnitten des Gefässystems des Auges gefunden.

Eine an ausgesprochener Brightsche Krankheit mit Retinitis albuminurica leidende 60jährige Patientin Tersons (1339) bekam auf beiden Augen Glaukom, das links zur Erblindung führte.

Jochmann (1341) sah ein einseitiges hämorrhagisches Glaukom bei Osteomalacie. Letztere war 11 Jahre nach dem letzten Puerperium aufgetreten und mit Nephritis kompliziert. $2^0/_{00}$ Albumen im Urin.

Römer (1340) untersuchte ein im Gefolge einer chronischen Nephritis an Glaukom mit ophthalmoskopisch sichtbaren grösseren weisslichen Flecken in der Macula und Umgebung erkranktes und enukleirtes Auge. Die Centralgefässe waren hochgradig sklerosiert, und die Adventitia derartig aus dem Gefässtrichter gewuchert, dass auch die Exkavation von einem feinfaserigen Gewebe ausgefüllt wurde. In den inneren Netzhautschichten fanden sich Blutungen und Einlagerungen von Kalkkonkrementen.

Juler (1342, Fall I) berichtet über einen Fall von Apoplexie der Netzhaut des linken Auges bei einem 39jährigen mit Insuffizienz der Mitralis und Tricuspidalis behafteten Manne; zugleich bestand noch eine akute Nephritis. Später trat ein Glaukom hinzu, und wurde das Auge enukleiert.

Wehrli (1327) beschreibt 2 Fälle von Glaukom bei Neuroretinitis albuminurica.

Fall 1. Der enukleierte Bulbus zeigte die Kammerbucht verschlossen, den Schlemmschen Kanal obliteriert, die Iris teilweise atrophiert und fibrös. Der Corpus ciliare nach hinten aussen gedreht, der Musculus ciliaris atrophisch, die Retina von zahlreichen Blutungen durchsetzt. An den arteriellen Gefässen waren die Erscheinungen einer Endarteriitis chronica deformans ausgesprochen.

Fall II. Hochgradige Neuritis optica mit Blutungen und weissen Flecken, sowohl im Nervengewebe, als auch in der Macula vorhanden. Das ganze Gefässystem im Zustande weit vorgeschrittener Degeneration. Auch im Ciliargefässystem Wandverdickungen.

Haab 1343, Fall 1. 50jähriger Mann, beiderseits wenig ausgeprägte Retinitis albuminurica. Links glaukomatöse Exkavation mit kleinen Blutungen in der Umgebung der Sehnervenpapillen und einer grossen Blutung nach aussen unten mit horizontaler Begrenzung. Allgemeine Diagnose, Nierenzirrhose und Arteriosklerose. Blutung zwischen Netzhaut und Glaskörper.

Stedman-Bull (1344) bringt die Krankengeschichten von 4 Fällen von Retinitis albuminurica mit sekundärem Glaukom. Es handelte sich dabei um Individuen von 72, 57 und 45 Jahren.

In der folgenden Beobachtung von Glaukom wurde **Eiweiss und Zucker** im Urin konstatiert.

Poinot (1345) 60jähriger Mann. Glykosurie und Albuminurie, Arteriosklerose, linksseitige Netzhautablösung und rechts punktförmige Blutungen der Netzhaut. Später Glaukom.

Glaukom bei der Angiopathia retinalis diabetica.

§ 367. Koenig (1346) fand unter 500 an Diabetes Leidenden in Vichy 56 mal Augenaffektionen, darunter 2 mal hämorrhagisches Glaukom.

Knapp (1176) diabetische Retinitis 2 Fälle: In einem Glaskörpertrübungen und das gewöhnliche Bild der Neuroretinitis, in dem anderen eine plötzliche fast totale Erblindung, plötzlich eingetreten. Der Augenhintergrund war milchig weiss, in der Macula ein dunkelroter Fleck, die Retinalgefässe erweitert. Später trat Atrophie des Sehnerven ein, und die Netzhautgefässe verwandelten sich in eine weisse Säule. Nachher hämorrhagische Iridochorioiditis mit starker Drucksteigerung.

Galezowsky (1174, Fall II). Es bestanden in einem Falle von Retinitis diabetica zahlreiche Blutextravasate und weisse Flecke in der Retina. Später traten Zeichen von Iritis serosa auf, nnd schliesslich entwickelte sich ein akutes Glaukom, welches, vergeblich durch Iridektomie operiert, Enukleation nötig machte.

In einem Falle Nagels (1347) traten Ratinalblutungen als erstes Zeichen von Diabetes bei einer 73jährigen Frau mit 0,5% Zucker auf. Es entstand links ein entzündliches Glaukom, rechterseits waren Netzhauthämorrhagien vorhanden.

Auch Goldzieher (1348) sah ein Glaukom bei einem Falle von Diabetes mellitus auftreten.

Hummelstein und Leber (1349) berichten hauptsächlich über den mikroskopischen Befund der Netzhaut und des Sehnerven bei einem 54jährigen Manne mit Diabetes mellitus.

Die klinische Diagnose hatte längere Zeit zwischen Glaukoma simplex und Sehnervenatrophie geschwankt, bis endlich nach Jahren die anatomische Untersuchung kein Glaukom, sondern Atrophie des Sehnerven und der Netzhaut und eine sehr hochgradige Endarteriitis des Stammes und der Äste der Arteria centralis retinae feststellte. Im wesentlichen handelte es sich um Neubildung einer aus elastischen Lamellen und Bindegewebe bestehenden Gewebsschicht zwischen Endothel und Elastica interna.

Glaukom bei Angiopathia retinalis leukaemica.

§ 368. Puccioni (1350) untersuchte in einem Falle von Leukämie das eine durch Blutungen und sekundäres Glaukom erblindete Auge. Am andern bestanden Glaskörper- und Netzhautblutungen. Es handelte sich um lienale Leukämie mit ausgesprochenem Blutbefunde. Bei der Enukleation des erwähnten Auges trat eine gefährliche Blutung auf, die nur durch vielfache Nähte gestillt werden konnte. Die Veränderungen bestanden in Ödem und hämorrhagischer Infiltration der Konjunktiva, Ödem der Kornea, Ödem und Hyperämie an der Iris und dem Corpus ciliare, Hyperämie und hämorrhagischer Infiltration der Chorioidea, deren Gewebe zum Teil unkenntlich geworden war. Besonders aber die Retina war fast völlig degeneriert, und nur die äussere und innere Körnerschicht noch erkennbar. Es fanden sich grosse Blutungen in der Schichte der Opticusfasern, und Degeneration dieser selbst. Das Stützgewebe war verdickt. In der Nähe der Papille waren die Veränderungen am ausgesprochensten. Im Sehnerven waren die Nervenfasern völlig unkenntlich, die Centralgefässe erweitert, die piale und arachnoidale Scheide nebst dem Bindegewebe der Papille verdickt, infiltriert und mit hämorrhagischen Herden besetzt, die Kapillaren der Papille erweitert. Der Glaskörper war eine strukturlose, mit zahlreichen Blutergüssen durchsetzte Masse.

Glaukom bei Angiopathia retinalis syphilitica.

§ 369. Über das Auftreten von Glaukom bei Retinitis syphilitica hatten wir bereits pag. 353 § 342 berichtet und auf die einschlägigen Fälle dort hingewiesen.

Glaukom bei der Retinitis pigmentosa.

§ 370. Vergleiche diesen Band pag. 115 unten.

Glaukom nach Stauungspapille.

§ 371. Die folgende hochinteressante Beobachtung von Lüderitz (1351) von Glaukom als Komplikation einer abgelaufenen Stauungspapille bei einem Falle von Kleinhirntumor weist ebenfalls auf den Zusammenhang des Glaukoms mit Degeneration der Gefässe hin.

Die Umwandlung eines geschwollenen Sehnervenkopfes in einen exkavierten vollzog sich bei dem in Rede stehenden 27jährigen psychisch erkrankten Patienten im Laufe zweier Jahre allmählich. Beide Augen zeigten zuerst infolge der Existenz eines Spindelzellensarkoms im rechten Kleinhirnlappen eine Stauungspapille mit beginnender Atrophie. Im rechten Auge entwickelte sich dann ein Glaukom mit Äquatorialstaphylom, während auffallend weisse, in den Glaskörper hineinragende Massen, von Blutungen umgeben, ophthalmoskopisch sichtbar waren.

Das Auftreten des Glaukoms leitet Lüderitz hauptsächlich von der Gefässerkrankung ab, welche sich bei der mikroskopischen Untersuchung nachweisen liess. Letztere ergab Atrophie des Sehnerven mit kolossalen Endothelwucherungen im Intervaginalraum, Atrophie der Papille, Gefässveränderungen in der Papille und Netzhaut, in letzterer Blutungen und Cysten, auf ihr Zellanhäufungen, Infiltration des Glaskörpers mit geronnenem Exsudat, Atrophie der Sklera und Chorioidea in der Gegend des Staphyloms, Gewebsverdichtungen und periphere Synechien der Iris.

§ 372. Was die Entstehung des Glaukoms bei der Arteriosklerose resp. Angiosklerose anbelangt, so muss von vornherein bemerkt werden, dass auf der Basis einer primären Arteriosklerose Glaukom entstehen kann, dass aber auch zufolge des intraokularen Drucks sekundär eine Degeneration der Gefässwandungen im Auge zur Entwickelung kommt.

Hinsichtlich des mikroskopischen Befundes muss ferner noch darauf hingewiesen werden, dass die mit Glaukom komplizierten Fälle von Arteriosklerose meist wegen Aussichtslosigkeit der Iridektomie zur Enukleation und dadurch überhaupt in erster Linie zur anatomischen Untersuchung kommen.

Nach von Garnier (1357) sind die Behinderung der Blutzirkulation und die Verlangsamung des Blutstroms genügende Momente, um eine bindegewebige Verengung der zuführenden Gefässe zu verursachen. Bei einem Falle von traumatischer Linsenquellung dieses Autors mit konsekutiver Steigerung der Tension genügten 6 Wochen, um eine diffuse Endarteriitis des Hauptstammes der Centralarterie und einiger hinterer Ciliararterien zustande zu bringen.

In den 3 Fällen von Tschemolosow (1358) waren die Veränderungen der Ciliar- und Retinalgefässe in Form von Endarteriitis obliterans, von Endo- und Periphlebitis proliferans, sowie auch die hyaline Degeneration der Gefässwandungen nicht so scharf ausgesprochen, wie man nach dem Alter der Prozesse voraussetzen konnte, und deshalb werden sie als sekundäre Veränderungen und nicht als ursächliche Momente der glaukomatösen Erkrankung aufgefasst. Hervorzuheben ist aber, dass die 3 Augen von einem 53jährigen, einem 63jährigen und einem 80jährigen Manne entstammten.

Neben den in der Tabelle pag. 379 angeführten Fällen, bei welchen das Glaukom erst Wochen, Monate oder Jahre nach dem Nachweise der Netzhautblutungen oder ophthalmoskopisch erkennbaren Gefässwandveränderungen aufgetreten war, sprechen auch für eine sekundäre Form des Glaukoms bei Arteriosklerose diejenigen Fälle, bei welchen beim Glaukom ein Herzfehler als ätiologisches Moment hervorgehoben wird. Wissen wir doch, dass solche häufig bei Arteriosklerose vorkommen, und dass die Netzhautgefässe schon arteriosklerotisch verändert sein können, ohne dass der ophtalmoskopische Befund dies nachzuweisen imstande wäre. So berichtet Hirschberg (1359) über einen Fall von Glaucoma hämorrhagicum, der besonders dadurch interessant ist, dass ein organischer Herzfehler die Ursache bildete.

Thoma (386) wurde durch viele Erfahrungen verschiedener Art zur Annahme gebracht, dass bei der Arteriosklerose mindestens häufig gleichzeitig auch eine vermehrte Durchlässigkeit der Kapillaren bestünde. Die Angiosklerose lokalisiere sich bald mehr in dem einen, bald mehr in dem anderen Gefässbezirke, zuweilen auch in dem Auge. Sei dies der Fall, und sei dabei die Kapillarwand erheblich durchlässiger als normal, so erfolge intraokulare Drucksteigerung bei geringfügigen Anlässen. Man finde dann Endarteriitis fibrosa, primär diffuse Arteriosklerose intra- und extraokular. Die intraokulare Drucksteigerung habe dann zweitens noch weiter zur Folge eine verstärkte Bindegewebswucherung in den Arterien des Auges — sekundäre diffuse Arteriosklerose.

In den drei untersuchten Augen von de Lieto Vollaro (1360) waren ausnahmslos ausgedehnte Veränderungen der Gefässwandungen in der Retina und Chorioidea vorhanden.

Die sonst bekannten Veränderungen: wie Verlegung des Kammerwinkels, Atrophie und Sklerose des Ciliarkörpers, Netzhautblutungen, miliare Aneurysmen bildeten wohl einen häufigen, aber nicht regelmässigen Befund.

Er schliesst sich der Meinung an, dass die Gefässveränderungen die Ursache aller Erscheinungen seien. Wegen Verengerung der Arterien bezw. mangelnder Vis a tergo staue das Blut in den kleinsten Gefässen und Kapillaren; daher die Bildung miliarer Aneurysmen, Blutungen, Ödeme der Netzhaut, seröses Transsudat in den Bulbus, und wegen erschwerter Aufsaugung desselben Druckerhöhung. Der Nachweis der Veränderungen auch in den hinteren Ciliargefässen beweise weiter, dass die Gefässveränderungen nicht etwa sekundär vom Glaukom abhingen. Die Ursache werde meist in Arteriosklerose zu suchen sein.

Von besonderem Interesse hinsichtlich der Beziehungen der Gefässveränderungen zum Auftreten des Glaukoms ist eine Beobachtung Würdemanns (1334) bei einem 8jährigen Kinde. Dieser Fall zeigt, dass Glaukom nach Gefässerkrankungen in einem Alter vorkommen kann, wo Primärglaukom gar nicht oder doch nur äusserst selten beobachtet wird.

Es handelte sich um eine einseitige Thrombophlebitis der Netzhautgefässe bei einem 8jährigen Kinde. Der ophthalmoskopische Befund glich dem einer Thrombose der Vena centralis retinae. Im Verlauf machte sich eine Atrophie des Sehnerven geltend, die Arterien erschienen als weisse Stränge, die Venen teilweise mit Blutgerinnseln erfüllt, die Macula von weissen Flecken umsäumt, die Fovea ebenfalls weiss. Später trat eine intraokulare Drucksteigerung auf, sowie eine dichte Bindegewebsneubildung im Glaskörper und Netzhautablösung.

Die mikroskopische Untersuchung ergab eine bindegewebige Degeneration der Netz- und Aderhaut, sowie das Vorhandensein einer Verstopfung der Arteria centralis retinae durch eine granulierte Masse; von weissen und roten Blutkörperchen eingeschlossen in einen Fibrinpfropf. Die Stelle des Verschlusses befand sich 1 mm vor der Lamina cribrosa in einer Ausdehnung von 5 mm. Die Centralvene soll nur stellenweise verschlossen gewesen sein.

In diesem Falle sowie in der Beobachtung von Sidler-Huguenin (1321) ging das Glaukom trotz der Wiederherstellung der Zirkulation nicht zurück, was schon ohne weiteres darauf schliessen lässt, dass der Venenverschluss an sich, ebenso wie die Retinalblutung für die Ätiologie des sog. hämorrhagischen Glaukoms nicht in Frage kommen kann, eine Ansicht, die schon von Wagenmann (1325) ausgesprochen worden ist.

Goldzieher (1348) führt in seiner Beobachtung das Glaukom bei Iritis diabetica auf die Veränderung der Irisgefässe, auf den Diabetes selbst und die vorhergegangene Iritis, den grösseren Eiweiss- resp. Fibringehalt des Kammerwassers und Verlegung der vorderen Abflusswege durch Fibringerinnsel zurück.

Nach Michel (Lehrb. d. Augenh. pag. 378) verdient die Veränderung der Gefässwandungen der Iris bezüglich des Auftretens von Glaukom vorzugsweise deshalb der Berücksichtigung, weil auch in einer Reihe von Fällen das Glaukom bei Schrumpfniere, häufig zugleich mit den Erscheinungen einer sogen. Neuroretinitis bei Albuminurie, oder im Verlaufe einer solchen auftreten könne. Hier handele es sich um hyaline Veränderungen der Wandungen von Iris und Netzhautgefässen, sowie Verengerung ihrer Lichtung.

Im Falle III von Wagenmann (1362) traten zuerst Gefässveränderungen der Netzhaut, hierauf Iritis und dann Glaukom auf.

In einem Falle Knapps (1176) war plötzlich Erblindung eingetreten, der Augenhintergrund milchigweiss, in der Macula ein dunkelroter Fleck. Die Retinalgefässe erweitert. Später trat Atrophie des Sehnerven ein, und die Retinalgefässe verwandelten sich in weisse Stränge; nachher hämorrhagische Iridochorioiditis mit starker Drucksteigerung.

In den zwei Fällen von Panas (1232) schloss sich an eine syphilitische Iritis ein Glaukom an. Die Erscheinungen von Drucksteigerung waren aber in diesen Fällen nicht auf Abschluss der Kammern durch Verwachsung zurückzuführen, sondern es wurde die Ursache des Glaukoms in den Gefässveränderungen gesucht.

Alt (1328) berichtet über einen 64jährigen Patienten, bei dem er bei der ersten Untersuchung zahlreiche Netzhautblutungen und normalen intraokularen Druck feststellte. Einige Wochen später kam es zur Steigerung des intraokularen Drucks.

Alt ist auf Grund des klinischen und pathologisch-anatomischen Befundes (das Auge wurde wegen starker Schmerzen enukleiert) der Ansicht, dass es sich primär um eine Thrombose und Thrombophlebitis einer Anzahl von Netzhautvenen gehandelt habe. Da durch den Lymphstrom die Blutkörperchen in den vorderen Kammerwinkel verschleppt worden seien, wäre es daselbst zur Verlegung des Abflussweges und zur Drucksteigerung gekommen. Das Auge war hypermetropisch und hatte eine enge vordere Kammer schon vor der Drucksteigerung. Dieser Umstand war ein begünstigendes Moment für die Kammerwinkelverlegung.

Auch eine Beteiligung der vorderen Ciliarvenen wird als Ursache der Drucksteigerung herangezogen.

Harms (1326) glaubt, dass der in seinem Falle XII erhobene Befund eines thrombotischen Verschlusses der vorderen Ciliarvene die Blutaustritte in der nächsten Umgebung des Ciliarkörpers, in den vorderen Teilen des Glaskörpers, der hinteren Kammer und vor allem im Gewebe des Ciliarkörpers und der Iriswurzel zu erklären vermöge, sowie auch die hochgradige Stauung in den Ciliargefässen selbst, besonders wenn man annehme, dass vielleicht mehrere Ciliarvenen auf solche Weise verschlossen gewesen wären. Dieser Befund sei für die beim sogen. hämorrhagischen Glaukom so häufig beobachteten spontanen Iris- und Vorderkammerblutungen von Bedeutung.

In dem pag. 374 erwähnten Falle Ischreyt mit weit verzweigter Endarteriitis und Endophlebitis, sowie Thrombenbildung in den Arterien und Venen war ebenfalls eine Thrombose einer vorderen Ciliarvene vorhanden.

§ 373. Die Prognose des Glaukoms bei Arteriosklerose ist im allgemeinen eine sehr ungünstige, jedoch macht man auch hier zuweilen besondere Erfahrungen, wie zwei Fälle von Straub (1009) und eine eigene Beobachtung dies dartun werden.

Straub beobachtete einen 58jährigen Mann, dem das linke Auge schon wegen Glaukoms enukleiert worden war. Die Netzhaut des rechten war mit kleinen Blutungen durchsetzt. Straub schrieb ruhiges, regelmässiges Leben, sowie Mässigkeit in allen Dingen vor und verordnete wegen der Glaukomgefahr Pilokarpin. Die Netzhaut blieb während mehr als einem Jahre reich an Blutungen. Dann nahmen diese allmählich an Zahl ab. Nach zwei Jahren war die Netzhaut ganz von Blutungen frei. Fünf Jahre nach dem Anfange der Krankheit des zweiten Auges war die Sehschärfe nach Korrektur der leichten Asymmetrie noch ½. In seinem 61. Jahre hat Patient eine leichte Apoplexie gehabt, von welcher er ganz geheilt zu sein meinte.

Der zweite Fall betraf einen Herrn, dem im 50. Lebensjahre das linke Auge wegen hämorrhagischen Glaukoms exstirpiert worden war. Zwei Jahre später bekam er auf dem rechten Auge einen akuten Glaukomanfall. Es wurde eine Iridektomie gemacht. Das Auge blieb jetzt während vier Jahren vollkommen gesund. Sodann entstand das Bild der sogen. Thrombosis venae centralis; die ganze Netzhaut war mit kleinen Blutungen durchsetzt, es bestanden grosse Blutungen um den Sehnerven herum. Der Zustand blieb während vier

Monaten auf dieser Höhe, dann nahmen ganz allmählich die Blutungen an Zahl ab, so dass sie ein Jahr nach dem Ausbruch der Krankheit fast verschwunden waren. Die Arterien, die früher verdeckt waren, sind jetzt als sklerotische weisse Bänder zu sehen. Gesichtsfeld normal auch für Farben. Sehschärfe, die früher 1 war, jetzt = $^1/_{10}$. —

Eigene Beobachtung: Fräulein K. K., 64 Jahre alt. Vater und Mutter an Apoplexie gestorben, letztere litt auch an Glaukom. Patientin hat viel an Migräne gelitten. Rechtes Auge S = $^6/_{60}$, zunehmende Amblyopie bei Netzhautblutungen. Schliesslich Glaucoma chronic. inflamm. Sieht neuerdings auch links Regenbogenfarben ums Licht; Anfälle von Drucksteigerung. Ophthalmoskopisch links Neuritis. Opticus mit Übergang in Atrophie. Im Laufe der Jahre entwickelte sich hier eine partielle, aber tiefe Exkavation. Umfang des Gesichtsfeldes des linken Auges O. 10°, A. 30°, I. 10, U. 40°. Patientin kam mit diesem Befunde in ihrem 52. Lebensjahre in unsere Beobachtung. Sie hat während 14 Jahren täglich Pilokarpin in beide Augen geträufelt und unausgesetzt täglich 3 Esslöffel der gewöhnlichen Lösung von Jodkali eingenommen und hat sich während dieser 14 Jahre eine so gute centrale Sehschärfe (= $^6/_{12}$) bei sich gleich bleibender Gesichtsfeldausdehnung erhalten, dass sie durch Handarbeit ihren Lebensunterhalt immer noch verdienen konnte. In ihrem 64 Jahre bekam sie maniakalische Anfälle und ging an Apoplexie in der Irrenanstalt zugrunde.

Das Verhalten der Papille bei den Gefässveränderungen der inneren Netzhautschichten.

§ 374. Nicht selten begegnen wir bei der Arteriosklerose Fällen, bei welchen die gleichen Gefässveränderungen wie im Gehirne, so auch an der Netzhaut hervortreten, und bei welchen demnach neben apoplektischen resp. embolischen oder thrombotischen Zerebralsymptomen auch ophthalmoskopisch, an der Retina und der Papille die Erscheinungen von Gefässveränderungen zu konstatieren sind. So fand z. B.

Bristowe (1363) bei einem 50jährigen Kranken eine Blutung in die grossen Gehirnganglien der linken Seite und ophthalmoskopisch eine Neuroretinitis mit Netzhautblutungen auf beiden Augen.

Hirschberg (1364) berichtet über einen Fall von Atheromatose der Gehirnarterien und verbreiteter allgemeiner Sklerose. Die Karotiden fühlten sich fast wie eine Gänsetrachea an. Es bestand partielle weisse Atrophie des Sehnerven. Die meisten Arterien hatten eine weissliche Einscheidung auf und an der Papille. In der ziemlich breiten Scheide der linken Arteria temporalis waren zarte glitzernde Punkte bemerkbar. In der linken Netzhaut weisse Exsudatflecken und streifige Blutungen.

Wenn hier die Arteriosklerose im ganzen Stromgebiete der Art. carotis interna aufgetreten war, so wissen wir doch, dass mit grosser Vorliebe dieselbe häufig auch nur einzelne Gefässgebiete, und von diesen oft nur einzelne Gefässstämme befällt, vergl. Fall Jakobsohn pag. 227.

Als Begleiterscheinung, oder als Folgezustand einer Erkrankung der inneren Netzhautschichten ist fast regelmässig eine Veränderung an der Eintrittsstelle des Sehnerven vorhanden und dementsprechend das Aussehen, die Farbe usw. des letzteren zu berücksichtigen. In solchen Fällen gewinnt dann die Papille, welche anfänglich leicht trübrötlich erscheinen kann, mehr und mehr ein atrophisch grauweisses Aussehen. Ein solches gleichzeitiges Befallensein des Sehnerven ist im Hinblick auf den unmittelbaren Übergang der Fasern des Sehnerven in die sogen. Gehirnschicht der Netzhaut sowie bei der Gemeinschaftlichkeit des Gefässystems leicht erklärlich. Dabei wird je nach dem Umfange und der Intensität der gesetzten retinalen Ernährungsstörung eine totale oder partielle Atrophie der Papille rasch oder allmählich zur Entwickelung kommen.

So beobachtete z. B. Goldzieher (1365) einen 42jährigen Mann, der früher eine Lähmung der linken Körperhälfte durch einen apoplektischen Insult erlitten hatte. Das rechte Auge war erblindet und zeigte eine Endarteriitis obliterans der Netzhautgefässe. Die Papille war völlig atrophisch, die kleineren Netzhautarterien waren verschwunden, die grösseren in ganz weisse Stränge verwandelt.

Bei den Erblindungen unter dem ophthalmoskopischen Bilde der Embolie der Centralarterie sehen wir für gewöhnlich das Augenspiegelbild verschiedene Wandlungen durchmachen, um schliesslich das Bild der einfachen Sehnervenatrophie darzustellen. Es entwickelt sich nämlich im Anschluss an den völligen Verschluss der Centralarterie eine vollständige Atrophie der Nervenfasern- und Ganglienzellenschicht der Retina, die dann aszendierend im Sehnerven weiterkriecht. So berichtet Harms (A. f. O. XLI, pag. 73), dass in seinen beiden Fällen von Verschluss der Arteria centralis retinae, sowie auch in den von Elschnig, Wagenmann, Nuël und Siegrist mitgeteilten nachzuweisen gewesen wäre, dass nur die inneren Schichten der Retina, einschliesslich der Zwischenkörnerschicht, hochgradig atrophisch gewesen seien. Mit vollster Bestimmtheit konnte jedoch Harms gegenüber den Ausführungen Elschnigs angeben, dass in seinen beiden Fällen die äusseren Schichten der Retina (äussere Körnerschicht und Stäbchen und Zapfen), sowie das Pigmentepithel von Veränderungen, die man als Folgen der Zirkulationsstörung hätte auffassen müssen, freigeblieben waren, was mit den Befunden von Wagenmann, Nuël und Siegrist vollkommen übereinstimmt.

§ 375. Bei partiellen Sehstörungen nach Angiosklerose beschränkt sich die aszendierende Atrophie auf jene Fasergebiete, deren zugehöriges Gesichtsfeld dauernd defekt geworden ist, wie z. B. in dem folgenden Falle:

Stuelp (1027) beobachtete eine 24jährige Zweitgebärende, welche acht Wochen nach der Geburt plötzlich auf dem einen Auge erblindete. Die ophthalmoskopische Untersuchung ergab das Bild der Embolie der Arteria temporalis superior retinae. Innerhalb dieses Gebietes zeigte sich eine dichte milchigweisse Trübung der Netzhaut; Blutungen fehlten. Nach einem Jahre S = $^5/_{36}$. Das Gesichtsfeld normal bis auf einen ausfallenden Sektor nach unten. Die Atrophie der Papille blieb auf den oberen äusseren Quadranten beschränkt.

Parsons (1383) hat bei Affen nach Verletzung bestimmter Stellen der Netzhaut die aufsteigende Degeneration bis in den Tractus verfolgt. Bei Verletzung innen gelegener Netzhautteile lagen die degenerierten Fasern im Opticus innen, im Tractus aussen und zwar fast alle auf der gekreuzten und nur wenige auf der gleichen Seite. Bei einer nach aussen gelegenen verliefen die meisten degenerierten Fasern im Tractus derselben Seite.

Haab (1451) fand, dass nach gewissen Maculaerkrankungen aszendierend von hier aus eine Atrophie sich in den Sehnerven fortsetzte, die im Augenspiegelbilde in einer Verfärbung des temporalen Quadranten der Sehnervenpapille sich kundgab, wie dies bei den sogen. Colobomen der Macula, bei erworbener makulärer Chorioretinitis und bei traumatischer Maculaerkrankung (Durchlöcherung der Maculamitte) der Fall sei. Eine derartige Atrophie des Sehnerven werde nicht beobachtet bei einer Zerstörung eines Netzhautabschnittes, der gleich gross wie die Macula sei, aber peripher liege. Sei dies aber der Fall, dann müsse der geschädigte Bereich viel grösser als die Fovea sein. In geeigneten Fällen atrophiere alsdann sekundär auch der obere und untere Teil der Sehnervenpapille. Ferner wird betont, dass eine Atrophie der Papille nur dann eintrete, wenn die Ganglienzellen der Netzhaut zerstört seien, und wird daraus ihr verschiedenes Auftreten erklärt. Angenommen wird auch bei der tabischen Sehnervenatrophie, dass in den Ganglienzellen der Netzhaut die Erkrankung beginne, wie dies auch bei der Intoxikationsamblyopie der Fall sein könne.

§ 376. Neben diesen Fällen von allgemeiner und partieller Erkrankung der inneren Netzhautschichten mit sekundärer Beteiligung der Papille kommen aber auch sehr häufig Fälle zur Beobachtung, bei denen die Gefässe der Papille primär die Veranlassung zur Atrophie abgeben und zwar dann, wenn die hauptsächlichsten Veränderungen innerhalb der Papille selbst gelegen sind. So fand sich

in der Beobachtung von Schnabel und Sachs (1366) ausser exzentrischer Hypertrophie des Herzens, Insuffizienz und Stenose der Aortenklappen, Insuffizienz der Mitralklappen, Infarkte im intrabulbären Teil des linken Sehnerven, in dem zwischen den Platten der Lamina cribrosa verlaufenden Abschnitte der Centralarterie, ein Embolus von hyalinem, teilweise fein gekörntem Aussehen. Ein Teil des Embolus war mit der Gefässwand verwachsen und förmlich durch neugebildete endotheliale Zellen abgekapselt. Die Passage, welche dem Blut neben dem Embolus blieb, mass an der breitesten Stelle etwa $1/3$ des Arteriendurchmessers. Ein weiterer Embolus sass in dem auf der Papille verlaufenden Teile des unteren Hauptastes der Centralarterie und glich vollkommen dem erstbeschriebenen. Der linke Sehnerv war vom Chiasma bis zum Bulbus beträchtlich dünner als der rechte. Die Nervenfaser- und Ganglienzellenschicht der Netzhaut fehlte vollständig, ebenso war die innere Körnerschicht stark verdünnt.

Neben diesen Erscheinungen können auch die Sehnervenfasern durch Druck aneurysmatisch erweiterter Gefässe in der Papille, oder weiter rückwärts derselben, zur Atrophie gebracht werden.

So berichtet Hunicke (1367) über Varikositäten der Vena temporalis auf der Papille. Atrophie des Sehnerven.

v. Graefe (631) fand an dem Auge einer Frau, die unter dem Gefühl von Pulsation im Grunde der Orbita erblindet war, die Arteria centralis retinae in der Achse des Sehnerven bis zur Dicke eines Strohhalms aneurysmatisch ausgedehnt.

Scultét (632) konnte bei der Sektion einer alten Frau als Ursache der im Leben allmählich aufgetretenen beiderseitigen Erblindung Atrophie beider Sehnerven, durch aneurysmatische Ausdehnung der Arteria centralis retinae verursacht, nachweisen.

Bei einem Falle von Hirschberg (C. f. A. VIII, pag. 1) mit dem Bilde der sogen. Embolie der Centralarterie und später auftretender Atrophie des Opticus zeigte die mikroskopische Untersuchung eine tiefe atrophische Exkavation der Eintrittsstelle des Sehnerven und ein vollständiges Fehlen der Nervenfaser- und Ganglienzellenschicht. Es handelte sich hier um einen

Verschluss der Centralarterie dicht beim Abgang aus der Ophthalmika ausserhalb der Scheide des Sehnervs.

§ 377. Wenn wir bis dahin nur der Entwickelung atrophischer Verfärbung der Papille Erwähnung getan haben, so treten daneben aber auch und zwar sehr häufig hyperämische Erscheinungen an der Papille im ophthalmoskopischen Bilde hervor, die, sofern die retinalen Gefässe miterkrankt sind, als Neuroretinitis (z. B. Neuroretinitis albuminurica) bezeichnet zu werden pflegen. Dass diese Neuroretinitis nicht nur bei jenen sogen. Retinitisformen, sondern auch bei anderen Allgemeinleiden vorkommen, welche die Blutgefässwandungen alterieren, beweisen z. B. die Fälle von Neuroretinitis bei Chlorose, wie in den Beobachtungen von Jameson, William, Dieballa und Gowers (pag. 205), ferner bei Influenza wie in dem Falle von Hartridge (pag. 319), bei Skorbut in dem Falle von Freud (pag. 201), bei Malaria von Csapodi (pag. 196).

Den Zustand höchster Zyanose der Papille und der Netzhaut hatten wir bei dem Krankheitsbilde der Thrombose der Vena centralis kennen gelernt.

Es können aber auch lediglich die Gefässe der Papille erkrankt sein und mit ihren Folgezuständen und in Berücksichtigung der eigentümlichen anatomischen Verhältnisse der Papille (vergl. Bd. III, pag. 18, § 17) zu den ophthalmoskopischen Bildern der umschriebenen Neuritis optica und Stauungspapille führen. Es ist a priori klar, dass die angiosklerotischen Veränderungen an der Papille genau dieselben ophthalmoskopisc hdiagnostizierbaren Erscheinungen setzen, wie im Verlaufe der Nervenfasern in den inneren Netzhautschichten. Wir begegnen hier dem Ödem der Papille, Blutungen in und auf derselben, weisslichen Flecken und namentlich venösen Stauungen, wodurch so oft die „düstere Rötung" der Papille bewirkt wird, sowie Kaliberveränderungen der Gefässe; so z. B. im Falle Schröder (pag. 192) bei chronischer Bleivergiftung und im Falle Weill bei Skorbut mit neuritischer Veränderung der Papille.

Eine besondere Bedeutung, namentlich in differentialdiagnostischer Hinsicht, kommt hierbei dem ophthalmoskopischen Bilde der Stauungspapille zu.

So berichtet Stoelting (1368) über eine 48jährige Kranke mit Parese beider Abduzentes. Beide Papillen waren neuritisch, die linke mehr geschwollen als die rechte, an beiden fand sich je eine kleine Blutung. Die Gesichtsfelder waren stark konzentrisch verengt. Im Vereine mit Bruns wurde die Diagnose auf Gehirntumor gestellt. Der Zustand verschlechterte sich ziemlich rapide. Schon 14 Tage später war die Sehschärfe auf $^6/_{20}$ resp. $^6/_{30}$ gesunken, auch wurde eine Zunahme der entzündlichen Erscheinungen am Opticus ophthalmoskopisch nachgewiesen. Tod bald darauf. Bei der Autopsie fand sich kein Hirntumor, wohl aber ausgebreitete Arteriosklerose der Gehirngefässe. Graue Atrophie beider Optici und beider Tractus, ferner ein Erweichungsherd im linken Nucleus caudatus.

Fall II: Doppelseitige Abduzensparese, Neuritis optica bezw. Stauungsneuritis mit Verfettungsherden, Apoplexie mit linksseitiger Extremitätenlähmung. Diagnose: Hirntumor. An Stelle der Stauung hatte sich eine Abblassung entwickelt, jedoch war von einer Atrophie im eigentlichen Sinne nichts zu sehen, überhaupt hätte nach dem Augenspiegelbefunde auch damals noch ein gutes Sehvermögen bestehen können. Nach 6 Jahren Tod ohne Sektion.

Stauungspapille bei perniziöser Anämie beobachteten z. B. Immermann, Quincke, Sargent, Sprosso und Bäumler, vergl. pag. 206; bei Chlorose: Hugh T. Patrick, Eddison und Teals, Schmidt, Ballaban und Engelhardt, vergl. pag. 204; bei Leukämie: Grunert, (vergl. pag. 211), Oeller (vergl. pag. 344) und Kerschbaumer (vergl. pag. 345) und Bäck pag. 341 Fall 1.

Riegel (1369) beobachtete bei einem 21jährigen Mädchen mit chlorotischen Erscheinungen eine doppelseitige Stauungspapille mit weisser Sternfigur in der Macula. Es waren Spuren von Eiweiss, aber keine Zylinder im Urin.

Bannister (1370) beobachtete bei einem 21jährigen chlorotischen Mädchen im Anschluss an plötzlich aufgetretene rechtsseitige Kopfschmerzen eine leichte Parese des rechten Armes und eine doppelseitige Neuritis optica, links stärker als rechts, die innerhalb 6 Wochen schwand.

Neben der mechanischen Wirkung der Sklerose der Gefässwandungen muss man auch unseres Erachtens noch berücksichtigen, dass im Verlaufe der Gefässerkrankung vorher befallene und undurchgängig gewesene Gefässe durch Resorption der Veränderungen wieder durchgängig werden können, und sich die Ernährung durch Anastomosenentwickelung wieder bessern kann.

Ein Verschwinden der Stauungspapille bei der entsprechenden Therapie bei Chlorose beobachteten z. B. Hugh T. Patrik, Eddison und Teales und Schmidt; bei Neuroretinitis und Chlorose: Williams, Dieballa und Gowers.

Eigene Beobachtung: Wir hatten Gelegenheit, eine 20jährige chlorotische Dame E. W. mit hochgradigem Morbus Basedowii zu beobachten, bei welcher zugleich mit einer ausgesprochenen Stauungspapille mit Gefässverändernngen auf dem rechten Auge sich eine komplete Abduzenslähmung entwickelt hatte. Der Augenspiegelbefund des linken Auges war völlig normal geblieben. Beides, die Stauungspapille, wie die Abduzenslähmung verschwanden wieder völlig ohne nachhaltige Störung des Sehvermögens, nachdem sich der Allgemeinzustand, namentlich nach einem Aufenthalte in einem Stahlbade, gehoben hatte.

Ferner unser Fall E. L. pag. 320 mit doppelseitiger Stauungspapille und Degenerationserscheinungen auf demselben bei Chlorose mit vollständiger Wiederherstellung durch entsprechende Behandlung ohne bleibende Störung des Sehvermögens.

Denig (1379). 23jähr. Mann, mit Skorbut behaftet, zeigte beiderseits Ödem der Sehnervenpapille, Arterien schwach gefüllt, Venen mässig gestaut, stellenweise in einzelne kleine Stücke zerlegt, von einigen streifenförmigen Blutungen begleitet. Da und dort waren einzelne weisse Flecke sichtbar. Im Verlaufe nahmen die Erscheinungen zu, insbesondere die Blutungen, die mit der Heilung des Skorbuts (nach ungefähr 4½ Wochen) wieder zurückgingen, so dass schliesslich nur noch ein ganz leichtes Ödem der Papillen, sowie eine ganz geringe venöse Stauung sichtbar waren.

Epikritisch bemerkt Stölting zu seinen Fällen folgendes:

„Die beiden eben beschriebenen Fälle, in welchen man wohl das Recht hat, die Atheromatose als Grundleiden anzunehmen, zeigen eine weitgehende Übereinstimmung. Besonders hervorheben möchte ich die lange Dauer der Krankheit; im ersten Falle vergingen über 10 Jahre, im zweiten über 6 Jahre bis zum Exitus.

Sodann sei hingewiesen auf die doppelseitige Parese der Abduzentes, die in beiden Fällen die Eigentümlichkeit der peripher bedingten Lähmungen, Neigung zur Fusion der Doppelbilder, aufwies. Ja man konnte durch Prismen hier die dadurch entstehende Belästigung beseitigen. Auch auf das lange Bestehen der Lähmung und die ganz allmähliche Verschlechterung derselben möchte ich noch hinweisen.

Eine weitere Übereinstimmung besteht in dem ophthalmoskopischen Bilde. In beiden wird durch diesen Befund die Diagnose: Tumor cerebri — wesentlich gestützt, doch ist eine wirkliche Schwellung nur an einer Papille nachweisbar, während die andere einfach neuritisch erscheint. Aus dem Gedächtnisse will ich nachfügen, dass die Sehnerven mir in beiden Fällen nicht im gewöhnlichen Sinne neuritisch, sondern düsterrot und schmutzig erschienen, mir jedenfalls als eigenartig imponierten.

Sodann sei darauf aufmerksam gemacht, wie gering in beiden Fällen die Neigung der Neuritis zum Übergang in Atrophie war. Ich wüsste keinen neuritischen Prozess, der von einer anderen Allgemeinerkrankung abhängig, im Opticus so chronisch verliefe, ohne zur Atrophie zu führen, und es erscheint mir auch plausibel, dass allein die Atheromatose, also ein im wesentlichen mechanischer Prozess, eine Schädigung mit so langsamer Wirkung auszuüben imstande ist."

Hinsichtlich der seine beiden Fälle begleitenden Abduzenslähmung glaubt Stölting, dass sie wohl am einfachsten durch die Lage des M. abducens im Sinus cavernosus unmittelbar an der Arterie (vergl. Bd. I, pag. 423) erklärt werde.

Jedenfalls verdient hier hervorgehoben zu werden, dass bei einer Reihe von Fällen mit Stauungspapille, welche auf Gefässalterationen zu beziehen sind, neben dem ophthalmoskopischen Befunde Abduzenslähmung gefunden wurde. So berichtet

Riegel (1369) über einen 24jährigen Arbeiter mit doppelseitiger Neuritis und rechtseitiger Abduzensparese. Die Sehschärfe war nur wenig verändert, das Gesichtsfeld und der Farbensinn normal.

Die anfängliche Diagnose Hirntumor wurde durch den Befund von Eiweiss im Urin wieder in Frage gestellt.

Remer (1371) beobachtete bei einem chlorotischen 16jährigen Mädchen eine doppelseitige Stauungspapille, verbunden mit einer geringen Parese des linken Abduzens. 6 Monate später waren diese Erscheinungen verschwunden; es hatte eine Eisenbehandlung stattgefunden.

Dieballa (835) berichtet, dass bei einem 21jährigen, seit dem 14. Lebensjahre an Chlorose leidenden Mädchen nach einer anstrengenden Tanzunterhaltung und folgender Menstruation sich eine doppelseitige Papilloretinitis entwickelt hatte, verbunden mit einer linksseitigen Abduzenslähmung. Mit der Heilung der Bleichsucht gingen die Sehstörungen zurück.

Vergleiche auch unsere Beobachtung E. W. 287a.

Hierbei dürfte auch der folgende Fall·Erwähnung finden:

Péchin et Rollin (1372) beobachteten bei einem 64jährigen Manne eine linksseitige Ophthalmoplegia anterior mit Sehnervenatrophie, rechts eine unvollständige Ptosis mit Lähmung des Rectus superior. Die Sektion ergab eine allgemeine Arteriosklerose, insbesondere eine stark erweiterte atheromatöse Carotis interna links, die im Sinus cavernosus den Nervus abducens und die anderen Nerven komprimierte. ⌊Links fand sich fernerhin eine stark erweiterte Arteria ophthalmica, die auf den Sehnerven drückte.

§ 378. Je nach der Intensität und Dauer der Affektion kann aber auch das hier bestandene Bild der Papillitis sich allmählich in eine Atrophie der Papille umwandeln, sei es nun, dass dieselbe in neuritische Atrophie mit Vernichtung des Sehvermögens übergegangen war, sei es, dass unabhängig von den Veränderungen an der Papille, noch eine deszendierende Atrophie des Sehnerven durch arteriosklerotische Ernährungsstörungen von seiten der A. ophthalmica und Carotis interna im intrakraniellen Verlaufe der optischen Bahnen entstanden war.

So berichtet Michel (1380) über folgenden Fall:

Derselbe fand eine rechts mehr als links ausgeprägte Stauungspapille mit allmählich eintretender atrophischer Verfärbung des Sehnerven und Verfall des Sehvermögens.

Die Sektion ergab eine bedeutende Erweiterung und Schlängelung beider inneren Karotiden (Aneurysma cirsoideum), die rechte Karotis war bedeutend weiter als die linke. Von seiten der ausgedehnten Karotiden wurde auf diejenige Stelle des Opticus ein Druck ausgeübt, welche zunächst dem Foramen opticum gelegen war. Die Arteria centralis retinae zeigte auf der Intima sklerotische Auflagerungen; die übrigen mikroskopischen Veränderungen bestanden in einer gleichmässigen Infiltration der Pialfortsätze des Opticus mit Rundzellen, Durchsetzung des Nervengewebes mit Körnchenzellen.

Halbey (1381) berichtet über einen Fall von Apoplexia sanguinea cerebri (rechts Hemiparese, sensorische Aphasie). Ophtalmoskopisch: Stauungsneuritis der Sehnerven, später beginnende Sehnervenatrophie. Teilweise Verdickungen der Arterienwandungen.

E. Fränkel (1382) berichtet über folgenden Fall: Rechtsseitige Hemiplegie mit linksseitiger Okulomotoriuslähmung, welche schon nach 24 Stunden einen Rückgang aufzuweisen hatte. Ophthalmoskopische Untersuchung nicht vorgenommen. Es zeigten sich die beiden Karotiden im Sinus cavernosus stark S-förmig gekrümmt, ihr Lumen bis auf eine haarfeine Öffnung durch ein organisiertes Gerinnsel erfüllt. 2 cm unterhalb des Abganges der Arteria ophthalmica sinistra war von der Karotis keine Spur eines Lumens mehr erkennbar. Die Arteria opthalmica war von einem neuen zentral kanalisierten Gerinnsel erfüllt. Beide Sehnerven stark abgeplattet, von grau opakem Aussehen, die Papilla optica, besonders durch Wasser betrachtet exquisit bläulichweiss (atrophisch). Im übrigen aneurysmatische Erweiterung des Aortenbogens, Verschluss der Karotis communis, gelbe Erweichung der linken Insel, des Streifens- und Sehhügels.

Eine weitere Komplikation der peripheren Sehstörung kann dann durch das Hinzutreten einer Hemianopsie noch bewirkt werden.

So beobachtete Lunz bei einer 51jährigen Frau nach vorangegangener Paralyse der linken Extremitäten die Erscheinungen zunehmender psychischer Schwäche, verbunden mit kortikaler Erblindung. Möglicherweise bestand eine linksseitige Hemianopsie. Ophthalmoskopisch: unbedeutende Venenschlängelung, Periarteriitis. Die Sektion ergab stark ausgeprägte Sklerose der Gefässe an der Gehirnbasis, besonders der Arteria cerebri posterior, und gelbe Erweichung der zwei inneren Drittel des rechten Hinterhauptlappens, die in die Tiefe bis an den Boden und die innere Wand des Hinterhirns reichte. Ein kleiner Herd gelber Erweichung fand sich an der Spitze des linken Hinterhauptlappens.

Kleinere Herde roter Erweichung waren im rechten und linken Nucleus lenticularis, rechten Thalmus opticus und Nucleus caudatus in der Nähe der inneren Kapsel zerstreut.

§ 379. Was die deszendierende Atrophie der inneren Netzhautschichten anbelangt, so tritt dieselbe auf im Gefolge von Erkrankungen des Sehnerven vom Chiasma inklusive bis zur Papille. Eine Atrophie des Tractus und der Wurzeln des Sehnerven steigt schon selten über das Chiasma hinab. Zerstörung der Sehstrahlungen ruft gar keine deszendierende Atrophie der Sehbahnen bis in den Opticus hinein hervor.

Nach Wagenmann (1386) hat die Durchschneidung des Opticus centralwärts von der Art. centralis retinae Degeneration der Retina bei Erhaltung der Zirkulation zur Folge. Wird die Arterie mit durchschnitten, so stellt sich nach 1—2 Wochen von den Ciliargefässen aus die Netzhautzirkulation wieder her.

Michel (1384) wies aber schon 3 Tage nach Durchschneidung des Sehnerven degenerative Vorgänge in den Ganglienzellen der Netzhaut nach, die ihren Endausgang in Atrophie fanden.

Nach Hertel (1385) stellte sich bei Opticusdurchschneidung am Kaninchen in der dritten Woche nach stattgefundener Durchtrennung eine Atrophie der Markflügel der Papille ein, am Ende des sechsten Monats war dieselbe eine vollkommene. Pathologisch-anatomisch fand sich eine Atrophie der Nervenfaserschicht in den Ganglienzellen und eine geringe Hypertrophie der Gerüstsubstanz. Die Körnerschicht war erhalten, dagegen die Stäbchen und Zapfen in ihren Aussengliedern verlängert, bis zum 2—3fachen der Norm.

Nach Coluosi (1387) degenerieren beim Hunde zuerst nach Durchschneidung des Opticus die Opticusfasern, dann die Ganglienzellen und der Plexus cerebralis, dann die Pigmentzellen, Stäbchen und Zapfen, dann die innere und zuletzt die äussere Körnerschicht. Zugleich erfolgte Hyperplasie des Stützgewebes und Umwandlung in ein Cysten und Lagunen einschliessendes Netz, in welchem der ursprüngliche Radiärfaserverlauf unkenntlich wurde, und welcher schliesslich körnig degenerierte und resorbiert ward.

Hinsichtlich der Atrophie der inneren Netzhautschichten bei Tabes stehen sich zwei Ansichten gegenüber, indem die einen als das Primäre eine Degeneration der Ganglienzellen und als sekundär davon abhängig die Sehnervenatrophie auffassen, die anderen die Erkrankung des Sehnerven für das Primäre halten und die Degeneration der inneren Netzhautschichten als deszendierende Atrophie auffassen.

Michel (1384) lässt die Sache dahingestellt. Er fand in einem Falle von tabischer Sehnervenatrophie eine hochgradige Atrophie der Ganglienzellen.

Gilksmann (1389) berichtet über einen Fall von Tabes dorsalis (Sektion: Graue Verfärbung der Hinterstränge im Lendenmark, die im Brustmark schwächer wurde und im Halsmark fast ganz verschwunden war) mit Pupillenstarre auf Licht und rechts weiterer Pupille als links, sowie mit leichter grauer Verfärbung der Papille, verbunden mit einem Ausfall der unteren Hälfte des rechten und einem sektorenförmigen des linken Gesichtsfeldes. Makroskopisch erschien der rechte Opticus dünner, als der linke, und mikroskopisch wurde eine primäre Atrophie gefunden, die am distalen Ende viel bedeutender war als am proximalen, vorwiegend in den randständigen Partien, und als von der Netzhaut aus aszendierend sich entwickelt haben soll, da die Nervenfaserschicht der Netzhaut fast vollständig geschwunden war, und die Ganglienzellenschicht der einen Seite eine erhebliche Verminderung ihrer nervösen Bestandteile erfahren hatte.

Moeli (1388) demonstrierte eine Anzahl von Präparaten mit Veränderungen der Netzhaut bei lange bestehender Opticusatrophie (Tabes und Paralyse). Während für gewöhnlich ausser der Nervenfaserschicht auch die Ganglienzellen völlig geschwunden seien, fanden sich in 2 von 7 Fällen an einzelnen Stellen noch Reste von Zellen. Im Hinblick darauf, dass Atrophie und Erblindung längere Zeit bestanden hatten, dürften die klinischen Erscheinungen nach seiner Annahme mit auf dem Verlust der Markscheiden beruhen und schon zu einer Zeit bestanden haben, in der das Erhaltensein der Achsencylinderfortsätze noch die Möglichkeit längerer Fortexistenz der Ganglienzellen gewährte. Ein Ausgang der Erkrankung von der Netzhaut selbst, wie dies für die tabische Atrophie von einzelnen angenommen werde, dürfte in solchen Fällen aber nicht ohne weiteres vorauszusetzen sein.

Levi (1390) untersuchte die Netzhaut von 11 erblindeten Tabikern mit Sehnervenatrophie. Da nun die Ganglienzellenschicht in normaler Weise erhalten war und nur die Nervenfaserschicht eine Verdünnung aufzuweisen hatte, so meint Levi im Gegensatze zu Gilksmann, dass die Veränderungen des Sehnerven nicht von der Netzhaut ausgingen.

§ 380. Als primäre Affektion der nervösen Elemente der Macula bezeichnet Harms (1391) folgenden Befund bei einem Auge mit seniler Maculaerkrankung.

Mit Ausnahme einer partiellen Atrophie der Nervenfaser- und Ganglienzellenschicht an einer Stelle nach aussen unten von der Foveamitte war eine Verdünnung der Körner und der Stäbchen und Zapfen der Macula in einer Ausdehnung von 2,4 mm in horizontaler und 1 mm in vertikaler Richtung vorhanden, die Zapfenfaserschicht an einer kleinen Stelle von 0,32 mm im Grunde der Fovea geschwunden. Das Pigmentepithel zeigt sich aufgelockert und durch eine homogene Eiweissmasse abgehoben mit gleichzeitigem Schwund der Epithelzellen und Verlagerung des Pigmentes in der Form einzelner Klumpen.

Eine primäre Degeneration der inneren Netzhautschichten kommt anscheinend auch bei Intoxikationen vor.

Methylalkohol.

Birch-Hirchfeld (1393 und 1395) vergiftete Hunde und Affen mit Methylalkohol und fand ausgesprochene Veränderungen der Ganglienzellenstruktur der Netzhaut, ehe noch der Sehnerv sich erkrankt zeigte. Der letztere zeigte einen ausgedehnten partiellen Zerfall der Nervenfasern, was durch eine direkte Giftwirkuug hervorgerufen werde. Weder an dem Septenmark des Sehnervs, noch an der Neuroglia waren Zeichen von Proliferation nachzuweisen. Das System der Lymphräume im Sehnerven führe die toxische Substanz den Nervenfasern zu und fülle dort, wo Nervenfasern zugrunde gegangen seien, die entsprechenden Lücken aus.

Friedenwald (1452) hat bei experimenteller Vergiftung von Kaninchen mit Alkohol, Methylalkohol und Jamaica Ginger Veränderungen der Netzhautganglienzellen beobachtet.

Methylviolett.

Tonini (1392) führt die nach endovenöser Injektion von Methylviolett bei Hunden auftretende Erblindung auf eine schwere Veränderung der Ganglienzellen der Netzhaut zurück: Chromatolysis, Verschiebung des Kernes nach der Peripherie, Schwellung der Fortsätze, Bildung von Vakuolen und Atrophie.

Chinin.

Ward A. Holden (1396) untersuchte die Netzhaut von mit Chinin vergifteten und am dritten Tage getöteten Hunden. Ophthalmoskopisch erschienen die Sehnervenpapille blass und die Netzhautgefässe verengt. Im wesentlichen zeigte sich eine zunehmende Degeneration der Ganglienzellen der Netzhaut, sowie nach vorausgegangenem Auftreten von Myelinschollen in der Nervenfaserschicht und im Sehnerven eine bis zum Corp. genic. extern. und dem Pulvinar fortschreitende Sehnervenatrophie.

Druault (1397) fand nach experimenteller Chininamaurose eine Degeneration der Sehnervenfasern und der Ganglienzellen der Netzhaut. Es wird eine direkte Einwirkung des Giftes auf die nervösen Elemente angenommen und nicht eine indirekte durch die Gefässe.

Albrand (1398) injizierte Kaninchen subkutan Chinin. muriat. und fand eine Hyperkolorisation und Chromatolyse der Ganglienzellen der Netzhaut. Waren durch häufige Injektionen Sehstörungen und Netzhautischämie erzeugt, dann fand sich das Protoplasma hochgradig zerstört, und der Kern in allen möglichen Stadien des Zerfalls. Die Zellen waren der Resorption verfallen. In einem Falle waren auch am Opticus Degenerationserscheinungen vorhanden, so dass unter Umständen eine toxische Wirkung auf die gesamten Primitivfibrillen stattfand.

Nikotin.

Modestow (1399) rief bei Kaninchen experimentell Nikotinvergiftung hervor. Die mikroskopischen Veränderungen betrafen hauptsächlich die Ganglienzellen der Netzhaut (Vakuolenbildung und feinkörnige Degeneration des Protoplasmas) ausserdem wurde eine ödematöse Durchtränkung der Körner- und Zwischenkörnerschichten gefunden, und erwies sich stets die Netzhaut vom Pigmentepithel abgehoben.

Birch-Hirschfeld (1400) untersuchte einen Fall von chronischer Nikotinvergiftung. Das Ergebnis der Untersuchung führte zur Annahme einer primären Nervenfaserdegeneration, bezw. dass die Ganglienzellen der Netzhaut vor oder wenigstens gleichzeitig mit den Nervenfasern degenerierten und zwar in der Form, wie sie nach experimenteller Methylalkoholintoxikation beobachtet wurde. Die Wucherung des interstitiellen, sowie des Gliagewebes im Sehnerven wird als etwas Sekundäres angesehen.

Secale cornutum.

Oslow (1401) hat die Netzhaut von durch langen Gebrauch von Secale cornutum und dessen Präparate vergifteten Tieren mikroskopisch untersucht. In einigen Fällen fand er die Netzhautgefässe glasig degeneriert. Was die Netzhautelemente selbst betrifft, so zeigten sich die Veränderungen in den Ganglienzellen nach der Methode von Nissl folgendermassen:

1. Kleinerwerden der Nisslschen Körperchen.

2. Verschwinden dieser Körperchen an der Peripherie der Zelle.

3. Volländige Auflösung dieser Körperchen im Protoplasma und eine diffuse Färbung der ganzen Zelle infolge von einer speziellen (Körperchen-) Färbung.

4. Undeutlichkeit der Kernkonturen.

5. Entstehung von Vakuolen im Protoplasma.

6. Verflüssigung des Protoplasmas an der Peripherie der Zelle.

7. Vollständige Zerstörung der Ganglienzellen.

Man konnte entweder alle diese Veränderungen bei demselben Tiere beobachten oder nur einzelne, je nachdem die Vergiftungserscheinungen stärker oder weniger stark ausgesprochen waren.

Die familiäre amaurotische Idiotie.

§ 381. Seit dem Jahre 1881 ist eine Form der Idiotie bekannt geworden, die sich durch das Befallensein des peripheren optischen Neurons auszeichnet. Der amerikanische Nervenarzt Sachs hat das Verdienst, zuerst das Krankheitsbild dieses Leidens entworfen zu haben und beschreibt dasselbe folgendermassen: „Ein bisher gesundes Kind erkrankt in den drei oder vier ersten Lebensmonaten in ganz allmählicher Weise und zwar so, dass es apathischer und weniger munter erscheint als sonst. Das Kind macht einen matten Eindruck, achtet nicht mehr recht auf die Umgebung und schläft auffallend viel. Es verfolgt nicht mehr wie bisher vorgehaltene Gegenstände mit den Augen. Es wird nun meistens der Augenarzt zu Rate gezogen, der dann schon in der Lage ist, das Leiden zu diagnostizieren und zwar aus dem so auffallend charakteristischen Befunde an der Macula lutea. Letztere ist hell, von kreisrunder Beschaffenheit mit rötlichem, punktförmigem Mittelpunkt. Dabei besteht in der Regel eine Abblassung des Sehnerven. (vergl. Fig. 124). An den Augen tritt häufig Nystagmus auf. Die Pupillen zeigen oft Störungen, sind manchmal auffallend weit, ungleich nnd reagieren langsam; bei völliger Atrophia nervi optici sind sie starr. Die Reflexe, speziell die Patellarreflexe, sind wechselnd, zuweilen erhöht, zuweilen fehlend.

Was die Motilität betrifft, so treten in erster Linie Haltungsanomalien auf. Das Kind kann den Kopf nicht mehr gerade halten. Letzterer fällt, wenn das Kind sich in aufrechter Haltung befindet, auf die Brust herab. Allmählich tritt eine schlaffe Lähmung der Extremitäten ein und zwar auf beiden Seiten. Zuweilen handelt es sich um eine spastische Lähmung. Die Glieder sind ganz steif.

Auch psychisch tritt eine hochgradige Veränderung bei den Kindern hervor. Sie werden gegen äussere Eindrücke ganz reaktionslos, verweigern sogar die Nahrung und gehen entkräftet meist gegen Ende des 2. Lebensjahres zugrunde." Das Zutreffende dieser Schilderung ergiebt sich aus der am Schlusse dieses Kapitels angefügten Tabelle.

Der für die Sachssche Form charakteristische ophthalmoskopische Befund war bekanntlich eines jener Merkmale, das überhaupt zur Entdeckung des klinischen Bildes führte. Derselbe ist 1881 von dem ersten Darsteller Waren-Tay (1403) wie folgt beschrieben: „In beiden Augen war in der Gegend der Macula lutea ein auffälliger, ziemlich begrenzter, grosser weisser Fleck, mehr oder weniger rund, der im Centrum einen braunroten, ziemlich runden Punkt zeigte, welcher stark mit dem weissen Flecke seiner Umgebung kontrastierte. Dieser mittlere Punkt sah durchaus nicht wie

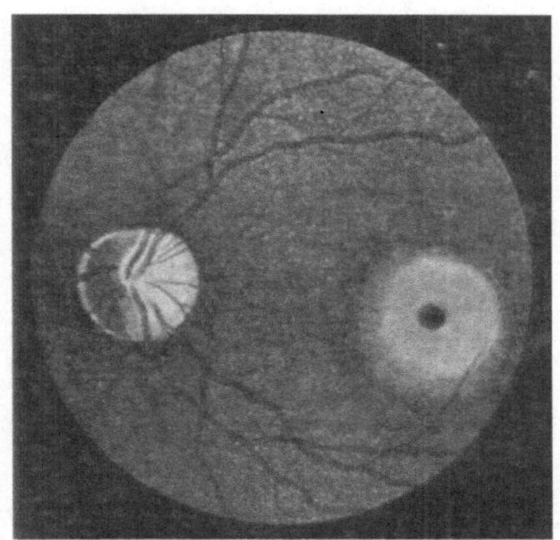

Fig. 124.

Augenhintergrund bei familiärer amaurotischer Idiotie nach Dufour und Gonin, Traité des maladies du Nerf optique.

eine Netzhautblutung aus, noch wie eine Pigmentbildung, sondern erschien wie eine Lücke in dem weissen Areale, durch welches man gesundes Gewebe sah."

Von Vogt (1432) wurde neuerdings auf Grund von Beobachtungen, die wir in der Tabelle (pag. 406) wiedergeben, gezeigt, dass dieselbe Krankheit auch unter anderen Bedingungen, in anderem Alter, als es für die Sachssche Formen gilt, auftreten kann. In seinen Fällen trat das bemerkenswerte Faktum hervor, dass ein bisher ganz gesundes Kind im Alter von 6—14 Jahren erkrankte und zwar zuerst mit Abnahme des Sehvermögens. Das erste Symptom könne aber auch eine Abnahme der geistigen Regsamkeit oder eine motorische Schwäche sein.

Nach einigen Monaten könne schon völlige Erblindung infolge von Opticusatrophie sich entwickelt haben.

Was den Rückgang der geistigen Fähigkeiten betrifft, so wird derselbe zuerst in der Schule konstatiert. Die Kinder kommen nicht mehr so recht mit, verlieren die bereits erlernten Fähigkeiten des Rechnens, Schreibens und Lesens. Schliesslich versagt auch die Sprache. Die Kinder werden nachlässig beim Essen, verunreinigen sich, werden teilnahmslos gegen ihre Umgebung und erkennen schliesslich die eigene Mutter nicht mehr. Nach und nach tritt völlige Verblödung ein, und aus der anfänglichen motorischen Schwäche entwickelt sich eine komplete, schlaffe Lähmung. Die schliesslich gänzlich hilflosen Geschöpfe gehen kachektisch zugrunde.

In der Regel stammen die Kinder aus hereditär nervös belasteten Familien. Auffallend ist die Tatsache, dass die Kinder einer Familie in der Regel in dem gleichen Alter von der Krankheit befallen werden.

Mit Recht hebt Vogt (1432) hervor, dass man im Zweifel sein könne, ob es sich um eine familiäre Form der Opticusatrophie mit Hinzutreten der motorischen Reiz- und Lähmungserscheinungen handle, oder um eine cerebrale Diplegie mit Erblindung.

Die von Sachs für seine Form als charakteristische aufgestellte Symptomengruppe gilt auch für die von Higier (1415), Pelizäus (1433) und Vogt mitgeteilten Fälle. Ausgezeichnet sind alle Fälle durch ihren progredienten Charakter.

Vogt bezeichnet die Tay-Sachsschen Fälle als die infantile, die Fälle von Higier, Freud, Pelizäus und seine eigenen als die juvenile Form der familiären amaurotischen Idiotie.

§ 382. Die Ätiologie der familiären amaurotischen Idiotie ist bis jetzt noch durchaus in Dunkel gehüllt. In manchen Fällen spielt die Blutsverwandtschaft der Eltern vielleicht eine Rolle, in anderen Fällen wird dieses Moment vermisst. Hereditäre nervöse Belastung kommt nicht ganz selten vor. Ebenso findet man manchmal erwähnt, dass die Mutter während der Gravidität ungünstigen äusseren Verhältnissen ausgesetzt gewesen war. Jedenfalls scheint es sich recht häufig um eine familiäre Disposition, ja noch mehr um eine Rassendisposition zu handeln. Sachs (1404) hat zuerst mit Nachdruck auf die Familiarität der Fälle hingewiesen und auch hervorgehoben, dass die jüdische Rasse speziell zu dieser Erkrankung disponiert zu sein scheine. Ferner hat Carter (1432) dargetan, dass unter Juden die in Rede stehende Erkrankung ganz besonders häufig vorkomme.

Die Syphilis spielt ätiologisch keine Rolle. Die neueren Untersuchungen ergaben, dass die von der Krankheit befallenen Kinder auch älter als 2 Jahre werden können.

§ 383. Die anatomischen Untersuchungen des Nervensystems wurden zuerst von Sachs in den Jahren 1887, 1892 und 1903 und von Hirsch (1417) 1898 ausgeführt. Sachs fand nirgends entzündliche Veränderungen und nur geringe Vermehrung der Neurogliazellen. Als wesentlich hob er die totale Veränderung der Ganglienzellen der Hirnrinde, in der Medulla oblongata und dem Rückenmark hervor. (Desintegration der Nisslschen Körper, Verlängerung des Kerns, Aufblähung der Zellen, Verwischung ihrer Konturen, Homogenisierung des Zellprotoplasmas.) Ausserdem wurde eine mangelhafte Entwickelung der Markfasern im Gehirn und Degeneration der Pyramiden festgestellt.

Mohr (1426) konstatierte bei der pathologisch-anatomischen Untersuchung eines einschlägigen Falles ein Ödem der Macula lutea mit Verbreiterung der Ganglienzellenschicht.

Buchanan untersuchte mikroskopisch einen von M'kee beschriebenen Fall. Buchanan fand degenerative Veränderungen im Opticus und in der Ganglienzellenschicht der Retina, wobei die Macula am stärksten affiziert war. Die weisse Färbung der letzteren wurde weniger durch ein Ödem, als durch eine Schwellung und Degeneration der Ganglienzellen hervorgerufen.

Aber erst durch die vorzüglichen Arbeiten Schaffers (1443) wurden die Erörterungen über die Natur der Krankheit auf eine sichere Basis gestellt.

Schon 1901 hat Frey, ein Schüler Schaffers, einen einschlägigen Fall anatomisch untersucht. Schaffer selbst hat 8 Fälle in erschöpfender Weise bearbeitet.

Er wies in seiner letzten Arbeit vom Jahre 1907 darauf hin, dass die Sachssche Krankheit eine histologisch ungemein scharf charakterisierte Affektion des Centralorgans darstelle, deren Hauptkriterien in zwei Faktoren gegeben sei:

1. In der höchstgradigen Schwellung des Nervenzellkörpers, sowie der Dendriten, die in einer ziemlich charakteristischen Form: — der zystischen Degeneration — erschienen, bei Verschontbleiben des Achsencylinders.

und 2. in der absoluten Diffusion, Ubiquität des Schwellungsprozesses, vermöge welcher keine einzige Nervenzelle des gesamten Centralorgans frei bleibe. Mit der präzisen Zeichnung der Histopathologie der Krankheit stimme aber die von Fall zu Fall wiederkehrende klinische Typizität ganz überein, und somit sei die Sachssche Krankheit eine anatomisch wie klinisch ungemein scharf umschriebene Affektion des Centralnervensytems.

Im Verlaufe der Krankheit handele es sich nicht um einen Zerfall, sondern um einen Aufbrauch der Nissl-Substanz.

Die Erkrankung des Zelleibs zeige sich in einer Aufblähung. Die Zellsubstanz lasse ihre normale Tinktion vermissen. Die Fibrillen seien zum Teil schwächer tingiert. Ferner trete eine Fragmentation der Fibrillen im Zelleib ein. — Die Ganglienzellen zeigten eine ampullenförmige Erweiterung des Zelleibs. Die Ampulle könne grösser sein, als der nicht erweiterte Zellkörper. Während im Innern der Zelle und der Ampulle sich Fibrillendetritus fände, zeige die Ampulle in der Peripherie meist einige intakte Fibrillen. Die Blutgefässe seien meistens normal. Die Glia zeige geringgradige Wucherung und meist spärliche Vermehrung der Gliazellen.

Die Erkrankung im Zellkörper entstehe meist in der Gegend des Kerns und breite sich von hier nach der Oberfläche aus. Der Kern bleibe erst intakt, zeige später Verlagerung, tiefere Färbung, Deformität und Schrumpfungsvorgänge.

Spielmeyer (1434) teilte 1905 mit, dass er bei vier Geschwistern eine in ganz gleicher Weise verlaufende, in frühem Kindesalter erworbene Verblödung beobachtet habe, die sich mit Erblindung infolge von Retinitis pigmentosa komplizierte. Die Krankheit habe mit der Sachsschen Krankheit nichts zu tun. Makroskopisch fand man am Gehirn nichts Besonderes. Mikroskopisch erwies sich jedoch immer dasselbe Bild: Aufblähung der Ganglienzellen durch Einlagerung einer körnigen, hier und da pigmenthaltigen Masse. Am schwersten seien die Veränderungen der Ganglienzellen in der Grosshirnrinde.

Nach Vogt (1432) ist der Gedanke nicht von der Hand zu weisen, dass es sich hinsichtlich der Unterscheidung zwischen den Spielmeyerschen Fällen und der juvenilen Form der familiären amaurotischen Idiotie (Vogt) nur um graduelle Unterschiede handle. Epileptische Anfälle, wie sie in den Spielmeyerschen Fällen vorhanden waren, kämen auch in mehreren Vogtschen Fällen vor.

Schaffer (1435) hat darauf hingewiesen, dass auch für den histologischen Prozess im wesentlichen die Befunde der Sachsschen und der Spielmeyerschen Fälle übereinstimmen. Beide Male handle es sich um die allgemeine Verbreitung einer Nervenzellenerkrankung, die überall in der Rinde, wie im Hirnstamm und im Rückenmark nachweisbar sei. Gemeinsam sei ferner die Intaktheit der Gefässe, sowie die Unabhängigkeit der Veränderungen an der centralen Substanz von entzündlichen und regressiven Gefässveränderungen.

Vogt (1432) selber hat 1907 einen Fall der von ihm sog. juvenilen Form der amaurotischen Idiotie untersucht. Äusserlich zeigte sich ein normales Gehirn. Keine entzündliche Erscheinungen von Seiten der Dura und Pia. Schädeldach ohne Besonderheit. Ventrikel etwas erweitert. Volumverminderung der hinteren Thalamusabschnitte.

Mikroskopisch fand sich in allen Teilen sowohl der Hirnrinde, wie der tieferen Partien einschliesslich des Rückenmarks eine Erkrankung der Ganglienzellen, bestehend in einer Schwellung derselben. Der Inhalt des aufgetriebenen Zellteils war trübe, liess keine Zeichnung, zuweilen eine verwaschene Granulierung erkennen. Die Desintegration der Nisslschollen war das hervortretende Moment. Nisslkörper waren in den geschwellten Zellen nur ausnahmsweise zu erkennen. Meist waren sie total geschwunden. Der ganze Zellinhalt, auch des nicht geschwellten Teiles, war dann trübe, mehr homogen. Die Kernkonturen waren verwischt. Die Ganglienzellenzahl war vermindert, die Gliakerne vermehrt.

Als wesentlich hebt Vogt hervor: Dass er in diesem Falle auch eine über alle Teile des Centralnervensystems ausgedehnte Ganglienzellerkrankung gefunden habe, bestehend in einer partiellen oder totalen Schwellung der Zellen. Am intensivsten war die Erkrankung in der Hirnrinde und führte zu einem Untergang der Zellstruktur.

In der zuletzt angeführten Arbeit von Vogt wird der Befund des Sehorgans in klinischer und anatomischer Hinsicht einer noch spezielleren Betrachtung unterzogen. Er hebt hervor, dass in den meisten Fällen mit nur wenigen Ausnahmen der Waren-Taysche Maculabefund nachgewiesen worden sei; insbesondere habe auch Schaffer in seinen sieben Fällen denselben regelmässig erheben können. Er hält daher und im Hinblick auf die Kasuistik den Maculabefund für ein spezifisches Charakteristikum. Es lägen indes Mitteilungen vor (Fälle Mühlberger, Heveroch, Koller, Hinsmans), die nur durch den Mangel des Maculabefundes von den charakteristischen Fällen differierten, sonst mit ihnen übereinstimmten. Die Ansicht sei daher berechtigt, dass in einigen Fällen der Maculabefund fehlen kann, ohne dass deswegen der Fall zu der klinischen Gruppe nicht gerechnet werden dürfte. Merkwürdig aber erscheine es, dass die Zahl der Fälle ohne Maculabefund nur eine geringe sei, und es wäre gewiss nicht uninteressant, wenn bald einmal ein Fall ohne Maculabefund, aber mit den sonstigen charakteristischen Symptomen zur anatomischen Untersuchung käme. So allein nur könnte die Frage entschieden werden, der strittige Punkt aber sei wohl bis dahin als ungeklärt zu erachten.

Bei den juvenilen Fällen, auch bei denen Spielmeyers fehlte der Befund der Macula. Hier zeigten sich (Spielmeyer, Habilitat.-Schrift, Gotha 1907): „die Medien klar, die Pupillen mittelweit und lichtstarr. Auf dem linken und rechten Auge vollkommene Amaurose. Die Papille ganz leicht blass, die Retinalgefässe waren etwas enger als normal. In der Peripherie des Augenhintergrundes waren in der Retina Pigmentmassen eingelagert. Zum Teil waren die Herde grösser und unregelmässiger, zum Teil hatten sie ganz feine Ausläufer (knochenkörperchenartige Herde). Man konnte an einzelnen Stellen ganz sicher feststellen, dass das Pigment entlang den obliterierten Retinalgefässen lag. Am hinteren Pole waren nur sehr wenige solcher Pigmenteinlagerungen vorhanden. Die Chorioidea zeigte sich normal.

Ganz derselbe Befund bei dem anderen Patienten. Es bestand also bei beiden das typische Bild der Retinitis pigmentosa."

In Vogts Fällen fand sich meist einfache Atrophia nervi optici; in einem Falle (Familie III, Fall I, Clemens C.) ist notiert: „Strabismus convergens. Pupillen gleich, sehr weit, keine Reaktion auf Lichteinfall. Papilla nervi optici blassgelb, atrophisch, Gefässe dünn. In der Umgebung sah man fleckweise, weissliche Verfärbung des Augenhintergrundes, links ausserdem einige unregelmässig pigmentierte Stellen. Patient sah die grösste Lampe nur als schwachen Lichtschimmer."

Nach Vogt (1453) sei der Befund des letzteren Falles den Spielmeyerschen Fällen sehr ähnlich. Das wesentliche Moment des Augenbefundes in den meisten Fällen der juvenilen Form sei also eine Sehnervenatrophie. Allerdings habe er in seiner Arbeit auch Fälle (Familie M.) mitgeteilt, in denen alle Symptome der Krankheit vorhanden waren, daneben aber ein normaler Augenhintergrund, im klinischen Bilde deutlich nachweisbar die Störung des Erkennens: Seelenblindheit. Dafür dass auch in den Sachsschen Fällen die Sehstörung als eine centrale zu betrachten sei, sprächen zahlreiche Momente. Insbesondere lege in beiden Krankheitsformen die Gesamtbeteiligung der Nervenzellenerkrankung in der Rinde die Auffassung nahe, dass mindestens auch das kortikale Sehen bei der Affektion stets gestört sein müsse. In den Sachsschen Fällen würde zudem die Sehnervenatrophie häufig vermisst, anatomisch liessen sich wiederholt ein intakter markhaltiger Sehnerv und normale infrakortikale Sehcentren nachweisen. Auch Spielmeyer konnte in Markscheiden-, Glia- und Achsencylinderpräparaten vom Sehnerven normale Befunde bei seinen Fällen erheben. In welcher Beziehung also die nachgewiesenen Störungen des peripheren optischen Neurons (anatomisch ist die Sehnervenatrophie von Mohr (1426), Poynton (1442) u. a. beschrieben) zu der Erkrankung der Sehrinde ständen, sei noch nicht zu sagen. Einen charakteristischen Fall des anatomischen Prozesses hinsichtlich der Sehbahnen und Centren stelle jedenfalls die Mitbeteiligung der Cuneusrinde dar. Für den Sehnerv handele es sich nach der Ansicht von Vogt (1453) wohl um eine, auch durch die allgemeinen Charaktere der Erkrankung bedingte Anteilnahme am Krankheitsprozess, die von der retinalen Erkrankung konsekutiv abhänge. Eine prinzipielle Schwäche der Hirnrindenzellen, die in dem frühzeitigen Versagen derselben sich klinisch ausdrücke, gehe wohl auf die Anlage zurück, werde also auch Teile, die im Laufe der Entwickelung sich von dieser trennten, mitbefallen. Der Augenbefund sei anatomisch nur in wenigen Fällen bisher eingehend erhoben, und man könne von dem Befunde dieser Seite bislang keine Schlüsse für die klinische Stellung der Bilder ableiten. Immerhin differierten die Befunde, unter denen wieder die der Spielmeyerschen Fälle (bearbeitet von Stock) unser Augenmerk auf sich lenkten, in bemerkenswerter Weise. Mohr, Hirsch und Poynton-Parson hätten Veränderungen an den Ganglienzellen der Retina nachweisen können. Diese Veränderungen entsprächen denen an den Nervenzellen des Gehirns, ausserdem fände sich eine ödematöse Durchtränkung der Netzhautschichten. Insbesondere wäre die Opticusfaserschicht (wie der Sehnerv) degeneriert gefunden worden. Holden habe folgenden Befund erhoben: Vakuolen in der Faser- und Ganglienzellenschicht der Retina, kein Ödem, Veränderungen der Ganglienzellen, Atrophie des Sehnerven.

Stock (1454) hat die Spielmeyerschen Fälle histologisch in bezug auf das Sehorgan eingehend untersucht. Das Ergebnis seiner sehr klaren und exakten Untersuchungen ist das folgende: „Die Stäbchen und die Zapfen fehlten vollständig. Nur bei einem sah man in der Nähe des Ciliarkörpers noch einzelne Stäbchen erhalten. Die Ganglienzellen waren noch in grosser Menge vorhanden; wenn man aber die einzelne Ganglienzelle genau betrachtete, so sah man folgende Veränderungen: sie war aufgetrieben, der Kern an die Wand gedrückt, in ihrem Innern Vakuolen. Die Nervenfaserschicht fast normal, eine Atrophie des Sehnerven liess sich ohne weiteres nicht nachweisen.

Also hier gerade das Gegenteil der bei den Sachsschen Fällen erhobenen Befunde: Zerstörung der Stäbchen und Zapfenschicht, Intaktbleiben des Opticus.

Die Ganglienzellen der Retina zeigten eine ähnliche Veränderung, wie sie Spielmeyer für die Ganglienzellen des Gehirns beschrieben hat. Ob diese Veränderung sekundär entstanden, nachdem das Nervenendorgan —

Stäbchen wie Zapfen — zugrunde gegangen war, oder ob man sie auch als eine primäre, im Wesen der Erkrankung liegende Veränderung auffassen musste, liess sich nicht entscheiden.

Es fällt nun auf, dass in diesen 6 (von Stock) untersuchten Augen, in welchen ja die Erblindung zweiffellos auf dem Zugrundegehen der Stäbchen und Zapfen beruhte, die Chorioidea auf weite Strecken ganz intakt war. Die Choriocapillaris war besonders wohl ausgebildet; nur in den Partien, in welchen die Netzhaut sekundär wieder durch Einwanderung von Pigment erheblich verändert war, also da, wo der Prozess am weitesten zurücklag, konnte man an einzelnen Stellen Verödungen in der Choriocapillaris finden. Hier waren die Kapillaren etwas spärlicher, in der innersten Schicht der Chorioidea war hier etwas mehr Bindegewebe vorhanden, als normalerweise.

Dass der Degenerationsprozess der Retina schon am weitesten zurücklag, sah man einmal an der Schrumpfung der Retina und dann an ihrer Pigmentierung. Dass aber diese Pigmentierung nicht als ein integrierender Bestandteil zu unserer Erkrankung gehörte, ergab sich daraus, dass sie in einem Falle fast ganz fehlte; in diesem Falle lag das Pigmentepithel auf weite Strecken unverändert an seinem normalen Platze.

Es war also im Körper eine Schädlichkeit vorhanden, die primär an den Stäbchen und Zapfen angriff und diese zugrunde richtete, ohne dass vorher die Chorioidea oder das Pigmentepithel geschädigt worden war."

In einer 1908 erschienenen Arbeit präzisierte Spielmeyer (1440) seinen Standpunkt betreffs der von ihm gemachten Untersuchungen dahin, dass in der Eigenart der Blindheit in seinen Fällen kein prinzipieller Unterschied gegenüber den Fällen der juvenilen Gruppe Vogts bestehe; ebenso könnte man aus dem Fehlen der Lähmung keinen Grund herleiten, die Fälle von der Vogtschen Gruppe II der amaurotischen Idiotie zu trennen. Jedoch könne man dann auch die Fälle von zerebraler Diplegie ohne Demenz und die familiären Amaurosen ohne Diplegie und Demenz hierherrechnen. Kurz man könne zwischen den familiären nervösen Erkrankungen keine scharfen Grenzen ziehen. Um einzelne gut gezeichnete Typen gruppierten sich mehr oder weniger abweichende Formen, die sich wieder mit den Abarten benachbarter Typen berührten. So ginge es auch mit seinen eigenen Fällen, die er trotz aller Beziehungen zu verwandten familiären nervösen Erkrankungen als eine scharf charakterisierte und eigene, bisher unbekannte Form von familiärer amaurotischer Idiotie bezeichnete, bei der sich die Abgrenzung schon aus klinischen Gründen rechtfertige.

§ 384. Was die Pathogenese betrifft, so hielt Sachs das Leiden für ein angeborenes, indem es sich nach seiner Ansicht um eine Agenesis corticalis handele, auf deren Boden die Degeneration der Nervenzellen sich entwickele.

Im Gegensatz zu dieser Ansicht glauben die neueren Autoren (Frey, Schaffer und Vogt), dass das Leiden erst post partum entstehe. Zur Erklärung aber nehmen sie die geistreiche Theorie Edingers zu Hilfe: Edinger selbst äussert sich folgendermassen über die Sachssche Krankheit: „Hier kommt es neben einer auf Grosshirndefekten beruhenden Idiotie mit spastischen Erscheinungen zu einem langsamen Schwunde beider Sehnerven, der ganz den Typus der Aufbrauchkrankheiten hat, ja in enger Verwandtschaft zu einem familiär auftretenden, auch zur Erblindung führenden, aber ohne Gehirnsymptome einhergehenden Opticusschwunde führt.“

Gerade die hereditären Nervenkrankheiten, die meisten kombinierten Nervensklerosen, die spastische Paralyse, die amyotropischen Erkrankungen in der Medulla oblongata und im Rückenmark, die primäre Opticusatrophie und die progressive nervöse Ertaubung rechnet Edinger zu den Aufbrauchkrankheiten. Es seien das jene Prozesse, wo bei abnorm hohem Aufbrauch oder auf Grund mangelnden Ersatzes, Nervenzelle und Fasern untergingen; an deren Stelle rücke die Glia. Ihrem Wesen nach seien die Aufbrauchkrankheiten progressiv und besonders diejenigen, welche auf hereditärer Anlage, auf Schwäche einzelner Teile beruhten.

Nach Schaffers Ansicht (1439) befällt die Sachssche Krankheit ein ab ovo nicht krankes Centralnervensystem. Darauf weise der Umstand hin, dass das Gehirn in den einschlägigen Fällen keine grob anatomische Abweichung zeige, ferner die klinische Tatsache, dass die Krankheit erst nach einem mehr oder weniger langen Spatium von relativer Gesundheit aufträte. Jedoch müsse man annehmen, dass das gesamte Nervensystem derart abnorm und schwach angelegt sei, dass es die mit der Funktion einhergehenden physiologischen Abnützungen nicht zu ersetzen vermöge. Die ungemein schwach veranlagten Nervenzellen erschöpften sich bald und unterlägen einem progressiven Entartungsprozesse, welcher zum Untergange der Ganglienzellen mit darauffolgender Gliahyperplasie führe.

Auch Vogt schildert die Sachssche amaurotische Idiotie als eine echte Aufbrauchskrankheit im Edingerschen Sinne. Die Nervenzellen seien von Haus aus minderwertig, und sie versagten schon in früher Jugend, sie alterten vorzeitig, früher als der Organismus, der sie trägt, während es doch das Wesen der Ganglienzelle sei, den Lebensgang ihres Trägers von Anfang bis zu Ende mitzumachen und also auch mit diesem bei normalen Lebensbedingungen zu altern. Hier würde es wieder einmal klar, dass die Ganglienzelle, entsprechend ihrer Entfaltung zur höchsten Höhe, der spezifischen Differenzierung der kardinalen Eigenschaften des lebenden Protoplasmas grossenteils verlustig gehe. Damit verschwände die für den Organismus so wichtige Fähigkeit der Regeneration. Unsere heutigen Kenntnisse liessen uns zwei Faktoren als das Wesen der amaurotischen Idiotie annehmen: den endogenen Defekt, d. i. den zu schwach angelegten nervösen Apparat, und dann den allmählichen und zwar frühzeitigen, schon durch die normale Funktion zustande kommenden Aufbrauch.

Der Vollständigkeit halber wollen wir noch auf die Intoxikationshypothese von Hirsch hinweisen.

Zum Schlusse sei noch der von Spielmeyer betonte wichtige Gesichtspunkt betreffs der allgemeinen Pathologie des Centralnervensystems hervorgehoben und zwar die in letzter Zeit angezweifelte hohe funktionelle Bedeutung der Ganglienzellen. Die schwere Verblödung kommt bei dieser Krankheit durch den Ausfall der endozellulären Strukturen bei graduell erheblich zurücktretenden interzellulären Veränderungen zustande. Die Ganglienzelle würde damit wieder als der Mittelpunkt aller nervösen Tätigkeit dastehen und somit auch ihre alte Bedeutung erlangen.

§ 385. Was die Differentialdiagnose der amaurotischen Idiotie betrifft, so ist dieselbe unter Umständen recht schwierig, zumal da durch die neueren Forschungen Vogts, Spielmeyers und Schaffers die Krankheit eine bedeutende Erweiterung erfahren hat.

Am leichtesten ist die stürmisch verlaufende Sachssche Form zu erkennen, die Vogt als infantile amaurotische Idiotie bezeichnet. Der Befund an der Macula dürfte in zweifelhaften Fällen bei der differential-diagnostischen Erwägung den Ausschlag geben, ob man die in Rede stehende Krankheit, ob man einen Hydrocephalus internus, bei dem es noch nicht zu einer Vergrösserung des Schädelumfangs gekommen war, oder ob man einen Tumor cerebri vor sich habe. In letzterem Falle sind die Hirndruckserscheinungen und eine vorhandene Stauungspapille ausschlaggebend.

Bei mikrozephalen Kindern, ferner bei solchen mit Turmschädel kann der klinische Symptomenkomplex einer Idiotie und Amaurose vorkommen. Die Schädelform, der ophthalmoskopische Befund, die Motilität etc. lassen in diesen Fällen in der Regel ohne grosse Mühe die Differentialdiagnose stellen.

Wir haben ein 1½jähriges Kind beobachtet mit Blindheit, Lähmungen und zunehmendem geistigem Verfall. Die Autopsie ergab eine diffuse Hirnsklerose. Der fehlende Maculabefund liess hier annehmen, dass keine amaurotische Idiotie vorlag; ferner fehlte auch das familäre Moment.

Endlich kann auch der Symptomenkomplex der Littleschen Krankheit mit Opticusatrophie einhergehen und leicht dazu verführen, die in Rede stehende Krankheit zu diagnostizieren. Dies passierte selbst erfahrenen Ärzten, wie de Bruin in einer Mitteilung an Falkenheim selbst bekannt hatte:

Es bestand das Bild der Littleschen Krankheit mit Opticusatrophie bei normaler Macula. Nystagmus, schliesslich Schluckbeschwerden, Marasmus und Tod. Die Sektion ergab beiderseits im Lobus parietalis je eine grosse Cyste, Cunei atrophisch, desgleichen Stammganglien, Thalamus und peripheres optisches System. Auf Grund dieses Befundes wurde die ursprüngliche Diagnose „familiäre amaurotische Idiotie" aufgegeben.

In einem anderen von Claiborne beobachteten Falle, in welchem die Augenmuskelsymptome überwogen, war die Diagnose trotz fehlenden Maculabefundes auf amaurotische Idiotie gestellt worden, weil die übrigen Symptome im ganzen charakteristisch, wenn auch nicht sehr ausgesprochen waren. Die Autopsie ergab neben allgemeiner Organtuberkulose einen haselnussgrossen Tuberkel in der Gegend der Corpora quadrigemina.

Da nach den neueren Untersuchungen und Beobachtungen der von Waren-Tay zuerst beschriebene Maculabefund, wie gesagt, nicht als unumgänglich notwendig zur Stellung der Diagnose auf amaurotische Idiotie erscheint, so können solche Fehldiagnosen in Zukunft noch häufiger vorkommen als früher.

Die differentialdiagnostischen Erwägungen bei der Vogtschen juvenilen Form sind dieselben, wie bei der Sachsschen. Die Entscheidung ist aber

	Opticus	Macula	Nystagmus	Pupillen	Augenmuskeln
1. Carter (1409) 1894	Abnahme d. Sehkraft, später Atrophia n. opt.	typischer Befund	kein	reagieren normal	konnten nicht zur Fixation gebracht werden
2. Claiborne (1421) 1900	Atrophia n. opt.	kein Maculabefund	kein	träge Reaktion; mittelweit	im 9. Monat Auswärtsschielen u. Ptosis links, nachher auch rechts, Lähmung d. Oculomotor.
3. Eliasberg (1446)	—	querovaler Fleck, umgeben von einer hellweissen Zone	—	reagieren auf Lichteinfall	—
4. Falkenheim (1422) 1901	Abnahme d. Sehkraft, im 10. Monat Opticusatrophie	typisch	Nystagmus	Reaktion herabgesetzt	—
5. Derselbe	hat noch Sehvermögen	—	—	normal; später eng	—
6. Derselbe	Opticusatrophie	typisch	—	Reaktion erhalten	—
7. Derselbe	Abnahme d. Sehvermögens	—	—	—	—
8. Derselbe	noch etwas Sehvermögen, Papille normal	typisch	Nystagm. seit d. 3. Monat, verschwand spät. wieder	Reaktion erhalten	—

weniger schwierig, da der zeitliche Verlauf dieser Form sich über viele Jahre erstrecken kann und somit schon einen meist rascher verlaufenden Tumor cerebri, oder einen sich klarer äussernden Hydrozephalus leicht ausschliessen lässt.

Die von Leber zuerst geschilderten Fälle von hereditärer familiärer Opticusatrophie, vergl. auch pag. 71 § 77, sind leicht von der uns beschäftigenden Krankheit durch das Fehlen der Idiotie zu unterscheiden.

Bei der Zerstreutheit der Literatur und in Anbetracht der noch vielen strittigen Punkte des erst in letzter Zeit studierten Leidens hielten wir es für angebracht eine tabellarische Übersicht über die Symptomatologie der einzelnen Fälle hier folgen zu lassen:

Motilität	Reflexe	Gehör	Sensorium Psyche	Geschlecht Personalien	Verschiedenes
Muskelschwäche; zeitweilige Zuckungen	—	gut	grosse Apathie	weiblich, jüd. Mädchen	Eltern verwandt; erkrankte im 3. Monat. Tod mit 1³/₄ Jahren
später motorische Schwäche, Unruhe	—	—	Abnahme der Intelligenz	11 monatlich. Mädchen, christl.	Tuberkel in der Vierhügelgegend. Tuberkulose d. inneren Organe
nicht imstande zu sitzen, hielt den Kopf nach vorne geneigt	—	—	—	7 monatliches jüdisches Mädchen	—
Unfähigkeit sich aufrecht zu erhalten. Zuckungen der Gesichtsmuskeln	Patellarreflexe erhöht	gut	zuerst psychisches Erlahmen	15 monatlich. jüdisches Mädchen	erkrankte im 4. Monat. Salivation. Tod mit 20 Monaten
—	nicht erhöht, Knie- u. Plantarreflexe erhalten	Zusammenzucken bei Gehörreizen	Beginn mit Interesselosigkeit	—	Schwester d. vorigen, erkrankt im 5. Monat. Tod mit 19 Monaten
später körperlicher Verfall, schlaffe Extremitätenlähmung	Patellarreflex erhöht	—	zuerst geistiger Verfall	jüdischer Knabe	erkrankt im 6. Monat
konnte vom Anfang an nicht sitzen, schlaffe Haltung	—	—	Mund meist offen, Zunge heraushängend	jüdisches Mädchen	Tod mit 1³/₄ Jahren
Rigidität der Muskulatur	Sehnenreflexe allgemein gesteigert	Schreckhaftigkeit bei Gehörseindrücken	—	Bruder des vorigen	In dieser Familie sollen acht einschlägige Fälle vorgekommen sein

	Opticus	Macula	Nystagmus	Pupillen	Augenmuskeln
9. Freud (1407)	Atrophia n. opt.	—	Nystagmus	Pupillen, mittelweit, reagieren	—
10. Gessner (1423) 1903	Blindheit, Atrophia n. opt.	typisch	—	—	—
11. Goldzieher (1419) 1899	Papille blass	typisch	—	--	—
12. Grosz (1424) 1899	—	typisch	—	—	—
13. Heimann (1413) 1897	beginnende Atrophie, schliesslich völlig blind	typisch	—	—	—
14. Heveroch (1425) 1904	Papille scharf abgegrenzt	ein Schatten um die Macula	starker Nystagmus	beiderseits gleich, reagier. prompt	fixiert nicht
15. Derselbe	—	do.	do.	do.	do.
16. Higier (1415) 1897	Papille blass	typisch	—	reagieren gut	—
17. Hirsch (1417) 1898	hat Lichtschein, Papille atrophisch	typisch	—	—	--
18. Hirschberg (1420)	blind, keine Atrophie d. Papillen	typisch	—	reagieren auf Licht	—
19. Huismans (1436)	sehnig weisse Papille links	keine Maculaveränderung	horizontalis	gleich weit, reagieren prompt. Später keine Lichtreaktion	Strabismus convergens
20. Jacobi (1416) 1898	Erblindung	typisch	—	—	—
21. Kingdon (1406) 1892 u. 1894	Abnahme des Sehvermögens, Papille blass	typisch	—	reagieren normal, später Pupillen weit und reaktionslos	—

Motilität	Reflexe	Gehör	Sensorium Psyche	Geschlecht Personalien	Verschiedenes
lernte nur sitzen und kriechen, nicht gehen und stehen. Spasmen und Tremor bilat.	Patellarreflex rechts erhöht, beiderseits Fussklonus	—	Intelligenz defekt	6 jähriger Knabe	—
Beginn mit Unsicherheit d. Bewegungen und Starre der Extremitäten. Spontane Lähmung	—	—	—	1½ jähriges jüdisches Mädchen	erkrankte im 7. Monat
Krämpfe im 8. u. 9. Monat	—	gut; schreckhaft bei Lärm	—	jüdischer Knabe	Beginn d. Erkrankung im 8. Monat. Tod mit 1¾ Jahren
Spasmus d. unteren Extremitäten, tonischer Streckkrampf in den oberen beim Schreien	—	—	—	6 monatliches Mädchen	erkrankt im 7. Monat
—	erhöht, Fussklonus	—	—	Mädchen	erkrankt im 6. Monat
stereotype Bewegungen, Spasmen, elektrische Erregbarkeit normal	Patellarreflexe gesteigert Babinski	—	absolute Idiotie	2¾ jähriges Mädchen, christl. Familie	erkrankt im 6. Monat. Tod mit 2¾ Jahren
do.	do.	—	do. Anosmie	Schwester	—
—	Reflexe erhöht	Hyperacusis	—	jüdischer Knabe	erkrankte im 5. Monat. Tod im 3. Jahre unter Krämpfen. Zwei Geschwister zeigten dasselbe Krankheitsbild
Schwäche und Unfähigkeit zu sitzen	erhalten	Hyperacusis	—	jüdischer Knabe	erkrankte im 6. Monat. Tod mit 2 Jahren. 2 Geschwister starben an derselben Krankheit
Beginn m. Lähmung, Krämpfe später	—	—	—	jüdisches Mädchen	mit 9 Monaten erkrankt. Tod mit 3½ Jahren
das Kind bewegte sich nicht im 7. Monat; Kopf fiel kraftlos nach hinten. Später Spasmen der Glieder	Sehnen und Periostreflex gesteigert, Babinski positiv, Fussklonus positiv	keine Hyperacusis	—	3 jähriges Mädchen christlicher Konfession, rachitisch	keine Lues, nach der Geburt sehr schwach, nach 6 Monaten Grössenzunahme des Kopfes
Konvulsionen	—	—	geistiger Verfall	jüdisches Mädchen	13 Monat alt
Schwäche i. Rücken; im 8. Monat allgemeine motorische Schwäche, Krämpfe	Sehnenreflexe normal	schreckhaft bei plötzlichen Geräuschen	Ausdruck blöde, Mund offen	jüdischer Knabe	vom 3. Monat an krank

	Opticus	Macula	Nystagmus	Pupillen	Augenmuskeln
22. Derselbe	Atrophia n. opt., schliesslich totale Blindheit	im 5. Monat Verfärbung d. Macula, im 8. u. 9. Monat typisch. Maculabefund	—	weit, Reaktion erhalten	—
23. Derselbe	Sehvermögen sehr herabgesetzt, Atrophia n. opt.	typisch	—	—	—
24. Derselbe	—	im 8. Monat typischer Maculabefund	—	—	—
25. Koller (1411) 1896	zuerst Abnahme der Sehkraft, Papillen atrophisch	typisch	Nystagmus	—	—
26. Derselbe	Papillen blass	kein	im 1. Monat schon Nystagmus	reagieren träge	—
27. Koplik (1412) 1897	Beginn der Atrophie im 11. Mon.	typisch	—	springende Pupillen	—
28. Derselbe	mässig veränderte Papille	typisch	—	—	—
29. Magnus (1418)	blass, nicht atrophisch, Retinalgefässe normal	typisch	—	mittelweit, reagieren träge	divergente Achsenstellung der Augen
30. Mohr (1426)	nicht völlig blind, Papille blass, aber nicht atrophisch	typisch	—	mittelweit, reagieren träge	später Deviation der Augen, Rollen der Augen
31. Mülberger (1427) 1903	im 1. Jahr Blindheit konstatiert, blasse Papille, enge Gefässe, Atrophia n. opt.	Maculagegend zeigt einen blassen Saum, kein centraler Punkt	—	mittelweit, reagieren nicht	beständig rollende Bewegungen der Augen
32. Derselbe	Atrophia n. opt.	im l. Auge unregelmässige Pigmentzüge	—	Lichtreaktion fraglich	Augen werden fortwährend bewegt
33. Patrik (1428)	—	—	—	—	—

Motilität	Reflexe	Gehör	Sensorium Psyche	Geschlecht Personalien	Verschiedenes
Beginn mit motorischer Schwäche; Kontrakturen mit 1 Jahr; Kopf kann nicht gehalten werden; schliesslich schmerzhafte Starre der Unterextremitäten	—	—	idiotischer Ausdruck, zunehmende Apathie	jüdisches Mädchen, Schwester des vorigen	Erkrankung im 3. Monat Tod im 20. Monat
konnte zuerst den Kopf nicht halten	—	schreckt bei Geräusch zusammen	Rückgang der geistigen Entwickelung, häufiges Lachen	jüdischer Knabe, 1½ Jahre jüngerer Bruder als die vorige	erkrankte im 6. Monat Tod im 18. Monat
kann nicht allein sitzen, nicht den Kopf gerade halten. Farad. u. galv. Erregbarkeit normal	Patellarreflexe nicht erhöht	—	—	jüdischer Knabe, 1 Jahr jüngerer Bruder als der vorige	—
nach dem 1. Jahre Muskelschwäche, schliessl. Lähmung	normal	Hyperacusis, Aufschrecken bei Gehörseindrücken	muss gefüttert werden	jüdisches Mädchen	erkrankte im 5. Monat, wird 10 Jahre alt
motorische Schwäche	—	—	—	Schwester der vorigen	Beginn im 1. Monat, starb im 10. Monat
Lähmung, quantitative Herabsetzung der farad. Erregbarkeit	—	Hyperacusis	interesselos	Knabe	erkrankte im 6. Monat
Lähmung	—	—	sehr schreckhaft	Mädchen	erkrankte im 5. Monat
Muskulatur schlaff, schwach, Sitzen unmöglich	—	gut	auffallende Nervosität u. Schreckhaftigkeit	Mädchen	1½ Jahre alt
Spasmen in oberen und unteren Extremitäten, Kopf fällt auf die Brust, Sitzen unmöglich	gesteigert	Hyperacusis	Idiotie, andauernd tiefe Apathie, völlige Reaktionslosigkeit	Knabe	erkrankte im 12. Monat. Tod unter Krämpfen im 15. Monat
schlaffe Lähmung	—	—	blöder Gesichtsausdruck; Zwangslachen; Sprache fehlt	Knabe	erkrankte im 5. Monat; wurde 3½ Jahre alt
—	—	—	lacht ohne Grund	Mädchen	1¼ Jahre alt
—	—	—	—	—	—

	Opticus	Macula	Nystagmus	Pupillen	Augenmuskeln
34. Pelizaeus 1895 (1433)	Pupillen blass, sonst normal	—	$^1/_4$ Jahr nach der Geburt	Reaktion erhalten	—
35. Derselbe	—	—	Nystagmus	—	—
36. Peterson (1429) 1898	Blindheit	—	—	Pupillen beiderseits gleich	Rollen der Augen
37. Pooley (1430) 1900	Papillen gelblich weiss, Gefässe eng, Blindheit	typisch	Nystagmus	—	Zucken d. Augen beiderseits nach der Geburt
38. Poynton und Parsons (1442)	Herabsetzung d. Sehschärfe, Atrophia n. opt.	roter Fleck, umgeben von weissem Bezirk	—	—	—
39. Sachs (1404) 1887	Abnahme d. Sehkraft, später totale Erblindung, Atrophia n. opt.	typisch	Nystagmus im 3. Monat	r. = l., reagieren träge	—
40. Derselbe	völlig blind	—	—	reaktionslos	—
41. Derselbe	—	—	—	—	Strabismus divergens
42. Saenger	Atrophia n. opt.	Maculabefund typisch	Nystagmus	Pupillen beiderseits gleich, reagieren nicht	—
43. Smith	—	—	—	—	—
44. Spielmeyer (1434)	Retinitis pigmentosa, rasch fortschreitende Erblindung	—	—	—	—

Motilität	Reflexe	Gehör	Sensorium Psyche	Geschlecht Personalien	Verschiedenes
Handbewegungen stets ungeschickt, Spasmen u. leichter Tremor der Hände. Pes varoequinus, geht nicht	Kniephänomene erhöht, Achillesreflexe erhöht	—	seit dem 3. Jahre Verschlechterung der Sprache, leicht imbezill	8 jähriger Knabe	Bradylalie, Sensibilität normal
Bewegungen der Hände unsicher, Beine spastisch	—	—	Sensibilität d. Haut normal. Erheblicher Intelligenzdefekt	28 Jahre alt, Onkel des vorhergehenden	—
Verfall, Abmagerung	—	—	—	jüdisches Mädchen	im 2. Monat erkrankt. Tod mit 7 Monaten; zuletzt Purpura
—	—	—	Rückgang der psychischen Entwickelung	—	8 Monate alt
konnte nicht aufrecht sitzen. Schwäche des Nackens	—	—	—	13 Monate altes jüd. Mädchen	—
Muskeln schlaff und kraftlos, konnte nicht sitzen, nicht den Kopf halten; elektrische Erregbarkeit normal	—	Hyperacusis	Teilnahmlosigkeit	Mädchen	erkrankte im 2. Monat. Tod mit 2 Jahren
spastische Lähmung der oberen und unteren Extremitäten	Knie- u. Plantarreflexe erhöht	Gehör gut; nach 6 Mon. völlig verloren	tiefe Idiotie	Schwester der vorigen	erkrankte im 8. Monat. Tod im 20. Monat. In den letzten Lebenstagen Krämpfe
Lähmung der Beine, Spasmen	—	Hyperacusis	geistiger Verfall	Knabe	erkrankte im 6. Monat. Tod mit 2 Jahren
Muskelschwäche, Lähmung der Beine	Plantarreflexe erhöht	—	Idiotie	jüdischer Knabe	Beginn im 4. Monat
konnte nicht sitzen, bulbäre Symptome	—	—	—	jüdischer Knabe	Beginn der Erkrankung mit 3 Monat, geringe Rachitis, Schluckbeschwerden
epileptiforme Anfälle	—	—	rasche Verblödung	bei vier Geschwistern	Beginn der Erkrankung zur Zeit der 2. Dentition. Zellerkrankung in d. Hirnrinde (Aufblähung)

	Opticus	Macula	Nystagmus	Pupillen	Augenmuskeln
45. Sterling (1445)	Atrophia n. opt.	typische Maculaveränderung	—	—	—
46. Vogt (1432) 1. Fall der Familie A.	doppelseitige Blindheit; Sehnervenatrophie	nicht charakteristisch	Nystagmus	gleich mittelweit, reagieren schwach	Strabismus divergens
47. 2. Fall der Familie A.	seit dem 5. Jahre Abnahme d. Sehkraft; bald rasche totale Erblindung. Atrotrophia n. opt.	nicht charakteristisch	—	Pupillen gleich weit, mittelgross, reagieren auf Lichteinfall	—
48. 1. Fall der Familie S. (kursorische Angaben der Mutter)	rasch fortschreitende Erblindung im Alter von 4 Jahren	—	—	—	—
49. 2. Fall	Abnahme d. Sehvermögens im 4. Jahre, bis zu völliger Erblindung	—	—	Pupillen beiderseits gleichweit; reagieren nicht auf Licht	Strabismus convergens
50. 1. Fall der Familie L.	im 8. Jahre eintretende Erblindung. Atrophia n. opt.	in der Umgebung der Papille fleckweise weissliche Verfärbung d. Fundus oculi	—	Pupillen gleich, sehr weit, keine Lichtreaktion	Strabismus convergens
51. 2. Fall, Marie L. u. J.	im 5. Jahre Abnahme des Sehvermögens, die rasch zu völliger Erblindung führte	—	—	Pupillen beiderseits gleich, ziemlich eng; fehlende Reaktion	—

Motilität	Reflexe	Gehör	Sensorium Psyche	Geschlecht Personalien	Verschiedenes
Lähmung der Beine und Arme	—	Hyperacusis	Imbecillitas	11 wöchentliches Mädchen	—
Passive Beweglichkeit unbehindert, Haltung schlaff. Schliesslich Kraftlosigkeit der Muskeln, totale schlaffe Lähmung	etwas erhöhte Kniephänomene, ebenso Plantarreflex. Cremaster nicht auslösbar. Abdominalreflex nicht erhöht	gut	konnte in der Blindenanstalt nicht unterrichtet werden; interesselos, die Apathie nimmt zu; unsauber. Schliesslich völlige Idiotie	9 jähriger Knabe, † im 16. Jahr	normale Geburt. Bis zum 4. Jahre normale Entwickelung, von da an Erblindung, dabei wurde er psychisch stumpfer, öfters Enuresis
hatte Krampfanfälle von epileptischem Charakter, keine Lähmungen. Allmählich zunehmend schlechterer Gang. Gegen Ende: Lähmung der Arme und Beine	Reflexe beiderseits gleich. Kniephänomen normal, ebenso Hautreflexe	erhalten, gut	lernte Blindenschrift; Abnahme d. Intelligenz. Langsam fortschreitende Verblödung. Als er 14 Jahre war, ist er tief verblödet	12 jähriger Knabe, † im 14. Jahr	bis zum 5. Jahre normale Entwickelung. Seitdem geistiger Rückschritt, Abnahme der Sehkraft. Sensibilität erhalten
die Glieder wurden an den Leib gezogen u. waren steif. Schliesslich ganz gelähmt	—	—	im Alter von 4 Jahren wurde das Kind interesselos und stumpf	† im Alter von 6 Jahren	—
epilept. Krämpfe, Unsicherheit i. Gehen, Tremor der Hände. Schliesslich allgemeine schlaffe Lähmung	Kniereflex r. = l. Plantarreflex r. = l. Cremasterreflexe besonders schwach	gut	im 4. Jahre rascher Verfall d. geistigen Kräfte; Apathie, Sprache wurde unverständlich	4 jähriger Knabe, † im 7. Jahr	ging marastisch zugrunde. Sektion ergab Hirnsklerose
epileptische Anfälle, Gehen unsicher	—	—	Stillstand der geistigen Fähigkeiten im 8. Jahre	—	als kleines Kind normal; kam mit 6 Jahren in die Schule
lernte im 2. Jahre gehen, schlechte Haltung, unsicherer Gang; schliesslich allgemeine schlaffe Lähmung	—	—	Stillstand der geistigen Entwickelung seit dem 3. Jahre. Interesselosigkeit, geistige Stumpfheit	—	—

	Opticus	Macula	Nystagmus	Pupillen	Augenmuskeln
52. 3. Fall, Karl L. aus J.	im Alter von 8 Jahren Abnahme der Sehkraft, die rasch zu fast völliger Erblindung führte	—	—	Pupillen beiderseits gleich; Reaktion langsam	—
53. Wadsworth (1431)	Atrophia n. opt.	typisch	—	weit, reagieren prompt, Lichtstarre schliesslich	—
54. Waren-Tay (1403)	Atrophia n. opt.	typisch	—	—	—
55. Waren-Tay (1405)	Atrophia n. opt.	typisch	—	—	Deviation der Augen nach rechts
56. Derselbe	Atrophia n. opt., zuerst Neuritis opt.	typisch	—	—	—
57. Derselbe	Atrophia n. opt.	typisch	—	Reaktion normal	—
58. Derselbe	Atrophia n. opt.	typisch	—	—	—

Motilität	Reflexe	Gehör	Sensorium Psyche	Geschlecht Personalien	Verschiedenes
Gang unsicher	Patellarreflex beiderseits gleich	—	—	—	—
kann weder gehen, noch stehen, noch sitzen	Patellarreflexe vorhanden	—	zunehmende Stumpfheit	jüdisches Mädchen	schliesslich Konvulsionen, Zwangslachen
seit dem 3. Monat konnte Patient den Kopf nicht halten	—	vermindert	—	jüdischer Knabe	Tod mit 20 Monaten
Bewegungsschwäche, die bald in komplete Lähmung überging, rechtsseitige Spasmen	—	—	—	jüdischer Knabe	Beginn d. Erkrankung mit 6 Monaten. Tod durch zunehmende Schwäche
Schwäche und körperlicher Rückgang	—	—	—	—	Erkrankung bald nach d. Geburt
Schwäche d. Glieder	—	—	—	—	—
Lähmung	—	—	—	Knabe	starb im Alter von $1^1/_2$ Jahren

Literatur-Verzeichnis.

1. Becker, Arch. f. Ophth. XXVI. 2. III.
2. Johannides, Arch. f. Ophth. XXVI. 2. III.
3. Langenbacher, Österr. Vierteljahrschr. f. wissenschaftl. Veterinärkde. LIII. 2. 121.
4. Kuhnt, Bericht über d. XIII. Versamml. d. ophth. Gesellsch. zu Heidelberg 1881. p. 38.
5. Axenfeld, Klin. Monatsbl. f. A. XXXII. p. 11.
6. Nuël, Arch. d'Ophth. XVI. 145 u. 473.
7. Guaita, Sulla disincione oftalmoscopia del pigmento etc. Morgagni. Milano XXXVI. p. 1. 1894.
8. Juler, Ophth. Review 1902. p. 23.
9. Gayet und Aurand, Revue générale d'Ophth. 1901. 334.
10. Camille Hirsch, Untersuchungen über die Pigmentierung der Netzhaut. S. Karger. Berlin 1905.
11. Berlin, Klin. Monatsbl. f. Augenheilk. IX. p. 278.
12. Hess, Bericht über die 30. Versammlung der Heidelberger ophthalmol. Gesellschaft. 1902. p. 352.
13. Studer, Arch. f. Augenh. LIII. 206.
14. Leber, Graefe-Saemisch, 1. Aufl. V. 554.
15. Jackson, Ophthalm. Record p. 157. 1904.
16. Plange, Arch. f. Augenh. XXIII. p. 78.
17. de Schweinitz, Transact. of the Americ. Ophth. Society. 1896. p. 650.
18. Chevallereau und Chaillous, Recueil d'Ophth. p. 473. 1904.
19. Förster, Arch. f. Ophth. XX. 1. p. 33.
20. von Graefe, Arch. f. Ophth. XII. p. 211.
21. Hutchinson, Ophth. Hosp. Rep. VIII. p. 231. 1875.
22. Speiser, Inaug.-Dissertation. Basel 1892.
23. Despagnet und Carra, Recueil d'Ophth. p. 513. 1900.
24. Bednarski, Arch. f. Augenh. XL. p. 420.
25. Baas, Das Gesichtsfeld. Stuttgart, F. Enke. 1896. p. 101.
26. Nagel, Arch. f. Augenh. XXXVI. 4. p. 369.
27. Michel, Lehrbuch der Augenheilkunde. II. Aufl. p. 398.
28. Prümm, Inaug.-Dissertation. Giessen 1900.
29. Stein, Arch. f. Ophth. LVI. 463.
30. Malé Farré, Centralbl. f. Augenh. 1882. 183.
31. Schenkl, Zeitschr. f. Heilkunde. IV. 1884.
32. Goldzieher, Petersburger med. chirurg. Presse. 1882.
33. Barret, Intercolon. med. Journ. of Australaria May 20 1904.
34. Candron, Revue générale d'Ophth. p. 97. 1887.
35. Dreyer-Dufour, ref. Jahresb. f. Ophth. 1896. 500.

36. Kalischer, Arch. f. Kinderheilkunde. XXIV. 12.
37. Gamble, Ophth. Record. 1899. p. 196.
38. Nettleship, Ophth. Hosp. Report. IX. 178.
39. de Schweinitz, Ophth. Review. 1899. p. 149.
40. Hutchinson, Med. Times and Gaz. 1877. 535.
41. Lawford, Ophth. Review 1902. p 25.
42. Rochon-Duvigneaud, Arch. d. Ophth. XV. p. 764.
43. Musakami, Bericht über die 29. Versamml. der Heidelb. Ophth. Gesellschaft 1901. p. 257.
44. Herbourt, Thèse de Paris. 1900.
45. Sidler-Huguenin, Deutschmanns Beiträge z. prakt. Augenheilk. Heft 51.
46. Best, Sitzungsbericht der 30. Heidelb. Ophth. Versammlung 1902. p. 181.
47. Magus, Inaug.-Dissertation. Jena 1899.
48 Poncet, Progrès médical Nr. 31. 1878.
49. Peunoff, Centralbl. f. prakt. Augenheilkunde. 1878. p. 88.
50. Antonelli Pascale, Recueil d'Ophth. 1898. 277 und Bollett. d'Oculist. XXI. p. 161.
51. Trantas, Ophthalmolog. Klinik 1899. p. 169.
52. Bistic, Centralbl. f. prakt. Augenheilkde. Nov. 1899.
53. Rubert, ref. Jahresber. f. Ophth. 1904. 394.
54. v. Düring und Trantas, Deutsche med. Wochenschr. Nr. 9. 1900.
55. de Schweinitz, Ophth. Review. 1899. p. 149.
56. Haab, Bericht über die 26. Versammlung der Heidelb. Ophth. Gesellschaft p. 165. 1897.
57. Coppez, Soc. d'Anat. pathol. de Bruxelles 3 juin 1898. p. 298.
58. v. Graefe, Arch. f. Ophth. XII. 2. 215.
59. Mooren, Ophth. Beobachtungen. 1867. 287—292.
60. Förster, Klin. Monatsbl. f. Augenh. IX. 341.
61. A. Pick, Prager med. Wochenschr. 1903. Nr. 1.
62. Löwy, Monatschr. f. Psych. u. Neurologie. XIII. p. 372. Ergänzungsheft.
63. Pick, Wiener klin. Wochenschr. 1905.
64. Galezowski, Recueil d'Ophth. 1874. p. 352.
65. Schön, Die Lehre vom Gesichtsfelde.
66. Burnett, Ophth. Review 1887. 266.
67. Imre, Klin. Monatsbl. f. Augenh. 1876. 267.
68. Hersing, Archiv f. Ophth. XVIII. 2.
69. Gallus, Zeitschr. f. Augenheilkunde. VII. p. 361.
70. Bull, Perimetrie. Bonn 1895. p. 58.
71. H. Müller, Unters. der phys.-med. Gesellschaft zu Würzburg. 1859. Bd. X.
72. Handmann, Zeitschr. f. Augenheilkunde. VI. p. 127.
73. Alexander, Berlin. klin. Wochenschr. 1876. p. 508 u. 523.
74. Baas, Arch. f. Ophth. XLIV. 3. p. 642.
75. Wettendorfer, Deutschmanns Beitr. z. prakt. Augenheilk. Heft 47. p. 33.
76. Baas, Das Gesichtsfeld. p. 99. Stuttgart. F. Enke. 1896.
77. Förster, Arch. f. O. XX. 1.
78. H. König, Inaug.-Dissertation. Greifswald 1874.
79. Pagenstecher, Centralbl. f. Augenheilk. 1878. Augustheft.
80. Sedan, Recueil d'Ophth. 1885. p. 675.
81. Swanzy, Irish. Hosp. Gaz. 1873. p. 84.
82. Tillinghast Atwool, Ophth. Hosp. Rep. XIV. p. 260.
83. Guaita, Annal. d. Ophth. IV. p. 135.
84. Colman Cutler, Arch. f. Augenh. XXX. p. 52.
85. Dumas, Gaz. hebdom. de méd. XIX. p. 460.
86. Snell, Brit. med. Journ. I. p. 1445. 1886.
87. Bednarski, ref. Jahresber. f. Ophth. 1900. 623.

88. Fitzgerald, Irish Hosp. Rep. 1873. Jan. 15.
89. Rodsewitsch, ref. Jahresber. f. Ophth. 1899. 665.
90. Krienes, Über Hemeralopie. Wiesbaden 1896. p. 129.
91. Featherstonhough, Amer. Journ. of Ophth. 1887. 241.
92. Kubli, Arch. f. Augenh. XVII. 409.
93. Schtschepotiew, ref. Jahresber. f. Ophth. 1897. 384.
94. Leszenko, Arch. f. Augenh. XXIX. p. 213.
95. Charitow, ref. Jahresber. f. Ophth. XXIV. 346.
96. Poncet, Gaz. des Hopit. 1869. 29.
97. Netter, Gaz. méd. de Strasbourg. 1870. Nr. 5 u. 8.
98. Krakow, ref. Jahresber. f. Ophth. 1887. 363.
99. Selitzky, ref. Jahresber. f. Ophth. 1886. 375.
100. Bumke, Virchow Arch. f. pathol. Anatomie. Bd. 52. p. 570.
101. Tkatschenko, ref. Jahresber. f. Ophth. 1895. 393.
102. Hand, Wiener klin. Rundschau. Nr. 52. 1905.
103. Cless, Deutsche Vierteljahrschr. f. öffentl. Gesundheitspflege. XI. p. 393.
104. Michel, Bayer. ärztl. Intelligenzblatt. 1882. Nr. 30.
105. Grosoli, Annali di Ottalm. II. p. 371.
106. Basso, Annali di Ottalm. XXVI. p. 275.
107. Adler, Klin. Monatsh. f. Augenh. 1876. p. 91.
108. Weiss, Berl. klin. Wochenschr. 1873. 232.
109. Vaucelle, Thèse de Bordeaux. 1891.
110. Generopitomzew, Wratsch Gaz. XI. Nr. 7.
111. Schiele, Wochenschr. f. Therapie und Hygiene des Auges. 1904. 5. Mai.
112. Saweljew, ref. Jahresber. f. Ophth. 1892. 385.
113. Kolsky, ref. Jahresber. f. Ophth. 1886. 375.
114. Kubli, Arch. f. Augenh. XVII. 409.
115. Falk, Schmidts Jahrb. Bd. 159. p. 290.
116. Fialkowski, Centralbl. f. prakt. Augenh. August 1880.
117. Relawsky, Inaug.-Dissertation. Petersburg 1894.
118. Fontan, Recueil d'Ophth. 1882. p. 577.
119. Panas, Rev. génér. de clin. et de Therap. 1893. VII. 769.
120. Teillais, Soc. franç. d'Ophth. 1889.
121. Rampoldi, Annali di Ottalm. XIII. p. 298.
122. Ancke, Centralbl. f. prakt. Augenh. 1886. p. 37.
123. Nieden, Berlin. klin. Wochenschr. 1874. Nr. 47.
124. Dransart, Annal. d'Ocul. T. 88. p. 150.
125. Fumagalli, Annal. di Ottalm. II. p. 471.
126. Hennig, Internat. Rundschau. 1891. 350.
127. Kreindel, ref. Jahrb. für Ophth. 1906. p. 379.
128. Spassky, ref. Jahresber. f. Ophth. 1906. 379.
129. Romary, ref. Jahresber. f. Ophth. 1903. 672.
130. Kohn, Recueil d'Ophth. 1874. p. 185.
131. Parinaud, Arch. général. de méd. 1881. April.
132. Cornillon, Progres méd. 1882. Nr. 23.
133. Litten, Deutsche med. Wochenschr. 1882. Nr. 17.
134. Levi, Presse médic. 1896. Nr. 28.
135. Trantas, Recueil d'Ophth. 1899. 400.
136. Monuro, Annali di Ottalm. XXVI. p. 554.
137. Baas, Arch. f. Ophth. XL. 5. 212.
138. Hori, Arch. f. Augenh. 1895. 393.
139. Strzeminski, Recueil d'Ophth. 1897. p. 49.
140. Volbrecht, Zeitschr. f. Heilkunde. XXIII. Heft 10.

141. **Alfieri**, Arch. d'Ottalm. VI. p. 190.
142. **Tornabene**, Arch. di Ottalm. IX. p. 41.
143. **Macé und Nicaci**, Compt. rend. 1881. Nr. 24.
144. **Hirschberg**, Berlin. klin. Wochenschr. 1885. Nr. 23.
145. **E. v. Hippel**, Arch. f. Ophth. XLII. 4. 151.
146. **Rampoldi**, Annal. di Ottalm. XIV. p. 492.
147. **Neusser**, Wiener med. Presse 1887. Nr. 4. p. 145.
148. **Zimmermann**, Arch. f. Augenh. XIV. p. 169.
149. **Adamück**, Westnik ophth. 4. 5. p. 367. 1892.
150. **Surow**, Wojenno-med. Journ. Juli 1902.
151. **Mendoza**, Arch. de Oftalm. hispano-americ. 1904. p. 630.
152. **Netter**, Annal. d'Ocul. T. 75, p. 198. T. 76. p. 99.
153. **Aubert**, Physiologie des Auges. p. 132.
154. **Rampoldi**, Annali di Ottalm. XIII. 298.
155. **Uhthoff**, Berlin. klin. Wochenschr. 1890. Nr. 28.
156. **Kolsky**, ref. Jahresber. f. Ophth. 1886. 375.
157. **Guaita**, Annali di Ottalm. XVII. 6. p. 501.
158. **Guaita**, Annal. d'Ocul. 1889. Fasc. V u. VI.
159. **A. E. Fick**, Graefe-Saemisch. X. p. 14. Neue Aufl.
160. **Parinaud**, Gaz. med. de Paris. 1881. Nr. 34.
161. **Förster**, Über Hemeralopie u. d. Anwendung eines Photometers. Breslau 1857. p. 26.
162. **Swanzy**, Irish Hosp. Gaz. 1873. p. 84.
163. **Butz**, Inaug.-Dissertation. Dorpat 1883.
164. **Michel**, Bayer. Intelligenzbl. Nr. 30. 1882.
165. **Walter**, Arch. f. Augenh. XXVII. Heft 1 u. 2.
166. **Chauvel**, Recueil d'Ophth. 1894. p. 11. 65. 201. 573. 651.
167. **Schirmer**, Deutsche med. Wochenschr. 1891. Nr. 3.
168. **Schoeler**, Deutsche Klinik. 1874. p. 11—13.
169. **Ewers**, Jahresber. f. Ophth. 1872. 448.
170. **Magnus**, Klin. Monatsbl. f. Augenh. 1868. p. 67.
171. **Sulzer**, Recueil d'Ophth. 1898. p. 656.
172. **Knies**, Bericht über die XXI. Versamml. d. ophth. Gesellsch. zu Heidelberg. p. 77.
173. **Basso**, Annali di Ottalm. XXVI. p. 275.
174. **Vennemann**, Bullet. de l'Acad. de méd. de Belgique. T. V. Nr. 5. p. 344. 1891.
175. **Mooren**, Ophth. Beobacht. 1867. p. 260.
176. **Leber**, Arch. f. Ophth. XV. 3. 1 u. XVIII. 2. 325.
177. **Denti**, Gaz. med. ital. Lombard. VI. p. 115.
178. **Rosenbaum**, Inaug.-Dissertation. Kiel.
179. **Magnus**, Die Blindheit, ihre Entstehung und Verhütung. Breslau 1883.
180. **Hirschberg**, Centralbl. f. Augenheilk. 1889. p. 37.
181. **Ancke**, Centralbl. f. Augenheilk. 1885. p. 167.
182. **Dujardin**, Clin. ophth. 1904. p. 125.
183. **Poncet**, Annal. d'Ocul. T. 74. p. 234.
184. **Haase**, Klin. Monatsbl. f. Augenheilk. V. 228.
185. **v. Wecker**, Traité des malad. des yeux. II. Edit. Tom. II. p. 337.
186. **Badal**, Gaz. des hôpitaux. 1876. p. 1132.
187. **v. Graefe**, Arch. f. Ophth. IV. 2.
188. **Gonin**, Annal. d'Ocul. T. CXXV. p. 101.
189. **Koellner**, Zeitschr. f. Augenheilk. XVI. p. 123.
190. **Windsor**, Annal. d'Ocul. LXVI. p. 143.
191. **Pauli**, Beiträge zur Lehre vom Gesichtsfelde. München. J. A. Finsterlein. 1875.
192. **Sichel**, Centralbl. f. prakt. Augenheilk. April 1877.
193. **Schmidt**, Inaug.-Dissertation. Bonn 1890.

194. **Bürstenbinder**, Arch. f. Ophth. XLI. 4. 175.

195. **Scimemi**, Annali di Ottalm. XXVIII. p. 69.

196. **Knapp**, Transact. Americ. ophth. Soc. 1870. p. 120.

197. **Mellinger**, Klin. Monatsbl. f. Augenheilk. XXIX. p. 171.

198. **Pierd'houy**, Annales di Ottalm. VI. 1. p. 10.

199. **Leber**, Arch. f. Ophth. XVII. p. 316.

200. **Peltesohn**, Centralbl. f. prakt. Augenheilk. XII. 206.

201. **Guaita**, Annali di Ottalm. IV. p. 135. 1875.

202. **Rodsewitsch**, ref. Jahresber. f. Ophth. 1899. 665.

203. **Huidiez**, Annal. d'Ocul. T. 78. p. 211.

204. **Machek**, ref. Jahresber. f. Ophth. 1881. 395.

205. **Bayer**, Inaug.-Dissertation. Bonn 1872.

206. **Hoor**, Wiener klin. Wochenschr. Nr. 17. 1898.

207. **Mooren**, ref. Jahresber. f. Ophth. 1874. 420.

208. **Winselmann**, Ophth. Klinik. 1902. Nr. 9/10.

209. **Darrier**, Arch. d'ophth. VII. p. 170.

210. **Scimemi**, Annali di Ottalm. XXVIII. p. 649.

211. **Gayet**, Arch. d'Ophth. III. p. 385.

212. **Nettleship**, Ophth. Review. 1887. p. 181.

213. **Seggel**, Deutsche militärärztl. Zeitschr. XIII. 1884. 213.

214. **Spengler**, Zeitschr. f. Augenheilk. VI. p. 285. 1901.

215. **Derigs**, Inaug.-Dissertation. Bonn 1882.

216. **Schön**, Centralbl. f. prakt. Augenheilk. 1898. p. 15.

217. **Jakobsohn**, Klin. Monatsbl. f. Augenheilk. 1888. 202.

218. **Aubineau**, Annal. d'ocul. T. CXXIX. 432.

219. **Ancke**, Centralbl. f. prakt. Augenheilk. 1885. Juni. p. 167.

220. **Baumeister**, Arch. f. Ophth. XIX. 2. p. 261.

221. **Pedraglia**, Klin. Monatsbl. f. Augenheilk. III. p. 114.

222. **Steffan**, Jahresber. f. Ophth. 1874. 420.

223. **Günsburg**. Arch. f. Augenheilk. p. 184.

224. **Neuffer**, Inaug.-Dissertation. Strassburg 1893.

225. **Deutschmann**, Beitr. zur Augenheilk. 1891. Heft 3.

226. **Leber**, Graefe-Saemisch V. 656. I. Aufl.

227. **Maes**, II. Jahresber. d. Utrechter Augenklinik. 1861. p. 263.

228. **Hocquard**, De la retin. pigm. Paris 1875. p. 93.

229. **Ayres**, Americ. Journ. of Ophth. III. p. 60.

230. **Davidson**, Brit. med. Journ. I. p. 72. 1886.

231. **Herrlinger**, Inaug.-Dissertation. Tübingen 1899.

232. **Snell**, Ophth. Review. 1903. p. 30.

233. **Stutzin**, Inaug.-Dissertation. Giessen 1905.

234. **Guaita**, Annali di Ottalm. XIII. p. 229.

235. **Suchannek**, Beitr. zur patholog. Anatom. von **Ziegler** u. **Nauwerk**. Bd. IV. 1.
p. 511.

236. **Macnamara**, Arch. manual of the diseases of the eye. II. Edit. London 1872.

237. **Quaglino**, Annali di Ottalm. XII. 5. p. 372.

238. **Magnus**, Die Blindheit. Breslau 1883.

239. **Liebreich**, Deutsche Klinik. 1861. Nr. 6.

240. **Mooren**, Klin. Monatsbl. f. Augenh. I. p. 93.

241. **Hirschberg**, Berl. klin. Wochenschr. 1879. Nr. 47.

242. **Nolden**, Inaug.-Dissertation. Bonn 1876.

243. **Badal**, Annal. des malad. de l'oreille. de Larynx etc. 1881. Nr. 4.

244. **Webster**, Transact. of the Americ. ophth. Soc. 1878. 495.

245. **Ulrich**, Klin. Monatsbl. f. Augenheilk. 1882. p. 240.

246. **Höring**, Klin. Monatsbl. f. Augenheilk. II. 236.

247. **Wider**, Mitteil. aus der ophth. Klinik in Tübingen. II. 2. p. 212.

248. **Mooren**, Klin. Monatsbl. f. Augenheilk. I.

249. **S. Wells**, Lancet. I. 1871. p. 612.

250. **Rampoldi**, Annal. di Ottalm. XII. 5. p. 372.

251. **Colman Cutler**, Arch. f. Augenheilk. XXX. p. 117.

252. **Ransohoff**, Klin. Monatsbl. f. Augenheilk. 1891. 271.

253. **Daguillon**, Bullet. de la clin. rat. ophth. de Quinze-Vingts. V. p. 103.

254. **Hutchinson**, Ophth. Hosp. Rep. VI. p. 30.

255. **Jakobsohn**, Klin. Monatsbl. f. Augenheilk. 1888. 202.

256. **Davidson**, Brit. med. Journ. I. p. 72. 1886.

257. **Tillinghast-Atwool**, Ophth. Hosp. Rep. XIV. p. 260.

258. **Schmidt**, Klin. Monatsbl. f. Augenheilk. 1874. p. 29.

259. **Wuest**, ref. Jahresber. f. Ophth. 1877. 307.

260. **Mooren**, Ophth. Mitteil. aus dem Jahre 1873. p. 82.

261. **Blessig**, St. Petersburger med. Wochenschr. XXVI. p. 105 1901.

262. **Schmidthäuser**, Inaug.-Dissertation. Tübingen 1904.

263. **Peltesohn**, Centralbl. f. prakt. Augenheilk. XII. 206.

264. **Guaita**, Annal. di Ottalm. IV. p. 135. 1875.

265. **Bellarminoff**, Arch. f. Augenheilk. XXVII. p. 53.

266. **Bocchi**, Annali di Ottalm. XXIV. Suppl. p. 21.

267. **Maget**, Annal. d'Ocul. CXXII. p. 69.

268. **Schön**, Centralbl. f. Augenheilk. 1898. p. 15.

269. **Litten**, Berlin. klin. Wochenschr. 1882. Nr. 28 u. 29.

270. **Levi**, Presse médicale 1896. Nr. 28.

271. **Landolt**, Arch. f. Ophth. XVIII. 1. 325.

272. **Brailey**, Ophth. Hosp. Rep. VIII. p. 556. 1876.

273. **Lee**, Brit. med. Journ. II. 1184. 1883.

274. **Adler**, Klin. Monatsbl. f. Augenheilk. 1876. p. 91.

275. **Mulder**, Nederl. Tijdschr. v. Genesk. I. 371. 1902.

276. **Noischewsky**, ref. Jahresber. f. Ophth. 1888. 395.

277. **Höring**, Klin. Monatsbl. f. Augenheilk. II. 236.

278. **Rowikowitsch**, ref. Jahresber. f. Ophth. 1901. 404.

279. **Wildermuth**, Württemb. ärztl. Intelligenzbl. 1886. Nr. 40.

280. **Batten**, Ophth. Review. 1903. p. 58.

281. **Spielmeyer**, Arch. f. Psych. u. Neurol. Bd. 40. p. 1038.

282. **Mühlberger**, Münch. med. Wochenschr. 1903. p. 1968.

283. **Stock**, Arch. f. Psych. u. Neurol. Bd. 40. p. 1039.

284. **de Wecker**, Traité des malad. des yeux. 2. Edit. T. II. p. 337 u. 345.

285. **Nettleship**, Ophth. Hosp. Rep. II. 1877. p. 168.

286. **Hutchinson**, Ophth. Hosp. Rep. V. p. 324. 1866.

287. **Mauthner**, Lehrbuch der Ophthalmoskopie. Wien 1868. p. 382.

288. **Alvardo**, Centralbl. f. prakt. Augenheilk. 1882. Oktoberheft.

289. **Natanson**, ref. Jahresb. f. Ophth. 1898. 762.

290. **Heinersdorff**, Arch. f. Augenheilk. XXXIV. p. 240.

291. **Lindner**, Wiener med. Wochenschr. 1895. Nr. 37.

292. **Pyle**, Transact. of the Americ. Ophth. Society. Thirty-minth Meeting p. 172. 1903.

293. **Darier**, Arch. d'Ophth. VII. p. 170.

294. **Wagemann**, Arch. f. Ophth. XXXI. 1. 230.

295. **Baas**, Das Gesichtsfeld. Stuttgart 1896. p. 102.

296. **Hosch**, Klin. Monatsbl. f. Augenheilk. XIII. p. 200.

297. **Ewetzky**, Westnik ophth. VII. 6 p. 449.

298. **Mauthner**, Bericht des nat.-hist. med. Vereins in Innsbruck. 1872. II. Heft 2 u. 3.

299. Stein, Arch. f. Ophth. LVI. 463.
300. Landolt, Arch. f. Ophth. XVIII. 1. p. 325.
301. Lister, Ophth. Hosp. Rep. XV. 254.
302. Bürstenbinder, Arch. f. Ophth. XLI. p. 417.
303. Ginsburg, Centralbl. f. prakt. Augenheilk. 1906. p. 12.
304. Bock, Centralbl. f. prakt. Augenheilk. p. 294. 1889.
305. Alt, Arch. f. Augen- und Ohrenheilk. VII. 2. p. 76.
306. Maes, 2. Jahresber. der Utrechter Augenklinik. Utrecht 1861. p. 263.
307. Leber, Arch. f. Ophth. 3. p. 1.
308. Gonin, Annal. d'Ocul. T. CXXIX. p. 24.
309. Capauner, XXIII. Versamml. der Heidelb. ophth. Gesellsch. 1893. p. 43.
310. Berlin, Klin. Monatsbl. f. Augenheilk. IX. 278.
311. Hirschberg, Arch. f. Augenheilk. 1879. p. 49.
312. Bock, Centralbl. f. prakt. Augenheilk. 1889.
313. Ernest Clarke, Ophth. Society of the united Kingd. Dec. 8 1888.
314. Juler, Ophth. Review. 1902. p. 22.
315. Featherstonhaugh, Americ. Journ. of Ophth. 1887. p. 241.
316. Spengler, Zeitschr. f. Augenheilk. VI. 285.
317. Scimemi, Annali di Ottalm. XXVIII. p. 649.
318. Levinsohn, Arch. f. Augenheilk. XXXVIII. Heft 3.
319. Knapp, Transact. of Americ. ophth. Soc. 1870. p. 120.
320. Maget, Annal. d'Ocul. T. CXXII. p. 69.
321. Förster, Graefe-Saemisch, VII. 191. 1. Aufl.
322. Millet, Thèse de Lyon. 1899.
323. Nagel, Arch. f. Augenheilk. XXXVI. 4. p. 369.
324. Hutchinson, Ophth. Hosp. Rep. VII. p. 431. 1873.
325. Groisz, ref. Jahresber. f. Ophth. 1885. 413.
326. Heimersdorff, Arch. f. Augenheilk. XXXIV. p. 240.
327. Natanson, ref. Jahresber. f. Ophth. 1898. 762.
328. Goldzieher, Centralbl. f. Augenheilk. p. 114. 1897.
329. Maslenikow, ref. Ophthalm. Klinik. 1903. p. 23.
330. E. Weiss, Vossius Sammlung zwangloser Abhandl. aus d. Gebiete der Augenheilk.
     V. 5. 1903.
331. Schmidthäusser, Inaug.-Dissertation. Tübingen 1904.
332. Henderson, Ophth. Hosp. Rep. XV. Part. III. p. 355.
333. Kipp, Arch. f. Ophth. XXXIII. p. 3.
334. Jakobi, Klin. Monatsbl. f. Augenheilk. 1874. 255.
335. Samelsohn, Klin. Monatsbl. f. Augenheilk. 1873. 214.
336. Hutchinson, Ophth. Hosp. Rep. VIII. p. 44. Fall 85.
337. Heine, Klin. Monatsbl. f. Augenheilk. XLIV. 1906.
338. Heyl, Philadelph. med. Times. X March. 1880.
339. Reis, Arch. f. Ophth. LV. p. 437.
340. White, Lancet. Oct. 19 1903.
341. Fraser, Scottish med. and surgical Journal. Sept. 1903.
342. Zumft, Inaug.-Dissertation. Dorpat 1891.
343. Schmall, Arch. f. Ophth. XXXIV. 1. p. 37.
344. Rählmann, Klin. Monatsbl. f. Augenheilk. 1889. 496.
345. Groenouw, Graefe-Saemisch II. Aufl. XI. 291.
346. Ulrich, Arch. f. Ophth. XXXII. 2. p. 1.
347. Liebreich, Deutsche Klinik 1861. Nr. 50.
348. Litten, Münchn. med. Wochenschr. 1889. p. 812.
349. Leber, Graefe-Saemisch V. p. 531. I. Aufl.
350. Bondi, Prager med. Wochenschr. 1894. Nr. 11.

351. **Litten**, Berlin. klin. Wochenschr. XVIII. Nr. 12. 1881.
352. **Cuignet**, Journ. d'Ophth. I. p. 602.
353. **A. Weber**, ref. Jahresber. f. Ophth. 1871. 140.
354. **Leber**, Graefe-Saemisch II. 345.
355. **Grunert**, Centralbl. f. Augenheilk. XXV. 225.
356. **Thoma**, Arch. f. Ophth. XXXV. 2. 1.
357. **Donders**, Arch. f. Ophth. XVII. 1. p. 80.
358. **Lang und Barrelt**, Ophth. Hosp. Rep. Vol. XII. p. 60.
359. **Helfreich**, Arch. f. Ophth. XXVIII. 3. 1.
360. **Rählmann**, Virchows Archiv Bd. 102. p. 184. 1885.
361. **Schmidt-Rimpler**, Die Erkrankungen des Auges im Zusammenhang mit anderen Krankheiten. Wien 1898. p. 418.
362. **Jakobi**, Arch. f. Ophth. XXII. 1. 111.
363. **Becker**, Arch. f. Ophth. XVIII. 1. 206.
364. **von der Osten-Sacken**, Inaug.-Dissertation. Dorpat 1890.
365. **Türck**, Arch. f. Ophth. XLVIII. 3. 513.
366. **Lamhofer**, Inaug.-Dissertation. Leipzig 1883.
367. **Eppeler**, Nagels Mitteil. aus der ophth. Klinik in Tübingen. II. 1. p. 83.
368. **Holz**, Berlin. klin. Wochenschr. Nr. 50. 1889.
369. **Rählmann**, Zeitschr. f. Augenheilk. VII. 425.
370. **Ewetzky**, Centralbl. f. prakt. Augenheilk. 1884. 167.
371. **Meyer**, ref. Neurolog. Centralbl. 1898. p. 649.
372. **Raynaud**, Arch. gén. de méd. Janv. et Février 1874.
373. **Rählmann**, Klin. Monatsbl. f. Augenheilk. 1890. p. 3.
374. **Schmall**, Arch. f. Ophth. Bd. 34. 1. 37.
375. **Quincke**, Berlin. klin. Wochenschr. 1868. Nr. 34 und 1870. Nr. 21.
376. **O. Becker**, Klin. Monatsbl. f. Augenheilk. 1871. Nr. 21.
377. **Fitzgerald**, Brit. med. Journ. II. 723.
378. **Hale**, Klin. Monatsbl. f. Augenheilk. 1897. 239.
379. **Helfreich**, Festschr. zur III. Säkularfeier der Alma Julia Maximiliana, gewidmet von der med. Fakultät zu Würzburg. II. p. 127.
380. **O. Becker**, Wiener med. Wochenschr. 1873. 565 u. klin. Wochenschr. f. Augenheilk. 1880. p. 1.
381. **Fuchs**, Graefe-Saemisch. VI. 989. I. Aufl.
382. **Ogle**, Med.-chirurg. Transact. LII. 1869. p. 151 u. Med. Times and Gaz. April 17.
383. **Rählmann**, Klin. Monatsbl. f. Augenheilk. 1889. p. 496.
384. **Friedrichson**, Arch. f. Ophth. XXXIV. 3. 207.
385. **Hilbert**, Centralbl. f. prakt. Augenheilk. XV. 330.
386. **Thoma**, Arch. f. Ophth. XXXV. 2. p. 1.
387. **Leber**, Graefe-Saemisch. II. p. 353. I. Aufl.
388. **Gowers**, Die Ophthalmoskopie in der inneren Medizin. Deutsch. p. 11.
389. **Hoffmann**, Klin. Monatsbl. f. Augenheilk. 1885. p. 24.
390. **Parisotti**, Annal. de Ocul. T. CXIX. p. 321.
391. **Quaglino**, Annal. d'Ocul. LXV. p. 129. 1871.
392. **Siegrist**, Mitteil. aus Kliniken der Schweiz. 1. Reihe. Heft 10. 1894.
393. **Faravelli**, Annali di Ottalm. XVI. p. 63. 1887.
394. **Alexander**, Deutsche med. Wochenschr. 1881. Nr. 40 u. 41.
395. **Panas**, Les maladies des yeux 1894.
396. **Hirschberg**, Berl. klin. Wochenschr. 1875. Nr. 22.
397. **Pearse**, Albany med. Annales. June 1901.
398. **Bäck**, Arch. f. Ophth. XLVII. 1.
399. **Ramorino**, Annali di Ottalm. VI. 1. p. 25.
400. **Hilbert**, Memorabilien. Heft 2. p. 5. 1895.

401. Rübel, Centralbl. f. Augenheilk. Okt. 1884.
402. Wagenmann, Arch. f. Ophth. XLIV. 2. 219.
403. Sachs, Deutschmanns Beiträge zur Augenheilk. Heft 44. p. 34.
404. Reiner, Arch. f. Augenheilk. XXXVIII. 295.
405. Harms, 33. Ber. d. ophth. Gesellsch. in Heidelberg. p. 253.
406. Kussmaul, erwähnt Journ. f. Ophth. 1873. 134.
407. Michel, Sitzungsber. d. phys.-med. Ges. zu Würzburg. 1881. Nr. 6.
408. Bankwitz, Arch. f. Ophth. XLV. 2. 384.
409. Baquis, Beitr. z. Augenbeilk. Festschr. f. J. Hirschberg. p. 391.
410. Keller, Wiener med. Presse. 1871. Nr. 47.
411. Knapp, Arch. f. Augenheilk. X. 1. p. 101.
412. Knapp, Arch. f. Augen- u. Ohrenheilk. V. p. 203.
413. Schweigger, Handb. d. spez. Augenheilk. p. 425 u. 515.
414. Quaglino, ref. Jahresber. f. Ophth. 1872. 371.
415. Seggel, Bayr. ärztl. Intelligenzbl. 1870. 13 u. 14.
416. v. Graefe, Arch. f. Ophth. I. 1. 403.
417. Mooren, Ophth. Beobacht. p. 260.
418. Leber, Graefe-Saemisch V. 534. I. Aufl.
419. Michel, Lehrb. d. Augenheilk. II. Aufl. p. 435.
420. Valude, Annal. d'Oculist. T. CXIII. p. 266.
421. Möllendorf, Graefe-Saemisch. VII. 137. I. Aufl.
422. Gepner, Mem. d. Warschauer ärztl. Gesellsch. 1872. p. 278.
423. A. v. Graefe, Arch. f. Ophth. III. 2. 292.
424. Emmert, Arch. f. Ophth. XVII. 1. 203.
425. Fenwick, Zit. Graefe-Saemisch. VI. 957. I. Aufl.
426. Knapp, Transact. Americ. Ophth. Soc. 1870. p. 120.
427. Lunn, Ophth. Review. 1904. p. 149.
428. Stephen Mackenzie, Transact. of the ophth. Society. 1882/83. London.
429. Stangelmeier, Inauguraldissert. Würzburg. 1878.
430. Nagel, Mitteil. a. d. ophth. Klinik in Tübingen. II. 3. p. 411.
431. Liebreich, Atlas d. Ophthalmoskopie. Taf. IX. Fig. 3.
432. Hirschberg, Arch. f. Ophth. LIX. p. 131.
433. Posey, Americ. Journ. of med. sienc. Sept. and Transact. of the Americ. Ophth. o:
      X. p. 632.
434. Manz, Klin. Monatsbl. f. Augenheilk. 1874. 447—460.
435. Horstmann, Jahresber. f. Ophth. 1874. 427.
436. Gowers, Lancet. Nr. 6. 1875. p. 656.
436a. Allbutt, Jahresber. f. Ophth. 1871. p. 317.
437. Alridge, Jahresber. f. Ophth. 1871. p. 321.
438. Tebaldi, Riv. clin. 1870. p. 201. 254. 287.
439. Litten, Berl. klin. Wochenschr. 1881.
440. Nieden, Centralbl. f. Augenheilk. 1888. 193.
441. Gatti, Gaz. ospital. Milano. I. p. 129. 1880.
442. Becker, Deutsche med. Wochenschr. Nr. 26—28. 1889.
443. Purtscher, Centralbl. f. Augenheilk. XXIV. p. 225.
444. Haase, Klin. Monatsbl. f. Augenheilk. V. p. 230.
445. Tillaux, Recueil d'Ophth. 1874. p. 461—463.
446. Bondi, Prager med. Wochenschr. Nr. 26. 1901.
447. Bitsch, Klin. Monatsbl. f. Augenheilk. 1879. 144.
448. Dimmer, Die ophthalmoskopischen Lichtreflexe der Netzhaut. Franz Deuticke. Leipz
      u. Wien. 1891.
449. Scheffels, Arch. f. Augenheilk. XXII. Heft 4.
450. Stern, Medizin. Klinik. IV. p. 43. 1908.

451. Uhthoff, Klin. Monatsbl. f. Augenheilk. XLIV. p. 449.
452. Perrin, Gaz. des hôp. 1874. p. 419—916.
453. Randolph, Ophth. Review. 1893. p. 374.
454. v. Ziemssen, Annal. d. städt. allgem. Krankenhauses in München. 1878.
455. Michel, Deutsch. Arch. f. klin. Med. XXII. 5 u. 6. p. 439.
456. Gowers, Die Ophthalmoskopie in der Medizin. Deutsche Ausg. p. 271.
457. Axenfeld, Berl. klin. Wochenschr. 1895. Nr. 41.
458. Gloor, Arch. f. Augenheilk. XXXV. p. 328.
459. Schilling, Arch. f. Augenheilk. XLIII. 1.
460. Hormuth, Klin. Monatsbl. f. Augenheilk. Festschr. für Manz. 1903. p. 255.
461. Elschnig, Klin. Monatsbl. f. Augenheilk. 1898. p. 25.
462. Jakobi, Klin. Monatsbl. f. Augenheilk. 1874. 255.
463. Reimar, 27. Versamml. der Heidelberger ophth. Gesellsch. p. 331. 1898.
464. Fürstner, Deutsche Zeitschr. f. klin. Med. XXX. 534.
465. Fürstner, Arch. f. Psych. u. Nervenheilk. XXXIV. p. 1046.
466. v. Hippel, Bericht über die 31. Versamml. der Heidelberger ophth. Gesellsch. 1903. 199.
467. Jakobi, Klin. Wochenschr. f. Augenheilk. XLIII. Bd. 1.
468. Hirschberg, Centralbl. f. Augenheilk. IX. p. 205.
469. Hirschberg, Centralbl. f. prakt. Augenheilk. 1885. p. 13.
470. Szili, Centralbl. f. prakt. Augenheilk. IX. p. 236.
471. Levin, Arch. f. Augenheilk. XXXVIII. Heft 3.
472. Stephen Mackenzie, Brit. med. Journ. I. p. 956.
473. Chodin, Petersburger med. Bote. 1875. p. 46.
474. Schirmer, Arch. f. Ophth. VII. 1. 119.
475. Harrocks, ref. Centralbl. f. prakt. Augenheilk. VI. 487.
476. Westhoff, Centralbl. f. prakt. Augenheilk. 1894. p. 166.
477. Rählmann, Zeitschr. f. klin. Med. XVI. 5. u. 6. p. 1.
478. Michaelsen, Centralbl. f. prakt. Augenheilk. 1889. 106.
479. Schleich, Mitteil. aus der ophth. Klinik in Tübingen II. 2. p. 202.
480. Hirschberg, Beiträge zur Augenheilk. III. 58.
481. Friedenwald, Centralbl. f. prakt. Augenheilk. XX. 43.
482. Jacobi, Klin. Wochenschr. f. Augenheilk. XII. 255.
483. Holmes Spicer, London ophth. Hosp. Report. XIII. 3. 352.
484. Goldzieher, Centralbl. f. Augenheilk. XIII. 361.
485. Liebreich, Ophth. Atlas. Taf. XI. Fig. 1.
486. Pagenstecher, Klin. Wochenschr. f. Augenheilk. IX. 425.
487. Michel, Lehrbuch der Augenheilk. II. Aufl. p. 447.
488. Liouville, Annal. d'Ocul. Bd. 64. p. 169.
489. Litten, Berliner klin. Wochenschr. 1881. Nr. 1 u. 2.
490. Poncet, Gaz. des Hôp. 1876. Nr. 36. p. 261.
491. Oeller, Arch. f. Augenheilk. XXII. 68.
492. Galezowski, Recueil d'Ophth. 1874. 368.
493. Pergens, Klin. Monatsbl. f. Augenheilk. 1896. 170.
494. Reimar, Bericht über die 27. Versamml. der ophth. Gesellsch. zu Heidelberg 1898. p. 331.
495. Rählmann, Klin. Monatsbl. f. Augenheilk. XXVII. p. 242.
496. Fisher, Ophth. Review. 1903. p. 82.
497. Benson, Transact. ophth. Soc. United Kingd. London 1881—1882. II. p. 55.
498. Goldzieher, Centralbl. f. prakt. Augenheilk. Dez. 1889. p. 361.
499. Uhthoff, Bericht über die 25. Sitzung der Heidelberger ophth. Gesellsch. p. 149.
500. Schmall, Arch. f. Ophth. XXXIV. 1. 37.
501. Mannhardt, Klin. Wochenschr. f. Augenheilk. XIII. 132.

502. Sous, Annal. d'ocul. LIII. p. 241. 1865.

503. Sidler-Huguenin, Arch. f. Augenheilk. LI. p. 27.

504. Magnus, Virchows Arch. LX. p. 38. 1874.

505. Seydel, Arch. f. Augenheilk. XXXVIII. p. 157.

506. Fuchs, Arch. f. Augenheilk. XI. 440.

507. v. Hippel, Bericht der 31. Sitzg. der Ophth. Gesellsch. zu Heidelberg. p. 202.

508. Fischer, Zentralbl. f. prakt. Augenheilk. XXI. 173.

509. Eales, Ophth. Review. 1881—1882.

510. Hutchinson, Transact. of the Ophth. Soc. of the Unit. Kingd. I. 2. p. 2. 1881.

511. Brandes, Centralbl. f. prakt. Augenheilk. 1903. 388.

512. Cognet, ref. Jahrb. f. Ophth. 1886. 307.

513. Jacobsohn, Mitteil. aus der Königsberger Univ.-Augenklinik. Berlin. 346.

514. Purtscher, Arch. f. Augenheilk. XXXIII. Ergänzungsheft p. 1.

515. Carroll, Journ. of Eye. Ear and Throat Disease. Sept.-Oct. 1904.

516. Manz, Arch. f. Ophth. XXVI. 2. p. 55.

517. Markow, ref. Jahresber. f. Ophth. 1897. 506.

518. Leber, Graefe-Saemisch. V. 1. Aufl. p. 668.

519. Deutschmann, Beiträge zur Augenheilk. 1891. p. 53.

520. Cohen, Journ. of Eye Ear and Throat Diseases. Mai. 1904.

521. Bane, Ophth. Record. p. 44. 1901.

522. Samurawkin, ref. Jahresber. f. Ophth. 1900. 621.

523. Noiszewski, ref. Jahresber. f. Ophth. 1902. 632.

524. Goldziehcr, Bericht über die 25. Versamml. d. Heidelberger Ophth. Gesellsch. p. 74.

525. Michel, Lehrbuch der Augenheilk. II. Aufl. p. 446.

526. Bauholzer, Deutsche med. Wochenschr. 1891. Nr. 9.

527. Oliver, Transact. of the Amer. Ophth. Soc. Thirth-second. Annnl. Meeting New-London. p. 613. 1896.

528. Fünfstück, ref. Journ. f. Ophth. 1897. 498.

529. Schultze, Arch. f. Augenheilk. XXV. p. 298.

630. Samurawkin, ref. Jahresber. f. Ophth. 1900. 621.

531. Percy Flemming, Ophth. Réview. 1898. p. 188.

532. Pröbsting, Klin. Monatsbl. f. Augenheilk. 1890. p. 73.

533. Weeks, Transact. of the Amer. Ophth. Society. Thirty-third. Annual Meeting. p. 158. 1897.

534. Trantas, Ophth. Klinik. 1899. p. 169.

535. Vialet, Recueil d'Ophth. 1895. p. 321.

536. Lister, Ophth. Review. 1903. 151.

537. Kossobudski, ref. Jahresber. f. Ophth. 1899. 437.

538. Blessig, Klin. Wochenschr. f. Augenheilk. 1893. 202.

539. Cirincione, Beiträge zur Augenheilkunde. Festschrift f. J. Hirschberg 1905. 289.

540. Siegrist, Mitteil. aus Kliniken und med. Instituten der Schweiz. III. Heft 1.

541. Schilling, Inaug.-Dissert. Freiburg u. Arch. f. Augenheilk. XLIII. p. 20.

542. Harms, Arch. f. Ophth. XLI. p. 148.

543. Cohnheim, Untersuchungen über die embolischen Prozesse. Berlin 1872.

544. Fehr, Arch. f. Augenheilk. XXIII. p. 186.

545. Knapp, Arch. f. Augenheilk. I. p. 39.

546. Landesberg, Arch. f. Augenheilk. IV. p. 106.

547. Loewenstein, Klin. Wochenschr. f. Augenheilk. XVI. 270. 1878.

548. Nuël, Arch. d'Ophth. T. XVI. p. 145.

549. Hoffmann, Klin. Wochenschr. f. Augenheilk. XXIII. p. 24.

550. Treitel, Arch. f. Ophth. XXV. 3. p. 1.

551. Haab, Korrespondenzbl. f. Schweiz. Ärzte. 1898. Nr, 11.

552. Michel, Lehrbuch der Augenheilk. II. Aufl. p. 444.

554. Michel, Zeitschr. f. Augenheilk. II. Heft 1. Juli.

554. Reimar, Arch. f. Augenheilk. XXXVIII. 3. 209.

555. Hermann, Inaug.-Dissert. Göttingen 1900.

556. Rählmann, Centralbl. f. prakt. Augenheilk. XXVI. 377.

557. Nettleship, Brit. med. Journ. June 14. 1879.

558. Kern, Inaug.-Dissert. Zürich 1892.

559. Hirschberg, Zentralbl. f. prakt. Augenheilk. XIII. 202.

560. v. Graefe-Schweigger, Arch. f. Ophth. V. 1 136.

561. Nettleship, Ophth. Hosp. Heft VIII. p. 9.

562. Schmidt-Rimpler, Arch. f. Ophth. XX. 2. 287.

563. Welt, Arch. f. Augenheilk. XLI. 355.

564. Hofmann, Arch. f. Augenheilk. XLIV. 339.

565. Siegrist, Arch. f. Ophth. L. p. 548.

566. Rothmund und Eversbusch, Mitteil. aus der Universitätsaugenklinik zu München. I. p. 328.

567. Gonin, Arch. d'Ophth. XXIII. p. 219. Fall II.

668. Loring, Amer, Journ. of med. Sc. Vol. 67. 313.

569. Ulrich, Klin. Monatsbl. f. Augenheilk. 1882. 238.

570. Hirscherg, Zentralbl. f. Augenheilk. VIII. 2. Fall I.

571. Alexander, Bericht über die 25. Versamml. der Ophth. Gesellsch. zu Heidelberg. p. 258.

572. Ewers, Jahresber. f. Ophth. 1872. p. 342.

573. Haase, Arch. f. Augenheilk. X. 469.

574. Benson, Ophth. Hospit. London. X. 336.

575. Blagowjestschenski, ref. Jahresber. f. Ophhth. 1899. 661.

576. Samelsohn, Arch. f. Augenheilk. III. 1. 130.

577. Logetschnikow, ref. Jahresber. f. Ophth. 1904. 636.

578. Sichel, Annal. d'Ocul. T. 67. p. 314.

579. Ostwalt, Berlin. klin. Wochenschr. 1899. Nr. 4.

580. Fischer, Über die Embol. der Art. centralis retinae. Leipzig, Veit & Co. 1891. 246.

581. Hirsch, Arch. f. Augenheilk. XXXIII. Ergänzungsheft. p. 139.

582. Hirschberg, Centralbl. f. prakt. Augenheilk. VIII. p. 70.

583. Loring, Amer. Journ. of med. Sc. Vol. 67. p. 313.

534. Schnabel und Sachs, Arch. f. Augenheilk. XV. p. 11.

585. Kern, Embolie der Art. centr. ret. Inaug.-Dissert. Zürich. 1892.

586. Michel, Münch. med. Wochenschr. 1015. 1898 und 27. Versamml. d. Heidelberger Ophth. Gesellsch. p. 243 und Congrès internat. Sect. XI. Ophth. p. 139 und Journ. f. Ophth. 1898. p. 300.

587. Bentrup, Inaug-Dissert. Giessen 1898.

588. Popp, Inaug-Dissert Würzburg 1875.

589. Michel, Zeitschr. f. Augenheilk. II. p. 8.

590. Uhthoff, 27. Bericht d. Heidelberger ophth. Gesellsch. p. 21.

591. Herter, Centralbl. f. Augenheilk. 1879. 229.

592. Logetschnikow, ref. Jahresber. f. Ophth. 1904. 636.

593. Gunn, Ophthalm. Review. 1895. p. 394.

594. Kohn, Recueil d'Ophth. 1874. p. 280.

595. Fehr, Centralbl. f. prakt. Augenheilk. XXVI. p. 240.

596. Uhthoff, Berlin. klin. Wochenschr. 1890. p. 825.

597. Rählmann, Fortschritte der Medizin. 1889. p. 928.

598. Riegel, Münch. med. Wochenschr. p. 322. 1897.

599. Mooren, Ophthalmiatr. Mitteilungen. 1873. p. 89.

600. Olaf Page, Amer. Journ. of med. Sc. Vol. 67. p. 126.

601. Coats, ref. Jahresber. f. Ophth. 1904. 637.

430   Literatur-Verzeichnis.

602. **Reimar**, Bericht der 27. Versamml. der ophth. Gesellsch. zu Heidelberg 1898.
603. **Coats**, Ophth. Hosp. Rep. XVI. Part. III. p. 262.
604. **Priestley Smith**, Brit. med. Journ. 1874. 452.
605. **Elschnig**, Arch. f. Augenheilk. XXIV. p. 69.
606. **Wagenmann**, Arch. f. Ophth. XL. 3. 221.
607. **Ridley**, Ophth. Hosp. Reports. XIV. p. 264.
608. **Hofmann**, Arch. f. Augenheilk. XLIV. 339.
609. **Reimar**, Arch. f. Augenheilk. XXXVIII. 306.
610. **Perles**, Centralbl. f. Augenheilk. 1892. 16.
611. **Garnier**, Centralbl. f. Augenheilk. 1892. p. 9.
612. **Pagenstecher**, Arch. f. Augenheilk. LII. 237.
613. **Lurje**, Inaug.-Dissert. Dorpat 1893.
614. **Öller**, **Virchows** Arch. f. path. Anat. Bd. 86. p. 329.
615. **Orlow**, ref. Jahresber. f. Ophth. 1902. 233.
616. **Michel**, Zeitschr. f. Augenheilk. XIII. p. 308.
617. **Zimmermann**, Arch. of Ophth. XXXI. Nr. 5.
618. **Lawson und Sutherland**, Ophth. Review. 1899. p. 89.
619. **Déspres**, Gáz. des hôp. 1872. p. 1180.
620. **Galezowski**, Recueil. d'ophth. 1878. p. 104.
621. **Inouye**, Vierteljahrsschr. f. gerichtl. Medizin 1894. Bd. VIII. Heft 3 (unter **Kalagama und Okamolo**).
622. **Williams**, Boston med. and surg. Journ. Mai 1901.
623. **Stölting**, Klin. Monatsbl. f. Augenheilk. XLIII. Bd. II. p. 129.
624. **Greenwood**, Journ. of the Amer. med. Assoc. March 14. 1905.
625. **Magnus**, Klin. Monatsh. f. Augenheilk. 1874. 171.
626. **Burr and Riesman**, Philadelphia med. Journ. V. 2. 1898.
627. **Leber**, **Graefe-Saemisch**. I. Aufl. V. 578.
628. **Stedmann Bull**, Med. News. 1897. May 8.
629. **Lunn**, Ophth. Review. 1904. p. 149.
630. **Doyne**, Ophth. Review. 1904. p. 30.
631. **v. Graefe**, Angiektasie. Leipzig 1808. p. 33.
632. **Scultét**, zitiert aus **Demours** Traité des maladies des yeux. Paris 1818.
633. **Dzialowski**, Inaug.-Dissert. Giessen 1900.
634. **Hirschberg**, Centralbl. f. prakt. Augenheilk. XIV. 322.
635. **Manz**, Zentralbl. f. med. Wissensch. 1875. 675.
636. **Kaufmann**, Lehrb. der speziellen pathol. Anatomie. p. 45.
637. **Hertel**, 28. Bericht der Heidelberger ophth. Gesellsch. p. 153.
638. **Sack**, Arch. f. path. Anat. Bd. 112.
639. **Mehnert**, Inaug.-Dissert. Dorpat 1888.
640. **Liebrecht**, Arch. f. Augenheilk. XLIV. 3.
641. **Friedenwald**, Journ. amer. med. Assoc. March 2 1891.
642. **Gunn**, Ophth. Review. 1898. p. 87.
643. **Kowalesky**, Neurol. Centralbl. 1898. p. 674.
644. **Jakobson**, Mitteil. aus der Königsberger Augenklinik. Berlin 1880.
645. **Vossius**, Klin. Monatsbl. f. Augenheilk. XVIII. 410.
646. **Sotow**, Jahrb. d. Kinderheilk. Bd. 50. p. 1.
647. **Vauce**, Philad. med. and surg. Rep. 1873. p. 58.
648. **Bergmeister**, Wiener med. Wochenschr. 1890. Nr. 11.
649. **Despagnet**, Clinique ophthalm. 1898. Nr. 23.
650. **Kessler**, Genesk. Tijdschr. voor India. XXIX. 1889.
651. **Fisher**, Ophth. Review. 1903. p. 82.
652. **Plenk**, ref. Jahresber. f. Ophth. 1874. 400.
653. **Fehr**, Centralbl. f. prakt. Augenheilk. XXVI. 240.

654. Takács, Pester med. chirurg. Presse. 1878. Nr. 20.

655. Hirschberg, Centralbl. f. prakt. Augenheilk. XXI. 206.

656. Haase, Arch. f. Augenheilk. X. 469.

657. Jocqs, Clinique Ophth. 1904. p. 346.

658. Iwanoff, Sitzungsber. d. ophthal. Gesellsch. Klin. Wochenschr. f. Augenheilk. III. 328.

659. Elschnig, Arch. f. Augenheilk. XXIV. p. 65.

660. Lodato, Arch. d. Ottalm. II. 361. 1895.

661. Schweinitz, Ophth. Record. 1903. p. 41.

662. Philipp, Ophth. Record. 1904. 377.

663. Gunn, Festschr. zum 70. Geburtstag von Helmholz.

664. Harlan, Ophth. Review. 1886. p. 253.

665. Hirschberg, Centralbl. f. prakt. Augenheilk. 1882. p. 329. Fall II.

666. Bock, Centralbl. f. prakt. Augenheilk. XIII. 294.

667. Haab, Sitzungsb. über die 28. Versammlung der Heidelberger ophth. Gesellsch. 1900.

668. Wiegmann, Klin. Monatsbl. f. Augenheilk. XXXII. 357.

669. Wagenmann, Arch. f. Ophth. 1891. 230.

670. Michel, Centralbl. f. prakt. Augenheilk. 1905. Nov.

671. Amman, Deutschmanns Beiträge z. prakt. Augenheilk. XXXVIII. p. 1.

672. Böger, Inauguraldissertation Tübingen. 1903.

673. Pincus, Jahrb. f. Ophth. 1895. 381.

674. Friedenwald, Centralbl. f. prakt. Augenheilk. XX. p. 31.

675. Holmes Spices, London. ophth. Hosp. Rep. XIII. 3. 352.

676. Betke, Klin. Monatsbl. f. Augenheilk. VIII. p. 210.

677. Siegrist, Mitteil. aus Kliniken und med. Instituten der Schweiz. III. H. 9. 1895.

678. Oliver, Transact. of the Americ. ophth. Soc. Thirth-second Annal. Meeting. New London. p. 669.

679. Ziegner, Berl. klin. Wochenschr. Nr. 13. 1901.

680. Mellinger, Klin. Monatsbl. f. Augenheilk. 1880. 404.

681. Girth, Inaug.-Dissert. Marburg 1898.

682. Hotz, Ann. of Ophth. and Otol. January 1893.

683. Goeckell, Inaug.-Dissert. Tübingen 1903.

684. Dimmer, Deutschmanns Beiträge zur prakt. Augenheilk. H. XV. p. 1.

685. Hotz, Americ. Journ. of Ophth. I. p. 169. 1884.

686. Black, Ophth. Record. 1902. p. 228.

687. Fisher, London Ophth. Hosp. Reports. XIV. Part II. p. 291.

688. Rening, Inaug.-Dissert. Giessen 1900.

689. Wirth, Inaug.-Dissert. Giessen 1903.

690. Schiess-Gemuseus, Zehnter Jahresber. der Baseler Augenklinik. 1874. p. 34.

691. Standford Morton, Brit. med. Journ. I. 956.

692. Girth, Inaug.-Dissert. Strassburg 1898.

693. Böger, Inaug.-Dissert. Tübingen 1903.

694. Mellinger, Klin. Monatsbl. f. Augenheilk. 1880. 404.

695. Jessop, Ophth. Review. Jan. 27. 1887.

696. Artigalas, Annal. d. Ocul. T. CXI. p. 237.

697. Leber, Festschr. f. v. Helmholtz. p. 54.

698. Bull, Ophth. Review. 1900. 299.

699. Derby, Massuchusetts med. Society. June 8. 1897.

700. Battens, Ophth. Review. 1904, p. 84.

701. Terson, Clinique ophthalm. 1900. Nr. 22.

702. Hirschberg, Centralbl. f. prakt. Augenheilk. XIV. 266.

703. Marple, ref. Jahrb. f. Ophth. 1901. 528.

704. Bane, Ophth. Record. 1901. p. 44.

705. Bernstein, Journ. of Ophth. and Laryng. 1903. July.
706. Denig, Arch. f. Augenheilk. XXX. 312.
707. Block, Need. Tijdschr. v. Genesk. II. p. 723.
708. Markow, ref. Jahresber. f. Ophth. 1897. 506.
709. Baer, Klin. Monatsbl. f. Augenheilk. 1901. 307.
710. Goldzieher, Pest. med. chir. Presse. 1898. 1154.
711. Hirschberg, Centralbl. f. prakt. Augenheilk. 1889. p. 9.
712. Schnaudigel, Arch. f. Ophth. XLVII. 490.
713. Weber, Arch. f. Ophth. XLIV. 1. 214.
714. Pagenstecher, Arch. f. Augenheilk. LII. 248.
715. Wagenmann, Arch. f. Ophth. XLIV. 1. 206.
716. Hauenschild, Münch. med. Wochenschr. 1900. 1074.
717. Vialet, Recueil d'Ophth. 1895. 321.
718. Groenouw, Graefe-Saemisch. II. Aufl. XI, 327.
719. Niederhauser, Inaug.-Dissert. Zürich 1875.
720. de Gouvea, Annal d'Ocul. T. CXVIII. p. 96.
721. Landesberg, Med. and surg. Reporter. XLIII. September.
722. Litten, Berl. klin. Wochenschr. 1881. Nr. 1 u. 2.
723. Stangelmeier, Inaug.-Dissert. Würzburg 1878.
724. Geigel, Münch. med. Wochenschr. 1897. 222.
725. Foster, New York med. Journ. 1896. Febr. 1.
726. Wickert, ref. Jahresber. f. Ophth. 1904. 383.
727. Wienecke, Zeitschr. f. Chirurgie. Bd. 75. p. 37.
728. Wagenmann, Arch. f. Ophth. LI. p. 550.
729. Scheer, Arch. f. Ophth. LIX. p. 311.
730. Montalcini, Rivista di Obstetricia, Ginecologia, Pedriatria Marzo-April 1897.
731. E. v. Hippel, Arch. f. Ophth. XLVII. 2. 313.
732. v. Michel, Arch. f. klin. Med. XXII. 5 u. 6. p. 439.
733. Steinhaus, Zieglers Beiträge zur path. Anat. u. allgem. Pathologie. XXII. p. 466.
734. Kossobudski, ref. Jahresber. f. Ophth. 1899. 616.
735. Wernicke, Lehrb. d. Gehirnkrankheiten II. 229. Fall 2.
736. Lehmann, Inaug.-Dissert. Halle a. S. 1890.
737. Després, Soc. de Chirurg. 27. Nov. Gaz. des hôspit. p. 1180. 1872.
738. Hirschberg, Berl. klin. Wochenschr. 1883. Nr. 35.
739. Formiggini, Rivista clinica di Bologna. 3. 5. IV. p. 494. 1884.
740. v. Schröder, Arch. f. Ophth. XXXI. 1. 229.
741. Oeller, Virchows Arch. f. path. Anat. 86. p. 329.
742. Stuelp, Arch. f. Augenheilk. LI. p. 190.
743. Nieden, Centralbl. f. prakt. Augenheilk. XII. 193.
744. Becker, Deutsche med. Wochenschr. 1889. Nr. 26—28.
745. Usemblo, Dissertation St. Petersburg 1892.
746. Grünthal, Centralbl. f. prakt. Augenheilk. 1890. p. 73.
747. Lourenço de Magalhaes, ref. Jahresber. f. Ophth. 1875. 376.
748. Langstein, Jahrb. f. Kinderheilk. Bd. 61. H. 4.
749. Méry, Thèse de Paris 1904.
750. Guarnieri, Arch. per le scienc. med. XXI. p. 1.
751. Poncet, Progrès médical. 1878. Nr. 31.
752. Agababow, ref. Jahresber. f. Ophth. 1897. 272.
753. Jones, Med. Record. New York. XXVII. p. 705.
754. Mackenzie, Med. Times and Gaz. 1877. Nr. 1408 and The Lancet. October 1877.
755. Sapolsky-Downar, ref. Jahresber. f. Ophth. 1890. 345.
756. Landsberg, Arch. f. Augenheilk. XIV. p. 87.
757. v. Kries, Arch. f. Ophth. XXIV. 1. 148.

758. Friedenwald, Centralbl. f. prakt. Augenheilk. 1896. p. 33.
759. Raynaud, Thèse de Paris. 1892.
760. Bruns, New Orleans med. and surg. Journ. 1883—84. X. p. 455.
761. Woods, Arch. Ophth. XXI. p. 95.
762. Dickson Bruns, Med. Record. 1888. July 14.
763. Lopez y Veilia, Hemorrhagias retinianes paludicas Havana.
764. Stedmann Bull, New York med. Record. 1886. Dec. 4.
765. Csapodi, ref. Jahresber. f. Ophth. 1901. 349.
766. Bruns, New York med. Record. XXXIV. p. 36.
767. Bassères, Arch. d'Ophth. XVI. p. 352.
768. Sulzer, Klin. Monatsbl. f. Augenheilk. 1890. 259.
769. Peunoff, ref. Jahresber. f. Ophth. 1883. 301.
770. Rogers, Revue de méd. Nr. 5. 1899. in Ophth. Record. p. 489. 1899.
771. Koslowsky, ref. Jahresber. f. Ophth. 1878. 231.
772. Peunoff, Centralbl. f. prakt. Augenheilk. 1878. p. 88.
773. Gillet de Grandmont, Recueil d'ophth. 1890. 125.
774. Rampoldi, Annal. di Ottalm. XVIII. 515. XIX. 70 u. 248.
775. Galezowski, Annal. d'ocul. CXIII. 275.
776. Ehrlich, Inaug.-Dissertation. Breslau 1892.
777. Mery, Thèse de Paris 1904.
778. Gutmann, Berlin. klin. Wochenschr. 1890. 1111 u. 1139.
779. Bergmeister, Wiener klin. Wochenschr. 1890. Nr. 11.
780. Despagnes, Clinique ophth. 1898. Nr. 23.
781. Eversbusch, Münchn. med. Wochenschr. 1890. p. 89. u. 114.
782. Brose, New York med. Journ. Febr. 1902.
783. Bull, Med. Record. 1897. April 24.
784. Bouchut, Annal. d. Ocul. 1899. T. 82. p. 193.
785. Paul, Klin. Monatsbl. f. Augenheilk. XLIV. Bd. II. p. 73.
786. Ewer, Inaug.-Dissertation. Berlin 1900.
787. Litten, Münchn. med. Wochenschr. 1901. 1159 und Deutsche med. Wochenschr. 1901. Nr. 44 u. 45.
788. Nescowic, Inaug.-Dissertation. Würzburg 1884. Fall 7.
789. Stricker, Charité-Annalen. I. 1876.
790. Alexander, Syphilis ünd Auge. p. 88.
791. Wagenmann, Ophth. Klinik. 1899. Nr. 2.
792. Kampf, Österr. Zeitschr. f. prakt. Heilk. 1867. Nr. 44 u. 45.
793. Leber, Graefe-Saemisch I. Aufl. V. 620.
794. Hirschberg, Centralbl. f. Augenheilk. 1889. p. 8.
795. Schubert, Centralbl. f. Augenheilk. 1881. November.
796. Jastrowitz, Deutsche med. Wochenschr. 1887. Nr. 15.
797. Umé, Arch. méd. belg, May 1880. p. 298.
798. Herrenheiser, Prager med. Wochenschr. 1892. Nr. 42.
799. Ruc, Union méd. 1870. Nr. 48.
800. Mackenzie, Med. Times and Gaz. Nr. 1292.
801. Gowers, Die Ophthalmoskopie in der inneren Medizin. Deutsch p. 278.
802. Goodhart, Lancet I. p. 123. 1878.
803. Mery, Thèse de Paris 1904.
804. Mackenzie, Brit. med. Journ. I. 1882. p. 120.
805. Lawford, Brit. med. Journ. I. p. 119.
806. Nettleship, Brit. med. Journ. I. p. 119.
807. Ebstein, Arch f. klin. Med. XXIV. 343.
808. Marx, Arch. f. Ophth. LXIV. p. 175.
809. Achmetjew, ref. Jahresber. f. Ophth. 1901. 348.

810. Hirschberg, Centralbl. f. Augenheilk. 1903. Juli.
811. Heubner, Berlin. klin. Wochenschr. 1903. Nr. 13.
812. Belawsky, Inaug.-Dissertation, St. Petersburg 1894.
813. Hole White, Med. Times and Gaz. I. 369.
814. Weill, Zeitschr. f. Augenheilk. IX. 514.
815. Fialkowski, Centralbl. f. Augenheilk. IV. 247.
816. Freud, Wiener med. Wochenschr. 1884. Nr. 9.
817. Wegscheider, Deutsch. med. Wochenschr. 1877. Nr. 18.
818. Kenjuro Göh, Arch. f. Ophth. XLIII. 1. 147.
819. Denig, Münchn. med. Wochenschr. Nr. 34, 35 u. 36. 1895.
820. Seggel, Klin. Monatsbl. f. Augenheilk. 1899. 298.
821. Mackenzie, Lancet. II. 25. 1886.
822. Litten, Berlin. klin. Wochenschr. 1881. Nr. 1 u. 2.
823. Förster, Graefe-Saemisch VII. p. 73. I. Aufl.
824. Grossmann, Arch. d'Ophth. III. p. 122.
825. Litten, Berlin. klin. Wochenschr. 1880. Nr. 49.
826. Hugh T. Patrick, Journ. of. nerv. and mental diss. XXV. 881.
827. Ulrich, Arch. f. Ophth. XXXII. 2. p. 1.
828. Bettmann, Arch. f. Augenheilk. XI. 1. p. 23.
829. Pick, Klin. Monatsbl. f. Augenheilk. XXXIX. 182.
830. Friedrichson, Inaug.-Dissertation. Dorpat 1888.
831. Fulton, Americ. Journ. of Ophth. 1885. p. 31.
832. Hitzinger, Journ. of the Americ. med. Association. 31. Mai 1902.
833. Hotz, Americ. Journ. of Ophth. I. p. 169. 1884.
834. Carroll, Journ. of Eye, Ear and Throat Dis. Sept. Octob. 1904.
835. Dieballa, Deutche med. Wochenschr. 1896. Nr. 28.
836. Jameson, ref. Jahresber. f. Ophth. 1903. 382.
837. Williams, Brit. med. Journ. I. p. 10. 1884.
838. Gowers, Brit. med. Journ. II. 780.
839. Hugh T. Patrik, Journ. of nerv. and mental diseases. XXV. p. 881. 1898.
840. Eddison and Teale, Brit. med. Journ. 1888. I. 221.
841. Schmidt, Arch. f. Augenheilk. XXXIV. p. 164.
842. Ballaban, Arch. f. Augenheilk. XLI. p. 280.
843. Engelhardt, Münch. med. Wochenschr. 1900. 1233.
844. Biermer. Korrespondenzbl. f. Schweizer Ärzte. 1872. p. 15.
845. Horner, Klin. Monatsbl. f. Augenheilk. 1874. p. 458.
846. Müller, ref. Jahresb. f. Opth. 1877. 207.
847. Bramwell, Edinb. med. Journ. CCLXIX. 408 und med. Times and Gaz. 1877. Nr. 1421.
848. Quincke, Deutsch. Arch. f. klin. Med. XX. 1.
849. Uhthoff, Klin. Monatsbl. f. Augenheilk. 1880. 513.
850. Litten, Berl. klin. Wochenschr. 1877 Nr. 14 u. 15.
851. de Schweinitz, Transact. of the Americ. Ophth. Soc. 1896. 654.
852. Bondi, Arch. f. Augenheilk. XXXIII. Ergänzungsheft p. 83.
853. Sargent, Arch. Ophth. XXI. p. 39.
854. Sgrosso, ref. Jahresber. f. Ophth. 1898. 495.
855. Immermann, Deutsche Zeitschr. f. klin. Med. XIII. p. 209.
856. Oliver, Annal. of Ophth. January 1898.
857. Hoffmann, Dorpat. med. Zeitschr. VI. H. 3 u. 4.
858. Weigert, Virch. Arch. f. path. Anat. LXXIX. 2. 390.
859. Hausen, Nord. med. Ark. XII. 1. 1880.
860. Bäumler, Deutsch. Arch. f. klin. Med. 1887. 249.
861. Manz, Centralbl. f. med. Wissensch. 1875. 675.
862. Schepelern, ref. Jahresber. f. Ophth. 1879. 224.

863. Michel, Lehrb. d. Augenheilk. II. Aufl. 438.
864. Nykamp, Berl. klin. Wochenschr. 1877. Nr. 9.
865. Ziegler, Nauwerks Beitr. zur path. Anat. u. Physiol. II. 1. p. 57.
866. Nieden, Centralbl. f. prakt. Augenheilk. 1903. 207.
867. Fischer, Centralbl. f. prakt. Augenheilk. 1896. 366.
868. Hunsell, Transact of the Americ. ophth. Soc. 1901. 377.
869. Rampoldi, Annali di Ottalm. IX. p. 121 u. 233.
870. Tochemolossow, Ophth. Klinik 1904. Nr. 10.
871. Reyer, Deutsch. Arch. f. klin. Med. XXXIX. p. 31.
872. Natanson, Jahresber. f. Ophth. 1894. 528.
873. Feilchenfeld, Arch. f. Augenheilk. XLI. p. 271.
874. Coover, Ophth. Record 1905. p. 556.
875. Saemisch, Klin. Monatsbl. f. Augenheilk. VII. 305.
876. Puccioni, Annali di Ottalm. XXVII. p. 519.
877. Deutschmann, Beiträge zur prakt. Augenheilk. H. 42. Fall III.
878. Perrin, Gaz. des hôp. 1874. 419 u. 916.
879. Pfannkuch, Münch. med. Wochenschr. 1904. p. 1732.
880. Poncet, Gaz. med. de Paris. 1874. 360.
881. Quincke, Deutsch. Arch. f. klin. Med. XXVII. 4. p. 193.
882. Reincke, Virch. Arch. f. path. Anat. L. 1. 399.
883. Becker, Arch. f. Augen- u. Ohrenheilk. I. 1. p. 94.
884. Streminski, Arch. f. Ophth. LV. 271. Fall I.
885. Roth, Arch. f. path. Anat. 49. p. 441.
886. Perrin, Gaz. des hôp. 1870. Nr. 48.
887. Kramcztyk, ref. Jahresber. f. Ophth. 1878. 226.
888. Friedländer, Virch. Arch. f. path. Anat. 78. 2. 362.
889. Leber, Klin. Monatsbl. f. Augenheilk. 1869. 312.
890. Pick, Klin. Monatsbl. f. Augenheilk. XXXIX. 177.
891. Natanson, ref. Jahresber. f. Ophth. 1903. 664.
892. Litten, Zeitschr. f. klin. Med. V. 1. p. 55 und Deutsche med. Wochenschr. 1882. Nr. 13.
893. Denig, Münch. med. Wochenschr. 1895. Nr. 34, 35 u. 36.
894. Strzeminski, Recueil d'Ophth. 1897. p. 49.
895. Junge, Verh. d. physik.-med. Gesellsch. zu Würzburg. IX. 219.
896. Wagenmann, Arch. f. Ophth. XXXIV. 2. 111.
897. v. Graefe, Arch. f. Ophth. I.
898. Brandes, Centralbl. f. prakt. Augenheilk. 1903. 388.
899. Miller, Ophth. Review. 1899. p. 29.
900. Nieden, XIV. Sitzungsber. d. Heidelberger ophth. Gesellsch. p. 8.
901. Zieminski Recueil d'Ophth. 1887. 709.
902. Mannusko, Deutschmanns Beiträge zur prakt. Augenheilk. H. 34. p. 38.
903. Reaumont, Ophth. Review. 1892. 352.
904. Fejér, Centralbl. f. prakt. Augenheilk. 1905. p. 10.
905. Fehr, Centralbl. f. prakt. Augenheilk. XXV. 2.
906. Scheffels, Deutsche med. Wochenschr. 1897. Nr. 13.
907. Bening, Inaug.-Dissert. Giessen 1900.
908. Doyne, Ophth. Review. 1903. 144.
909. Elschnig, Arch. f. Augenheilk. LI. Januar.
910. Mayweg, Bericht über die XX. ophth. Gesellsch. zu Heidelberg. p. 92.
911. Morton, Ophth. Review. 1905. p. 62.
912. Stadtfeld, ref. Jahresber. f. Ophth. 1892. 579.
913. Presiel, Inaug.-Dissert. Würzburg 1894.
914. Dor, Bullet. de la soc. franç. d'ophth. 1884 p. 152.

915. **Gunn**, Festschr. zu **Helmholtz'** 70. Geburtstag.

916. **Lawford**, Ophth. Review. 1893. 347.

917. **Jacquesu**, Ophth. Klinik. 1899. Nr. 22.

918. **Chodin**, ref. Jahresber. f. Opth. 1894. 370.

919. **Kipp**, Transact. of the Americ. Ophth. Soc. Thirty-first annual meeting. New London. 1895. p. 435.

920. **Salomonsohn**, Centralbl. f. prakt. Augenheilk. 1894. p. 47.

921. **Bize**, Ophth. Record. 1899. 571.

922. **Wendler**, Inaug.-Dissert. Greifswald 1901.

923. **Bize**, Ophth. Record. 1899. p. 570.

924. **Mühsam**, Centralbl. f. Augenheilk. XXIV. 105.

925. **Wagenmann**, Arch. f. Ophth. XLIV. 1. p. 206.

926. **Speisser**, **Mellingers** Beiträge zur Augenheilk. p. 51. 1893.

927. **Vialet**, Recueil d'Ophth. p. 321. 1895.

928. **Gontard**, Thèse de Paris. 1891.

929. **Wickert**, ref. Jahresber. f. Ophth. 1904. 383.

930. **Dittmar**, Inaug.-Dissert. Berlin 1890.

931. **Pressel**, Inaug.-Dissert. Würzburg 1894.

932. **Weeks**, Transact. of the Americ. ophth. Soc. Thirty-third. Ann. Meet. 158. 1897.

933. **Tornabene**, Arch. di Ottalm. VI. 235.

934. **Rosenfeld**, Deutsche med. Wochenschr. 1890. Nr. 52.

935. **Scrini et Bourdeaux**, Arch. d'Ophth. XXIII. p. 141.

936. **Zackin**, ref. Jahresber. f. Ophth. 1903. 614.

937. **Wagenmann**, Arch. f. Ophth. XLIII. 1. 83.

938. **Hinzinger**, Journ. of the Americ. med. Assoc. 31. Mai 1902.

939. **Dor**, Bullet. de la soc. franç. d'ophth. 1884. 152.

940. **Schleich**, Klin. Monatsbl. f. Augenheilk. 1890. p. 63.

941. **Ziegler**, Ophth. Record. 1901. 526.

942. **Knapp**, Arch. f. Augen- u. Ohrenheilk. III. 2. 137.

943. **Black**, Ophth. Record. 1902. p. 228.

944. **Jarnatowski**, Recueil d'Ophth. p. 577. 1899.

945. **Simon**, Centralbl. f. Augenheilk. XX. 325.

946. **Salomonsohn**, Centralbl. f. prakt. Augenheilk. XXVIII. 47.

947. **Michel**, Lehrb. d. Augenheilk. II. p. 445.

948. **Pröbsting**, Klin. Monatsbl. f. Augenheilk. 1890. Febr.

949. **Schultze**, Arch. f. Augenheilk. XXV.

950. **Marple**, New York Eye and Ear Infirm. Rep. III. p. 1.

951. **Gowers**, The Lancet. 1875. p. 794.

952. **A. von Graefe und Schweigger**, Arch. f. Ophth. V. 1. 136.

953. **Velhagen**, ref. Jahresber. f. Ophth. 1905. 240.

954. **Schmidt-Rimpler**, Arch. f. Ophth. XX. 2. 287.

955. **Coats**, Ophth. Hosp. Rep. XVI. Part. III. 262.

956. **Manz**, Festschrift f. v. **Helmholtz**. 1891.

957. **Millikin**, Americ. Journ. of Ophth. p. 294. 1899.

958. **Ewers**, ref. Jahresber. f. Ophth. 1872. 342.

959. **Wuttig**, Inaug.-Dissert. Berlin 1898.

960. **Zimmermann**, Arch. f. Augenheilk. XL. 319.

961. **Knapp**, Arch. f. Augenheilk. I. p. 35. 1869.

962. **Hirschberg**, Centralbl. f. prakt. Augenheilk. IX. 353.

963. **Hirsch**, Arch. f. Augenheilk. XXXIII. Ergänzungsheft p. 139.

964. **Williamson**, Brit. med. Journ. 1898. June 11.

965. **Bouveret**, Revue de méd. Juillet 1895.

966. **Litten**, Berl. klin. Wochenschr. 1881. Nr. 1 u. 2.

967. **Denig**, Arch. f. Augenheilk. XXX. 312.

968. **Angelucci**, Klin. Monatsbl. f. Augenheilk. 1879. 151.

969. **Reimar**, 27. Versamml. d. Heidelb. ophth. Gesellsch. 1898.

970. **Gonin**, Arch. d'Ophth. XXIII. p. 219. Fall I.

971. **Wagenmann**, Arch. f. Ophth. XXXVIII. 3. 213.

972. **Ahlström**, Annal. d'Ocul. T. CXXX. p. 150.

973. **Michel**, Jahresber. f. Ophth. 1898. 299.

974. **Axenfeld-Goh**, Arch. f. Ophth. XLIII. p. 166.

975. **Michel**, Zeitschr. f. Augenheilk. II. 1. Fall III.

976. **Türck**, **Deutschmanns** Beiträge zur Augenheilk. XXIV. p. 45.

977. **Als**, Americ. Journ. of Ophth. XIV. 4. 114.

978. **Gauthier**, Annal. d'Ocul. T. CXIX. p. 438.

979. **Wehrli**, Arch. f. Augenheilk. XXXVII. 173. Fall 1.

980. **Yamagucki**, Klin. Monatsbl. f. Augenheilk. XLI. Beilageheft 181.

981. **Verhoeff**, Ophth. Record. 1906. p. 558.

982. **Hertel**, 28. Bericht d. Heidelb. ophth. Gesellsch. p. 153.

983. **Weinbaum**, Arch. f. Ophth. XXXVIII. 3. 237.

984. **Purtscher**, Arch. f. Augenheilk. XXXIII. Beilageheft I.

985. **Schwitzer**, Zeitschr. f. Augenheilk. XVI. p. 6.

986. **Michel**, Arch. f. Ophth. XXIV. 2. 37.

987. **Fehr**, Centralbl. f. prakt. Augenheilk. XXIII. 186.

988. **Moses**, Inaug.-Dissert. Würzburg 1896.

989. **Schönewald**, Inaug.-Dissert. Giessen 1900. 619.

990. **Ballaban**, Arch. f. Augenheilk. XLI. 280.

991. **Bondi**, Prager med. Wochenschr. 1901. Nr. 26.

992. **Clermont**, Thèse de Paris 1900. Thrombose de la veine centrale de la rétine.

993. **Hirschberg**, Centralbl. f. prakt. Augenheilk. VIII. p. 2.

994. **Hirschberg**, Centralbl. f. prakt. Augenheilk. IX. 43. Fall VI.

995. **Hirschberg**, Centralbl. f. prakt. Augenheilk. XIV. 322.

996. **Steffan**, Jahresber. f. 1873/74.

997. **Hoppe**, Arch. f. Ophth. LVI. p. 32.

998. **Jakobsohn**, Mitteil. aus der Königsberger Univ.-Augenklinik. Berlin 1880.

999. **Dahrenstaedt**, Centralbl. f. Augenheilk. XVI. 42.

1000. **Herter**, Centralbl. f. prakt. Augenheilk. 1879. 229.

1001. **Fränkel**, Arch. f. Augenheilk. XLIX. p. 68.

1002. **Zur Nedden**, Zeitschr. f. Augenheilk. IX. p. 505.

1003. **Genth**, Arch. f. Augenheilk. LI. 109.

1004. **Laqueur**, Arch. f. Augenheilk. XXX. p. 75.

1005. **Stocké**, ref. Jahresber. f. Ophth. 1903. 666.

1006. **Keller**, Wiener med. Presse. 1871. Nr. 47.

1007. **Hirschberg**, Centralbl. f. prakt. Augenheilk. XII. 296.

1008. **Birnbacher**, Centralbl. f. prakt. Augenheilk. 1883. Juli-August.

1009. **Straub**, Klin. Monatsbl. f. Augenheilk. XLVI. 1908. p. 517.

1010. **Lodato**, Arch. di Ottalm. II. p. 361.

1011. **Goldzieher**, Centralbl. f. prakt. Augenheilk. XIII. 361.

1012. **Hormuth**, Klin. Monatsbl. f. Augenheilk. Beilageheft, Festschrift f. Prof. **Manz**. 1903. 255.

1013. **Gradle**, Ophth. Record. 1899. p. 306.

1014. **Perles**, Centralbl. f. prakt. Augenheilk. 1892. 161.

1015. **Seydel**, Centralbl. f. prakt. Augenheilk. XXIII. 414.

1016. **Mackenzie**, Brit. med. Journ. I. p. 328.

1017. **Riegel**, Münch. med. Wochenschr. p. 1138. 1899.

1018. **Kampferstein**, Klin. Monatsbl. f. Augenheilk. 1905. Mai.

1019. Leber, 25. Bericht d. Heidelb. ophth. Gesellsch. p. 94.

1020. Roth, Arch. f. path. Anat. 49. p. 441—446.

1021. Perrin, Gaz. des hôpit. p. 419. 1874.

1022. Knapp, Arch. f. Augenheilk. X. 1. p. 99

1023. Marx, Arch. f. Ophth. LXIV. p. 248.

1024. Oliver, Annales of Ophth. 1898. January.

1025. Stuelp, Ophth. Klinik. 1904. 232.

1026. Knapp, Arch. f. Augenheilk. XlV. p. 257.

1027. Stuelp, Centralbl. f. prakt. Augenheilk. 1897. 500.

1028. Berlin, Klin. Monatsbl. f. Augenheilk. p. 42. 1873.

1029. Hirschberg, Berl. klin. Wochenschr. 1875. p. 299 u. 409.

1030. Knapp, Arch. f. Augenheilk. X. 3. 337.

1031. Reich, Centralbl. f. prakt. Augenheilk. 1881. Aprilheft.

1032. Schmidt-Rimpler, Klin. Monatsbl. f. Augenheilk. 1884. 212.

1033. Haab, Bericht des VII. internat. Kongresses zu Heidelberg 1888. p. 429.

1034. Denig, Arch. f. Augenheilk. XXXIII. p. 52.

1035. Linde, Centralbl. f. prakt. Augenheilk. XXI. p. 97.

1036. Bäck, Arch. f. Ophth. XLVII. 1.

1037. Oeller, Arch. f. Ophth. XXlV. 3. 239.

1038. Deutschmann, Beiträge zur Augenheilk. Heft IV.

1039. Litten, Münch. med. Wochenschr. 1889. 812.

1040. Bettmann, Arch. f. Augenheilk. XI. 1. p. 28.

1041. Kramsztyk, ref. Jahresber. f. Ophth. 1878. 226.

1042. Betke, Klin. Monatsbl. f. Augenheilk. VIII. p. 210.

1043. Uhthoff, Klin. Monatsbl. f. Augenheilk. XVIII. p. 515.

1044. Roth, Virchows Arch. LV. p. 197 u. 517.

1045. Amman, Arch. f. Augenheilk. XXXV. p. 123.

1046. Cirincione, Clinica Ocul. p. 97. 1900.

1047. Römer, Arch. f. Ophth. LII. p. 514.

1048. Sgrosso, Lavori della clin. ocul. d. R. Univers. di Napoli. V. p. 209.

1049. Marx, Arch. f. Ophth. LXlV. p. 175.

1050. Lantsheere, Annal. de la Soc. scientif. de Bruxelles. XVIII. 2 part.

1051. Ewetzky, Centralbl. f. prakt. Augenheilk. Juni 1882.

1052. Herrenheiser, Klin. Monatsbl. f. Augenheilk. p. 137. 1894.

1053. Bankwitz, Arch. f. Ophth. XLV. 2. 384.

1054. Krückmann, Klin. Monatsbl. f. Augenheilk. Beilageheft. Festschr. für Sattler. 1903.

1055. Purtscher, Arch. f. Ophth. L. p. 83.

1056. Zanotti, Revue générale d'ophth. p. 286, 1899.

1057. Jores, Wesen und Entwickelung der Arteriosklerose. Wiesbaden. J. F. Bergmann. 1903.

1058. Marchand, Über Arteriosklerose. Verhandl. des XXI. Kongresses für innere Medizin. Wiesbaden. J. F. Bergmann. 1904.

1059. Liebreich, Deutsche Klinik. 1861. Nr. 50.

1060. Becker, Arch. f. Augen- und Ohrenheilk. I. 1. p. 94.

1061. Leber, Graefe-Saemisch. V. 601.

1062. Reincke, Virchows Archiv L. 1. 399.

1063. Schweigger, Vorlesungen über den Augenspiegel. 1864. p. 107.

1064. Dimmer, Transact. of the VII. internat. med. Congress. Edinburgh. p. 65. 1894.

1065. Koppen, Inaug.-Dissertation. Marburg 1902.

1066. Pulvermacher, Centralbl. f. prakt. Augenheilk. XIV. 325.

1067. Moglie, Il Policlinico. III. Nr. 12. p. 284.

1068. van der Brugh, Nederl. Oogheelk. Bijdragen. Lief. X. 1900.

1069. **Hartridge**, Ophth. Review. 1892. p. 345.
1070. v. **Ammon**, Zeitschr. f. Augenheilk. IV. 277.
1071. **Knies**, Beziehungen des Sehorgans und seiner Erkrankungen zu den übrigen Krankheiten des Körpers. Wiesbaden 1893. p. 451.
1072. W. **Schmidt**, Arch. f. Augenheilk. XXXIV. p. 164.
1073. **Fehr**, Centralbl. f. prakt. Augenheilk. XXV. 2. 1900.
1074. **Nieden**, ref. Centralbl. f. Augenheilk. 1903. 207.
1075. **Siegrist**, Bericht über die 25. Versamml. der Heidelb. ophth. Gesellschaft.
1076. **Bayer**, Ärztl. Bericht des Krankenhauses zu Prag. 1881. 229.
1077. **Capellini**, Rendiconti d'assoc. med.-chir. de Parma. 1900. Nr. 3.
1078. **Menacho**. Arch. de Oftalm. hisp.-americ. Janvier 1904.
1079. **Hawthorne**, Journ. of Eye, Ear and Throat Disease. 1904. Sept.
1080. **Hirschberg**, Klin. Beobacht. aus seiner Augenheilanstalt. 1874. p. 9—13. p. 57—74.
1081. **Ewers**, Jahresber. f. Ophth. 1872. 345.
1082. **Eversbusch**, Klin. Monatsbl. f. Augenheilk. XXIII. p. 1.
1083. **Manz**, Arch. f. Augenheilk. XXIX. p. 220.
1084. **Usher**, Ophth. Review. p. 1. 1896.
1085. H. **Schmidt**, Klin. Monatsbl. f. Augenheilk. 1874. p. 186—189.
1086. **Michel**, Zeitschr. f. Augenheilk. XIII. p. 68.
1087. **Kölliker**, Inaug.-Dissertation. Zürich 1885.
1088. **Terwelp**, Inaug.-Dissertation. Giessen 1905.
1089. **Magerweg**, Arch. f. Augenheilk. XLVI. 122.
1090. **Mooren**, Fünf Lustren ophthalm. Wirksamkeit. Wiesbaden. Bergmann. 1882.
1091. van **Duyse**, Annal. d'Ocul. T. XCII. p 44.
1092. **Manz**, Arch. f. Psych. u. Nervenkrankh. XXII. 1891. p. 517 und Arch. f. Augenheilk. XXIX. 1894. p. 220.
1093. E. v. **Hippel**, Arch. f. Ophth. Bd. 49. 3.
1094. **Bernhardt**, Berlin. klin. Wochenschr. 1907. Nr. 15.
1095. **Caspar**, Arch. f. Augenheilk. XLI. p. 195.
1096. **Sydney Stephenson**, Arch. f. Augenheilk. XXXIII. p. 100.
1097. **Ulbrich**, Centralbl. f. Augenheilk. 1903. 340.
1098. **Cosmetattos**, La Gréce médicale. 1905. Nr. 15—16.
1099. **Wagenmann**, Arch. f. Ophth. XL. 4. 256.
1100. **Hirschberg**, Centralbl. f. prakt. Augenheilk. XIII. 202.
1101. **Moglie**, Il Policlinico. III. Nr. 12. p. 284.
1102. **Samelsohn**, Virchows Arch. f. pathol. Anatomie. Bd. 59. p. 257—269.
1103. **Bull**, Nord. med. Arch. Bd. 10. Nr. 23.
1104. **Litten**, Charité-Annalen. IV. p. 150.
1105. **Koslowski**, ref. Jahresber. f. Ophth. 1878. 231.
1106. **Richard**, Gaz. des hôpit. 1863. 426.
1107. **Poncet**, Annal. d'Ocul. LXXIX. 201.
1108. **Lehmann**, Inaug.-Dissertation. Halle a. S. 1890.
1109. **Alexander**, Klin. Monatsbl. f. Augenheilk. V. 221.
1110. **Zimmermann**, Arch. f. Augenheilk. XLIX. 237.
1111. **Knapp**, Arch. f. Augenheilk. IV. 205.
1112. **Haab**, Atlas und Grundriss der Ophthalmoskopie. München. III. Aufl. Fig. 369.
1113. **Vossius**, Klin. Monatsbl. f. Augenheilk. XVIII. 410.
1114. **Mackenzie**, Brit. med. Journ. I. p. 328. 1885.
1115. **Mackenzie**, Lancet. II. 25. 1880.
1116. **Nieden**, Centralb. f. Augenheilk. 1903. 207.
1117. **Pick**, Klin. Monatsbl. f. Augenheilk. XXXIX. p. 177. Fall V.
1118. **Hartridge**, Ophth. Review. 1892. p. 345.
1119. **Hogg**, Lancet. II. p. 701. 1873.

1120. **Vauce**, The medic. and surgical Reporter. Jan. 18. 1873. p. 58.

1121. **Neuburger**, Münch. med. Wochenschr. 1901. 1550.

1122. **Hirschberg**, Deutsche Zeitschr. f. prakt. Med. 1876. Nr. 4.

1123. **Eyre**, Ophth. Review. p. 275. 1897.

1124. **Elschnig**, Wiener med. Wochenschr. 1904. Nr. 11 u. 12.

1125. **Greenwood**, Journ. of the Americ. med. Assoc. March. 14. 1905.

1126. **Anderson**, Ophth. Review. 1889. p. 33.

1127. **Desmarres**, Traité des malad. des yeux II. édit. Paris. Tome III. p. 521.

1128. **Noger**, Transact. of the americ. Soc. 4 and 4 ann. meet. New York. 1869. 71.

1129. **Umé**, Arch. méd. belges. Nov. p. 334—345. 1875.

1130. **Tany**, Berl. klin. Wochenschr. Nr. 4. 1878.

1131. **Kramsztyk**, ref. Journ. f. Ophth. 1878. 226. Fall II.

1132. **Hirschmann**, Inaug.-Dissertat. Berlin 1886. Fall I.

1133. **Hawthorne**, Lancet. Sept. 30. 1899.

1134. **Kabsch**, Inaug.-Dissertat. Würzburg 1891. Fall II.

1135. **Koppen**, Inaug.-Dissertat. Marburg 1902.

1136. **Stricker**, Journ. of the americ. med. Assoc. Febr. 20. 1904.

1137. **Samelsohn**, Virchow Arch. f. path. Anat. Bd. 59. p. 257.

1138. **Broadbent**, Transact. of the pathol. Soc. of London. p. 218. 1872.

1139. **George Johnson**, Med. Times and Gaz. Vol. 41. p. 3—4.

1140. **Zimmermann**, Med. and surg. Reporter. June. 1897.

1141. **Belt**, Ophth. Review. 1896. p. 58.

1142. **Possaner**, Deutschmanns Beitr. z. Augenheilk. XV. p. 22.

1143. **Bull, Ch. Stedmann**, Ophth. Review. p. 252. 1886.

1144. **Rogers**, Ophth. Record. p. 227. 1899.

1145. **Hänle**, Inaug.-Dissertat. Tübingen 1897.

1146. **Elschnig**, Wiener med. Wochenschr. Nr. 11 u. 12. 1904.

1147. **Carpenter**, Ophth. Record. p. 75. 1904.

1148. **Nettleship**, Ophth. Hosp. Reports. XVI. Part. I. p. 1.

1149. **Greenwood**, Boston med. and surg. Journ. 1903. Dec. 10.

1150. **Rabinowitsch**, Sitzung d. ophth. Gesellsch. in Odessa. 4. Okt. 1905.

1151. **Gunn**, Ophth. Soc. of the united Kingdom. March 10. 1898.

1152. **Holsti**, Deutsches Arch. f. klin. Med. XXXVIII. p. 122.

1153. **Orlandini**, Annali di Ottalm. e Lavori delle Clinica oculista di Napoli. XXXIII.
        p. 561 u. XXXI. 664.

1154. **Carl Theodor Herzog in Bayern**, Ein Beitrag zur pathol. Anatomie des Auges
        bei Nierenleiden. Wiesbaden. Bergmann. 1887.

1155. **Weeks**, Arch. f. Augenheilk. XXI. p. 54.

1156. **Flemming**, Ophth. Review. p. 61. 1904.

1157. **Michel**, Zeitschr. f. Augenheilk. XV. p. 13.

1158. **Hofmann**, Arch. f. Augenheilk. XLIV. p. 339.

1159. **Opin et Rochon-Duvigneaud**, Arch. d'Ophth. XXIV. p. 155.

1160. **Yamaguchi**, Zeitschr. f. Augenheilk. XI. p. 418.

1161. **Cirincione**, Clinica Oculist. p. 97. 1900.

1162. **Rochon-Duvigneaud**, Ophth. Klinik. 1901. p. 200.

1163. **Culbertson**, Americ. Journ. of Ophth. 1894. p. 133 u. 197.

1164. **Emrys-Jones**, Brit. med. Journ. I. p. 1116. 1883.

1165. **Lodato**, Arch. di Ottalm. II. p. 361. 1895.

1166. **Kako**, Klin. Monatsbl. f. Augenheilk. 353. 1903.

1167. **Haltenhoff**, Klin. Monatsbl. f. Augenheilk. 1873. 291 u. Annal. d'Ocul. 70. p. 20.

1168. **Lantsheere**, Annal. de la Soc. scientif. de Bruxelles. XVIII. 2 part.

1169. **Hirschberg**, Centralbl. f. prakt. Augenheilk. XV. 18.

1170. **Hirschmann**, Inaug.-Dissert. Berlin 1886.

1171. Zeller, Inaug.-Dissertat. Tübingen 1899.
1172. Seegen, Der Diabetes mellitus. Leipzig 1870.
1173. Decker, Deutsche med. Wochenschr. 1889. Nr. 46.
1174. Galezowski, Recueil d'Ophth. 1873. p. 90—94.
1175. Michel, Deutsches Arch. f. klin. Med. XXII. 5 u. 6. p. 439.
1176. Knapp, Arch. f. Augenheilk. X. 1. p. 99. 1880.
1177. Mauthner, Internat. klin. Rundschau. Nr. 6. 1893.
1178. Schlink, Inaug.-Dissertat. Giessen 1901.
1179. Becker, Arch. f. Augen- u. Ohrenheilk. I. 1. 94.
1180. Leber, Klin. Monatsbl. f. Augenheilk. 1869. 312.
1181. Streminski, Arch. f. Ohrenheilk. LV. 271. Fall II.
1182. Roth-Schirmer, Arch. f. path. Anat. 49. 441—446.
1183. Kramsztyk, ref. Jahresber. f. Ophth. 1878. 226.
1184. Deutschmann, Beiträge z. Augenheilk. Heft 4. p. 42.
1185. Perrin, Gaz. des hôp. 1870. Nr. 48.
1186. Friedländer, Virchows Arch. f. path. Anat. 78. 2. p. 362.
1187. Bäck, Zeitschr. f. Augenheilk. I. p. 234.
1188. Michel, Lehrbuch der Augenheilk. II. Aufl. p. 450.
1189. Orlow, ref. Jahresber. f. Ophth. 1903. 260.
1190. Steuber, Inaug.-Dissert. Berlin 1889.
1191. Michel, Deutsches Arch. f. klin. Med. XXII. 5. u. 6. 439.
1192. Bondi, Prager med. Wochenschr. 1901. Nr. 26.
1193. Oeller, Arch. f. Ophth. XXIV. 3. 239.
1194. Kerschbaumer, Arch. f. Ophth. XLI. 3. p. 99.
1195. Leber, Arch. f. Ophth. XXIV. 1. 295.
1196. Ebstein, Deutsches Arch. f. klin. Med. XXIV. p. 343.
1197. Immermaun, Deutsches Arch. f. klin. Med. XIII. 209.
1198. Heinzel, Jahrb. f. Kinderkrankheiten. 1875. p. 346.
1199. Hirschberg, Centralbl. f. Augenheilk. 1887. p. 97.
1200. Heubner, Die syphilitischen Gefässerkrankungen der Gehirnarterien. Leipzig 1874.
1201. v. Hösslin, Arch. f. klin. Med. LXVI.
1202. Stieglitz, New York. med. Journ. July 12. 1895.
1203. Jakobson, Königsberger med. Jahrbücher. Bd. I. Heft 3. p. 283.
1204. Mauthner, Lehrbuch der Ophthalmoskopie. p. 370.
1205. Jacobson, Beziehungen der Veränderungen und Krankheiten des Sehorgans zu Allgemeinleiden. p. 24.
1206. Classen, Arch. f. Ophth. X. 2. 157.
1207. Schweigger, Vorlesungen über den Gebrauch des Augenspiegels. p. 110.
1208. Alexander, Syphilis und Auge. 1895. p. 22.
1209. Scheidemann, Arch. f. Ophth. XLI. 1. 156.
1210. Haab, Correspondenzbl. f. Schweizer Ärzte. XVI. Nr. 6. p. 152. 1886.
1211. Hirschberg, Centralbl. f. Augenheilk. VII. 327.
1212. Segel, Deutsches Arch. f. klin. Med. 1889.
1213. de Schweinitz and Mellor, Ophth. Record. p. 73. 1904.
1214. Magnus, Klin. Monatsbl. f. Augenheilk. 1889. 465.
1215. Pressel, Inaug.-Dissert. Würzburg 1894.
1216. Scheffels, Deutsche med. Wochenschr. 1897. Nr. 13
1217. Fejer, Centralbl. f. prakt. Augenheilk. Januar 1905.
1218. Ole Bull, Arch. f. Ophpth. XVIII. 2. p. 128.
1219. Scheffels, Arch. f. Augenheilk. XXII. 374.
1220. Gamble, Chicago Ophthalmological and Otological. Soc. Febr. 14. 1899.
1221. Heubner, Charité-Annalen. XXVI.
1222. Stölting, Arch. f. Ophth. XLIII. p. 306.

1223. Haab, Festschrift für Helmholtz. 1891.
1224. Oglesby, Lancet I. p. 476.
1225. Meyer, Centralbl. f. Augenheilk. XVI. 77.
1226. Trontas Arch. d'Ophth. T. XVII. p 26
1227. Berger, Rev. génér. d'Ophth. 1894. 490.
1228. Alexander. Klin. Monatsbl. f. Augenheilk. V. 221.
1229. Vidéké, ref. Jahresber. f. Ophth. 1903. 667.
1230. Decker, Deutsche med. Wochenschr. Nr. 46. 1889.
1231. Bach, Arch. f. Angenheilk. XXVIII. p. 67.
1232. Panas, Arch. d'Ophth. T. XXII. p. 69.
1233. Samelsohn, Soc. franç. d'Ophth. Onzieme session. 1891.
1234. Alexander, 67. Versamml. d. Naturf. u. Ärzte zu Lübeck. p. 192. 1895.
1235. Galezowski, Annal. d'Ocul. CXIV. p. 389.
1236. Lodato, Arch. di Ottalm. Anno IV. Vol. IV. Fasc. 1—2. p. 47.
1237. Herrenheiser, Klin. Monatsbl. f. Augenheilk. 1894. p. 137.
1238. Litten, Deutsche med. Wochenschr. Nr. 44 u. 45. 1901.
1239. Litten, Zeitschr. f. klin. Med. II. p. 378. 1880.
1240. Roth, Dentsche Zeitschr. f. Chirurgie. I. p. 471.
1241. Lenhartz, Spezielle Path. u. Therap. von Nothnagel. Bd. III. 2. Teil. p. 192.
1242. Döpner, Inaug.-Dissert. Berlin 1877.
1243. Snell, Ophth. Review. 1893. 157.
1244. Litten, Bericht der Heidelberger ophth. Gesellsch. 1877. 140.
1245. Herrenheiser, Klin. Monatsbl. f. Augenheilk. 1894. 137.
1246. Kahler, Prager Zeitschr. f. Heilkunde. 1880. 1 u. 2.
1247. Ischreyt, Arch. f. Augenheilk. XLI. p. 83.
1248. Kenjuro Goh, Arch. f. Ophth. XLIII. 1. p, 147.
1249. Wernicke und Küssner, Berlin. klin. Wochenschr. Nr. 28. 1877.
1250. Grnnert, 30. Bericht der Heidelberger ophth. Gesellsch. p. 338. 1903.
1251. Michel, Arch. f. Ophth. XXIII. 2. 113.
1252. Mendel, Sitzungsbericht der Berlin. ophth. Gesellsch. 24. I. 1901. Centralbl. f. Augenheilk. 1901. 205.
1253. Ewer, Inaug.-Dissert. Berlin 1900.
1254. Fraenkel, Arch. f. Ophth. XLVIII. 2. 456.
1255. Paul, Klin. Monatsbl. f. Augenheilk. XLIV. Bd. II. p. 73.
1256. Rouchut, Annales d'Ocul. 1899. T. 82. p. 193.
1257. Bull, Med. Record. 1897. April 24.
1258. Mooren, 5 Lustren ophthalmol. Wirksamkeit. Wiesbaden. Bergmann. 1882.
1259. Fuchs, Arch. f. Ophth. XXXIX. 3. 229.
1260. Kuhnt, Zeitschr. f. Augenheilk. III. p. 106.
1261. Wüstefeld, Zeitschr. f. Augenheilk. V. 110.
1262. Quirin, Klin. Monatsbl. f. Augenheilk. XLII. II. Bd. p. 19.
1263. Griffith, Ophth. Review 1897. p. 162.
1264. Galezowki, Recueil d'Ophth. p. 714. 1904.
1265. Fuchs, Arch. f. Augenheilk. XXXII. p. 111.
1266. Liebrecht, Klin. Monatsbl. f. Augenheilk. 1895. 169.
1267. de Wecker, Arch. d'Ophth. XIV. p. 1.
1268. Goldzieher, Arch. f. Augenheilk. XXXIV.
1269. Amman, Arch. f. Augenheilk. XXXV. 123.
1270. Nuël, Arch. d'Ophth. XVI. p. 145 u. 473.
1271. Jensen, Hosp. Tid. 1898. p. 101.
1272. Bossalino, La clinica oculistica. Marzo 1904.
1273. Schnoor, Inaug.-Dissert. Berlin 1898.
1274. Fischer, Ophth. Review. 1898. p. 157.

1275. de Schweinitz, Ophth. Record. p. 1. 1900.
1276. Dreyer-Dufer, Ophth. Klinik. 1899. p. 109.
1277 Vermes, ref. Jahresber. f. Ophth. 1901. 598.
1278. Feilchenfeld, Zeitschr. f. Augenheilk. V. p. 115.
1279. Doyne and Stephenson, Ophth. Review, 1903. p. 357.
1280. Kuhnt, Zeitschr. f. Augenheilk. III. p. 106.
1281. Onisi, Inaug.-Dissert. Tübingen. 1890.
1282. Praun, Deutschmanns Beiträge zur Augenheilk. XII. Heft. p. 208.
1283. Walser, Arch. f. Augenheilk. XXXI. p. 345.
1284. Görlitz, Klin. Monatsbl. f. Augenheilk. 1897. 361.
1285. Plange, Arch. f. Augenheilk. XXIII. 1891.
1286. Holden, Arch. f. Augenheilk. XXXI. Heft II.
1287. Dunn, Arch. f. Augenheilk. XXXIV. Heft 4.
1288. Caspar, Arch. f. Augenheilk. XXX. Heft 2 u. 3.
1289. Caspar, Festschrift für Helmholtz. p. 1.
1290. Berger, Klin. Monatsbl. f. Augenheilk. 361. 1882.
1291. Schiess Gemuseus, Arch. f. Ophth. XXXIV. 4. p. 59.
1292. Bauholtzer, Arch. f. Augenheilk. XXV. p. 186.
1293. Speiser, Mellingers Beiträge zur Augenheilkunde. 1903. p. 51.
1294. Lodsto, Arch. di Ottalm. III. p. 361.
1295. Schindler, Inaug.-Dissert. Zürich 1901.
1296. Harms, Klin. Monatsbl. f. Augenheilk. XLII. Bd. I. 448.
1297. Schneller, Arch. f. Ophth. XXVI. 1. 21.
1298. Haab, Correspondenzbl. f. Schweizer Arzte. 1882. 381. Nr. 12.
1299. Emmert, Bull. de la Soc. méd. de la Suisse romande. 1882. 395.
1300. Leber und Deutschmann, Arch. f. Ophth. XXVIII. 3.
1301. Reich, ref. Jahresber. f. Ophth. 1883. 461.
1302. Swangy, Ophth. Rev. London. II. p. 142. 1883.
1303. Bock, Centralbl. f. Augenheilk. 1890. 291.
1304. Widmark, Nord. ophth. Tijdschr. V. 57.
1305. Mackay, Ophth. Review. p. 1. 41—83. 1894.
1306. Lescarret, Thèse de Bordeaux. 1901.
1307. Joseph, Thèse de Paris 1904.
1308. Campbell Porcy, Ophth. Record. 1900. 365.
1309. Saemisch, Klin. Monatsbl, f. Augenheilk. VII. 305.
1310. Reimar, Bericht über die 27. Versammlung der ophth. Gesellsch. zu Heidelberg 1898. 331.
1311. Stölting, Arch. f. Ophth. XLIII. 366.
1312. Ahlström, Annal. d'Ocul. T. CXXX. p. 150.
1313. Hermann, Inaug.-Dissert. Göttingen 1900.
1314. Coats, Ophth. Hosp. Reports. XVI. Part. I. p. 62. a. Ophth. Review. p. 279. 1904.
1315. Gauthier Annal. d'Ocul. CXIX. p. 438.
1316. Jones, Brit. med. Journ. p. 132. 1902.
1317. Meyerhof, Zeitcchr. f. Augenheilk. IV. p. 676.
1318. Pes, Arch. f. Augenheilk. L. p. 304.
1319. Ridley, Ophth. Hosp. Reports XIV. p. 264.
1320. Marple, New York Eye and Ear Infirmary Reports. January 1895.
1321. Sidler Huguenin, Arch. f. Augenheilk. LI. p. 27.
1322. Haab, Bericht der 28. Versamml. der ophth. Gesellsch zu Heidelberg. p. 209.
1323. Sachsalber, Mitteil. des Vereins der Ärzte in Steiermark. 34. Jahrgang. p. 12.
1324. Schmidt-Rimpler, Arch. f. Ophth. XX. 2. 287.
1325. Wagenmann, Arch. f. Ophth. XXXVIII. 3. 237.
1326. Harms, Arch. f. Ophth. XLI.

1327. **Wehrli**, Arch. f. Augenheilk. XXXVII. 173.

1328. **Alt**, Amer. Journ. of Ophth. XIV. 4. p. 114.

1329. **Watson and Nettleship**, Ophth. Hospit. Rep. VIII. 251.

1330. **Galinowsky**, Arch. f. Augenheilk. LXIII. 183.

1331. **Loring**, Amer. Journ. of med. Scienc. XLVII. 303.

1332. **Gonin,** Arch. d'Ophth. XXIII. p. 219.

1333. **Friedenberg**, Arch. f. Augenheilk. XXXIV. 175.

1334. **Würdemann**, Deutschmanns Beiträge zur Augenheilkunde. XXIX. 1906, Bd. III. 864.

1335. **Manz**, Festschrift für Helmholtz. p. 9.

1336. **de Vries**, Nederl. Tijdschr. v. Geneesk. Bd. l. 306.

1327. **Nettleship**, Ophth. Hosp. Rep. XIV. p. 264.

1338. **Ewetzky**, Klin. Monatsbl. f. Augenheilk. p. 381. 1898.

1339. **Terson**, Ophth. Klinik. Nr. 17. 1901.

1340. **Römer**. Arch. f. Ophth. LII. 514.

1341. **Jochmann**, Münch. med. Wochenschr. 1901. p. 1260.

1342. **Jules**, Amer. Journ. of Ophth. p. 334. 1896.

1343. **Haab**, Deutschmanns Beiträge zur Augenheilkunde. V. p. 37.

1344. **Stedmann Bull**, Transact. of the Amer. Ophth. Soc. Thirty first. Annual meeting. p. 526. 1899.

1345. **Poinot**, Clinique Ophth. p. 258. 1903.

1346. **Koenig**, Clinique Ophth. Juin 1895.

1347. **Nagel**, Ophth. Record. p. 445. 1904.

1348. **Goldzieher**, Centralbl. f. prakt. Augenheilk. p. 74. 1901.

1349. **Hummelsheim und Th. Leber**, Arch. f. Ophth. Bd. 52. p. 336.

1350. **Puccioni**, Annali di Ottalmol. XXVII. 519.

1351. **Lüderitz**, Centralbl. f. prakt. Augenheilk. XVIII. 535 und Inaug.-Dissertation Marburg 1893.

1352. **Vennemann**, Ophth. Klinik. II. Nr. 1. 1898.

1353. **Michel**, Berlin. Ophth. Gesellsch. Sitzg. v. 19. Okt. 1905.

1354. **Schwitzer**, Zeitschr. f. Augenheilk. XVI. p. 61.

1355. **Pes**, Arch. f. Augenheilk. L. 304.

1356. **Kampferstein**, Klin. Monatsbl. f. Augenheilk. XLI. Bd. I. p. 25.

1357. **von Garnier**, Centralbl. f. prakt. Augenheilk. XVI. 9.

1358. **Tschemolosow**, ref. Jahresber. f. Ophth. 1898. 762.

1359. **Hirschberg**, Erster Bericht über seine Augenklinik. 1870. p. 540.

1360. **de Lieto Vollaro**, Lavori della Clin. ocul. d. R. Univ. di Napoli V. p. 302.

1361. **Haitz**, Inaug.-Dissert. München 1897.

1362. **Wagenmann**, Arch. f. Ophth. XXXVII. 3. 249.

1363. **Bristowe**, Ophth. Review. 1886. p. 88.

1364. **Hirschberg**, Centralbl. f. prakt. Augenheilk. 1882. November.

1365. **Goldzieher**, Centralbl. f. prakt. Augenheilk. XIII. 363.

1366. **Schnabel u. Sachs**, Arch. f. Augenheilk. XV. p. 11 u. Arch. f. Ophth. XIV. 263.

1367. **Hunicke**, Americ. Journ. of Ophth. II. p. 27.

1368. **Stölting**, Klin. Monatsbl. f. Augenheilk. XLIII. Bd. II. p. 129.

1369. **Riegel**, Münch. med. Wochenschr. p. 1133. 1899.

1370. **Bannister**, Journ. of nervous and mental disease. XXV. p. 874.

1371. **Remes**, ref. Jahresber. f. Ophth. 1902. 386.

1372. **Péchin et Rollin**, Arch. d'Ophth. XXIII. p. 576.

1373. **Haab**, Korrespondenzbl. f. Schweizer Ärzte. 1885. 447.

1374. **Emrys-Jones**, Brit. med. Journ. 1884. I. 312.

1375. **Hoesch**, Inaug.-Dissert. Berlin 1881.

1376. **Snell**, Ophth. Review. 1893. 157.

1377. **Wagner**, Ophth. Record. 1899. p. 198.

1378. **Philipp**, Ophth. Record. p. 377. 1904.

1379. **Denig**, Münch. med. Wochenschr. 1895. Nr. 34, 35 u. 36.

1380. **Michel**, Arch. f. Augenheilk. XXIII. 2. 213.

1381. **Halbey**, Inaug.-Dissert. Kiel 1902.

1382. E. **Fränkel**, Virch. Arch. f. path. Anat. 79. p. 509.

1383. **Parsons**, Brain Part. 99. Autume 1902.

1384. **Michel**, Annal. d'Ocul. T. CXVIII. p. 288.

1385. **Hertel**, Arch. f. Ophth. XLVI. p. 277.

1386. **Wagenmann**, Arch. f. Ophth. XXXVI. 4. p. 1.

1387. **Coluori**, Annal. di Nevrol. Torino 1893 n. s. XI. p. 191.

1388. **Molli**, Neurolog. Centralbl. 1131. 1900.

1389. **Gilksmann**, Inaug.-Diss. Freiburg 1900.

1390. **Leri**, Nouvelle Iconographie de la Salpetrière XVII. Nr. 4 et Recueil d'Ophth. p. 627. 1904.

1391. **Harms**, Klin. Monatsbl. f. Augenheilk. XLII. Bd. I. p. 448.

1392. **Tonini**, ref. Jahresber. f. Ophth. 1900. 238.

1393. **Birsch-Hirschfeld**, Bericht über die 28. Versamml. der ophth. Gesellschaft zu Heidelberg. p. 48. 1900.

1394. **Friedenwald**, Ophth. Record. p. 428. 1901.

1395. **Birsch-Hirschfeld**, Arch. f. Ophth. LIV. p. 68.

1396. **Ward A. Holden**, Transact. of the Americ. Ophth. Soc. Thirty-fourth. Annal Meeting p. 405. 1898.

1397. **Druault**, ref. Jahresber. f. Ophth. 1900. 238.

1398. **Albrand**, Klin. Monatsbl. f. Augenheilk. XLII. Bd. II. p. 1.

1399. **Madertow**, Inaug.-Dissert. St. Petersburg 1896.

1400. **Birsch-Hirschfeld**, Arch. f. Ophth. LIII. p. 79.

1401. **Orlow**, ref. Jahresber. f. Ophth. 1902. 233.

1402. **Waren-Tay**, Symmetrical changes in the region of the yellow-spot in each eye of an infant. Transact. of the ophthalm. Society of the United Kingdom. Vol. I. 1881. p. 55.

1403. **Waren-Tay**, A third case of the same family of the symmetrical changes in the region of the yellow-spot of each eye of an infant, closely resembling those of embolism. Transact. of the ophth. Soc. of the Un. Kingd. Vol. IV. 1884. p. 158.

1404. **Sachs**, Arrested cerebral development. Journ. of nerv. and ment. diseases. 1887. p. 541.

1405. **Waren-Tay**, A fourth instance of symmetrical changes in the yellow-spot region of an infant closely resembling those of embolism. Transact. of the ophth. Soc. of the Un. Kingd. 12. 1892.

1406. **Kingdon**, A rare fatal disease of infancy with symmetrical changes at the macula lutea. Transact. of the ophth. Soc of the Unit. Kingd. 12. 1892. p. 126.

1407. **Freud**, Über familiäre Formen von cerebraler Diplegie. Neurol. Centralbl. 1893. Nr. 15.

1408. **Kingdon**, Symmetr. changes at the macula lutea in an infant. Transact. 14. 1895.

1409. **Carter**, A case of rare and fatal disease of infancy with symmetrical changes in the yellow-spot. Arch. of Ophth. and Otology. 23. 1894. p. 126.

1410. **Sachs**, A family form of idiocy generally fatal and associated with early blindness amaurotic family idiocy. New York medic. Journ. 1896. May.

1411. **Koller**, Two cases of a rare fatal disease of infancy with symmetrical changes at the macula lutea. New York medic. Rec. 50. 1896. p. 266

1412. **Koplik**, A fatal disease of infancy with Paresis on paralysis accompanied hy idiocy or imbecility and progressive blindness with symmetrical changes in the macula lutea. Arch. of Pediatr. 14. 1897.

1413. **Heimann**, A case of amaurotic family idiocy. Arch. of Pediatr. 14. 1897.

1414. Higier, Über die seltenen Formen der hereditären und familiären Hirnkrankheiten. Deutsche Zeitschr. f. Nervenheilk. IX. 1896. p. 1.

1415. Higier, Zur Klinik der familiären Opticusaffektionen. Deutsche Zeitschr. f. Nervenheilk. X. 1897. p. 489.

1416. Jacobi, Einjähriges Kind mit amaurotischer hereditärer Idiotie. New York Acad. of med. Sect. Sitzung ref. in ophth. Klinik. 11. 1898.

1417. Hirsch, The pathological anatomie of amaurotic family idiocy (Sachs). Journ. of nerv. and mental disease. 1899. p. 538.

1418. Magnus, Klin. Monatsbl. f. Augenheilk. 1885. Bd. XXII.

1419. Goldzieher, Centralbl. f. prakt. Augenheilk. 1885. p. 219.

1420. Hirschberg, Centralbl. f. prakt. Augenheilk. 1888.

1421. Clairborne, Arch. of Pediatrics. 10. 1900.

1422. Falkenheim, Über familiäre amaurotische Idiotie. Deutsche Zeitschr. f. Kinderheilk. 3. IV. 1902. p. 123.

1423. Gessner, Zur Kasuistik der familiären amaurotischen Idiotie. Münchn. med. Wochenschr. 1903. Nr. 7.

1424. Grosz, Neuer Fall von Sachsscher amaurotischer Familienidiotie. Orvosi Helilap. 1899. Nr. 99.

1425. Heveroch, Zwei Fälle von familiärer amaurotischer Idiotie (Sachs). Ref. in Neurol. Centralbl. 1904. p. 948.

1426. Mohr, Die Sachssche amaurotische familiäre Idiotie. Archiv f. Augenheilk. 41. p. 285.

1427. Mülberger, Die familiäre amaurotische Idiotie und ihre Diagnose. Münch. med. Wochenschr. 1903. Nr. 45.

1428. Patrik, A case of amaurotic family idiocy. Journ. of nerv. and ment. diseases. XXVII. 1900. p. 265.

1429. Peterson, A case of amaurotic family idiocy with autopsy. Journ. of nerv. and ment. diseases. 25. 1898. p. 529.

1430. Pooley, Transacts of the americ. Ophth. Society. 1900.

1431. Wadsworth, A case of congenital grayisch-white opacity around the fovea. Transactions of the Americ. ophth. Soc. IV. 1887. p. 572.

1432. Vogt, Über familiäre amaurotische Idiotie. Monatsschr. f. Psych. u. Neurologie. Bd. XVIII. p. 161 u. 310. 1905. Ferner Bd. XXII. p. 495.

1433. Pelizaens, Über eine eigentümliche Form spastischer Lähmung mit Cerebralerscheinungen auf hereditärer Grundlage. Arch. f. Psych. Bd. 16. 1885. p. 201.

1434. Spielmeyer, Über familiäre amaurotische Idiotie. Neurol. Centralbl. 1905. H. 13 u. Neurol. Centralbl. 1906.

1435. Schaffer, Beiträge zur Monographie und Histopathologie der amaurotisch-paralytischen Idiotieformen. Arch. f. Psych. Bd. 42.

1436. Huismanns, Zur Nosologie und pathol. Anatomie der familiären amaurotischen Idiotie. Deutsche med. Wochenschr. 1906. Nr. 43.

1437. Schaffer, Über einen Fall von Tay Sachsscher amaurotischer Idiotie mit Befund. Wiener klin. Rundschau. 1902.

1438. Schaffer, Neurol. Centralbl. 1905 u. 1906. Zur Pathogenese der amaurotischen Idiotie.

1439. Schaffer, Über die Pathohistologie eines neuen Falles von Sachsscher familiärer amaurotischer Idiotie. Journ. f. Psych. u. Neurol. Bd. X. 1907.

1440. W. Spielmeyer, Klinische und anatomische Untersuchungen über eine besondere Form von familiärer amaurotischer Idiotie. Habilitationsschrift Nissls histol. u. histopath. Arbeiten. II. 1907.

1441. Lukacs und Markbreiter, Die Bedeutung des Augenspiegelbefundes bei Geisteskranken. Wiener med. Presse. Nr. 44.

1442. Poynton, Parsons und Holmes, A contribution of the study of amaurotic family idiocy. Brain 1906.

1443. Schaffer, Journ. f. Psych. u. Neurol. Leipzig 1907. Bd. X.

1444. Ernst Frey, Neurol. Centralbl. 1901.

1445. Sterling, Neurol. Centralbl. 1905. Nr. 8. p. 732.

1446. Eliasberg, Zeitschr. f. Augenheilk. XIII. p. 553.

1447. McKee and Buchanan, A case of amaurotic Idiocy. Amer. Journ. of med. science. January 1905.

1448. Gross, Neurol. Centralbl. p. 586. 1905.

1449. Nuël, Arch. d'Ophth. XX. p. 593.

1450. Greef, Die pathologische Anatomie des Auges. Berlin 1902 1906. Hirschwald. p. 372.

1451. Haab, ref. Jahresber. f Ophth. 1902. p. 638.

1452. Friedenwald, Ophth. Record. p. 428. 1901.

1453. Vogt, Zur Pathologie und pathologischen Anatomie der verschiedenen Idiotieformen. Monatsschr. f. Psych. u. Neurologie. Ld. XXII. H. 5.

1454. Stock, Über eine besondere Form der familiären amaurotischen Idiotie. Ber. der 23. Versamml. der Ophthalm. Ges. zu Heidelberg 1906. Wiesbaden 1907. Bergmann. Separat-Abdr.

Alphabetisches Sachregister.

A.

Abcesse: miliare im Opticus 360.
Abduzensparese: bei Arteriosklerose der
  Gehirngefässe 389, 391, 392 ;
  bei Chlorose 391.
Absolute Skotome 35;
  centrale bei Retinitis circinata 369.
Adaptation: Störung derselben bei Heme-
  ralopie 61.
Adaptationsmechanismus 1.
Aderhaut siehe Chorioidea.
Aussere Netzhautschichten: Sympto-
  matologie 29.
Agglutinationserscheinungen 122,274.
Akkommodationsbreite: Veränderung
  derselben bei Chorioretinitis specifica
  Förster 18.
Akkommodationsparalyse 23.
Alkoholismus mit Hemeralopie 55.
Alkoholvergiftung mitNetzhautblutungen
  192.
Alter als Ursache der Arteriosklerose
  246.
Altersveränderungen an den Retinal.
  gefässen 239.
Amaurose: angeborene und Retinitis pig-
  mentosa 111;
  durch Retinalatrophie 71.
Amaurotische Idiotie, familiäre 396.
  Pathogenese 403;
  Differentialdiagnose 405.
Anämie: als Ursache der Chorioretinitis 21;
  als Ursache rezidiv. Glaskörperblutungen
  219;
  bei Erguss in die Opticusscheide 143;

Anämie:
  der Netzhaut 140;
  mit Hemeralopie 51;
  mit Papillitis 143;
  mit Sternfigur an der Macula 319;
  mit Verschluss der Centralgefässe 143;
  mit weissen Netzhautflecken 313;
  präretinale Blutung bei derselben 184;
  mit Thrombose der Vena centralis 297.
Anastomosenbildung der Netzhautvenen 300;
  bei Endophlebitis und Perivaskulitis 159.
Anchylostoma-Anämie: Netzhautblutungen dabei 210.
Anchylostomiasis mit Sternfigur an
  der Macula 319.
Anchylostomainfektion mit dem ophthalmoskopischen Bilde der
  Retin. albuminurica 237.
Aneurysmen 272:
  der Aorta 132;
  der Retinalgefässe 160, 163, 167, 169;
  miliare 169;
  fusiforme 171;
  kugelförmige 172;
  dissecans 173;
  variköse 173;
  arterio-venöse 173;
  bei perniziöser Anämie 208.
Angeborene Retinalpigmentation 110.
Angiopathia retinalis: albuminurica 327.
  pathologischer Befund 332;
    mit Glaukom 380;
  diabetica 327;
  weisse Flecken bei derselben 337,
    mit Glaukom 381;

Angiopathia retinalis:
leucaemica 340,
Sehstörungen bei derselben 345,
  mit Glaukom 353, 382;
syphilitica 346, 347, 349,
  mit Glaukom 115, 382;
septica 354.

Angiosklerose mit Netzhautblutungen 191;
Entstehung des Glaukoms bei derselben 382.

Augenhintergrund: getäfelter 10.

Aorteninsuffizienz: Arterienpuls bei derselben 131.

Apoplexia cerebri mit Netzhautblutungen 386.

Arteria centralis retinae 5;
angeborene Gefässschlingen derselben 165;
Astembolie derselben 289;
ihre Verzweigungen 7, 117;
Verschluss derselben mit Ischaemia retinae 144, 146.

Arteria hyaloidea persistens 178:
bei Retinitis pigmentosa 100.

Arterien: weisse Berandung bei Arteriosklerose 249;
Schlängelung bei Arteriosklerose 249;
Verdünnung bei Arteriosklerose 249, 250;
Trübung der Gefässwand bei Arteriosklerose 249; ·
Obliteration des Lumens bei Arteriosklerose 250;
Perivaskulitis 250;
weisse Berandung als angeborene Anomalie 251;
Umwandlung in weisse Streifen 251;
herdweise Einengung und herdweise Wandverdickungen bei Arteriosklerose 252;
Kalkablagerungen in den Wandungen bei Arteriosklerose 253.

Arterienpuls 131:
bei Aneurysma aortae 132;
bei Arteriosklerose 132, 135.
bei Aorteninsuffizienz 131;
bei Basedowscher Krankheit 133;
bei Chlorose 133;
bei Hemikranie 134;

Arteriosklerose: Ätiologie derselben 245;
Alter als Ursache 246;
Anfangsstadium derselben durch den Augenspiegel zu erkennen 163;
apoplektiforme Anfälle als Vorläufer der Sehstörungen 245;

Arteriosklerose:
Arterienpulsation bei derselben 132, 135;
Astembolie bei derselben 269, 289;
Ausfall der Gesichtsfeldhälfte 258;
Ausfall eines Gesichtsfeldquadranten 257;
bei Beriberi 247;
centrales Skotom bei derselben 258;
mit Embolie der Centralarterie 273;
mit Erhaltenbleiben der maculären Gesichtsfeldpartie 261;
Funktionsstörungen des Auges bei derselben 256;
bei Gelenkrheumatismus 247;
mit Glaskörperblutungen 185;
hämorrhagischer Infarkt bei derselben 267;
idiopathische Chemosis der Bindehaut dabei 245;
mit Influenza 247;
mit knorrigem Verlauf der Gefässe 177;
Krampf der Netzhautarterien bei derselben 138;
der Netzhautgefässe mit Atrophie der Papille 386, 387;
bei Malaria 247;
mit marantischer Thrombose 278;
bei Masern 247;
bei Miliartuberkulose 247;
muskulöse Überanstrengung als Ursache 247;
Netzhautblutungen bei derselben 266;
der Netzhautgefässe 238;
der Netzhautgefässe im Verhältnis zur allgemeinen Arteriosklerose 242;
mit Neubildung von Netzhautgefässen 178;
mit dem ophthalmoskopischen Bilde der Retinitis albuminurica 236;
mit ophthalmoskopisch sichtbaren Veränderungen an den Gefässen 248;
mit präretinalen Blutungen 184, 272;
prodromale Erblindungen bei derselben 265, 281;
als ätiologisches Moment der Retinitis circinata 367, 368;
Retinalarterien, dünne und geschlängelte Venen bei derselben 142;
bei Scharlach 247;
Schlängelung der Arterien bei derselben 160, 249;
Sehstörungen, gleichzeitig und doppelseitig auftretende bei derselben 263;
bei Sepsis 247;
mit Stauungspapille 237;
topographische Verbreitung derselben 243;

Arteriosklerose:
  Thrombose der Centralarterie 276;
  Thrombose der Vena centralis 269, 297;
  bei Typhus 247;
  als Ursache von Retinitis proliferans 233;
  Venenpuls bei derselben 248;
  mit Verdünnung der Arterien 249;
  mit Verengerung der Blutsäule 175;
  mit weisser Berandung der Arterien 249
  mit weissen Netzhautflecken 314;
  Wesen derselben 238;
  mit Zyanose der Netzhaut 150.
Aszendierende Opticusatrophie bei
    Arteriosklerose der Netzhaut-
    gefässe 387.
Asphyxie: lokale der Extremitäten 128.
Astembolie 269, 289.
Asthenopie: nervöse mit Hemeralopie 66,67.
Astthrombose der Vena centralis re-
    tinae 296.
Atrophie der Netzhaut: primäre 68, 71;
  deszendierende der inneren Netzbautschich-
    ten 393;
  der Papille bei Arteriosklerose der Netz-
    hautgefässe 386, 387;
  des N. opticus bei Arteriosklerose 392;
  bei Littelscher Krankheit 405.

B.

Barlowsche Krankheit mit Netzhaut-
    blutungen 200.
Basedowsche Krankheit 133;
  Arterienpuls bei derselben 133;
  mit Netzhauthyperämie 149;
  mit Dilatation der Gefässe 149.
Beriberi als Ursache der Arterio-
    sklerose 247.
Bleivergiftung mit dem ophthalmo-
    skopischen Bilde der Retinitis
    albuminurica 236;
  mit Netzhautblutungen 192.
Blendung bei Retinitis pigmentosa
    73.
Blut: auffallend dunkele Färbung desselben
    121;
  Farbe desselben in den Retinalgefässen
    119.
Blutbewegung: Sichtbarkeit derselben 122;
  diskontinuierliche 122.
Blutsäule: unterbrochene 122.
Blutstrom: Sichtbarkeit desselben bei Leuk-
    ämie 123.

Blutungen: in die Retina 179 (siehe auch
    Retinalblutungen);
  bei Chorioretinitis 12;
  Umwandlungen derselben in Pigment 12.
Blutverlust: mit Hemeralopie 52;
  Netzhautblutungen nach demselben 202.
Botriocephalus latus mit Netzhaut-
    blutungen 210.

C.

Carcinom siehe auch Karzinom.
Carcinoma ventriculi mit weissen
    Netzhautflecken 315;
  mit dem ophthalmoskopischen Bilde der
    Retinitis albuminurica 237.
Carotis interna: Thrombose derselben im
    Sinus cavernosus 392.
Cataracta polaris bei Retinitis pig
    mentosa 109.
Centralarterie (siehe auch Arteria cen-
    tralis): Thrombose derselben 276;
  Embolie derselben 273;
  Verschluss derselben durch Kalkkonkremente
    275.
Centrales Skotom: bei Arteriosklerose
    258;
  bei Retinitis circinata 366, 369;
  bei Chorioretinitis specifica Förster 13;
  bei der Chorioretinitis ad maculam 35;
  bei Retinitis pigmentosa 82, 259.
Centralgefässe der Netzhaut: Ver-
    schluss derselben 143;
  bei Glaukom 376.
Chemosis: idiopathische der Bindehaut bei
    Arteriosklerose 245.
Chininintoxikation: mit Hemeralopie 55;
  mit weissen Netzhautflecken 315;
  primäre Atrophie der inneren Netzbaut-
    schichten bei Intoxikation 395.
Chlorose: Arterienpuls bei derselben 133,
    134;
  mit weissen Netzhautflecken 314;
  Neuroretinitis bei derselben 389;
  Stauungspapille bei derselben 205, 390;
  als Ursache der Chorioretinitis 21;
  mit Schlängelung der Retinalvenen 155;
  fettige Degeneration der Intima dabei 203;
  mit dem ophthalmoskopischen Bilde der
    Retinitis albuminurica 237;
  mit Neuritis optica 204, 205;
  mit Netzhautblutungen 204;
  mit Abduzenslähmung 391;

Chlorose:
  mit Sternfigur an der Macula 155, 319;
  mit Thrombose der Vena centralis 297.
Choriocapillaris 4, 7, 8, 9;
  Atrophie derselben bei Retinitis pigmentosa
    102.
Chorioidea 4;
  Affektion bei Retinitis albuminurica 323;
  Blutungen in dieselbe 187, 196;
  bei Leukämie 211;
  Erkrankung bei Retinitis pigmentosa 101.
Chorioidealgefässe als weisslich-
    gelbe Stränge 20.
Chorioidealring der Papille 4.
Chorioidealtuberkel 321.
Chorioiditis: Glaskörpertrübungen bei der-
    selben 19;
  mit Netzhautblutungen 179;
  mit Chorioidealblutungen 196;
  specifica Förster 13, 14, 16, 17;
  Neigung zu Rezidiven 18.
Chorioretinitis: aequatorialis 20, 23, 28;
  ad maculam 21, 23, 24, 28;
  als Ursache von Retinitis proliferans 232.
  Ätiologie derselben 21;
  angeborene 27;
  nach Anämie 21;
  centralis 20;
  nach Chlorose 21;
  disseminata 20;
  die eigentliche 19;
  einseitiges Auftreten 29;
  Gesichtsfelddefekt bei derselben 69;
  mit Hemeralopie 68;
  bei Intermittens 27;
  latens 68;
  bei Lepra 27;
  bei Myopie 21;
  mit Netzhautblutungen 12;
  als progressives Leiden 19;
  striata 372;
  und Retinitis pigmentosa 112;
  mit Ringskotom 36, 38;
  nach Syphilis 21, 22;
  nach Tuberkulose 21.
Chronische Tuberkulose mit weissen
    Netzhautflecken 315.
Ciliarvenen, vordere: Verschluss derselben
    mit Glaukom 385.
Cilioretinale Gefässe 292.
Cirrhosis hepatis mit weissen Netz-
    hautflecken 315.

D.

Degeneration: fettige der Netzhautele-
    mente 307, 311;
  der Gefässwandungen, fettige 234;
  hyaline 235;
  amyloide 235.
Deszendierende Atrophie der inneren
    Retinalschichten 393.
Diabetes: mit Neuritis optica 338;
  Katarakt bei demselben 338;
  Augenveränderungen bei demselben 339:
  Veränderungen der Retinalgefässe 339;
  mit Retinalblutungen 186, 337, 338;
  mit Sternfigur an der Macula 320, 337, 338;
  nach syphilit. Infektion 338;
  Neubildung von Netzhautgefässen 178, 179;
  Thrombose der Vena centralis bei dem-
    selben 297;
  mit weissen Netzhautflecken 314;
  mit dem ophthalm. Bilde der Retinitis albu-
    minurica 237.
Druckpuls: 130.
Druckthrombose: 295.
Drusen der Glaslamelle bei Retinitis
    pigmentosa: 102.

E.

Einscheidung der Gefässe 249;
  bei Leukämie 343.
Eisenvergiftung mit Hemeralopie 55.
Eiweiss im Urin 179;
  diagnostische Bedeutung desselben bei Ar-
    teriosklerose 245.
Embolie der Centralarterie: 273;
  ophthalmoskopisches Bild 273, 285;
  doppelseitige Attacken 285;
  Ödem der Netzhaut dabei 301.
Emphysem: mit Netzhautblutungen 189.
  mit Zyanose der Retina 153.
Endarteritis: diffusa 239, 240, 241;
  knotenförmige 239;
  fibrosa 240, 241;
  obliterans 240;
  nodosa 239, 240;
  proliferans mit Verschluss der Central-
    arterie 280, 285.
Endophlebitis: mit Anastomosenbildung
    der Netzhautvenen 159.
Epilepsie: bei Retinitis pigmentosa 99;
  Netzhautblutungen bei derselben 189.
Epileptischer Anfall: mit Zyanose der
    Retina 153.

Erblindungen: prodromale bei Arteriosklerose 265, 281;
    bei Syphilis 352.
Erysipelas: mit dem ophth. Bild der Retin. albumin. 236;
    Veränderungen der Netzhautgefässe bei demselben 364;
    mit Sternfigur an der Macula 320.
Exsudate: fibrinöse, geronnene in der Netzhaut 312.

F.

Familiäre amaurotische Idiotie 396.
Familiäre hereditäre Opticusatrophie 407.
Farbenempfindungsvermögen: der Zapfen 1;
    der Fovea 2.
Farbensinn bei Erkrankung der äusseren und inneren Netzhautschichten 30.
Fettherz: Thrombose der Vena centralis 297.
Fettige Degeneration der Netzhautelemente: 307, 311.
Fibrinklumpen in der Netzhaut 313.
Filix mas-Vergiftung: Ödem der Netzhaut dabei 302;
    mit dem ophth. Bilde der Retin. albumin. 236;
    mit Netzhautblutungen 193;
    mit Sternfigur an der Macula 320.
Flecken, weisse in der Netzhaut 307;
    siehe auch weissliche Flecke;
    bei Retinitis albuminurica 307;
    Form derselben 315.
Flimmern 43, 44.
Fovea centralis 2, 5;
    Farbenempfindungsvermögen derselben 2.

G.

Gefässnerven: Lähmung derselben 133.
Gefässschlingen: angeborene der Art. centr. retinae 165.
Gefässscheide: Blutungen in dieselbe 181.
Gefässstreifen: in der Retina 12.
Gehirnapoplexie: bei Retinitis albumin. 330.
Gelenkrheumatismus: als Ursache der Arteriosklerose 247;
    als Ursache der Chorioretinitis 21.

Geronnene fibrinöse Exsudate in der Netzhaut 312.
Gesichtsfeld: bei Arteriosklerose 257;
    bei Hemeralopie 58;
    bei Erkrankung der äusseren und inneren Netzhautschichten 30.
Gesichtsfelddefekt: Centrales Skotom bei Chorioretinitis specifica 13;
    Ringskotom 14, 15.
Gicht: als Ursache rezidivierender Glaskörperblutungen 220.
Glaskörper: Verhalten desselben bei der Retinitis pigmentosa 109;
    staubförmige Trübungen 13, 16.
Glaskörperblutungen 185;
    bei Arteriosklerose 185;
    bei Leukämie 211;
    rezidivierende: bei jugendlichen Individuen 215;
    Diagnose 227;
    bei Syphilis 351.
Glaskörpertrübungen: bei Chorioiditis 19;
    bei Retinitis pigmentosa 101.
Glaukom: 374;
    mit Hemeralopie 68;
    bei Leukämie 211;
    mit Netzhautblutungen 191;
    bei syphilitischen Gefässveränderungen der Retina 353;
    bei Retinitis haemorrhagica 271;
    bei Retinitis pigmentosa 115;
    bei Thrombose der Vena centralis 297;
    bei Angiopathia retinalis albuminurica 380;
    „   „   „   diabetica 381;
    „   „   „   leukaemica 381;
    „   „   „   syphilitica 353, 382;
    bei Retinitis pigmentosa 115, 382;
    nach Stauungspapille 382;
    nach Verschluss der Vena centralis retinae 375;
    nach Verschluss der Vena temporalis super. 376;
    nach Verschluss der Centralarterie 376;
    Entstehung desselben bei Angiosklerose 382;
    bei Verschluss der vorderen Ciliarvenen 385;
    bei Syphilis 385;
    bei juvenilen rezidiv. Glaskörperblutungen 377;
    Zeitintervall bezüglich des Auftretens desselben nach Eintritt der Retinalblutungen 378:
    bei Herzfehlern 383;

Glaukom:
bei Retinitis proliferans 378;
Prognose desselben bei Gefässveränderungen der Netzhaut 385.
Glaukomatöse Exkavation der Papille: bei primärer Netzhautatrophie 69.
Gravidität als Ursache der Chorioretinitis 21.

H.

Hämatogenes Pigment in der Netzhaut 12.
Hämophilie: mit Netzhautblutungen 187;
mit Retinitis proliferans 188;
als Ursache von Retinitis proliferans 232.
Hämorrhagischer Infarkt: bei Arteriosklerose 267, 299.
Hasenscharte: bei Retinitis pigmentosa 100.
Hämorrhagisches sekundäres Glaukom 374.
Helminthiasis: mit Krampf der Netzhautarterie 137.
Hemeralopie 44;
epidemisches Auftreten zur Zeit der Fasten 48;
in Kasernen 48;
in Gefängnissen 49;
Waisenhäusern 49;
auf Schiffen 50;
zu bestimmten Jahreszeiten 50;
bei Kindern 50;
geographische Verbreitung derselben 50;
zugleich mit Skorbut 51;
bei Anämie und Schwächezuständen 51, 52;
bei Nystagmus der Bergleute 52;
bei Ikterus 52;
bei Intoxikationen 52;
nach Infektionen 55;
begleitende Augensymptome 56;
schwache Entwickelung des retinalen Pigments dabei 57;
Verhalten der Sehschärfe 57;
Verhalten des Farbensinns 58;
centrale Blauempfindung dabei 58;
Gesichtsfeldgrenzen dabei 58;
Verhalten der Papillen dabei 59;
Wesen derselben 59;
Status hemeralopicus 59;
partielle 59;
Adaptationsstörung dabei 61;
Disposition zu Hemeralopie 62;
bei Retinitis punctata albescens 366.

Hemeralopie: bei Erkrankung der äusseren Netzhautschichten 34;
angeborene, chronische 45;
hereditäre, familiäre Anlage 46;
Orientierungsstörungen bei derselben 35;
kongenitale, in Familien abwechselnd mit Retinitis pigmentosa 47;
erworbene 47;
Ätiologie 48;
bei Chorioretinitis specifica Förster 18;
angeborene und Retinitis pigmentosa 111;
Mazeration des Pigments 63;
akute, Entstehung derselben 63;
als Stäbchenkrankheit 65;
des Netzhautcentrums 66;
macularis 66;
mit nervöser Asthenopie 66;
Rezidive bei derselben 67;
symptomatische, bei Myopie 68;
bei Chorioretinitis 68;
bei Glaukom 68.
Hemianopsie: mit Ringskotom 39;
als Komplikation von peripherer Sehstörung bei Arteriosklerose 392.
Hemicrania: angio-paralytica 149;
Arterienpuls bei derselben 134;
stärkere Fällung der Netzhautgefässe 149.
Hemiparesis dextra: bei Gehirnsyphilis 23.
Hereditäre Syphilis: mit Veränderung der Netzhautgefässe 351, 353;
familiäre Opticusatrophie 407.
Herzschwäche: mit Ischaemia retinae 147;
Fehler mit Glaukom 383.
Hyaline Degeneration der Gefässwandungen 235, 243;
bei Glaukom 384;
bei Retinitis alb. 333.
Hypermetropie: mit angeborener Schlängelung der Netzhautgefässe 165.
Hypertrophie, variköse der Sehnervenfasern der Netzhaut 309.

I.

Idiotie: bei Retinitis pigmentosa 98;
familiäre amaurotische 396.
Ikterus: mit Hemeralopie 52;
als Ätiologie der Retin. pigmentosa 96.
Infarkt: hämorrhagischer bei Arteriosklerose 267.
Infektionen: mit Netzhautblutungen 193;
Krampf der Netzhautarterien bei denselben 138.

Infektionskrankheiten: als ätiologisches Moment der Retin. pigmentosa 96.

Influenza: mit Retinalblutungen 197; Neuroretinitis bei derselben 389; als Ursache der Arteriosklerose 247; mit Sternfigur an der Macula 319.

InnereNetzhautschichten: Erkrankungen derselben 117; deszendierende Atrophie derselben 393.

Inselförmige Gesichtsfelddefekte: bei Chorioretinitis specifica Förster 16.

Intermittens: Chorioretinitis 27.

Intervaskulärräume der Aderhaut 4.

Intimaverdickung 241.

Intoxikationen: Krampf der Netzhautarterien bei denselben 138; mit Zyanose des Augenhintergrundes 154; Hemeralopie danach 52; mit Netzhautblutungen 191;

Iridochorioditis: hämorrhagische mit Drucksteigerung 384.

Irisgefässe: Veränderung derselben mit Glaukom 384.

Iritis: bei Chorioretinitis specifica Förster 18.

Ischaemia retinae 144; partielle 148; nach Herzschwäche 147; nach Druck auf die Centralgefässe im Opticusstamme 144; nach Verschluss der Centralgefässe 146.

Ischämische Degeneration 147.

K.

Kaliberschwankungen: der Retinalgefässe 135, 167, 176.

Kalkbildungen: in der Netzhaut bei Retinitis pigmentosa 107.

Kalkkonkremente: als Verschluss der Centralarterie 275.

Kanalisieruug des Thrombus 292.

Kapillarpuls 135.

Karzinom: der Lunge mit Retinalblutungen 213; der Leber mit weissen Netzhautflecken 315; der Nieren und des Uterus mit Retinalblutungen 213.

Keratitis parenchymatosa: mit Chorioretinitis 22, 23; bei Retinitis pigmentosa 101.

Keratoconus: bei Retinitis pigmentosa 100.

Keuchhusten: Netzhautblutungen bei demselben 189.

Knochenkörperchenfigur: bei Retinitis pigmentosa 106.

Kollateralkreislauf: Entwickelung desselben bei Venenthrombose 292.

Kolobom: mit Schlängelung der Netzhautgefässe 166.

Kongenitale Bildungsfehler: bei Retinitis pigmentosa 100.

Kongenitale Lues: bei Chorioretinitis 22, 23, 24, 25: sonstige Erscheinungen bei kongenitaler Lues 26.

Kontusion des Augapfels: mit Krampf der Netzhautarterien 138.

Konvergenzparalyse 23.

Krampf der Netzhautarterien 137.

v. Kriessche Theorie 64.

L.

Lactatio nimia: als Ursache der Chorioretinitis 21.

Landkartenähnliche Skotome 35.

Leberkrankheiten: mit weissen Netzhautflecken 315; mit Retinalblutungen 213.

Leberzirrhose: mit Retinalblutungen 214.

Lepra: als Ursache von Retinitis proliferans 232; Chorioretinitis bei 27; Differentialdiagnose von Syringomyelie 28.

Leukämie: 120, 123; Netzhautveränderungen bei derselben 340; mit Thrombose der Vena centralis sup. 343; Sichtbarkeit des Blutstroms 123; weisse Streifen an den Gefässen 343; mit Sternfigur an der Macula 319, 320, 341; mit starker Verbreiterung der Venen 342; mit Stauungspapille 342, 390; mikroskopischer Befund an der Netzhaut 301; Glaukom bei derselben 211; Netzhautlymphome bei derselben 341; Netzhautödem dabei 303; Netzhautblutungen bei derselben 211, 340; weisse Netzhautflecke bei derselben 308, 314; abnorme Schlängelung der Retinalvenen 155.

Lichtsinn: bei Entzündungen der äusseren und inneren Netzhautschichten 29;

Lichtsinn:
Herabsetzung desselben bei Chorioretinitis spec. Förster 18.
Linsenluxation: bei Retinitis pigmentosa 100.
Lipämie 119.
Littlesche Krankheit: mit Opticusatrophie 405.
Lues siehe Syphilis.
Lymphe: Abfluss derselben aus dem Auge 8.
Lymphoide Zellenanhäufung in der Netzhaut 311.

M.

Macula lutea 5;
Eigenfarbe derselben 2;
Veränderungen bei Leukämie 341;
primäre Affektion ihrer nervösen Elemente 394:
nach Methylalkohol 394;
Blendungsflecke durch Sonnenlicht 322;
nach Methylviolett 395;
nach Chinin 395;
nach Nikotin 395;
nach Secale cornutum 395;
senile Veränderungen derselben 321;
Sternfigur 208, 316.
Makropsie: retinale 32.
Malaria: als Ursache rezid. Glaskörperblutungen 219;
als Ursache der Arteriosklerose 247;
als Ursache von Retinitis proliferans 232;
mit Hemeralopie 55, 56;
Neuroretinitis bei derselben 389;
mit dem ophth. Bilde der Retin. albumin. 237;
mit Netzhautblutungen 195;
mit Papillitis 196.
Maligne Tumoren mit Netzhautblutungen 212.
Marantische Thrombose: der Vena centralis 297.
Markhaltige Sehnervenfasern in der Netzhaut 321, 322;
bei angeborenen Anomalien 325;
Differentialdiagnose 326;
Schwund derselben bei tabischer Sehnervenatrophie 326;
Häufigkeit des Vorkommens 324;
bei Psychopathien 325.
Masern: als Ursache der Arteriosklerose 247;
als Ursache der Chorioretinitis 21;
als Ursache von Perivasculitis 28.

Meningitis: Tuberkulöse mit Stauungshyperämie der Netzhaut 151;
mit Netzhautblutungen 362;
cerebrospinalis mit weisslichen Flecken im Augenhintergrunde 364.
Menstruation: präretinale Blutungen 184.
Menstruationsanomalien: als Ursache der Chorioretinitis 21.
Menstruationsstörungen: als Ursache rezid. Glaskörperblutungen 220.
Metamorphopsie 28:
mit zentralem Skotom 28;
retinale 3
bei Chorioret. specif. Förster 18.
Methylalkohol: primäre Atrophie der inneren Netzhautschichten bei Intoxikation 394.
Methylviolett: primäre Atrophie der inneren Netzhautschichten bei Intoxikation 395.
Migräne: Krampf der Netzhautarterien bei derselben 137.
Mikrocephalus bei Retinitis pigmentosa 98.
Mikrographie 32.
Mikrophthalmus bei Retin. pigment. 100.
Mikropsie: retinale 31;
bei Chorioret. specif. Förster 18.
Miliartuberkulose: als Ursache der Arteriosklerose 247;
Differentialdiagnose von Sepsis 361, 362;
mit Netzhautblutungen 197.
Mitralfehler mit Netzhautödem 304.
Mitralinsuffizienz: bei Thrombose der Vena centralis 297;
mit Netzhautblutungen 189.
Morbus Basedowii siehe Basedowsche Krankheit.
Morbus Brightii: als Ursache von Retinitis proliferans 231.
Morbus maculosus Werlhofii: mit Netzhautblutungen 200.
mit weissen Netzhautflecken 314.
Müllersche Fasern der Retina 11.
Muskuläre Überanstrengung: als Ursache der Arteriosklerose 247.
Myopie: als Ursache der Chorioretinitis 21;
mit Hemeralopie 68;
progressive 28.

N.

Naevus vasculosus: mit Schlängelung der Netzhautgefässe 166.

Nervenfaserschicht der Retina 2.

Nervöse Asthenopie mit Hemeralopie 66, 67.

Neubildung von Netzhautgefässen 177.

Neugeborene: Netzhautblutungen bei denselben 190.

Neuritis optica: mit Chlorose 204, 205; bei Diabetes 338.

Neuroepithelschicht: Veränderungen in derselben bei Retinitis pigmentosa 103.

Neuroretinitis: bei Gehirnblutungen 386;
bei Chlorose 389;
bei Influenza 389;
bei Skorbut 389;
bei Malaria 389.

Netzhaut siehe Retina.

Nierenerkrankung bei Syphilis 352.

Nikotin: primäre Atrophie der inneren Netzhautschichten bei Intoxikation 395.

Nitrobenzolvergiftung: Farbe des Blutes bei derselben 121.

Nyktalopie: bei Erkrankung der inneren Netzhautschichten 30.

Nystagmus: bei Retinitis pigmentosa 100;
der Bergleute mit Hemeralopie 52.

O.

Oculomotoriuslähmung: gekreuzte mit Hemiplegie 392.

Ödem der Netzhaut 300;
bei stumpf einwirkender Gewalt auf den Bulbus 304;
bei Leukämie 344;
subchorioideale Blutungen als Ursache desselben 305;
bei Syphilis 349, 350;
beim Coup und Contrecoup 306;
bei Filix mas-Vergiftung 302;
bei Erysipelas 302;
bei Lues 302;
bei Verschluss einzelner Arterienäste 304;
bei Traumen des Bulbus 304;
bei Mitralfehler 304;
bei perniziöser Anämie 208;
bei Embolie der Zentralarterie 301.

Ophthalmoplegia anterior: bei Arteriosklerose 392.

Opticus: Durchschneidung mit Degeneration der Netzhaut 393;
miliare Abscesse in demselben 360;
Infarkte in demselben 388;

Opticusatrophie: bei Arteriosklerose 392;
bei Littlescher Krankheit 405;
hereditäre familiäre 407.

Opticusgefässe: Folgen der Durchschneidung 106.

Orientierungsstörungen bei Hemeralopie 35.

P.

Papille: Neuroretinitis bei Arteriosklerose der Gefässe derselben 389;
Zyanose derselben 389;
Atrophie durch Veränderungen der Gefässe derselben 388;
Atrophie der Papille bei Arteriosklerose der Netzhautgefässe 387;
Verhalten derselben bei den Gefässveränderungen der inneren Netzhautschichten 386;
Schwellung derselben bei perniziöser Anämie 208:
Durchtränkung mit Blut 187;
Verhalten derselben bei Retinitis pigmentosa 108.
Pigmentring um dieselbe 4;
Skleralring derselben 4.

Papillitis bei Malaria 196.

Partielle Embolie 292;
bei Syphilis 352.

Partieller Verschluss der Centralgefässe 292.

Pellagra mit Hemeralopie 55.

Peliosis rheumatica: Netzhautblutungen bei derselben 200.

Perivasculäre: Räume 8;
Streifenbildung der Netzhaut 370.

Perivasculitis 250;
mit Masern 28;
syphilitica 350, 351.

Perniziöse Anämie:
mit Netzhautblutungen 206;
mit Stauungspapille 390;
mit weissen Plaques auf der Retina 207;
mit Sternfigur an der Macula 208, 319;
mit varikösen Nervenfasern 207;
Thrombose der Vena centralis 297;
mit weissen Netzhautflecken 314;
aneurysmatische Erweiterungen der Retinalgefässe 208;
Thrombose der Vena centralis dabei 209.

Pes varus: bei Retinitis pigmentosa 100.

Phlebektasien 272;
der Retinalvenen 167.

Phlebosklerose 243;
  Venenektasien 256;
  Schlängelung u. Verbreiterung der Venen 254;
  weisse Berandung der Venen 255;
  Verwandlung in weisse Stränge 255;
  Verengerungen an lokal umschriebenen Stellen 256;
  Endophlebitis nodosa 256.
Phosphorvergiftung 192;
  Netzhautblutungen dabei 192;
  mit weissen Netzhautflecken 315;
  weissliche Retinalplaques bei derselben 213.
Photopsien: bei Chorioret. specif. Förster 18;
  bei Retinitis pigmentosa 73.
Pigment: Umwandlung der Retinalblutungen in solche 12;
  Herkunft derselben bei der Ret. pigmentosa 105.
Pigmentatrophie der Netzhaut 71.
Pigmententwickelung in der Retina:
  pathologische 10;
  angeborene 10.
Pigmentepithel der Retina 3;
  Veränderungen bei Retinitis pigmentosa 104;
  Entfärbung desselben 10;
  Ernährung desselben durch die Choriocapillaris 11.
Pigmentring der Papille 4.
Pigmentstratum 9;
  Degeneration desselben 11.
Pigmentstreifen in der Retina 12, 371.
Plaques weisse in der Netzhaut 307.
Polycythämie: Erweiterung der Netzhautvenen 156.
Polydaktylie: bei Ret. pigmentosa 100.
Positive Skotome: bei Erkrankung der äusseren Netzhautschichten 34.
Präretinale Blutungen 272.
Prävaskuläre Streifenbildung in der Netzhaut 370.
Primäre Atrophie der Netzhaut 68.
Prodromale Erblindungen:
  mit dauernden Sehstörungen 281;
  mit Wiederherstellung des Sehvermögens 282;
  mit relativer Wiederherstellung des Sehvermögens 283;
  mit anfänglicher Besserung und nachträglicher Verschlechterung des Sehvermögens 284;
  bei Arteriosklerose 265, 281.
Psychopathische Individuen: mit markhaltigen Sehnervenfasern in der Netzhaut 325.

Pulmonalstenose mit Netzhautblutungen 189.
Pulsationserscheinungen an den Retinalgefässen 124, 129.
Purpura: Netzhautblutungen bei derselben 199;
  mit rezid. Glaskörperblutungen 219.

R.

Rachitis: als ätiol. Moment der Ret. pigm. 96.
Radiärfasern der Retina 1.
Raynaudsche Krankheit 128.
Rezidivierende Glaskörperblutungen:
  bei jugendlichen Individuen 215;
  Blutungen in die vordere Kammer dabei 215;
  Häufigkeit des Vorkommens 216;
  Alter der Patienten 216;
  doppelseitiges Auftreten 216;
  Dauer der Resorption derselben 217;
  Ätiologie derselben 218;
  bei Anämie 219;
  bei Malaria 219;
  bei Syphilis 219, 351;
  bei Tuberkulose der Lungen 219;
  bei Purpura 219;
  bei angiosklerotischen Veränderungen 220;
  bei Gicht 220;
  bei Menstruationsanomalien 220;
  Quelle der Blutungen 222;
  Prognose derselben 225.
Rectus superior-Lähmung: bei Arteriosklerose 392;
Rectus internus-Paralyse 23.
Reflexstreifen an den Gefässen 124.
Retina: Anämie derselben 140;
  Anastomosenbildung der Venen 300;
  als Index für allgemeine Ernährungsstörungen 8;
  Anordnung der Gefässe in derselben 117;
  Anhäufung lymphoider Zellen 311;
  Atrophie derselben 20, 71;
  Durchsichtigkeit derselben 2;
  fettige Degeneration derselben 307, 311;
  fibrinöse Exsudate 312;
  Hyperämie derselben 148;
  aktive 148:
  Morphologie derselben 1;
  Nervenfaserschicht derselben 5;
  Ödem derselben 300;
  Pigment, Aussenstellung resp. Innenstellung desselben 60;
  Pigmentation, angeborene 110;

Retina:
　Pulsation der Arterien 129;
　Stäbchen: Dunkelapparat 64;
　Striae 369;
　Stauungshyperämie 148, 150;
　Symptomatologie der äusseren Schichten 29;
　Verkalkungen derselben 313;
　Venen derselben 5;
　weisse Flecke in derselben 307;
　Zapfen: Hellaparat 64;
　Zyanose derselben: bei Emphysem 153;
　　　beim epileptischen Anfall 153;
　　　bei Intoxikationen 154.
Retinalblutungen:
　verflossene Zeit bis zum Auftreten des Glaukoms 378;
　bei Typhus abdominalis 364;
　bei Meningitis tuberculosa 362;
　bei Retinitis septica 354;
　bei Schwarzwasserfieber 197;
　bei Influenza 197;
　bei Glaukom 374, 378;
　bei Typhus 197;
　bei Miliartuberkulose 197;
　bei Syphilis 193;
　bei Morbus maculos. Werlhoffii 200;
　bei Sepsis 199;
　bei Barlowscher Krankheit 200;
　bei Weilscher Krankheit 199;
　bei Skorbut 201;
　bei Purpura 199;
　bei Peliosis rheumatica 200;
　nach Blutverlust 202;
　bei anämischen und kachektischen Zuständen 202;
　nach Thoraxkompression 190;
　bei Neugeborenen 190;
　zufolge lokaler venöser Stauung 191;
　bei Angiosklerose 191;
　bei Intoxikationen 191;
　bei Phosphorvergiftung 192;
　bei Schwefelsäurevergiftung 192;
　bei Alkoholvergiftung 192;
　bei chronischer Bleivergiftung 192;
　bei Vergiftung mit Extract. Filic. maris 193;
　bei Infektionen 193;
　bei Malaria 194;
　bei Gehirnblutungen 386;
　bei allgemeiner venöser Stauung 189;
　bei Keuchhusten 189;
　bei Epilepsie 189;
　bei Pulmonalstenose 189;
　bei Emphysem 189;

Retinalblutungen:
　bei Trikuspidalinsuffizienz 189;
　bei Mitralinsuffizienz 189;
　nach Radfahren 189;
　Diagnose und Differentialdiagnose derselben 226;
　Störungen des Sehvermögens dabei 226;
　die vitale Prognose bei denselben 227;
　bei Arteriosklerose 266;
　präretinale 272;
　bei Chorioiditis 179;
　bei Chlorose 204;
　bei Diabetes 337, 338;
　bei perniziöser Anämie 206;
　Sehstörungen bei denselben 208;
　bei Anchylostoma-Anämie 210;
　bei Botriocephalus latus 210;
　bei Leukämie 211, 340, 342, 343;
　bei Syphilis 348, 350, 351;
　bei malignen Tumoren 212;
　bei Leberkrankheiten 213;
　rezidivierende bei jugendlichen Individuen 215;
　Auftreten und Wiederverschwinden derselben 225;
　Form derselben 181;
　Zahl derselben 181;
　ihre Lage in den verschiedenen Schichten der Retina 181;
　in die Gefässscheide 181;
　positives Skotom bei denselben 182;
　präretinale 183;
　subhyaloidea 183;
　bei Menstruation 184;
　Entstehungsweise 185;
　　　durch Rhexis 185;
　　　durch Verletzung 185;
　　　durch Diapedesis 186;
　bei Hämophilie 187;
　nach Trauma 188.
Retinalgefässe:
　Venen: abnorme Erweiterung bei Chlorose und Leukämie 155;
　　　bei Polycythämie 156;
　Anastomosenbildung bei Endophlebitis 159;
　Veränderungen bei Erysipel 364;
　　　bei Retinitis septica 354;
　Schlängelung derselben bei Arteriosklerose 160;
　Veränderungen beim Glaukom 382;
　Schlängelung, abnorme, bei Hypermetropie 165;
　　　bei Naevus vasculosus 166;

Retinalgefässe:
angeborene Gefässschlingen der Art. centralis retinae 165;
Schlängelung bei Colobom 167;
Kaliberveränderungen derselben 167;
Phlebektasien 167;
Aneurysmen 167, 169;
Verengerung der Blutsäule 175;
bei Arteriosklerose 175;
knorriger Verlauf der Gefässe bei Arteriosklerose 177;
Neubildung derselben 177;
Veränderungen bei Diabetes 339;
Veränderungen bei Leukämie 343;
unterbrochener Blutstrom 122;
Achsenstrom 122:
Strom an der Gefässwandung 123;
Sichtbarkeit des Blutstroms bei Leukämie 123;
Verhalten des Reflexstreifens 124;
Pulsationserscheinungen 124;
Venenpuls 125;
Pulsation der Netzhautarterien 129;
Druckpuls 130;
wirklicher Arterienpuls 131;
Strukturveränderungen derselben 234;
fettige Degeneration der Gefässwandungen 234;
hyaline Degeneration derselben 235;
amyloide Degeneration derselben 235;
Kapillarpuls 135;
Gefässfüllung 136:
Abhängigkeit vom Halssympathikus 136;
Krampf der Netzhautarterien 137;
Ischämie der Netzhaut 144;
Anämie der Netzhaut 140;
Hyperämie der Netzhaut 148;
abnorme Schlängelung 154;
Venen: abnorme Schlängelung 154;
Atonie derselben 155;
dichotomische Teilung derselben 6;
Zustand derselben bei Retinitis pigmentosa 106;
Anomalien derselben 7;
Kapillarpuls 135;
Kaliberschwankungen 135;
Achsenstrom 123;
Neubildung von solchen 119;
bei Chlorose 121;
bei Leukämie 120;
Farbe des Blutes in denselben 119;
bei Lipämie 119.

Retinalschichten innere: deszendierende Atrophie derselben 393;
Atrophie derselben bei Tabes 393;
Erkrankungen der äusseren 9;
Retinitis albuminurica 327 (siehe auch Angiopathia retinalis albuminurica);
Augenspiegelbild bei derselben 328;
Prognosis quoad vitam 330;
Netzhautblutungen bei derselben 329;
Funktionsstörungen bei derselben 330;
gleichzeitiges Vorkommen von Gehirnapoplexie bei derselben 330;
weisse Flecke bei derselben 307;
ophthalmoskopisches Bild bei verschiedenen Krankheiten 236;
Chorioidealaffektion bei derselben 336;
Gravidarum 336;
atroficans centralis 369;
centralis recidiva v. Graefe 19.
circinata 259, 366:
centrales Skotom bei derselben 259, 366;
bei Lues 367;
bei Arteriosklerose 367.
diabetica 337, 339.
haemorrhagica 179, 269.
pigmentosa 71, 72;
Atrophie der Choriocapillaris 102;
Veränderungen der Neuroepithelschicht 103;
Schwund der nervösen Elemente 103;
Pigmentepithelveränderungen 104;
eingewandertes Pigment, Herkunft desselben 105;
Pigment, Anordnung desselben in Sternform 106;
Degeneration der Retinalgefässe 106;
Kalkbildungen in der Netzhaut 107;
Verhalten der Papille 108;
zonuläre Ausbreitung des Krankheitsprozesses auf der Retina 108;
Cataracta polaris bei derselben 109, 115;
Einfluss des Geschlechts auf das Entstehen derselben 89;
angeborenes Vorkommen 90;
Blutsverwandtschaft der Eltern 90;
Verwandtschaftsgrad der Eltern bei derselben 91;
Konsanguinität der Eltern und Erblichkeit 92;
Heredität derselben 92;
die erworbene Retinitis pigmentosa 94:
Syphilis als ätiologisches Moment 95;
Ikterus als ätiologisches Moment 96;

Retinits pigmentosa:
Infektionskrankheiten als ätiologisches Moment 96;
Pigmentdegeneration bei derselben 72;
Häufigkeit 72;
Krankheitsbild 72;
Photopsien 73;
Blendung bei derselben 73;
Sehschärfe bei derselben 73;
Gesichtsfeld bei derselben 74, 75;
Ringskotom 74;
centrales Skotom 82;
Farbensinn 83;
Augenspiegelbefund 84;
Retinitis pigmentosa sine pigmento 85;
familiäres Vorkommen 85;
weisse Flecke im Augengrund 86;
aussergewöhnlicher Augenspiegelbefund 87;
Aderhautaffektion 88;
Drusen der Glaslamelle 88;
einseitiges Auftreten 88;
Verhalten des Glaskörpers bei derselben 109;
das Krankheitsbild im allgemeinen 109;
Diagnose derselben 110;
Differentialdiagnose derselben 110;
einseitiges Vorkommen 114;
Verlauf derselben 115;
Rachitis als ätiol. Moment 96;
Begleiterscheinungen derselben 97;
Taubstummheit bei derselben 97;
Schwerhörigkeit bei derselben 98;
Idiotie bei derselben 98;
Mikrocephalus bei derselben 98;
Epilepsie bei derselben 99;
Affektionen des Nervensystems bei derselben 99;
kongenitale Bildungsfehler bei derselben 100;
Miterkrankung der Chorioidea bei derselben 101;
atypische Form 70, 27;
mit Ringskotom 37, 38, 39;
erworbene 47;
nach Typhus 47;
abwechselnd in Familien mit Hemeralopie 47;
proliferans 177, 228;
bei Morbus Brightii 231;
mit Glaukom 378;
bei Malaria 232;
bei Hämophilie 188, 232;

Retinitis proliferans:
bei Syphilis 232;
bei Chorioretinitis 232;
bei Lepra 232;
bei Arteriosklerose 233;
mit Sternfigur an der Macula 319.
Retinitis punctata albescens 366;
mit Hemeralopie 366;
metastatica 354;
septica 354;
Differentialdiagnose von Typhus abdominalis 361;
striata 369;
Retinitis syphilitica: mit Sternfigur 320;
simplex 346, 347;
Retrovaskuläre Streifenbildung in der Netzhaut 370.
Rhexis: Netzhautblutungen 185.
Rhodogenese 60.
Ringskotom: Erklärung desselben 40;
Entwickelung desselben 39;
Lage desselben 36;
anatomische Grundlage desselben 41;
mikroskopischer Befund bei solchem 42;
Ätiologie desselben 42;
mit Hemianopsie 39;
bei Chorioretinitis 36;
bei Retinitis pigmentosa 37, 74;
nach Syphilis 42;
nach Typhus exanthematicus 42;
bei Myopie 42;
bei Chorioretinitis specifica Förster 14, 15, 40.

S.

Scharlach: als Ursache der Arteriosklerose 247;
als Ursache der Chorioretinitis 21;
mit dem opht. Bild der Retin. albumin. 236.
Scheidenhämatom 144, 147;
bei Skorbut 202;
bei Netzhautblutungen 191.
Schlängelung: abnorme der Netzhautgefässe 154;
bei Syphilis 352;
bei Naevus vasculosus 166;
bei Kolobom 166;
bei Hypermetropie 165;
der Venen bei Arteriosklerose der Netzhaut 142, 249.
Schwangerschaft mit Hemeralopie 52.
Schwarzwasserfieber mit Netzhautblutungen 197.

Schwefelkohlenstoffvergiftung mit Hemeralopie 55.
Schwerhörigkeit bei Retinitis pigmentosa 98.
Secale cornutum: primäre Atrophie der inneren Netzhautschichten bei Intoxikation 396.
Sehnervenfasern der Netzhaut, Sklerose derselben 309.
Sehgelb 60.
Sehrot: Bleichung desselben 60.
Senile Maculaveränderungen 321.
Sepsis: als Ursache der Arteriosklerose 247; mit weissen Netzhautflecken 314.
Sinus cavernosus: Anastomosen desselben 6, 152;
    Thrombose der Carotis interna innerhalb desselben 392.
Sklerose der Nervenfasern der Netzhaut 309.
Skotom: centrales bei Chorioiditis specifica Förster 13;
    bei Arteriosklerose 258;
    bei Retinitis circinata 259.
Skotome: absolute, bei Erkrankung der äusseren Netzhautschichten 35;
    landkartenähnliche 35;
    bei Erkrankung der äusseren und inneren Netzhautschichten 30;
    bei Retinitis circinata 369;
    positive bei Erkrankung der äusseren Netzhautschichten 30, 34;
    negative bei Erkrankung der inneren Netzhautschichten 30.
Skrofulose: als Ursache der Chorioretinitis 21.
Skorbut: Netzhautblutungen bei demselben 201;
    Scheidenhämatom dabei 202;
    mit Hemeralopie 51;
    Neuroretinitis bei demselben 389, 390.
Sonnenlicht, direktes: Blendungsflecke der Macula durch Einwirkung desselben 322.
Stäbchen siehe Retinalstäbchen;
    farbenblinder Dunkelapparat 1.
Status hemeralopicus 59.
Staubförmige Glaskörpertrübungen 300:
    bei Chorioret. specif. Förster 13.
Stauungshyperämie der Retina 150.
Staungspapille: bei Arteriosklerose 237, 389, 392;
    bei Nephritis 237;

Stauungspapille:
    mit Sternfigur an der Macula 320;
    bei leukämischen Lymphomen des Gehirns 341;
    bei Chlorose 205, 206;
    bei Apoplexia cerebri 392;
    mit weissen Netzhautflecken 314;
    bei Chlorose 390;
    bei Leukämie 390;
    Verschwinden derselben bei geeigneter Therapie 390;
    bei Aneurysma der Carotis interna 392;
    mit Glaukom 382;
    mit Zyanose der Netzhaut 150.
Sternfigur der Macula 316;
    bei Diabetes 337, 338;
    bei verschiedenen Organerkrankungen 318, 319;
    anatomische Erklärung derselben 317;
    bei perniziöser Anämie 208, 390;
Striae retinae 369:
    Entstehungsweise 372;
    Differentialdiagnose 373.
Streifenbildung in der Netzhaut: prävaskuläre 370;
    perivaskuläre 370;
    retrovaskuläre 370;
    Differentialdiagnose derselben 373;
    Entstehung derselben 372.
Strabismus: bei Retinitis pigmentosa 100.
Stützfasern der Retina 1.
Stumpf einwirkende Gewalt auf den Bulbus mit Netzhautödem 304.
Sympathische Ophthalmie 28.
Syphilis: des Nervensystems 23;
    retinale Gefässveränderungen bei derselben 346, 347;
    als Ursache der Retinitis pigmentosa 95;
    als Ursache von Diabetes 338;
    Netzhautblutungen bei derselben 350;
    weissliche Netzhautflecke bei derselben 350;
    Netzhautödem bei derselben 350;
    mit Affektion der Nierengefässe 352;
    partielle Netzhautembolie bei derselben 352;
    hereditaria mit Veränderungen der Netzhautgefässe 351;
    mit Schlängelung der Retinalvenen 352;
    als ätiologisches Moment der Retinitis circinata 368;
    Differentialdiagnose von Arteriosklerose 354;
    hereditäre mit Veränderungen der Netzhautgefässe 353;
    mit Glaucom 385;

Syphilis:
rezid. Glaskörperblutungen 219, 221;
mit Chorioretinitis 21, 22;
mit Retinitis proliferans 232;
plötzliche einseitige Erblindung bei derselben 352;
mit Netzhautblutungen 198, 348, 351;
mit Ringskotom 42;
mit dem ophth. Bild der Retin. albumin. 236;
mit Sternfigur an der Macula 320;
mit weissen Netzhautflecken 314;
stärkere Füllung der Netzhautgefässe 149;
Neubildung von Netzhautgefässen 178, 179.
Syringomyelie: Differentialdiagnose von
Lepra 28.

T.

Tabes: Atrophie der inneren Netzhautschichten bei derselben 393, 394;
Schwund markhaltiger Sehnervenfasern
bei tab. Opticusatrophie 326;
Taubstummheit: bei Ret. pigmentosa 97.
Thoraxkompression: Netzhautblutungen
dabei 190.
Thrombose der Vena centralis 121, 269, 294;
bei Diabetes 297;
bei Fettherz 297;
bei perniziöser Anämie 209, 297;
bei Anämie 297;
bei Chlorose 297;
allgemeine Ursachen 297;
marantische 278, 297;
des Stammes der Centralarterie 276;
der Äste derselben 296;
der Vena temp. sup. retinae 180;
durch primäre Wanderkrankung 280.
Thrombose beider Centralgefässe 298;
durch Druckwirkung von aussen 279;
kollaterale Bahnenentwickelung 292.
Thrombus: Kanalisation desselben 292.
Trauma des Bulbus mit Netzhautödem 304;
mit Netzhautblutungen 188.
Tricuspidalinsuffizienz: mit Netzhautblutungen 189.
Tuberkulose: als Ursache der Chriore-
tinitis 21;
rezidiv. Glaskörperblutungen bei derselben
219;
Netzhautblutungen bei derselben 198;
Tumor: maligner mit Netzhautblutungen 212;
cerebri mit dem ophth. Bilde der Retinitis
albuminurica 237.

Turmschädel: bei familiärer amaurotischer
Idiotie 405.
Typhus: als Ursache der Arteriosklerose 247;
Differentialdiagnose von Sepsis 361, 364;
als Ursache der Chorioretinitis 21;
mit nachfolgender Retinitis pigmentosa 47;
mit Retinalblutungen 197;
exanthematicus mit Ringskotom 42.

U.

Uhthoffsches Zeichen bei Chlorose 121.
Urin: Eiweiss bei Arteriosklerose 245;
Zucker in demselben bei syphilitischer
Gefässveränderung 353;
Eiweiss und Zucker 179;
diagnostische Bedeutung 353.

V.

Variköse Hypertrophie der Nervenfasern
301, 309:
Störung der Funktion bei derselben 320;
bei perniziöser Anämie 207.
Velozipedfahren: Netzhautblutungen nach
demselben 189.
Vena centralis retinae: Verschluss der-
selben 294;
mit nachfolgendem Glaukom 376;
Thrombose derselben 121, 151, 294;
Astthrombose 296;
bei perniziöser Anämie 209;
ihrer Verzweigungen 117;
Vena ophthalmica 5;
tempor. sup. retinae: Thrombose derselben
180, 343.
Venen der Netzhaut: abnorme Schlänge-
lung 254;
Umwandlung in weisse Stränge 255;
Endophlebitis nodosa 256;
Verengerung an umschriebenen Stellen
256;
Veränderungen bei Phlebosklerose 254;
weisse Berandung 255;
Schlängelung bei Syphilis 352;
Schlängelung und Verbreiterung 254;
starke Verbreiterung derselben bei Leuk-
ämie 343;
Ektasien bei Phlebosklerose 256.
Venenpuls 125;
bei Glaukom 125;
Helfreichs Theorie 125;

Venenpuls bei Chlorose 126;
  bei Anämie 126;
  bei Herzfehler 126;
  bei Krampf der Netzhautarterien 128;
  bei Raynaudscher Krankheit 128;
  bei Arteriosklerose 248.
Venenschlängelung: bei Arteriosklerose 142.
Venöse Stauung: Netzhautblutungen nach solcher 191.
Verdünnung der Netzhautarterien: bei Arteriosklerose 249.
Verkalkungen in der Netzhaut 313.
Verschluss der Vena centralis retinae 294.

W.

Weisse Flecke in der Netzhaut: 188, 199, 300, 307;
  Vielseitigkeit des Vorkommens derselben 313;
  bei Anämie 313;
  bei perniziöser Anämie 207, 314;
  bei Chlorose 314;
  bei Leukämie 308, 314;
  bei Morbus maculosus Werlhoffii 314;
  bei Diabetes 314, 337, 338;
  bei Syphilis 314;

Weisse Flecke:
  bei Sepsis 313, 314;
  bei Arteriosklerose 314;
  bei Stauungspapille 314;
  bei Leberkrankheiten 315;
  bei Cirrhosis hepatis 315;
  bei Carcinoma hepatis 315;
  bei Carcinoma ventriculi 315;
  bei Chininintoxikation 315;
  bei chronischer Tuberkulose 315;
  bei Phosphorvergiftung 213;
  bei Retinitis septica 354;
  bei Meningitis cerebrospinalis 364;
  Rückbildung derselben 320;
  Differentialdiagnose derselben 321.
Werlhofsche Krankheit: mit Netzhautblutungen 200.

Z.

Zapfen = farbenempfindlicher Hellapparat 1; siehe Retinalzapfen.
Zucker im Urin 179;
  diagnostische Bedeutung: bei syphilitischen Gefässveränderungen 353.
Zinnscher Gefässkranz 7.
Zyanose: der Netzhaut 150;
  beim epileptischen Anfall 153;
  der Papille 389.